TRATAMENTO DOS DISTÚRBIOS TEMPOROMANDIBULARES E OCLUSÃO

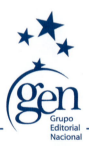

O GEN | Grupo Editorial Nacional – maior plataforma editorial brasileira no segmento científico, técnico e profissional – publica conteúdos nas áreas de ciências da saúde, exatas, humanas, jurídicas e sociais aplicadas, além de prover serviços direcionados à educação continuada e à preparação para concursos.

As editoras que integram o GEN, das mais respeitadas no mercado editorial, construíram catálogos inigualáveis, com obras decisivas para a formação acadêmica e o aperfeiçoamento de várias gerações de profissionais e estudantes, tendo se tornado sinônimo de qualidade e seriedade.

A missão do GEN e dos núcleos de conteúdo que o compõem é prover a melhor informação científica e distribuí-la de maneira flexível e conveniente, a preços justos, gerando benefícios e servindo a autores, docentes, livreiros, funcionários, colaboradores e acionistas.

Nosso comportamento ético incondicional e nossa responsabilidade social e ambiental são reforçados pela natureza educacional de nossa atividade e dão sustentabilidade ao crescimento contínuo e à rentabilidade do grupo.

TRATAMENTO DOS DISTÚRBIOS TEMPOROMANDIBULARES E OCLUSÃO

JEFFREY P. OKESON, DMD
Professor and Chief of the Division of Orofacial Pain
Provost's Distinguished Service Professor
Director of the Orofacial Pain Center, College of Dentistry, University of Kentucky
Lexington, Kentucky

Tradução
Flor de Letras Editorial

Revisão Técnica
Mateus Bertolini
Professor Adjunto da Universidade Federal de Pelotas (UFPel).
Mestre e Doutor em Clínica Odontológica, Prótese Dentária, pela
Faculdade de Odontologia de Piracicaba (FOP-UNICAMP).
Cirurgião-Dentista pela Universidade Estadual Paulista (UNESP-SJC)

Oitava edição

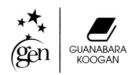

- O autor deste livro e a editora empenharam seus melhores esforços para assegurar que as informações e os procedimentos apresentados no texto estejam em acordo com os padrões aceitos à época da publicação, *e todos os dados foram atualizados pelo autor até a data do fechamento do livro*. Entretanto, tendo em conta a evolução das ciências, as atualizações legislativas, as mudanças regulamentares governamentais e o constante fluxo de novas informações sobre os temas que constam do livro, recomendamos enfaticamente que os leitores consultem sempre outras fontes fidedignas, de modo a se certificarem de que as informações contidas no texto estão corretas e de que não houve alterações nas recomendações ou na legislação regulamentadora.

- Data do fechamento do livro: 10/12//2020

- O autor e a editora se empenharam para citar adequadamente e dar o devido crédito a todos os detentores de direitos autorais de qualquer material utilizado neste livro, dispondo-se a possíveis acertos posteriores caso, inadvertida e involuntariamente, a identificação de algum deles tenha sido omitida.

- **Atendimento ao cliente: (11) 5080-0751 | faleconosco@grupogen.com.br**

- Traduzido de:
  MANAGEMENT OF TEMPOROMANDIBULAR DISORDERS AND OCCLUSION, EIGHTH EDITION
  Copyright © 2020 by Elsevier, Inc.
  Previous editions copyrighted 2013, 2008, 2003, 1998, 1993, 1989, 1985.
  All rights reserved.
  This edition *Management of Temporomandibular Disorders and Occlusion, 8th edition*, by Jeffrey P. Okeson, is published by arrangement with Elsevier Inc.
  ISBN: 978-0-323-58210-0
  Esta edição de *Management of Temporomandibular Disorders and Occlusion*, 8ª edição, de Jeffrey P. Okeson, é publicada por acordo com a Elsevier Inc.

- Direitos exclusivos para a língua portuguesa
  Copyright © 2021 by
  GEN | Grupo Editorial Nacional S.A.
  Publicado pelo selo Editora Guanabara Koogan Ltda.
  Travessa do Ouvidor, 11
  Rio de Janeiro – RJ – CEP 20040-040
  www.grupogen.com.br

- Reservados todos os direitos. É proibida a duplicação ou reprodução deste volume, no todo ou em parte, em quaisquer formas ou por quaisquer meios (eletrônico, mecânico, gravação, fotocópia, distribuição pela Internet ou outros), sem permissão, por escrito, do GEN | Grupo Editorial Nacional Participações S/A.

- Capa: Bruno Sales

- Imagem da capa: leonello

- Editoração eletrônica: Diretriz

Nota
Este livro foi produzido pelo GEN	Grupo Editorial Nacional, sob sua exclusiva responsabilidade. Profissionais da área da Saúde devem fundamentar-se em sua própria experiência e em seu conhecimento para avaliar quaisquer informações, métodos, substâncias ou experimentos descritos nesta publicação antes de empregá-los. O rápido avanço nas Ciências da Saúde requer que diagnósticos e posologias de fármacos, em especial, sejam confirmados em outras fontes confiáveis. Para todos os efeitos legais, a Elsevier, os autores, os editores ou colaboradores relacionados a esta obra não podem ser responsabilizados por qualquer dano ou prejuízo causado a pessoas físicas ou jurídicas em decorrência de produtos, recomendações, instruções ou aplicações de métodos, procedimentos ou ideias contidos neste livro.

- Ficha catalográfica

CIP-BRASIL. CATALOGAÇÃO NA PUBLICAÇÃO
SINDICATO NACIONAL DOS EDITORES DE LIVROS, RJ

O36t
8. ed.

Okeson, Jeffrey P.
    Tratamento dos distúrbios temporomandibulares e oclusão / Jeffrey P. Okeson ; tradução Flor de Letras Editorial (Firma) ; revisão Mateus Bertolini. - 8. ed. - Rio de Janeiro : GEN | Grupo Editorial Nacional S.A. Publicado pelo selo Editora Guanabara Koogan Ltda., 2021.
512 p. : il. ; 28 cm.

    Tradução de: Management of temporomandibular disorders and occlusion
    Inclui bibliografia
    ISBN 978-85-951-5776-7

    1. Oclusão (Odontologia). 2. Articulação temporomandibular. I. Flor de Letras Editorial (Firma). II. Bertolini, Mateus. III. Título.

20-67472   CDD: 617.643
                                                                                CDU: 616.314.2

Leandra Felix da Cruz Candido – Bibliotecária – CRB-7/6135

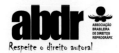

Dedicatória

Pessoalmente, este livro é dedicado à minha esposa, Barbara, por seu amor, apoio e compreensão incondicionais durante toda minha vida profissional.

Profissionalmente, este livro é dedicado a todos os nossos pacientes. Espero que ele possa, de alguma forma, reduzir o sofrimento deles.

Agradecimentos

Um livro como este nunca é feito pelo trabalho de apenas uma pessoa, mas, sim, representa o acúmulo de muitas outras que vieram anteriormente. O esforço desses indivíduos levou ao atual estado de conhecimento na área. Agradecer a cada um seria uma tarefa impossível. A lista de múltiplas referências bibliográficas no fim de cada capítulo começa a reconhecer o verdadeiro trabalho por trás desta obra. Existem, entretanto, alguns indivíduos aos quais me sinto tanto obrigado quanto satisfeito em agradecer. Primeiro o Dr. Weldon E. Bell. Embora tenhamos perdido esse gigante em 1990, ele permanece meu mentor até hoje. Ele era o epítome de um pensador excepcional, simulador de informações e professor. Nos sete textos que ele escreveu sobre disfunções temporomandibulares e dor orofacial, encontram-se informações suficientes para manter um homem normal pensando para sempre. Ele era uma pessoa muito especial e ainda sinto sua falta.

Gostaria de agradecer ao Dr. Terry Tanaka, de San Diego, Califórnia, por compartilhar generosamente seu conhecimento comigo. Ao longo dos anos, passei a valorizar cada vez mais a amizade profissional e pessoal com ele. Suas dissecções anatômicas contribuíram muito para o entendimento da profissão sobre a anatomia funcional do nosso complexo sistema mastigatório.

Gostaria de agradecer ao meu colega Charles Carlson, PhD, por tudo o que me ensinou sobre a psicologia da dor. Charley e eu trabalhamos juntos por mais de 30 anos em nosso Centro de Dor Orofacial, e eu o vi desenvolver e documentar com sucesso seus conceitos de autorregulação física. Essas técnicas ajudaram muitos de nossos pacientes com dor crônica. Ele generosamente compartilhou suas ideias e conceitos no Capítulo 11.

Também gostaria de agradecer às seguintes pessoas por me permitirem usar alguns de seus materiais e *insights* profissionais neste livro: Dr. Per-Lennart Westesson, University of Rochester, Rochester, NY; Dr. Jay Mackman, Milwaukee, Wisconsin, WI; Dr. Joseph Van Sickels, University of Kentucky, Lexington, KY; Dr. Larry Cunningham, University of Kentucky, Lexington, KY; Dr. Gerhard Undt, Vienna, Austria; Dr. Steve Burke, Centerville, Ohio, OH; Dr. Carol Bibb, UCLA, Los Angeles, CA; Dr. William Solberg, UCLA, Los Angeles, CA; Dr. Douglas Damm, University of Kentucky, Lexington, KY; Dr. Galal Omami, University of Kentucky. Também gostaria de agradecer ao Dr. David Hoffman, por me ajudar a conseguir algumas das imagens dos pacientes usadas no texto.

Eu também gostaria de reconhecer e agradecer à Sra. Jodie Bernard, da Lightbox Visual Communications, e à sua equipe de artistas maravilhosos, por tornarem possíveis esta edição e a anterior. É claro que este projeto não poderia ter sido concluído sem o apoio e assistência da analista de conteúdo Alexandra Mortimer, da especialista em desenvolvimento de conteúdo, Melissa Rawe, e de toda a equipe da Elsevier Publishers.

Eu também gostaria de reconhecer e agradecer aos meus mais de 60 residentes em tempo integral, de 25 países diferentes, que, ao longo dos anos, me mantiveram alerta, focado e em busca da verdade.

Por último, mas não menos importante, desejo expressar minha gratidão à minha família, por seu constante amor, apoio, encorajamento e sacrifício durante meu período de escrita. Minha mãe e meu pai me inspiraram e me encorajaram desde o começo. Meus filhos entenderam o compromisso do tempo, e minha esposa desistiu de muitas noites, em detrimento de meu computador. Fui abençoado com uma esposa maravilhosa e amorosa por 48 anos, cujo sacrifício resultou nesta obra.

Jeffrey P. Okeson, DMD

Sobre o Autor

Dr. Okeson graduou-se pela University of Kentucky College of Dentistry, em 1972. Após a graduação, atuou durante 2 anos no Public Health Service, em um sistema odontológico de internato rotativo e na coordenação de uma clínica ambulatorial. Em 1974, juntou-se ao corpo docente da University of Kentucky, onde, atualmente, é professor e chefe da Divisão de Dor Orofacial, além de diretor do Centro de Dor Orofacial da faculdade, setor criado por ele em 1977, que reúne diversos profissionais aplicados no manejo dos problemas de dor orofacial crônica. Dr. Okeson desenvolveu diversos programas de treinamento de pós-graduação no centro, incluindo o Master of Science Degree em dor orofacial, o qual liderou para que se tornasse um dos primeiros programas creditados de graduação em dor orofacial pela Commission on Dental Accreditation nos EUA.

Dr. Okeson tem mais de 240 publicações profissionais sobre oclusão, disfunções temporomandibulares (DTM) e dor orofacial em várias revistas nacionais e internacionais. Sua obra *Tratamento dos Distúrbios Temporomandibulares e Oclusão* é usada na maioria das faculdades de Odontologia dos EUA e foi traduzida para 11 idiomas. Ademais, Dr. Okeson é autor também de *Bell's Orofacial Pains*, livro que também é amplamente usado em programas de dor orofacial por todo o mundo.

Dr. Okeson é membro ativo de diversas organizações sobre DTM e dor orofacial. Ele possui diversos consultórios e serve a vários comitês e conselhos. É ex-presidente e associado fundador da American Academy of Orofacial Pain (AAOP). É fundador diplomado e foi duas vezes presidente da American Board of Orofacial Pain. Membro ativo na AAOP, vem desenvolvendo tratamento e diretrizes para DTM e dor orofacial. Ele editou a terceira edição das diretrizes da AAOP, *Orofacial Pain: Guidelines for Classification, Assessment, and Management*, que tem sido usada como padrão de tratamento por todo o mundo. Dr. Okeson foi convidado a ministrar mais de 1.300 palestras sobre DTM e dor orofacial em todos os 50 estados americanos e 58 países. Em encontros nacionais e internacionais, é frequentemente lembrado como o "embaixador mundial da dor orofacial". Recebeu muitos prêmios de seus alunos de Odontologia, além do prêmio University of Kentucky Great Teacher. Foi agraciado também com o Provost's Distinguished Service Professorship, com o prêmio American Academy of Orofacial Pain's Service e foi o primeiro ganhador do Distinguished Alumni Award da Faculdade de Odontologia. Dr. Okeson é o primeiro e único dentista a figurar no University of Kentucky Hall of Distinguished Alumni. Também recebeu The International Dentist of the Year Award, da Academy of Dentistry International, maior prêmio dessa instituição, em reconhecimento por seus esforços em fornecer educação na área de DTMs e dor orofacial.

Prefácio

O estudo da oclusão e sua relação com a função do sistema mastigatório tem sido um tópico de interesse da odontologia por muitos anos. Essa relação se mostrou bastante complexa. Um grande interesse na área, acompanhado pela falta de conhecimento sólido, gerou diversos conceitos, teorias e métodos de tratamento, o que levou, é claro, a muita confusão em uma área de estudo já complicada. Embora o nível de conhecimento hoje seja maior que o de antes, ainda há bastante a se aprender. No futuro, algumas das técnicas atuais se mostrarão nossos melhores tratamentos, enquanto outras serão comprovadas ineficazes e terão de ser descartadas. Profissionais competentes e cuidadosos têm uma tarefa grandiosa a fazer: devem estabelecer seus métodos de tratamento com base tanto em seu conhecimento atual quanto na constante avaliação da informação recebida da enorme quantidade de estudos que vêm sendo realizados. Espero que este livro auxilie alunos, professores e profissionais nas decisões de tratamento importantes para seus pacientes.

Eu iniciei minha vida de professor na University of Kentucky, em 1974, na área de oclusão. Na época, eu acreditava que havia a necessidade de um manual de ensino que apresentasse os tópicos de oclusão e disfunções temporomandibulares (DTM) de maneira organizada, lógica e científica. Então, em 1975 desenvolvi tal manual, para auxiliar no ensino dos meus alunos. Logo, diversas outras faculdades solicitaram-no para seus programas de estudo. Em 1983, a CV Mosby Publishing Company me ofereceu publicá-lo como um livro completo. Após 2 anos de trabalho, a primeira edição foi publicada em 1985. Sou muito grato em saber que ele é atualmente usado na maioria das faculdades de odontologia nos EUA e que foi traduzido para 11 idiomas, para uso no exterior. Isso é profissionalmente muito gratificante, e tenho esperança de que o verdadeiro benefício desta obra seja constatado com a melhoria da qualidade dos cuidados aos pacientes.

É um privilégio ter a oportunidade de atualizar este livro pela oitava vez. Busquei incluir os achados científicos mais significativos dos últimos quatro anos. Acredito que a força de um livro não está nas palavras do autor, e sim nas referências científicas oferecidas para corroborar as ideias apresentadas. Ideias não referenciadas devem ser consideradas apenas como opiniões que requerem maiores investigações científicas para corroborá-las ou negá-las. É extremamente difícil manter um livro atualizado, especialmente em uma área em que muita coisa acontece rapidamente. Trinta e três anos atrás, na primeira edição desta obra, eu referenciei aproximadamente 450 artigos para corroborar as afirmações e ideias. Já para esta edição, os conceitos foram embasados por aproximadamente 2.400 referências científicas. Isso reflete o significativo crescimento científico na área. Deve-se considerar que, conforme as futuras verdades vão sendo descobertas, o profissional tem a obrigação de responder apropriadamente com mudanças que melhor reflitam a nova informação. Às vezes, tais mudanças são difíceis para o dentista, pois podem refletir a necessidade de alteração do protocolo clínico; entretanto, o melhor cuidado para nossos pacientes está assentado nas informações mais embasadas cientificamente.

O propósito deste livro é apresentar uma abordagem lógica e prática para o estudo da oclusão e da função mastigatória. Ele é dividido em quatro partes principais: a primeira consiste em seis capítulos que apresentam a características da anatomia e da fisiologia normais do sistema mastigatório. Entender as relações normais de oclusão e função mastigatória é essencial para entender a disfunção. A segunda parte consiste em quatro capítulos que apresentam a etiologia e identificação de distúrbios funcionais comuns do sistema mastigatório. Nesta edição, incluiu-se uma documentação de suporte significativa. A terceira parte consiste em seis capítulos que apresentam tratamentos racionais para esses distúrbios de acordo com os fatores etiológicos significativos. Estudos recentes foram adicionados para corroborar tratamentos existentes, assim como novas considerações. A última parte consiste em quatro capítulos que apresentam considerações específicas para terapia oclusal permanente.

A intenção desta obra é desenvolver um entendimento sobre o estudo da função mastigatória e da oclusão, e uma abordagem racional a ele. Para auxiliar o leitor, certas técnicas foram apresentadas. Deve-se considerar que o propósito de uma técnica é alcançar certos objetivos no tratamento. Isso é o fator significativo, não a técnica em si. Qualquer técnica que alcance os objetivos do tratamento é aceitável, desde que seja feita de maneira razoavelmente conservadora, com boa relação custo-benefício e tendo em mente os interesses do paciente.

Sumário

Parte 1 Anatomia Funcional, 1

1. Anatomia Funcional e Biomecânica do Sistema Mastigatório, 2
2. Neuroanatomia Funcional e Fisiologia do Sistema Mastigatório, 21
3. Alinhamento e Oclusão da Dentição, 47
4. Mecânica do Movimento Mandibular, 63
5. Critérios para uma Oclusão Funcional Ideal, 74
6. Determinantes da Morfologia Oclusal, 87

Parte 2 Etiologia e Identificação dos Distúrbios Funcionais no Sistema Mastigatório, 101

7. Etiologia dos Distúrbios Funcionais no Sistema Mastigatório, 102
8. Sinais e Sintomas das Disfunções Temporomandibulares, 131
9. Obtenção de Histórico, Anamnese e Exames para Disfunção Temporomandibular, 173
10. Diagnóstico das Disfunções Temporomandibulares, 221

Parte 3 Tratamento dos Distúrbios Funcionais do Sistema Mastigatório, 257

11. Considerações Gerais no Tratamento da Disfunção Temporomandibular, 258
12. Tratamento dos Distúrbios dos Músculos Mastigatórios, 294
13. Tratamentos de Distúrbios da Articulação Temporomandibular, 321
14. Tratamento da Hipomobilidade Mandibular Crônica e dos Distúrbios do Crescimento, 369
15. Terapia com Placa Oclusal, 382
16. Sequência de Tratamento, 406

Parte 4 Terapia Oclusal, 427

17. Considerações Gerais sobre a Terapia Oclusal, 428
18. Uso de Articuladores na Terapia Oclusal, 436
19. Desgaste Seletivo, 450
20. Considerações Restauradoras na Terapia Oclusal, 463

Índice Alfabético, 475

PARTE 1

Anatomia Funcional

O sistema mastigatório é extremamente complexo. É composto principalmente de ossos, músculos, ligamentos e dentes. O movimento é regulado por um sistema de controle neurológico de alta complexidade composto por encéfalo, tronco encefálico e sistema nervoso periférico. Cada movimento é coordenado para maximizar a função enquanto minimiza o dano a qualquer estrutura. O movimento preciso da mandíbula pela musculatura é necessário para mover os dentes de maneira eficiente entre si durante a função. A mecânica e a fisiologia deste movimento são básicas para o estudo da função mastigatória. A Parte 1 consiste em seis capítulos, que discutem a anatomia normal, a função e a mecânica do sistema mastigatório. A função deve ser compreendida antes que a disfunção possa a ter algum significado.

1
Anatomia Funcional e Biomecânica do Sistema Mastigatório

Nada é mais fundamental para se tratar pacientes que conhecer a anatomia.

JPO

O sistema mastigatório é a unidade funcional do corpo principalmente responsável pela mastigação, fala e deglutição. Seus componentes também desempenham um papel importante no paladar e na respiração. O sistema é composto por ossos, articulações, ligamentos, dentes e músculos. Além disso, um complexo sistema de controle neurológico regula e coordena todos esses componentes estruturais.

O sistema mastigatório é uma unidade altamente refinada e complexa. Uma sólida compreensão de sua anatomia funcional e da biomecânica é essencial para o estudo da oclusão. Este capítulo descreve as características anatômicas, básicas para um entendimento da função mastigatória. Uma descrição mais detalhada pode ser encontrada em inúmeros livros inteiramente voltados à anatomia da cabeça e do pescoço.

Anatomia funcional

Os seguintes componentes anatômicos são discutidos neste capítulo: a dentição e suas estruturas de suporte, os componentes esqueléticos, as articulações temporomandibulares (ATMs), os ligamentos e os músculos. Depois que as características anatômicas forem descritas, a biomecânica das ATMs é apresentada. O Capítulo 2 aborda o complexo sistema de controle neurológico responsável pela execução das funções intrincadas do sistema mastigatório.

Dentição e estruturas de suporte

A dentição humana é composta por 32 dentes permanentes (Figura 1.1A e B). Cada dente pode ser dividido em duas partes principais: a coroa, vista sobre o tecido gengival, e a raiz, que fica submersa e é circundada pelo osso alveolar. A raiz está ligada ao osso alveolar por numerosas fibras de tecido conjuntivo que se estendem da superfície do cemento da raiz até o osso. A maioria corre obliquamente do cemento, em direção cervical, até o osso (Figura 1.2), sendo coletivamente conhecidas como *ligamento periodontal*. O ligamento periodontal não apenas prende o dente firmemente ao seu alvéolo ósseo, mas também ajuda a dissipar as forças aplicadas ao osso durante o contato funcional dos dentes. Nesse sentido, pode ser considerado um amortecedor natural. O ligamento periodontal tem receptores especiais, que fornecem informações sensoriais sobre pressão e posição, essenciais para a função, conforme descrito neste capítulo.

Os 32 dentes permanentes são distribuídos igualmente no osso alveolar das arcadas superior e inferior: os 16 dentes superiores estão alinhados no processo alveolar da maxila, que se encontra fixada na porção anteroinferior do crânio; os outros 16, por sua vez, estão alinhados no processo alveolar da mandíbula, que é a parte que se movimenta. A arcada superior é ligeiramente maior que a arcada inferior, o que geralmente faz com que os dentes superiores se sobreponham aos inferiores, tanto vertical quanto horizontalmente quando em oclusão (Figura 1.3). Essa diferença de tamanho resulta, principalmente, do fato de que (1) os dentes superiores anteriores são muito mais largos que os dentes inferiores, criando uma largura de arco maior; e de que (2) os dentes superiores anteriores apresentam uma angulação vestibular maior que a dos dentes anteriores inferiores, o que causa sobreposição horizontal e vertical.

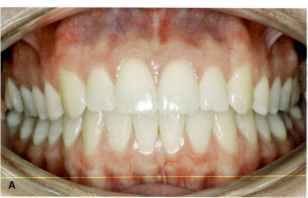 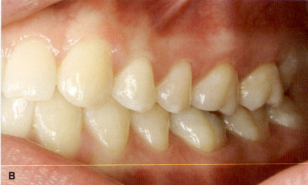

• **Figura 1.1** Dentição. **A.** Vista anterior. **B.** Vista lateral.

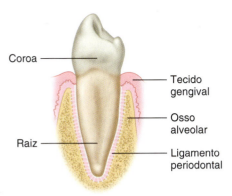

● **Figura 1.2** O dente e as estruturas periodontais de suporte. A largura do ligamento periodontal está extremamente exagerada por propósitos ilustrativos.

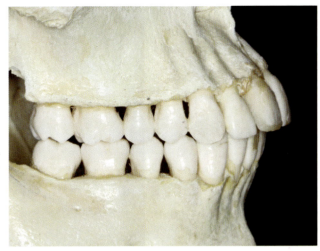

● **Figura 1.4** Vista lateral dos dentes posteriores.

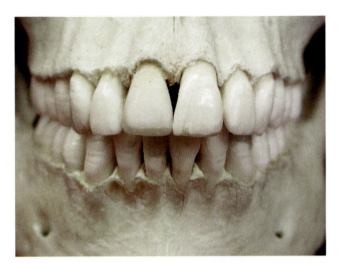

● **Figura 1.3** Dentes superiores posicionados ligeiramente para vestibular em relação aos dentes inferiores por toda a arcada.

Os dentes permanentes podem ser agrupados em quatro classificações, de acordo com a morfologia das coroas, como será visto a seguir.

Os dentes localizados na região mais anterior das arcadas são chamados *incisivos* e têm formato característico de pá, com uma borda incisal. Existem quatro incisivos superiores e quatro inferiores. Os incisivos superiores geralmente são muito mais largos que os inferiores e, como mencionado, geralmente se sobrepõem a eles. A função dos incisivos é incisar, ou cortar, o alimento durante a mastigação.

Posteriormente (ou distalmente) aos incisivos, estão os *caninos* – os quais têm esse nome por serem proeminentes em outros animais, como os cães –, que se encontram nos cantos das arcadas e geralmente são os dentes permanentes mais longos, com uma única cúspide e raiz (Figura 1.4). Há dois caninos superiores e dois caninos inferiores. Em outros animais, a principal função dos caninos é rasgar e dilacerar o alimento; no entanto, nos seres humanos, eles geralmente funcionam como incisivos e são usados apenas ocasionalmente para rasgar e dilacerar.

Ainda mais posteriormente na arcada ficam os *pré-molares* (ver Figura 1.4). Existem quatro pré-molares superiores e quatro inferiores. Os pré-molares também são chamados de bicúspides, uma vez que, geralmente, têm duas cúspides – a presença destas aumenta muito a superfície de oclusão desses dentes. Os pré-molares superiores e inferiores ocluem de tal maneira que o alimento pode ser aprisionado e esmagado entre eles. A principal função dos pré-molares é iniciar a quebra das substâncias do alimento em pedaços menores.

A última classe de dentes, localizada posteriormente aos pré-molares, compreende os *molares* (ver Figura 1.4). Existem seis molares superiores e seis inferiores. A coroa de cada molar tem quatro ou cinco cúspides. Isso proporciona uma ampla superfície na qual é possível ocorrer quebra e trituração de alimentos. Os molares atuam principalmente nos estágios finais da mastigação, quando o alimento é transformado em partículas pequenas o suficiente para serem facilmente engolidas.

Como discutido, cada dente é altamente especializado de acordo com a sua função. As relações inter e intra-arcada exatas dos dentes são extremamente importantes e influenciam bastante na saúde e na função do sistema mastigatório. Uma abordagem detalhada dessas relações será apresentada no Capítulo 3.

Componentes esqueléticos

Os componentes esqueléticos da cabeça humana são o crânio e a mandíbula (Figura 1.5). O crânio é composto por vários ossos conectados por fissuras. Os principais componentes são o osso temporal, o osso frontal, o osso parietal, o osso esfenoide, o osso occipital, o osso zigomático, o osso nasal e a maxila. A mandíbula é um osso separado, suspenso abaixo do crânio em um feixe muscular. Os três principais componentes esqueléticos que compõem o sistema mastigatório são a maxila e a mandíbula, que sustentam os dentes (Figura 1.6), e o osso temporal, que sustenta a mandíbula em sua articulação com o crânio.

Maxila

No que diz respeito ao desenvolvimento, existem dois ossos maxilares, que se fundem na sutura palatina mediana (Figura 1.7) e formam a maior parte do esqueleto facial superior. A borda da maxila se estende superiormente para formar o assoalho da cavidade nasal, assim como o assoalho de cada órbita. Na parte inferior, os ossos maxilares formam o palato e os rebordos alveolares, que sustentam os dentes. Uma vez que os ossos maxilares estão intricadamente fusionados aos componentes ósseos que envolvem o crânio, os dentes superiores são considerados uma parte fixa do crânio, e, dessa forma, constituem o componente fixo do sistema mastigatório.

Mandíbula

A mandíbula, um osso em forma de "U", sustenta os dentes inferiores e constitui o esqueleto facial inferior, não tendo união

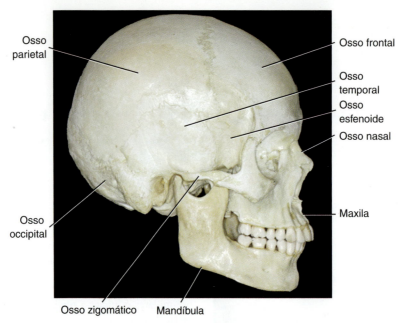

• **Figura 1.5** Vista lateral do crânio e da mandíbula. Os vários ossos que formam o crânio estão indicados.

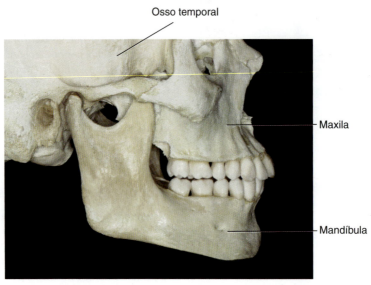

• **Figura 1.6** Componentes esqueléticos que constituem o sistema mastigatório: maxila, mandíbula e osso temporal.

óssea com o crânio. É sustentada abaixo da maxila por músculos, ligamentos e outros tecidos moles, que, assim, proporcionam a mobilidade necessária para que a mandíbula funcione em conjunto com a maxila.

O aspecto superior da mandíbula em forma de arco consiste no processo alveolar e nos dentes (Figura 1.8). O corpo da mandíbula se estende posterior e inferiormente para formar o ângulo mandibular, e posterior e superiormente para formar o ramo ascendente. O ramo ascendente da mandíbula é constituído de uma placa vertical de osso, que se estende para cima como dois processos. O anterior deles é o processo coronoide; o posterior é o côndilo.

O côndilo, a porção da mandíbula que se articula com o crânio, é a estrutura ao redor da qual o movimento ocorre. Em uma vista anterior, apresenta projeções medial e lateral, denominadas polos (Figura 1.9). O polo medial geralmente é mais proeminente que o lateral. Vista de cima, uma linha traçada pelo centro dos polos do côndilo geralmente vai se estender medial e posteriormente em direção à borda anterior do forame magno (Figura 1.10). O comprimento mediolateral do côndilo situa-se entre 18 e 23 mm; a largura anteroposterior fica entre 8 e 10 mm. A superfície real articular do côndilo se estende tanto anterior quanto posteriormente em relação ao aspecto mais superior do côndilo (Figura 1.11). A superfície articular posterior é maior que a superfície anterior. A superfície articular do côndilo é bem convexa anteroposteriormente e suavemente convexa mediolateralmente.

Osso temporal

O côndilo mandibular articula-se na base do crânio com a porção escamosa do osso temporal. Essa porção do osso temporal é composta pela fossa mandibular côncava, também chamada de fossa articular ou glenoide, na qual o côndilo se situa (Figura 1.12). Posteriormente à fossa mandibular, está a fissura timpanoescamosa, que se estende mediolateralmente. À medida que se estende medialmente, essa fissura se divide em fissura petroescamosa, anteriormente (ou frontalmente), e em fissura petrotimpânica, posteriormente (ou distalmente). Antes da fossa situa-se, de imediato, uma proeminência

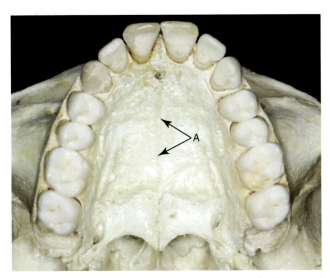

• **Figura 1.7** A sutura palatina mediana (A) resulta da fusão dos dois ossos maxilares durante o desenvolvimento.

óssea convexa, denominada eminência articular. O grau de convexidade da eminência articular é altamente variável, mas importante, uma vez que a inclinação dessa superfície determina a trajetória do côndilo quando a mandíbula é posicionada anteriormente. O teto posterior da fossa mandibular é bastante fino, indicando que tal área do osso temporal não é apropriada para suportar forças excessivas. A eminência articular, entretanto, consiste em um osso espesso e denso, que pode tolerar melhor essas forças.

Articulação temporomandibular

A área onde a mandíbula se articula com o osso temporal do crânio é chamada de articulação temporomandibular (ATM) – certamente uma das articulações mais complexas do corpo. Por proporcionar um movimento de dobradiça em um plano, pode ser considerada uma *articulação ginglimoidal*. No entanto, ao mesmo tempo, pode também proporcionar movimentos de deslizamento, o que a classifica como uma *articulação artrodial*. Por conseguinte, tecnicamente, pode ser definida como uma *articulação ginglimoartrodial*.

A ATM é formada pelo côndilo mandibular e pela fossa mandibular do osso temporal, na qual está posicionado. O disco articular separa esses dois ossos da articulação direta. A ATM é classificada como uma articulação composta. Por definição, uma articulação composta requer a presença de, pelo menos, três ossos, ainda que a ATM seja constituída por apenas dois. Funcionalmente, o disco articular age como um osso não calcificado, o que permite os movimentos complexos da articulação. Uma vez que o disco articular funciona como um terceiro osso, a ATM é considerada uma articulação composta. A função do disco articular como um osso não calcificado está descrita em detalhes neste capítulo na seção sobre a biomecânica da ATM.

O disco articular é composto por tecido conjuntivo fibroso denso, na maior parte desprovido de vasos sanguíneos e fibras nervosas. A periferia extrema do disco, entretanto, é ligeiramente inervada.[1,2] No plano sagital, o disco pode ser dividido em três regiões, de acordo com a sua espessura (Figura 1.13). A área central, a mais fina, é denominada zona intermediária. O disco torna-se consideravelmente mais espesso a partir da zona intermediária para anterior e posterior. A borda posterior geralmente é um pouco mais espessa que a borda anterior. Na articulação normal, a superfície articular do côndilo está localizada na zona intermediária do disco, circundada pelas regiões anteriores e posteriores mais espessas.

De uma perspectiva anterior (frontal), o disco normalmente é um pouco mais espesso medialmente que lateralmente, o que corresponde a um espaço maior entre o côndilo e a fossa articular na direção da porção medial da articulação. A forma precisa do disco é determinada pela morfologia do côndilo e da fossa mandibular (Figura 1.14). Durante o movimento, o disco é, de dada maneira, flexível e pode se adaptar às demandas funcionais das superfícies articulares. No entanto, a flexibilidade e a adaptabilidade não implicam que a morfologia do disco seja reversivelmente alterada durante a função. O disco mantém sua morfologia, a menos que forças destrutivas ou alterações estruturais ocorram na articulação. Se houver essas alterações, a morfologia do disco poderá ser irreversivelmente modificada, produzindo mudanças biomecânicas durante a função. Tais alterações serão discutidas em capítulos posteriores.

O disco articular está posteriormente inserido a uma região de tecido conjuntivo frouxo, altamente vascularizada e inervada (Figura 1.15). Esse tecido é conhecido como *tecido retrodiscal* ou ligamento posterior. Superiormente, este é delimitado por uma lâmina de tecido conjuntivo que contém muitas fibras elásticas, a lâmina retrodiscal superior, que liga o disco articular posteriormente à placa timpânica. Na borda inferior dos tecidos retrodiscais, situa-se a lâmina retrodiscal inferior, que une a borda inferior do limite posterior do disco à margem posterior da superfície articular do

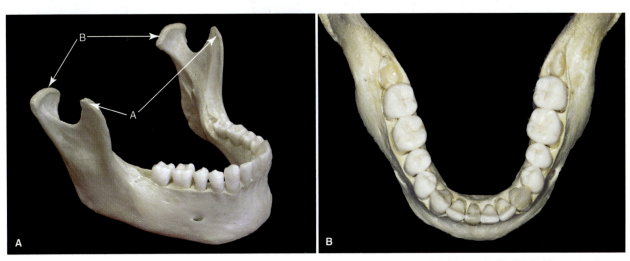

• **Figura 1.8 A.** O ramo ascendente se estende para cima para formar o processo coronoide (A) e o côndilo (B). **B.** Vista oclusal.

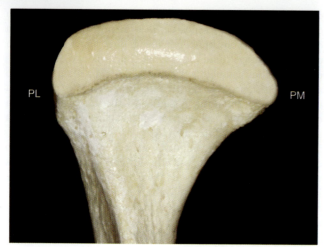

● **Figura 1.9** Côndilo (vista anterior). O polo medial (*PM*) é mais proeminente que o polo lateral (*PL*).

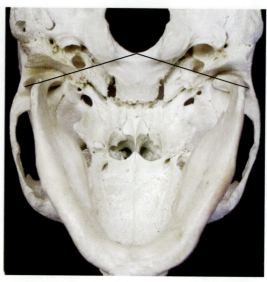

● **Figura 1.10** Superfície do crânio e da mandíbula (vista inferior). Os côndilos parecem estar ligeiramente rotacionados, de maneira que, se fosse desenhada uma linha imaginária passando pelos polos lateral e medial, esta se estenderia medial e posteriormente em direção à borda anterior do forame magno.

côndilo. A lâmina retrodiscal inferior é composta, principalmente, de fibras colágenas, e não de fibras elásticas, como as da lâmina retrodiscal superior. A parte remanescente do tecido retrodiscal está ligada posteriormente a um grande plexo venoso, que se enche de sangue quando o côndilo se move para a frente.[3,4] As inserções superior e inferior da região anterior do disco estão presas ao ligamento capsular, que envolve a maior parte da articulação. A inserção superior se prende à margem anterior da superfície articular do osso temporal, enquanto a inferior se prende à margem anterior da superfície articular do côndilo. As duas inserções anteriores são compostas por fibras colágenas. Anteriormente, entre as inserções do ligamento capsular, o disco também se prende por fibras tendinosas ao músculo pterigóideo lateral superior.

O disco articular se insere no ligamento capsular não somente anterior e posteriormente, mas também medial e lateralmente, o que divide a articulação em duas cavidades distintas. A cavidade de cima ou superior é delimitada pela fossa mandibular e pela superfície superior do disco. A cavidade de baixo ou inferior é delimitada pelo côndilo mandibular e pela superfície inferior do disco. As superfícies internas das cavidades estão rodeadas por células endoteliais especiais, que formam um revestimento sinovial.

Essa membrana, em conjunto com outra membrana sinovial especializada, localizada na borda anterior dos tecidos retrodiscais, produz o líquido sinovial, que preenche as duas cavidades. Desse modo, a ATM também é referida como uma articulação sinovial. O líquido sinovial tem, então, duas finalidades. Uma vez que as superfícies articulares não apresentam vascularização, ele age como um meio para prover as necessidades metabólicas para esses tecidos. Há um intercâmbio livre e rápido entre os vasos da cápsula, o líquido sinovial e os tecidos articulares. O líquido sinovial também atua como um lubrificante entre as superfícies articulares durante a função. As superfícies articulares do disco, do côndilo e da fossa são muito lisas, de modo que o atrito durante o movimento seja minimizado. O líquido sinovial ajuda a minimizar ainda mais o atrito.

O líquido sinovial lubrifica as superfícies articulares por meio de dois mecanismos. O primeiro, chamado de lubrificação *divisória*, ocorre quando a articulação se move e o líquido sinovial é forçado

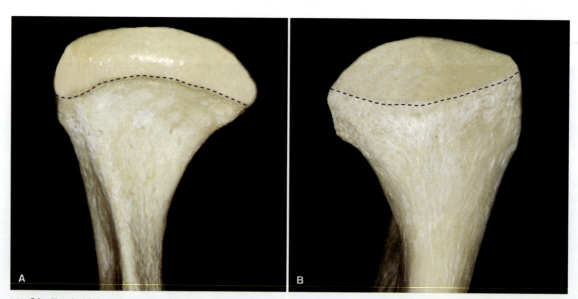

● **Figura 1.11** Côndilo. **A.** Vista anterior. **B.** Vista posterior. Uma linha tracejada marca os limites da superfície articular. A superfície articular no aspecto posterior do côndilo é maior que no aspecto anterior.

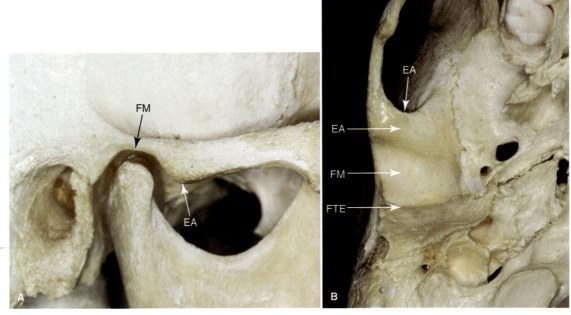

• **Figura 1.12 A.** Estruturas ósseas da ATM (vista lateral). **B.** Fossa articular (vista inferior). *EA*, eminência articular; *FM*, fossa mandibular; *FTE*, fissura timpanoescamosa.

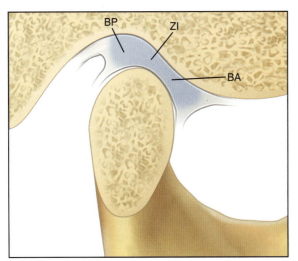

• **Figura 1.13** Disco articular, fossa e côndilo (vista lateral). O côndilo normalmente se localiza na zona intermediária (*ZI*) mais fina do disco. A borda anterior do disco (*BA*) é consideravelmente mais espessa que a zona intermediária, e a borda posterior (*BP*) é ainda mais espessa.

de uma área da cavidade para outra. O líquido sinovial localizado nas regiões da margem é forçado contra a superfície articular, possibilitando, assim, a lubrificação. A lubrificação divisória evita fricção no movimento articular e é o principal mecanismo de lubrificação da articulação.

Por sua vez, o segundo mecanismo de lubrificação, conhecido como lubrificação *exsudativa*, refere-se à capacidade de as superfícies articulares absorverem uma pequena quantidade de líquido sinovial.[5] Durante a função de uma articulação, são criadas, entre as superfícies articulares, forças que empurram uma pequena quantidade de líquido sinovial para dentro e para fora dos tecidos articulares. Por esse mecanismo, ocorre a troca metabólica. Sob forças compressivas, portanto, é liberada uma pequena quantidade de líquido sinovial, que age como lubrificante entre os tecidos articulares para prevenir aderência. A lubrificação exsudativa ajuda a eliminar a fricção na compressão, mas não no movimento articular. Somente uma pequena quantidade de fricção é eliminada como resultado da lubrificação exsudativa; assim, forças compressivas prolongadas sobre superfícies articulares esgotam este suprimento. A consequência de carga estática prolongada sobre estruturas da articulação será discutida em capítulos posteriores.

Histologia das superfícies articulares

A cartilagem articular da ATM é composta de maneira bem diferente da típica cartilagem articular, na medida em que a mandíbula e a ATM formam-se da ossificação membranosa e não da ossificação endocondral. Por esse motivo, a fibrocartilagem articular da ATM mantém suas células condroprogenitoras bem profundas em seu interior, diferentemente da típica cartilagem articular, que perde suas células condroprogenitoras. As zonas da fibrocartilagem articular são compostas de maneira distinta, o que permite crescimento, reparo e remodelação continuados da ATM.

As superfícies articulares da fossa e do côndilo mandibulares são compostas por quatro camadas ou zonas distintas (Figura 1.16). A camada mais superficial, chamada de zona articular, é encontrada adjacente à cavidade articular e forma a superfície funcional mais externa. Ao contrário das camadas superficiais da maioria das outras articulações sinoviais, essa camada articular é constituída por tecido conjuntivo fibroso denso, e não por cartilagem hialina. A maioria das fibras colágenas está disposta em feixes e orientada quase paralelamente à superfície articular.[6,7] As fibras são firmemente compactas e capazes de resistir às forças de movimento. Considera-se que esse tecido conjuntivo fibroso ofereça muitas vantagens para a articulação em comparação à cartilagem hialina. Geralmente, é menos suscetível aos efeitos da idade, e, por conseguinte, tem menos probabilidade de se deteriorar. Esse tecido também tem uma capacidade muito maior de se reparar que a cartilagem hialina.[8] A importância desses dois fatores é significativa na função e disfunção da ATM e será discutida de modo mais completo em capítulos posteriores.

A segunda zona, denominada proliferativa, é principalmente celular. Nesta área, encontra-se o tecido mesenquimal indiferenciado, que é o responsável pela proliferação da cartilagem articular, em

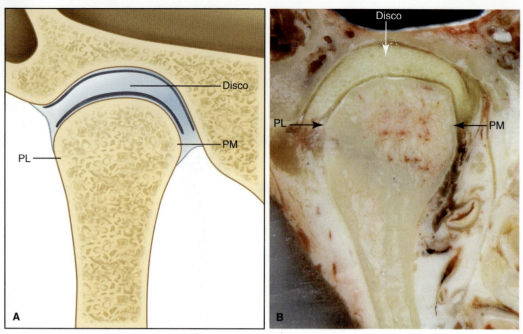

• **Figura 1.14** Disco articular, fossa e côndilo (vista anterior). O disco adapta-se à morfologia da fossa e do côndilo. *PL*, polo lateral; *PM*, polo medial. (Cortesia de Dr. Per-Lennart Westeson, Rochester, NY.)

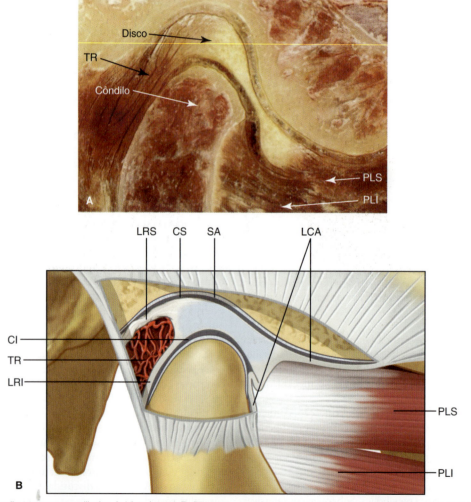

• **Figura 1.15** Articulação temporomandibular. **A.** Vista lateral. **B.** Diagrama mostrando os componentes anatômicos. *LCA*, ligamento capsular anterior (colagenoso); *SA*, superfície articular; *LRI*, lâmina retrodiscal inferior (colagenosa); *TR*, tecidos retrodiscais; *CS*, cavidade articular superior; *CI*, cavidade articular inferior; *PLS*, músculo pterigóideo lateral superior; *PLI*, músculo pterigóideo lateral inferior; *LRS*, lâmina retrodiscal superior (elástica); o ligamento discal (colateral) não está representado. (Cortesia de Dr. Per-Lennart Westeson, Rochester, NY.)

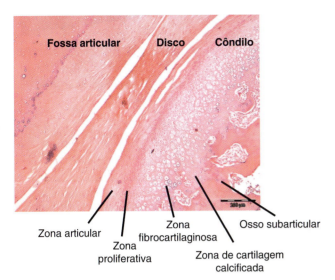

• **Figura 1.16** Corte histológico de um côndilo mandibular saudável, que mostra as quatro zonas: articular, proliferativa, fibrocartilaginosa e de cartilagem calcificada. (©Mathias Nordvi, The Faculty of Dentistry/University of Oslo.)

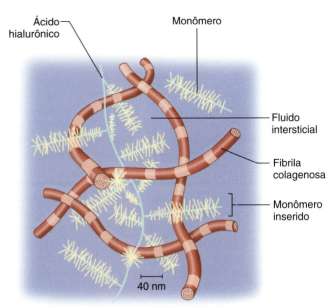

• **Figura 1.17** Rede de colágeno interagindo com rede de proteoglicanas da matriz extracelular, formando compósito reforçado com fibras. (De Mow VC, Ratcliffe A. Cartilage and diarthrodial joints as paradigms for hierachical materials and structures. *Biomaterials* 13[2]:67-81, 1992.)

resposta a demandas funcionais localizadas nas superfícies articulares durante a carga.

Na terceira zona, a fibrocartilaginosa, as fibrilas colágenas estão organizadas em feixes em um padrão cruzado, embora algumas fibrilas sejam observadas em uma orientação radial. A fibrocartilagem aparece em uma orientação aleatória, fornecendo uma rede tridimensional que oferece resistência contra forças compressivas e forças laterais.

A quarta e mais profunda zona, a de cartilagem calcificada, é constituída por condrócitos e condroblastos distribuídos por toda a cartilagem articular. Nessa zona, os condrócitos tornam-se hipertróficos, morrem e têm seu citoplasma evacuado, formando células ósseas de dentro da cavidade medular. A superfície da estrutura da matriz extracelular proporciona um local ativo para a atividade remodeladora durante o crescimento ósseo endosteal, como ocorre em qualquer parte do corpo.

A cartilagem articular é composta de condrócitos e de uma matriz intercelular.[9] Os condrócitos produzem colágeno, proteoglicanas, glicoproteínas e enzimas que formam a matriz. As proteoglicanas são moléculas complexas compostas por um núcleo proteico e cadeias de glicosaminoglicanas. As proteoglicanas estão conectadas a uma cadeia de ácido hialurônico, formando agregados de proteoglicanas que constituem uma grande proteína da matriz (Figura 1.17). Estes agregados são muito hidrofílicos e se encontram entrelaçados por toda a rede de colágeno. Uma vez que tais agregados tendem a reter água, a matriz se expande e a tensão nas fibrilas colágenas neutraliza a pressão proveniente do inchaço dos agregados de proteoglicanas.[10] Dessa maneira, o fluido intersticial contribui para o suporte da carga articular. A pressão externa resultante da carga articular está em equilíbrio com a pressão interna da cartilagem articular. Na medida em que a carga articular aumenta, o fluido tecidual corre para fora até um novo equilíbrio ser alcançado. Quando a carga diminui, o fluido é reabsorvido e o tecido recupera seu volume original. A cartilagem articular é nutrida, predominantemente, pela difusão do líquido sinovial, que depende da ação de bombeamento durante a atividade normal.[11] Essa ação de bombeamento é a base para a lubrificação exsudativa, que foi previamente discutida e é considerada muito importante na manutenção da saúde da cartilagem articular.[12]

Inervação da articulação temporomandibular

Como todas as articulações, a ATM é inervada pelo mesmo nervo que fornece inervação motora e sensitiva aos músculos que a controlam (o nervo trigêmeo). Ramos do nervo mandibular (V_3) fornecem a inervação aferente. A maior parte da inervação é provida pelo nervo auriculotemporal, assim que este deixa o nervo mandibular atrás da articulação e ascende lateral e superiormente, contornando a região posterior da articulação.[13] Uma inervação adicional é propiciada pelos nervos temporal profundo e massetérico.

Vascularização da articulação temporomandibular

A ATM é ricamente suprida por uma variedade de vasos que a circundam. Os vasos predominantes são a artéria temporal superficial para a porção posterior, a artéria meníngea média para a porção anterior e a artéria maxilar interna para a porção inferior. Outras artérias importantes são a auricular profunda, a timpânica anterior e a faríngea ascendente. O côndilo recebe seu suprimento vascular através de seus espaços medulares, por meio da artéria alveolar inferior e também por "vasos alimentadores", que entram diretamente na cabeça do côndilo, tanto anterior quanto posteriormente, a partir de vasos mais largos.[14]

Ligamentos

Como em qualquer sistema articular, os ligamentos desempenham um importante papel na proteção das estruturas. São constituídos por fibras colágenas do tecido conjuntivo, que têm comprimentos específicos. Não se esticam; no entanto, se forças exacerbadas forem aplicadas a eles, inesperadamente ou por um tempo prolongado, os ligamentos podem ser estirados. Quando isso ocorre, a função do ligamento fica comprometida, alterando, desse modo, a função articular. Tal alteração será discutida em capítulos posteriores, que abordarão patologias articulares.

Os ligamentos não atuam ativamente na função da articulação, mas, em vez disso, agem passivamente como agentes de restrição para limitar e restringir movimentos limítrofes. Três ligamentos funcionais sustentam a ATM: (1) os ligamentos colaterais, (2) o ligamento capsular e (3) o ligamento temporomandibular, além de dois ligamentos acessórios: (4) o esfenomandibular e (5) o estilomandibular.

Ligamentos colaterais (discais)

Os ligamentos colaterais prendem as bordas medial e lateral do disco articular aos polos do côndilo. São comumente chamados de ligamentos discais, havendo dois deles: o medial, que prende a extremidade medial do disco ao polo medial do côndilo; e o discal lateral, que prende a extremidade lateral do disco ao polo lateral do côndilo (Figura 1.18). Esses ligamentos são responsáveis por dividir a articulação mediolateralmente em cavidades articulares superior e inferior. Os ligamentos discais são ligamentos verdadeiros, compostos de fibras de tecido conjuntivo colagenoso; portanto, não se esticam. Sua atuação consiste em restringir o movimento do disco para fora do côndilo; em outras palavras, esses ligamentos permitem que o disco se movimente passivamente com o côndilo quando este desliza anterior ou posteriormente. As inserções dos ligamentos discais permitem que o disco seja rotacionado anterior e posteriormente sobre a superfície articular do côndilo. Assim, são os responsáveis pelo movimento de dobradiça da ATM, que ocorre entre o côndilo e o disco articular.

Os ligamentos discais têm suprimento vascular e são inervados. Sua inervação proporciona informação sobre a posição e movimentação da articulação. O esforço sobre estes ligamentos causa dor.

Ligamento capsular

Como mencionado, toda a ATM é circundada e envolvida pelo ligamento capsular (Figura 1.19). As fibras do ligamento capsular estão inseridas superiormente ao osso temporal, ao longo das bordas das superfícies articulares da fossa mandibular e eminência articular. Inferiormente, as fibras do ligamento capsular se inserem no colo do côndilo. O ligamento capsular age para resistir a qualquer força medial, lateral ou inferior que tenda a separar ou deslocar

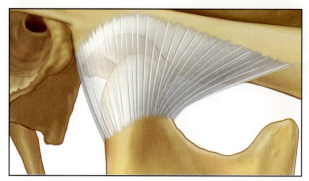

• **Figura 1.19** Ligamento capsular (vista lateral), estende-se anteriormente para incluir a eminência articular e envolver toda a superfície articular.

as superfícies articulares. Uma função significativa do ligamento capsular é envolver a articulação, retendo, assim, o líquido sinovial. O ligamento capsular é bem inervado e proporciona estímulo proprioceptivo sobre a posição e o movimento da articulação.

Ligamento temporomandibular

O aspecto lateral do ligamento capsular é reforçado por fibras fortes e condensadas, que compõem o ligamento lateral ou o ligamento temporomandibular (TM). O ligamento TM é composto por duas porções: uma externa oblíqua e outra interna horizontal (Figura 1.20). A porção externa se estende da superfície externa do tubérculo articular e do processo zigomático, posterior e inferiormente, até a superfície externa do colo do côndilo. Já a porção interna horizontal se estende da superfície externa do tubérculo articular e processo zigomático, posterior e horizontalmente, até o polo lateral do côndilo e parte posterior do disco articular.

A porção oblíqua do ligamento TM impede a queda excessiva do côndilo, limitando, portanto, a extensão de abertura da boca. Esta porção do ligamento também influencia o movimento de abertura normal da mandíbula. Durante a fase inicial de abertura, o côndilo pode girar ao redor de um ponto fixo até o ligamento se tornar rígido, como ocorre quando o seu ponto de inserção no colo do côndilo é rotacionado posteriormente. Quando o ligamento está esticado, o colo do côndilo não pode mais girar. Se a boca for aberta ainda mais, o côndilo terá de se movimentar para baixo e para a frente através da eminência articular (Figura 1.21). Esse efeito pode ser clinicamente demonstrado ao se fechar a boca, enquanto

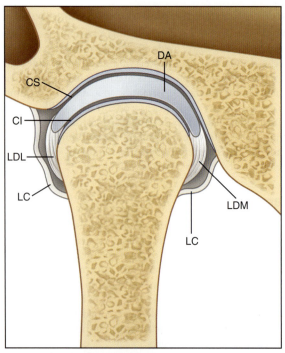

• **Figura 1.18** Articulação temporomandibular (vista anterior). Identificam-se: *DA*, disco articular; *LC*, ligamento capsular; *CI*, cavidade articular inferior; *LDL*, ligamento discal lateral; *LDM*, ligamento discal medial; *CS*, cavidade articular superior.

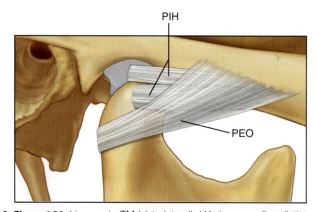

• **Figura 1.20** Ligamento TM (vista lateral). Há duas porções distintas: a porção externa oblíqua (*PEO*) e a porção interna horizontal (*PIH*). A PEO limita o movimento rotacional de abertura normal; a PIH limita o movimento posterior do côndilo e do disco. (Adaptada de Dubrul EL: *Sicher's oral anatomy*, ed 7, St Louis, MO, 1980, The CV Mosby CO, pp. 185.)

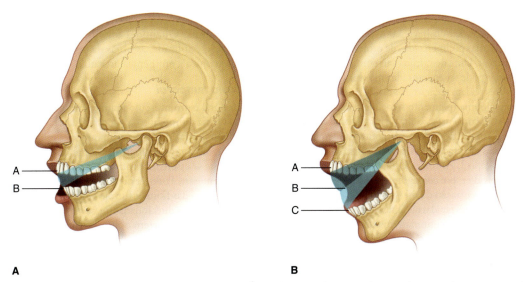

- **Figura 1.21** Efeito da porção externa oblíqua do ligamento TM. **A.** À medida que a boca se abre, os dentes podem ser separados cerca de 20 a 25 mm (de A para B) sem que os côndilos se desloquem a partir das fossas. **B.** Os ligamentos TM encontram-se completamente estendidos. Quando a boca se abre ainda mais, estes forçam o côndilo a se mover para baixo e para a frente, fora da fossa, o que cria um segundo arco de abertura (de B para C).

uma força posterior leve é aplicada no mento. Se a boca começar a abrir com essa força aplicada, a mandíbula girará facilmente, permanecendo aberta até que os dentes anteriores fiquem entre 20 e 25 mm de distância. Nesse momento, se a mandíbula se abrir mais, uma resistência será sentida. Se a mandíbula se abrir ainda mais, ocorrerá uma mudança distinta no movimento de abertura, o que representa uma alteração de rotação do côndilo em torno de um ponto fixo, para movimentos para a frente e para baixo na eminência articular. Essa mudança no movimento de abertura é ocasionada pelo estiramento do ligamento TM.

Tal característica única do ligamento TM, que limita a abertura rotacional, é encontrada somente em seres humanos. Na postura ereta e com a coluna vertebral posicionada verticalmente, o movimento rotacional contínuo de abertura levaria a mandíbula a afetar estruturas vitais sub e retromandibulares do pescoço. A porção externa oblíqua do ligamento TM atua para impedir essa violação.

A porção interna horizontal do ligamento TM limita o movimento posterior do côndilo e do disco. Quando uma força aplicada à mandíbula desloca o côndilo posteriormente, essa porção do ligamento torna-se rígida e impede o côndilo de se movimentar para dentro da região posterior da fossa mandibular. O ligamento TM protege, portanto, os tecidos retrodiscais do traumatismo causado pelo deslocamento posterior do côndilo. A porção interna horizontal também protege o músculo pterigóideo lateral de estiramento ou distensão. A efetividade desse ligamento é demonstrada durante casos de traumatismo extremo à mandíbula, nos quais o colo do côndilo sofrerá fratura antes que os tecidos retrodiscais sejam rompidos ou que o côndilo entre na fossa craniana média.

Ligamento esfenomandibular

O ligamento esfenomandibular, um dos dois ligamentos acessórios da ATM (Figura 1.22), parte da espinha do osso esfenoide e estende-se para baixo, até uma pequena proeminência óssea na superfície medial do ramo da mandíbula, chamada de língula. Ele não tem qualquer efeito limitador significante no movimento mandibular.

Ligamento estilomandibular

O segundo ligamento acessório, o estilomandibular (ver Figura 1.22), parte do processo estiloide e estende-se para baixo e para a frente, até o ângulo e a borda posterior do ramo mandibular. O ligamento estilomandibular se torna rígido quando a mandíbula está protraída, mas fica relaxado quando a mandíbula é aberta. Por conseguinte, limita o movimento de protrusão excessiva da mandíbula.

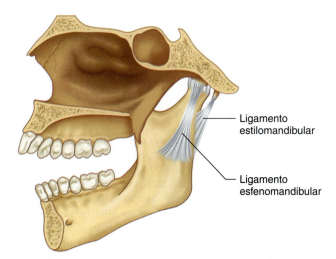

- **Figura 1.22** Mandíbula, ATM e ligamentos acessórios.

Músculos da mastigação

Os componentes esqueléticos do corpo são mantidos juntos e movidos pelos músculos esqueléticos, que proporcionam a locomoção necessária para o indivíduo sobreviver. Os músculos são constituídos de numerosas fibras com diâmetro entre 10 e 80 μm. Por sua vez, cada uma dessas fibras é constituída por subunidades sucessivamente menores. Na maioria dos músculos, as fibras têm o comprimento total do músculo, exceto em, aproximadamente, 2% das fibras. Cada fibra é inervada por somente uma terminação nervosa, localizada próximo à metade da fibra. A área em que a maioria dessas conexões é encontrada é denominada placa motora terminal. A extremidade da fibra muscular se funde com as fibras do tendão, e estas, por sua vez, agrupam-se em feixes para formar o tendão do músculo que se insere no osso. Cada fibra muscular contém de várias centenas a milhares de miofibrilas, cada qual compreendendo, lado a lado, cerca de 1.500 filamentos de miosina e 3.000 filamentos de actina; que são grandes moléculas polimerizadas de proteínas, responsáveis pela contração muscular. Uma descrição mais completa da fisiologia da contração muscular pode ser encontrada em outras publicações.[15]

As fibras musculares podem se caracterizar por tipos, de acordo com a quantidade de mioglobina (pigmento semelhante à hemoglobina) que contém. Fibras com concentração alta de mioglobina apresentam cor vermelha mais escura e são capazes de contração lenta, porém sustentável. Essas fibras são chamadas de fibras musculares *lentas* ou fibras musculares do Tipo I. As fibras lentas têm um metabolismo aeróbico bem desenvolvido e, por conseguinte, são resistentes à fadiga. As fibras com baixa concentração de mioglobina são mais brancas e chamadas de fibras musculares rápidas ou fibras do Tipo II. Apresentam menos mitocôndrias e contam com mais atividade anaeróbica para função. As fibras musculares rápidas são capazes de contração rápida, porém, entram em fadiga mais rapidamente que as fibras lentas.

Todos os músculos esqueléticos contêm uma mistura de fibras lentas e rápidas em proporções variadas, refletindo a função muscular. Músculos chamados a responder rapidamente são compostos, predominantemente, de fibras brancas. Já aqueles utilizados principalmente em atividades lentas e contínuas contam com concentração maior de fibras lentas.

Quatro pares de músculos compõem o grupo de *músculos da mastigação*, a saber: masseter, temporal, pterigóideo medial e pterigóideo lateral. Apesar de não serem considerados músculos da mastigação, os digástricos também desempenham importante papel na função mandibular; portanto, são discutidos nesta seção. Cada músculo será abordado de acordo com suas inserções, direção das fibras e função.

Músculo masseter

O masseter é um músculo retangular que se origina do arco zigomático e se estende para baixo até o aspecto lateral da borda inferior do ramo da mandíbula (Figura 1.23). Sua inserção na mandíbula se estende da região do segundo molar, na borda inferior, posteriormente, até incluir o ângulo. É composto de duas porções ou cabeças: a porção *superficial*, que consiste em fibras que correm para baixo e ligeiramente para trás; e a porção *profunda*, que consiste em fibras que correm em uma direção predominantemente vertical.

Quando as fibras do masseter se contraem, a mandíbula é elevada e os dentes entram em contato. O masseter é um músculo poderoso que proporciona a força necessária para uma mastigação eficiente. Sua porção superficial também auxilia na protrusão da mandíbula. Quando a mandíbula é protraída e a força da mastigação é aplicada, as fibras da porção profunda estabilizam o côndilo contra a eminência articular.

Músculo temporal

O temporal é um músculo grande, em forma de leque, que se origina da fossa temporal e da superfície lateral do crânio. Suas fibras caminham juntas na medida em que se estendem para baixo, entre o arco zigomático e a superfície lateral do crânio, para formar um tendão que se insere no processo coronoide e na borda anterior do ramo ascendente. Pode ser dividido em três áreas distintas, de acordo com a direção das fibras e função (Figura 1.24). A porção anterior consiste em fibras direcionadas quase verticalmente. A porção média contém fibras que correm obliquamente através do aspecto lateral do crânio (um pouco para a frente, quando se dirigem para baixo). A porção posterior é composta de fibras alinhadas quase horizontalmente, vindo para a frente, sobre a orelha, para se juntarem a outras fibras temporais quando passam sob o arco zigomático.

Ao se contrair, o músculo temporal eleva a mandíbula e os dentes entram em contato. Se somente uma porção se contrai, a mandíbula se move de acordo com a direção das fibras que são ativadas. Quando a porção anterior se contrai, a mandíbula é elevada verticalmente. A contração da porção média elevará e retrairá a mandíbula. O funcionamento da porção posterior é um tanto controverso. Apesar de parecer que a contração dessa porção retrairá a mandíbula, DuBrul[16] sugere que as fibras abaixo da raiz do processo zigomático são as únicas significativas e que, por conseguinte, a contração causará elevação e apenas uma ligeira retração. Como a angulação de suas fibras musculares varia, o temporal é capaz de coordenar os movimentos de fechamento. Desse modo, é um importante músculo posicionador da mandíbula.

Músculo pterigóideo medial

O músculo pterigóideo medial (interno) se origina da fossa pterigóidea e se estende para baixo, para trás e para fora, para se inserir ao longo da superfície medial do ângulo mandibular (Figura 1.25). Junto com o músculo masseter, forma um suspensório muscular que suporta a mandíbula na altura do ângulo mandibular. Quando suas fibras se contraem, a mandíbula é elevada e os dentes se tocam. Esse músculo também é ativo na protrusão mandibular. A contração unilateral produzirá um movimento mediotrusivo (lateralidade) da mandíbula.

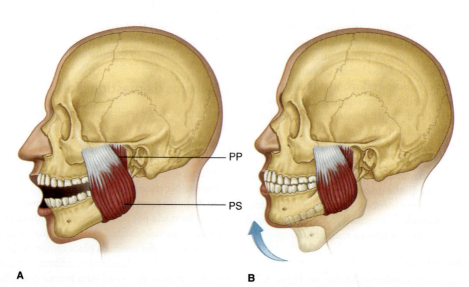

• **Figura 1.23** **A.** Músculo masseter. *PS*, porção superficial; *PP*, porção profunda. **B.** Função: elevação da mandíbula.

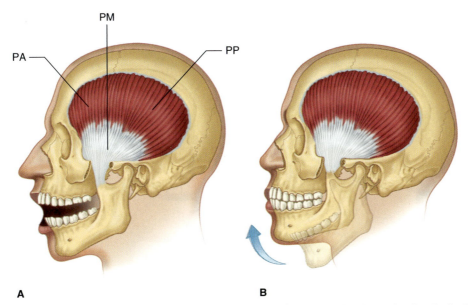

- **Figura 1.24** **A.** Músculo temporal. **B.** Função: elevação da mandíbula. O movimento exato é indicado pela localização das fibras ou das porções a serem ativadas. *PA*, porção anterior; *PM*, porção média; *PP*, porção posterior.

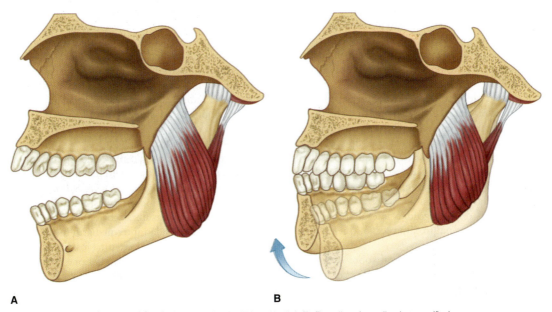

- **Figura 1.25** **A.** Músculo pterigóideo medial. **B.** Função: elevação da mandíbula.

Músculo pterigóideo lateral

Por muitos anos, o músculo pterigóideo lateral (externo) foi descrito como tendo duas porções ou ventres distintos: um inferior e outro superior. Uma vez que o músculo parecia, anatomicamente, ser único em estrutura e função, essa descrição era aceitável até que estudos provaram o contrário.[17,18] Atualmente se considera que os dois ventres do pterigóideo lateral têm funções bem distintas. Neste livro, portanto, considera-se tal músculo como dividido e identificado como dois músculos distintos e diferentes, o que é apropriado, uma vez que as suas funções são praticamente opostas. Os músculos serão descritos como (1) pterigóideo lateral inferior e (2) pterigóideo lateral superior.

Músculo pterigóideo lateral inferior. Origina-se na superfície externa da lâmina pterigóidea lateral e se estende para trás, para cima e para fora, até sua inserção primariamente no colo do côndilo (Figura 1.26). Quando os pterigóideos laterais inferiores direito e esquerdo se contraem simultaneamente, os côndilos são puxados para a frente e para baixo nas eminências articulares e a mandíbula é protraída. A contração unilateral cria um movimento mediotrusivo dos côndilos e causa um movimento lateral da mandíbula para o lado oposto. No momento em que o pterigóideo lateral inferior atua junto com os músculos abaixadores da mandíbula, a mandíbula é abaixada e os côndilos deslizam para a frente e para baixo nas eminências articulares.

Músculo pterigóideo lateral superior. É consideravelmente menor que o inferior e se origina na superfície infratemporal da asa maior do esfenoide, estendendo-se quase horizontalmente, para trás e para fora, para se inserir na cápsula articular, no disco e no colo do côndilo (ver Figuras 1.15 e 1.26). A inserção exata do pterigóideo lateral superior com o disco é um tanto discutível. Embora alguns autores[19] sugiram não haver ligação, a maioria dos estudos revela a presença de uma inserção músculo-disco.[14,20-24]

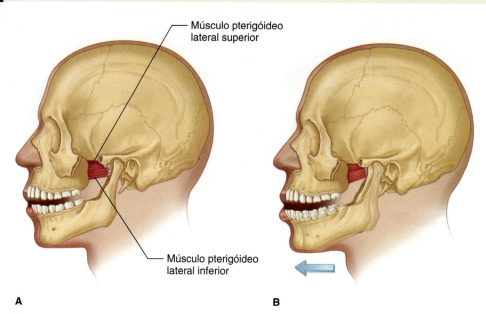

• **Figura 1.26 A.** Músculos pterigóideos laterais inferior e superior. **B.** Função do músculo pterigóideo lateral inferior: protrusão da mandíbula.

A maior parte das fibras do pterigóideo lateral superior (de 60 a 70%) se insere no colo do côndilo, e apenas 30 a 40% se inserem no disco. É também importante observar que as inserções são mais predominantes no aspecto medial que no lateral. Aproximando-se das estruturas articulares por um aspecto lateral, pouca ou nenhuma inserção muscular seria revelada, o que talvez explique os diferentes achados nesses estudos.

Enquanto o pterigóideo lateral inferior fica ativo durante a abertura, o pterigóideo lateral superior permanece inativo, tornando-se ativo somente em conjunto com os músculos elevadores da mandíbula. O pterigóideo lateral superior é ativo, especialmente quando há força de resistência e quando os dentes são mantidos juntos. O termo *força de resistência* refere-se aos movimentos que envolvem o fechamento da mandíbula com resistência, como na mastigação ou ao se cerrarem os dentes. O significado funcional do pterigóideo lateral superior será discutido com mais detalhes na próxima seção, que envolve a biomecânica da ATM.

O tracionamento do pterigóideo lateral sobre o disco e o côndilo se dá, predominantemente, em uma direção anterior. Contudo, também tem, de modo significativo, um componente medial (Figura 1.27). À medida que o côndilo se move mais para a frente, a angulação medial de tracionamento desses músculos torna-se cada vez maior. Na boca totalmente aberta, a direção do tracionamento do músculo é mais medial que anterior.

É interessante que cerca de 80% das fibras que compõem ambos os músculos pterigóideos laterais são fibras musculares lentas (Tipo I).[25,26] Isso sugere que esses músculos sejam relativamente resistentes à fadiga e possam servir para suportar o côndilo por longos períodos de tempo sem dificuldade.

Músculo digástrico

Embora geralmente não seja considerado um músculo da mastigação, o digástrico exerce importante influência na função da mandíbula. É dividido em duas porções ou ventres (Figura 1.28). O ventre posterior se origina na incisura mastóidea, justamente medial ao processo mastoide; suas fibras correm para a frente, para baixo e para dentro, até o tendão intermediário inserido no osso hioide. O ventre anterior se origina em uma fossa na superfície lingual da mandíbula, bem acima da borda inferior e próximo à linha média; suas fibras se estendem para baixo e para trás para se inserirem no mesmo tendão intermediário, como faz o ventre posterior.

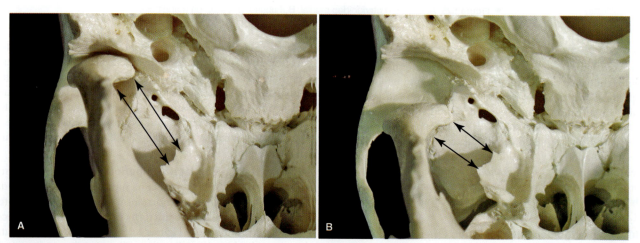

• **Figura 1.27 A.** Quando o côndilo está em uma relação normal na fossa, as inserções dos músculos pterigóideos laterais superior e inferior criam um tracionamento medial e anterior no côndilo e no disco (*setas*). **B.** À medida que o côndilo se move anteriormente a partir da fossa, o tracionamento assume uma direção mais medial (*setas*).

CAPÍTULO 1 Anatomia Funcional e Biomecânica do Sistema Mastigatório

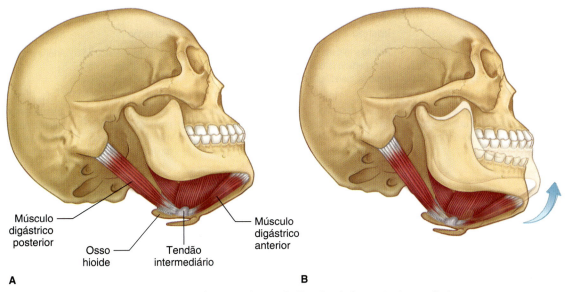

• **Figura 1.28** **A.** Músculo digástrico. **B.** Função: abaixamento da mandíbula.

Quando os digástricos direito e esquerdo se contraem e o osso hioide é fixado pelos músculos supra e infra-hioides, a mandíbula é abaixada e puxada para trás e os dentes são desocluídos. Quando a mandíbula é estabilizada, os músculos digástricos, junto com os músculos supra e infra-hioides, elevam o osso hioide; um procedimento necessário para a deglutição.

Os digástricos estão entre os muitos músculos abaixadores da mandíbula e que elevam o osso hioide (Figura 1.29). Geralmente, os músculos que se inserem da mandíbula ao osso hioide são chamados de *supra-hioides*, e aqueles que se inserem do osso hioide à clavícula e ao esterno são chamados de *infra-hioides*. Os músculos supra e infra-hioides desempenham um importante papel na coordenação da função mandibular. Assim também o fazem muitos dos outros numerosos músculos da cabeça e do pescoço. Pode-se logo observar que o estudo da função mandibular não se limita aos músculos da mastigação. Outros músculos importantes, tais como o esternocleidomastóideo e os músculos cervicais posteriores, desempenham papel importante na estabilização do crânio e permitem que movimentos controlados da mandíbula sejam executados. Existe um equilíbrio dinâmico finamente ajustado entre todos os músculos da cabeça e do pescoço, o qual deve ser considerado se for necessário compreender a fisiologia dos movimentos mandibulares. Quando uma pessoa boceja, a cabeça é conduzida para trás pela contração dos músculos cervicais posteriores, que elevam os dentes superiores. Esse simples exemplo demonstra que mesmo o funcionamento normal do sistema mastigatório utiliza muito mais músculos que somente os da mastigação. Com o entendimento desse relacionamento, pode-se perceber que qualquer efeito na função dos músculos da mastigação também tem reflexos em outros músculos da cabeça e do pescoço. Uma revisão mais detalhada da fisiologia do sistema mastigatório como um todo será apresentada no Capítulo 2. Um resumo das características anatômicas dos músculos da mastigação encontra-se na Tabela 1.1.

Biomecânica da articulação temporomandibular

A ATM é uma articulação extremamente complexa. O fato de que existem duas ATMs conectadas ao mesmo osso (a mandíbula) complica ainda mais o funcionamento de todo o sistema

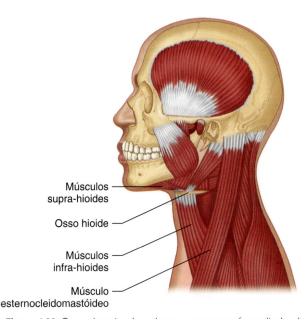

• **Figura 1.29** O movimento de cabeça e pescoço é resultado dos esforços finamente coordenados de muitos músculos. Os músculos da mastigação representam apenas uma parte desse complexo sistema.

mastigatório. Embora cada articulação possa, simultaneamente, realizar uma função diferente, uma não pode agir sem influenciar a outra. Um sólido entendimento da biomecânica da ATM é essencial e básico para o estudo da função e disfunção do sistema mastigatório.

A ATM é uma articulação composta. Sua estrutura e função podem ser divididas em dois sistemas distintos:

1. O primeiro sistema articular compreende os tecidos que envolvem a cavidade sinovial inferior (p. ex., o côndilo e o disco articular). Uma vez que o disco esteja firmemente ligado ao côndilo pelos ligamentos discais lateral e medial, o único movimento fisiológico que pode ocorrer entre essas superfícies será a rotação do disco na superfície articular do côndilo. O disco e sua ligação ao côndilo são chamados de complexo côndilo-disco; esse sistema articular é responsável pelo movimento de rotação na ATM

Tabela 1.1 Características anatômicas dos músculos da mastigação.

Músculo	Origem	Inserção	Função	Inervação	Suprimento sanguíneo
Masseter	Processo zigomático da maxila e os dois terços anteriores da borda inferior do arco zigomático	Ângulo e metade inferior da superfície lateral do ramo da mandíbula	Eleva a mandíbula, contribui para a protrusão	Ramo massetérico do nervo mandibular do nervo trigêmeo	Artéria massetérica
Temporal	Aspecto lateral do crânio em toda a extensão da linha temporal superior	Borda anterior do processo coronoide e borda anterior do ramo da mandíbula, posicionada para a frente tanto quanto o último dente molar	Eleva a mandíbula, contribui para a retração	Nervo temporal profundo do ramo mandibular do nervo trigêmeo	Artérias temporais anterior, posterior e superficial
Pterigóideo medial	Superfície medial da lâmina lateral do pterigóideo e superfície estriada do processo piramidal do osso palatino	Parte inferior e posterior da superfície medial do ramo e do ângulo da mandíbula, à mesma altura que o forame mandibular	Eleva a mandíbula, contribui para a protrusão	Ramo mandibular do nervo trigêmeo	Ramo pterigóideo da artéria maxilar
Pterigóideo lateral superior	Porção inferior da superfície lateral da asa maior do esfenoide e da crista infratemporal	Colo do côndilo mandibular e margem frontal do disco articular	Estabiliza o côndilo e o disco durante o carregamento da mandíbula (ou seja, mastigação unilateral)	Ramo pterigóideo do nervo trigêmeo	Ramo pterigóideo da artéria maxilar
Pterigóideo lateral inferior	Superfície lateral da lâmina lateral do pterigóideo	Colo do côndilo mandibular	Protrai a mandíbula, contribui para movimentos laterais e abertura da boca	Ramo pterigóideo do nervo trigêmeo	Ramo pterigóideo da artéria maxilar
Digástrico anterior	Depressão no lado interno da borda inferior da mandíbula, perto da sínfise	Tendão que passa através de uma roldana tendinosa ligado ao osso hioide. O digástrico anterior se une ao tendão do músculo digástrico posterior	Abaixa a mandíbula e eleva o osso hioide	Ramo mandibular do nervo trigêmeo e do nervo milo-hioide	Artéria submentoniana
Digástrico posterior	Superfície inferior do crânio, incisura mastóidea na superfície medial do processo mastoide do osso temporal e um sulco profundo entre o processo mastoide e o processo estiloide	Tendão que passa através de uma roldana tendinosa ligado ao osso hioide. O digástrico posterior se une ao tendão do músculo digástrico anterior	Abaixa a mandíbula e eleva o osso hioide	Ramo digástrico do nervo facial	Artéria lingual e artéria facial

2. O segundo sistema é composto pelo complexo côndilo-disco que trabalha contra a superfície da fossa articular. Uma vez que o disco não está firmemente preso à fossa articular, o movimento deslizante livre é possível entre essas superfícies na cavidade superior. Esse movimento ocorre quando a mandíbula se desloca para a frente (chamado de translação). A translação ocorre na cavidade articular superior, entre a superfície superior do disco articular e a fossa articular. Dessa maneira, o disco articular age como um osso não calcificado, contribuindo para ambos os sistemas articulares; portanto, a função do disco justifica a classificação da ATM como uma articulação composta verdadeira (Figura 1.30).

O disco articular tem sido referido como um menisco. Entretanto, não é um menisco de modo algum. Por definição, um menisco é uma fibrocartilagem em forma de cunha que, de um lado, está presa à cápsula articular e, do outro, fica solta, estendendo-se livremente nos espaços articulares. Um menisco não divide uma cavidade articular, isolando o líquido sinovial, nem atua como determinante do movimento articular. Em vez disso, age passivamente para facilitar o movimento entre as partes ósseas. Meniscos típicos são encontrados na articulação do joelho. Na ATM, o disco age como uma verdadeira superfície articular em ambos os sistemas articulares e, dessa forma, é mais correto chamá-lo de disco articular.

Agora que os dois sistemas articulares individuais foram descritos, pode-se considerar novamente a ATM como um todo. As superfícies articulares não apresentam junção ou união estrutural, assim, o contato deve ser mantido constantemente para uma estabilidade articular adequada. A estabilidade da articulação é mantida pela constante atividade dos músculos, principalmente os elevadores da mandíbula, que tracionam através da articulação. Mesmo no estado de repouso, esses músculos estão em um estado de contração moderada chamada de *tônus*. Essa característica será discutida no Capítulo 2. À medida que a atividade muscular aumenta, o côndilo é forçado com maior intensidade contra o disco e o disco contra a fossa, resultando em um aumento da pressão

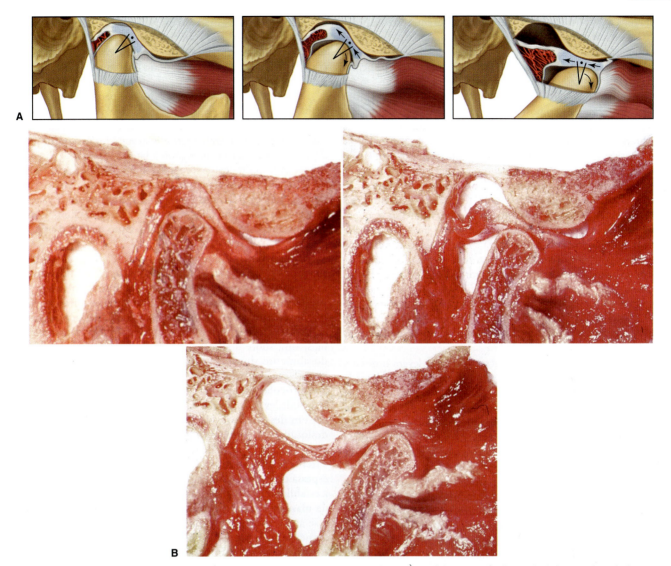

• **Figura 1.30 A.** Movimento normal do côndilo e do disco durante a abertura da boca. À medida que o côndilo se desloca para fora da fossa, o disco rotaciona posteriormente no côndilo. O movimento de rotação ocorre predominantemente no espaço articular inferior, enquanto a translação ocorre predominantemente no espaço articular superior. **B.** Os mesmos movimentos simulados em cadáveres. (Cortesia de Terry Tanaka, M.D., San Diego, CA.)

interarticular* dessas estruturas articulares.[27-29] Na ausência de pressão interarticular, as superfícies articulares vão se separar e a articulação irá, tecnicamente, se deslocar.

A largura do espaço do disco articular varia com a pressão interarticular. Quando a pressão é baixa, como na posição fechada de repouso, o espaço do disco se alarga. Quando a pressão é alta, como durante o apertamento dentário, o espaço do disco se estreita. O contorno e o movimento do disco permitem contato constante das superfícies articulares da articulação, o que é necessário para a estabilidade articular. À medida que aumenta a pressão interarticular, o côndilo se instala na zona intermediária mais fina do disco. Quando a pressão é reduzida e o espaço do disco é ampliado, uma porção mais espessa do disco é rotacionada para preencher esse espaço. Uma vez que as bordas anterior e posterior do disco são mais amplas que a zona intermediária, tecnicamente o disco poderia rotacionar tanto anterior quanto posteriormente para cumprir essa função. A direção de rotação do disco não é determinada aleatoriamente,

mas pelas estruturas que se inserem nas bordas anteriores e posteriores do disco.

Na borda posterior do disco articular, estão inseridos os tecidos retrodiscais, algumas vezes referidos como ligamento posterior. Como mencionado, a lâmina retrodiscal superior é composta de uma quantidade variada de tecido conjuntivo elástico. Uma vez que esse tecido tem propriedades elásticas e já que se apresenta de algum modo dobrado sobre si próprio na posição de boca fechada, o côndilo pode se mover facilmente para fora da fossa, sem danificar a lâmina retrodiscal superior. Quando a boca está fechada (posição articular fechada), o tracionamento elástico no disco é mínimo ou nenhum. No entanto, durante a abertura da mandíbula, quando o côndilo é puxado para a frente e para baixo da eminência articular, a lâmina retrodiscal superior torna-se cada vez mais esticada, gerando forças mais intensas para retrair o disco. Na posição completamente avançada, a força de retração posterior do disco, gerada pela tensão da lâmina retrodiscal superior esticada, está no nível máximo. A pressão interarticular e a morfologia do disco evitam que este seja retraído de forma exagerada. Em outras palavras, quando a mandíbula se movimenta

---

*Pressão interarticular é a pressão *entre* as superfícies da articulação.

para uma posição totalmente para a frente e durante o seu retorno, a força de retração da lâmina retrodiscal superior segura o disco em uma rotação tão posterior no côndilo quanto a largura do espaço articular do disco permitir. Este é um importante princípio no entendimento da função articular. Igualmente, é preciso ter em mente que a lâmina retrodiscal superior é a única estrutura capaz de retrair o disco posteriormente no côndilo, embora essa força de retração esteja presente somente durante movimentos de grande abertura.

Inserido na borda anterior do disco articular, está o músculo pterigóideo lateral superior. Quando esse músculo fica ativo, as fibras inseridas ao disco o tracionam anterior e medialmente. O pterigóideo lateral superior é, portanto, tecnicamente um protrator do disco. Lembre-se, no entanto, de que esse músculo também está ligado ao colo do côndilo. Essa inserção dual não permite que o músculo tracione o disco para o espaço discal. A protrusão do disco, portanto, não ocorre durante a abertura mandibular. Quando o pterigóideo lateral inferior protrai o côndilo para a frente, o pterigóideo lateral superior está inativo e, por consequência, não carrega o disco para a frente com o côndilo. O pterigóideo lateral superior é ativado somente em conjunto com a atividade dos músculos elevadores durante o fechamento mandibular ou durante uma força de resistência.

É importante entender as características que levam o disco a se mover para a frente com o côndilo na ausência de atividade do pterigóideo lateral superior. O ligamento capsular anterior une o disco à margem anterior da superfície articular do côndilo (ver Figura 1.15). Além disso, a lâmina retrodiscal inferior une a extremidade posterior do disco à margem posterior da superfície articular do côndilo. Ambos os ligamentos são compostos de fibras colágenas e não se esticam. Por conseguinte, uma suposição lógica é a de que estes forçam o disco a transladar para a frente com o côndilo. Apesar de lógica, essa hipótese seria incorreta: essas estruturas não são as principais responsáveis pelo movimento do disco com o côndilo. Os ligamentos não participam ativamente da função articular normal; eles apenas restringem passivamente movimentos limítrofes extremos. O mecanismo pelo qual o disco é mantido com o côndilo durante a translação depende da morfologia do disco e da pressão interarticular. Na presença de um disco articular com forma normal, a superfície articular do côndilo se mantém na zona intermediária, entre as duas porções mais grossas. À medida que a pressão interarticular é aumentada, o espaço do disco se estreita, o que intensifica o assentamento do côndilo na zona intermediária.

Durante a translação, a combinação da morfologia do disco com a pressão interarticular mantém o côndilo na zona intermediária e o disco é forçado a transladar para a frente com o côndilo. A morfologia do disco é, portanto, extremamente relevante na manutenção da posição correta durante a função. Uma morfologia apropriada, somada à pressão interarticular, resulta em um importante recurso de autoposicionamento do disco. Apenas quando a morfologia do disco tiver sido muito alterada é que a inserção de ligamentos do disco afetará o funcionamento da articulação. Quando isso ocorre, a biomecânica da articulação é modificada e começam os sinais da disfunção. Estas condições serão discutidas de maneira detalhada em capítulos posteriores.

Como a maioria dos músculos, o pterigóideo lateral superior é constantemente mantido em um estado moderado de contração ou tônus, que exerce uma ligeira força anterior e medial sobre o disco. Na posição articular fechada em repouso, essa força anterior e medial, normalmente, excederá a força de retração posterior elástica fornecida pela lâmina retrodiscal superior não esticada. Em tal posição, quando a pressão interarticular for baixa e o espaço do disco estiver aumentado, o disco ocupará, portanto, a posição rotacional mais anterior sobre o côndilo, permitida pela largura do espaço. Em outras palavras, no repouso, com a boca fechada, o côndilo estará em posição de contato com as zonas intermediária e posterior do disco.

Essa relação do disco é mantida durante pequenos movimentos mandibulares passivos de rotação e translação. Assim que o côndilo se movimentar o suficiente para a frente a fim de causar uma força de retração da lâmina retrodiscal superior maior que a força do tônus muscular do pterigóideo lateral superior, o disco será rotacionado posteriormente na extensão permitida pela largura do espaço do disco articular. Quando o côndilo voltar para a posição articular fechada em repouso, novamente o tônus do pterigóideo lateral superior se tornará a força predominante e o disco será reposicionado para a frente, tanto quanto o espaço do disco permitir (Figura 1.31).

A importância funcional do músculo pterigóideo lateral superior se torna óbvia, ao se observarem os efeitos da resistência durante a mastigação unilateral. Quando mordemos uma substância dura de um lado (p. ex., uma carne dura), as ATMs não recebem igualmente a mesma carga. Isso ocorre porque a força de fechamento não é aplicada sobre a articulação, mas, sim, sobre o alimento. A mandíbula é apoiada ao redor do alimento duro, o que aumenta pressão interarticular na articulação contralateral e uma súbita diminuição da pressão interarticular na articulação ipsilateral (do mesmo lado).[30,31] Isso pode levar à separação das superfícies articulares, resultando em um deslocamento da articulação ipsilateral. Para evitar tal deslocamento, o músculo pterigóideo lateral superior se torna ativo quando há força de resistência, rotacionando o disco para a frente sobre o côndilo, de maneira que a borda posterior mais espessa do disco mantenha o contato articular. Dessa maneira, a estabilidade articular é mantida durante a força de resistência da mastigação. À medida que os dentes atravessam o alimento e se aproximam da intercuspidação, a pressão interarticular é aumentada. À proporção que a pressão interarticular se eleva, o espaço do disco diminui e este é mecanicamente rotacionado em sua posição posterior; assim, a zona intermediária mais fina preenche o espaço. Quando a força de fechamento é interrompida, a posição articular de repouso em fechamento é reassumida.

A compreensão profunda desses conceitos básicos no funcionamento da ATM é essencial à compreensão da disfunção da articulação. O funcionamento biomecânico normal da ATM deve obedecer aos princípios ortopédicos apresentados, lembrando-se do seguinte:

1. Os ligamentos não participam ativamente do funcionamento normal da ATM. Eles agem como conectores-guia, restringindo certos movimentos articulares, enquanto permitem outros. Eles restringem os movimentos articulares tanto mecanicamente quanto pela atividade de reflexo neuromuscular (ver Capítulo 2)
2. Os ligamentos não se esticam. Se for aplicada força de tracionamento, estes poderão se estirar, aumentando, assim, a sua extensão. (Esticar implica a capacidade de retornar ao tamanho original.) Uma vez que os ligamentos tiverem sido estirados, ou alongados, a função articular normal ficará muitas vezes comprometida
3. As superfícies articulares das ATMs devem ser mantidas em contato constante, o qual é produzido pelos músculos que tracionam através das articulações (os elevadores: temporal, masseter e pterigóideo medial).

Uma sólida compreensão desses princípios é necessária para avaliação e tratamento das várias disfunções que serão apresentadas ao longo deste livro.

CAPÍTULO 1 Anatomia Funcional e Biomecânica do Sistema Mastigatório

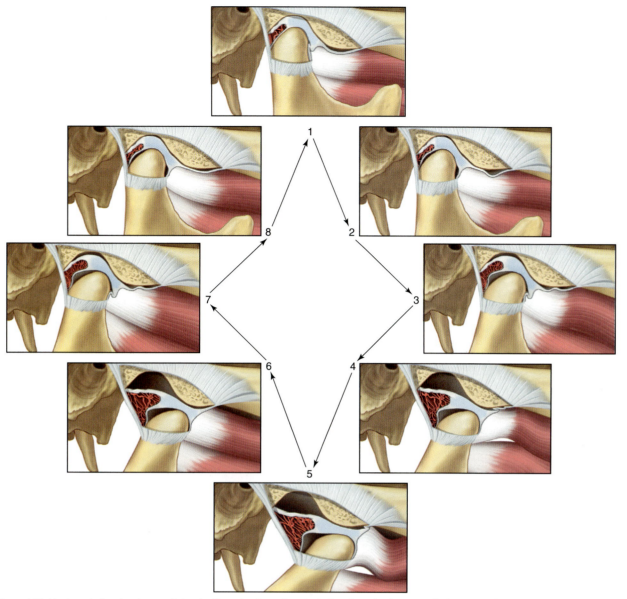

• **Figura 1.31** Movimento funcional normal do côndilo e do disco durante toda a fase de abertura e fechamento. O disco é rotacionado posteriormente no côndilo quando este faz translação para fora da fossa. O movimento de fechamento é exatamente o oposto da abertura.

Referências bibliográficas

1. Wink CS, St Onge M, Zimny ML: Neural elements in the human temporomandibular articular disc, *J Oral Maxillofac Surg* 50(4):334–337, 1992.
2. Ichikawa H, Wakisaka S, Matsuo S, Akai M: Peptidergic innervation of the temporomandibular disk in the rat, *Experientia* 45:303–304, 1989.
3. Westesson PL, Kurita K, Eriksson L, Katzberg RH: Cryosectional observations of functional anatomy of the temporomandibular joint, *Oral Surg Oral Med Oral Pathol* 68(3):247–255, 1989.
4. Sahler LG, Morris TW, Katzberg RW, Tallents RH: Microangiography of the rabbit temporomandibular joint in the open and closed jaw positions, *J Oral Maxillofac Surg* 48(8):831–834, 1990.
5. Shengyi T, Yinghua X: Biomechanical properties and collagen fiber orientation of TMJ dics in dogs: part I. Gross anatomy and collagen fibers orientation of the disc, *J Craniomandib Disord* 5(1):28–34, 1991.
6. de Bont L, Liem R, Boering G: Ultrastructure of the articular cartilage of the mandibular condyle: aging and degeneration, *Oral Surg Oral Med Oral Pathol* 60(6):631–641, 1985.
7. de Bont L, Boering G, Havinga P, Leim RSB: Spatial arrangement of collagen fibrils in the articular cartilage of the mandibular condyle: a light microscopic and scanning electron microscopic study, *J Oral Maxillofac Surg* 42(5):306–313, 1984.
8. Robinson PD: Articular cartilage of the temporomandibular joint: can it regenerate? *Ann R Coll Surg Engl* 75(4):231–236, 1993.
9. Mow VC, Ratcliffe A, Poole AR: Cartilage and diarthrodial joints as paradigms for hierarchical materials and structures, *Biomaterials* 13(2):67–97, 1992.
10. Maroudas A: Balance between swelling pressure and collagen tension in normal and degenerate cartilage, *Nature* 260(5554):808–809, 1976.
11. Mow VC, Holmes MH, Lai WM: Fluid transport and mechanical properties of articular cartilage: a review, *J Biomech* 17(5):377–394, 1984.
12. Stegenga B, de Bont LG, Boering G, van Willigen JD: Tissue responses to degenerative changes in the temporomandibular joint: a review, *J Oral Maxillofac Surg* 49(10):1079–1088, 1991.
13. Fernandes PR, de Vasconsellos HA, Okeson JP, Bastos RL, Maia ML: The anatomical relationship between the position of the auriculotemporal nerve and mandibular condyle, *Cranio* 21(3):165–171, 2003.
14. Tanaka TT: *TMJ microanatomy, an approach to current controversies*, (videotape), San Diego, CA, 1992.

15. Guyton AC: *Textbook of Medical Physiology*, ed 8, Philadelphia, PA, 1991, WB Saunders Co.
16. DuBrul EL: *Sicher's oral anatomy*, ed 7, St Louis, MO, 1980, Mosby Yearbook.
17. McNamara JA: The independent functions of the two heads of the lateral pterygoid muscle in the human temporomandibular joint, *Am J Anat* 138:197–205, 1973.
18. Mahan PE, Wilkinson TM, Gibbs CH, Mauderli A, Brannon LS: Superior and inferior bellies of the lateral pterygoid muscle EMG activity at basic jaw positions, *J Prosthet Dent* 50(5):710–718, 1983.
19. Wilkinson TM: The relationship between the disk and the lateral pterygoid muscle in the human temporomandibular joint, *J Prosthet Dent* 60:715–724, 1988.
20. Dusek TO, Kiely JP: Quantiifcation of the superior lateral pterygoid insertion on TMJ components, *J Dent Res* 70([Special Issue] abstr# 1246):421, 1991.
21. Carpentier P, Yung JP, Marguelles-Bonnet R, Meunissier M: Insertion of the lateral pterygoid: an anatomic study of the human temporomandibular joint, *J Oral Maxillofac Surg* 46:477–782, 1988.
22. Marguelles-Bonnet R, Yung JP, Carpentier P, Meunissier M: Temporomandibular joint serial sections made with mandible in intercuspal position, *Cranio* 7:97–106, 1989.
23. Tanaka TT: *Advanced disection of the temporomandibular joint*, Chula Vista, CA, 1989, Clinical Research Foundation.
24. Heylings DJ, Nielsen IL, McNeill C: Lateral pterygoid muscle and the temporomandibular disc, *J Orofac Pain* 9(1):9–16, 1995.
25. Ericksson PO: Special histochemical muscle-fiber characteristics of the human lateral pterygoid muscle, *Arch Oral Biol* 26:495–501, 1981.
26. Mao J, Stein RB, Osborn JW: The size and distribution of fiber types in jaw muscles: a review, *J Craniomandib Disord* 6:192, 1992.
27. Boyd RL, Gibbs CH, Mahan PE, Richmond AF, Laskin JL: Temporomandibular joint forces measured at the condyle of Macaca arctoides, *Am J Orthod Dentofacial Orthop* 97(6):472–479, 1990.
28. Mansour RM, Reynik RJ: In vivo occlusal forces and moments: i. forces measured in terminal hinge position and associated moments, *J Dent Res* 54(1):114–120, 1975.

2
Neuroanatomia Funcional e Fisiologia do Sistema Mastigatório

Você não consegue tratar a disfunção com sucesso, a menos que entenda a função.

JPO

A função do sistema mastigatório é complexa. A contração discriminatória dos vários músculos da cabeça e pescoço é necessária para mover a mandíbula com precisão e permitir um funcionamento efetivo. Um sistema de controle neurológico altamente refinado regula e coordena as atividades de todo o sistema mastigatório. Ele é constituído, principalmente, por nervos e músculos, de onde vem o termo sistema neuromuscular. Um entendimento básico da anatomia e da função do sistema neuromuscular é essencial para a compreensão da influência que os contatos dos dentes, bem como outras condições, têm sobre os movimentos mandibulares.

Este capítulo está dividido em três seções. A primeira revisa em detalhes a neuroanatomia e a função do sistema neuromuscular. A segunda descreve as atividades fisiológicas básicas da mastigação, deglutição e fala. A terceira descreve importantes conceitos e mecanismos, necessários para compreender a dor orofacial. O entendimento dos conceitos descritos nestas três seções aumentará a capacidade do clínico para entender a queixa do paciente e proporcionar uma terapia eficaz.

Anatomia e função do sistema neuromuscular

Para fins de discussão, o sistema neuromuscular é dividido nos seus dois principais componentes: as estruturas neurológicas e os músculos. A anatomia e a função de cada um desses componentes serão analisadas separadamente, ainda que, em muitos casos, seja difícil distingui-los. Com a compreensão destes componentes, a função neuromuscular básica pode ser revisada.

Estruturas neurológicas

Neurônio

A unidade estrutural básica do sistema nervoso é o neurônio, que é composto pela massa de protoplasma denominada *corpo celular nervoso* e pelos processos protoplasmáticos deste corpo celular, chamados de *dendritos* e *axônios*. Os corpos celulares nervosos localizados na medula espinal se encontram na substância cinzenta do sistema nervoso central (SNC). Os corpos celulares encontrados fora do SNC são agrupados em *gânglios*. O axônio (da palavra grega *axon*, que significa "eixo") é o núcleo central que forma a parte condutora essencial de um neurônio e é uma extensão do citoplasma da célula nervosa. Muitos neurônios são agrupados para formar uma fibra nervosa. Esses neurônios são capazes de transferir impulsos elétricos e químicos ao longo de seus eixos, permitindo, assim, que a informação seja transmitida tanto dentro como fora do SNC. Dependendo de sua localização e função, os neurônios são designados por diferentes termos. Um neurônio *aferente* conduz o impulso nervoso para o SNC, enquanto um neurônio *eferente* o conduz perifericamente. Os *neurônios internunciais*, ou *interneurônios*, estão localizados totalmente dentro do SNC. O primeiro neurônio sensorial é chamado de *neurônio primário* ou *neurônio de primeira ordem*. Os neurônios sensoriais de *segunda* e *terceira ordens* são interneurônios. Neurônios *motores* ou eferentes transmitem os impulsos nervosos para produzir efeitos musculares ou de secreção.

Os impulsos nervosos são transmitidos de um neurônio para outro apenas por uma junção sináptica, ou *sinapse*, na qual os processos de dois neurônios estão em estreita proximidade. Todas as sinapses aferentes estão localizadas dentro da substância cinzenta do SNC; normalmente, portanto, não há conexões anatômicas periféricas entre as fibras sensoriais. Todas as conexões se encontram no interior do SNC, e a transmissão periférica de um impulso sensorial de uma fibra para outra é anormal.

Receptores sensoriais

Os receptores sensoriais são estruturas neurológicas ou órgãos localizados em todos os tecidos corporais que fornecem informações ao SNC, por meio dos neurônios aferentes, sobre o estado desses tecidos. Assim como em outras áreas do corpo, vários tipos de receptores sensoriais estão em todos os tecidos que compõem o sistema mastigatório. Receptores sensoriais especializados fornecem informações específicas para os neurônios aferentes, os quais, por sua vez, levam essas informações ao SNC.

Os receptores sensoriais localizados nos tecidos periféricos, tais como a pele e a mucosa oral, são chamados de *exteroceptores* e dão informações dos tecidos exteriores do corpo, comunicando ao SNC as condições do meio ambiente. Há exteroceptores especializados para retratar frio (corpúsculos de Krause), calor (corpúsculos de Ruffini), toque leve (terminações de Merkel e corpúsculos de Meissner) e pressão (corpúsculos de Pacini). Há também receptores específicos para desconforto e dor, denominados *nociceptores*, localizados não apenas nos tecidos periféricos, mas em todo o corpo (Figura 2.1).

Outros receptores, chamados de *proprioceptores*, fornecem informações sobre a posição e o movimento da mandíbula e estruturas orais associadas, e são encontrados, principalmente, em todas as estruturas musculoesqueléticas. Os receptores que levam informações sobre o estado dos órgãos internos são referidos como *interoceptores*, os quais atuam informando ao SNC o estado interno das estruturas e processos, tais como fluxo sanguíneo, digestão e respiração. As informações constantes recebidas de todos esses

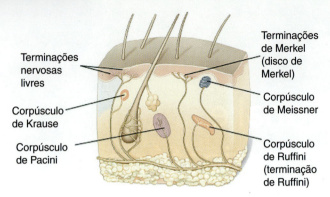

- **Figura 2.1** Diversos tipos de receptores sensoriais (exteroceptores) que, quando estimulados, produzem informações neurais específicas ao neurônio aferente primário. (De Okeson JP: *Bell's Oral and Facial Pains*, ed 7, Chicago, IL, 2014, Quintessence Publishing Co, Inc, p 17.)

receptores permitem que o córtex e o tronco encefálico coordenem ações de um músculo ou de grupos musculares, de modo a criar uma resposta apropriada.

As informações dos tecidos exteriores ao SNC devem ser transferidas ao SNC e aos centros superiores no tronco encefálico e no córtex para interpretação e avaliação. Uma vez avaliadas estas informações, medidas apropriadas devem ser tomadas. Os centros superiores, então, enviam os impulsos para baixo, na medula espinal, e de volta à periferia para um órgão eferente para realizar a ação pretendida. O neurônio aferente primário (neurônio de primeira ordem) recebe um estímulo do receptor sensorial. Este impulso é transmitido pelo neurônio aferente primário para o SNC através da raiz dorsal para fazer sinapse no corno dorsal da medula espinal com um neurônio secundário (neurônio de segunda ordem; Figura 2.2). Os corpos celulares de todos os neurônios aferentes primários estão localizados nos gânglios da raiz dorsal. O impulso é, então, conduzido pelo neurônio de segunda ordem, através da medula espinal, para o trajeto espinotalâmico anterolateral que ascende aos centros superiores. Pode haver múltiplos *interneurônios* (terceira ordem, quarta ordem etc.) envolvidos com a transferência destes impulsos para o tálamo e córtex. Há, também, interneurônios localizados no corno dorsal que podem se envolver com os impulsos, pois eles fazem sinapse com os neurônios de segunda ordem. Alguns desses neurônios podem fazer sinapse diretamente, por meio da raiz ventral, com o neurônio eferente que está dirigido para fora do SNC, para estimular um órgão eferente, tal como um músculo.

Tronco encefálico e encéfalo

Uma vez que os impulsos nervosos tenham sido passados para os neurônios de segunda ordem, estes neurônios conduzem os impulsos para os centros superiores para interpretação e avaliação. Há inúmeros centros no tronco encefálico e no encéfalo que ajudam a dar um significado para esses impulsos. Também cabe lembrar que muitos interneurônios podem estar envolvidos na transmissão dos impulsos para os centros superiores. De fato, a tentativa de seguir um impulso através do tronco encefálico para o córtex não é tarefa simples. Para que se possa discutir inteligentemente a função muscular e a dor neste livro, devem ser descritas certas regiões funcionais do encéfalo e tronco encefálico. A descrição a seguir apenas fornece uma visão geral de alguns dos importantes componentes funcionais do SNC; outros textos podem ser consultados para uma revisão mais completa.[1-3]

A Figura 2.3 é uma representação gráfica das áreas funcionais do tronco encefálico e do encéfalo que serão revisadas nesta seção. A compreensão destas áreas e suas respectivas funções são úteis para o entendimento da dor orofacial. As áreas importantes a serem revisadas são os núcleos do trato espinal, a formação reticular, o tálamo, o hipotálamo, as estruturas límbicas e o córtex, as quais serão discutidas na ordem em que os impulsos neurais passam em direção aos centros superiores.

Núcleo do trato espinal. Em todo o corpo, os neurônios aferentes primários fazem sinapse com os neurônios de segunda ordem no corno dorsal da medula espinal. Os impulsos aferentes da face e das estruturas orais, entretanto, não entram na medula espinal por meio de nervos espinais; em vez disso, são transmitidos pelo quinto par de nervos cranianos, o nervo trigêmeo. Os corpos celulares dos neurônios aferentes do trigêmeo estão localizados no grande

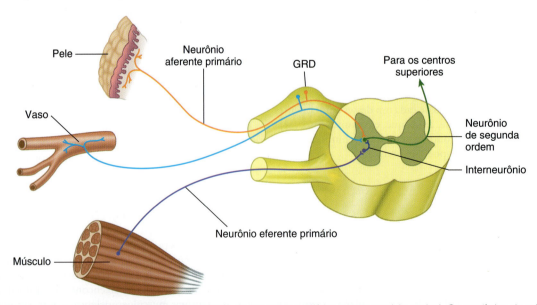

- **Figura 2.2** Representação gráfica da entrada de um estímulo de um nervo periférico para a medula espinal. Os neurônios de primeira ordem (aferentes primários) conduzem os estímulos para dentro do corno dorsal para a sinapse com os neurônios de segunda ordem. Os neurônios de segunda ordem, então, cruzam e sobem para os centros superiores. Pequenos interneurônios conectam os neurônios aferentes primários com o neurônio motor (eferente) primário, permitindo a atividade de arco reflexo. O gânglio da raiz dorsal *(GRD)* contém os corpos celulares dos neurônios aferentes primários.

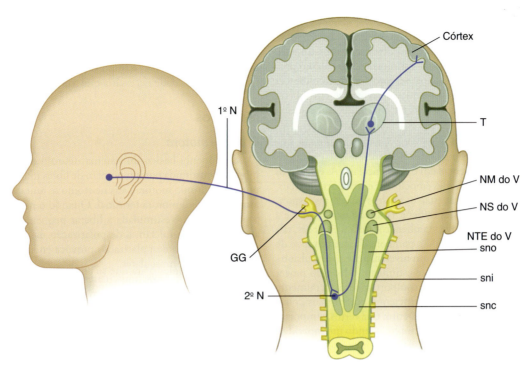

• **Figura 2.3** Representação gráfica da entrada do nervo trigêmeo no tronco encefálico ao nível da ponte. O neurônio aferente primário *(1º N)* entra no tronco encefálico para fazer sinapse com o neurônio de segunda ordem *(2º N)* no núcleo do trato espinal do trigêmeo *(NTE do V)*. O núcleo do trato espinal está dividido em três regiões: o subnúcleo oral *(sno)*, o subnúcleo interpolar *(sni)* e o subnúcleo caudal *(snc)*. O complexo trigeminal do tronco encefálico é também composto do núcleo motor do V *(NM do V)* e do núcleo sensorial principal do V *(NS do V)*. Os corpos celulares do nervo trigêmeo estão localizados no gânglio trigeminal ou de Gasser *(GG)*. Uma vez que recebe o impulso, o neurônio de segunda ordem é conduzido ao tálamo *(T)* para interpretação. (Adaptada de Okeson JP: *Bell's Orofacial Pains*. ed 7 Chicago, IL, 2014, Quintessence Publishing Co, Inc., p 11.)

gânglio de Gasser, ou gânglio trigeminal. Impulsos transportados pelo nervo trigêmeo entram diretamente no tronco encefálico, na região da ponte, para fazer sinapse no núcleo espinal do trigêmeo (Figura 2.3). Essa região do tronco encefálico é estruturalmente muito semelhante ao corno dorsal da medula espinal. Na verdade, pode ser considerada uma extensão do corno dorsal e é, por vezes, referida como o corno dorsal medular.

O complexo trigeminal do tronco encefálico consiste (1) no núcleo trigeminal sensorial principal, que está localizado rostralmente e recebe impulsos periodontais e alguns impulsos aferentes pulpares, e (2) no trato espinal do núcleo trigeminal, que está mais caudalmente localizado. O trato espinal está dividido em (1) subnúcleo oral, (2) subnúcleo interpolar e (3) subnúcleo caudal, que corresponde ao corno dorsal medular. Os impulsos aferentes das polpas dos dentes vão para os três subnúcleos.[4] O subnúcleo caudal tem sido mencionado especialmente nos mecanismos trigeminais nociceptivos, com base em observações eletrofisiológicas de neurônios nociceptivos.[5,6] O subnúcleo oral parece ser uma área significativa deste complexo trigeminal do tronco encefálico para os mecanismos da dor oral.[6-8]

Outro componente do complexo trigeminal do tronco encefálico é o núcleo motor do quinto par de nervos cranianos. Esta área do complexo está envolvida com a interpretação dos impulsos que exigem respostas motoras. As atividades reflexas da face são iniciadas a partir desta área de um modo semelhante às atividades reflexas da medula espinal no restante do corpo.[9]

Formação reticular. Depois que os neurônios aferentes primários fazem sinapse no núcleo do trato espinal, os interneurônios transmitem os impulsos até os centros superiores. Os interneurônios ascendem por meio de várias vias de passagem através de uma área do tronco encefálico, chamada de *formação reticular*. Dentro da formação reticular, há concentrações de células ou *núcleos* que representam "centros" para as várias funções. A formação reticular desempenha um papel importantíssimo nos impulsos de monitoramento que entram no tronco encefálico: controla a atividade global do encéfalo, aumentando os impulsos para o encéfalo ou inibindo-os. Essa parte do tronco encefálico exerce uma influência extremamente relevante na dor e em outros estímulos sensoriais.

Tálamo. O tálamo está localizado bem no centro do encéfalo, com o cérebro (telencéfalo) circundando por cima e pelos lados e o mesencéfalo abaixo (Figura 2.3). É constituído por numerosos núcleos que funcionam em conjunto para interromper os impulsos. Quase todos os impulsos a partir das regiões inferiores do encéfalo, bem como da medula espinal, são retransmitidos por meio de sinapses no tálamo, antes de prosseguirem para o córtex encefálico. O tálamo atua como uma estação de retransmissão para a maioria da comunicação entre o tronco encefálico, o cerebelo e o cérebro. Quando os impulsos chegam ao tálamo, ele faz avaliações e direciona tais impulsos para regiões apropriadas nos centros superiores para interpretação e resposta.

Se alguém quisesse comparar o encéfalo humano com um computador, o tálamo representaria o teclado, que controla as funções e direciona os sinais. O tálamo dirige o córtex à atividade e permite que o córtex se comunique com outras regiões do SNC. Sem o tálamo, o córtex é inútil.

Hipotálamo. O hipotálamo é uma pequena estrutura no meio da base do encéfalo. Embora pequeno, sua função é gigante. Ele é o principal centro do encéfalo para o controle das funções internas do corpo, tais como temperatura corporal, fome e sede. A estimulação do hipotálamo excita o sistema nervoso simpático por todo o corpo, aumentando o nível global da atividade de muitas de suas partes internas, principalmente elevando a frequência cardíaca e causando vasoconstrição. Pode-se ver claramente que esta pequena área do encéfalo tem alguns efeitos potentes sobre a função de um indivíduo. Como será discutido, um aumento do nível de estresse emocional pode estimular o hipotálamo para regular significativamente o sistema nervoso simpático e exercer bastante influência nos impulsos nociceptivos que entram no encéfalo. Essa simples afirmação deve ter um significado extremo para o clínico controlar a dor.

Estruturas límbicas. A palavra "límbico" vem do latim *limbus*, que significa "margem". O sistema límbico compreende as estruturas da margem do cérebro (telencéfalo) e do diencéfalo. As estruturas límbicas controlam as atividades emocionais e comportamentais. Dentro das estruturas límbicas estão os núcleos ou centros responsáveis por comportamentos específicos, como a raiva, a fúria e a docilidade. As estruturas límbicas também controlam emoções, tais como depressão, ansiedade, medo e paranoia. Parece tratar-se de um centro de prazer/dor que, em um nível instintivo, impulsiona o indivíduo a comportamentos que estimulam o lado do prazer do centro e distante da dor. Esses comportamentos geralmente não são percebidos em um nível consciente, porém mais como um instinto básico. O instinto, no entanto, traz certos comportamentos ao estado consciente. Por exemplo, quando um indivíduo experimenta uma dor crônica, seu comportamento é orientado para a retirada de qualquer estímulo que possa aumentar esta dor. Frequentemente, o doente pode chegar a tirar a própria vida, e surgem alterações no humor, como a depressão. Acredita-se que porções das estruturas límbicas interagem e desenvolvem associações ao córtex, coordenando, assim, funções comportamentais cerebrais conscientes com as funções comportamentais subconscientes do sistema límbico mais profundo.

Impulsos do sistema límbico conduzidos para dentro do hipotálamo podem modificar uma ou todas as muitas funções corporais internas controladas pelo hipotálamo. Impulsos do sistema límbico transmitidos para o mesencéfalo e bulbo podem controlar comportamentos como a vigília, sono, excitação e atenção. Com esta compreensão básica da função límbica, pode-se entender rapidamente seu impacto sobre a função de um indivíduo. O sistema límbico certamente desempenha um papel essencial em problemas de dor, conforme será discutido em capítulos posteriores.

Córtex. O córtex cerebral, constituído predominantemente por massa cinzenta, é a região mais externa do cérebro. É, ainda, a porção cerebral mais associada ao processo de pensar – mesmo que não possa oferecer pensamento sem a simultânea ação das estruturas mais profundas do encéfalo – e onde, essencialmente, todas as memórias são armazenadas. O córtex também é a área mais responsável pela capacidade de se adquirirem habilidades musculares. Ainda não se sabe, porém, por quais mecanismos fisiológicos básicos o córtex cerebral consegue armazenar tanto as memórias como o conhecimento de habilidades musculares; no entanto, passamos a apreciar a capacidade do encéfalo em mudar e responder à informação do seu ambiente. Isso é conhecido como *neuroplasticidade* e representa uma parte vital de nossa capacidade de funcionamento.

Na maior parte de sua extensão, o córtex cerebral tem cerca de 6 mm de espessura e apresenta uma estimativa de 50 a 80 bilhões de corpos celulares de nervos no total. Talvez 1 bilhão de fibras nervosas sejam levadas para longe do córtex, e um número comparável chegue até ele. Essas fibras nervosas passam para outras áreas do córtex, a partir de e para as estruturas mais profundas do encéfalo, e, em alguns casos, ao longo de toda a medula espinal.

Diferentes regiões do córtex cerebral foram identificadas por terem funções distintas. Há uma área motora, principalmente relacionada com funções de coordenação motora; uma área sensorial, que recebe a entrada somatossensorial para avaliação; e áreas de sentidos especiais, tais como a área visual e auditiva.

Se, novamente, o encéfalo humano fosse comparado a um computador, o córtex cerebral representaria a unidade de disco rígido, que armazena toda a informação da memória e da função motora. Mais uma vez, é importante lembrar que o tálamo ("o teclado") é a unidade necessária que solicita o córtex a funcionar.

Músculos

Unidade motora

O componente básico do sistema neuromuscular é a unidade motora, constituída por um número de fibras musculares inervadas por um neurônio motor. Cada neurônio se junta à fibra muscular através da placa motora terminal. Quando o neurônio é ativado, a placa motora é estimulada a liberar pequenas quantidades de acetilcolina, que iniciam a despolarização das fibras musculares (Figura 2.4). Essa despolarização provoca encurtamento ou contração das fibras musculares.

O número de fibras musculares inervadas por um neurônio motor varia muito de acordo com a função da unidade motora. Quanto menos fibras musculares por neurônio motor, mais preciso é o movimento. Um único neurônio motor pode inervar apenas duas ou três fibras musculares, como nos músculos ciliares (que controlam com precisão a lente do olho). Por outro lado, um neurônio motor pode inervar centenas de fibras musculares, como em qualquer grande músculo (p. ex., o reto femoral na perna). Existe uma variação semelhante na quantidade de fibras musculares por neurônio motor dentro dos músculos da mastigação. O músculo pterigóideo lateral inferior tem uma relação fibra muscular/neurônio motor relativamente baixa e, por conseguinte, é capaz de ajustes finos de comprimento, necessários para se adaptar a alterações horizontais da posição da mandíbula. Por sua vez, o masseter tem um número maior de fibras motoras por neurônio motor, que correspondem às suas funções mais grosseiras para proporcionar a força necessária durante a mastigação.

Músculo

Centenas de milhares de unidades motoras, junto com os vasos sanguíneos e os nervos, são agrupadas por tecido conjuntivo e fáscia para se tornar um músculo. Os principais músculos que controlam o movimento do sistema mastigatório foram descritos no Capítulo 1. Para entender o efeito que esses músculos têm uns sobre os outros e em suas inserções ósseas, as relações básicas do esqueleto da cabeça e do pescoço devem ser observadas. O crânio é suportado em posição por meio da coluna cervical. Não é, no entanto, uma localização central ou equilibrada sobre a coluna cervical. Na verdade, se um crânio seco fosse colocado em posição correta na coluna cervical, seria desequilibrado anteriormente e logo cairia para a frente. Qualquer equilíbrio se torna ainda mais remoto quando se considera a posição da mandíbula pendurada abaixo da porção anterior do crânio. Pode ser facilmente observado que o equilíbrio dos componentes do esqueleto da cabeça e do pescoço não existe. Os músculos são necessários para superar este desequilíbrio de peso e de massa. Se a cabeça deve ser mantida na posição vertical, de modo que seja possível olhar para a frente, os músculos que prendem a porção posterior do crânio à coluna cervical e região do ombro devem se contrair. Alguns dos músculos que servem para esta função são o trapézio, o esternocleidomastoide, o esplênio da cabeça e o longo da cabeça. É possível para esses músculos, no entanto, uma supercontração e dirigir a linha de visão ainda mais para cima. Para contrabalançar tal movimento, existe um grupo de músculos antagonistas na região anterior da cabeça: o masseter (que liga a mandíbula ao crânio), os supra-hioides (que ligam a mandíbula ao osso hioide) e os infra-hioides (que ligam

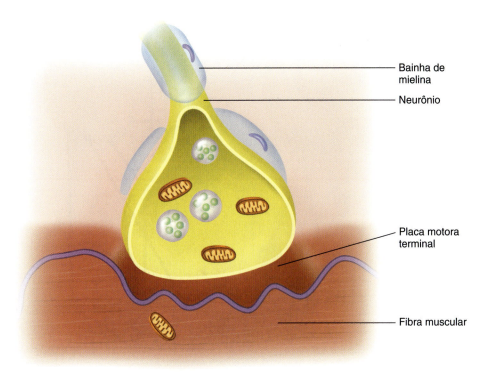

● **Figura 2.4** A junção neuromuscular é a ligação entre o neurônio motor e o músculo. A acetilcolina é armazenada na placa terminal do nervo; sua liberação na fenda sináptica inicia uma despolarização das fibras musculares, fazendo com que o músculo se contraia.

o osso hioide ao esterno e à clavícula). Quando esses músculos se contraem, a cabeça é abaixada; assim, há um equilíbrio das forças musculares que mantém a cabeça na posição desejada (Figura 2.5). Esses músculos, além de outros, também mantêm o posicionamento lado a lado e a rotação da cabeça.

Função muscular. A unidade motora pode realizar apenas uma ação: contração ou encurtamento. O músculo inteiro, no entanto, tem três funções em potencial. (1) Quando um grande número de unidades motoras no músculo é estimulado, ocorre contração ou encurtamento generalizado dos músculos. Esse tipo de encurtamento sob uma carga constante é chamado de *contração isotônica*, que ocorre no músculo masseter quando a mandíbula é elevada, forçando os dentes através do bolo alimentar. (2) Quando um número adequado de unidades motoras se contrai em oposição a determinada força, a função resultante do músculo é manter ou estabilizar a mandíbula. Essa contração sem encurtamento é chamada de *contração isométrica* e ocorre no masseter quando um objeto é segurado entre os dentes (p. ex., um cachimbo ou lápis). (3) Um músculo também pode funcionar por meio de um *relaxamento controlado*. Quando a estimulação da unidade motora é descontínua, as fibras da unidade motora relaxam e voltam ao seu comprimento normal. Pelo controle desta diminuição da estimulação da unidade motora, um estiramento muscular preciso pode ocorrer para permitir um movimento suave e deliberado. Esse tipo de relaxamento controlado é observado no masseter quando a boca abre para receber novo bolo alimentar durante a mastigação.

Usando essas três funções, os músculos da cabeça e pescoço mantêm a cabeça em uma posição constante e desejável. Há um equilíbrio entre os músculos que funcionam para elevar a cabeça e aqueles que funcionam para abaixá-la. Ao menor movimento da cabeça, cada músculo funciona em harmonia com os outros para efetuar o movimento desejado. Se a cabeça estiver voltada para a direita, determinados músculos devem encurtar (contração isotônica), alguns devem relaxar (relaxamento controlado) e outros, ainda, devem se estabilizar ou manter certos relacionamentos (contração isométrica). Um sistema altamente sofisticado de controle é necessário para coordenar este equilíbrio muscular finamente ajustado.

Esses três tipos de atividades musculares estão presentes na função de rotina da cabeça e pescoço. Existe, contudo, outro tipo de atividade muscular, chamada de *contração excêntrica*, que pode ocorrer durante certas circunstâncias. Tal contração, muitas vezes, é prejudicial ao tecido muscular. A contração excêntrica se refere ao estiramento forçado de um músculo, simultaneamente a sua contração. Um exemplo de contração excêntrica ocorre quando o dano tecidual está associado a uma lesão de flexão-extensão (lesões cervicais por efeito de chicote). No momento preciso de um acidente de carro, os músculos cervicais se contraem para apoiar a cabeça e resistir ao movimento. Se, no entanto, o impacto for grande, a mudança brusca da inércia da cabeça faz com que ela se mova, enquanto os músculos se contraem tentando apoiá-la. O resultado é um súbito estiramento dos músculos, ao mesmo tempo que se contraem. Esse tipo de estiramento, que ocorre enquanto os músculos estão se contraindo, muitas vezes resulta em lesão e será discutido em seções posteriores dedicadas à dor muscular.

Receptores sensoriais musculares

Como outras unidades musculoesqueléticas, o sistema mastigatório utiliza quatro tipos principais de receptores sensoriais (proprioceptores) para monitorar o estado das suas estruturas: (1) os fusos musculares, que são órgãos receptores especializados, encontrados nos tecidos musculares; (2) os órgãos tendinosos de Golgi, localizados nos tendões; (3) os corpúsculos de Pacini, localizados nos tendões, articulações, periósteo, fáscia e tecidos subcutâneos; e (4) os nociceptores, encontrados geralmente em todos os tecidos do sistema mastigatório.

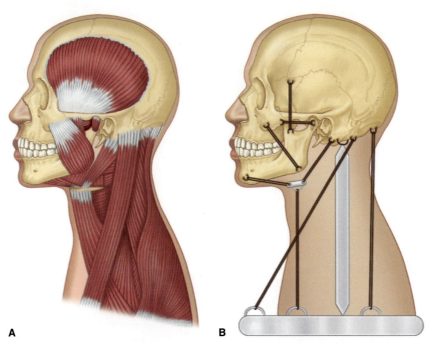

● **Figura 2.5** Um preciso e complexo equilíbrio de cabeça e músculos do pescoço deve existir para manter a posição da cabeça e a função correta. **A.** O sistema muscular. **B.** Cada um dos principais músculos age como uma mola. A tensão fornecida deve ser precisa para contribuir para o equilíbrio que mantém a cabeça na posição desejada. Se ocorrer a quebra de uma mola, o equilíbrio de todo o sistema é interrompido e a posição da cabeça é alterada, a menos que outros músculos sejam ativados para compensar a interrupção o equilíbrio.

Fusos musculares. Os músculos esqueléticos consistem em dois tipos de fibras musculares. A primeira é uma fibra extrafusal, que é contrátil e compõe a maior parte do músculo, e a outra é uma fibra intrafusal, circunstancialmente contrátil. Um feixe de fibras musculares intrafusais ligadas por uma bainha de tecido conjuntivo é chamado de *fuso muscular* (Figura 2.6). Os fusos musculares primariamente monitoram a tensão dentro dos músculos esqueléticos. São intercalados ao longo dos músculos e alinhados paralelamente às fibras intrafusais. Dentro de cada fuso, os núcleos das fibras intrafusais estão dispostos em duas formas distintas: encadeamento (tipo cadeia nuclear) e em grupo (tipo saco nuclear).

Existem dois tipos de nervos aferentes que suprem as fibras intrafusais, os quais são classificados de acordo com seus diâmetros. As fibras mais largas conduzem os impulsos a uma velocidade mais elevada e têm limiares mais baixos. Aquelas que terminam na região central das fibras intrafusais são o maior grupo (Ia, alfa-A; discutido posteriormente neste capítulo) e chamadas de terminações primárias (ou terminações anuloespirais). As que terminam nos polos dos fusos (longe da região central) são o menor grupo (II, beta-A) e constituem as terminações secundárias (também denominadas terminações em buquê de flores).

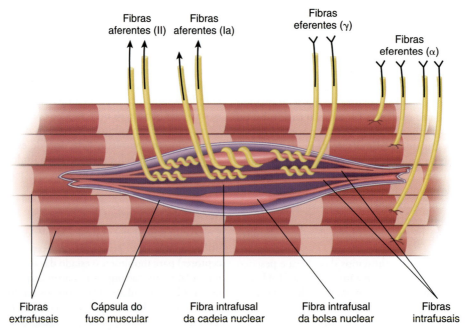

● **Figura 2.6** Fuso muscular. (Adaptada de Bell WE, Davidson JN, Emslie-Smith D: *Textbook of Physiology and Biochemistry*, ed 8, Edinburgh, 1972, Churchill Livingstone, p 828.)

Considerando que as fibras intrafusais dos fusos musculares estão alinhadas paralelamente às fibras extrafusais dos músculos; quando o músculo é esticado, as fibras intrafusais também são. Esse estiramento é monitorado nas regiões da cadeia nuclear e saco nuclear. As terminações anuloespirais e buquê de flores são ativadas pelo estiramento e os neurônios aferentes transmitem tais impulsos neurais para o SNC. Os neurônios aferentes originários dos fusos musculares dos músculos da mastigação têm seus corpos celulares no núcleo mesencefálico do nervo trigêmeo.

As fibras intrafusais recebem inervação eferente por meio de fibras nervosas fusimotoras, que recebem uma classificação alfabética de fibras gama ou eferentes gama para distingui-las das fibras nervosas alfa, que suprem as fibras extrafusais. Assim como outras fibras eferentes, as fibras eferentes gama se originam no SNC e, quando estimuladas, causam contração das fibras intrafusais. Como consequência, as áreas da cadeia nuclear e do saco nuclear são estiradas, o que é interpretado como se o músculo inteiro fosse estirado, e a atividade aferente é então iniciada. Desse modo, existem duas maneiras pelas quais as fibras aferentes dos fusos musculares podem ser estimuladas: estiramento generalizado do músculo inteiro (fibras extrafusais) e contração das fibras intrafusais por meio de eferentes gama. Os fusos musculares podem registrar somente o estiramento; não conseguem diferenciar as duas atividades. Por conseguinte, as diferentes atividades são registradas como uma só pelo SNC.

As fibras musculares extrafusais recebem inervação por meio de neurônios motores eferentes alfa. A maioria destes tem seus corpos celulares no núcleo motor trigeminal. A estimulação desses neurônios, portanto, faz com que o grupo de fibras musculares extrafusais (a unidade motora) se contraia.

Do ponto de vista funcional, os fusos musculares atuam como um sistema de monitoramento de comprimento, que se alimenta constantemente com informações sobre o estado de estiramento ou contração do músculo para o SNC. Quando um músculo é subitamente estirado, tanto as fibras extrafusais como as intrafusais se estiram. O estiramento do fuso causa uma excitação das terminações nervosas aferentes dos grupos I e II, levando de volta para o SNC. Quando os neurônios motores eferentes alfa são estimulados, as fibras extrafusais dos músculos se contraem e o fuso é encurtado. Este encurtamento provoca uma diminuição na saída aferente do fuso. Se não houvesse um sistema gama eferente, ocorreria um desligamento total da atividade do fuso durante a contração muscular. Como afirmado, a estimulação dos eferentes gama causa contração das fibras intrafusais dos fusos musculares, o que pode induzir uma atividade do eferente do fuso, mesmo quando o músculo está contraído. O eferente gama pode, portanto, ajudar a manter a contração do músculo.

Acredita-se que o sistema eferente gama atue como um mecanismo para sensibilizar os fusos musculares. Assim, esse sistema fusimotor age como um meio de polarização, que altera a descarga do fuso muscular. Deve-se observar que o mecanismo eferente gama não é tão bem estudado no sistema mastigatório como o é em outros sistemas da medula espinal. Embora os eferentes gama pareçam ativos na maioria dos músculos da mastigação, alguns, aparentemente, não os têm. A importância do sistema eferente gama será enfatizada na discussão dos reflexos musculares.

Órgãos tendinosos de Golgi

Os órgãos tendinosos de Golgi estão localizados no tendão do músculo, entre as fibras musculares e sua fixação no osso. Antes se pensava que tivessem um limiar sensorial maior que os fusos musculares e, portanto, funcionassem apenas para proteger o músculo de tensões excessivas e prejudiciais. Atualmente, parece que são mais sensíveis e ativos na regulação dos reflexos durante a função normal. Primariamente, os órgãos tendinosos de Golgi monitoram a tensão, ao passo que os fusos musculares verificam principalmente o comprimento do músculo.

Os órgãos tendinosos de Golgi ocorrem em série com as fibras musculares extrafusais, e não em paralelo, como acontece com os fusos musculares. Cada um destes órgãos sensoriais consiste em fibras tendinosas rodeadas por espaços linfáticos fechados dentro de uma cápsula fibrosa. Fibras aferentes entram próximo ao meio do órgão e se propagam ao longo da extensão das fibras. A tensão sobre o tendão estimula os receptores do órgão tendinoso de Golgi; portanto, a contração do músculo também estimula o órgão. Do mesmo modo, um estiramento completo dos músculos gera tensão no tendão e novamente estimula o órgão.

Corpúsculos de Pacini. Os corpúsculos de Pacini são grandes órgãos ovais constituídos por lamelas concêntricas de tecido conjuntivo. Esses órgãos são amplamente distribuídos e, dada sua localização frequente nas estruturas articulares, são considerados responsáveis principalmente pela percepção do movimento e da pressão firme (não do toque leve).

No centro de cada corpúsculo, existe um núcleo que contém a terminação de uma fibra nervosa. Estes corpúsculos são encontrados nos tendões, nas articulações, no periósteo, nas inserções tendinosas, na fáscia e no tecido subcutâneo. Uma pressão aplicada sobre tais tecidos deforma o órgão e estimula a fibra nervosa.

Nociceptores. Geralmente, os nociceptores são receptores sensoriais estimulados por uma lesão e transmitem a informação da lesão (nocicepção) para o SNC por meio de fibras nervosas aferentes. Os nociceptores estão localizados na maioria dos tecidos do sistema mastigatório. Existem diversos tipos: alguns respondem exclusivamente a estímulos nocivos mecânicos e térmicos; outros respondem a uma grande variedade de estímulos, de sensações táteis a lesões nocivas; e outros, ainda, são receptores de baixo limiar específicos para toque leve, pressão ou toque do cabelo na face. O último tipo é, às vezes, chamado de mecanorreceptor.

Os nociceptores (junto com os proprioceptores) funcionam principalmente para controlar a condição, a posição e o movimento dos tecidos do sistema mastigatório. Quando há condições potencialmente nocivas ou que possam causar danos aos tecidos, os nociceptores transmitem esta informação ao SNC como sensações de desconforto ou dor. A sensação de dor é discutida posteriormente neste capítulo.

Função neuromuscular

Função dos receptores sensoriais

O equilíbrio dinâmico dos músculos da cabeça e pescoço, como descrito, é possível pela resposta fornecida por vários receptores sensoriais. Quando um músculo está passivamente estirado, os fusos informam esta atividade ao SNC. A contração muscular ativa é monitorada tanto pelos órgãos tendinosos de Golgi como pelos fusos musculares. O movimento das articulações e dos tendões estimula os corpúsculos de Pacini. Todos os receptores sensoriais estão continuamente fornecendo estímulos para o SNC. O tronco encefálico e o tálamo são encarregados de monitorar e regular, constantemente, as atividades corporais. Informações relativas à homeostase corporal normal são tratadas neste nível, e o córtex nem sequer participa do processo regulatório. Se, no entanto, uma entrada de informação tem uma significativa consequência para o indivíduo, o tálamo passa a informação para o córtex para avaliação e decisão conscientes. O tálamo e o tronco encefálico, portanto, têm uma influência poderosa na função de um indivíduo.

Ação reflexa

A ação reflexa é a resposta resultante de um estímulo que passa como um impulso de um neurônio aferente para uma raiz posterior do nervo, ou seu equivalente craniano, a partir do qual é, então, transmitido para um neurônio eferente e levado de volta ao músculo esquelético. Embora a informação seja enviada para os centros superiores, a resposta é independente da vontade e ocorre, normalmente, sem a influência do córtex cerebral ou do tronco encefálico. Uma ação reflexa pode ser mono ou polissináptica. O reflexo monossináptico se dá quando a fibra aferente estimula diretamente a fibra eferente no SNC. Já o reflexo polissináptico está presente quando um neurônio aferente estimula um ou mais interneurônios no SNC, que, por sua vez, estimulam as fibras nervosas eferentes.

Duas ações reflexas gerais são importantes no sistema mastigatório: (1) o reflexo miotático e (2) o reflexo nociceptivo. Estes não são exclusivos para os músculos da mastigação, mas também encontrados em outros músculos esqueléticos.

Reflexo miotático (estiramento). O *reflexo miotático* ou de *estiramento* é o único reflexo monossináptico da mandíbula. Quando um músculo esquelético é estirado rapidamente, este reflexo de proteção é desencadeado e provoca a contração do músculo.

Um exemplo bem conhecido de reflexo miotático é o patelar ou reflexo instintivo. Quando o tendão patelar é golpeado com um martelo logo abaixo da patela, os músculos quadríceps na coxa são estirados. Este estiramento estimula os receptores sensoriais (fusos musculares, principalmente), que desencadeiam um impulso aferente em uma fibra nervosa sensorial do nervo femoral, levando à região lombar (L4) da medula espinal. Lá, os neurônios sensoriais fazem sinapses diretamente com o neurônio motor, que conduz um impulso eferente para o músculo quadríceps femoral, provocando uma contração. Tal contração, coordenada com o relaxamento do músculo isquiotibial flexor antagonista, faz com que a perna execute um movimento de chute.

O reflexo miotático pode ser demonstrado no sistema mastigatório por meio da observação do músculo masseter quando uma força súbita para baixo é aplicada no mento. Essa força pode ser desferida com um pequeno martelo de borracha (Figura 2.7). À medida que os fusos musculares dentro do músculo masseter se estiram de repente, uma atividade do nervo aferente é gerada dos fusos. Esses impulsos aferentes passam do tronco encefálico para o núcleo motor trigeminal, por intermédio do núcleo mesencefálico trigeminal. Essas mesmas fibras aferentes fazem sinapse com os neurônios motores eferentes alfa, levando diretamente de volta para as fibras extrafusais do masseter. A estimulação do eferente alfa

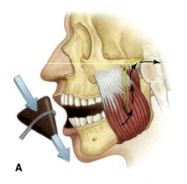
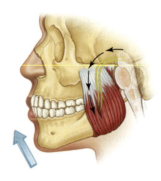

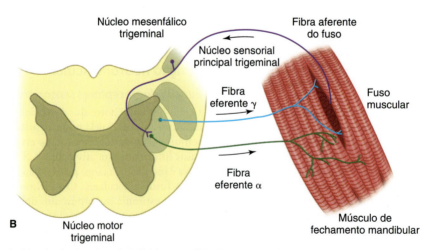

• **Figura 2.7 A.** O reflexo miotático é ativado pela aplicação de uma súbita força para baixo no mento, com um pequeno martelo de borracha. Isto resulta em contração dos músculos elevadores (masseter), impedindo uma ampliação do estiramento e, muitas vezes, causando uma elevação da mandíbula para a oclusão. **B.** O caminho é o seguinte: o estiramento repentino do fuso muscular aumenta o estímulo aferente do fuso. Os impulsos aferentes passam para o tronco encefálico através do núcleo mesencefálico trigeminal. As fibras aferentes fazem sinapse no núcleo motor trigeminal com os neurônios motores eferentes alfa, levando diretamente de volta para as fibras extrafusais do músculo elevador, que foi estirado. A informação reflexa enviada às fibras extrafusais é para contrair. Observa-se a presença de fibras eferentes gama. A estimulação dessas fibras pode causar a contração das fibras intrafusais e, assim, sensibilizar o fuso para um estiramento repentino. (De Sessle BJ: Mastication, swalowing, and related activities. In: Roth GI, Clames R, editors: *Oral Biology*, St Louis, 1981, Mosby-n-Year Book, p 57.)

pela fibra aferente Ia causa a contração do músculo. Clinicamente, esse reflexo pode ser demonstrado pelo relaxamento dos músculos da mandíbula, permitindo uma ligeira separação dos dentes. Um toque rápido no mento fará com que a mandíbula se eleve de modo reflexo. O masseter, em seguida, se contrai, resultando em contato dentário.

O reflexo miotático ocorre sem uma resposta específica do córtex e é muito importante na determinação da posição de repouso da mandíbula. Se houvesse um relaxamento completo de todos os músculos que suportam a mandíbula, as forças da gravidade agiriam para abaixar a mandíbula e separar as superfícies articulares da articulação temporomandibular (ATM). Para evitar esse deslocamento, os músculos elevadores (e outros músculos) são mantidos em um estado moderado de contração chamado de *tônus muscular*. Essa propriedade dos músculos elevadores neutraliza o efeito da gravidade na mandíbula e mantém as superfícies articulares da articulação em contato constante. O reflexo miotático é um dos principais determinantes do tônus muscular nos músculos elevadores. À medida que a gravidade puxa a mandíbula para baixo, os músculos elevadores são passivamente esticados, o que também cria o estiramento dos fusos musculares. Esta informação é passada de modo reflexivo dos neurônios aferentes, originários dos fusos, para os neurônios motores alfa, que levam de volta para as fibras extrafusais dos músculos elevadores. Dessa maneira, o estiramento passivo provoca uma contração reativa que alivia o estiramento no fuso muscular. O tônus muscular também pode ser influenciado por estímulos aferentes de outros receptores sensoriais, tais como da pele ou da mucosa oral.

O reflexo miotático e o tônus muscular resultante também podem ser influenciados pelos centros superiores através do sistema fusimotor. O córtex cerebral e o tronco encefálico podem gerar aumento da atividade eferente gama para as fibras intrafusais. À medida que essa atividade aumenta, as fibras intrafusais se contraem, causando estiramento parcial das áreas do saco nuclear e da cadeia nuclear dos fusos. Isso diminui a quantidade de estiramento necessário no músculo total, antes que a atividade aferente do fuso seja induzida. Assim, os centros superiores podem usar o sistema fusimotor para alterar a sensibilidade dos fusos musculares para estirar. A atividade eferente gama aumentada eleva a sensibilidade do reflexo miotático (estiramento), enquanto a atividade eferente gama reduzida diminui a sensibilidade desse reflexo. A maneira específica pela qual os centros superiores influenciam a atividade eferente gama está resumida mais adiante neste capítulo.

Quando um músculo se contrai, os fusos musculares são encurtados, o que provoca uma parada da atividade aferente dos fusos. Se o potencial elétrico da atividade do nervo aferente for monitorado, um período de silêncio (sem atividade elétrica) é observado durante este estágio de contração. A atividade eferente gama pode influenciar a duração do período de silêncio. Uma alta atividade eferente gama leva à contração das fibras intrafusais, o que reduz o tempo em que o fuso é bloqueado durante a contração muscular. Uma diminuição da atividade eferente gama prolonga este período de silêncio.

Reflexo nociceptivo (flexor). O *reflexo nociceptivo*, ou *flexor*, é um reflexo polissináptico a estímulos nocivos e é considerado, por conseguinte, um reflexo protetor. Exemplos nos grandes membros incluem a retirada da mão que toca um objeto quente. No sistema mastigatório, o reflexo se ativa quando um objeto rígido é subitamente encontrado durante a mastigação – como ocorre, por exemplo, ao se comer uma torta de cereja e inesperadamente encontrar um caroço (Figura 2.8). O inesperado aumento da força colocada sobre os dentes para mastigar instantaneamente sobrecarrega as estruturas periodontais, produzindo um estímulo nocivo. As principais fibras nervosas aferentes levam esta informação para o núcleo do trato espinal do trigêmeo, onde fazem sinapses com os interneurônios, os quais se dirigem até o núcleo motor trigeminal. A resposta motora, que ocorre durante este reflexo, é mais complicada que o reflexo miotático, em que a atividade de diversos grupos musculares deve ser coordenada para produzir a resposta motora desejada.[10,11] Não apenas os músculos elevadores devem ser inibidos para evitar um fechamento maior da mandíbula sobre o objeto rígido, mas também os músculos que abrem a boca devem ser ativados para separar os dentes e evitar danos maiores.[12,13] Quando as informações dos receptores sensoriais alcançam os interneurônios, duas ações distintas ocorrem. Os interneurônios excitatórios que conduzem os neurônios eferentes

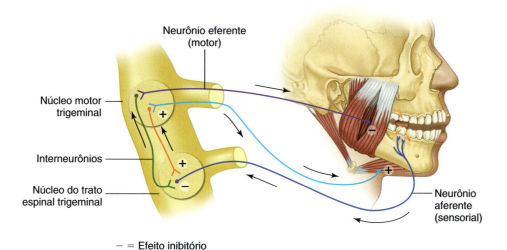

• **Figura 2.8** O reflexo nociceptivo é ativado pela mordida inesperada de um objeto rígido. O estímulo nocivo é iniciado quando o dente e o ligamento periodontal sofrem tensão. Fibras nervosas aferentes transmitem o impulso para o núcleo do trato espinal do trigêmeo. Os neurônios aferentes estimulam tanto os interneurônios excitatórios como inibitórios. Os interneurônios fazem sinapse com os neurônios eferentes no núcleo motor trigeminal. Interneurônios inibitórios fazem sinapse com as fibras eferentes que se dirigem aos músculos elevadores. A mensagem transmitida é para interromper a contração. Os interneurônios excitatórios fazem sinapse com os neurônios eferentes que inervam os músculos abaixadores da mandíbula. A mensagem enviada é para contrair, o que afasta os dentes do estímulo nocivo.

no núcleo motor trigeminal dos músculos que abrem a mandíbula são estimulados. Essa ação provoca a contração desses músculos. Ao mesmo tempo, as fibras aferentes estimulam os interneurônios inibitórios, o que faz com que os músculos elevadores da mandíbula relaxem. O resultado final é que a mandíbula abaixa rapidamente e os dentes são afastados do objeto que provocou o estímulo nocivo. Tal processo, chamado de *inibição antagonista*, ocorre em muitas ações de reflexos nociceptivos por todo o corpo.

O reflexo miotático protege o sistema mastigatório do repentino estiramento de um músculo e mantém a estabilidade do sistema musculoesquelético com a tonicidade muscular. O reflexo nociceptivo protege os dentes e as estruturas de suporte de danos potenciais causados por forças funcionais súbitas, excepcionalmente pesadas e não usuais. Os órgãos tendinosos de Golgi protegem o músculo de uma contração excessiva por meio de estímulos inibitórios diretamente para o músculo que eles monitoram. Diversos outros tipos de ações reflexas são encontrados nos músculos da mastigação. Muitos são complexos e controlados pelos centros superiores do SNC. Ações reflexas desempenham um papel importante na função[4] (p. ex., mastigação, deglutição, reflexo do vômito, tosse e fala).

Inervação recíproca

O controle dos músculos antagonistas é de vital importância na atividade reflexa e de igual relevância para o funcionamento diário do corpo. Tal como em outros sistemas musculares, cada músculo que suporta a cabeça e controla em parte a função tem um antagonista que neutraliza sua atividade. Esta é a base do equilíbrio muscular descrito. Certos grupos de músculos basicamente elevam a mandíbula, enquanto outros a forçam para baixo. Para a mandíbula ser elevada pelos músculos temporal, pterigóideo medial ou masseter, os músculos supra-hioides devem relaxar e se alongar. De igual maneira, para a mandíbula abaixar, os supra-hioides devem se contrair, enquanto os elevadores relaxam e se alongam.

O mecanismo de controle neurológico para esses grupos de antagonistas é conhecido como *inervação recíproca*. Esse fenômeno permite um controle suave e exato para que o movimento mandibular seja alcançado. Para que a relação esquelética do crânio, mandíbula e pescoço seja mantida, cada grupo de músculos antagonistas deve permanecer em um constante estado de tônus leve, o que ultrapassa os desequilíbrios esqueléticos, por causa da gravidade, e mantém a cabeça no que se chama de posição postural. Como discutido, o tônus muscular desempenha um papel importante na posição postural da mandíbula, bem como na resistência a qualquer deslocamento passivo da mandíbula. Músculos que estão em contração completa ativam a maioria das fibras musculares, o que pode comprometer o fluxo sanguíneo, resultando em fadiga e dor. Em contraste, o tônus muscular necessita da contração de um número mínimo de fibras musculares, e essas fibras contraídas são constantemente revezadas. Esse tipo de atividade viabiliza um apropriado fluxo sanguíneo e não produz fadiga.

Regulação da atividade muscular

Para criar um movimento mandibular preciso, estímulos de diversos receptores sensoriais devem ser recebidos pelo SNC através das fibras aferentes. O tronco encefálico e o córtex cerebral devem assimilar e organizar estes estímulos e desencadear atividades motoras apropriadas por meio das fibras nervosas eferentes. Estas atividades motoras envolvem a contração de alguns grupos de músculos e a inibição de outros. Acredita-se que o sistema gama eferente esteja permanentemente ativado, embora não necessariamente esteja criando um movimento. A descarga gama mantém os neurônios motores alfa preparados de forma reflexa para receber os impulsos vindos do córtex ou diretamente dos impulsos aferentes dos fusos. A maioria dos movimentos mandibulares é, provavelmente, controlada por uma ligação entre os eferentes gama, os aferentes do fuso e os neurônios motores alfa. Este estímulo combinado produz uma contração ou inibição necessária dos músculos e permite que o sistema neuromuscular mantenha controle sobre si mesmo.

Várias condições do sistema mastigatório têm grande influência no movimento e na função mandibular. Os receptores sensoriais em ligamentos periodontais, periósteo, ATMs, língua e outros tecidos moles da boca continuamente retransmitem informações, que são processadas e usadas para direcionar a atividade muscular. Estímulos nocivos são evitados de maneira reflexa, de modo que o movimento e a função possam ocorrer com o mínimo de lesão para tecidos e estruturas do sistema mastigatório.

Influência dos centros superiores

Como mencionado, o tronco encefálico e o córtex cerebral funcionam em conjunto para julgar e avaliar os impulsos de entrada. Embora o córtex cerebral seja o principal determinante de ação, o tronco encefálico é encarregado de manter normais a homeostase e o controle das funções subconscientes do corpo. Dentro do tronco encefálico há um conjunto de neurônios que controlam as atividades musculares rítmicas, tais como a respiração, o andar e a mastigação. Este conjunto, conhecido coletivamente como *gerador de padrão central* (GPC),[14-18] é responsável pela precisão do tempo das atividades entre os músculos antagonistas para que funções específicas possam ser realizadas. Durante o processo de mastigação, por exemplo, o GPC inicia a contração dos músculos supra e infra-hioides no momento preciso que os músculos elevadores relaxam. Isso permite que a boca se abra e aceite o alimento. Em seguida, o GPC inicia a contração dos músculos elevadores, enquanto relaxa os músculos supra e infra-hioides, provocando o fechamento da boca sobre o alimento. Esse processo é repetido até que as partículas de alimento estejam suficientemente pequenas para serem engolidas com facilidade. Para o GPC ser mais eficiente, é preciso receber constantemente estímulos sensoriais das estruturas mastigatórias. A língua, os lábios, os dentes e os ligamentos periodontais estão, portanto, constantemente realimentando com informações que permitem que o GPC determine a força mastigatória mais apropriada e eficiente. Uma vez que um padrão de mastigação eficiente, que minimiza os danos a qualquer estrutura, é encontrado, ele é aprendido e repetido. Este padrão aprendido é chamado de *engrama muscular*. A mastigação, por conseguinte, pode ser considerada uma atividade reflexa extremamente complexa, controlada principalmente pelo GPC com estímulos de numerosos receptores sensoriais. Como muitas outras atividades reflexas, a mastigação é uma atividade subconsciente, ainda que possa ser levada para o controle consciente a qualquer momento. Respirar e caminhar são outras atividades reflexas do GPC que geralmente ocorrem em níveis subconscientes, mas que também podem ser trazidas para o controle voluntário. O processo de mastigação é discutido adiante em mais detalhes neste capítulo.

Influência dos centros superiores na função muscular. De maneira geral, quando um estímulo é enviado para o SNC, uma interação muito complexa tem lugar para determinar uma resposta apropriada. O córtex – com influência do tálamo, do GPC, das estruturas límbicas, da formação reticular e do hipotálamo – determina a ação que será tomada quanto a direção e intensidade, a qual é muitas vezes quase automática, como na mastigação. Embora o indivíduo esteja ciente, não há participação ativa em sua execução. Na ausência de qualquer estado emocional significativo, a ação é normalmente previsível e a tarefa é realizada com suficiente eficiência. No entanto, quando o indivíduo está passando por momentos com níveis mais altos de emoção, envolvendo medo, frustração, ansiedade ou raiva, as seguintes modificações importantes da atividade muscular podem ocorrer:

1. O aumento no estresse emocional excita as estruturas límbicas e o eixo hipotálamo-hipófise-suprarrenal (HHS), ativando o sistema eferente gama.[19,20] Com este aumento da atividade eferente gama, ocorre a contração das fibras intrafusais, resultando em estiramento parcial das regiões sensoriais dos fusos musculares. Quando esses fusos estão parcialmente estirados, um menor estiramento de todo o músculo é necessário para provocar uma ação reflexa, o que afeta o reflexo miotático e, por último, resulta em aumento do tônus muscular.[21] Os músculos também se tornam mais sensíveis aos estímulos externos, o que, muitas vezes, leva a aumento da tonicidade muscular. Com a maior tonicidade do músculo, existe um risco de fadiga muscular. Além disso, o aumento da tonicidade eleva a pressão interarticular da ATM

2. A atividade eferente gama aumentada pode também elevar a quantidade de atividade muscular irrelevante. A formação reticular, com a influência do sistema límbico e do eixo HHS, pode criar uma atividade muscular adicional não relacionada com a realização de uma tarefa específica.[22] Muitas vezes, essas atividades assumem o papel de hábitos nervosos, como roer unhas ou lápis, cerrar os dentes ou bruxismo. Como será discutido no Capítulo 7, tais atividades podem ter efeitos significantes na função do sistema mastigatório.

Funções principais do sistema mastigatório

A neuroanatomia e a fisiologia, como já discutido, compreendem um mecanismo por meio do qual importantes movimentos funcionais da mandíbula podem ser executados. O sistema mastigatório tem três principais funções: (1) mastigação, (2) deglutição e (3) fala. Existem também funções secundárias que ajudam na respiração e na expressão de emoções. Todos os movimentos funcionais são eventos neuromusculares complexos altamente coordenados. Estímulos sensoriais das estruturas do sistema mastigatório (i. e., dentes, ligamentos periodontais, lábios, língua, bochechas, palato) são recebidos e integrados no GPC com ações reflexas existentes e engramas musculares aprendidos para alcançar uma função desejada. Uma vez que a oclusão dos dentes desempenha um papel principal na função do sistema mastigatório, uma compreensão da dinâmica desta atividade funcional principal é essencial.

Mastigação

Definida como o ato de mastigar alimentos,[23] a mastigação representa o estágio inicial da digestão, quando o alimento é quebrado em partículas menores para facilitar a deglutição. Na maioria das vezes, trata-se de uma atividade agradável que se utiliza dos sentidos do paladar, olfato e tato. Quando uma pessoa está com fome, a mastigação é um ato prazeroso e que traz satisfação. Com o estômago está repleto, uma resposta inibe essas sensações.

A mastigação, que pode ter um efeito muscular relaxante pela diminuição do tônus muscular e da inquietação,[24] já foi descrita como tendo a qualidade de calmante[25] e talvez até de reduzir o estresse.[26] No entanto, em alguns casos, o estresse pode afetar a mastigação.[27] É uma função complexa, que lança mão não apenas de músculos, dentes e estruturas de suporte periodontal, mas também de lábios, bochechas, língua, palato e glândulas salivares. A mastigação é uma atividade funcional, geralmente automática e praticamente involuntária; ainda assim, quando desejado, pode-se facilmente ter controle voluntário.

Ciclo mastigatório

A mastigação é constituída por movimentos de separação e oclusão dos dentes da maxila e da mandíbula, de forma rítmica e bem controlada. Essa atividade está sob controle do GPC, localizado no tronco encefálico. Cada movimento de abertura e fechamento da mandíbula representa um ciclo mastigatório. O ciclo de mastigação completo tem um padrão de movimento descrito como em forma de lágrima, que pode ser dividido em fase de abertura e fase de fechamento. O movimento de fechamento também pode ser subdividido em *fase de esmagamento* e *fase de trituração* (Figura 2.9). Durante a mastigação, movimentos mastigatórios semelhantes são repetidos diversas vezes para o alimento ser reduzido. Quando a mandíbula é analisada em um plano frontal durante um único movimento mastigatório, a seguinte sequência ocorre: na fase de abertura, a mandíbula desce da posição de intercuspidação até um ponto onde as bordas incisais dos dentes estão separadas de 16 a 18 mm. Ela, então, move-se lateralmente de 5 a 6 mm a partir da linha média, quando começa o movimento de fechamento. A primeira fase de fechamento, que prende o alimento entre os dentes, é chamada de *fase de esmagamento*. À medida que os dentes se aproximam um do outro, o deslocamento lateral é menor, de modo que, quando os dentes estão separados por apenas 3 mm, a mandíbula ocupa uma posição de apenas 3 a 4 mm lateralmente à posição inicial do movimento de mastigação. Nesse ponto, os dentes estão posicionados de tal maneira que as cúspides vestibulares dos dentes inferiores estão quase diretamente sob as cúspides vestibulares dos dentes superiores, do lado para o qual a mandíbula foi deslocada. Como a mandíbula continua a fechar, o bolo alimentar é preso entre os dentes, o que inicia a *fase de trituração* do movimento de fechamento. Durante essa fase, a mandíbula é guiada pelas superfícies de oclusão dos dentes, de volta para a posição de intercuspidação, o que faz com que os planos inclinados das cúspides dos dentes se cruzem, permitindo o corte e a trituração do bolo alimentar.

Se o movimento de um incisivo inferior for acompanhado no plano sagital durante um movimento de mastigação típico, será visto que, durante a fase de abertura, a mandíbula se move ligeiramente para a frente (Figura 2.10). Durante a fase de fechamento, ela segue um caminho levemente posterior, terminando em um movimento anterior, de volta à posição de máxima intercuspidação. A quantidade de movimento anterior depende do padrão de contato dos dentes anteriores[28] e do estágio da mastigação. Nos estágios iniciais, o corte do alimento é, muitas vezes, necessário. Durante o corte, a mandíbula se move para a frente a uma distância razoável, dependendo do alinhamento e posicionamento dos incisivos

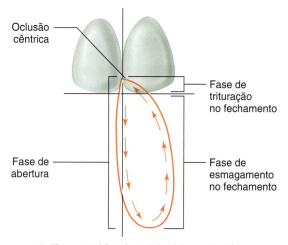

• **Figura 2.9** Vista frontal do ciclo mastigatório.

opostos. Depois que o alimento foi cortado e colocado para dentro da boca, o movimento para a frente é menos necessário. Nos estágios finais da mastigação, o esmagamento do bolo alimentar é concentrado nos dentes posteriores e muito pouco movimento anterior ocorre; ainda assim, mesmo durante as últimas fases da mastigação, a fase de abertura é anterior à de fechamento.[29-31]

O movimento do primeiro molar inferior em um plano sagital durante um movimento mastigatório típico varia de acordo com o lado no qual o indivíduo está mastigando. Se a mandíbula se movimenta para o lado direito, o primeiro molar direito se movimenta em uma trajetória semelhante à do incisivo. Em outras palavras, o molar se movimenta ligeiramente para a frente durante o estágio de abertura e se fecha em uma trajetória ligeiramente posterior, movendo-se anteriormente durante o fechamento final quando o dente intercuspida. O côndilo no lado direito também segue esta trajetória, fechando-se em uma posição ligeiramente posterior com um movimento final anterior na intercuspidação (Figura 2.11).[29,31]

Se o primeiro molar for traçado do lado oposto, é possível observar que será seguido um padrão diferente. Quando a mandíbula se movimenta para o lado direito, o primeiro molar inferior esquerdo desce quase verticalmente, com um pequeno movimento anterior ou posterior até que a fase completa de abertura ocorra. No fechamento, o movimento da mandíbula é ligeiramente anterior e o dente retorna quase diretamente para a intercuspidação (ver Figura 2.11). O côndilo do lado esquerdo também segue uma trajetória semelhante àquela do molar. Não há movimento final anterior para a posição de intercuspidação nem na trajetória do molar nem do côndilo.[29,31]

Tal como ocorre com o movimento anterior, a quantidade de movimento lateral da mandíbula se relaciona com a fase da mastigação. Quando o alimento é inicialmente introduzido na boca, a quantidade de movimento lateral é grande e, em seguida, torna-se menor à medida que o alimento é quebrado. A quantidade de movimento lateral também varia de acordo com a consistência do alimento (Figura 2.12). Quanto mais duro for o alimento, mais lateral será o movimento de fechamento.[29] A dureza do alimento ainda tem um efeito sobre o número de movimentos mastigatórios necessários antes que a deglutição seja iniciada. Como se poderia esperar, um alimento mais duro exige mais ciclos mastigatórios.[32] É interessante que, em alguns pacientes, o número de movimentos mastigatórios não muda com diferentes texturas de alimentos.[32] Isso pode sugerir que, para alguns indivíduos, o GPC é influenciado menos por estímulos sensoriais e mais por engramas musculares.

Apesar de a mastigação ocorrer bilateralmente, cerca de 78% dos indivíduos observados têm um lado preferencial, no qual a maioria da mastigação se dá,[33] que, normalmente, é o lado com mais contatos dentários durante o deslizamento lateral.[34-36] Pessoas que não têm preferência por um lado simplesmente alternam sua mastigação de um lado para outro. Como mencionado no Capítulo 1, a mastigação em apenas um lado acarreta uma carga desigual para as ATMs.[37-39] Em condições normais, isso não cria qualquer problema decorrente do efeito estabilizador dos pterigóideos laterais superiores sobre os discos.

Contatos dentários durante a mastigação

Estudos iniciais[40] sugeriram que os dentes, na verdade, não entravam em contato durante a mastigação. Especulou-se que o alimento entre os dentes, junto com a resposta rápida do sistema

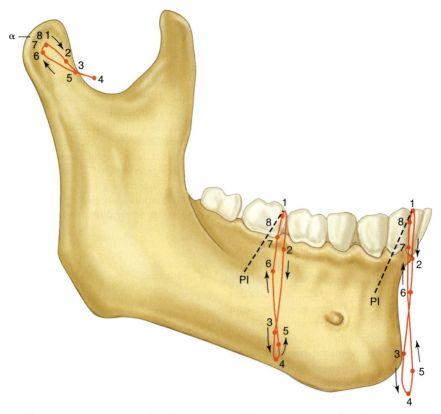

• **Figura 2.10** Ciclo mastigatório visto no plano sagital do lado de trabalho. Observa-se que, durante a abertura, o incisivo se movimenta ligeiramente para a frente, para a posição de intercuspidação *(PI)* e, então, retorna de uma posição ligeiramente posterior. O primeiro molar também foi traçado no lado para o qual a mandíbula se movimenta (lado de trabalho). O molar começa com um movimento anterior durante o estágio de abertura e um movimento mais posterior durante o ciclo mastigatório. O côndilo, no lado do trabalho, também se movimenta posteriormente durante o movimento de fechamento (α) até o fechamento total, quando ele se desloca anteriormente para a posição de intercuspidação. (De Lundeen HC, Gibbs CH: *Advances in Occlusion*, Boston, MA, 1982, John Wright PSG Inc, p 9.)

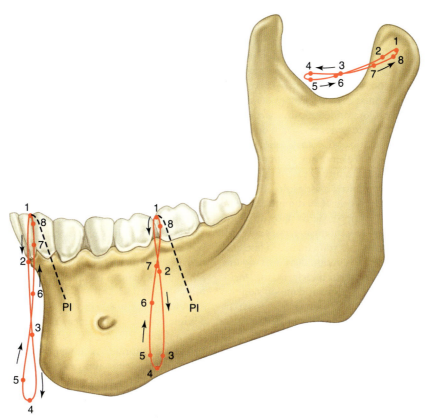

• **Figura 2.11** Ciclo mastigatório visto no plano sagital do lado de balanceio. Observa-se que o primeiro molar inicialmente desce da posição de intercuspidação (*PI*) quase verticalmente, com pequeno ou nenhum movimento anterior ou posterior. O estágio final do movimento de fechamento é também quase completamente vertical. O côndilo, no lado de balanceio, movimenta-se anteriormente durante a abertura e segue quase o mesmo caminho no seu retorno. O côndilo no lado de balanceio nunca está situado posteriormente à posição de intercuspidação. (De Lundeen HC, Gibbs CH: *Advances in Occlusion*, Boston, MA, 1982, John Wright PSG Inc, p 9.)

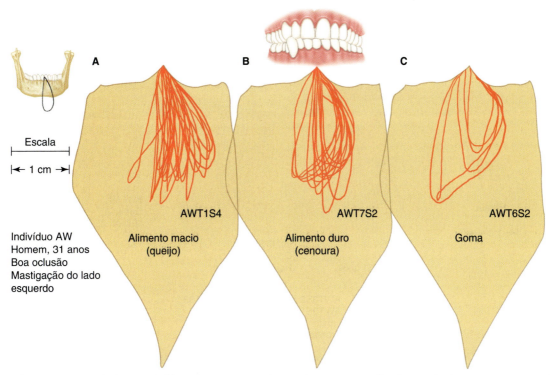

• **Figura 2.12** Ciclo mastigatório (vista frontal). Observa-se que a mastigação de uma cenoura (**B**, alimento duro) parece criar um movimento mais amplo que a mastigação de um queijo (**A**, alimento macio). Mascar chiclete (**C**, goma) produz o mesmo movimento mastigatório amplo e abrangente. (De Lundeen HC, Gibbs CH: *Advances in Occlusion*, Boston, MA, 1982, John Wright PSG Inc, p 9.)

neuromuscular, impedia tais contatos. Outros estudos,[41,42] entretanto, têm revelado que os contatos dos dentes ocorrem durante a mastigação. Quando o alimento é inicialmente introduzido na boca, ocorrem poucos contatos. Conforme o bolo alimentar é quebrado, a frequência do contato dos dentes aumenta. Nos estágios finais da mastigação, pouco antes da deglutição, o contato se dá a cada ciclo mastigatório,[43] mas as forças para os dentes são mínimas. Dois tipos de contatos foram identificados: *deslizante*, que ocorre quando as vertentes das cúspides se cruzam durante a fase de abertura e trituração da mastigação, e *único*, que se dá na posição de máxima intercuspidação.[44] Parece que todos os indivíduos têm algum grau de contato deslizante. O percentual médio de contato deslizante que ocorre durante a mastigação é estimado em 60% durante a fase de trituração e de 56% durante a fase de abertura.[45] A duração média do tempo[45] de contato do dente durante a mastigação é de 194 ms. Aparentemente, esses contatos influenciam ou mesmo determinam a abertura inicial e a fase final de trituração do ciclo mastigatório.[37] Tem sido demonstrado que a condição oclusal pode influenciar todo o ciclo mastigatório. Durante a mastigação, a qualidade e a quantidade do contato do dente constantemente retransmitem informações sensoriais sobre as características do ciclo mastigatório de volta para o SNC. Este mecanismo de retroalimentação permite a alteração do ciclo mastigatório de acordo com o alimento que está sendo mastigado. Geralmente, as cúspides altas e as fossas profundas promovem um ciclo mastigatório, predominantemente vertical, enquanto dentes planos ou desgastados provocam um ciclo mastigatório mais amplo. Quando os dentes posteriores entram em contato com um movimento lateral indesejado, a maloclusão produz um ciclo mastigatório irregular e menos repetitivo (Figura 2.13).[45]

Se os movimentos mastigatórios de um indivíduo normal forem comparados àqueles de indivíduos com dor na ATM, diferenças marcantes podem ser observadas.[46,47] Indivíduos normais mastigam com movimentos mastigatórios bem equilibrados, mais repetitivos e com limites definidos. Quando os movimentos mastigatórios de um indivíduo com dor na ATM são observados, um padrão menos repetitivo é muitas vezes notado. Os movimentos são muito mais curtos, mais lentos e com uma trajetória irregular. Estas trajetórias mais lentas e irregulares, mas repetitivas, parecem estar relacionadas com a alteração funcional do movimento do côndilo em torno do qual a dor é centrada.

Forças da mastigação

A força máxima de mordida que pode ser aplicada aos dentes varia de indivíduo para indivíduo. Observa-se que, geralmente, os homens podem morder com mais força que as mulheres. Em um estudo[48], relatou-se que a força máxima de mordida em mulheres variava entre 35,8 a 44,9 kg, enquanto a variação da força máxima de mordida nos homens era de 53,6 a 64,4 kg. O maior valor de força máxima de mordida registrado foi de 443 kg.[49]

Ainda tem sido observado que a quantidade de força máxima aplicada a um molar é geralmente várias vezes maior que a que pode ser aplicada em um incisivo. Em outro estudo,[50] o intervalo de força máxima aplicada para o primeiro molar foi de 41,3 a 89,8 kg, enquanto a força máxima aplicada nos incisivos centrais foi de 13,2 a 23,1 kg.

A força máxima de mordida parece aumentar com a idade até a adolescência.[51,52] Também tem sido demonstrado[48,52-55] que, com a prática e exercícios, indivíduos podem aumentar sua força máxima de mordida ao longo do tempo. Portanto, uma pessoa cuja dieta contenha um percentual elevado de alimentos duros desenvolverá uma força de mordida mais potente. Este conceito pode explicar por que alguns estudos[55] revelam um aumento da força da mordida na população esquimó. O aumento da força de mordida ainda pode ser atribuído às relações esqueléticas faciais. Pessoas com divergências acentuadas na maxila e na mandíbula geralmente não podem aplicar tanta força aos dentes como aquelas com arcadas superior e inferior relativamente paralelas.

A quantidade de força colocada sobre os dentes durante a mastigação varia muito de pessoa para pessoa. Um estudo realizado por Gibbs *et al.*[56] relataram que a fase de trituração do movimento de fechamento tinha uma força média de 26,6 kg nos dentes

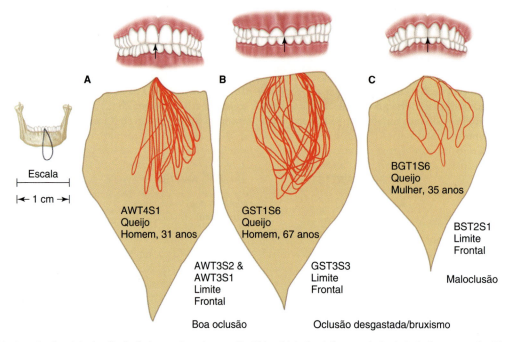

• **Figura 2.13** Movimentos bordejantes (limítrofes) e movimentos mastigatórios (vista frontal) com o lado de trabalho esquerdo. Observe que a condição oclusal tem um efeito marcante no ciclo mastigatório. **A.** Oclusão boa. **B.** Oclusão desgastada (bruxismo). **C.** Maloclusão. (De Lundeen HC, Gibbs CH: *Advances in Occlusion*, Boston, MA, 1982, John Wright PSG Inc, p 9.)

posteriores. Isso representa 36,2% da forma máxima de mordida de um indivíduo. Por sua vez, um estudo anterior, que examinou diferentes consistências de alimentos,[57] sugeriu muito menos força. Anderson relatou que a mastigação de cenouras produziu, aproximadamente, 14 kg de força sobre os dentes, enquanto a mastigação de carne produzia somente 7 kg. Também foi demonstrado que a dor de dente[58] ou dor[59] muscular reduz a quantidade de força usada para mastigar.

Durante a mastigação, a maior quantidade de força é colocada na região do primeiro molar.[60] Com alimentos mais duros, a mastigação ocorre predominantemente sobre as áreas do primeiro molar e segundo pré-molar.[61-63] A força de mordida de indivíduos com próteses totais representa apenas um quarto daquela dos indivíduos com dentes naturais.[63]

Papel dos tecidos moles na mastigação

A mastigação não poderia ser realizada sem a ajuda de estruturas de tecidos moles adjacentes. Quando o alimento é introduzido na boca, os lábios guiam e controlam a ingestão ao mesmo tempo, selando a cavidade oral. Os lábios são especialmente necessários quando se está introduzindo um líquido. A língua desempenha um papel importante não apenas no paladar, mas também no movimento do alimento dentro da cavidade oral para uma mastigação suficiente. Quando o alimento é introduzido, a língua geralmente inicia o processo de rompimento, pressionando-o contra o palato duro. Em seguida, empurra o alimento para as superfícies oclusais dos dentes, onde podem ser esmagados durante o movimento de mastigação. No decorrer da fase de abertura do próximo movimento de mastigação, a língua reposiciona os alimentos parcialmente esmagados contra os dentes para outras quebras. Enquanto a língua reposiciona o alimento no lado lingual, o músculo bucinador (na bochecha) realiza a mesma tarefa no lado vestibular. O alimento é, assim, continuamente substituído nas superfícies oclusais dos dentes, até que as partículas estejam suficientemente pequenas para serem engolidas de forma eficiente. A língua é também eficaz na divisão dos alimentos em porções que necessitam de mais mastigação e porções que estão prontas para serem engolidas. Ao fim, a língua ainda varre os dentes para remover qualquer resíduo de alimento aprisionado na cavidade oral.

Deglutição

A deglutição constitui uma série de contrações musculares coordenadas que movimentam um bolo alimentar da cavidade oral, através do esôfago, para o estômago. Ela é composta de atividade muscular reflexa, voluntária e involuntária. A decisão de engolir depende de diversos fatores: o grau de consistência do alimento, a intensidade do sabor e o grau de lubrificação do bolo. Durante a deglutição os lábios estão fechados, vedando a cavidade oral. Os dentes são levados para a sua posição de máxima intercuspidação, estabilizando, assim, a mandíbula.

A estabilização da mandíbula é parte importante da deglutição, devendo estar fixa para que a contração do supra-hioide e infra-hioide possa controlar adequadamente o movimento do osso hioide, necessário à deglutição. No adulto, a deglutição normal que utiliza os dentes para estabilizar a mandíbula é chamada de *deglutição somática*. Quando os dentes não estão presentes, como na criança, a mandíbula deve ser fixada por outros meios. Na deglutição infantil, ou *deglutição visceral*,[64] a mandíbula é apoiada pela colocação da língua para a frente e entre as arcadas dentais ou rodetes gengivais. Esse tipo de deglutição ocorre até a erupção dos dentes posteriores.

À medida que erupcionam e entram em oclusão, os dentes posteriores apoiam a mandíbula, e a deglutição adulta é iniciada. Em certas ocasiões, a transição normal da deglutição infantil para a deglutição adulta não ocorre, o que pode ser consequência da falta de suporte dos dentes por má posição ou relação incorreta entre os arcos. A deglutição infantil também pode ser mantida quando o desconforto se manifesta durante o contato dos dentes, em função de cárie ou sensibilidade dentária. Quando a deglutição infantil é prolongada, uma consequência é a vestibularização dos dentes anteriores decorrente do potente músculo da língua, o que pode se apresentar clinicamente como uma mordida aberta anterior (sem contato dos dentes anteriores). Deve-se observar, entretanto, que a pressão da língua não leva, necessariamente, à alteração na posição dos dentes.

Na deglutição adulta normal, a mandíbula é estabilizada pelos contatos dentários. O contato médio dos dentes[45] durante a deglutição dura cerca de 683 ms, três vezes mais que durante a mastigação. A força aplicada aos dentes[45] no processo de deglutição é de cerca de 30 kg, o que representa 3,5 kg a mais que a força aplicada durante a mastigação.

Acredita-se[65-68] que, quando estabilizada, a mandíbula é levada para uma posição um tanto posterior, ou de retração. Se os dentes não se adaptam bem nessa posição, ocorre um deslize anterior até a posição de intercuspidação. Estudos indicam que, quando os dentes estão uniformemente em contato e, simultaneamente, na posição de retração de fechamento, os músculos da mastigação parecem funcionar em níveis mais baixos de atividade e mais harmoniosamente durante a mastigação.[69] É da opinião deste autor que a qualidade da posição de intercuspidação determinará a posição da mandíbula durante a deglutição, e não uma relação de retração com a fossa. Deslizamentos anteriores são raramente vistos durante a função. Engramas musculares e atividade reflexa mantêm o fechamento da mandíbula na posição de intercuspidação; conceito que será discutido no Capítulo 5.

Embora seja um ato contínuo, a deglutição será, para fins de discussão, dividida em três estágios (Figura 2.14).

Primeiro estágio

O primeiro estágio da deglutição é voluntário e começa com uma separação seletiva do alimento mastigado em massa ou bolo alimentar, que é realizada principalmente pela língua. O bolo alimentar é colocado no dorso da língua e pressionado levemente contra o palato duro. A ponta da língua repousa no palato duro, logo atrás dos dentes incisivos. Os lábios são selados, e os dentes se juntam. A presença do bolo alimentar na mucosa do palato inicia uma onda reflexa de contração na língua, que pressiona o bolo alimentar para trás. À medida que atinge a parte posterior da língua, o bolo alimentar é transferido para a faringe.

Segundo estágio

Uma vez que o bolo alimentar atinge a faringe, uma onda peristáltica causada pela contração dos músculos constritores da faringe o carrega até o esôfago. O palato mole sobe para tocar a parede posterior da faringe, selando as passagens nasais. A epiglote bloqueia as vias respiratórias da faringe para a traqueia e mantém o alimento no esôfago. Durante esse estágio da deglutição, a atividade muscular da faringe abre os orifícios da tuba de Eustáquio, que normalmente estão fechados.[25] Estima-se que o primeiro e segundo estágios da deglutição, juntos, durem cerca de 1 segundo.

Terceiro estágio

O terceiro estágio da deglutição consiste na passagem do bolo alimentar ao longo da extensão do esôfago e para dentro do

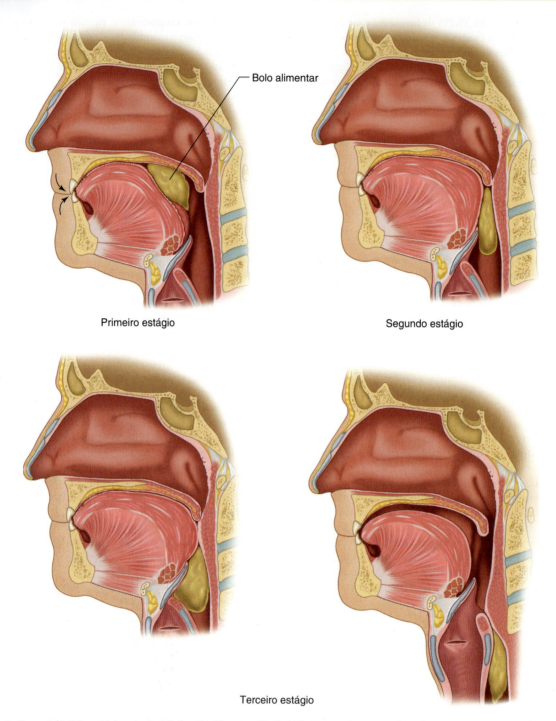

• **Figura 2.14** Três estágios da deglutição. (De Silverman SI: *Oral Physiology*, St Louis, MO, 1961, Mosby Yearbook, p 377.)

estômago. Ondas peristálticas levam de 6 a 7 s para transportar o bolo alimentar pelo esôfago. À medida que o bolo alimentar se aproxima do esfíncter cárdico, este relaxa e deixa o alimento entrar no estômago. Na porção superior do esôfago, os músculos são principalmente voluntários e podem ser utilizados para retornar o alimento para a boca, quando necessário, para uma mais completa mastigação. Na porção inferior, os músculos são inteiramente involuntários.

Frequência da deglutição

Estudos[70] têm demonstrado que o ciclo da deglutição ocorre 590 vezes durante um período de 24 h: 146 ciclos durante a mastigação, 394 ciclos entre as refeições enquanto acordado, e 50 ciclos durante o sono. Baixos níveis de fluxo salivar durante o sono resultam em menor necessidade de deglutição.[71]

Fala

A fala, a terceira principal função do sistema mastigatório, ocorre quando um volume de ar é forçado dos pulmões pelo diafragma e passa através da laringe e da cavidade oral. Contrações e relaxamentos controlados das cordas vocais ou bandas da faringe criam um som com a entonação desejada.[25] Uma vez que o tom é alcançado, a forma precisa que é assumida pela boca determina a ressonância e articulação exatas do som. Como é produzida pela liberação de ar dos pulmões, a fala ocorre durante o estágio de expiração da respiração. A inspiração de ar é relativamente rápida e se dá ao fim de uma frase ou em uma pausa. A expiração é longa, permitindo que uma série de sílabas, palavras ou frases sejam pronunciadas.

Articulação do som

Pela variação das relações entre os lábios e a língua no palato e dentes, pode-se produzir uma variedade de sons.[25] Importantes sons formados pelos lábios são as letras "M", "B" e "P". Ao emitir estes sons, os lábios se juntam e se tocam. Os dentes são importantes para o som do "S". As bordas incisais dos incisivos superiores e inferiores se aproximam, mas não se tocam. O ar é passado entre os dentes, e o som de "S" é produzido. A língua e o palato são especialmente importantes na formação do som de "D". A ponta da língua se eleva para tocar o palato diretamente atrás dos incisivos.

Muitos sons também podem ser formados por meio de uma combinação dessas estruturas anatômicas. Por exemplo: a língua toca os incisivos superiores para formar o som de "T". O lábio inferior toca as bordas incisais dos dentes superiores para formar o som de "F" e "V". Para sons como o "K" e o "G", a porção posterior da língua se eleva para tocar o palato mole (Figura 2.15).

Durante as primeiras fases da vida, somos ensinados a articular adequadamente os sons para a fala. Os contatos dentários não ocorrem durante a fala. Se um dente mal posicionado entra em contato com o dente oposto durante a fala, estímulos sensoriais do dente e dos ligamentos periodontais rapidamente retransmitem a informação para o SNC. O SNC analisa isso como potencialmente prejudicial, e imediatamente altera o padrão da fala por meio de vias nervosas eferentes. Um novo padrão de fala, que evita o contato dos dentes, é desenvolvido e pode resultar em um ligeiro desvio lateral da mandíbula para produzir o som desejado sem contato dentário.

Uma vez que é aprendida, a fala ocorre quase inteiramente sob controle inconsciente do sistema neuromuscular. Neste sentido, pode ser considerada um reflexo condicionado, ou aprendido.

Considerações sobre a dor orofacial

A dor, uma das principais experiências de emoções negativas humanas, exige atenção e resposta. Alertas agudos de dor são dados aos indivíduos contra danos, permitindo, assim, a remoção da ameaça. A dor aguda fornece proteção contra desafios ambientais (reflexo nociceptivo). É fundamental para a sobrevivência e, por conseguinte, tem uma finalidade. Entretanto, algumas dores podem durar mais que o tempo de cura normal e, consequentemente, não têm valor de proteção: são as chamadas dores crônicas, que podem se tornar destrutivas para o espírito humano, levando a uma redução significativa na qualidade de vida. Alguns tipos mais comuns de dor crônica se originam de estruturas musculoesqueléticas. Dores crônicas nas costas e no pescoço são muito frequentes na população em geral. A prevalência de dor no pescoço em 12 meses varia entre 30 e 50%.[72] Em um estudo,[73] 33% dos trabalhadores entre 30 e 64 anos de idade relataram dores musculoesqueléticas no mês anterior, e 20% deles mencionaram vários locais de dor. Estas dores são geralmente contínuas e podem diminuir significativamente a capacidade funcional do indivíduo. Tal perda de função compromete a qualidade de vida de uma pessoa. Estima-se que 10% da população em geral, com idade superior a 18 anos, tenha dor relacionada com a disfunção temporomandibular (DTM).[74] A prevalência de dor orofacial entre indivíduos de 30 a 31 anos de idade, na população em geral, tem sido relatada como de 23%.[75] Em outro estudo,[76] entre 23 e 24%

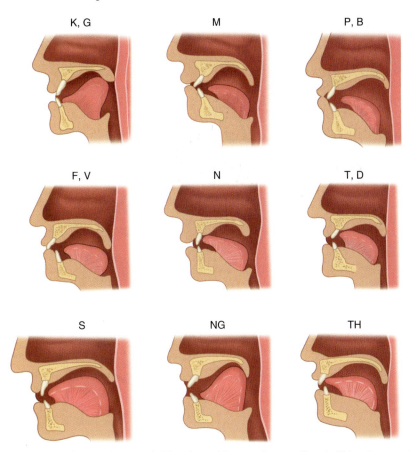

• **Figura 2.15** Articulação de fonemas da língua inglesa produzida pelo posicionamento específico de lábios, língua e dentes. (De Jenkins GN: *The Physiology of the Mouth*, ed 4, Oxford, UK, 1978, Blackwell Scientific Publications, p 582.)

dos pacientes com 45 anos de idade, na população como um todo, mencionaram dor no ato de mastigação.

A dor crônica não apenas prejudica em nível individual, mas tem enormes efeitos sobre a sociedade. Nos EUA, a dor nas costas que acomete trabalhadores entre 40 e 65 anos de idade tem um custo para os empregadores estimado em U$ 7,4 bilhões por ano,[77] enquanto a dor no pescoço limita a capacidade de trabalho entre 1,7 e 11,5%.[72] Quando o impacto emocional e econômico da dor crônica é avaliado, é óbvio que o prestador de cuidados de saúde tem um importante papel para ajudar a aliviá-la. A triste verdade é que os prestadores de cuidados da saúde são mais treinados para controlar a dor aguda, e não a variedade de dores crônicas. Como prestadores de cuidados de saúde, eles deveriam assumir a responsabilidade de cuidar de pacientes com dor crônica.

Certamente, a dor crônica nos membros e nas costas afeta grandemente a qualidade de vida, mas, para o paciente que experimenta uma dor orofacial crônica, elementos emocionais adicionais se tornam considerações importantes. É interessante observar que aproximadamente 45% do córtex sensorial humano são dedicados a face, boca e estruturas orais (Figura 2.16). Esse nível de dedicação sensorial sugere que tais estruturas têm importante significado para o indivíduo. Na verdade, a sensação de dor nas estruturas representa um intenso fardo para a pessoa. Por exemplo: a dor nas estruturas orofaciais limita significativamente a capacidade de mastigar, essencial para a sobrevivência. Embora hoje seja possível sustentar a vida sem o ato de mastigar (i. e., com dietas líquidas, tubos estomacais e alimentação intravenosa), sabe-se, instintivamente, que a incapacidade para se alimentar ameaça a existência; a dor crônica na face, portanto, ameaça em demasia a sobrevivência. Além disso, a dor nas estruturas orofaciais compromete a capacidade de fala, fundamental em uma sociedade tão dependente da comunicação.

A dor orofacial crônica ainda prejudica a capacidade do indivíduo de se engajar com sucesso na sociedade, tanto no plano privado quanto profissional. Um terceiro aspecto da dor orofacial crônica, que muitas vezes passa despercebido pelo clínico, é o seu forte componente emocional, uma vez que as estruturas orofaciais são peças importantes para o indivíduo expressar suas emoções. Os sorrisos e as caretas, o riso e as lágrimas são expressos pela face. Atividades íntimas, como beijar, também ficam comprometidas pela dor facial. A maioria dos clínicos é completamente alheia a essa questão, muito relevante e particular, da dor orofacial. Mas eles deveriam estar conscientes de que a dor sentida nas estruturas orofaciais é bem mais ameaçadora, representativa e pessoal do que a dor sentida em outras áreas do corpo. Muitos dentistas que não levam esta relação em consideração movem um paciente diretamente para exames ou tratamentos, sem levar em conta o impacto emocional da dor. Os dentistas precisam compreender e considerar seriamente os fatores psicológicos que acompanham a dor orofacial, sobretudo quando esta se torna crônica.

Modulação da dor

Durante muitos anos, acreditou-se que o grau e o número de nociceptores estimulados fossem responsáveis pela intensidade da dor percebida pelo SNC. Isto, entretanto, não foi verificado clinicamente. Em alguns pacientes, pequenas lesões causam grande dor, enquanto, em outros, apenas uma dor leve é relatada com maior lesão. À medida que se estuda a dor, torna-se cada vez mais claro que o grau de dor e sofrimento não se correlaciona bem com a quantidade de danos aos tecidos. Em vez disso, o grau de dor se relaciona mais de perto com a *ameaça detectada* da lesão e a quantidade de *atenção dada* a ela.[78-80]

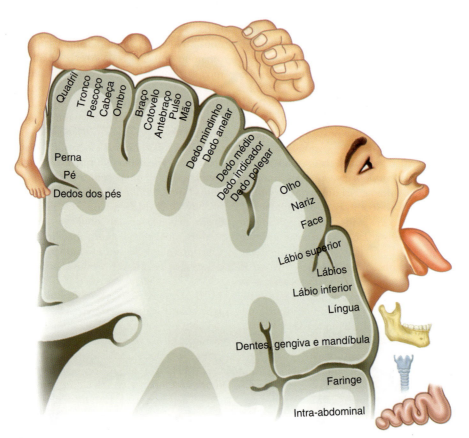

• **Figura 2.16** O homúnculo é uma representação gráfica das áreas funcionais do córtex sensorial. Aproximadamente 45% do córtex sensorial é dedicado a face, boca e garganta.

Ao ser percebido, este fenômeno desafiou as teorias anteriores sobre dor. Em 1965, a teoria do portão para o controle da dor[81] foi desenvolvida para explicá-lo, mas, em 1978, tal teoria foi modificada.[82] A modulação da dor significa que os impulsos derivados de um estímulo nocivo, que são principalmente transportados pelos neurônios aferentes dos nociceptores, podem ser alterados antes que atinjam o córtex para o reconhecimento. Esta alteração ou modulação do estímulo sensorial pode ocorrer quando o neurônio primário faz sinapse com o interneurônio ao entrar no SNC ou no momento que o estímulo ascende para o complexo do tronco encefálico e córtex. Essa alteração pode ter um efeito excitatório, o que aumenta o estímulo nocivo, ou então um efeito inibidor, que diminui o estímulo.

As condições que influenciam a modulação do estímulo nocivo podem ser psicológicas ou físicas. Fatores psicológicos se relacionam com o estado emocional do indivíduo (p. ex., alegre, triste, contente, deprimido, ansioso). Além disso, o condicionamento prévio influencia a resposta do indivíduo a um estímulo nocivo. Os fatores físicos (p. ex., descansado ou cansado) também afetam a modulação da dor. Inflamação tecidual e hiperemia tendem a aumentar a sensação de dor. Do mesmo modo, a duração do estímulo tende a afetar a dor de maneira excitatória. Em outras palavras, quanto mais tempo o estímulo é sentido, maior será a dor.

É importante neste momento distinguir as diferenças entre quatro termos: nocicepção, dor, sofrimento e comportamento de dor. *Nocicepção* se refere ao estímulo nocivo proveniente do receptor sensorial. Esta informação é transportada para o SNC pelo neurônio primário. Não é a dor, mas apenas a informação entrando no SNC.

Dor é definida pela International Association for the Study of Pain (IASP) como "uma experiência sensorial e emocional desagradável, associada a uma lesão tecidual real ou potencial ou descrita em termos de tal dano".[83] Esta definição inclui muito mais que uma simples sensação provocada por lesão tecidual. A dor tem tanto o componente sensorial como emocional. Pode resultar de lesão real do tecido; no entanto, esta lesão não é essencial. A ideia de que a dor pode ser sentida na ausência de qualquer dano tecidual é estranha para muitos clínicos; no entanto, este fenômeno ilustra a complexidade da dor. Como mencionado anteriormente, o SNC tem a capacidade de alterar ou modular o estímulo nociceptivo antes que ele atinja o córtex para o reconhecimento. O estímulo nociceptivo da lesão do tecido entrando no SNC pode, portanto, ser modificado de tal modo que ele nunca atinja o córtex sensorial e consequentemente, não resulte em dor. Esta capacidade do SNC para modular o estímulo nociceptivo é uma função extremamente importante. Como será discutido adiante, a modulação do estímulo nociceptivo pode aumentar ou diminuir a percepção de dor.

O termo *sofrimento* se refere ainda a outro fenômeno, o qual está relacionado com a maneira pela qual o indivíduo reage à percepção de dor. Quando a dor é percebida pelo córtex, uma interação muito complexa de vários fatores se inicia. Experiências passadas, expectativas, ameaça de lesão e atenção dada ao dano determinam o grau de sofrimento do indivíduo. O sofrimento, portanto, pode não ser proporcionalmente relacionado com nocicepção ou dor. Pacientes com pouca dor podem sofrer muito, enquanto outros, com significativa dor, podem sofrer menos.

Já *comportamento de dor*, outro termo com um significado diferente, diz respeito a ações individuais audíveis e visíveis que comunicam seu sofrimento a outras pessoas. O comportamento da dor, a única comunicação que o clínico recebe em relação à experiência de dor, é tão individual como as próprias pessoas.

O clínico deve reconhecer que a informação relatada ao terapeuta pelo paciente não é nocicepção ou dor, ou mesmo sofrimento. O paciente se refere apenas ao comportamento da dor. No entanto, é por intermédio dessa comunicação que o clínico deve ter uma visão do problema do paciente, na tentativa de controlar os distúrbios da dor, o que não é uma tarefa fácil.

Como se sabe hoje em dia, o corpo tem pelo menos três mecanismos pelos quais a dor pode ser modulada:[84] (1) o sistema de estimulação cutânea não dolorosa, (2) o sistema de estimulação dolorosa intermitente e (3) o sistema de modulação psicológica.

Sistema de estimulação cutânea não dolorosa. Fibras nervosas que transportam informações para o SNC (fibras aferentes) têm várias espessuras. Como dito, quanto maior o diâmetro da fibra, mais rápido o impulso é transmitido. Os aferentes são divididos em quatro grupos principais, de acordo com o tamanho: I (a e b), II, III e IV. Outro sistema utiliza letras maiúsculas com subdivisões em letras gregas: A-alfa, equivalente ao grupo I; A-beta, para o grupo II, A-delta, para o grupo III; e C, para o grupo IV. As divisões A-delta e C são as principais condutoras de dor. As grandes fibras A (grupo I) transmitem as sensações de toque, movimento e posição (propriocepção). Foi postulado que, se forem estimuladas ao mesmo tempo que as menores, as fibras maiores têm precedência e mascaram as entradas das menores no SNC.[82] Isso foi inicialmente descrito como a teoria do portão para o controle da dor (*gate control theory*, no original).[85] De acordo com essa teoria, para que o efeito seja forte, a estimulação das fibras mais espessas deve ser constante e abaixo de um nível doloroso. O efeito é imediato e normalmente desaparece depois que o estímulo das fibras mais espessas é removido.

Um exemplo clínico da teoria do portão para o controle da dor ocorre quando um indivíduo acidentalmente bate com o martelo em seu dedo. A dor rapidamente provoca uma resposta do indivíduo para esfregar ou apertar o dedo ferido. Essa fricção ou sacudida excita os proprioceptores e os mecanorreceptores, que, por sua vez, impedem a entrada da atividade da fibra-C carregando os estímulos nocivos. O resultado é menos dor.

Estímulos nocivos que atingem a medula espinal podem também ser alterados praticamente em cada sinapse no caminho ascendente para o córtex. Esta modulação da dor é atribuída a várias estruturas denominadas coletivamente *sistema inibitório descendente*, o qual mantém uma função extremamente importante no SNC. Sabe-se hoje que o SNC recebe um bombardeio constante de impulsos sensoriais de todas as estruturas do corpo. Esta entrada sensorial é gerada nos gânglios da raiz dorsal e pode ser percebida como dolorosa.[86] Um dos papéis do sistema inibitório descendente é modular tal entrada de modo que não seja percebida pelo córtex como dor. Este sistema pode ser considerado um mecanismo analgésico intrínseco. Aparentemente, o sistema inibitório descendente utiliza diversos neurotransmissores, sendo que um dos mais importantes é a serotonina.[87-89] Esse sistema também é suscetível de desempenhar um papel importante em outras funções, anteriormente discutidas, do tronco encefálico.

O sistema inibitório descendente auxilia o tronco encefálico a suprimir ativamente os impulsos para o córtex. A importância desta função se torna evidente quando se observa o processo do sono. Para um indivíduo dormir, o tronco encefálico e o sistema inibitório descendente devem inibir a entrada sensorial (visão, audição, tato, paladar, olfato) para o córtex. Sem um bom funcionamento do sistema inibitório descendente, o sono seria impossível. Com o mau funcionamento do sistema inibitório descendente, é ainda provável a permissão da entrada de estímulos sensoriais indesejáveis que ascendam ao córtex e sejam percebidos como dor. Nessa condição, a dor é percebida na ausência de um estímulo nocivo. Isso é exatamente o que é visto rotineiramente em centros de tratamento de dor crônica.[90] Em outras palavras, pacientes relatam dor significativa na ausência de causa aparente.

Estimulação nervosa elétrica transcutânea (TENS) é um exemplo do sistema de estimulação cutânea não dolorosa mascarando uma sensação dolorosa. Constantes impulsos subliminares em nervos de maior espessura próximos ao local da lesão ou outra lesão bloqueiam a entrada de nervos menores, evitando que os estímulos nervosos dolorosos cheguem ao encéfalo. Quando os TENS são interrompidos, no entanto, a dor geralmente retorna. (O uso de TENS no tratamento de certas condições dolorosas é discutido no Capítulo 11.)

Sistema de estimulação dolorosa intermitente. Outro tipo de sistema de modulação da dor pode ser evocado por estimulação de áreas do corpo com altas concentrações de nociceptores e baixa impedância elétrica. A estimulação destas áreas pode reduzir a dor sentida em locais distantes. Essa redução se deve à liberação de recursos endógenos opioides denominados *endorfinas*. Endorfinas são polipeptídios produzidos no corpo que parecem ter efeitos tão poderosos como os da morfina (ou possivelmente até mais) na redução da dor.

Dois tipos básicos de endorfina foram identificados: as encefalinas e as betaendorfinas. As encefalinas parecem ser liberadas no líquido cefalorraquidiano e, consequentemente, agem com rapidez e localmente para reduzir a dor. As betaendorfinas são liberadas na corrente sanguínea como hormônios pela hipófise e agem mais lentamente que as encefalinas, mas seu efeito é mais duradouro.

Para que as endorfinas sejam liberadas, parece que certas áreas do corpo devem ser estimuladas de modo intermitente a um nível de dor. Esta é a base da acupuntura:[91-93] uma agulha é colocada em uma área específica do corpo, que tem alta concentração de nociceptores e baixa impedância elétrica; ela é torcida 2 vezes/s, aproximadamente, para criar baixos níveis de dor intermitentes. Esta estimulação provoca a liberação de certas encefalinas no líquido cefalorraquidiano, o que reduz a dor sentida em tecidos inervados por aquela área. As betaendorfinas são liberadas na corrente sanguínea por exercício físico, especialmente exercício prolongado, o que pode ajudar a explicar por que corredores de longa distância muitas vezes experimentam uma sensação de euforia depois de uma corrida ("o barato da corrida"). Uma vez que são liberadas na corrente sanguínea, as betaendorfinas criam um efeito mais generalizado em todo o corpo e mais duradouro que o efeito das encefalinas.

Sistema de modulação psicológica. Atualmente, a maneira precisa pela qual o sistema de modulação psicológica funciona não é bem compreendida. No entanto, acredita-se que exerça grande influência sobre o sofrimento que um indivíduo experimenta. Por exemplo: certos estados psicológicos afetam a dor, alguns de maneira positiva, outros negativamente. O aumento dos níveis de estresse emocional pode ser fortemente correlacionado com os níveis mais elevados de dor.[94] Outras condições que parecem intensificar a experiência de dor são medo, ansiedade, depressão, desespero e incerteza. Como mencionado, a quantidade de atenção dada a uma lesão, bem como a consequência de uma lesão, pode ter grande influência no sofrimento. Pacientes que dedicam uma grande atenção à sua dor são propensos a sofrer mais. Inversamente, os pacientes capazes de desviar a atenção de sua dor são propensos a sofrer menos. Distrações, como atividades físicas ou psicológicas, muitas vezes podem ser bastante úteis na redução da dor. Estados psicológicos, como confiança, segurança, tranquilidade e serenidade, devem ser incentivados. O condicionamento e a experiência prévia também afetam o grau de sensação de dor. (O sistema de modulação psicológica será discutido em capítulos posteriores.)

Análise racional. Após o conceito de modulação de dor ser entendido, a dor pode ser vista como muito mais que uma mera sensação ou reflexo. É o resultado final de um processo que tem sido alterado desde suas origens (nociceptores) até seu destino (córtex) por ambos os fatores, físicos e psicológicos. Ela pode ser mais bem descrita como uma experiência, e não apenas uma sensação, especialmente quando é de longa duração. Uma compreensão de dor e, eventualmente, de sofrimento pode ser mais uma consideração importante no atendimento dos pacientes.

Tipos de dor

Para melhor entender e tratar a dor, o clínico deve ser capaz de diferenciar a sua *origem* de seu *local*. Embora estas palavras pareçam ter o mesmo significado, são conceitos diferentes. A região da dor é o local onde o paciente diz senti-la. Já a origem da dor é onde ela realmente se origina. Os clínicos podem ser tentados a supor que origem e local são idênticos, mas nem sempre são. Quando um paciente descreve uma dor local cuja origem está no mesmo local, esta é chamada de *dor primária*. Uma dor primária é facilmente compreendida, pois é o tipo de dor mais comum. Um bom exemplo seria uma dor de dente. O paciente sente dor em um dente especificamente, e um exame odontológico revela que este dente tem uma grande lesão cariosa, que está causando a dor. (O local da origem é o mesmo.)

Entretanto, nem todas as dores são primárias, o que pode trazer dificuldades ao tratamento de distúrbios da mastigação. Algumas dores têm seu local e sua origem em diferentes localizações. Em outras palavras, onde o paciente sente dor não é o local de origem. Estas são chamadas de *dores heterotópicas*. Há, geralmente, três tipos de dores heterotópicas. A primeira é a *dor central*. Quando um tumor ou outro distúrbio está presente no SNC, a dor é frequentemente sentida não no SNC, mas em estruturas periféricas. Por exemplo, alguns tumores cerebrais podem produzir dor na face, no pescoço e até nos ombros, sendo muitas vezes acompanhada de sintomas sistêmicos, como náuseas, fraqueza muscular, dormência e distúrbios de equilíbrio. A causa iniciadora é o tumor no cérebro, porém os sintomas são sentidos fora do SNC.

Um segundo tipo de dor heterotópica é a *dor projetada*, em que distúrbios neurológicos causam sensações dolorosas nas áreas periféricas da mesma raiz nervosa que está comprometida. Um exemplo de dor projetada é o pinçamento de um nervo na região cervical, que produz uma dor irradiada para braços, mãos e dedos. O local da dor é nas mãos e nos dedos, mas a origem é na região cervical.

Um terceiro tipo de dor heterotópica é a *dor referida*, na qual as sensações são sentidas não no nervo envolvido, mas em outros ramos do mesmo nervo ou em um nervo inteiramente diferente. Um exemplo de dor referida é a dor cardíaca. Quando um paciente sofre um infarto do miocárdio (ataque cardíaco), a dor é frequentemente sentida no pescoço e na mandíbula, irradiando para o braço esquerdo, e não na área do coração.[95-97]

A dor referida não é uma ocorrência ao acaso, mas geralmente segue determinadas regras clínicas. (1) A ocorrência mais frequente de dor referida é dentro de uma raiz nervosa única, passando de uma ramificação para outra (p. ex., uma dor no molar inferior referindo a um molar superior). Neste caso, o ramo mandibular do quinto nervo craniano (trigêmeo) está referindo a dor para o ramo maxilar do mesmo nervo. Essa é uma ocorrência bastante comum com a dor de dentes. Geralmente, se a dor é referida para outra distribuição do mesmo nervo, ela ocorrerá de maneira "laminada".[84] Isso significa que os incisivos referem para incisivos, pré-molares para pré-molares e molares para molares do mesmo lado da boca. Em outras palavras, os molares não se referem à dor de dentes nos incisivos ou incisivos a molares. (2) Algumas vezes, a dor referida pode ser sentida fora do nervo responsável por ela.

Quando isso ocorre, geralmente se move em direção cefálica (para cima, em direção à cabeça), e não caudal. (3) Na área trigeminal, a dor referida raramente cruza a linha média, a menos que se origine na linha média. Por exemplo: a dor na ATM direita não passa para o lado esquerdo da face. Entretanto, isso não é verdadeiro na região cervical ou abaixo dela; a dor cervicoespinal pode ser referida através da linha média, embora normalmente fique no mesmo lado que a origem. Tem sido demonstrado que mesmo a dor cardíaca atravessa da esquerda para a direita da mandíbula.[96]

A dor heterotópica é encontrada com frequência em problemas na cabeça e no pescoço e deve ser identificada pelo clínico para se conseguir um tratamento bem-sucedido. Um conceito básico é que, para que o tratamento seja eficaz, deve ser direcionado à origem, e não ao local da dor. Tratando-se de dor primária, o clínico não deve encontrar dificuldades, porque o local da origem é o mesmo. Em caso de dor heterotópica, no entanto, um erro comum é tratar o local da dor, o que sempre levará ao fracasso na resolução do problema. Um exemplo de esforço equivocado seria o tratamento da dor dentária na região mandibular em um paciente que está tendo um ataque cardíaco. Ou seja: o tratamento deve ser focado na *origem*, e não no local da dor.

Outra regra a ser lembrada é que a provocação do local de origem da dor causa um aumento nos sintomas, mas a provocação do local da dor geralmente não agrava os sintomas. Por exemplo, se a ATM é a fonte da dor, o movimento mandibular (provocação local) acentua a dor; entretanto, se os músculos cervicais são a fonte e a dor é referida na região da ATM (situação comum), o paciente se queixa da dor na ATM, mas a função da mandíbula não aumenta esta dor. Isso também é verdadeiro quando a dor cardíaca é referida na mandíbula. A função mandibular não aumenta a dor. A dor que é sentida nas estruturas da mastigação mas não é acentuada pela função da mandíbula deve ser encarada com desconfiança. Pode ser proveniente de outra estrutura, portanto, o tratamento do aparelho mastigatório não terá sucesso.

Efeito excitatório central

Apesar de a dor referida ser reconhecida clinicamente há anos, o mecanismo preciso pelo qual isso é criado ainda não foi bem documentado. Parece que certos estímulos para o SNC, tais como a dor profunda, podem gerar um efeito excitatório sobre outros interneurônios não associados. Esse fenômeno é chamado de *efeito excitatório central*. Tem sido sugerido que os neurônios que transportam estímulos nociceptivos ao SNC podem excitar outros interneurônios de duas maneiras possíveis. A primeira explicação sugere que, se é constante e prolongado, o estímulo aferente bombardeia continuamente o interneurônio, resultando em um acúmulo de substância neurotransmissora na sinapse. Se este acúmulo se torna grande, a substância neurotransmissora pode se espalhar para um interneurônio adjacente, fazendo com que se torne também excitado. A partir daí, os impulsos irão para o encéfalo, centralmente, e o encéfalo percebe a nocicepção como transmitida por ambos os neurônios. O neurônio excitado originalmente é que proporciona estímulos da origem verdadeira da dor (dor primária), enquanto o outro neurônio está apenas centralmente excitado. A percepção da dor pelo encéfalo a partir deste neurônio é, portanto, dor heterotópica (dor referida, especificamente).

Uma segunda explicação do efeito excitatório central é o da convergência.[98-100] Está muito bem documentado que muitos neurônios de entrada podem fazer sinapse com um único interneurônio. Este único interneurônio pode ser, ele próprio, um dos muitos neurônios que convergem para fazer sinapse com o próximo interneurônio ascendente. Uma vez que esta convergência se aproxima do tronco encefálico e do córtex, pode ser cada vez mais difícil para o córtex avaliar a localização precisa do estímulo. Em circunstâncias normais, o córtex faz um excelente trabalho de diferenciar o local. No entanto, na presença de dor profunda contínua, a convergência pode confundir o córtex, resultando na percepção de dor em estruturas normais (dor heterotópica).

É importante perceber que nem todas as dores causam efeito excitatório central. O tipo de dor que pode criar esses efeitos de dor heterotópica é constante (não intermitente) e tem sua origem em estruturas profundas (não a pele ou gengiva). Exemplos de estruturas que podem produzir *dor profunda* são estruturas musculoesqueléticas, neurais, vasculares e viscerais.

De particular interesse é a relação do trato descendente do nervo trigêmeo com as raízes dorsais superiores, a qual explica como uma dor profunda na região cervical pode ser comumente encaminhada para a face. É importante lembrar que o estímulo sensorial do nervo trigêmeo faz sinapses no núcleo espinal V. Também é importante observar que a região mais caudal do núcleo do trato espinal se estende inferiormente na região onde os nervos cervicais superiores entram na medula espinal (nervos cervicais de 1 a 5). Os neurônios do trigêmeo, bem como os dos pares de nervos cranianos VII, IX e X, compartilham, portanto, o mesmo feixe de neurônios com os neurônios da coluna cervical superior.[101-103] Esta convergência do trigêmeo e dos nervos cervicais é uma explicação anatômica e fisiológica par a dor referida a partir da região cervical para a trigeminal. Esta condição está representada graficamente na Figura 2.17.

Os músculos cervicoespinais e a ATM oferecem um exemplo do efeito excitatório central. Não é raro para um indivíduo experimentar uma lesão cervicoespinal de extensão-flexão (efeito chicote) em um acidente de carro.[104] Se, depois de várias semanas, não for resolvida, a condição se torna uma fonte de dor profunda e constante. Este estímulo de dor se origina nos neurônios primários, que fazem sinapse com os interneurônios, e as mensagens convergem para o SNC. Se, na sinapse do interneurônio, uma superprodução de substância neurotransmissora (ou um efeito de convergência) ocorrer, um interneurônio próximo pode ser excitado. A partir deste ponto, o interneurônio centralmente excitado transporta a informação nociceptiva para o encéfalo. Se o neurônio aferente está fornecendo informação a partir de tecidos da ATM, o encéfalo, então, interpreta a informação como dor na ATM.[105-107] Em outras palavras, a interpretação final da experiência de dor é que existe dor tanto na área cervicoespinal como na região da ATM (ver Figura 2.17). A região cervicoespinal é a origem (primária) verdadeira da dor; e a ATM, o local da dor referida (heterotópica). Assim, embora possa estar funcionando normalmente, a área da ATM fica dolorida por causa deste efeito excitatório central. O tratamento do aparelho mastigatório não resolve as queixas, pois este é somente o local da dor, e não a origem.

Este exemplo deve ser considerado pelo dentista ao tratar pacientes com transtornos de dor facial, uma vez que estes ocorrem com muita frequência. A falha em reconhecer essa condição certamente levará a um diagnóstico incorreto e tratamento inadequado. A importância deste fenômeno não pode ser subestimada pelo dentista que trata dor. As implicações deste efeito excitatório central são discutidas em capítulos posteriores.

Manifestações clínicas do efeito excitatório central

Os efeitos excitatórios centrais podem apresentar diversas manifestações clínicas distintas, de acordo com o tipo de interneurônio afetado (aferente, eferente ou autônomo).

Quando interneurônios *aferentes* estão envolvidos, a dor referida é frequentemente relatada. A dor referida é totalmente dependente

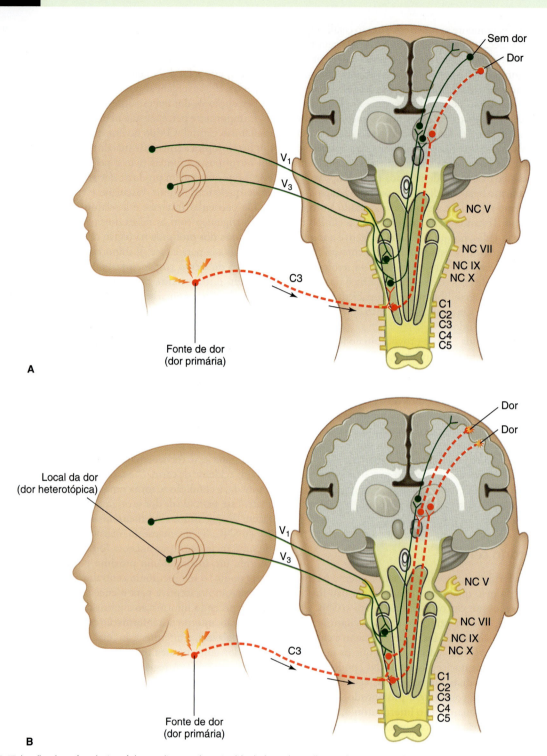

● **Figura 2.17** Lesão do músculo trapézio resulta em dano tecidual. A nocicepção resultante na região cervical é transmitida para o neurônio de segunda ordem e retransmitida aos centros superiores para interrupção. À medida que este estímulo se prolonga, o neurônio convergente adjacente também fica excitado centralmente e retransmite nocicepção adicional para os centros superiores. O córtex sensorial percebe, então, dois locais de dor. Uma área é a região do trapézio, que representa uma fonte verdadeira de nocicepção (dor primária). A segunda área de percepção de dor é sentida na região da ATM, que é apenas um local de dor, não a origem dela. Esta dor é heterotópica (referida). (De Okeson JP: *Bell's Orofacial Pains*, ed 7, Chicago, IL, 2014, Quintessence Publishing Co, Inc, p 75.)

da origem da dor. Em outras palavras, a provocação *local* da dor não acentua a sensação experimentada pelo paciente. No entanto, a provocação da *fonte* originária da dor aumenta a dor tanto na origem como no local da dor. Um bloqueio anestésico local reduz ambas as dores: a na origem e a referida. Um bloqueio de diagnóstico das áreas dolorosas pode ser extremamente valioso no fornecimento de informações para ajudar a diferenciar o local e a origem da dor, o que é essencial para a escolha do tratamento adequado (e é discutido com mais detalhes no Capítulo 10).

Outro tipo de sensação de dor que pode ser experimentada quando os interneurônios aferentes são estimulados é a *hiperalgesia secundária*.[108] Para compreender esta condição, o termo deve ser dividido e explicado. Hiper significa "levantado" ou "aumentado". Algesia sugere uma condição dolorosa. A palavra, na verdade, significa uma sensibilidade maior ao estímulo nervoso. Quando um estímulo normalmente não doloroso, como o toque leve, produz dor, esta condição é conhecida como *alodinia*. Hiperalgesia primária/alodinia ocorre quando há um aumento da sensibilidade como resultado de alguns fatores locais, tais como uma farpa no dedo. Depois de algumas horas, o tecido ao redor da farpa se torna bastante sensível ao toque. Trata-se de uma hiperalgesia primária/alodinia, porque a fonte do problema (farpa) está no mesmo local da sensibilidade. A hiperalgesia secundária/alodinia está presente quando há um aumento da sensibilidade dos tecidos, sem uma causa local. Uma localização comum para a hiperalgesia secundária/alodinia é o couro cabeludo. Pacientes que sofrem de dor profunda constante normalmente relatam que seus cabelos "doem". Quando o couro cabeludo é examinado, nenhuma causa local pode ser encontrada. Esta é uma ocorrência bastante frequente em casos de dor de cabeça e pescoço.

A hiperalgesia secundária e a alodinia são ligeiramente diferentes da dor referida, pois um bloqueio anestésico na fonte da dor não pode interromper imediatamente os sintomas. Em vez disso, a hiperalgesia secundária e a alodinia podem se prolongar por algum tempo (12 a 24 h) após o bloqueio ser administrado. Este recurso clínico pode causar alguma confusão durante o diagnóstico.

Até agora, apenas o efeito excitatório central foi considerado produtor de sintomas da dor. Isso é verdadeiro quando os interneurônios aferentes estão envolvidos. Se o efeito excitatório central envolver neurônios eferentes, no entanto, as respostas motoras podem ser experimentadas. Um efeito eferente comum secundário à dor profunda constante é uma excitação reflexa do músculo que modifica ligeiramente a sua atividade funcional.[109] Como discutido, o GPC regula as atividades rítmicas da mandíbula. Quando a boca está aberta, os músculos depressores são, portanto, ativados, enquanto os músculos elevadores estão relaxados. Entretanto, na presença de dor, o SNC parece responder de forma diferente. Stohler e Ash[12] demonstraram que, quando a dor facial é introduzida experimentalmente em indivíduos normais, o músculo masseter revela aumento da atividade eletromiográfica durante a abertura da boca. Esta ação antagonista do músculo provoca diminuição na velocidade e no grau de abertura da boca. Considera-se que o SNC produz estes efeitos para proteger a parte ameaçada.[9]

Tal fenômeno é chamado de *cocontração protetora*, já que há uma contração simultânea dos grupos musculares antagônicos. Bell[110] reconheceu esta resposta do SNC como uma *contratura muscular protetora*. Embora seja uma resposta normal do SNC à dor profunda, essa condição pode levar à dor muscular se for prolongada. A cocontração protetora (imobilização muscular) ocorre, normalmente, no mesmo local da dor profunda ou em direção à cabeça (seguindo as mesmas regras da dor referida). Assim, a dor sentida na coluna cervical pode produzir uma resposta muscular reflexa na área do trigêmeo, como nos músculos da mastigação.[111] Essa condição é comum e, infelizmente, confunde muitos dentistas, que tratam os músculos da mastigação como a fonte principal de dor. No entanto, este tratamento isolado não resolve o problema, pois a origem da cocontração protetora está na coluna cervical. A dor cervicoespinal deve ser tratada para eliminar de maneira efetiva o problema da dor nos músculos mastigatórios.

Outro tipo de efeito eferente produzido pelo estímulo à dor profunda é o desenvolvimento de uma área localizada de hipersensibilidade entre os tecidos musculares. Essas áreas são chamadas de pontos de gatilho, os quais serão discutidos em mais detalhes nos próximos capítulos.

A compreensão dos efeitos da dor profunda nos músculos mastigatórios é extremamente importante para o tratamento do paciente. Este tópico será mais bem discutido em capítulos posteriores. Um aspecto desta dor, no entanto, deve ser tratado neste momento, pois é de vital importância no entendimento da dor muscular. Como dito antes, o estímulo da dor profunda pode induzir a cocontração protetora. Se esta cocontração for prolongada, o resultado é a dor muscular. Uma vez presente, a dor muscular representa uma origem de dor profunda, que pode continuar a produzir mais cocontração. O resultado clínico é uma condição de dor autoperpetuante. Esta condição se torna, então, completamente independente da fonte de origem da dor. Anteriormente, tal condição era chamada de espasmo muscular cíclico. Estudos recentes, contudo, deixam de apoiar o conceito de que nos músculos estejam ocorrendo espasmos.[9] Assim, a condição mencionada é mais adequadamente denominada *dor muscular cíclica*. Essa condição pode se tornar um problema de diagnóstico, uma vez que o paciente continua a relatar dor e sofrimento muito tempo depois de a causa original ser resolvida.

Como a dor muscular cíclica é um importante problema clínico para se entender, o exemplo seguinte ilustra algumas considerações no seu tratamento:

Um terceiro molar é extraído e, durante a semana que se segue, uma alveolite localizada (alvéolo seco) se desenvolve. Isso se torna uma fonte de dor profunda e constante, que, por meio do efeito excitatório central, produz cocontração protetora (imobilização muscular) do músculo masseter e dos músculos pterigóideos mediais. O paciente retorna em 5 dias queixando-se da condição dolorosa. O exame revela uma limitação de abertura da mandíbula secundária, não apenas pelo procedimento cirúrgico e pela infecção, mas também como uma resposta muscular associada à dor. Se a fonte da dor profunda for resolvida rapidamente (*i. e.*, eliminação da alveolite), a cocontração protetora se resolve e a abertura mandibular volta ao normal. Se a fonte não for resolvida rapidamente, a cocontração protetora pode, por si só, produzir dor, que depois a perpetua e estabelece uma condição de dor muscular cíclica. Nesse caso, eliminando-se a fonte original da dor (a alveolite), não se eliminará a dor muscular. O tratamento deve ser agora direcionado especificamente ao distúrbio da dor muscular mastigatória, que se tornou totalmente independente da fonte de origem da dor.

Se os efeitos excitatórios centrais envolverem os neurônios autonômicos, manifestações características serão vistas. Uma vez que o sistema autonômico controla a dilatação e constrição dos vasos sanguíneos, a variação no fluxo do sangue pode aparecer como uma vermelhidão ou um branqueamento dos tecidos envolvidos. Os pacientes podem se queixar de pálpebras inchadas ou olhos secos. Às vezes, a conjuntiva do olho fica vermelha. Mesmo sintomas típicos de alergia podem ser relatados (p. ex., nariz entupido ou coriza). Alguns pacientes podem mencionar uma sensação de inchaço da face, no mesmo lado da dor. Um inchaço clinicamente significante é raramente visto em distúrbios temporomandibulares, ainda que tal queixa seja normalmente relatada por muitos pacientes e possa representar um ligeiro edema secundário aos efeitos autonômicos.

O segredo para determinar se estes sintomas são uma consequência do efeito excitatório central é a sua unilateralidade. O efeito excitatório central não cruza a área da linha média do trigêmeo. Assim, as manifestações clínicas são normalmente observadas apenas no lado da dor profunda e constante. Em outras palavras, um olho pode estar vermelho e o outro não, uma narina pode estar congestionada e a outra não. Se a fonte do problema autonômico fosse sistêmica (p. ex., alergia), ambos os olhos estariam vermelhos e ambas as narinas congestionadas.

A compreensão destes efeitos excitatórios centrais é básica para o tratamento dos problemas de dor facial. O papel que tais condições desempenham no diagnóstico e tratamento de distúrbios temporomandibulares será discutido em detalhes nos próximos capítulos.

Referências bibliográficas

1. Okeson JP: *Bell's Oral and Facial Pain*, ed 7, Chicago, IL, 2014, Quintessence Publishing Co, Inc.
2. Okeson JP: *Bell's Orofacial Pains*, ed 6, Chicago, IL, 2005, Quintessence Publishing Co, Inc.
3. Guyton AC: *Textbook of Medical Physiology*, ed 8, Philadelphia, PA, 1991, W.B. Saunders Co.
4. deLaat A: Reflexes excitable in the jaw muscles and their role during jaw function and dysfunction: a review of the literature. Part II. Central connections of orofacial afferent fibers, *J Craniomandib* 5:247–253, 1987.
5. Dubner R, Bennett GJ: Spinal and trigeminal mechanisms of nociception, *Annu Rev Neurosci* 6:381–418, 1983.
6. Sessle BJ: The neurobiology of facial and dental pain: present knowledge, future directions, *J Dent Res* 66(5):962–981, 1987.
7. Hu JW, Dostrovsky JO, Sessle BJ: Functional properties of neurons in cat trigeminal subnucleus caudalis (medullary dorsal horn). I. Responses to oral-facial noxious and nonnoxious stimuli and projections to thalamus and subnucleus oralis, *J Neurophysiol* 45(2):173–192, 1981.
8. Sessle BJ: Recent insights into brainstem mechanisms underlying craniofacial pain, *J Dent Educ* 66(1):108–112, 2002.
9. Lund JP, Donga R, Widmer CG, Stohler CS: The pain-adaptation model: a discussion of the relationship between chronic musculoskeletal pain and motor activity, *Can J Physiol Pharmacol* 69:683–694, 1991.
10. Tsai CM, Chiang CY, Yu XM, Sessle BJ: Involvement of trigeminal subnucleus caudalis (medullary dorsal horn) in craniofacial nociceptive reflex activity, *Pain* 81(1-2):115–128, 1999.
11. Tsai C: The caudal subnucleus caudalis (medullary dorsal horn) acts as an interneuronal relay site in craniofacial nociceptive reflex activity, *Brain Res* 826(2):293–297, 1999.
12. Stohler CS, Ash MM: Excitatory response of jaw elevators associated with sudden discomfort during chewing, *J Oral Rehabil* 13(3):225–233, 1986.
13. Manns AE, Garcia C, Miralles R, Bull R, Rocabado M: Blocking of periodontal afferents with anesthesia and its influence on elevator EMG activity, *Cranio* 9(3):212–219, 1991.
14. Lund JP, Dellow PG: The influence of interactive stimuli on rhythmical masticatory movements in rabbits, *Arch Oral Biol* 16(2):215–223, 1971.
15. Nozaki S, Iriki A, Nakamura Y: Localization of central rhythm generator involved in cortically induced rhythmical masticatory jaw-opening movement in the guinea pig, *Neurophysiology* 55: 806–825, 1986.
16. Dellow PG, Lund JP: Evidence for central timing of rhythmical mastication, *J Physiol (Lond)* 215(1):1–13, 1971.
17. Lund JP: Mastication and its control by the brain stem, *Crit Rev Oral Biol Med* 2(1):33–64, 1991.
18. Yamashita S, Hatch JP, Rugh JD: Does chewing performance depend upon a specific masticatory pattern? *J Oral Rehabil* 26(7):547–553, 1999.
19. McBeth J, Chiu YH, Silman AJ, et al.: Hypothalamic-pituitary-adrenal stress axis function and the relationship with chronic widespread pain and its antecedents, *Arthritis Res Ther* 7(5):R992–R1000, 2005.
20. Nyklicek I, Bosch JA, Amerongen AV: A generalized physiological hyperreactivity to acute stressors in hypertensives, *Biol Psychol* 70(1):44–51, 2005.
21. Carlson CR, Okeson JP, Falace DA, et al.: Comparison of psychological and physiological functioning between patients with masticatory muscle pain and matched controls, *J Orofacial Pain* 7:15–22, 1993.
22. Nicholson RA, Lakatos CA, Gramling SE: EMG reactivity and oral habits among facial pain patients in a scheduled-waiting competitive task, *Appl Psychophysiol Biofeedback* 24(4):235–247, 1999.
23. Anderson DM: *Dorlands Illustrated Medical Dictionary*, ed 28, Philadelphia, PA, 1988, W.B. Saunders Co.
24. Hollingsworth HL: Chewing as a technique of relaxation, *Science* 90:385–387, 1939.
25. Jenkins GN: *The Physiology and Biochemistry of the Mouth*, ed 4, Oxford, 1974, Blackwell Scientific Publications.
26. Konno M, Takeda T, Kawakami Y, et al.: Relationships between gum-chewing and stress, *Adv Exp Med Biol* 876:343–349, 2016.
27. Petrowski K, Wintermann GB, Joraschky P, Passler S: Chewing after stress: psychosocial stress influences chewing frequency, chewing efficacy, and appetite, *Psychoneuroendocrinology* 48:64–76, 2014.
28. Nishigawa K, Nakano M, Bando E, Clark GT: Effect of altered occlusal guidance on lateral border movement of the mandible, *J Prosthet Dent* 68:965–969, 1992.
29. Lundeen HC, Gibbs CH: *Advances in Occlusion*, Boston, MA, 1982, John Wright PSC, Inc.
30. Schweitzer JM: Masticatory function in man, *J Prosthet Dent* 11:625–647, 1961.
31. Gibbs CH, Messerman T, Reswick JB, Derda HJ: Functional movements of the mandible, *J Prosthet Dent* 26:604–620, 1971.
32. Horio T, Kawamura Y: Effects of texture of food on chewing patterns in the human subject, *J Oral Rehabil* 16:177–183, 1989.
33. Pond LH, Barghi N, Barnwell GM: Occlusion and chewing side preference, *J Prosthet Dent* 55(4):498–500, 1986.
34. Beyron HL: Occlusal changes in the adult dentition, *J Am Dent Assoc* 48:674–686, 1954.
35. Beyron HL: Occlusal relations and mastication in Australian Aborigines, *Acta Odontol Scand* 22:597–678.
36. Rovira-Lastra B, Flores-Orozco EI, Ayuso-Montero R, Peraire M, Martinez-Gomis J: Peripheral, functional and postural asymmetries related to the preferred chewing side in adults with natural dentition, *J Oral Rehabil* 43(4):279–285, 2016.
37. Throckmorton GS, Groshan GJ, Boyd SB: Muscle activity patterns and control of temporomandibular joint loads, *J Prosthet Dent* 63(6):685–695, 1990.
38. Christensen LV, Rassouli NM: Experimental occlusal interferences. Part IV. Mandibular rotations induced by a pliable interference, *J Oral Rehabil* 22:835–844, 1995.
39. Rassouli NM, Christensen LV: Experimental occlusal interferences. Part III. Mandibular rotations induced by a rigid interference, *J Oral Rehabil* 22(10):781–789, 1995.
40. Jankelson B, Hoffman GM, Hendron AJ: Physiology of the stomatognathic system, *J Am Dent Assoc* 46:375–386, 1953.
41. Anderson DJ, Picton DCA: Tooth contact during chewing, *J Am Dent Assoc* 36:21–26, 1957.
42. Ahlgren J: Mechanism of mastication, *Acta Odontol Scand* 24:44–45, 1966.
43. Adams SH, Zander HA: Functional tooth contacts in lateral and centric occlusion, *J Am Dent Assoc* 69:465–473, 1964.
44. Glickman I, Pameijer JH, Roeber FW, et al. Functional occlusion as revealed by miniaturized radio transmitters, *Dent Clin North Am* 13:667–679, 1969.
45. Suit SR, Gibbs CH, Benz ST: Study of gliding tooth contacts during mastication, *J Periodontol* 47:331–334, 1975.
46. Mongini F, Tempia-Valenta G: A graphic and statistical analysis of the chewing movements in function and dysfunction, *Cranio* 2(2):125–134, 1984.
47. Kerstein RB, Radke J: Average chewing pattern improvements following disclusion time reduction, *Cranio* 35(3):135–151, 2017.
48. Brekhus PJ, Armstrong WD, Simon WJ: Stimulation of the muscles of mastication, *J Dent Res* 20:87–92, 1941.

49. Gibbs CH, Mahan PE, Mauderli A, Lundeen HC, Walsh EK: Limits of human bite strength, *J Prosthet Dent* 56(2):226–229, 1986.
50. Howell AH, Manly RS: An electronic strain gauge for measuring oral forces, *J Dent Res* 27:705–712, 1948.
51. Garner LD, Kotwal NS: Correlation study of incisive biting forces with age, sex, and anterior occlusion, *J Dent Res* 52:698–702, 1973.
52. Worner HK, Anderson MN: Biting force measurements in children, *Aust Dent J* 48:1–5, 1944.
53. Worner HK: Gnathodynamics: the measurement of biting forces with a new design of gnathodynamometer, *Aust Dent J* 43:381–386, 1939.
54. Kiliardis S, Tzakis MG, Carlsson GE: Effects of fatigue and chewing training on maximal bite force and endurance, *Am J Orthod Dentofacial Orthop* 107:372–378, 1995.
55. Waugh LM: Dental observation among eskimos, *J Dent Res* 16:355–356, 1937.
56. Gibbs CH, Mahan PE, Lundeen HC, Brehan K: Occlusal forces during chewing: influence on biting strength and food consistency, *J Prosthet Dent* 46:561–567, 1981.
57. Anderson DJ: Measurement of stress in mastication. II, *J Dent Res* 35:671–674, 1956.
58. Goldreich H, Gazit E, Lieberman MA, Rugh JD: The effect of pain from orthodontic arch wire adjustment on masseter muscle electromyographic activity, *Am J Orthod Dentofacial Orthop* 106(4):365–370, 1994.
59. Bakke M, Michler L: Temporalis and masseter muscle activity in patients with anterior open bite and craniomandibular disorders, *Scand J Dent Res* 99(3):219–228, 1991.
60. Howell AH, Brudevold F: Vertical forces used during chewing of food, *J Dent Res* 29:133–136, 1950.
61. Brudevold F: A basic study of the chewing forces of a denture wearer, *J Am Dent Assoc* 43:45–51, 1951.
62. Lundgren D, Laurell L: Occlusal force pattern during chewing and biting in dentitions restored with fixed bridges of cross-arch extension, *J Oral Rehabil* 13:57–71, 1986.
63. Michael CG, Javid NS, Colaizzi FA, Gibbs CH: Biting strength and chewing forces in complete denture wearers, *J Prosthet Dent* 63:549–553, 1990.
64. Cleall JF: A study of form and function, *Am J Orthod* 51: 566–594, 1965.
65. Gillings BRD, Kohl JT, Zander HA: Contact patterns using miniature radio transmitters, *J Dent Res* 42:177–180, 1963.
66. Graf H, Zander HA: Tooth contact patterns in mastication, *J Prosthet Dent* 13:1055–1066, 1963.
67. Butler JH, Zander HA: Evaluation of two occlusal concepts, *Periodontal Acad Rev* 2:5–19, 1968.
68. Arstad T: Retrusion facets (book review), *J Am Dent Assoc* 52:519, 1956.
69. Ramfjord SP: Dysfunctional temporomandibular joint and muscle pain, *J Prosthet Dent* 11:353–362, 1961.
70. Flanagan JBea: The 24-hour pattern of swallowing in man, *J Dent Res* 42(abstr # 165):1072, 1963.
71. Schneyer LH, Pigman W, Hanahan L, Gilmore RW: Rate of flow of human parotid, sublingual and submaxillary secretions during sleep, *J Dent Res* 35:109–114, 1956.
72. Hogg-Johnson S, van der Velde G, Carroll LJ, et al.: The burden and determinants of neck pain in the general population: results of the bone and joint decade 2000-2010 task force on neck pain and its associated disorders, *Spine, (Phila Pa 1976)* 33(4 Suppl):S39–S51, 2008.
73. Miranda H, Kaila-Kangas L, Heliovaara M, et al.: Musculoskeletal pain at multiple sites and its effects on work ability in a general working population, *Occup Environ Med*, 2009.
74. LeResche L: Epidemiology of temporomandibular disorders: implications for the investigation of etiologic factors, *Crit Rev Oral Biol Med* 8(3):291–305, 1997.
75. Macfarlane TV, Kenealy P, Kingdon HA, et al.: Orofacial pain in young adults and associated childhood and adulthood factors: results of the population study, Wales, United Kingdom, *Community Dent Oral Epidemiol* 37(5):438–450, 2009.
76. Riley 3rd JL, Gilbert GH: Orofacial pain symptoms: an interaction between age and sex, *Pain* 90(3):245–256, 2001.
77. Ricci JA, Stewart WF, Chee E, et al.: Back pain exacerbations and lost productive time costs in united states workers, *Spine, (Phila Pa 1976)* 31(26):3052–3060, 2006.
78. Wall PD: On the relation of injury to pain, *Pain* 6:253–261, 1979.
79. Melzack R, Wall PD, Ty TC: Acute pain in an emergency clinic: latency of onset and descriptor patterns related to different injuries, *Pain* 14(1):33–43, 1982.
80. Deleted in review.
81. Melzack R, Wall PD: Pain mechanisms: a new theory, *Science* 150:971–979, 1965.
82. Wall PD: The gate control theory of pain mechanisms: a reexamination and restatement, *Brain* 101:1–18, 1978.
83. Classification of chronic pain. Descriptions of chronic pain syndromes and definitions of pain terms. Prepared by the International Association for the Study of Pain, Subcommittee on Taxonomy, *Pain* 3:S1–S226, 1986.
84. Okeson JP: *Bell's Oral and Facial Pain*, ed 7, Chicago, IL, 2014, Quintessence Publishing Co, Inc., pp 71–91.
85. Deleted in review.
86. Wall PD, Devor M: Sensory afferent impulses originate from dorsal root ganglia as well as from the periphery in normal and nerve injured rats, *Pain* 17(4):321–339, 1983.
87. Basbaum AI: Descending control of pain transmission: possible serotonergic-enkephalinergic interactions, *Adv Exp Med Biol* 133:177–189, 1981.
88. Basbaum AT: Brainstem control of nociception: the contribution of the monoamines, *Pain* 11(Suppl 1):231–239, 1981.
89. Belcher G, Ryall RW, Schaffner R: The differential effects of 5-hydroxytryptamine, noradrenalin, and raphe stimulation on nociceptive and nonnociceptive dorsal horn interneurons in the cat, *Brain Res* 151:307–321, 1978.
90. Yatani H, Studts J, Cordova M, Carlson CR, Okeson JP: Comparison of sleep quality and clinical and psychologic characteristics in patients with temporomandibular disorders, *J Orofac Pain* 16(3):221–228, 2002.
91. He L: Involvement of endogenous opioids in acupuncture analgesia, *Pain* 31:99–121, 1987.
92. Sher L: The role of the endogenous opioid system in the effects of acupuncture on mood, behavior, learning, and memory, *Med Hypotheses* 50(6):475–478, 1998.
93. Pintov S, Lahat E, Alstein M, Vogel Z, Barg J: Acupuncture and the opioid system: implications in management of migraine, *Pediatr Neurol* 17(2):129–133, 1997.
94. Sternbach RA: Pain and 'hassles' in the United States: findings of the Nuprin pain report, *Pain* 27(1):69–80, 1986.
95. Kreiner M, Okeson JP: Toothache of cardiac origin, *J Orofac Pain* 13(3):201–217, 1999.
96. Kreiner M, Okeson JP, Michelis V, Lujambio M, Isberg A: Craniofacial pain as the sole symptom of cardiac ischemia: a prospective multicenter study, *J Am Dent Assoc* 138(1):74–79, 2007.
97. Kreiner M, Falace D, Michelis V, Okeson JP, Isberg A: Quality difference in craniofacial pain of cardiac vs. dental origin, *J Dent Res* 89(9):965–969, 2010.
98. Milne RJ, Foreman RD, Giesler GJ: Viscerosomatic convergence into primate spinothalamic neurons: an explanation for referral of pelvic visceral pain. In Bonica JJ, Lindblom U, Iggo A, editors: *Advances in Pain Research Pain Therapy*, New York, 1983, Raven Press, pp 131–137.
99. Sessle BJ, Hu JW, Amano N, Zhong G: Convergence of cutaneous, tooth pulp, visceral, neck and muscle afferents onto nociceptive and non-nociceptive neurones in trigeminal subnucleus caudalis (medullary dorsal horn) and its implications for referred pain, *Pain* 27(2):219–235, 1986.
100. Sessle BJ, Hu JW: Mechanisms of pain arising from articular tissues, *Can J Physiol Pharmacol* 69(5):617–626, 1991.

101. Kerr FWL: Structural relation of the trigeminal spinal tract to upper cervical roots and the solitary nucleus in the cat, *Exp Neurol* 4:134–148, 1961.
102. Kerr FWL: Facial, vagal and glossopharyngeal nerves in the cat: afferent connections, *Arch Neurol* 6:264–281, 1962.
103. Kerr FWL: The divisional organization of afferent fibers of the trigeminal nerve, *Brain* 86:721–732, 1963.
104. Barnsley L, Lord S, Bogduk N: Whiplash injury. A clinical review, *Pain* 58:283–307, 1994.
105. Sale H, Isberg A: Delayed temporomandibular joint pain and dysfunction induced by whiplash trauma: a controlled prospective study, *J Am Dent Assoc* 138(8):1084–1091, 2007.
106. Visscher C, Hofman N, Mes C, Lousberg R, Naeije M: Is temporomandibular pain in chronic whiplash-associated disorders part of a more widespread pain syndrome? *Clin J Pain* 21(4):353–357.
107. Klobas L, Tegelberg A, Axelsson S: Symptoms and signs of temporomandibular disorders in individuals with chronic whiplash-associated disorders, *Swed Dent J* 28(1):29–36, 2004.
108. Cervero F, Meyer RA, Campbell JN: A psychophysical study of secondary hyperalgesia: evidence for increased pain to input from nociceptors, *Pain* 58(1):21–28, 1994.
109. Broton JG, Sessle BJ: Reflex excitation of masticatory muscles induced by algesic chemicals applied to the temporomandibular joint of the cat, *Arch Oral Biol* 33(10):741–747, 1988.
110. Bell WE: *Temporomandibular Disorders*, ed 3, Chicago, IL, 1990, Year Book Medical Publishers.
111. Carlson CR, Okeson JP, Falace DA, Nitz AJ, Lindroth JE: Reduction of pain and EMG activity in the masseter region by trapezius trigger point injection, *Pain* 55(3):397–400, 1993.]

Leitura sugerida

Okeson JP: *Bell's Oral and Facial Pains*, ed 7, Chicago, IL, 2014, Quintessence Publishing Co, Inc.

Bell WE: *Temporomandibular Disorders*, ed 3, Chicago, IL, 1990, Year Book Medical Publishers Inc.

3
Alinhamento e Oclusão da Dentição

A oclusão é a relação estática dos dentes e é básica em todos os aspectos da odontologia.

JPO

O alinhamento e a oclusão da dentição são extremamente importantes na função mastigatória. As atividades básicas de mastigação, deglutição e fala dependem enormemente não apenas da posição dos dentes nas arcadas dentais, mas também da relação com os dentes opostos quando estes são levados à oclusão. As posições dentárias não são determinadas ao acaso, mas se devem a inúmeros fatores controladores, tais como a largura da arcada e o tamanho do dente. Também são determinadas por várias forças controladoras, como aquelas proporcionadas pelos tecidos moles circundantes. Este capítulo está dividido em três seções. A primeira discute os fatores e forças que determinam a posição dentária nas arcadas dentais. A segunda descreve a relação normal dos dentes enquanto estão alinhados nos arcos (alinhamento intra-arcada). A terceira aborda a relação normal dos arcos entre si à medida que são colocados em oclusão (alinhamento interarcadas).

Fatores e forças que determinam a posição do dente

O alinhamento da dentição nas arcadas dentais ocorre como resultado de forças multidirecionais complexas atuando nos dentes durante e após a erupção. Quando erupcionam, os dentes são direcionados a uma posição em que forças opostas estão em equilíbrio. As principais forças opostas que influenciam a posição dentária originam-se da musculatura circundante. Vestibularmente aos dentes, estão os lábios e as bochechas, que proporcionam forças linguais relativamente leves, mas constantes. Do lado oposto das arcadas dentais, está a língua, responsável por forças vestibulares sobre a superfície lingual dos dentes. Ambas as forças, aplicadas na face vestibular pelos lábios e bochechas e na face lingual pela língua, são leves, porém constantes. Esses são os tipos de força que, com o tempo, podem mover os dentes dentro das arcadas dentais.

Há uma posição dentária na cavidade oral na qual as forças vestibulolinguais se igualam. É a chamada posição ou zona neutra, onde a estabilidade dentária é alcançada (Figura 3.1). Se, durante a erupção, um dente estiver posicionado exageradamente para a posição lingual ou vestibular, a força dominante (língua, se em linguoversão; lábios e bochechas, se em vestibuloversão) forçará aquele dente para a zona neutra. Isso normalmente ocorre quando há espaço suficiente para o dente dentro da arcada. Se não houver bastante espaço, as forças musculares circundantes geralmente não serão suficientes para posicionar o dente em seu alinhamento correto na arcada. Nesse caso, o dente permanecerá fora da posição normal na arcada e será observado o apinhamento. Tal apinhamento permanecerá até que forças externas adicionais venham a corrigir a discrepância entre o tamanho do dente e o comprimento da arcada (i. e., a ortodontia).

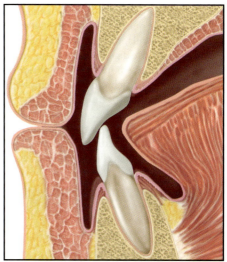
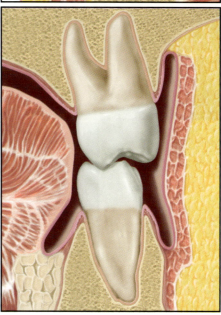

• **Figura 3.1** Posição ou zona neutra. Esta é a posição do dente quando as forças linguais estão em equilíbrio com as forças vestibulares (lábios e bochechas). Existe para os dentes anteriores e posteriores.

Mesmo após a erupção, qualquer mudança ou ruptura na magnitude, direção ou frequência dessas forças musculares tenderá a mover o dente para uma posição em que as forças estejam novamente em equilíbrio. Esse tipo de ruptura pode ocorrer se a língua for extraordinariamente ativa ou grande. Isso poderá resultar na aplicação de forças nos dentes, sendo as forças linguais mais intensas que as forças vestibulares. A zona neutra não se perde, mas é simplesmente deslocada para uma posição vestibular. Isso geralmente faz com que os dentes anteriores se inclinem na direção vestibular até que cheguem a uma posição em que as forças labiais e linguais estejam de novo em equilíbrio. Clinicamente, isso se apresenta como uma mordida aberta anterior (Figura 3.2). Se um indivíduo com essa condição é solicitado a engolir, a língua preenche o espaço anterior, como mostrado na Figura 3.2B e D. Originalmente, assumia-se que forças aplicadas pela língua durante esse tipo de deglutição eram responsáveis pelo deslocamento vestibular ou pela abertura dos dentes anteriores. Evidências recentes não dão apoio a esse conceito. Na verdade, a maior probabilidade é de que os dentes anteriores sejam inclinados vestibularmente pela constante posição de repouso ou posição postural da língua, e não pela atividade efetiva de deglutição.[1] É mais provável que a interposição da língua para a frente durante a deglutição esteja associada à tentativa do paciente de vedar a boca, visto isso que é necessário para uma deglutição eficiente.

É importante lembrar que essas forças musculares estão constantemente atuando e regulando a função dentária. Forças que não se originam diretamente da musculatura oral, mas associadas a hábitos orais, podem também influenciar a posição dos dentes. Morder constantemente um cachimbo, por exemplo, pode alterar a posição do dente. Instrumentos musicais posicionados entre os dentes superiores e inferiores (p. ex., um clarinete) podem gerar forças vestibulares nas superfícies linguais dos dentes superiores anteriores, resultando em uma abertura labial. Quando uma posição anormal do dente é identificada, é importante indagar o paciente sobre esses tipos de hábitos. A correção da posição dentária certamente falhará se a etiologia do posicionamento não for eliminada.

As superfícies proximais dos dentes também estão sujeitas a uma variedade de forças. O contato proximal entre os dentes adjacentes ajuda a mantê-los no alinhamento normal. Uma resposta funcional do osso alveolar e das fibras gengivais que envolvem os dentes parece resultar em um deslocamento mesial dos dentes em direção à linha média. Durante a mastigação, um ligeiro movimento vestibulolingual dos dentes, bem como vertical, também resultará ao longo do tempo no desgaste das superfícies de contato proximais. À medida que essas áreas se desgastam, o deslocamento mesial ajuda a manter o contato entre os dentes adjacentes e, dessa forma, estabiliza a arcada. O deslocamento mesial torna-se mais evidente quando a superfície de um dente posterior é destruída por cáries ou quando um dente é extraído. Com a perda do contato proximal, o dente distal ao local da extração desloca-se mesialmente para o espaço, o que (especialmente na área de molar), em geral, leva o dente a se inclinar em direção ao espaço.

Outro fator importante que ajuda a estabilizar o alinhamento dental é o contato oclusal, que impede a extrusão ou a sobre-erupção dos dentes e, assim, mantém a estabilidade da arcada. Cada vez que a mandíbula se fecha, o padrão único de contato oclusal reforça e mantém a posição dentária. Se uma porção da superfície oclusal do dente for perdida ou alterada, a dinâmica das estruturas de suporte periodontais permitirá um movimento do dente. Dentes antagonistas provavelmente erupcionarão além do normal até que o contato oclusal seja restabelecido. Dessa forma, quando um dente for perdido, não somente o dente distal poderá se mover mesialmente, como o dente antagonista poderá erupcionar à procura de contato oclusal (Figura 3.3). Fica evidente, portanto, que os contatos proximais e oclusais são importantes para manter o alinhamento dental e a integridade das arcadas. O efeito de um dente perdido pode ser de grandes proporções no que diz respeito à perda da estabilidade das arcadas dentais.

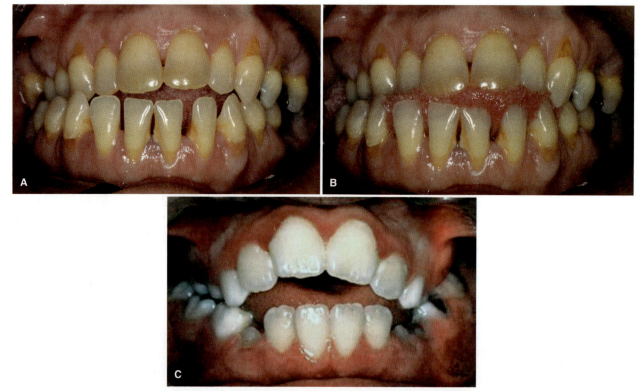

• **Figura 3.2 A.** Mordida aberta anterior em um adulto associada com uma língua grande e ativa. **B.** Durante a deglutição, a língua é vista preenchendo o espaço anterior, de modo que a boca pode ser selada para a deglutição. **C.** Indivíduo jovem que desenvolveu uma mordida aberta anterior em decorrência de uma língua ativa.

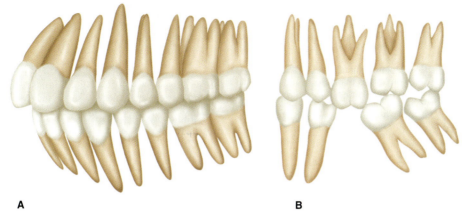

• **Figura 3.3 A.** Relação normal e estável entre as arcadas dentais. **B.** A perda de um único dente pode ter efeitos consideráveis na estabilidade de ambos os arcos. Com a perda do primeiro molar inferior, o segundo e terceiro molares inferiores se inclinam mesialmente, o segundo pré-molar move-se para distal e o primeiro molar superior antagonista é deslocado para baixo (supererupcionado).

Alinhamento dental intra-arcada

O alinhamento dental intra-arcada refere-se à relação dos dentes entre si dentro da arcada dental. Esta seção descreve as características normais intra-arcada dos dentes superiores e inferiores.

O plano oclusal é aquele que seria estabelecido se uma linha fosse traçada em todas as pontas das cúspides bucais e bordas incisais dos dentes inferiores (Figura 3.4); em seguida, seria ampliado para incluir as pontas das cúspides linguais e prosseguiria por toda a arcada para incluir também as pontas das cúspides vestibular e lingual do lado oposto. As duas articulações temporomandibulares, que raramente funcionam com movimentos simultâneos e idênticos, determinam a maior parte do movimento detectável. Como a maioria dos movimentos mandibulares é complexa, com os centros de rotação deslocando-se constantemente, um plano oclusal reto não permitiria contato funcional simultâneo em mais de uma área da arcada dental. Assim, os planos oclusais das arcadas dentais são curvados de maneira a permitir a máxima utilização dos contatos dentais durante a função. A curvatura do plano oclusal é basicamente o resultado do fato de os dentes estarem posicionados nas arcadas com variados graus de inclinação.

Quando as arcadas são examinadas em vista lateral, pode ser observada a relação axial mesiodistal. Se traçarmos linhas através do eixo longo das raízes em direção às coroas dentais (Figura 3.5), pode-se observar a angulação dos dentes em relação ao osso alveolar. Na arcada inferior, tanto os dentes anteriores quanto os posteriores estão mesialmente inclinados. O segundo e o terceiro molares são mais inclinados que os pré-molares. Na arcada superior, há um padrão diferente de inclinação (Figura 3.6). Os dentes anteriores geralmente estão inclinados mesialmente, com os molares mais posteriores ficando distalmente inclinados. Se, de uma vista lateral, for traçada uma linha imaginária através das pontas das cúspides vestibulares dos dentes posteriores (molares e pré-molares), será estabelecida uma linha curva que acompanha o plano oclusal (Figura 3.4A), que é convexa para a arcada superior e côncava para a arcada inferior. Essas linhas convexa e côncava se encaixam perfeitamente quando os arcos ocluem. A curvatura das arcadas dentais foi primeiramente descrita por Von Spee[2] e por isso é chamada de *curva de Spee*.

Quando as arcadas dentais são observadas a partir de uma vista frontal, pode ser vista a relação axial vestibulolingual. Geralmente, os dentes posteriores da arcada superior têm uma inclinação

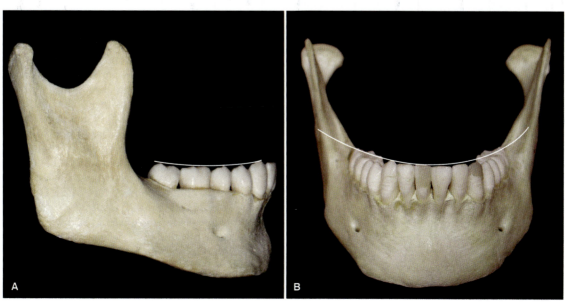

• **Figura 3.4** Plano oclusal. **A.** Curva de Spee. **B.** Curva de Wilson.

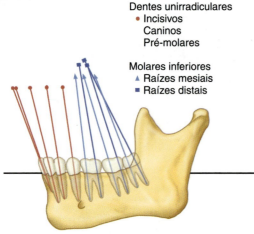

• **Figura 3.5** Angulação dos dentes inferiores. Tanto os dentes anteriores quanto os posteriores são inclinados mesialmente. (Dempster WT, Adams WJ, Duddles RA: *J Am Dent Assoc* 67:779-797, 1963.)

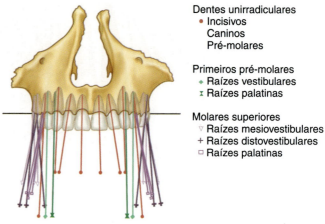

• **Figura 3.7** Angulação dos dentes superiores. Todos os dentes posteriores estão ligeiramente inclinados para vestibular. (Dempster WT, Adams WJ, Duddles RA: *J Am Dent Assoc* 67:779-797, 1963.)

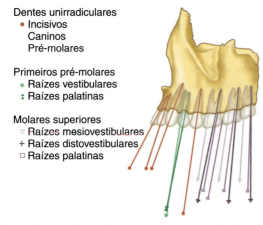

• **Figura 3.6** Angulação dos dentes superiores. Os dentes anteriores estão inclinados mesialmente, enquanto os dentes mais posteriores tornam-se mais inclinados para distal em relação ao osso alveolar. (Dempster WT, Adams WJ, Duddles RA: *J Am Dent Assoc* 67:779-797, 1963.)

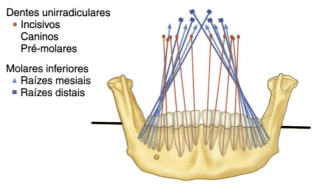

• **Figura 3.8** Angulação dos dentes inferiores. Todos os dentes posteriores estão ligeiramente inclinados para lingual. (Dempster WT, Adams WJ, Duddles RA: *J Am Dent Assoc* 67:779-797, 1963.)

ligeiramente vestibular (Figura 3.7). Na arcada inferior, os dentes posteriores têm uma ligeira inclinação lingual (Figura 3.8). Se uma linha é traçada através das pontas das cúspides vestibulares e linguais dos dentes posteriores de ambos os lados, será observado um plano oclusal curvado (ver Figura 3.4B). A curvatura é convexa na arcada superior e côncava na arcada inferior. Novamente, se levarmos as arcadas a se ocluírem, as curvaturas dos dentes se encaixarão perfeitamente. Essa curvatura no plano oclusal observada frontalmente é chamada de *curva de Wilson*.

Nos primórdios da odontologia, observadores procuraram desenvolver algumas fórmulas padronizadas que descrevessem relações intra-arcada. Bonwill,[3] um dos primeiros a descrever as arcadas dentais, notou que havia um triângulo equilátero entre o centro dos côndilos e a área de contato mesial dos incisivos centrais inferiores. Ele o descreveu como tendo lados de quatro polegadas (aproximadamente, 10 cm). Em outras palavras, a distância da área de contato mesial do incisivo central inferior até o centro de quaisquer dos côndilos era de 10 cm, e a distância entre os centros dos côndilos era de 10 cm. Em 1932, Monson[4] utilizou o triângulo de Bonwill e propôs uma teoria na qual existia uma esfera com um raio de aproximadamente 10 cm, cujo centro estava a uma distância igual das superfícies oclusais dos dentes posteriores e dos centros dos côndilos. Apesar de esses conceitos estarem relativamente corretos, foram ultrassimplificados e não seriam aplicáveis a todas as situações. A reação a essas teorias simplistas estimulou pesquisadores, que tanto atacaram quanto defenderam essas ideias. Dessa controvérsia, surgiram as teorias de oclusão aplicadas na odontologia até hoje.

As superfícies oclusais dos dentes são compostas por diversas cúspides, fossas e sulcos. Durante a função, esses elementos oclusais permitem a quebra eficiente do alimento e a mistura com a saliva para formar um bolo alimentar facilmente deglutido. As superfícies oclusais dos dentes posteriores podem ser divididas para fins de discussão em várias áreas. A área do dente entre as pontas das cúspides vestibular e lingual dos dentes posteriores é chamada de *mesa oclusal* (Figura 3.9). É nessa área que a maioria das forças de mastigação é aplicada. A mesa oclusal representa aproximadamente 50 a 60% da dimensão vestibulolingual total dos dentes posteriores e está posicionada sobre o longo eixo da estrutura radicular. É considerado o *aspecto interno* do dente, uma vez que se situa entre as pontas das cúspides. Do mesmo modo, a área oclusal fora das pontas das cúspides é chamada de *aspecto externo*. Os aspectos interno e externo do dente são compostos de vertentes que se estendem desde a ponta da cúspide até a fossa central ou até a altura do contorno das superfícies vestibular e lingual dos dentes. Assim, essas vertentes são denominadas *vertentes internas e externas* (Figura 3.10). Tais vertentes são mais bem identificadas pela descrição da cúspide da qual fazem parte (p. ex., a vertente interna da cúspide vestibular do primeiro pré-molar superior

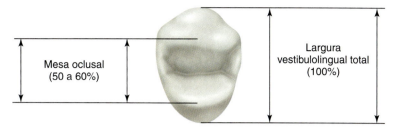

• **Figura 3.9** Mesa oclusal de um pré-molar superior.

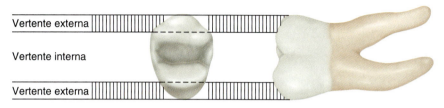

• **Figura 3.10** Vertentes interna e externas de um pré-molar superior.

direito identifica uma área muito específica na arcada dental). As vertentes dos dentes também são identificadas com respeito à superfície para a qual se dirigem (i. e., mesial ou distal). Vertentes inclinadas mesialmente são as que se voltam para a porção mesial do dente, e vertentes inclinadas distalmente, as que se voltam para a porção distal (Figura 3.11).

Alinhamento dental entre as arcadas (interarcadas)

O alinhamento dental interarcadas refere-se à relação dos dentes de uma arcada com aqueles da outra arcada. Quando as duas arcadas se encontram, como no fechamento mandibular, a relação oclusal dos dentes é estabelecida. Esta seção descreve as características normais entre as arcadas dos dentes superiores e inferiores em oclusão.

Os dentes maxilares e mandibulares ocluem de maneira precisa e exata. A distância de uma linha que se inicia na superfície distal do terceiro molar, estende-se mesialmente ao longo de todas as áreas de contato proximais, por toda a arcada, e termina na superfície distal do terceiro molar oposto representa o *comprimento da arcada*. As duas arcadas têm, aproximadamente, o mesmo comprimento, sendo a arcada inferior ligeiramente menor (arcada superior: 128 mm; arcada inferior: 126 mm).[5] Essa ligeira diferença é resultado da distância mesiodistal mais estreita dos incisivos inferiores, quando comparados aos incisivos superiores. A *largura da arcada* é a distância que atravessa a arcada. A largura da arcada inferior é ligeiramente menor que a da arcada superior; assim, quando as arcadas ocluem, cada dente superior está posicionado mais vestibularmente que os dentes inferiores correspondentes.

Uma vez que os dentes superiores estão posicionados mais para a vestibular (ou, pelo menos, apresentam maior inclinação vestibular), a relação oclusal normal dos dentes posteriores permite que as cúspides vestibulares inferiores ocluam nas áreas da fossa central dos dentes superiores. Do mesmo modo, as cúspides palatinas superiores ocluem nas áreas da fossa central dos dentes inferiores (Figura 3.12). Essa relação oclusal protege os tecidos moles circundantes. As cúspides vestibulares dos dentes superiores evitam que a mucosa vestibular da bochecha e os lábios se interponham entre a superfície oclusal dos dentes durante a função. De igual maneira, as cúspides linguais dos dentes inferiores ajudam a evitar que a língua se coloque entre os dentes superiores e inferiores.

O papel da língua, das bochechas e dos lábios é evidentemente importante durante a função, uma vez que eles continuamente recolocam o alimento nas superfícies oclusais dos dentes para uma divisão mais eficiente. A relação vestibulolingual normal ajuda a

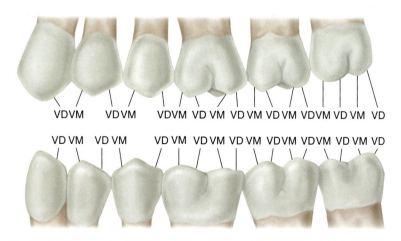

• **Figura 3.11** Vertentes mesial e distal. Há uma vertente adjacente a cada ponta de cúspide posterior. *VD*, vertente distal; *VM*, vertente mesial.

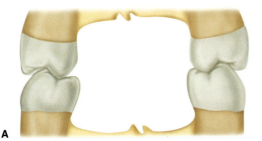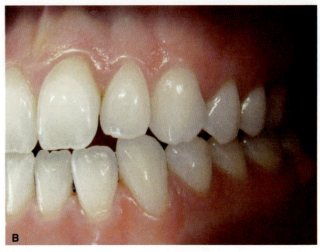

● **Figura 3.12** Relação normal vestibulolingual. As cúspides vestibulares inferiores ocluem na fossa central dos dentes superiores e as cúspides palatinas ocluem na fossa central dos dentes inferiores. **B.** Aparência clínica de uma relação vestibulolingual normal.

maximizar a eficiência da musculatura, enquanto minimiza qualquer traumatismo ao tecido mole (mordida na bochecha ou na língua). Ocasionalmente, dadas as discrepâncias no tamanho esquelético da arcada ou do padrão de erupção, os dentes ocluem de tal forma que as cúspides vestibulares superiores contatam a fossa central dos dentes inferiores. Essa relação é denominada *mordida cruzada* (Figura 3.13).

As cúspides vestibulares dos dentes posteriores inferiores e as cúspides linguais dos dentes posteriores superiores ocluem com a fossa central oposta. Essas cúspides são chamadas de *cúspides de suporte* ou *funcionais* e são responsáveis, principalmente, por manterem a distância entre a maxila e a mandíbula. Tal distância sustenta a altura vertical da face e é conhecida como *dimensão vertical de oclusão*. As cúspides referidas também desempenham um importante papel na mastigação, uma vez que o contato ocorre tanto em seu aspecto interno quanto externo. As cúspides funcionais são amplas e arredondadas. Quando observadas pela oclusal, suas pontas estão localizadas a aproximadamente um terço de distância da largura vestibulolingual total do dente (Figura 3.14).

As cúspides vestibulares dos dentes posteriores superiores e as cúspides linguais dos dentes posteriores inferiores são denominadas *cúspides-guia* ou *cúspides de balanceio*. Estas são relativamente pontiagudas, com pontas bem definidas que se localizam a cerca de um sexto de distância da largura total vestibulolingual do dente (ver Figura 3.14). Há uma pequena área das cúspides de balanceio

que pode ter importância funcional. Ela está localizada na vertente interna da cúspide de balanceio, perto da fossa central do dente e/ou em contato ou próxima a uma pequena parte do aspecto externo da cúspide funcional antagonista. A pequena área da cúspide funcional (cerca de 1 mm) é a única na qual um aspecto externo tem algum significado funcional. Essa área foi, assim, chamada de *aspecto funcional externo*. Há um pequeno aspecto funcional externo em cada cúspide de suporte que pode funcionar contra a vertente interna da cúspide-guia, ou de balanceio (Figura 3.15). Como essa área ajuda na divisão do alimento durante a mastigação, as cúspides de balanceio também têm sido chamadas de *cúspides de cisalhamento*.

A função principal das cúspides de balanceio é minimizar a entrada dos tecidos moles na região de mastigação, como já mencionado, e manter o bolo alimentar na mesa oclusal para mastigação. As cúspides de balanceio também dão estabilidade mandibular, de maneira que, quando os dentes estão totalmente ocluídos, ocorre uma relação oclusal estreita e definida. Essa relação dos dentes em sua máxima intercuspidação é chamada de *posição de máxima intercuspidação* ou apenas de *posição de intercuspidação (PIC)*. Se a mandíbula se mover lateralmente em relação a esta posição, o contato de balanceio ocorrerá e guiará a mandíbula. Do mesmo modo, se a boca for aberta e depois fechada, as cúspides de balanceio ajudarão a guiar a mandíbula de volta à PIC. Além

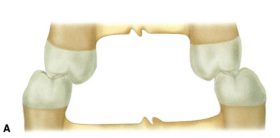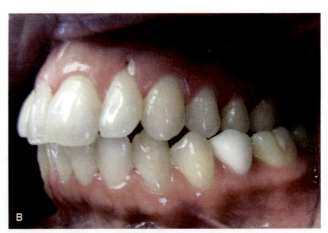

● **Figura 3.13 A.** Mordida cruzada posterior. Observe que, quando existe essa condição, as cúspides linguais inferiores ocluem na fossa central dos dentes superiores e as cúspides vestibulares superiores ocluem nas fossas centrais dos dentes inferiores. **B.** Aparência clínica de uma mordida cruzada posterior.

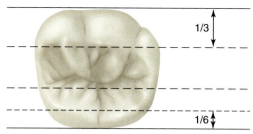

• **Figura 3.14** Primeiro molar inferior. Observa-se a posição das cúspides funcionais e cúspides de balanceio em relação à largura total vestibulolingual do dente.

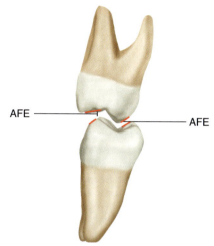

• **Figura 3.15** O aspecto funcional externo (AFE) da cúspide funcional é a única área da vertente externa com significado funcional.

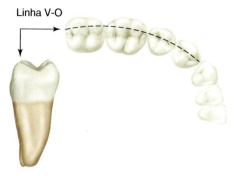

• **Figura 3.16** Linha vestíbulo-oclusal (V-O) da arcada inferior esquerda.

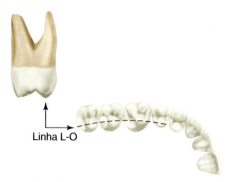

• **Figura 3.17** Linha línguo-oclusal (L-O) da arcada superior direita.

disso, durante a mastigação essas cúspides terminam os contatos de guia que fornecem informações ao sistema neuromuscular, o qual controla o movimento da mastigação.

Relação de contato oclusal vestibulolingual

Quando as arcadas dentais são vistas pela oclusal, alguns pontos de referência podem ser visualizados, o que os torna úteis para compreender a relação interoclusal dos dentes.

1. Se uma linha imaginária ao longo de todas as pontas das cúspides vestibulares dos dentes posteriores inferiores for desenhada, será estabelecida a linha vestíbulo-oclusal (V-O). Em uma arcada normal, essa linha flui suave e continuamente, revelando a forma geral da arcada, e também representa a demarcação entre os aspectos interno e externo das cúspides vestibulares (Figura 3.16).
2. De igual maneira, se uma linha imaginária através das cúspides linguais dos dentes posteriores superiores for desenhada, será observada a linha línguo-oclusal (L-O). Essa linha revela a forma geral da arcada e representa a demarcação entre os aspectos externo e interno dessas cúspides funcionais (Figura 3.17).
3. Se uma terceira linha imaginária através dos sulcos centrais de desenvolvimento dos dentes posteriores superiores e inferiores for desenhada, será estabelecida a linha da fossa central (FC). Em uma arcada normal bem alinhada, essa linha é contínua e revela a forma da arcada (Figura 3.18).

Uma vez que a linha FC seja estabelecida, será necessário observar uma relação importante das áreas de contato proximal. Em geral, essas áreas estão ligeiramente localizadas em uma posição vestibular em relação à linha FC (Figura 3.19), o que proporciona uma ameia lingual maior e uma ameia vestibular menor. Durante a função, a ameia lingual maior atuará como principal área de escape para o alimento que está sendo mastigado. Quando ocluímos os dentes, a maior parte do alimento é levada para a língua, que é mais eficiente em retornar a comida até a mesa oclusal que o bucinador e a musculatura perioral.

Para visualizar as relações vestibulolinguais dos dentes posteriores em oclusão, deve-se simplesmente combinar as linhas imaginárias apropriadas. Como demonstrado na Figura 3.20, a linha V-O dos dentes inferiores oclui com a linha FC dos dentes superiores. Simultaneamente, a linha L-O dos dentes superiores oclui com a linha FC dos dentes inferiores.

Relação de contato oclusal mesiodistal

Como mencionado, os contatos oclusais ocorrem quando as cúspides funcionais contatam a linha da FC oposta. Vistas pela vestibular, essas cúspides geralmente entram em contato em uma das seguintes áreas: (1) as áreas da FC e (2) as áreas das ameias e da crista marginal (Figura 3.21).

O contato entre as pontas da cúspide e as áreas da fossa central tem sido comparado à trituração semelhante a um pistilo em um gral. Quando duas superfícies curvas desiguais se encontram, somente algumas partes se contatam durante determinado tempo, deixando outras partes livres de contato para atuarem como áreas de escape para a substância que está sendo esmagada. À medida que a mandíbula se movimenta durante a mastigação, áreas diferentes se contatam, criando diferentes áreas de escape. Esse movimento aumenta a eficiência da mastigação.

O segundo tipo de contato oclusal ocorre entre as pontas das cúspides e as cristas marginais. Estas são áreas ligeiramente elevadas e convexas nas bordas mesiais e distais das superfícies oclusais, onde se ligam à superfície interproximal dos dentes. A parte mais

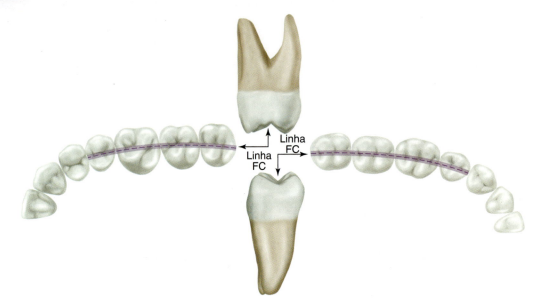

• **Figura 3.18** Linha da FC das arcadas dentais esquerdas.

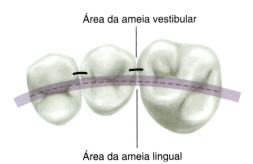

• **Figura 3.19** As áreas de contato proximal entre os dentes posteriores geralmente estão localizadas vestibularmente à linha da FC.

elevada da crista marginal é somente um pouco convexa. Assim sendo, este tipo de contato é mais bem descrito como a ponta da cúspide contatando uma superfície plana. Nessa relação, a ponta da cúspide pode penetrar facilmente no alimento, sendo formadas áreas de escape em todas as direções. Conforme a mandíbula se move lateralmente, a área de contato efetivo muda, aumentando a eficiência da mastigação. Deve-se observar que a ponta da cúspide não é a única responsável pelo contato oclusal. Há uma área circular ao redor da ponta da cúspide, com um raio de aproximadamente 0,5 mm que proporciona uma área de contato com a superfície do dente antagonista.

Quando a relação dental interarcadas normal é vista pela lateral, pode-se observar que cada dente oclui com dois dentes antagonistas. No entanto, existem duas exceções a essa regra: os incisivos centrais inferiores e os terceiros molares superiores. Nesses casos, os dentes ocluem somente com um dente antagonista. Ao longo da arcada, portanto, considera-se que determinado dente oclui com o seu correspondente na arcada oposta, acrescido de um dente adjacente. Essa relação de um dente para dois dentes ajuda a distribuir as forças oclusais a muitos dentes e, de forma geral, a toda a arcada. Ajuda, também, a manter alguma integridade da arcada, mesmo quando se perde um dente, uma vez que os contatos oclusais de estabilização ainda são mantidos pelos dentes remanescentes.

Em uma relação normal, os dentes inferiores estão ligeiramente posicionados para lingual e mesial em relação aos seus opostos. Isso realmente ocorre tanto com os dentes posteriores quanto com os anteriores (Figura 3.22). Ao se examinar o padrão comum de contato das arcadas dentais, é importante estudar os dentes posteriores e anteriores separadamente.

Relações oclusais comuns dos dentes posteriores

Ao se examinar a relação oclusal dos dentes posteriores, grande parte da atenção é direcionada ao primeiro molar. O primeiro molar inferior costuma situar-se ligeiramente para mesial em relação ao primeiro molar superior (Figura 3.23). Contudo, ele pode localizar-se em alguns pacientes em uma posição distal em relação ao molar superior, enquanto em outros poderá estar situado mesialmente. Essa variação na relação molar foi descrita primeiramente por Angle[6] e, por isso, tem sido chamada de relação molar de Classes I, II ou III de Angle.

Classe I. A relação molar de Classe I de Angle é a mais comumente encontrada na dentição natural. Ela se caracteriza por:

1. A cúspide mesiovestibular do primeiro molar inferior oclui na área da ameia entre o segundo pré-molar superior e o primeiro molar
2. A cúspide mesiovestibular do primeiro molar superior alinha-se diretamente sobre o sulco vestibular do primeiro molar inferior
3. A cúspide mesiolingual do primeiro molar superior está situada na área da fossa central do primeiro molar inferior.

Nessa relação, cada dente inferior oclui com seu antagonista e com o dente mesial adjacente. (Por exemplo, o segundo pré-molar inferior entra em contato tanto com o segundo pré-molar superior quanto com o primeiro pré-molar superior.) O contato entre molares ocorre nas pontas das cúspides e nas fossas, bem como nas cristas marginais. A Figura 3.24 ilustra a vista vestibular e o padrão de contato oclusal típico de uma relação molar de Classe I.

Classe II. Em alguns pacientes, a arcada superior é maior ou se projeta anteriormente ou, então, a arcada inferior é pequena ou posicionada posteriormente. Essas condições resultarão em um posicionamento do primeiro molar inferior distal à relação molar de Classe I (Figura 3.25), descrita como relação molar de Classe II. Geralmente, apresenta as seguintes características:

1. A cúspide mesiovestibular do primeiro molar inferior oclui na área da fossa central do primeiro molar superior

CAPÍTULO 3   Alinhamento e Oclusão da Dentição   55

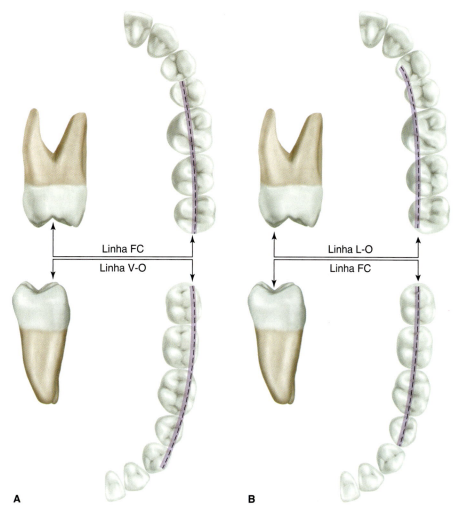

• **Figura 3.20** Relação oclusal normal das arcadas dentais. **A.** As cúspides vestibulares (funcionais) dos dentes inferiores ocluem nas fossas centrais dos dentes superiores. **B.** As cúspides palatinas (funcionais) dos dentes superiores ocluem nas fossas centrais dos dentes inferiores. *FC*, fossa central; *L-O*, línguo-oclusal; *V-O*, vestíbulo-oclusal.

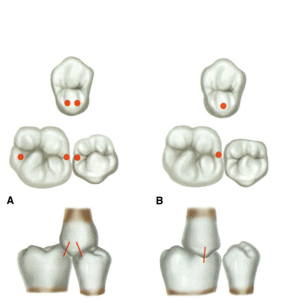

• **Figura 3.21 A.** Algumas cúspides funcionais ocluem nas ameias entre os dentes antagonistas, o que leva a dois contatos ao redor da ponta da cúspide (superior). **B.** Outras cúspides ocluem na área da ameia e entram em contato apenas com uma crista marginal oposta.

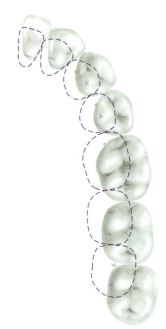

• **Figura 3.22** Relações interarcadas dos dentes superiores e inferiores. (Os dentes inferiores estão somente tracejados.) Cada dente posterior inferior está situado ligeiramente para lingual e mesial em relação ao seu antagonista.

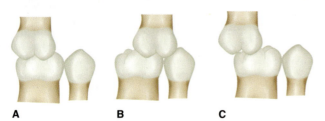

• **Figura 3.23** A relação do primeiro molar inferior com o primeiro molar superior é mais comum em uma relação de Classe I (**A**). Em alguns casos, o molar inferior é mais distal, o que caracteriza uma Classe II (**B**). Às vezes, ele pode ser mais mesial, o que caracteriza uma Classe III (**C**).

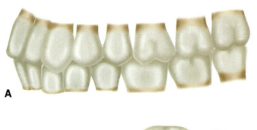

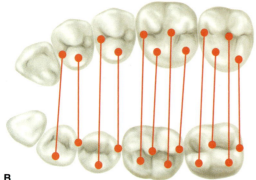

• **Figura 3.24** Relações interarcadas de uma oclusão molar de Classe I. **A.** Vestibular. **B.** Oclusal mostrando áreas típicas de contato.

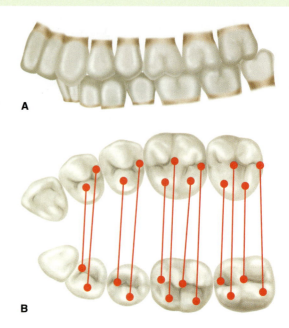

• **Figura 3.25** Relações interarcadas de uma oclusão molar de Classe II. **A.** Vestibular. **B.** Oclusal mostrando áreas típicas de contato.

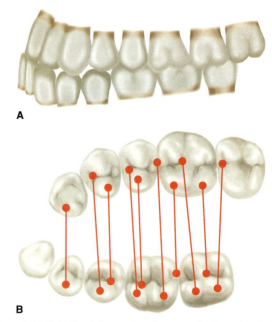

• **Figura 3.26** Relações interarcadas de uma oclusão molar de Classe III. **A.** Vestibular. **B.** Oclusal mostrando áreas típicas de contato.

2. A cúspide mesiovestibular do primeiro molar inferior alinha-se com o sulco vestibular do primeiro molar superior
3. A cúspide distolingual do primeiro molar superior oclui na área da fossa central do primeiro molar inferior.

Quando comparada com a relação de Classe I, cada par de contato oclusal situa-se na posição distal, a uma distância que corresponde, aproximadamente, à largura mesiodistal de um pré-molar.

Classe III. Um terceiro tipo de relação molar, geralmente correspondente a um crescimento predominante da mandíbula, é denominado *Classe III*. Nela, o crescimento posiciona os molares inferiores mesialmente em relação aos molares superiores comparados à Classe I (Figura 3.26). As características da Classe III são as seguintes:

1. A cúspide distovestibular do primeiro molar inferior está situada na ameia, entre o segundo pré-molar e o primeiro molar superior
2. A cúspide mesiovestibular do primeiro molar superior está situada sobre a ameia, entre o primeiro e o segundo molar inferior
3. A cúspide mesiolingual do primeiro molar superior está situada na fossa mesial do segundo molar inferior.

Novamente, cada par de contato oclusal está situado em uma posição bastante mesial em relação ao par de contato na relação de Classe I, a uma distância próxima da largura de um pré-molar.

A relação molar mais comumente encontrada é a de Classe I. Embora as condições descritas para as Classes II e III sejam relativamente pouco comuns, *tendências* às Classes II e III são relativamente comuns. Uma tendência para a Classe II ou III descreve uma condição que não é Classe I, ainda que não seja extrema o suficiente para se encaixar na descrição de Classe II ou III. Os dentes anteriores e seus contatos oclusais também podem ser afetados pelos padrões de crescimento.

Relações oclusais comuns dos dentes anteriores

À semelhança dos dentes posteriores superiores, os dentes anteriores superiores normalmente assumem um posicionamento vestibular em relação aos dentes anteriores inferiores. Diferentemente dos dentes posteriores, no entanto, tanto os dentes anteriores superiores quanto os inferiores inclinam-se para vestibular, variando de 12° a 28° a partir de uma linha vertical de referência.[7] Embora ocorra uma grande quantidade de variação, a relação normal encontrará as bordas incisais dos incisivos inferiores em contato com as superfícies palatinas dos incisivos superiores. Esses contatos comumente ocorrem na fossa lingual dos incisivos superiores, a aproximadamente 4 mm das bordas incisais. Em outras palavras, quando observados pela vestibular, 3 a 5 mm dos dentes anteriores inferiores estão escondidos pelos dentes anteriores superiores (Figura 3.27). Uma vez que as coroas dos dentes anteriores inferiores têm cerca de 9 mm de comprimento, um pouco mais da metade da coroa fica ainda visível na vista vestibular.

A inclinação vestibular dos dentes anteriores é indicativa de uma função diferente daquela dos dentes posteriores. Como mencionado, a principal função dos dentes posteriores é auxiliar efetivamente na quebra do alimento durante a mastigação, enquanto mantém a dimensão vertical da oclusão. Os dentes posteriores estão alinhados de tal maneira que as forças verticais intensas de fechamento possam ser suportadas por eles sem efeito adverso aos dentes ou às estruturas de suporte. A inclinação vestibular dos dentes anteriores superiores e a maneira pela qual os dentes inferiores ocluem com eles não favorecem a resistência às forças oclusais intensas. Se, durante o fechamento mandibular, forças intensas ocorrerem sobre os dentes anteriores, a tendência será movimentar os dentes superiores para uma posição vestibular. Desse modo, em uma oclusão normal, os contatos dos dentes anteriores na posição de intercuspidação são muito mais leves que os dos dentes posteriores. Não é raro encontrar ausência de contato dos dentes anteriores na posição de intercuspidação. A finalidade dos dentes anteriores não é manter a dimensão vertical de oclusão, mas guiar a mandíbula durante os vários movimentos laterais. Os contatos dentais anteriores que proporcionam orientação para a mandíbula são chamados de *guia de desoclusão anterior*.

A guia de desoclusão anterior tem um papel importante na função do sistema mastigatório. Suas características são ditadas por exatas posição e relação dos dentes anteriores, o que pode ser examinado tanto horizontal como verticalmente. A distância horizontal pela qual os dentes anteriores maxilares sobrepõem os dentes anteriores mandibulares, conhecida como trespasse horizontal (também chamado de *overjet* ou *sobressaliência*; Figura 3.28), é a distância entre a borda incisal vestibular dos incisivos superiores e a superfície vestibular dos incisivos inferiores na posição de intercuspidação. A guia de desoclusão anterior também pode ser examinada no plano vertical, conhecido como trespasse vertical (também chamado de *overbite* ou *sobremordida*). O trespasse vertical é a distância entre as bordas incisais dos dentes anteriores opostos. Como já mencionado, a oclusão normal tem aproximadamente 3 a 5 mm de trespasse vertical. Uma característica importante da guia de desoclusão anterior é determinada pela inter-relação intrincada de ambos os fatores.

Outra função importante dos dentes anteriores é iniciar o ato da mastigação. Os dentes anteriores incisam o alimento assim que este é introduzido na cavidade oral. Uma vez incisado, o alimento é rapidamente levado aos dentes posteriores para uma divisão mais completa. Os dentes anteriores também desempenham um importante papel na fala, no suporte labial e na estética.

Em algumas pessoas, essa relação normal dos dentes anteriores não existe. As variações podem resultar de diferentes padrões de desenvolvimento e de crescimento. Algumas dessas relações têm sido identificadas por meio da utilização de termos específicos (Figura 3.29). Quando uma pessoa tem uma mandíbula subdesenvolvida (relação molar de Classe II), os dentes anteriores inferiores geralmente entram em contato com o terço gengival da superfície palatina dos dentes superiores. Tal relação anterior é chamada de *mordida profunda* (sobremordida profunda). Se, em uma relação de dentes anteriores de Classe II, os incisivos centrais e laterais superiores estiverem com uma inclinação vestibular normal, esta é considerada uma *Divisão 1*. Já quando os incisivos superiores estiverem inclinados para lingual, a relação anterior será do tipo Classe II, *Divisão 2*. Uma *mordida extremamente profunda* poderá resultar em contato dos incisivos inferiores com o tecido gengival do palato.

Em outros indivíduos, nos quais pode haver um crescimento mandibular acentuado, os dentes anteriores inferiores geralmente estão posicionados para a frente e em contato com as bordas incisais dos dentes anteriores superiores (relação molar de Classe III). Esta relação é denominada *topo a topo*. Em casos extremos, os dentes anteriores inferiores podem estar posicionados tão à frente que não há contato na posição de intercuspidação (Classe III).

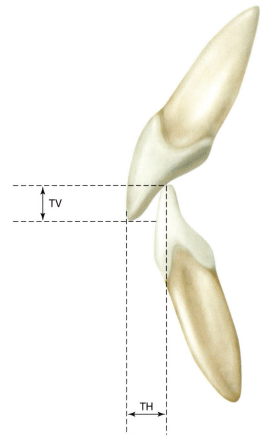

• **Figura 3.28** Relação interarcada normal dos dentes anteriores mostrando dois tipos de trespasse. *TH*, horizontal; *TV*, vertical.

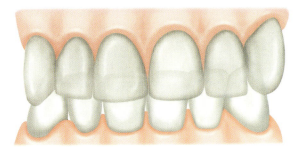

• **Figura 3.27** Normalmente, os dentes anteriores superiores sobrepõem os dentes anteriores inferiores quase na metade do comprimento de suas coroas mandibulares.

Outra relação dos dentes anteriores é aquela com um traspasse vertical negativo. Em outras palavras, com os dentes posteriores em máxima intercuspidação, os dentes anteriores opostos não se sobrepõem ou mesmo não entram em contato. Essa relação anterior é chamada de *mordida aberta anterior*. Em uma pessoa com mordida aberta anterior, não haverá contatos dentais anteriores durante o movimento mandibular.

Contatos oclusais durante o movimento mandibular

Até agora, somente as relações estáticas dos dentes anteriores e posteriores foram discutidas. No entanto, o sistema mastigatório é extremamente dinâmico. As articulações temporomandibulares e a musculatura associada permitem que a mandíbula se movimente em todos os três planos (sagital, horizontal e frontal). Junto com esses movimentos, aparecem os contatos dentais em potencial. É importante compreender os tipos e os locais dos contatos dentais que ocorrem durante os movimentos mandibulares básicos. O termo *excêntrico* tem sido usado para descrever qualquer movimento da mandíbula partindo da posição de intercuspidação que resulte em contato dental. Três movimentos excêntricos básicos são abordados: protrusivo, laterotrusivo (lateralidade) e retrusivo.

Movimento mandibular protrusivo

Um movimento mandibular protrusivo ocorre quando a mandíbula se move para a frente a partir da posição de intercuspidação. Qualquer área de um dente que entre em contato com um dente oposto durante o movimento protrusivo representa um contato protrusivo. Em uma relação normal de oclusão, os contatos

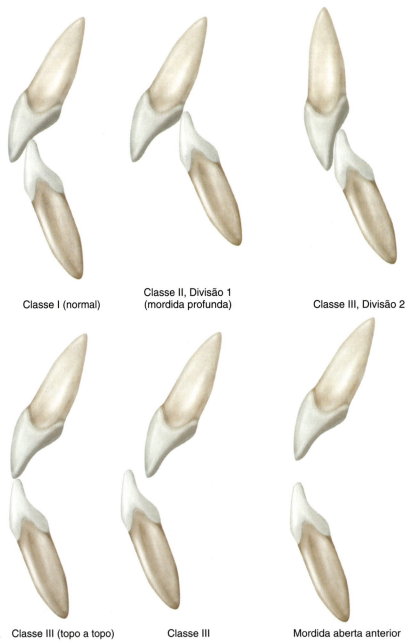

• **Figura 3.29 A.** Seis variações de relações dentárias anteriores **B.** Classe I normal. **C.** Classe II, divisão 1, mordida profunda. **D.** Classe II, divisão 2. **E.** Classe III, topo a topo. **F.** Classe III. **G.** Mordida aberta anterior. (*continua*)

CAPÍTULO 3   Alinhamento e Oclusão da Dentição   59

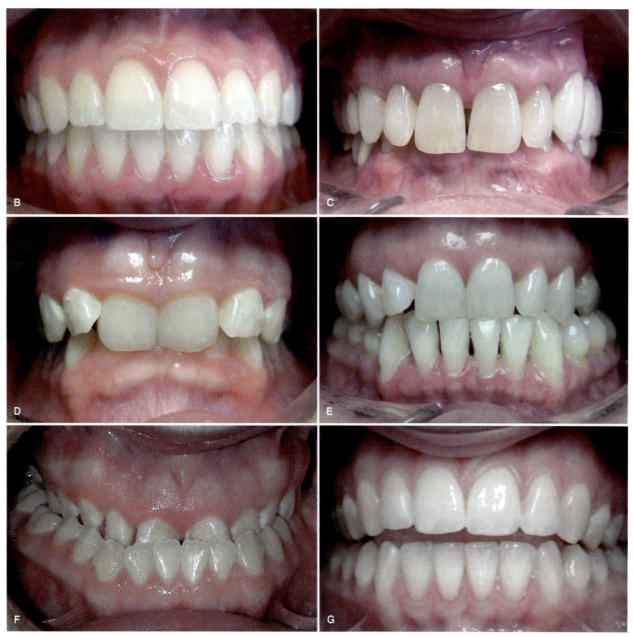

• **Figura 3.29** *(continuação).*

protrusivos predominantes ocorrem nos dentes anteriores, entre as bordas incisais e vestibular dos incisivos inferiores contra as áreas da fossa palatina e bordas incisais dos incisivos superiores. Estes últimos são considerados as vertentes-guia dos dentes anteriores (Figura 3.30). Nos dentes posteriores, o movimento protrusivo leva as cúspides funcionais inferiores (vestibulares) a cruzar anteriormente as superfícies oclusais dos dentes superiores (Figura 3.31). Os contatos protrusivos posteriores ocorrem entre as vertentes distais das cúspides palatinas superiores e as vertentes mesiais das fossas e cristas marginais opostas. O contato protrusivo posterior também pode ocorrer entre as vertentes mesiais das cúspides vestibulares inferiores e as vertentes distais das fossas e cristas marginais opostas.

Movimento mandibular laterotrusivo (lateralidade)

Durante um movimento mandibular de lateralidade, os dentes posteriores inferiores direitos e esquerdos cruzam seus antagonistas em direções diferentes.

Se, por exemplo, a mandíbula se move lateralmente para a esquerda (Figura 3.32), os dentes posteriores inferiores esquerdos se movimentarão lateralmente através de seus dentes antagonistas. No entanto, os dentes posteriores inferiores direitos se movimentarão medialmente em relação aos seus antagonistas. As áreas potenciais de contato desses dentes estão em diferentes regiões e, dessa forma, são designados por nomes diferentes. Em um olhar mais atento aos dentes posteriores do lado esquerdo, durante um movimento lateral esquerdo, observa-se que os contatos podem ocorrer em duas áreas de vertente. Os contatos podem se dar entre as vertentes internas das cúspides vestibulares superiores e as vertentes externas das cúspides vestibulares inferiores ou, ainda, entre as vertentes externas das cúspides palatinas e as vertentes internas das cúspides linguais inferiores. Ambos os contatos são chamados de *laterotrusivos.* Para diferenciar os contatos entre cúspides linguais antagonistas daqueles que ocorrem entre cúspides vestibulares antagonistas, o termo *contato laterotrusivo lingual para lingual* é usado para descrever os primeiros. A expressão *contato de trabalho*, ou *do lado de trabalho*, também é comumente usada para ambos os contatos laterotrusivos. Uma vez que a maioria das funções ocorre no lado para o qual a mandíbula se desloca, o termo contato de trabalho é muito apropriado.

Durante o mesmo movimento lateral esquerdo, os dentes posteriores inferiores direitos cruzam os dentes antagonistas em direção medial. Os locais potenciais de contato oclusal estão entre as vertentes internas das cúspides palatinas e as vertentes internas das cúspides vestibulares inferiores. Tais contatos são chamados de *mediotrusivos*. Durante um movimento lateral esquerdo, a maior parte das funções ocorre no lado esquerdo; desse modo, o lado direito é designado como o lado de balanceio. Os contatos mediotrusivos são também denominados *contatos de balanceio*. Na literatura antiga, os termos *contato de equilíbrio* ou *balanceamento* eram usados.

Se a mandíbula se mover lateralmente para a direita, os locais potenciais de contato serão idênticos, mas opostos aos que ocorrem no movimento lateral à esquerda. O lado direito agora tem contatos laterotrusivos, e o lado esquerdo, contatos mediotrusivos. Essas áreas de contato estão nas mesmas vertentes do movimento lateral esquerdo, mas nos dentes do lado oposto da arcada.

Como mencionado, os dentes anteriores desempenham um papel importante de guia durante o movimento mandibular lateral à esquerda ou à direita. Em uma relação oclusal normal, os caninos superiores e inferiores ficam em contato durante os movimentos laterais à direita e à esquerda; portanto, têm contatos laterotrusivos. Estes ocorrem entre as superfícies vestibular e bordas incisais dos caninos inferiores e a fossa lingual e bordas incisais dos caninos superiores. À semelhança dos contatos protrusivos, são considerados as vertentes-guia.

Em resumo, os contatos laterotrusivos (de trabalho) dos dentes posteriores ocorrem com as vertentes internas das cúspides vestibulares superiores opondo-se às vertentes externas das cúspides vestibulares inferiores, e as vertentes externas das cúspides palatinas opondo-se às vertentes internas das cúspides linguais inferiores. Os contatos mediotrusivos (de balanceio) ocorrem com as vertentes internas das cúspides palatinas opondo-se às vertentes internas das cúspides vestibulares inferiores.

Movimento mandibular retrusivo

Um movimento retrusivo ocorre quando a mandíbula se desloca posteriormente a partir da posição de intercuspidação. Comparado

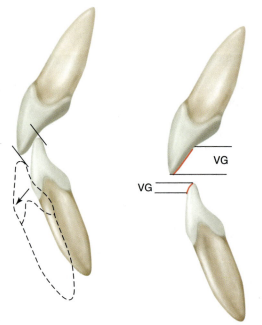

• **Figura 3.30** As vertentes-guia *(VG)* dos dentes superiores são as superfícies responsáveis pelas características da guia de desoclusão anterior.

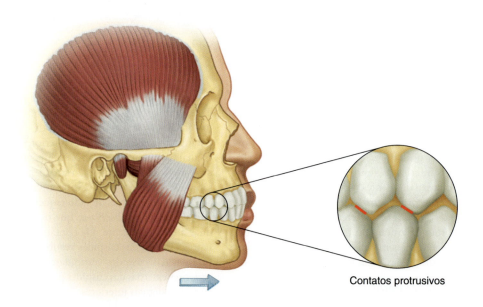

• **Figura 3.31** Os contatos protrusivos posteriores podem ocorrer entre as vertentes distais dos dentes superiores e as vertentes mesiais dos dentes inferiores.

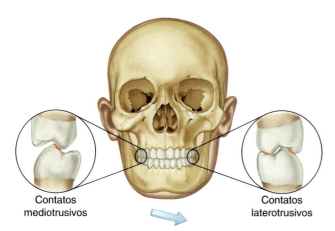

• **Figura 3.32** Movimento de lateralidade (laterotrusivo) esquerdo. Os contatos podem ocorrer entre as vertentes internas das cúspides vestibulares superiores e as vertentes externas das cúspides vestibulares inferiores; eles também podem ocorrer entre as vertentes externas das cúspides palatinas e as vertentes internas das cúspides linguais inferiores. Os contatos mediotrusivos podem se dar entre as vertentes internas das cúspides linguais superiores e as vertentes internas das cúspides vestibulares inferiores. Quando a mandíbula se move para a direita, contatos similares podem ocorrer nos dentes contralaterais.

a outros movimentos, o retrusivo é bem pequeno (1 a 2 mm). O movimento mandibular retrusivo é limitado pelas estruturas ligamentares mencionadas no Capítulo 1. Durante um movimento retrusivo, as cúspides vestibulares inferiores se movem para distal sob a superfície oclusal dos dentes superiores antagonistas (Figura 3.33). As áreas de possível contato ocorrem entre as vertentes distais das cúspides vestibulares inferiores (funcionais) e as vertentes mesiais das fossas e cristas marginais antagonistas. Na arcada superior, os contatos retrusivos ocorrem entre as vertentes mesiais da fossa central e as cristas marginais antagonistas. Os contatos retrusivos ocorrem nas vertentes opostas dos contatos protrusivos, uma vez que o movimento é exatamente o oposto.

Resumo dos contatos oclusais

Quando dois dentes posteriores antagonistas ocluem de maneira normal (cúspides palatinas em contato com as fossas centrais antagonistas e cúspides vestibulares inferiores em contato com as fossas centrais antagonistas), a área potencial de contato durante qualquer movimento mandibular excêntrico estará em uma área previsível da superfície oclusal do dente. Cada vertente da cúspide funcional tem potencial para fornecer contato excêntrico com o dente antagonista. A vertente interna da cúspide de balanceio também pode ficar em contato com um dente oposto durante um movimento excêntrico específico. A Figura 3.34 mostra os contatos oclusais que poderiam ocorrer nos primeiros molares superiores e inferiores. Essas áreas são apenas áreas potenciais de contato, uma vez que todos os dentes posteriores não ficam em contato durante todos os movimentos mandibulares. Em alguns casos, alguns poucos dentes ficam em contato durante um movimento mandibular específico, o que desarticula os dentes remanescentes. Se, no entanto, um dente contatar um dente antagonista durante um movimento mandibular específico, este diagrama mostrará a área de contato.

Quando os dentes anteriores ocluem de maneira usual, os locais potenciais de contato durante os vários movimentos mandibulares também são previsíveis; eles estão representados na Figura 3.35.

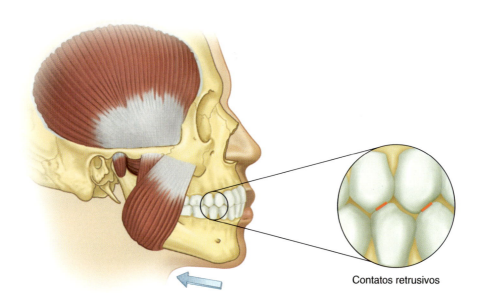

• **Figura 3.33** Os contatos retrusivos posteriores podem ocorrer entre as vertentes mesiais dos dentes superiores e as vertentes distais dos dentes inferiores.

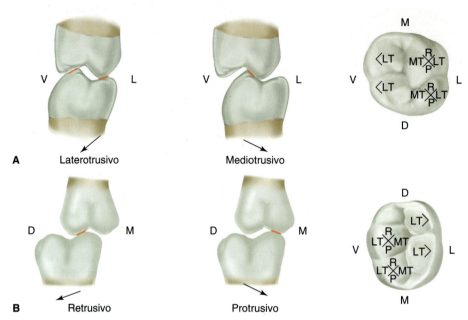

- **Figura 3.34 A.** Locais potenciais de contato durante os movimentos excêntricos (vistas lateral e proximal). **B.** Locais potenciais de contato ao redor das cúspides dos primeiros molares superior e inferior (vista oclusal). Observe os contatos. *LT*, laterotrusivo; *MT*, mediotrusivo; *R*, retrusivo; *P*, protrusivo, *V*, vestibular, *L*; lateral; *M*, medial; *D*, distal.

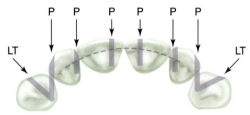

- **Figura 3.35** Locais usuais de contatos excêntricos dos dentes anteriores superiores. *P*, protrusivos; *LT*, laterotrusivos.

Referências bibliográficas

1. Sarver D, Proffit W, Acherman J: Diagnosis and treatment planning in orthodontics. In Garber T, Vanarsdall R, editors: *Orthodontics: Current principles and techniques*, ed 3, St Louis, 2000, Mosby, pp 27–28.
2. Spee FG: *Prosthetic Dentistry*, ed 4, Chicago, IL, 1928, Medico-Dental Publishing Co.
3. Bonwill WGA: Geometrical and mechanical laws of articulators, *Anatomical Articulation*, 1885.
4. Monson GS: Applied mechanics to the theory of mandibular movements, *Dent Cosmos* 74:1039–1053, 1932.
5. Nelson SA M: *Wheeler's dental anatomy, physiology and occlusion*, ed 9, Philadelphia, PA, 2009, WB Saunders Co., pp 279–288.
6. Angle EH: Classification of malocclusion, *Dent Cosmos* 41:248–264, 1899.
7. Kraus BS, Jordon RE, Abrhams L: *Dental anatomy and occlusion*, Baltimore, MD, 1973, Waverly Press Inc.

Leitura sugerida

Kraus BS, Jordan RE, Abrams L: *Dental anatomy and occlusion*, Baltimore, 1973, Waverly Press Inc.
Moyer RE: *Handbook of orthodontics for the student and general practitioner*, ed 3, Chicago, Il, 1973, Year Book Medical Publishers Inc.
Nelson ST, Ash MM: *Wheeler's dental anatomy; physiology and occlusion*, ed 9, Philadelphia, PA, 2009, W.B. Saunders Co.

4
Mecânica do Movimento Mandibular

A natureza nos abençoou com um sistema mastigatório maravilhosamente dinâmico, permitindo-nos funcionar e, por causa disso, existir.

JPO

O movimento mandibular ocorre como uma série complexa de atividades tridimensionais de rotação e translação inter-relacionadas. É determinado pela atividade combinada e simultânea de ambas as articulações temporomandibulares (ATMs). Apesar de não poderem funcionar de modo inteiramente independente uma da outra, as duas ATMs raramente funcionam com movimentos idênticos e conjuntos. Para melhor entender a complexidade do movimento mandibular, é interessante, primeiro, isolar os movimentos que ocorrem em apenas uma única ATM. Os tipos de movimento serão discutidos inicialmente; em seguida, os movimentos tridimensionais da articulação serão divididos em movimentos dentro de um único plano.

Tipos de movimento

Dois tipos de movimentos ocorrem na ATM: rotação e translação.

Movimento de rotação

O *Dorland's Medical Dictionary* define rotação como "o processo de girar em torno de um eixo: movimento de um corpo em torno do seu eixo."[1] No sistema mastigatório, a rotação ocorre quando a boca abre e fecha em torno de um ponto fixo ou eixo dentro dos côndilos. Em outras palavras, os dentes podem ser separados e novamente ocluídos sem uma mudança de posição dos côndilos (Figura 4.1).

Na ATM, a rotação ocorre como movimento dentro da cavidade inferior da articulação. Consiste, dessa forma, no movimento entre a superfície superior do côndilo e a superfície inferior do disco articular. O movimento de rotação da mandíbula pode ocorrer em todos os três planos de referência: horizontal, frontal (vertical) e sagital. Em cada plano, acontece em torno de um ponto chamado *eixo*. O eixo de rotação de cada plano será descrito e ilustrado a seguir.

Eixo horizontal de rotação

O movimento mandibular em torno do eixo horizontal é um movimento de abrir e fechar. Ele é denominado *movimento de rotação* e o eixo horizontal em torno do qual ele ocorre é chamado de *eixo de rotação* (Figura 4.2). O movimento de dobradiça é provavelmente o único exemplo de atividade mandibular na qual um movimento de rotação "puro" ocorre. Em todos os outros movimentos, a rotação ao redor do eixo é acompanhada pela translação do mesmo.

Quando os côndilos estão em sua posição mais superior na fossa articular e a boca é aberta exclusivamente por rotação, o eixo ao redor do qual o movimento ocorre é chamado de *eixo terminal de rotação* ou de *bisagra*. O movimento rotacional em torno do eixo terminal pode ser facilmente demonstrado, mas raramente ocorre durante a função normal.

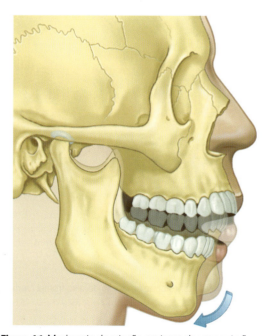

• **Figura 4.1** Movimento de rotação em torno de um ponto fixo no côndilo.

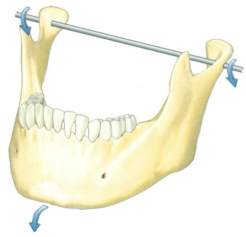

• **Figura 4.2** Movimento de rotação em torno do eixo horizontal.

Eixo frontal (vertical) de rotação

O movimento mandibular em torno do eixo frontal ocorre quando um côndilo se move anteriormente para fora da posição terminal de dobradiça, com o eixo vertical do côndilo oposto permanecendo na posição terminal de rotação (Figura 4.3). Dada a inclinação da eminência articular, que determina a inclinação do eixo frontal enquanto o côndilo em movimento ou balanceio se move para a frente, esse tipo de movimento isolado não ocorre naturalmente.

Eixo sagital de rotação

O movimento mandibular em torno do eixo sagital ocorre quando um côndilo se move inferiormente, enquanto o outro permanece na posição terminal de rotação (Figura 4.4). Como os ligamentos e a musculatura da ATM evitam um deslocamento inferior do côndilo (luxação), esse tipo de movimento isolado não ocorre naturalmente, porém se dá em conjunto com outros movimentos, quando os côndilos de balanceio se movimentam para baixo e para a frente através da eminência articular.

Movimento de translação

A translação pode ser definida como um movimento no qual cada ponto do objeto que se move tem, simultaneamente, as mesmas velocidade e direção. No sistema mastigatório, ela ocorre quando a mandíbula se move para a frente, como na protrusão. Os dentes, côndilos e ramos se movem todos na mesma direção e na mesma extensão (Figura 4.5).

A translação ocorre dentro da cavidade superior da articulação, entre a superfície superior do disco articular e a superfície inferior da fossa articular (i. e., entre o complexo côndilo-disco e a fossa articular).

Durante a maioria dos movimentos normais da mandíbula, tanto a rotação quanto a translação ocorrem simultaneamente.[2] Ou seja, enquanto a mandíbula está rotacionando em torno de um ou mais eixos, cada um dos eixos está transladando ou mudando sua orientação no espaço. Isso resulta em movimentos muito complexos, extremamente difíceis de visualizar. Para simplificar a tarefa de entendê-los, este capítulo considera que a mandíbula se movimenta isoladamente em cada um dos três planos de referência.

Movimentos bordejantes em um único plano

O movimento mandibular é limitado pelos ligamentos e pelas superfícies articulares das ATMs, assim como pela morfologia e pelo alinhamento dos dentes. Quando a mandíbula se move através dos limites externos do movimento, isso resulta em limites descritíveis reprodutíveis, chamados de *movimentos bordejantes* ou *limítrofes*. O movimento bordejante e os movimentos funcionais típicos da mandíbula serão descritos para cada plano de referência.

Movimentos bordejantes e funcionais no plano sagital

O movimento mandibular observado no plano sagital é visto com quatro componentes de movimento (Figura 4.6):

1. Limite posterior do movimento bordejante de abertura
2. Limite anterior do movimento bordejante de abertura

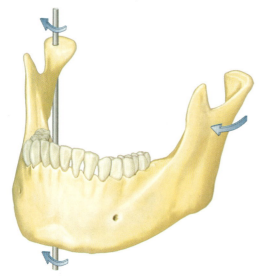

• **Figura 4.3** Movimento de rotação em torno do eixo frontal (vertical).

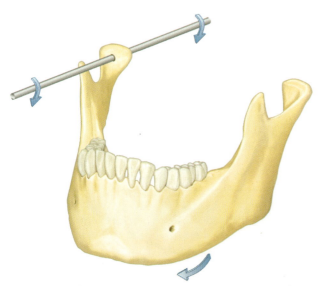

• **Figura 4.4** Movimento de rotação em torno do eixo sagital.

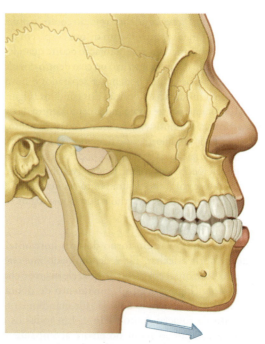

• **Figura 4.5** Movimento de translação da mandíbula.

CAPÍTULO 4 Mecânica do Movimento Mandibular

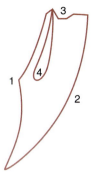

• **Figura 4.6** Movimentos bordejantes e funcional no plano sagital. *1,* Limite posterior do movimento bordejante de abertura; *2,* limite anterior movimento bordejante de abertura; *3,* limite superior do movimento bordejante de contato; *4,* movimento funcional típico.

3. Limite superior do movimento bordejante de contato
4. Movimentos funcionais.

A extensão dos movimentos bordejantes de abertura posterior e anterior é determinada, ou limitada, principalmente pelos ligamentos e pela morfologia das ATMs. Os movimentos bordejantes de contato superiores são determinados pelas superfícies oclusais e incisais dos dentes. Os movimentos funcionais não são considerados bordejantes, uma vez que não são determinados por um limite externo de movimento. São determinados pelas respostas condicionadas do sistema neuromuscular (Capítulo 2).

Limite posterior do movimento bordejante de abertura

Os movimentos bordejantes de abertura posterior no plano sagital ocorrem como um movimento de dobradiça em dois estágios. No primeiro estágio (Figura 4.7), os côndilos estão estabilizados na sua posição mais superior na fossa articular (i. e., a posição terminal de rotação). A posição mais superior do côndilo, a partir da qual um movimento de rotação pode ocorrer, é chamada de posição de relação cêntrica (RC). A mandíbula pode ser abaixada (boca abrindo) em um movimento de rotação puro sem a translação dos côndilos. Teoricamente, um movimento de dobradiça (rotação pura) pode ser gerado de qualquer posição mandibular anterior à relação cêntrica; no entanto, para que isso aconteça, os côndilos devem ser estabilizados, de forma que a translação do eixo horizontal não ocorra. Uma vez que essa estabilização é difícil de ser obtida, movimentos bordejantes de abertura posterior, que utilizam o eixo terminal de rotação, são os únicos movimentos de eixo de dobradiça da mandíbula que podem ser reproduzidos.

Em RC, a mandíbula pode ser rotacionada em torno do eixo horizontal por uma distância de apenas 20 a 25 mm, medida entre as bordas incisais dos incisivos superiores e inferiores. Nesse ponto de abertura, os ligamentos TM estão tensionados de tal forma que a continuação da abertura resulta em uma translação anterior e inferior dos côndilos. À medida que os côndilos transladam, o eixo de rotação da mandíbula passa para o corpo dos ramos, resultando no segundo estágio do movimento bordejante de abertura posterior (Figura 4.8). A localização exata do eixo de rotação nos ramos é provavelmente a área de inserção dos ligamentos esfenomandibulares. Durante esse estágio, no qual a mandíbula está rotacionando em torno de um eixo horizontal passando através dos ramos, os côndilos estão se movendo anterior e inferiormente e a porção anterior da mandíbula está se movendo posterior e inferiormente. A abertura máxima é alcançada quando os ligamentos capsulares impedem movimentos adicionais dos côndilos. A abertura máxima está na faixa de 40 a 60 mm, medidos entre as bordas incisais dos dentes anteriores superiores e inferiores.

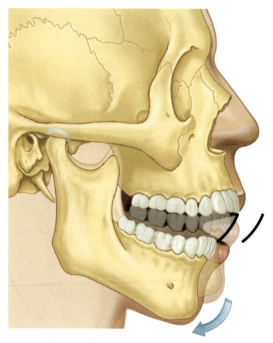

• **Figura 4.7** Movimento de rotação da mandíbula, com os côndilos na posição terminal de rotação. Essa rotação pura pode ocorrer até que os dentes anteriores estejam separados cerca de 20 a 25 mm.

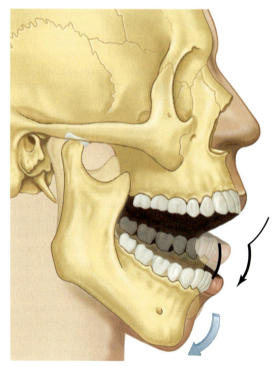

• **Figura 4.8** Segundo estágio do movimento de rotação durante a abertura. O côndilo é transladado para baixo da eminência articular, à medida que a boca rotaciona para abrir até o seu limite máximo.

Limite anterior do movimento bordejante de abertura

Com a mandíbula totalmente aberta, o fechamento acompanhado pela contração dos pterigóideos laterais inferiores (que mantêm os côndilos posicionados anteriormente) produzirá o movimento bordejante de fechamento anterior (Figura 4.9). Teoricamente, se os côndilos fossem estabilizados nessa posição anterior, um movimento de rotação pura poderia ocorrer enquanto o fechamento da

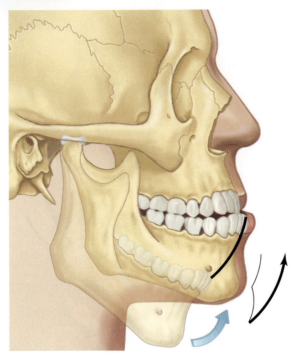

• **Figura 4.9** Movimento bordejante de fechamento anterior no plano sagital.

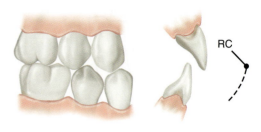

• **Figura 4.10** Relação típica dos dentes quando os côndilos estão na posição de RC.

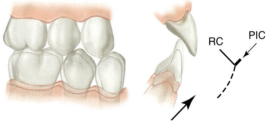

• **Figura 4.11** A força aplicada aos dentes quando os côndilos estão em RC cria um movimento superoanterior da mandíbula até a PIC.

mandíbula saísse da posição de abertura máxima até a posição de protrusão máxima. Uma vez que a posição de protrusão máxima é determinada, em parte, pelos ligamentos estilomandibulares, conforme ocorre o fechamento, a tensão dos ligamentos produz um movimento posterior dos côndilos. A posição condilar é mais anterior na abertura máxima, mas não está na posição de protrusão máxima. O movimento posterior do côndilo, a partir da posição de abertura máxima até a posição de protrusão máxima, produz excentricidade no movimento anterior bordejante. Por essa razão, ele não é um movimento de rotação pura.

Limite superior do movimento bordejante de contato

Enquanto os movimentos bordejantes previamente discutidos são limitados pelos ligamentos, o movimento bordejante de contato superior é determinado pelas características das superfícies oclusais dos dentes. Durante todo esse movimento, o contato dentário está presente. Sua delimitação precisa depende: (1) da diferença entre a RC e a máxima intercuspidação; (2) da angulação das vertentes das cúspides dos dentes posteriores; (3) da quantidade de trespasse vertical e horizontal dos dentes anteriores; (4) da morfologia palatina dos dentes anteriores superiores; e (5) das relações gerais interarcada dos dentes. Uma vez que o movimento bordejante é unicamente determinado pelo dente, alterações sofridas pelos dentes resultarão em mudanças na natureza do movimento bordejante.

Na posição de RC, os contatos dentários são normalmente encontrados em um ou mais pares de dentes antagonistas posteriores. O contato dentário inicial no eixo terminal de rotação (RC) ocorre entre as vertentes mesiais de um dente superior e as vertentes distais de um dente inferior (Figura 4.10). Se for aplicada força muscular na mandíbula, o resultado será um movimento anterossuperior ou de deslocamento até que a posição de máxima intercuspidação (PIC) seja alcançada (Figura 4.11). Além disso, este deslizamento de RC até a máxima intercuspidação pode ter um componente lateral. O deslizamento de RC para PIC está presente em aproximadamente 90% da população e sua distância média é de 1 mm a 1,25 mm.[3]

Na PIC, os dentes anteriores opostos geralmente entram em contato. Quando a mandíbula é protraída da máxima intercuspidação, o contato entre as bordas incisais dos dentes anteriores inferiores e as vertentes palatinas dos dentes anteriores superiores resulta em um movimento anteroinferior da mandíbula (Figura 4.12). Isso continua até que os dentes anteriores superiores e inferiores estejam em uma relação topo a topo, durante a qual uma trajetória horizontal é seguida. O movimento horizontal continua até que as bordas incisais dos dentes inferiores ultrapassem as bordas incisais dos dentes superiores (Figura 4.13). Nesse ponto, a mandíbula se move em uma direção superior até os dentes posteriores se tocarem (Figura 4.14). Assim, as superfícies oclusais dos dentes posteriores determinam o trajeto restante até o movimento de protrusão máxima, o qual se une com a posição mais superior do movimento bordejante de abertura anterior (Figura 4.15).

Quando uma pessoa não apresentar discrepância entre a RC e a máxima intercuspidação, a descrição inicial do movimento bordejante de contato superior será modificada. A partir da RC, não há deslizamento superior para PIC. O movimento de protrusão inicial engrenará imediatamente os dentes anteriores e a mandíbula move-se inferiormente, como detectado pela anatomia lingual dos dentes anteriores superiores (Figura 4.16).

Movimentos funcionais

Os movimentos funcionais ocorrem durante a atividade funcional da mandíbula. Geralmente acontecem dentro dos movimentos bordejantes e, por isso, são considerados movimentos livres. A maioria das atividades funcionais requer intercuspidação máxima; portanto, geralmente começa na PIC ou abaixo dela. Quando a mandíbula está em repouso, encontra-se localizada a aproximadamente 2 a 4 mm abaixo da PIC[4,5] (Figura 4.17). Essa posição tem sido denominada *repouso clínico*. Alguns estudos sugerem que ela é bastante variável.[6,7] Também foi determinado que a chamada posição de repouso clínico não é aquela na qual os músculos têm sua menor quantidade de atividade eletromiográfica.[7] Os músculos da mastigação estão aparentemente em seu menor nível de

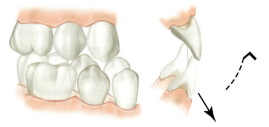

• **Figura 4.12** À medida que a mandíbula se movimenta para a frente, o contato das bordas incisais dos dentes anteriores inferiores com as superfícies palatinas dos dentes anteriores superiores cria um movimento inferior.

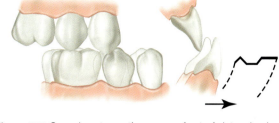

• **Figura 4.15** O movimento contínuo para a frente é determinado pelas superfícies dos dentes posteriores até que o movimento de protrusão máxima, estabelecido pelos ligamentos, seja alcançado. Essa posição de protrusão máxima une-se ao ponto mais superior do movimento bordejante de abertura anterior.

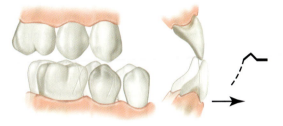

• **Figura 4.13** Movimento horizontal da mandíbula à medida que as bordas incisais dos dentes superiores e inferiores se cruzam.

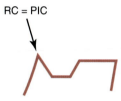

• **Figura 4.16** O limite superior do movimento bordejante de contato quando os côndilos estão em posição de RC é o mesmo da PIC dos dentes.

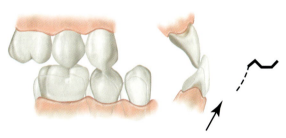

• **Figura 4.14** O movimento contínuo da mandíbula para a frente resulta em um movimento superior à medida que os dentes anteriores ultrapassam a posição topo a topo, o que leva ao contato dos dentes posteriores.

atividade quando a mandíbula está posicionada a cerca de 8 mm inferiormente e 3 mm anteriormente à PIC.[7]

Nessa posição, a força da gravidade que puxa a mandíbula para baixo está em equilíbrio com a elasticidade e resistência ao estiramento dos músculos elevadores e outros tecidos moles que sustentam a mandíbula (tônus viscoelástico). Assim, essa posição é mais bem descrita como a posição de repouso clínico. Nela, a pressão entre as ATMs fica muito reduzida e se aproxima da luxação, mas nunca acontece (tonicidade). Uma vez que a função não pode ocorrer prontamente a partir dessa posição, o reflexo miotático, que contrabalança as forças da gravidade e mantém a mandíbula na posição mais disponível ao funcionamento, de 2 a 4 mm abaixo de PIC, é ativado. Nessa posição, os dentes podem ser rápida e efetivamente levados a ocluir para função imediata. Os níveis aumentados de atividade muscular eletromiográfica nesta posição são indicativos de reflexo miotático. Uma vez que não é uma posição de repouso verdadeira, aquela na qual a mandíbula se mantém é mais apropriadamente chamada de *posição postural*.

Se o ciclo mastigatório for examinado no plano sagital, o movimento será visto começando em PIC, indo para baixo e

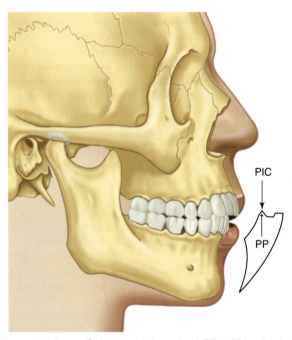

• **Figura 4.17** A mandíbula na posição postural *(PP)* está localizada 2 a 4 mm abaixo da posição de máxima intercuspidação *(PIC)*.

ligeiramente para a frente até a posição desejada de abertura (Figura 4.18). Então, retornará em um trajeto mais regular ligeiramente posterior ao movimento de abertura (Capítulo 2).

Efeitos da postura no movimento funcional. Quando a cabeça está em uma posição ereta e alinhada, a posição postural da mandíbula está localizada de 2 a 4 mm abaixo da PIC. Se os músculos elevadores se contraem, a mandíbula é elevada diretamente à PIC. No entanto, se a face for direcionada a aproximadamente 45° para cima, a posição postural da mandíbula será alterada para uma posição ligeiramente retraída. Essa alteração está relacionada com

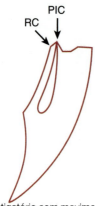

• **Figura 4.18** Ciclo mastigatório com movimentos bordejantes no plano sagital. *RC*, relação cêntrica; *PIC*, posição de máxima intercuspidação.

o estiramento e alongamento dos vários tecidos inseridos e que sustentam a mandíbula.[8]

Se os músculos elevadores se contraírem com a cabeça nessa posição, o trajeto de fechamento será ligeiramente posterior ao trajeto de fechamento na posição ereta. O contato dental, consequentemente, ocorrerá posterior à PIC (Figura 4.19). Uma vez que essa posição dos dentes é geralmente instável, ocorre um deslize, levando a mandíbula à máxima intercuspidação.

Tem sido afirmado que a posição normal da cabeça durante a alimentação é com a face direcionada para baixo cerca de 30°.[9] Tal posição é designada como *posição alerta de alimentação*. Nela, a mandíbula move-se ligeiramente para anterior até a posição postural ereta. Se os músculos elevadores se contraírem com a cabeça nesta posição, o trajeto de fechamento será ligeiramente anterior ao trajeto da posição ereta. Por isso, o contato dentário ocorrerá antes da PIC. Essa alteração no fechamento leva a contatos mais fortes dos dentes anteriores. A posição alerta de alimentação pode ser importante ao se considerar a relação funcional dos dentes.

Uma extensão da cabeça em 45° também é uma posição importante porque é geralmente a postura que a cabeça assume quando bebemos algo. Nessa postura, a mandíbula é mantida em uma posição mais posterior em relação à máxima intercuspidação e, por esse motivo, o fechamento com a cabeça para trás frequentemente resulta em contatos dentários posteriores à PIC.

Movimentos bordejantes e funcionais no plano horizontal

Tradicionalmente, um aparelho conhecido como registro do arco gótico tem sido utilizado para marcar os movimentos mandibulares no plano horizontal. Consiste em uma placa de registro presa aos dentes superiores e uma pua inscritora presa aos dentes inferiores (Figura 4.20). Quando a mandíbula se movimenta, a pua traça uma linha na placa de registro que coincide com este movimento. Os movimentos bordejantes da mandíbula no plano horizontal podem, assim, ser facilmente registrados e examinados.

Quando os movimentos mandibulares são visualizados no plano horizontal, pode ser observado um traçado de forma romboide com quatro componentes de movimentos distintos (Figura 4.21), além de um componente funcional:

1. Movimentos bordejantes de lateralidade esquerda
2. Movimentos bordejantes de lateralidade esquerda com protrusão
3. Movimentos bordejantes de lateralidade direita
4. Movimentos bordejantes de lateralidade direita com protrusão

Movimentos bordejantes de lateralidade esquerda

Com os côndilos na posição de RC, a contração do músculo pterigóideo lateral inferior direito fará o côndilo direito se movimentar anterior e medialmente (também inferiormente). Se o músculo

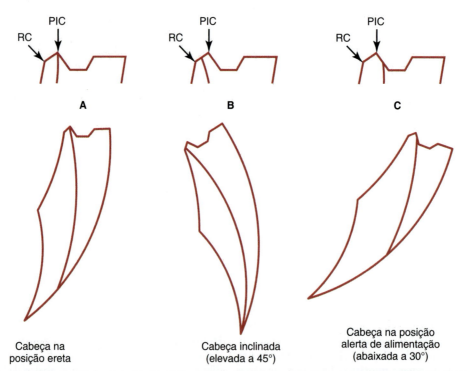

• **Figura 4.19** Movimento de fechamento final relacionado com a posição da cabeça. **A.** Com a cabeça ereta, os dentes são elevados diretamente à máxima intercuspidação a partir da posição postural. **B.** Com a cabeça inclinada a 45°, a posição postural da mandíbula torna-se mais posterior. Quando os dentes ocluem, o contato dentário ocorre posteriormente à posição de intercuspidação. **C.** Com a cabeça formando um ângulo de 30° para a frente (posição alerta de alimentação), a posição postural da mandíbula torna-se mais anterior. Quando os dentes ocluem, o contato dos dentes ocorre anteriormente à máxima intercuspidação. *RC*, relação cêntrica; *PIC*, posição de máxima intercuspidação.

CAPÍTULO 4 Mecânica do Movimento Mandibular

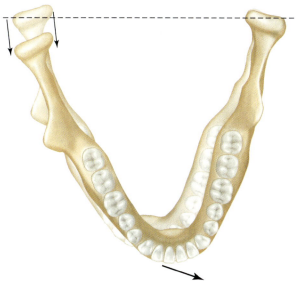

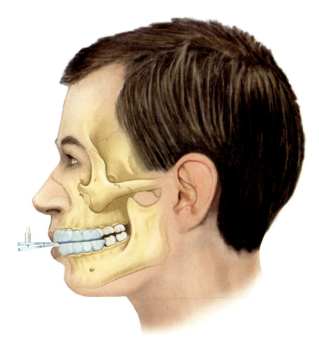

● **Figura 4.22** Movimento bordejante de lateralidade esquerda, registrado no plano horizontal.

● **Figura 4.20** Um registro do arco gótico é usado para marcar os movimentos mandibulares bordejantes no plano horizontal. À medida que a mandíbula se movimenta, a pua inscritora presa aos dentes inferiores traça uma trajetória na placa de registro presa aos dentes superiores.

lateral inferior direito, levará o côndilo esquerdo a se movimentar anteriormente e para a direita. Uma vez que o côndilo direito já está na sua posição anterior máxima, o movimento do côndilo esquerdo até a sua posição anterior máxima causará um desvio da linha média mandibular para coincidir com a linha média da face (Figura 4.23).

Movimentos bordejantes de lateralidade direita

Uma vez que os movimentos bordejantes esquerdos tenham sido registrados no traçado, a mandíbula retorna a RC e os movimentos bordejantes laterais direitos são registrados.

A contração do músculo pterigóideo lateral inferior esquerdo levará o côndilo esquerdo a mover-se anterior e medialmente (também inferiormente). Se o músculo pterigóideo lateral inferior direito permanecer relaxado, o côndilo direito continuará

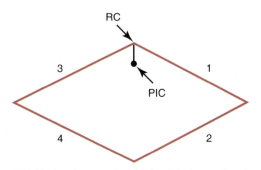

● **Figura 4.21** Movimentos mandibulares bordejantes no plano horizontal. 1, Lateralidade esquerda; 2, lateralidade esquerda continuada com protrusão; 3, lateralidade direita; 4, lateralidade direita continuada com protrusão. *RC*, Relação cêntrica; *PIC*, posição de máxima intercuspidação.

pterigóideo lateral inferior esquerdo permanece relaxado, o côndilo esquerdo permanecerá posicionado em RC e o resultado será um movimento bordejante lateral esquerdo (o côndilo direito girando em torno do eixo frontal do côndilo esquerdo). O côndilo esquerdo é, consequentemente, chamado de *côndilo de rotação,* uma vez que a mandíbula rotaciona em torno dele. O côndilo direito é denominado *côndilo orbitante,* porque ele orbita ao redor do côndilo de rotação. O côndilo esquerdo também é chamado de *côndilo de trabalho,* visto que está no lado de trabalho. De igual maneira, o côndilo direito é denominado *côndilo de balanceio,* pois está localizado no lado de balanceio. Durante esse movimento, a pua traçará uma linha na placa de registro coincidente com o movimento bordejante (limítrofe) esquerdo (Figura 4.22).

Movimentos bordejantes de lateralidade esquerda com protrusão

Com a mandíbula na posição limítrofe de lateralidade esquerda, a contração do músculo pterigóideo lateral inferior esquerdo, junto com a contração ininterrupta do músculo pterigóideo

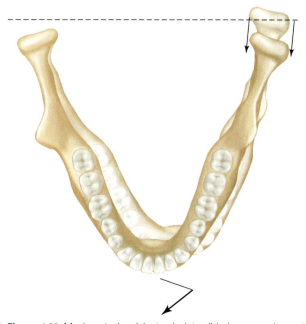

● **Figura 4.23** Movimento bordejante de lateralidade esquerda continuada com protrusão, registrado no plano horizontal.

na posição de RC. O movimento mandibular resultante será um movimento bordejante lateral direito (o côndilo esquerdo girando em torno do eixo frontal do côndilo direito). O côndilo direito nesse movimento será, dessa forma, chamado de *côndilo de rotação,* já que a mandíbula gira em torno dele. O côndilo esquerdo durante tal movimento é denominado *côndilo orbitante,* porque orbita em torno do côndilo de rotação. No decorrer desse movimento, a pua gerará uma linha na placa de registro que coincide com o movimento bordejante lateral direito (Figura 4.24).

Movimentos bordejantes de lateralidade direita com protrusão

Com a mandíbula na posição limítrofe de lateralidade direita, a contração do músculo pterigóideo lateral inferior direito, juntamente com a contração ininterrupta do pterigóideo lateral inferior esquerdo, fará o côndilo direito se movimentar para anterior e para a esquerda. Uma vez que o côndilo direito já está na sua posição anterior máxima, o movimento do côndilo esquerdo até a sua posição anterior máxima causará um desvio da linha média mandibular para coincidir com a linha média da face (Figura 4.25). Isso completa o movimento bordejante no plano horizontal.

Movimentos laterais podem ser gerados nos variados níveis de abertura mandibular. Os movimentos bordejantes produzidos em cada aumento do grau de abertura resultarão em traçados sucessivamente menores até que, na posição de abertura máxima, pouco ou nenhum movimento poderá ser feito (Figura 4.26).

Movimentos funcionais

Como no plano sagital, os movimentos funcionais no plano horizontal, na maioria das vezes, ocorrem mais perto da PIC. Durante a mastigação, a amplitude do movimento mandibular começa um pouco distante da PIC, mas, à medida que o alimento é quebrado em partículas menores, a ação mandibular move-se cada vez mais para perto da PIC. A posição exata da mandíbula durante a mastigação é ditada pela configuração oclusal existente (Figura 4.27).

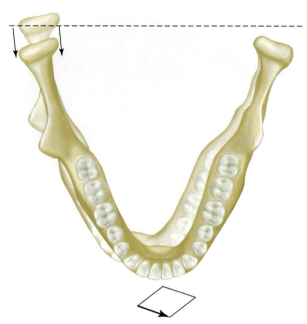

• **Figura 4.25** Movimento bordejante de lateralidade direita continuada com protrusão, registrado no plano horizontal.

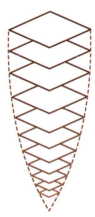

• **Figura 4.26** Movimentos bordejantes mandibulares no plano horizontal, registrados em vários graus de abertura. As bordas ficam cada vez mais juntas à medida que a boca é aberta.

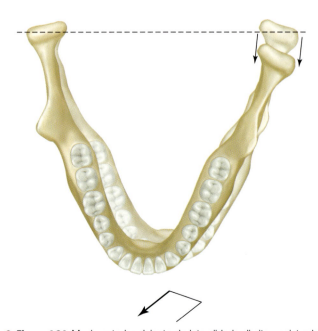

• **Figura 4.24** Movimento bordejante de lateralidade direita, registrado no plano horizontal.

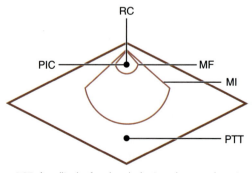

• **Figura 4.27** Amplitude funcional dentro dos movimentos bordejantes horizontais. *RC*, relação cêntrica; *PIC*, posição de máxima intercuspidação; *PTT*, posição topo a topo dos dentes anteriores; *MI*, área utilizada nos primeiros estágios da mastigação; *MF*, área utilizada nos últimos estágios da mastigação, um pouco antes de ocorrer a deglutição.

Movimentos bordejantes e funcionais no plano frontal (vertical)

Quando o movimento mandibular é observado no plano frontal, um padrão em forma de escudo pode ser visto com quatro componentes com movimentos distintos (Figura 4.28) junto com o componente funcional:

1. Limite superior nos movimentos bordejantes de lateralidade esquerda
2. Movimentos bordejantes de lateralidade esquerda com abertura
3. Limite superior nos movimentos bordejantes de lateralidade direita
4. Movimentos bordejantes de lateralidade direita com abertura.

Apesar de os movimentos bordejantes mandibulares no plano frontal não terem sido tradicionalmente "traçados", o entendimento deles é útil na visualização tridimensional da atividade mandibular.

Limite superior nos movimentos bordejantes de lateralidade esquerda

Com a mandíbula na máxima intercuspidação, é realizado um movimento lateral para a esquerda. Um dispositivo de registro revelará a geração de um traçado côncavo inferior (Figura 4.29). A natureza precisa desse traçado é determinada principalmente pela morfologia e por relações interarcada dos dentes superiores e inferiores que estão em contato durante este movimento. De influência secundária são as relações côndilo-disco-fossa e a morfologia do lado de trabalho da ATM. A extensão lateral máxima deste movimento é determinada pelos ligamentos da articulação em rotação.

Movimentos bordejantes de lateralidade esquerda com abertura

Da posição limítrofe de lateralidade para a esquerda, um movimento de abertura da mandíbula produz um traçado convexo lateral. À medida que a abertura máxima é alcançada, os ligamentos se esticam e produzem um movimento direcionado medialmente, que causa um retorno da linha média mandibular para coincidir com a linha média da face (Figura 4.30).

Limite superior nos movimentos bordejantes de lateralidade direita

Uma vez que os movimentos bordejantes frontais esquerdos estejam registrados, a mandíbula retorna à máxima intercuspidação. A partir dessa posição, um movimento lateral é feito para a direita (Figura 4.31), o qual é semelhante ao movimento bordejante superior lateral esquerdo. Pequenas diferenças podem ocorrer em razão dos contatos dentários envolvidos.

Movimentos bordejantes de lateralidade direita com abertura

Da posição limítrofe de lateralidade direita, um movimento de abertura da mandíbula produz um trajeto convexo lateral similar ao movimento de abertura esquerdo. À medida que se atinge a abertura máxima, os ligamentos se esticam e produzem um movimento direcionado medialmente, que provoca um deslocamento de retorno da linha média mandibular para coincidir com a linha média da face, encerrando, assim, o movimento esquerdo de abertura (Figura 4.32).

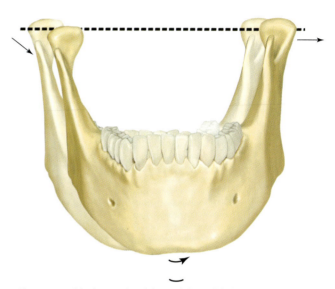

• **Figura 4.29** Movimento bordejante de lateralidade esquerda superior, registrado no plano frontal.

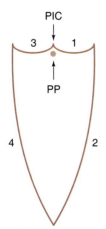

• **Figura 4.28** Movimentos bordejantes mandibulares no plano frontal. *1*, Lateralidade esquerda superior; *2*, lateralidade esquerda com abertura; *3*, lateralidade direita superior; *4*, lateralidade direita com abertura. *PIC*, posição de intercuspidação; *PP*, posição postural.

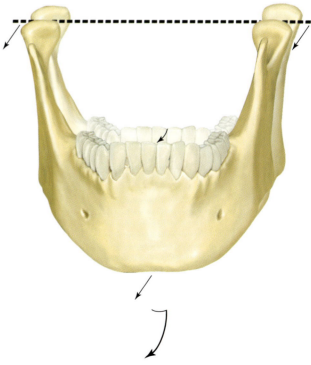

• **Figura 4.30** Movimento bordejante de lateralidade esquerda com abertura, registrado no plano frontal.

Movimentos funcionais

Como nos outros planos, os movimentos funcionais no plano frontal começam e terminam na PIC. Durante a mastigação, a mandíbula desce diretamente para inferior até que se alcance a abertura desejada. Ela, então, movimenta-se para o lado no qual o bolo alimentar se encontra e eleva-se. Ao se aproximar da máxima intercuspidação, o bolo alimentar é quebrado entre os dentes antagonistas. Nos milímetros finais do fechamento, a mandíbula rapidamente retorna à PIC (Figura 4.33).

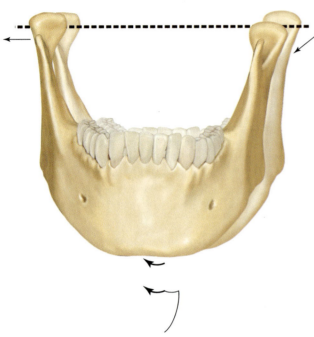

• **Figura 4.31** Movimento bordejante de lateralidade direita superior, registrado no plano frontal.

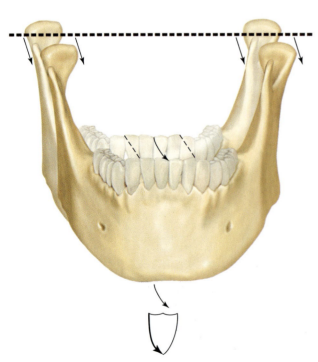

• **Figura 4.32** Movimento bordejante de lateralidade direita com abertura, registrado no plano frontal.

Envelope de movimentos

A combinação dos movimentos mandibulares bordejantes nos três planos (sagital, horizontal e frontal) produz um envelope de movimentos tridimensional (Figura 4.34), que representa a amplitude de movimentação máxima da mandíbula. Apesar de o envelope ter esta forma característica, serão encontradas diferenças de pessoa para pessoa. A superfície superior do envelope é determinada pelos contatos dentários, enquanto as outras bordas são determinadas primariamente pelos ligamentos e pela anatomia da articulação, que restringem ou limitam os movimentos.

Movimento tridimensional

Para demonstrar a complexidade do movimento mandibular, uma excursão lateral direita, aparentemente simples, será usada como exemplo. Quando a musculatura começa a se contrair e a mover a mandíbula para a direita, o côndilo esquerdo é empurrado para fora de sua posição de RC. À medida que orbita anteriormente

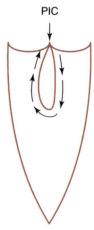

• **Figura 4.33** Movimento funcional dentro dos movimentos bordejantes mandibulares, registrado no plano frontal. *PIC*, posição de máxima intercuspidação.

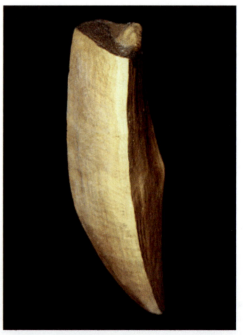

• **Figura 4.34** Modelo tridimensional de envelope de movimentos.

ao redor do eixo frontal do côndilo direito, o côndilo esquerdo encontra a vertente posterior da eminência articular, o que causa um movimento inferior do côndilo em volta do eixo sagital, resultando, por sua vez, em uma inclinação do eixo frontal. Além disso, o contato dos dentes anteriores produz um movimento inferior ligeiramente maior na parte anterior da mandíbula que na parte posterior, o que leva a um movimento de abertura em torno do eixo horizontal. Uma vez que o côndilo esquerdo esteja se movendo anterior e inferiormente, o eixo horizontal estará sendo deslocado anterior e inferiormente.

Esse exemplo ilustra que, durante um simples movimento lateral, ocorre um movimento em torno de cada eixo (sagital, horizontal e vertical) e, ao mesmo tempo, cada um dos eixos se inclina para se acomodar em relação ao movimento que está ocorrendo em torno dos outros eixos. Tudo isso se dá dentro do envelope de movimento e é controlado de forma complexa pelo sistema neuromuscular, para evitar danos a qualquer das estruturas orais.

Referências bibliográficas

1. Dorland W: *Dorland's illustrated medical dictionary*, ed 32, Philadelphia PA, 2011, WB Saunders Co.
2. Lindauer SJ, Sabol G, Isaacaso RJ, et al.: Condylar movement and mandibular rotation during jaw opening, *Am J Orthod Dentofacial Orthop* 107:573–577, 1995.
3. Posselt U: Movement areas of the mandible, *J Prosthet Dent* 7: 375–385, 1957.
4. Garnick J, Ramfjord SP: An electromyographic and clinical investigation, *J Prosthet Dent* 12:895–911, 1962.
5. Schweitzer JM: *Oral rehabilitation*, St Louis, MO, 1951, The CV Mosby Co.
6. Atwood DA: A critique of research of the rest position of the mandible, *J Prosthet Dent* 16:848–854, 1966.
7. Rugh JD, Drago CJ: Vertical dimension: a study of clinical rest position and jaw muscle activity, *J Prosthet Dent* 45:670–675, 1981.
8. DuBrul EL: *Sicher's oral anatomy*, ed 7, St Louis, MO, 1980, Mosby Yearbook.
9. Mohl ND: Head posture and its role in occlusion, *NY State Dent J* 42:17–23, 1976.

Leitura sugerida

Nelson ST, Ash MM: *Wheeler's dental anatomy, physiology and occlusion*, ed 9, Philadelphia, PA, 2010, WB Saunders Co.
Posselt U: *The physiology of occlusion and rehabilitation*, ed 2, Philadelphia, PA, 1968, FA Davis Co.

5
Critérios para uma Oclusão Funcional Ideal

O clínico que lida com as estruturas mastigatórias precisa compreender os princípios básicos da ortopedia.

JPO

O *Dorland's Medical Dictionary* define o verbo *ocluir* como "fechar firme, trazer os dentes inferiores em contato com os superiores."[1] Na odontologia, a oclusão se refere à relação dos dentes superiores e inferiores quando em contato funcional durante a atividade mandibular. A pergunta que surge é: qual a melhor relação funcional ou oclusal dos dentes? Essa pergunta tem gerado muita discussão e debate. Ao longo dos anos, vários conceitos de oclusão foram desenvolvidos e alcançaram variados graus de popularidade. O desenvolvimento desses conceitos é examinado abaixo.

História do estudo da oclusão

Em 1899, Edward Angle forneceu a primeira descrição das relações oclusais dentárias.[2] A oclusão tornou-se um tópico de interesse e de muita controvérsia nos primeiros anos da odontologia moderna à medida que a restauração e a substituição dos dentes foram se tornando mais plausíveis. O primeiro conceito significativo desenvolvido para descrever a oclusão funcional ideal foi chamado de *oclusão balanceada*.[3] Esse conceito defendia os contatos bilaterais e balanceados durante todos os movimentos de lateralidade e de protrusão. A oclusão balanceada foi desenvolvida principalmente para próteses totais. A justificativa é que esse tipo de contato bilateral ajudaria a estabilizar as bases das próteses durante o movimento mandibular. O conceito foi amplamente aceito; com os avanços na instrumentação dental e na tecnologia, ele foi conduzido para o campo da prótese fixa.[4,5]

À medida que a restauração total da dentição se tornou mais exequível, começaram as controvérsias sobre a conveniência da oclusão balanceada na dentição natural. Após muita discussão e debate, o conceito de contato excêntrico unilateral foi desenvolvido para a dentição natural.[6,7] Essa teoria sugeria que contatos laterotrusivos (contatos de trabalho), assim como contatos protrusivos, deveriam ocorrer somente nos dentes anteriores. Foi durante esse período que o termo *gnatologia* começou a ser usado, representando o estudo, a ciência exata, do movimento mandibular e dos contatos oclusais resultantes. O conceito gnatológico tornou-se popular não apenas para aplicação na restauração dos dentes, mas também como um objetivo de tratamento na tentativa de eliminar problemas oclusais. Foi tão completamente aceito que pacientes com qualquer outra configuração oclusal eram considerados portadores de má oclusão e frequentemente tratados simplesmente porque sua oclusão não estava de acordo com o critério estabelecido como ideal.

No fim da década de 1970, porém, surgiu o conceito de oclusão individual dinâmica. Tal conceito concentra-se na saúde e no funcionamento do sistema mastigatório, e não em qualquer configuração oclusal específica.[8] Se as estruturas do sistema mastigatório estão funcionando eficientemente e sem patologia, a configuração oclusal é considerada fisiológica e aceitável, não importando os contatos dentários específicos. Assim, não é indicada qualquer mudança na oclusão. Após o exame de inúmeros pacientes com uma variedade de condições oclusais e nenhuma patologia aparente relacionada à oclusão, o mérito desse conceito tornou-se evidente.

O problema enfrentado pela odontologia atual é evidenciado quando um paciente com sinais e sintomas de patologia relacionada à oclusão vem ao consultório odontológico para tratamento. O dentista deve determinar qual configuração oclusal é mais provável de eliminar essa patologia. Qual oclusão é menos provável de criar qualquer efeito patológico para a maioria das pessoas no maior período? Qual é a oclusão funcional ideal? Apesar de existirem muitos conceitos, o estudo da oclusão é tão complexo que estas perguntas ainda não foram respondidas satisfatoriamente.

Em uma tentativa de determinar quais condições parecem menos prováveis de causar qualquer efeito patológico, este capítulo irá examinar certas características anatômicas e fisiológicas do sistema mastigatório. A reunião dessas características representa a oclusão funcional ideal. Isso não sugere que todos os pacientes devem ter essas características para serem saudáveis. Como discutido no Capítulo 7, existem grandes variações entre as populações saudáveis. No entanto, as referidas características devem representar as metas de tratamento para o clínico que pretende alterar a oclusão do paciente, com a finalidade de eliminar um distúrbio relacionado à oclusão ou restaurar uma dentição mutilada.

Critérios para uma oclusão funcional ideal

Como discutido, o sistema mastigatório é um sistema extremamente complexo e inter-relacionado de músculos, ossos, ligamentos, dentes e nervos. Simplificar a discussão deste sistema é difícil, embora necessário, para que os conceitos básicos que influenciam o funcionamento e a saúde de todos os componentes sejam entendidos.

A mandíbula, um osso ligado ao crânio por ligamentos, está sustentada pelos músculos. Quando os músculos elevadores (masseter, pterigóideo medial e temporal) agem, a sua contração eleva a mandíbula de modo que entrem em contato e seja aplicada uma força no crânio em três áreas: nas duas articulações temporomandibulares (ATMs) e nos dentes (Figura 5.1). Uma vez que esses músculos podem gerar forças pesadas, o potencial para danos nessas três áreas é alto. Desse modo, essas áreas devem ser

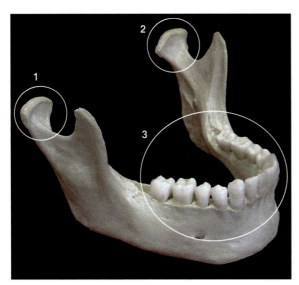

• **Figura 5.1** Quando a mandíbula é elevada, uma força é aplicada ao crânio em três áreas: 1 e 2 nas ATMs e 3 nos dentes.

cuidadosamente examinadas para se determinar a relação ortopédica ideal que prevenirá, minimizará ou eliminará qualquer dano ou traumatismo. Na discussão a seguir, as articulações e os dentes são examinados separadamente.

Posição ideal ortopedicamente estável da articulação

O termo *relação cêntrica* (RC) vem sendo usado há muitos anos na odontologia. Apesar de ter recebido uma variedade de definições, geralmente é utilizado para designar a posição da mandíbula quando os côndilos estão ortopedicamente estáveis. Definições anteriores descreveram a RC como a posição mais retraída dos côndilos.[9-11] Uma vez que é determinada principalmente pelos ligamentos da ATM, essa posição é chamada de posição ligamentar e se tornou útil para o especialista em prótese por ser uma posição mandibular reproduzível que podia facilitar a execução de próteses totais.[11] Naquela época, foi considerada o ponto de referência mais confiável e reproduzível que podia ser obtido em um paciente desdentado para registrar com precisão a relação entre a mandíbula e a maxila e, finalmente, controlar o padrão de contato oclusal.

A popularidade do conceito de RC cresceu e este foi logo aplicado ao campo da prótese fixa. Sua utilidade nesse contexto foi corroborada tanto por sua reprodutibilidade quanto por estudos iniciais associados com a função muscular.[12,13]

Conclusões dos primeiros estudos eletromiográficos (EMG) sugeriram que os músculos da mastigação funcionam mais harmonicamente e com menor intensidade quando os côndilos estão em RC, enquanto os dentes estão em máxima intercuspidação.[12-14] Durante muitos anos, a classe odontológica aceitou tais conceitos e concluiu que a RC era uma posição fisiológica segura. A compreensão atual acerca da biomecânica e do funcionamento da ATM, no entanto, tem questionado a posição mais retraída do côndilo como sendo a mais ortopedicamente estável na fossa.

Atualmente, o termo *relação cêntrica* é algo confuso, uma vez que sua definição mudou. Enquanto definições anteriores[11,15] descreviam os côndilos em suas posições mais retraídas ou posteriores, mais recentemente[16] tem sido sugerido que os côndilos estão em suas posições mais superiores na fossa articular. Alguns clínicos[17,18] sugerem que nenhuma dessas definições de RC indica a posição mais fisiológica e que os côndilos deveriam, idealmente,

estar posicionados para baixo e para a frente na eminência articular. A controvérsia sobre a posição mais fisiológica dos côndilos vai continuar até que sejam encontradas evidências conclusivas mostrando que determinada posição é mais fisiológica que as outras.

No entanto, apesar dessa controvérsia, os dentistas devem fornecer o tratamento necessário para os seus pacientes. O uso de uma posição ortopédica estável é essencial para o tratamento. É necessário, portanto, analisar e avaliar todas as informações disponíveis, de maneira que sejam tiradas conclusões inteligentes nas quais o tratamento possa se basear.

Ao se estabelecerem os critérios para a posição ideal ortopedicamente estável da articulação, as estruturas anatômicas da ATM deverão ser observadas minuciosamente. Como descrito anteriormente, o disco articular é composto de tecido conjuntivo fibroso denso, desprovido de nervos e vasos sanguíneos.[19] Isso lhe permite suportar forças pesadas, sem causar danos ou induzir estímulos dolorosos. O propósito do disco é separar, proteger e estabilizar o côndilo na fossa articular durante os movimentos funcionais. A estabilidade posicional da articulação, entretanto, não é determinada pelo disco articular. Como em qualquer outra articulação, a estabilidade posicional é determinada pelos músculos que exercem forças de tração através da articulação e previnem a luxação das superfícies articulares. As forças direcionais desses músculos determinam a posição articular ideal ortopedicamente estável. Este é um princípio ortopédico válido para todas as articulações. Os músculos estabilizam as articulações; portanto, cada articulação móvel apresenta uma *posição estável em termos musculoesqueléticos*.

Ao se buscar a posição mais estável das ATMs, os músculos que exercem forças de tração sobre as articulações devem ser levados em consideração. Os principais músculos que estabilizam as ATMs são os elevadores. A direção da força aplicada nos côndilos pelos masseteres e pterigóideos mediais é anterossuperior (Figura 5.2). Embora os músculos temporais possuam fibras direcionadas posteriormente, eles predominantemente elevam os côndilos para uma posição direcionada superiormente.[20] Esses três grupos de músculos são responsáveis, principalmente, pela posição e estabilidade articular; no entanto, os pterigóideos laterais inferiores também ajudam.

Na posição postural, sem qualquer influência da condição oclusal, os côndilos são estabilizados pelo tônus muscular dos elevadores e dos pterigóideos laterais inferiores. Os músculos temporais posicionam os côndilos superiormente na fossa. Os masseteres e pterigóideos

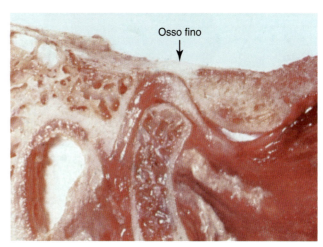

• **Figura 5.2** Vista sagital da ATM. Há um osso muito fino localizado no aspecto superior da fossa. Essa área não é desenvolvida para suportar carga. No entanto, a eminência articular é composta de osso denso que pode suportar carga.

mediais posicionam os côndilos anterior e superiormente. O tônus muscular do pterigóideo lateral inferior posiciona os côndilos anteriormente contra a vertente posterior da eminência articular.

Em resumo, a posição articular ortopedicamente mais estável, como determinado pelos músculos, ocorre, então, quando os côndilos se encontram na sua posição mais superoanterior na fossa articular, isto é, totalmente encaixados e apoiados nas vertentes posteriores das eminências articulares. Os côndilos não estão abaixo da vertente posterior das eminências. Esse movimento é certamente possível e representa o movimento funcional de protrusão. Contudo, essa não é a posição articular ortopedicamente estável saudável aplicada pelos músculos elevadores.

Essa descrição não estará completa, porém, até que a posição do disco articular seja considerada. A relação articular ideal só é alcançada quando os discos articulares estão corretamente interpostos entre os côndilos e as fossas articulares. A posição dos discos na articulação em repouso é influenciada pela pressão interarticular, pela morfologia própria dos discos e pelo tônus dos músculos pterigóideos laterais superiores. Estes últimos levam o disco a rotacionar nos côndilos tão para a frente quanto os espaços reservados a eles (determinados pela pressão interarticular) e a espessura da borda posterior dos discos permitirem.

A posição articular ortopedicamente mais estável, portanto, existe quando os côndilos estão em suas posições mais superoanteriores na fossa articular, apoiados nas vertentes posteriores das eminências articulares, com os discos articulares interpostos corretamente. Essa é a posição que os côndilos assumem quando alguns dos músculos elevadores são ativados sem interferência oclusal. É considerada então a *posição musculoesqueleticamente estável* da mandíbula.

Nessa posição musculoesqueleticamente estável (MEE), as superfícies articulares e os tecidos da articulação estão alinhados de tal maneira que as forças exercidas pela musculatura não geram dano algum. Quando um crânio seco é examinado, a cobertura anterior e superior da fossa mandibular pode ser vista como bem espessa e fisiologicamente capaz de suportar forças pesadas.[19,20] Isso é também observado em cadáveres (Figura 5.2). Dessa maneira, durante o repouso e a função, a posição superoanterior é tanto anatômica quanto fisiologicamente saudável (Figura 5.3).

A posição MEE é, então, descrita no *Glossary of Prosthodontic Terms* como RC.[21] Apesar de definições anteriores[9-11] de RC enfatizarem a posição mais retraída dos côndilos, a maioria dos clínicos tem percebido que o côndilo assentado na posição superoanterior é muito mais aceitável do ponto de vista ortopédico.

A controvérsia é sobre se existe uma variação anteroposterior na posição mais superior do côndilo. Dawson[16] sugeriu que isso não existe, o que implica que, se os côndilos se movimentam para a frente ou para trás a partir de sua posição mais superior, também se movimentarão para baixo. A premissa pode estar correta para uma articulação jovem e sadia, mas deve-se entender que nem todas as articulações são iguais. A força posterior aplicada na mandíbula é contrabalanceada na articulação pelas fibras horizontais internas do ligamento temporomandibular (TM). A posição mais superoposterior dos côndilos é, portanto, por definição, uma posição ligamentar. Se esse ligamento estiver firme, haverá uma diferença muito pequena entre a posição mais superior retraída, a posição mais superior (posição de Dawson) e a posição superoanterior (MEE). No entanto, se o ligamento TM tiver perdido elasticidade ou estiver alongado, uma variação anteroposterior de movimento poderá ocorrer enquanto o côndilo permanecer em sua posição mais superior (Figura 5.4). Quanto mais posterior estiver localizada a força na mandíbula, mais alongado estará o ligamento e mais posterior será a posição condilar. O grau de liberdade anteroposterior varia de acordo com a saúde das estruturas articulares. Uma articulação saudável parece permitir pouco movimento condilar posterior a partir da posição MEE.[22] Infelizmente, a saúde da articulação pode ser difícil de se avaliar clinicamente.

Estudos sobre o ciclo da mastigação mandibular demonstraram que, em indivíduos saudáveis, o côndilo de rotação (de trabalho) movimenta-se posteriormente em relação à posição máxima de intercuspidação (MIH) durante a etapa de fechamento do ciclo (Capítulo 2). Dessa maneira, algum grau de movimento condilar posterior a essa posição de MIH é normal durante a função. Na maioria das articulações, esse movimento é muito pequeno (1 mm ou menos). No entanto, se ocorrerem alterações nas estruturas articulares, tais como o estiramento dos ligamentos TM ou patologia articular, a extensão anteroposterior de movimento poderá ser aumentada. Observe que a posição mais superior e posterior (ou retraída) do côndilo não é uma posição fisiológica ou anatomicamente saudável (Figura 5.5). Nesta posição, a força pode ser aplicada à porção posterior do disco, à lâmina retrodiscal inferior e aos tecidos retrodiscais. Uma vez que são altamente

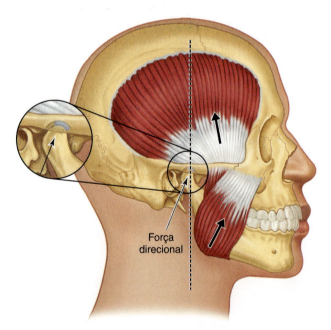

• **Figura 5.3** A força direcional dos músculos elevadores primários (temporal, masseter e pterigóideo medial) coloca os côndilos na fossa em uma posição superoanterior.

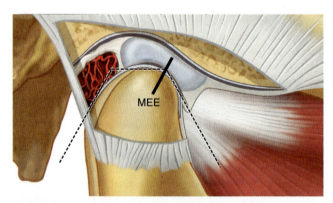

• **Figura 5.4** A posição mais superoanterior do côndilo (*linha contínua*) é, em termos musculoesqueléticos, a mais estável da articulação (MEE). No entanto, se as fibras horizontais internas do ligamento temporomandibular permitirem algum movimento posterior do côndilo, a força posterior deslocará a mandíbula dessa posição para uma posição mais posterior e menos estável (*linha tracejada*). As duas posições estão no mesmo nível superior.

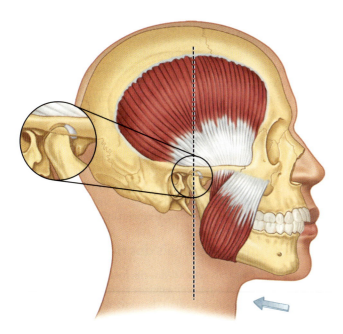
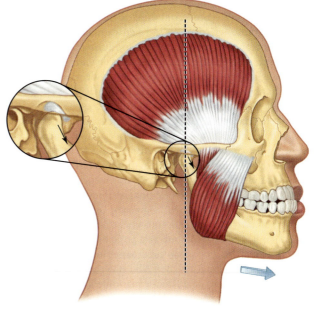

- **Figura 5.5** Força posterior aplicada na mandíbula pode deslocar o côndilo a partir da posição musculoesqueleticamente estável.

- **Figura 5.6** O movimento para a frente da mandíbula traz os côndilos para baixo nas eminências articulares. Um aumento na atividade muscular é provável.

vascularizados e bem supridos por fibras nervosas sensoriais,[23] os tecidos retrodiscais não estão estruturados anatomicamente para receber força. Assim, quando a força é aplicada nessa área, há um grande potencial para provocar dor e/ou causar danos.[24-28]

Ao se observar mais uma vez a Figura 5.2, o aspecto posterior da fossa mandibular é visto como bem fino e, aparentemente, não se destina a suportar tensões. Essa característica enfatiza ainda mais o fato de que a posição condilar superoposterior não parece ser a posição funcional ideal da articulação.

É interessante notar que, como discutido no Capítulo 1, os ligamentos não participam ativamente da função articular. Seu papel é atuar como estruturas que limitam alguns movimentos articulares de extensão ou bordejantes. Mesmo assim, discutiu-se durante anos na odontologia o uso da posição bordejante ligamentar como uma posição funcional ideal para os côndilos. Tal relação bordejante não seria considerada ideal para qualquer outra articulação. Por que tal princípio ortopédico seria diferente para a ATM?

Visto que, algumas vezes, é difícil determinar clinicamente as condições extra e intracapsular da articulação, aconselha-se evitar força posterior na mandíbula na tentativa de localizar a posição musculoesquelética estável da articulação. A maior ênfase deveria ser dada à orientação e ao direcionamento dos côndilos até as suas posições mais superoanteriores nas fossas. Isto é conseguido tanto com técnicas de orientação mandibular bilateral como através da própria musculatura (como discutido em capítulos posteriores). Até o fim deste livro, a RC será definida como a posição mais superoanterior dos côndilos nas fossas articulares, com os discos interpostos corretamente. Pode-se, portanto, dizer que a RC e a posição musculoesquelética estável (MEE) são as mesmas. Tal definição de RC está se tornando amplamente aceita.[21]

Outro conceito de estabilidade mandibular[18] sugere que uma posição diferente é a ideal para os côndilos. Neste conceito, a posição é descrita como ideal quando os côndilos transladam para baixo até certo ponto nas vertentes posteriores das eminências articulares (Figura 5.6). Muitas vezes, essa posição condilar é determinada radiograficamente; no entanto, em razão da angulação e da incapacidade de exame de imagem das superfícies articulares reais da articulação (imagens radiográficas mostram apenas o osso subarticular; Capítulo 9), tal técnica não tem demonstrado confiabilidade. Como os côndilos estão posicionados para baixo e para a frente, o complexo do disco o acompanha; dessa forma, forças exercidas no osso são dissipadas de maneira eficaz. O exame do crânio seco revela que essa área da eminência articular é bastante espessa e fisiologicamente capaz de suportar força. Por isso, essa posição, assim como a posição mais superoanterior, parece ser anatomicamente capaz de tolerar forças. Na verdade, essa é uma posição normal de protrusão da mandíbula. A principal diferença entre essa posição e a posição MEE reside na função muscular e na estabilidade mandibular.

Para posicionar os côndilos para baixo e para a frente nas vertentes posteriores da eminência articular, os músculos pterigóideos laterais inferiores devem se contrair. Isto é compatível com um movimento protrusivo. Entretanto, assim que os músculos elevadores são contraídos, a força aplicada aos côndilos por esses músculos está em uma direção superior e ligeiramente anterior. Essa força direcional tenderá a levar os côndilos para a posição superoanterior, como já descrito (MEE). Se a posição de intercuspidação fosse estabelecida nessa posição mais avançada, poderia haver discrepância entre a posição oclusal mais estável e a posição articular mais estável. Para que o paciente abra e feche a boca na posição de intercuspidação (o que é naturalmente necessário para a função), os músculos pterigóideos laterais inferiores devem, portanto, manter um estado de contração para impedir os côndilos de irem para posições mais superoanteriores. Essa posição, por consequência, representa uma posição "estabilizada por músculo", não uma posição "musculoesqueleticamente estável". É lógico supor que essa posição requer maior atividade muscular para manter a estabilidade mandibular. Uma vez que a dor muscular é a reclamação mais comum de pacientes com distúrbios mastigatórios, não pareceria vantajoso estabelecer uma condição oclusal que possa, na realidade, aumentar a atividade muscular. Não parece, então, que essa posição seja compatível com o repouso muscular[29] e ela não pode ser considerada a posição mais funcional ou mais fisiológica.

Outro conceito que tem sido proposto para ajudar o dentista a localizar a posição condilar ideal é mediante o uso de estimulação elétrica e relaxamento subsequente dos músculos elevadores (odontologia neuromuscular). No entanto, este conceito apresenta muitas falhas. De acordo com este, os músculos elevadores são expostos a pulsos elétricos ou são eletricamente estimulados em intervalos regulares na tentativa de produzir relaxamento. Esta técnica tem sido usada por fisioterapeutas há anos, com sucesso, na redução da tensão muscular e da dor. Pode ser que haja, portanto, bons motivos para o uso da estimulação elétrica com o propósito de reduzir a dor muscular, mesmo que os dados sejam escassos (Capítulo 11). Os seguidores desse conceito acreditam que, se essa pulsação for feita com a cabeça posicionada de modo ereto, os músculos elevadores continuarão a relaxar até que sua atividade eletromiográfica alcance o nível mais baixo possível, que eles descrevem como repouso. Tal repouso representa o ponto no qual as forças da gravidade que puxam a mandíbula para baixo se igualam à elasticidade dos ligamentos e músculos elevadores que sustentam a mandíbula (tônus viscoelástico). Na maioria dos casos, significa que a mandíbula está posicionada para baixo e para a frente, assentada na posição superoanterior. O fato de que essa posição tem a menor atividade EMG não significa que seja uma posição razoável a partir da qual a mandíbula deveria funcionar. Como já discutido, a posição de repouso (menor atividade EMG) pode ser encontrada quando a boca está aberta de 8 a 9 mm, ao passo que a posição postural está localizada 2 a 4 mm abaixo da posição de intercuspidação preparada para função.[30,31] A suposição de que a posição mandibular ideal está no ponto de menor atividade EMG é ingênua e certamente não fundamentada por dados. No entanto, seguidores dessa filosofia acreditam que a oclusão deveria ser estabelecida nessa posição.

Existem pelo menos três considerações importantes que questionam a probabilidade de que essa posição seja uma posição mandibular ideal. A primeira está relacionada ao fato de que essa posição é quase sempre encontrada para baixo e para a frente da posição condilar assentada. Se os dentes forem restaurados nesta posição e os músculos elevadores se contraírem, os côndilos estarão assentados superiormente, deixando apenas os dentes posteriores em oclusão. A única maneira pela qual a posição oclusal pode ser mantida é conservando-se o músculo pterigóideo lateral inferior em um estado parcial de contração, apoiando, dessa forma, os côndilos contra a vertente posterior da eminência articular. Isso evidentemente representa uma posição "suportada pelo músculo", e não uma posição "musculoesqueleticamente estável", como previamente discutido.

Outra consideração para se encontrar uma posição mandibular desejável pela pulsação dos músculos elevadores é que esta posição é quase sempre localizada em uma dimensão vertical aumentada. É sabido que a maior força que pode ser gerada pelos músculos elevadores ocorre quando os dentes estão separados entre 4 e 6 mm.[32] É nessa distância que os músculos elevadores são mais eficientes para quebrar os alimentos. Reconstituir os dentes em máxima intercuspidação nessa dimensão vertical provavelmente geraria grande aumento de forças sobre os dentes e as estruturas periodontais, aumentando o potencial de destruição.

Uma terceira consideração na utilização desta técnica é que, uma vez relaxados os músculos, a posição mandibular fica mais suscetível à ação da gravidade. Por esse motivo, a posição da cabeça do paciente pode mudar a relação maxilar/mandibular adquirida. Se o paciente move sua cabeça para a frente ou para trás, ou mesmo a inclina para a direita ou para a esquerda, a posição mandibular provavelmente mudará. Não parece que esse tipo de variação seja muito confiável na restauração dos dentes.

Ainda, outra preocupação – e talvez a mais notável – é que, com a referida técnica, basicamente todos os indivíduos, saudáveis ou com um distúrbio mandibular, assumirão uma posição da mandíbula aberta e para a frente, seguindo a pulsação muscular.

Tal técnica não é, portanto, útil para distinguir pacientes dos controles saudáveis normais. Consequentemente, quando a técnica em questão é utilizada, um indivíduo saudável pode ser considerado não saudável e, consequentemente, submetido a procedimentos dentários desnecessários.

Em resumo, de um ponto de vista anatômico, pode-se concluir que a posição mais superior e anterior dos côndilos repousando nos discos contra as vertentes posteriores das eminências articulares é a posição mais saudável ortopedicamente. Do ponto de vista dos músculos, também parece que essa posição musculoesquelética estável dos côndilos seja ideal. Além disso, essa posição ainda apresenta a vantagem protética de ser reproduzível. Uma vez que os côndilos estejam em uma posição superior bordejante, um movimento terminal de rotação pode ser executado repetidamente (Capítulo 9).

Contatos funcionais ideais dos dentes

A posição MEE que acabou de ser descrita foi considerada somente em relação aos fatores que influenciam a articulação e os músculos. Como discutido, o padrão de contato oclusal influencia fortemente o controle muscular da posição mandibular. Quando o fechamento da mandíbula na posição MEE cria uma condição oclusal instável, o sistema neuromuscular rapidamente inicia uma ação muscular apropriada para localizar a posição mandibular que irá resultar em uma condição oclusal mais estável. Por esse motivo, a posição MEE das articulações pode ser mantida apenas quando está em harmonia com uma condição oclusal estável, a qual deveria permitir o funcionamento efetivo, enquanto minimiza danos a qualquer componente do sistema mastigatório. Lembre-se de que a musculatura é capaz de exercer uma força muito maior nos dentes que a necessária para a função.[33,34] Assim, é importante estabelecer uma condição oclusal que possa receber forças pesadas com a menor possibilidade de dano e, ao mesmo tempo, ser funcionalmente eficiente.

As condições oclusais ideais podem ser alcançadas ao serem cogitadas as seguintes situações:

1. Considere um paciente que apresenta apenas os primeiros molares direitos, superior e inferior. Quando a boca fecha, esses dois dentes fornecem os únicos *stops* oclusais para a mandíbula (Figura 5.7). Considerando que são aplicados aproximadamente 20 kg de força durante a função, pode-se entender que toda esta força será aplicada nos dois dentes. Uma vez que há contato somente no lado direito, a posição mandibular será instável e as forças de oclusão provenientes da musculatura provavelmente provocarão maior fechamento no lado esquerdo e um deslocamento da posição mandibular para aquele lado.[35,36] Essa condição não fornece a estabilidade mandibular necessária para o funcionamento efetivo (pois há instabilidade ortopédica). Se forem aplicadas forças pesadas nos dentes e nas articulações nessa situação, há um risco considerável de colapso das articulações, dos dentes e/ou das estruturas de suporte[8,37-39]

2. Considere, agora, outro paciente que apresenta somente os quatro primeiros molares. Quando a boca é fechada, os molares esquerdos e direitos entram em contato (Figura 5.8). Essa condição oclusal é mais favorável que a anterior, pois, como a força é exercida pela musculatura, os contatos bilaterais dos molares permitem uma posição mandibular mais estável. Embora ainda exista uma mínima superfície dentária para receber os cerca de 20 kg de força fornecidos durante a função, os dentes adicionais ajudam a diminuir a força aplicada em cada dente (aproximadamente, 10 kg por dente). Por isso, este tipo de condição oclusal fornece mais estabilidade mandibular, ao mesmo tempo que diminui a força sobre cada dente

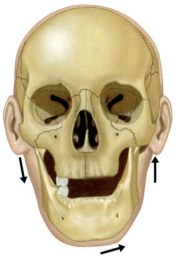

• **Figura 5.7** Quando estão presentes apenas contatos oclusais do lado direito, a atividade dos músculos elevadores tende a girar a mandíbula usando os contatos dentários como fulcro. O resultado é um aumento da força na ATM esquerda e uma diminuição da força na ATM direita.

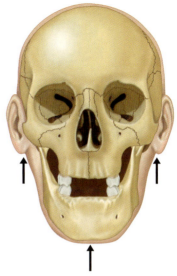

• **Figura 5.9** Os contatos oclusais bilaterais continuam a manter a estabilidade mandibular. À medida que o número de dentes em oclusão aumenta, a força em cada dente diminui.

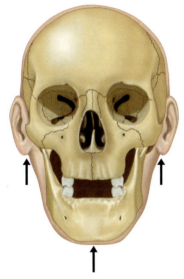

• **Figura 5.8** Com contatos oclusais bilaterais, a estabilidade da mandíbula é alcançada ao mesmo tempo que a estabilidade condilar.

3. Considere um terceiro paciente, que apresenta somente os quatro primeiros molares e os quatro segundos pré-molares. Quando a boca é fechada na posição musculoesquelética estável, os oito dentes entram em contato, uniforme e simultaneamente (Figura 5.9). Os dentes adicionais fornecem maior estabilidade à mandíbula. O aumento da quantidade de dentes em oclusão também diminui a força exercida em cada dente, minimizando, assim, danos potenciais. (Os cerca de 20 kg de força exercida durante o funcionamento estão agora distribuídos em quatro pares de dentes, o que resulta em aproximadamente 5 kg em cada dente.)

Uma compreensão da progressão dessas ilustrações leva à conclusão de que a condição de oclusão ideal durante o fechamento mandibular seria determinada pelo contato simultâneo e homogêneo de todos os dentes possíveis. Esse tipo de relação oclusal fornece máxima estabilidade para a mandíbula, enquanto minimiza a força aplicada em cada dente durante a função. Os critérios para a oclusão funcional ideal estabelecidos até este ponto são, portanto, descritos como contatos homogêneos e simultâneos de todos os dentes possíveis, quando os côndilos mandibulares estão em sua posição mais superoanterior, apoiados contra as vertentes posteriores das eminências articulares, com os discos apropriadamente interpostos. Em outras palavras, a posição MEE dos côndilos (RC) coincide com a posição de máxima intercuspidação (MIH) dos dentes. Isto é considerado estabilidade ortopédica.

Afirmar que os dentes devem entrar em contato, uniforme e simultaneamente, não é suficientemente descritivo para o desenvolvimento das condições oclusais ideais. O padrão de contato exato de cada dente deve ser examinado rigorosamente, para que se possa obter uma descrição precisa da relação ideal. Para melhor avaliação da questão, a direção real e a quantidade de força aplicada em cada dente necessitam ser cuidadosamente apreciadas.

Direção das forças aplicadas aos dentes

Ao se estudarem as estruturas de suporte que envolvem os dentes, é possível fazer as seguintes observações:

Primeiro, o tecido ósseo não tolera forças de pressão.[10,23,40] Em outras palavras, se a força é aplicada ao osso, o tecido ósseo será reabsorvido. Uma vez que os dentes estão recebendo forças oclusais constantemente, um ligamento periodontal (LP) está presente entre a raiz do dente e o osso alveolar para ajudar a controlar essas forças. O LP é composto de fibras de tecido conjuntivo colagenoso que sustentam o dente no alvéolo ósseo. A maioria dessas fibras corre obliquamente a partir do cemento, estendendo-se no sentido oclusal para se fixar nos alvéolos[40] (Figura 5.10). Quando uma força é aplicada no dente, as fibras a suportam e é gerada tensão no ligamento alveolar. A pressão é uma força que os tecidos ósseos não podem receber, mas a tração, na verdade, estimula a formação do osso. Por isso, o LP é capaz de converter uma força destrutiva (pressão) em uma força aceitável (tração). De maneira geral, o LP pode ser considerado um amortecedor natural que controla as forças de oclusão no osso.

Uma segunda observação é que o LP recebe forças oclusais de várias direções. Quando um dente é contatado em uma ponta de cúspide ou em uma superfície relativamente plana como a crista marginal ou o fundo de uma fossa, a força resultante é dirigida verticalmente ao longo eixo. As fibras do LP são alinhadas de maneira que esse tipo de força possa ser bem recebida e dissipada[40] (Figura 5.11).

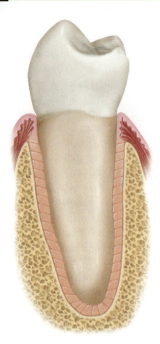

• **Figura 5.10** Ligamento periodontal (LP). A maioria das fibras corre obliquamente do cemento até o osso. A largura do LP foi bastante aumentada para fins de ilustração.

Quando um dente recebe contato em uma vertente, porém, a força resultante não é direcionada através do seu longo eixo; em vez disso, um componente horizontal é incorporado, tendendo a causar inclinação (Figura 5.12). Por esse motivo, quando forças horizontais são aplicadas a um dente, muitas das fibras do LP não estão apropriadamente alinhadas para controlá-las. Como o dente inclina, algumas áreas do LP são comprimidas, enquanto outras são tracionadas ou distendidas. De modo geral, as forças não são efetivamente dissipadas para o osso.[41-43]

Lembre-se de que forças verticais criadas pelos contatos dentários são bem-aceitas pelo LP, mas forças horizontais não podem ser efetivamente dissipadas.[42] Essas forças podem criar respostas patológicas no osso ou até mesmo evocar atividade neuromuscular reflexa em uma tentativa de evitar ou se resguardar de contatos de vertentes.[37]

Para resumir, se um dente for contatado de modo que as forças resultantes sejam direcionadas através de seu longo eixo (verticalmente), o LP é bastante eficiente em aceitar essas forças e o dano é menos provável. No entanto, se um dente for contatado de tal maneira que forças horizontais sejam aplicadas às estruturas de suporte, a probabilidade de efeitos patológicos é maior.

O processo de direcionar as forças oclusais através do eixo longo do dente é conhecido como *carga axial*, a qual pode ser alcançada por meio de dois métodos: um se dá pelo estabelecimento de contatos dentários nas pontas de cúspides ou em superfícies relativamente planas que são perpendiculares ao eixo longo do dente. Estas superfícies planas podem ser as bordas das cristas marginais ou o fundo das fossas. Com esse tipo de contato, as forças resultantes serão direcionadas através do eixo longo do dente[37,44] (Figura 5.13A). O outro método (chamado de *tripoidização*, ou *tripoidismo*) requer que cada cúspide, ao contatar uma fossa oposta, estabeleça três contatos ao redor da verdadeira ponta de cúspide. Quando se consegue isso, a força resultante é direcionada através do eixo longo do dente[45] (Figura 5.13B).

Ambos os métodos eliminam as forças fora do eixo, permitindo, dessa forma, que o ligamento periodontal absorva efetivamente as forças potencialmente nocivas ao osso e possa, essencialmente, reduzi-las.

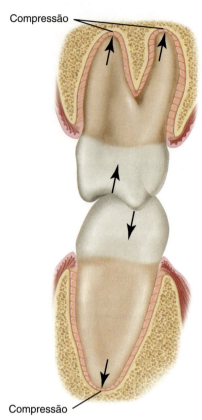

• **Figura 5.11** Quando as pontas de cúspides entram em contato com superfícies planas, a força resultante é dirigida verticalmente através do longo eixo do dente (*setas*). Esse tipo de força é bem aceita pelo LP.

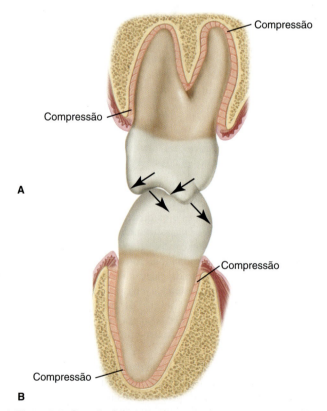

• **Figura 5.12** Quando dentes opostos entram em contato nas vertentes, a direção da força não se dá através do longo eixo dos dentes. Em vez disso, são estabelecidas forças inclinadas (*setas*) que tendem a causar compressão (**A**) de certas áreas do LP e distensão (**B**) de outras.

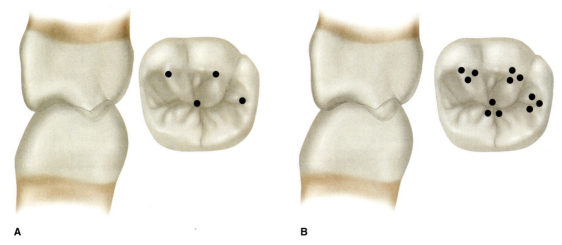

- **Figura 5.13** Uma carga axial pode ser conseguida por contatos da ponta de cúspide com uma superfície plana (**A**) ou contatos recíprocos das vertentes (tripoidização; **B**).

Quantidade de força aplicada aos dentes

Os critérios para uma oclusão ideal foram agora desenvolvidos: primeiro, contatos homogêneos e simultâneos de todos os dentes possíveis devem ocorrer quando os côndilos mandibulares estiverem em sua posição mais superoanterior, apoiados nas vertentes posteriores da eminência articular, com os discos apropriadamente interpostos. Segundo, cada dente deve ficar em contato, de tal forma que as forças de fechamento sejam direcionadas através do eixo longo do dente.

Um aspecto importante que ainda não foi discutido está relacionado à complexidade da ATM. Esta permite excursões laterais e protrusivas que possibilitam que os dentes entrem em contato durante os diferentes tipos de movimentos excêntricos. Tais excursões laterais permitem que forças horizontais sejam aplicadas aos dentes. Como mencionado, forças horizontais não são bem aceitas pelas estruturas de suporte e pelo sistema neuromuscular, ainda que a complexidade das articulações requeira que alguns dentes suportem a carga dessas forças inaceitáveis. Assim, vários fatores devem ser considerados quando se identifica(m) qual(is) dente(s) pode(m) melhor aceitar essas forças horizontais.

O sistema de alavanca da mandíbula pode ser comparado a um quebra-nozes. Quando está sendo quebrada, a noz é colocada entre as alavancas do quebra-nozes e a força é aplicada. Se for extremamente dura, será posicionada mais perto do fulcro para aumentar a probabilidade de ser quebrada. Isto demonstra que forças maiores podem ser aplicadas a um objeto quando este está localizado próximo ao fulcro. Isso pode ser dito do sistema mastigatório (Figura 5.14). Se uma noz tiver de ser quebrada entre os dentes, a posição mais desejável não será entre os dentes anteriores, mas entre os dentes posteriores, porque, conforme a noz é posicionada mais próximo ao fulcro (a ATM) e à área das forças vetoriais (músculos masseter e pterigóideo medial), as forças aplicadas aos dentes posteriores serão maiores que as aplicadas aos dentes anteriores.[46-48]

O maxilar, no entanto, é mais complexo. Enquanto o fulcro do quebra-nozes é fixo, o do sistema mastigatório é livre para se mover. Como resultado, quando forças pesadas são aplicadas a um objeto nos dentes posteriores, a mandíbula é capaz de se deslocar para baixo e para a frente para obter a relação oclusal que melhor complete a tarefa desejada. Este deslocamento dos côndilos cria uma posição mandibular instável. Grupos musculares adicionais, tais como os pterigóideos laterais superiores e inferiores e os temporais, são acionados para estabilizar a mandíbula, resultando em um sistema mais complexo que um simples quebra-nozes. Uma compreensão desse conceito – e a percepção de que forças pesadas aplicadas aos dentes podem criar alterações patológicas – leva a uma evidente conclusão: as forças prejudiciais horizontais do movimento excêntrico devem ser direcionadas para os dentes anteriores, que estão posicionados mais distante do ponto de apoio e dos vetores de força. Uma vez que a quantidade de força que pode ser aplicada aos dentes anteriores é menor que as que podem ser aplicadas aos dentes posteriores, a probabilidade de dano é minimizada.[48-50]

Quando todos os dentes anteriores são examinados, torna-se claro que os caninos são os mais adequados para receber as forças horizontais que ocorrem durante os movimentos excêntricos.[37,51,49,52] Apresentam as raízes mais longas e mais largas, e, por conseguinte, a melhor proporção coroa/raiz.[53] Também são envolvidos por osso compacto denso, que tolera melhor as forças que o osso medular encontrado ao redor dos dentes posteriores.[54] Outra vantagem dos caninos reside no impulso sensorial e no efeito resultante sobre os músculos da mastigação. Parece que menos músculos são ativados quando os caninos ficam em contato durante os movimentos excêntricos que quando os dentes posteriores entram em contato.[55,56] Níveis inferiores da atividade muscular diminuiriam as forças das estruturas dentárias e articulares, minimizando a patologia. Assim sendo, quando a mandíbula se movimenta em uma excursão laterotrusiva direita ou esquerda, os caninos superiores e inferiores são os dentes apropriados para contatar e dissipar as forças horizontais enquanto desocluem ou desarticulam os dentes posteriores. Quando essa condição existe, o paciente é considerado tendo *guia canina* ou guia de desoclusão nos caninos (Figura 5.15).

Muitos pacientes, no entanto, não possuem os caninos em uma posição apropriada para receber forças horizontais; outros dentes devem ficar em contato durante os movimentos excêntricos. De fato, de acordo com um estudo realizado por Panek *et al.*[57], apenas cerca de 26% da população geral apresentam guia canina bilateral. A alternativa mais favorável à guia canina é chamada de *função em grupo*. Nela, vários dentes do lado de trabalho ficam em contato durante o movimento laterotrusivo. A função em grupo mais desejável consiste no canino, nos pré-molares e às vezes na cúspide mesiovestibular do primeiro molar (Figura 5.16). Qualquer contato laterotrusivo mais posterior que a porção mesial do primeiro molar não é desejável por causa do aumento de força que pode ser gerado quando os contatos se aproximam do fulcro (ATM). Relata-se que 41%[57] da população geral entre 20 e 30 anos de idade têm guia com função em grupo; essa porcentagem aumenta para 68% naqueles entre 50 e 60 anos. Isto se deve, provavelmente, ao desgaste dos caninos.

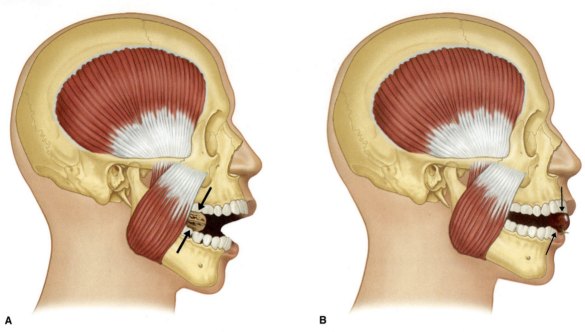

- **Figura 5.14** A quantidade de força que pode ser gerada entre os dentes depende da distância da ATM e dos vetores das forças musculares. Muito mais força pode ser gerada nos dentes posteriores (**A**) que nos dentes anteriores (**B**).

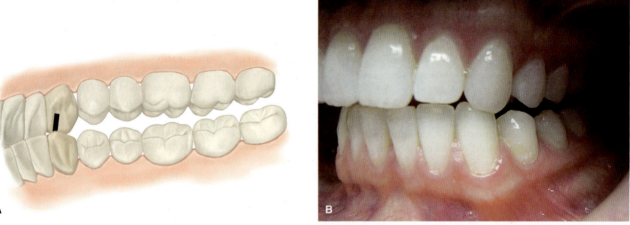

- **Figura 5.15** Guia de desoclusão em canino. **A.** Movimento laterotrusivo (o contato é apenas no canino, como ilustrado pela linha preta). **B.** Aparência clínica.

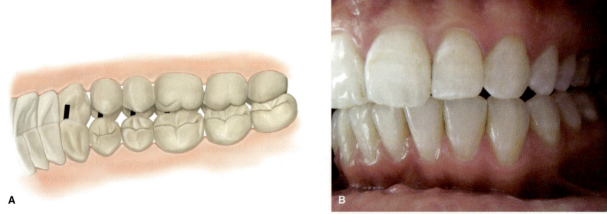

- **Figura 5.16** Guia de desoclusão com função em grupo. **A.** Movimento laterotrusivo (observe que os contatos são no canino e nos pré-molares, como ilustrado pelas linhas pretas). **B.** Aparência clínica.

Lembre-se de que os contatos entre cúspides vestibulares são mais desejáveis durante os movimentos laterotrusivos que os contatos entre cúspides linguais (Figura 5.17A).

Os contatos laterotrusivos (tanto na guia canina quanto na função em grupo) precisam fornecer guia adequada para desocluir os dentes do lado oposto da arcada (mediotrusivo ou lado de balanceio) imediatamente (Figura 5.17B). Os contatos mediotrusivos podem ser destrutivos para o sistema mastigatório, em razão da quantidade e da direção das forças que podem ser aplicadas na articulação e estruturas dentárias.[12,13,47,52,58,59] Alguns estudos sugeriram que contatos mediotrusivos são percebidos pelo sistema neuromuscular diferentemente de outros tipos de contatos oclusais. Estudos EMG[60,61] demonstram que todos os contatos dentários são, por natureza, inibitórios. Em outras palavras, a presença dos contatos dentários tende a interromper ou inibir a atividade muscular. Isso resulta dos proprioceptores e nociceptores no LP, os quais geram respostas inibitórias quando estimulados. Outros estudos eletromiográficos[62] sugerem ainda que a presença de contatos mediotrusivos nos dentes posteriores aumenta a atividade muscular. Embora possa ser demonstrado aumento na atividade muscular, o motivo de sua presença não foi esclarecido. (Esses conceitos são discutidos com mais detalhes no Capítulo 7.)

Uma das razões mais importantes pelas quais os contatos mediotrusivos devem ser evitados relaciona-se com o efeito que podem ter sobre a carga e a estabilidade articular. Quando a mandíbula é movida para a direita na presença de guia de desoclusão canina ou de função em grupo, o côndilo lateral esquerdo pode ser influenciado pelo contato mediotrusivo. Quando não existe qualquer contato mediotrusivo, o côndilo segue uma posição bem apoiada, com o polo medial movendo-se para baixo e para a frente de encontro à parede medial da fossa articular. Se, no entanto, um contato mediotrusivo estiver presente e for significativo o bastante para desarticular a guia do lado de trabalho, uma relação mandibular muito instável será criada. Com contato apenas no lado mediotrusivo, a mandíbula tem agora músculos de ambos os lados desse contato; com a força apropriada, pode luxar (deslocar) o côndilo direito ou esquerdo, dependendo da atividade muscular específica. Nessa situação, o ponto de apoio (fulcro) é estabelecido no contato mediotrusivo, que pode ser usado para luxar (deslocar) uma das articulações. Deve-se observar que nem todos os contatos mediotrusivos apresentam essa preocupação. Deve ser um contato que desarticule ou libere o lado de trabalho e os músculos devem fornecer a força necessária para gerar a instabilidade da articulação. Preocupações podem surgir quando esses contatos mediotrusivos ocorrerem em pacientes com bruxismo intenso.

Quando a mandíbula se movimenta para a frente no contato protrusivo, forças horizontais danosas podem ser aplicadas aos dentes. Assim como ocorre com os movimentos laterais, os dentes anteriores podem receber e dissipar melhor essas forças.[48,49] Desse modo, durante a protrusão, os dentes anteriores, e não os posteriores, deveriam ficar em contato (Figura 5.18). Os dentes anteriores deveriam fornecer contato ou guia adequada para desarticular os dentes posteriores. Os contatos posteriores protrusivos parecem impor forças desfavoráveis sobre o sistema mastigatório, em decorrência da quantidade e da direção da força aplicada.[12,13,47,52,58,59]

É evidente, a esta altura, que os dentes anteriores e posteriores funcionam de maneira bastante diferente. Os dentes posteriores se comportam de forma bastante efetiva ao receber forças aplicadas durante o fechamento da boca. Eles recebem bem tais forças basicamente porque a posição deles na arcada é tal que a força pode ser direcionada através de seus eixos longos e, então, mais eficientemente dissipada. Os dentes anteriores, no entanto, não estão tão bem posicionados para receber forças pesadas. Estão normalmente posicionados em um ângulo vestibularizado em relação à direção de fechamento, de modo que a carga axial é quase impossível.[53,55] Se os dentes anteriores superiores receberem contatos oclusais pesados durante o fechamento, há grande probabilidade de suas estruturas de suporte não serem capazes de tolerar as forças e eles serem deslocados para vestibular. Isso é um achado comum em pacientes que perderam suporte dentário posterior (colapsa posterior da mordida; Figura 5.19).

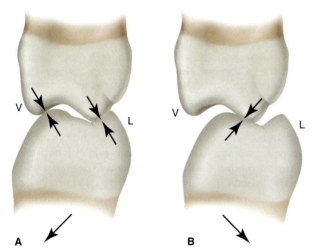

● **Figura 5.17 A.** Dentes posteriores durante um movimento laterotrusivo. Pode ocorrer contato tanto entre cúspides vestibulares opostas como entre cúspides linguais opostas. Quando a guia por função em grupo é desejável, são utilizados os contatos vestibulares. Os contatos linguais não são desejáveis durante movimento excêntrico. **B.** Dentes posteriores durante um movimento mediotrusivo. Pode haver contato entre as cúspides linguais dos dentes superiores e cúspides vestibulares dos dentes inferiores.

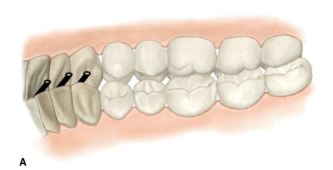

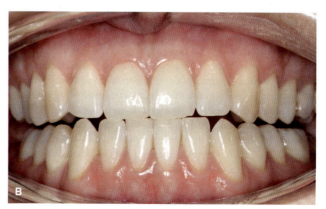

● **Figura 5.18 A.** Movimento de protrusão com guia de desoclusão anterior (observe que as linhas pretas ilustram os contatos dentários). **B.** Aparência clínica.

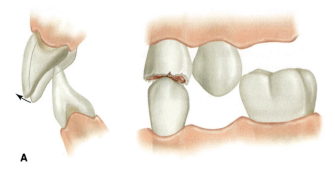
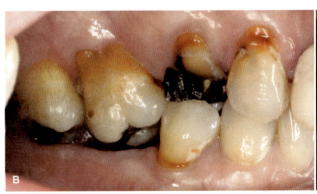
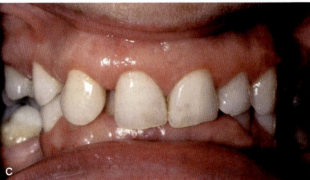

• **Figura 5.19 A.** Quando há perda de suporte oclusal posterior decorrente de cáries ou perda dentária, os dentes anteriores superiores recebem contatos oclusais pesados. Os dentes anteriores superiores não estão alinhados corretamente para receber as forças de fechamento mandibular. Esses contatos anteriores pesados levam, muitas vezes, à inclinação para vestibular ou à abertura em leque dos dentes anteriores superiores. **B.** Existe uma perda significativa de suporte posterior. **C.** Os dentes anteriores apresentam abertura em leque vestibular, o que resulta em aumento do espaço interdental (diastema).

Os dentes anteriores, ao contrário dos dentes posteriores, estão em posição apropriada para receber as forças dos movimentos mandibulares excêntricos. Geralmente, portanto, pode-se afirmar que os dentes posteriores funcionam mais efetivamente para parar a mandíbula durante o fechamento, enquanto os dentes anteriores funcionam mais efetivamente para guiar a mandíbula durante os movimentos excêntricos. Observando-se essas funções, torna-se evidente que os dentes posteriores devem ter um contato ligeiramente mais forte que os dentes anteriores, quando os dentes estão ocluídos na posição de intercuspidação. Essa condição é descrita como *oclusão mutuamente protegida*.[51,52]

Considerações posturais e contatos dentários funcionais

Como discutido no Capítulo 4, a posição postural da mandíbula é aquela mantida durante períodos de inatividade. Encontra-se geralmente entre 2 e 4 mm abaixo da posição de intercuspidação e pode ser influenciada em certo grau pela posição da cabeça. O grau em que é afetada pela posição da cabeça e os contatos oclusais resultantes devem ser considerados quando uma condição oclusal ideal é estabelecida.[63,64] Na posição de cabeça ereta normal, assim como na posição alerta de alimentação (cabeça para a frente, cerca de 30°), os dentes posteriores deverão entrar em contato com mais intensidade que os dentes anteriores (oclusão mutuamente protegida). Se uma condição oclusal for estabelecida com o paciente reclinado na cadeira, a posição postural da mandíbula e a condição oclusal resultante podem ficar ligeiramente orientadas posteriormente. Quando o paciente se senta ou assume a posição alerta de alimentação, qualquer alteração na posição postural e seu efeito nos contatos oclusais devem ser avaliados. Se, na posição de cabeça ereta ou na posição alerta de alimentação, a mandíbula do paciente assumir uma posição postural ligeiramente anterior, a atividade dos músculos elevadores resultará em contatos dentários anteriores pesados. Quando isso ocorre, os contatos anteriores devem ser reduzidos até que os dentes posteriores façam contato novamente com mais força durante o fechamento normal. Esse conceito é chamado de *envelope anterior de função*. Quando esta suave alteração na posição mandibular não é considerada, os contatos dentários anteriores pesados resultantes podem levar ao desenvolvimento de padrões de desgaste funcionais nos dentes anteriores. Isto não é verdadeiro para todos os pacientes, mas é difícil prever qual paciente irá demonstrar esta resposta. Isso é especialmente importante para o dentista restaurador, que deseja minimizar forças nas restaurações anteriores, como em coroas de porcelana. A falha no entendimento e na avaliação desta posição pode levar à fratura das coroas.

Resumo da oclusão funcional ideal

Com base nos conceitos apresentados neste capítulo, pode ser estabelecido um resumo das condições oclusais funcionais mais favoráveis. As condições a seguir representam a estabilidade ortopédica no sistema mastigatório e parecem ser as menos patogênicas para o maior número de pacientes durante um período longo.

1. Quando a boca fecha, os côndilos estão na sua posição mais superoanterior (musculoesquelética estável), apoiados contra as vertentes posteriores das eminências articulares, com os discos interpostos de forma adequada. Nessa posição, existem contatos homogêneos e simultâneos de todos os dentes posteriores. Os dentes anteriores também entram em contato, porém, de maneira mais leve que os dentes posteriores
2. Todos os contatos dentários exercem carga axial a partir das forças oclusais
3. Quando a mandíbula se desloca para posições laterotrusivas, há guias adequadas entrando em contato no lado laterotrusivo (de

trabalho) para descluir imediatamente o lado mediotrusivo (de balanceio). A guia mais desejável é fornecida pelos caninos (guia de desoclusão em caninos)
4. Quando a mandíbula se desloca para uma posição de protrusão, há guias adequadas entrando em contato com os dentes anteriores para descluir imediatamente todos os dentes posteriores
5. Na posição de cabeça ereta e na posição alerta de alimentação, os contatos dentários posteriores são mais fortes que os contatos dentários anteriores.

Referências bibliográficas

1. Dorland W: *Dorland's illustrated medical dictionary*, ed 32, Philadelphia, PA, 2011, WB Saunders Co.
2. Angle EH: Classification of malocclusion, *Dent Cosmos* 41:248–264, 1899.
3. Sears VH: Balanced occlusions, *J Am Dent Assoc* 12:1448, 1925.
4. Young JL: Physiologic occlusion, *J Am Dent Assoc* 13:1089, 1926.
5. Meyer FS: Cast bridgework in functional occlusion, *J Am Dent Assoc* 20:1015–1030, 1933.
6. Schuyler C: Correcton of occlusion: disharmony of the natural dentition, *N Y State Dent J* 13:455, 1947.
7. Stallard H, Stuart C: Concepts of occlusion, *Dent Clin North Am* 591, 1963.
8. Ramfjord SP, Ash MM: *Occlusion*, ed 3, Philadelphia, PA, 1983, Saunders Co.
9. Boucher CO: *Current clinical dental terminology*, St Louis, MO, 1963, The CV Mosby Co.
10. Posselt U: Studies in the mobility of the human mandible, *Acta Odontol Scand* 10(Suppl):19, 1952.
11. Boucher CO: *Swenson's complete dentures*, ed 6, St Louis, MO, 1970, The CV Mosby Co.
12. Ramfjord SP: Dysfunctional temporomandibular joint and muscle pain, *J Prosthet Dent* 11:353–362, 1961.
13. Ramfjord S: Bruxism: a clinical and electromyographic study, *J Am Dent Assoc* 62:21–28, 1961.
14. Brill N: Influence of occlusal patterns on movement of the mandible, *J Prosthet Dent* 12:255–261, 1962.
15. Posselt U: *Physiology of occlusion and rehabilitation*, ed 2, Philadelphia, PA, 1968, FA Davis Co.
16. Dawson PE: *Evaluation, diagnosis and treatment of occlusal problems*, ed 2, St Louis, MO, 1989, The CV Mosby Co, pp 28–34.
17. Jankelson B, Swain CW: Physiological aspects of masticatory muscle stimulation: the myomonitor, *Quintessence Int* 3(12):57–62, 1972.
18. Gelb H: *Clinical management of head, neck and TMJ pain and dysfunction*, Philadelphia, PA, 1977, WB Saunders Co.
19. DuBrul EL: *Sicher's oral anatomy*, ed 7, St Louis, MO, 1980, Mosby Yearbook, p 56.
20. Moffet BC: Articular remodeling in the adult human temporomanibular joint, *Am J Anat* 115:119–127, 1969.
21. Ferro K: *The glossary of prosthodontic terms*, ed 9, St Louis, MO, 2017, Mosby, an imprint of Elsevier Inc.
22. Wu CZ, Chou SL, Ash MM: Centric discrepancy associated wsith TM disorders in young adults, *J Dent Res* 69:334, 1990 (Special issue, abst. # 1808).
23. DuBrul EL: *Sicher's oral anatomy*, ed 7, St Louis, MO, 1980, Mosby Yearbook, p 121.
24. Jankelson B, Adib F: Effect of variation in manipulative force on the repetitiveness of centric relation registration: a computer-based study, *J Am Dent Assoc* 113:59–62, 1987.
25. Isberg A, Isacsson G: Tissue reactions associated with internal derangement of the temporomandibular joint. A radiographic, cryomorphologic, and histologic study, *Acta Odontol Scand* 44(3):160–164, 1986.
26. Farrar WB, McCarty WL: *A clinical outline of temporomandibular joint diagnosis and treatment*, ed 7, Montgomery, AL, 1983, Normandie Publications.
27. Dolwick MF: *Diagnosis and etiology of internal derangements of the temporomandibular joint, President's conference on the examination, diagnosis, and management of TM disorders*, Chicago, IL, 1983, America Dental Association, pp 112–117.
28. Stegenga B, de Bont L, Boering G: Osteoarthrosis as the cause of craniomandibular pain and dysfunction: a unifying concept, *J Oral Maxillofac Surg* 47(3):249–256, 1989.
29. Maruyama T, Nishio K, Kotani M, et al.: The effect of changing the maxillomandibular relationship by a bite plane on the habitual mandibular opening and closing movement, *J Oral Rehabil* 11(5):455–465, 1984.
30. Rugh JD, Drago CJ: Vertical dimension: a study of clinical rest position and jaw muscle activity, *J Prosthet Dent* 45:670–675, 1981.
31. Manns A, Zuazola RV, Sirhan RM, et al.: Relationship between the tonic elevator mandibular activity and the vertical dimension during the states of vigilance and hypnosis, *Cranio* 8(2):163–170, 1990.
32. Manns A, Miralles R, Santander H, et al.: Influence of the vertical dimension in the treatment of myofascial pain-dysfunction syndrome, *J Prosthet Dent* 50(5):700–709, 1983.
33. Gibbs CH, Mahan PE, Lundeen HC, et al.: Occlusal forces during chewing: influence on biting strength and food consistency, *J Prosthet Dent* 46:561–567, 1981.
34. Bates JF: Masticatory function—a review of the literature. (II) speed of movements of the mandible, rate of chewing, and forces developed in chewing, *J Oral Rehabil* 2:249–256, 1975.
35. Shore NA, Schaefer MC: Temporomandibular joint dysfunction, *Quintessence Int* 10(4):9–14, 1979.
36. Tsukasa I, Gibbs C, Marguelles-Bonnet R, et al.: Loading on the temporomandibular joint with five occlusal conditions, *J Prosthet Dent* 56:478–484, 1986.
37. Guichet NE: *Occlusion: a teaching manual*, Anaheim, CA, 1977, The Denar Corporation.
38. Mongi F: Anatomical and clinical evaluation of the relationships between the temporomandibular joint and occlusion, *J Prosthet Dent* 38:539–547, 1977.
39. Polson AM, Zander HA: Occlusal traumatism. In Lundeen HC, Gibbs CH, editors: *Advances in occlusion*, Boston, MA, 1982, John Wright PSG Inc, pp 143–148.
40. Goldman HM, Cohen WD: *Periodontal therapy*, ed 4, St Louis, MO, p 45.
41. Zander HA, Muhlemann HR: The effects of stress on the periodontal structures, *Oral Surg Oral Med Oral Pathol* 9:380–387, 1956.
42. Glickman I: Inflammation and trauma from occlusion, *J Periodont* 34:5–15, 1963.
43. McAdam D: Tooth loading and cuspal guidance in canine and group function occlusion, *J Prosthet Dent* 35:283–297, 1976.
44. Kemper JT, Okeson JP: *Introduction to occlusal anatomy. A waxing manual*, Lexington, KY, 1982, University of Kentucky Press.
45. Lundeen H: *Introduction to occlusal anatomy*, Lexington, KY, 1969, University of Kentucky Press.
46. Howell AH, Manly RS: An electronic strain gauge for measuring oral forces, *J Dent Res* 27:705–712, 1948.
47. Manns A, Miralles R, Valdivia J, et al.: Influence of variation in anteroposterior occlusal contacts on electromyographic activity, *J Prosthet Dent* 61(5):617–623, 1989.
48. Lee RL: Anterior guidance. In Lundeen H, editor: *Advances in occlusion*, Boston, MA, 1982, John Wright PSG, Inc, pp 51–80.
49. Standlee JP: Stress transfer to the mandible during anterior guidance and group function at centric movements, *J Prosthet Dent* 34:35–45, 1979.
50. Korioth TWP, Hannam AG: Effect of bilateral asymmetric tooth clenching on load distribution at the mandibular condyle, *J Prosthet Dent* 64:62–78, 1990.

51. Williamson EH: Dr. Eugene H. Williamson on occlusion and TMJ dysfunction. (Part 2) (interviewed by Sidney Brandt), *J Clin Orthod* 15(6):393–404, 1981.
52. Lucia VA: *Modern ganthology concepts*, St Louis, MO, 1961, The CV Mosby Co.
53. Kraus BS, Jordon RE, Abrhams L: *Dental anatomy and occlusion*, Baltimore, MD, 1973, Waverly Press Inc.
54. Goldman HM, Cohen WD: *Periodontal therapy*, ed 4, St Louis, MO, 1968, The CV Mosby Co, p 27.
55. Wheeler RC: *Dental anatomy: physiology and occlusion*, ed 5, Philadelphia, PA, 1974, W.B. Saunders Co.
56. Williams EH, Lundquist DO: Anterior guidance: its effect on the electromyographic activity of the temporal and masseter muscles, *J Prosthet Dent* 49:816–825, 1983.
57. Panek H, Matthews-Brzozowska T, Nowakowska D, et al.: Dynamic occlusions in natural permanent dentition, *Quintessence Int* 39(4):337–342, 2008.
58. Ramfjord SP, Ash MM: *Occlusion*, ed 3, Philadelphia, PA, 1983, Saunders Co.
59. Dawson PE: *Evaluation, diagnosis and treatment of occlusal problems*, ed 2, St Louis, MO, 1989, The CV Mosby Co, pp 132–144.
60. Ahlgren J: The silent period in the EMG of the jaw muscles during mastication and its relationship to tooth contacts, *Acta Odontol Scand* 27:219–234, 1969.
61. Scharer P: Occlusal interferences and mastication: an electromyographic study, *J Prosthet Dent* 17:438–450, 1967.
62. Williamson EH, Lundquist DO: Anterior guidance: its effect on electromyographic activity of the temporal and masseter muscles, *J Prosthet Dent* 49(6):816–823, 1983.
63. Koidis P: Influence of postural position on occlusal contact strain patterns, *J Dent Res* 65, 1986 (special issue), abst# 178:189.
64. Mohl ND: Head posture and its role in occlusion, *N Y State Dent J* 42:17–23, 1976.

6
Determinantes da Morfologia Oclusal

Desenvolver dentes que permitam o funcionamento mastigatório eficaz com sucesso é básico para a odontologia e para a sobrevivência.

JPO

Na saúde, a anatomia oclusal dos dentes funciona em harmonia com as estruturas que controlam os padrões de movimento da mandíbula. As estruturas que determinam esses padrões são as articulações temporomandibulares (ATMs) e os dentes anteriores. Durante qualquer movimento, as relações anatômicas únicas dessas estruturas se combinam para determinar um trajeto preciso e reproduzível. Para manter a harmonia dessa condição oclusal, os dentes posteriores devem passar perto, mas sem entrar em contato com os dentes antagonistas durante os movimentos mandibulares. É importante examinar cada uma dessas estruturas cuidadosamente e observar como a forma anatômica de cada uma delas pode determinar a morfologia oclusal necessária para se alcançar uma relação oclusal ideal. As estruturas que controlam o movimento mandibular são divididas em dois tipos: as que influenciam o movimento da porção posterior da mandíbula e as que influenciam o movimento da porção anterior da mandíbula. As ATMs são consideradas os fatores de controle posterior e os dentes anteriores são considerados os fatores de controle anterior. Os dentes posteriores estão localizados entre esses dois fatores de controle; portanto, podem ser afetados por ambos, em graus variados.

Fatores de controle posterior (guia condilar)

À medida que sai da posição de relação cêntrica, o côndilo desce ao longo da eminência articular da fossa mandibular. A proporção na qual ele se movimenta inferiormente, enquanto a mandíbula está sendo protraída, depende da angulação da eminência articular. Se a superfície for muito angulada, o côndilo descreverá um trajeto verticalmente inclinado. Se for mais plana, o côndilo descreverá um percurso menos inclinado verticalmente. O ângulo no qual o côndilo se afasta do plano horizontal de referência é chamado de ângulo da guia condilar.

Geralmente, o ângulo da guia condilar gerado pelo côndilo de balanceio, quando a mandíbula se movimenta lateralmente, é maior que quando a mandíbula se projeta para a frente. Isto se deve ao fato de que a parede medial da fossa mandibular é geralmente mais inclinada que a eminência articular da fossa diretamente anterior ao côndilo.

As duas ATMs fornecem a guia para a porção posterior da mandíbula e são, em grande parte, responsáveis por determinar a característica do movimento mandibular posterior. Foram designadas, portanto, como fatores de controle posterior do movimento mandibular. A guia condilar é considerada um fator fixo, uma vez que permanece inalterada em um paciente saudável. Pode ser alterada, no entanto, sob certas condições (traumatismo, doença ou procedimento cirúrgico).

Fatores de controle anterior (guia anterior)

Assim como as ATMs determinam ou controlam a maneira pela qual a porção posterior da mandíbula se movimenta, os dentes anteriores determinam como a porção anterior se movimenta. Quando a mandíbula protrai ou se movimenta lateralmente, as bordas incisais dos dentes inferiores ocluem com as superfícies palatinas dos dentes anteriores superiores. A inclinação dessas superfícies palatinas determina a quantidade de movimento vertical da mandíbula. Se as superfícies forem muito inclinadas, a porção anterior da mandíbula fará um trajeto bem inclinado. Se tiverem pouco trespasse vertical, os dentes anteriores fornecerão pouca guia vertical durante o movimento mandibular.

A guia anterior não é considerada um fator fixo, mas variável. Pode ser alterada por procedimentos dentários como restaurações, ortodontia e extrações. Também pode ser alterada por condições patológicas, tais como cáries, hábitos e desgaste dentário.

Compreensão dos fatores de controle

Para entender a influência do movimento mandibular na morfologia oclusal dos dentes posteriores, devem-se considerar os fatores que influenciam o movimento mandibular. Como discutido no Capítulo 4, o movimento mandibular é determinado pelas características anatômicas tanto das ATMs, posteriormente, quanto dos dentes anteriores, anteriormente. Variações na anatomia das ATMs e dos dentes anteriores podem levar a alterações no padrão de movimento da mandíbula. Se forem observados os critérios para uma oclusão funcional ideal, as características morfológicas de cada dente posterior devem estar em harmonia com aquelas do dente ou dentes opostos durante todos os movimentos mandibulares excêntricos. Assim, a morfologia exata do dente é influenciada pelo trajeto que ele descreve em relação ao dente ou dentes opostos.

A relação dos dentes posteriores com os fatores de controle influencia o movimento exato do dente. Isso significa que, quanto mais perto da ATM o dente está, mais a anatomia articular influencia seus movimentos excêntricos, e menos a anatomia dos dentes anteriores influencia seu movimento. Do mesmo modo, quanto mais perto um dente específico está dos dentes anteriores, mais a anatomia dos dentes anteriores influencia seu movimento, e menos a anatomia da ATM influencia seu movimento.

As superfícies oclusais dos dentes posteriores consistem em uma série de cúspides com dimensões vertical e horizontal. As cúspides são formadas por cristas convexas que variam em inclinação (dimensão vertical) e direção (dimensão horizontal).

O movimento mandibular tem tanto um componente vertical como horizontal; e é a relação ou a razão entre esses componentes que é significativa no estudo do movimento mandibular. O componente vertical é uma função do movimento superoinferior, e o componente horizontal é uma função do movimento anteroposterior. Se um côndilo se movimenta duas unidades para baixo, à medida que se movimenta duas unidades para a frente, se afasta de um plano horizontal de referência, formando um ângulo de 45°. Caso se movimente duas unidades para baixo e uma unidade para a frente, se afasta desse plano, formando um ângulo de aproximadamente 64°. É o ângulo de desvio do plano horizontal de referência que os clínicos estudam no movimento mandibular.

A Figura 6.1 representa a mandíbula enquanto esta se desloca quatro unidades em um plano horizontal e nenhuma unidade no plano vertical, o que resulta em um afastamento horizontal de 0 grau. A Figura 6.2 mostra a mandíbula se movendo quatro unidades no plano horizontal e quatro no plano vertical. O resultado é um afastamento do plano horizontal de 45°.

Na Figura 6.3, a mandíbula se desloca quatro unidades no plano horizontal, mas, no plano vertical, o fator de controle posterior (FCP) se desloca quatro unidades, e o fator de controle anterior (FCA) se movimenta seis unidades. Isto resulta em um movimento em 45° do FCP e em um movimento de 57° do FCA. Os pontos entre esses fatores se afastarão do plano horizontal em quantidades variadas, dependendo de sua proximidade com cada fator. Quanto mais perto um ponto estiver do FCP, por exemplo, mais seu movimento se aproximará de 45° (por causa da grande influência do FCP no seu movimento). Do mesmo modo, quanto mais perto um ponto estiver do FCA, mais seu movimento se aproximará de 57° (dada a maior influência do FCA no seu movimento). Um ponto equidistante desses fatores se afastará do plano horizontal, formando um ângulo de aproximadamente 51° (que é a metade do caminho entre 45 e 57°), enquanto um ponto que esteja 25% mais perto do FCA que do FCP se afastará do plano horizontal fazendo um ângulo de 54° (um quarto do caminho entre 57 e 45°).

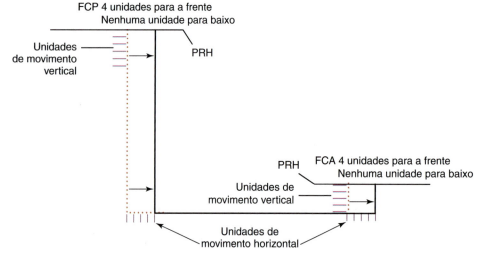

• **Figura 6.1** Plano de referência horizontal *(PRH)* da mandíbula tanto nos fatores de controle posterior *(FCP)* quanto nos fatores de controle anterior *(FCA)*. A mandíbula se movimenta horizontalmente quatro unidades a partir da posição demarcada pela linha pontilhada. Não há movimento vertical. A linha contínua representa a posição da mandíbula após o movimento.

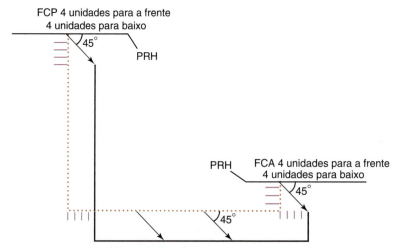

• **Figura 6.2** Movimento da mandíbula em quatro unidades horizontalmente e quatro unidades verticalmente, tanto nos fatores de controle posterior *(FCP)*, quanto nos fatores de controle anterior *(FCA)*. Observe que, quando se movimenta quatro unidades para baixo, a mandíbula se move, ao mesmo tempo, quatro unidades para a frente. O resultado final é que ela forma um ângulo de 45° em relação aos planos horizontais de referência *(PHR)*. Uma vez que tanto os FCP quanto os FCA estão fazendo a mandíbula se movimentar ao mesmo tempo, cada ponto da mandíbula forma um ângulo de 45° em relação ao plano de referência horizontal no fim da excursão mandibular.

CAPÍTULO 6 Determinantes da Morfologia Oclusal

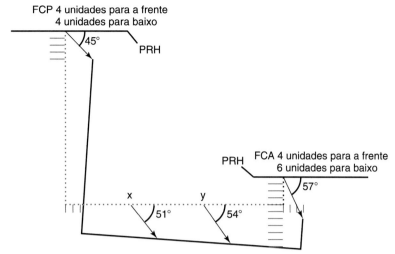

• **Figura 6.3** Movimento resultante da mandíbula quando os fatores de controle não são idênticos. O fator de controle posterior *(FCP)* leva a porção posterior da mandíbula a se mover quatro unidades para a frente (horizontalmente) e quatro unidades para baixo (verticalmente). No entanto, o fator de controle anterior *(FCA)* leva a parte anterior da mandíbula a se mover quatro unidades para a frente e seis unidades para baixo. Dessa maneira, a porção posterior está se distanciando do plano de referência formando um ângulo de 45°, e a porção anterior está se distanciando formando um ângulo de 57°. Um ponto *(x)* equidistante dos fatores de controle vai se mover formando um ângulo de 51° em relação ao plano de referência. Outro ponto *(y)*, um quarto mais perto do FCA que do FCP, vai se mover em um ângulo de 54°. Assim, quanto mais perto o ponto estiver do fator de controle, mais seu movimento será influenciado pelo fator. *PRH,* Planos de referência horizontal.

Para examinar a influência de qualquer variação anatômica no padrão do movimento da mandíbula, é necessário controlar todos os fatores, exceto aquele que está sendo examinado. Lembre-se de que a importância das guias condilar e anterior está na maneira pela qual estas influenciam a forma dos dentes posteriores. Uma vez que a superfície oclusal pode ser afetada de duas maneiras (altura e largura), é natural separar a influência estrutural sobre o movimento mandibular em fatores que influenciam os componentes verticais e em fatores que influenciam os componentes horizontais. A anatomia da superfície oclusal também é influenciada por sua relação com o dente passando por ela durante o movimento. A posição do dente em relação ao centro de rotação é, portanto, também discutida adiante.

Determinantes verticais da morfologia oclusal

Os fatores que influenciam as alturas das cúspides e as profundidades da fossa são os determinantes verticais da morfologia oclusal. A altura da cúspide e a distância a que ela se estende para dentro da fossa oposta são determinadas por três fatores:

1. Fator de controle anterior do movimento mandibular (*i. e.*, guia anterior)
2. Fator de controle posterior do movimento mandibular (*i. e.*, guia condilar)
3. A proximidade da cúspide a estes fatores de controle

As cúspides funcionais posteriores são geralmente desenvolvidas para desocluir durante os movimentos mandibulares excêntricos, mas ficar em contato na posição de intercuspidação. Para que isso ocorra, devem ser altas o suficiente para entrar em contato na posição de intercuspidação, mas não excessivamente altas a ponto de ficarem em contato durante os movimentos excêntricos.

Efeito da guia condilar (ângulo da eminência) na altura da cúspide

Quando a mandíbula é protraída, o côndilo desce pela eminência articular. Sua descida em relação a um plano de referência horizontal é determinada pela inclinação da eminência. Quanto mais inclinada a eminência, mais o côndilo é forçado a se movimentar inferiormente, à medida que ele se move anteriormente. Isto resulta em maior movimento vertical de côndilo, mandíbula e dentes inferiores.

Na Figura 6.4, o côndilo se afasta do plano de referência horizontal, formando um ângulo de 45°. Para simplificar a visualização, a guia anterior é desenhada em um ângulo igual. A ponta de cúspide do pré-molar "A" vai se afastar do plano horizontal de referência em um ângulo de 45°. Para evitar contato excêntrico entre o pré-molar "A" e o pré-molar "B" em um movimento protrusivo, a inclinação da cúspide deve ter menos de 45°.

Na Figura 6.5, as guias condilar e anterior estão desenhadas na posição de 60° em relação ao plano horizontal de referência. Com estes determinantes verticais mais inclinados, o pré-molar "A" vai se distanciar do pré-molar "B" em um ângulo de 60°, resultando em cúspides mais altas. É possível, pois, afirmar que um ângulo mais acentuado da eminência (guia condilar) permite cúspides posteriores mais inclinadas.

Efeito da guia anterior na altura da cúspide

A guia anterior é uma função do relacionamento entre os dentes anteriores superiores e inferiores. Como apresentado no Capítulo 3, ela consiste nos trespasses vertical e horizontal dos dentes anteriores. Para ilustrar sua influência no movimento mandibular e, por conseguinte, na forma oclusal dos dentes posteriores, algumas combinações dos trespasses vertical e horizontal aparecem na Figura 6.6.

A Figura 6.6A a C apresenta relações anteriores que mantêm quantidades iguais de trespasse vertical. Comparando as mudanças no trespasse horizontal, pode-se observar que, à medida que o trespasse horizontal aumenta, o ângulo da guia anterior diminui.

A Figura 6.6D a F mostra a relação anterior que mantém quantidades iguais de trespasse horizontal, mas quantidades variadas de trespasse vertical. Comparando as alterações no trespasse vertical, pode-se observar que, quando o trespasse vertical aumenta, o ângulo da guia anterior aumenta.

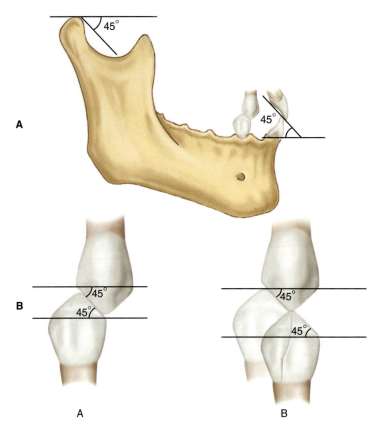

• **Figura 6.4 A.** Os fatores de controle anterior e posterior são os mesmos, fazendo a mandíbula se afastar do plano de referência formando um ângulo de 45°. **B.** Para o pré-molar A ser desocluído do pré-molar B durante o movimento de protrusão, as vertentes da cúspide devem formar um ângulo menor que 45°.

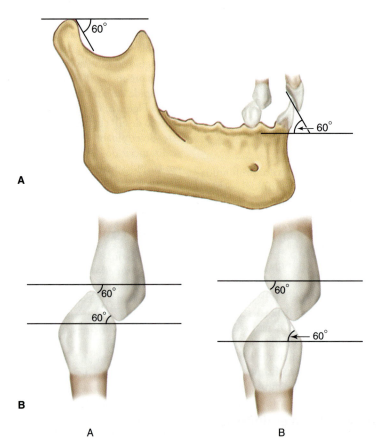

• **Figura 6.5 A.** Os fatores de controle anterior e posterior são idênticos e levam a mandíbula a se distanciar do plano de referência formando um ângulo de 60°. **B.** Para o pré-molar A ser desocluído do pré-molar B durante o movimento de protrusão, as vertentes da cúspide devem formar um ângulo menor que 60°. Dessa forma, fatores de controle anterior e posterior mais inclinados permitem cúspides posteriores mais inclinadas.

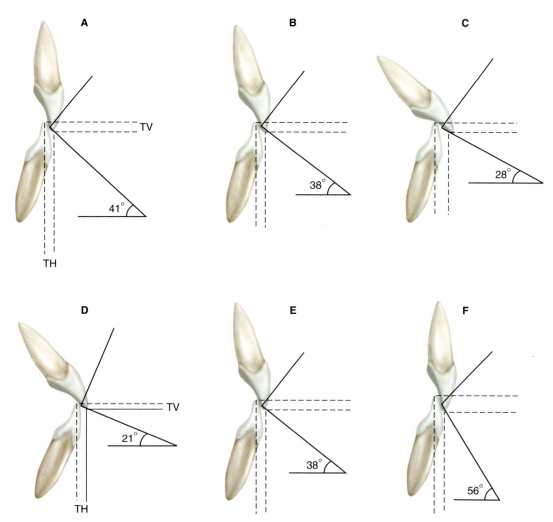

• **Figura 6.6** O ângulo da guia anterior é alterado pelas variações do trespasse horizontal e vertical. **A** a **C**. O trespasse horizontal (*TH*) varia enquanto o trespasse vertical (*TV*) permanece constante. À medida que o TH aumenta, o ângulo da guia anterior diminui. **D** a **F**. O TV varia enquanto o TH permanece constante. Quando o TV aumenta, o ângulo da guia anterior aumenta.

Considerando que o movimento mandibular é determinado em grande parte pela guia anterior, alterações nos trespasses vertical e horizontal dos dentes anteriores causam mudanças nos padrões de movimento vertical da mandíbula. Um aumento no trespasse horizontal leva a uma diminuição na angulação da guia anterior, um componente vertical menor para o movimento mandibular e cúspides posteriores mais planas. Uma elevação no trespasse vertical produz um aumento na angulação da guia anterior, um componente vertical maior para o movimento mandibular e cúspides posteriores mais inclinadas.

Efeito do plano oclusal na altura da cúspide

O plano oclusal é uma linha imaginária que toca as bordas incisais dos dentes anteriores superiores e as cúspides dos dentes posteriores superiores. A relação do plano oclusal com o ângulo da eminência influencia a angulação das cúspides. Quando o movimento de um dente inferior é observado em relação ao plano oclusal, em vez da relação ao plano horizontal de referência, a influência do plano oclusal pode ser notada.

Na Figura 6.7, a guia condilar e a guia anterior estão combinadas para produzir um movimento de 45° de um dente inferior quando comparado ao plano de referência horizontal. No entanto, quando o movimento de 45° é comparado a um plano oclusal (PO_A), pode-se notar que o dente está se afastando do plano em um ângulo de somente 25°, o que resulta na necessidade de cúspides posteriores mais planas, de maneira que o contato dentário posterior seja evitado. Quando o movimento dentário é comparado com outro plano oclusal (PO_B), é possível observar que o afastamento desse plano é de 60°. Os dentes posteriores, portanto, podem ter cúspides mais altas; inclusive, tem sido determinado que, como o plano oclusal fica quase paralelo ao ângulo da eminência, as cúspides posteriores devem ser mais baixas.

Efeito da curva de Spee na altura da cúspide

Observada do aspecto lateral, a curva de Spee é uma curva anteroposterior que se estende, a partir da ponta do canino inferior, ao longo das pontas de cúspides vestibulares dos dentes posteriores inferiores. Sua curvatura pode ser descrita em termos de comprimento do raio da curva. Com um raio curto, a curva será mais acentuada que com um raio maior (Figura 6.8).

O grau de curvatura da curva de Spee influencia a altura das cúspides posteriores, as quais funcionarão em harmonia com o movimento mandibular. Na Figura 6.9, a mandíbula está se distanciando do plano horizontal de referência, formando um ângulo de 45°. O afastamento dos dentes posteriores superiores varia de acordo com o grau de curvatura da curva de Spee. Com um raio

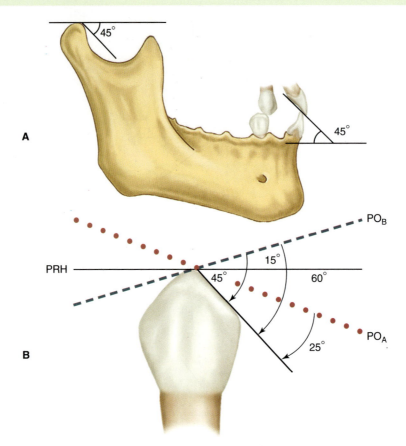

• **Figura 6.7 A.** Os fatores de controle anterior e posterior criam um movimento mandibular de 45° a partir do plano de referência horizontal *(PRH)*. **B.** O dente se movimenta formando um ângulo de 45° a partir do plano de referência horizontal. No entanto, se um plano oclusal *(PO_A)* estiver angulado, o dente se afastará do plano de referência, formando um ângulo de apenas 25°. Dessa maneira, as cúspides devem ser relativamente planas para desocluírem durante o movimento protrusivo. Quando o ângulo no qual o dente se movimenta durante um movimento de protrusão é comparado com outro plano oclusal *(PO_B)*, uma discrepância muito maior é evidente (45 + 15 = 60°). Isso permite que haja cúspides posteriores mais altas e mais anguladas.

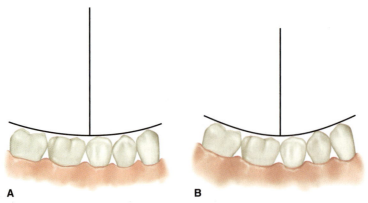

• **Figura 6.8** Curva de Spee. **A.** Um raio maior leva a um plano oclusal mais achatado. **B.** Um raio menor leva a um plano oclusal mais acentuado.

curto, o ângulo no qual os dentes inferiores se afastam dos dentes superiores será maior que com um raio longo.

A orientação da curva de Spee, conforme determinada pelo relacionamento do seu raio com o plano horizontal de referência, também influenciará o quanto a altura da cúspide de um dente posterior será afetada. Na Figura 6.10A, o raio da curva forma um ângulo de 90° com um plano de referência horizontal constante. Os molares (localizados distal ao raio) terão cúspides mais baixas, enquanto os pré-molares (localizados na mesial) terão cúspides mais altas. Na Figura 6.10B, o raio forma um ângulo de 60° em relação a um plano horizontal de referência (rotacionando a curva de Spee mais para posterior). Movendo a curva mais para posterior em relação ao plano horizontal, pode-se observar que todos os dentes posteriores (pré-molares e molares) terão cúspides mais baixas. Na Figura 6.10C, se uma linha perpendicular ao plano de referência horizontal constante for rotacionada anteriormente (curva de Spee localizada mais à frente), é possível notar que os dentes posteriores (especialmente os molares) podem ter cúspides mais altas.

CAPÍTULO 6   Determinantes da Morfologia Oclusal   93

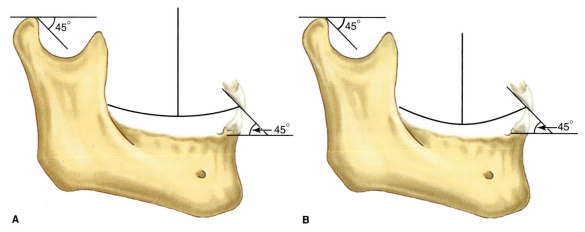

• **Figura 6.9** A mandíbula está se distanciando do plano horizontal de referência, formando um ângulo de 45°. Quanto mais achatado o plano oclusal (**A**), maior o ângulo no qual os dentes posteriores inferiores se distanciarão dos dentes posteriores superiores e, por consequência, mais altas podem ser as cúspides. Quanto mais acentuado o plano oclusal (**B**), menor o ângulo dos dentes posteriores inferiores e mais planos podem ser os dentes.

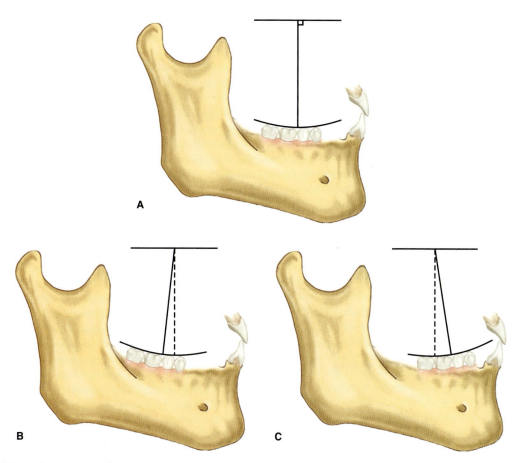

• **Figura 6.10** Orientação da curva de Spee. **A.** Raio perpendicular ao plano de referência horizontal. Os dentes posteriores localizados distalmente ao raio necessitarão de cúspides mais baixas do que aqueles em posição mesial ao raio. **B.** Se o plano oclusal for rotacionado posteriormente, mais dentes posteriores serão posicionados distalmente à linha perpendicular em relação ao plano de referência e poderão ter cúspides mais baixas. **C.** Se o plano for rotacionado mais anteriormente, pode-se notar que um número maior de dentes posteriores será posicionado mesialmente à linha perpendicular e pode ter cúspides mais altas.

Efeito do movimento de translação lateral mandibular na altura da cúspide

O movimento de translação lateral mandibular é um deslocamento lateral de corpo da mandíbula que ocorre durante os movimentos laterais (anteriormente chamado de movimento de Bennett). Durante uma excursão lateral, o côndilo de balanceio se movimenta para baixo, para a frente e para dentro da fossa mandibular ao redor dos eixos localizados no côndilo oposto (que rotaciona). O grau de movimento para dentro do côndilo de balanceio é determinado por dois fatores: (1) morfologia da parede medial da fossa mandibular e (2) porção horizontal interna do ligamento temporomandibular

(LTM), que se insere no polo lateral do côndilo de trabalho. Se o LTM do côndilo de trabalho for muito firme e a parede medial do lado de balanceio muito próxima do côndilo, um movimento puro de arco será realizado ao redor do eixo de rotação do côndilo de trabalho. Quando essa condição existe, nenhuma translação lateral da mandíbula ocorre (portanto, nenhum movimento de translação lateral mandibular; Figura 6.11). Tal condição é rara. Mais frequentemente, há uma perda de elasticidade do LTM, e a parede medial da fossa articular permanece medial a um arco em torno do eixo do côndilo de trabalho (Figura 6.12). Quando isso ocorre, o côndilo de balanceio se move para dentro em direção à parede medial e produz um movimento de translação lateral mandibular.

O movimento de translação lateral tem três atributos: quantidade, momento e direção. A *quantidade* e o *momento* são determinados, em parte, pelo grau no qual a parede medial da fossa articular se afasta medialmente do arco em torno do eixo no côndilo de trabalho. Também são determinados pelo grau do movimento lateral do côndilo de trabalho permitido pelo LTM. Quanto mais medial estiver a parede

do polo medial do côndilo de balanceio, maior será a quantidade de movimento de translação lateral (Figura 6.13); quanto menos elasticidade tiver o LTM ligado ao côndilo de trabalho, maior será o movimento de translação lateral. A *direção* do movimento de translação lateral depende, principalmente, da direção tomada pelo côndilo de trabalho durante o movimento de corpo da mandíbula (Figura 6.14).

Efeito da quantidade de movimento de translação lateral na altura da cúspide

Como afirmado, a quantidade de movimento de translação lateral é determinada por quão firme a porção horizontal interna do LTM está presa ao côndilo de trabalho, bem como pelo grau no qual a parede medial da fossa mandibular do polo medial se afasta do côndilo de balanceio. Quanto mais frouxo este ligamento e

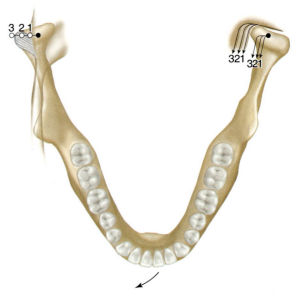

• **Figura 6.13** Quanto mais medial a parede medial estiver do côndilo, maior será o movimento de translação lateral.

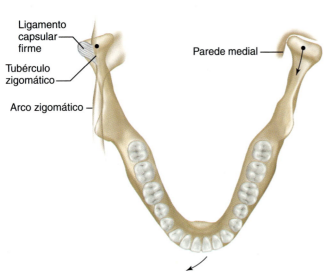

• **Figura 6.11** Com a proximidade da parede medial e um ligamento temporomandibular firme, não há movimento de translação lateral.

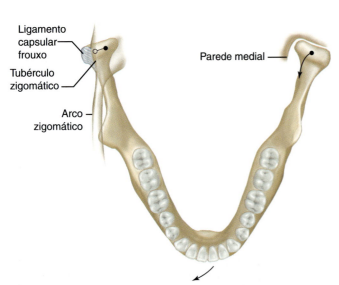

• **Figura 6.12** Quando há espaço entre a parede medial e o polo medial do côndilo de balanceio, e o ligamento temporomandibular permite algum movimento de rotação do côndilo, ocorre um movimento de translação lateral.

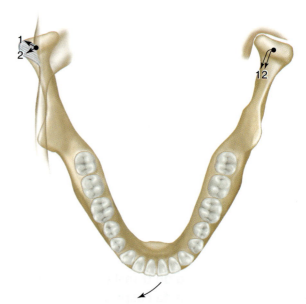

• **Figura 6.14** A direção do movimento de translação lateral é determinada pela direção tomada pelo côndilo de trabalho. Cada número representa um movimento diferente da mandíbula e o trajeto condilar resultante.

maior seu afastamento, maior será a quantidade de movimento de translação lateral mandibular. À medida que o movimento de translação lateral aumenta, o deslocamento de corpo da mandíbula determina que as cúspides posteriores devem ser menores, para permitir a translação lateral sem criar contatos entre os dentes posteriores inferiores e superiores (Figura 6.15).

Efeito da direção do movimento de translação lateral na altura da cúspide

A direção de deslocamento do côndilo de rotação durante um movimento de translação lateral é determinada pela morfologia e inserções ligamentares da ATM que sofrerá a rotação. O movimento ocorre dentro de um cone de 60° (ou menos), cujo ápice se localiza no eixo de rotação (Figura 6.16). Dessa maneira, além do movimento lateral, o côndilo de trabalho também pode se mover em uma direção (1) superior, (2) inferior, (3) anterior ou (4) posterior. Além disso, podem ocorrer combinações dessas direções. Em outras palavras, os deslocamentos podem ser laterossuperoanterior, lateroinferoposterior, e assim por diante.

O movimento vertical do côndilo de trabalho durante um movimento de translação lateral (p. ex., os movimentos superiores e inferiores) é importante como determinante da altura da cúspide e profundidade da fossa (Figura 6.17). Dessa maneira, um movimento laterossuperior do côndilo de trabalho exigirá cúspides posteriores mais baixas que um movimento lateral reto; do mesmo modo, um movimento lateroinferior permitirá cúspides posteriores mais altas que um movimento lateral reto.

Efeito do momento do movimento de translação lateral na altura da cúspide

O momento do movimento de translação lateral depende da parede medial adjacente ao côndilo de balanceio e da inserção do LTM ao côndilo de trabalho. Essas duas condições determinam quando esse movimento ocorre durante uma excursão lateral. Dos três atributos do movimento de translação lateral (quantidade, direção e momento), o último tem a maior influência na morfologia oclusal dos dentes posteriores. Se o momento ocorrer tardiamente e as cúspides superiores e inferiores estiverem além do limite funcional, a quantidade e a direção do movimento de translação lateral terão pouca ou nenhuma influência na morfologia oclusal. No entanto, se o momento deste movimento ocorrer cedo no movimento laterotrusivo, a quantidade e a direção do movimento de translação lateral certamente influenciarão a morfologia oclusal.

Quando o movimento de translação lateral ocorre precocemente, um deslocamento pode ser observado antes mesmo de o côndilo começar a transladar da fossa. Isso é chamado de movimento de translação lateral imediato ou deslocamento lateral imediato (Figura 6.18). Se isso ocorrer junto com um movimento excêntrico, o movimento será conhecido como movimento de translação lateral progressivo ou deslocamento lateral progressivo. Quanto mais imediato ocorrer o deslocamento lateral, mais curtos serão os dentes posteriores.

Determinantes horizontais da morfologia oclusal

Os determinantes horizontais da morfologia oclusal incluem as relações que influenciam a direção das cristas e sulcos nas superfícies oclusais. Uma vez que, durante movimentos excêntricos, as

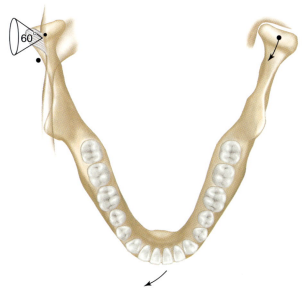

• **Figura 6.16** O côndilo de trabalho é capaz de mover-se lateralmente dentro da área de um cone de 60° durante o movimento de translação lateral.

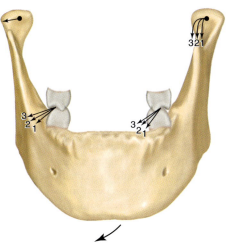

• **Figura 6.15** Quanto maior o movimento de translação lateral, menores as cúspides posteriores. Cada número representa um movimento diferente da mandíbula e o trajeto resultante do dente.

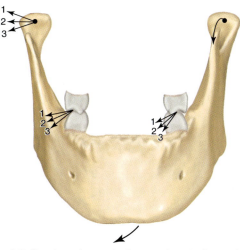

• **Figura 6.17** Quanto mais superior for o movimento de translação lateral do côndilo de rotação (1), mais baixas serão as cúspides posteriores. Quanto mais inferior o movimento de translação lateral (3), mais altas serão as cúspides posteriores.

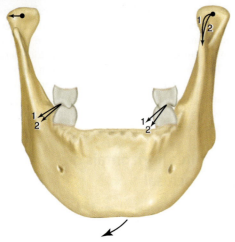

• **Figura 6.18** Momento do movimento de translação lateral. 1, movimento de translação lateral imediato (deslocamento lateral imediato); 2, movimento de translação lateral progressivo (deslocamento lateral progressivo). Quanto mais imediato o deslocamento, mais baixas serão as cúspides posteriores.

cúspides deslizam entre as cristas e sobre os sulcos, os determinantes horizontais também influenciam a localização das cúspides.

Cada ponta de cúspide funcional gera trajetos tanto latero como mediotrusivos sobre os dentes antagonistas. Cada trajeto representa uma parte do arco formado pela cúspide rotacionando em volta do côndilo de trabalho (Figura 6.19). Os ângulos formados por esses trajetos podem ser comparados e variarão de acordo com a relação do ângulo com certas estruturas anatômicas.

Efeito da distância do côndilo de trabalho na direção de cristas e sulcos

Como a posição de um dente varia em relação ao eixo de rotação da mandíbula (i. e., rotação do côndilo), variações ocorrerão nos ângulos formados pelos trajetos latero e mediotrusivos. Quanto maior for a distância do dente ao eixo de rotação (côndilo de trabalho), maior será o ângulo formado pelos traçados latero e mediotrusivos (Figura 6.20). Isto ocorre sempre, não importando se são considerados os dentes superiores ou inferiores. Na verdade, os ângulos são maiores à medida que a distância do côndilo de trabalho aumenta, porque os trajetos mandibulares estão sendo gerados mais mesialmente (Figura 6.20A) e os trajetos maxilares, mais distalmente (Figura 6.20B).

Efeito da distância do plano sagital mediano na direção de cristas e sulcos

A relação do dente com o plano sagital mediano também influencia os trajetos latero e mediotrusivos gerados no dente pela cúspide funcional antagônica. À medida que o dente está posicionado mais afastado do plano sagital mediano, os ângulos formados pelos trajetos laterotrusivos e mediotrusivos aumentam (Figura 6.21).

Efeito da distância do côndilo de trabalho e do plano sagital mediano na direção de cristas e sulcos

Já foi demonstrado que a posição do dente em relação ao côndilo de trabalho e ao plano sagital mediano influencia os trajetos laterotrusivos e mediotrusivos. A combinação das duas relações posicionais determina o percurso exato das pontas de cúspides funcionais. O posicionamento do dente a uma distância maior do côndilo de trabalho, porém mais próximo do plano sagital mediano, faria com que o último determinante anulasse a influência do primeiro. O maior ângulo entre os trajetos latero e mediotrusivos seria gerado pelos dentes posicionados na arcada dentária a uma boa distância tanto do côndilo de trabalho quanto do plano sagital mediano. Ao contrário, os ângulos menores seriam gerados pelos dentes mais próximos tanto do côndilo de trabalho como do plano sagital mediano.

Dada a curvatura da arcada dentária, pode ser observado o seguinte: geralmente, à medida que aumenta a distância de um dente em relação ao côndilo de trabalho, a sua correspondente ao plano sagital mediano diminui. No entanto, uma vez que a distância do côndilo de trabalho geralmente aumenta mais rapidamente que a do plano sagital mediano diminui, os dentes em direção à região anterior (pré-molares) terão ângulos maiores entre os trajetos latero e mediotrusivos que os dentes localizados mais posteriormente (molares; Figura 6.22).

Efeito do movimento de translação lateral mandibular na direção de cristas e sulcos

A influência do movimento de translação lateral já foi discutida como um determinante vertical da morfologia oclusal. Este movimento ainda influencia as direções de cristas e sulcos. À medida que a quantidade deste movimento aumenta, o ângulo entre os trajetos latero e mediotrusivos gerado pelas pontas de cúspides funcionais também aumenta (Figura 6.23).

A direção na qual o côndilo de trabalho se desloca durante um movimento de translação lateral influencia a direção dos trajetos latero e mediotrusivos, assim como os ângulos resultantes (Figura 6.24). Se o côndilo de trabalho se deslocar em uma direção lateral e anterior, o ângulo entre os trajetos latero e mediotrusivos diminuirá tanto nos dentes superiores como nos inferiores. Se o côndilo se deslocar lateral e posteriormente, os ângulos gerados aumentarão.

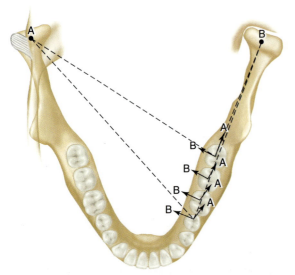

• **Figura 6.19** O trajeto que a cúspide de um dente segue para transpor o dente oposto é o resultado da distância (raio) entre ele e o côndilo de trabalho. *A* representa o trajeto mediotrusivo, e *B*, o trajeto laterotrusivo.

CAPÍTULO 6 Determinantes da Morfologia Oclusal 97

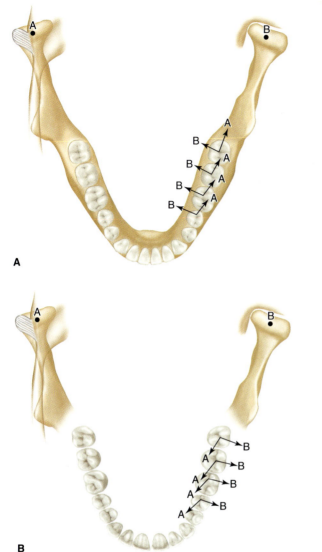

• **Figura 6.20** Quanto maior a distância entre o dente e o côndilo de trabalho, maior será o ângulo formado pelos trajetos laterotrusivos e mediotrusivos. Isso é verdadeiro tanto para os dentes inferiores (**A**) quanto para os dentes superiores (**B**). *A* representa o trajeto mediotrusivo, e *B*, o trajeto laterotrusivo.

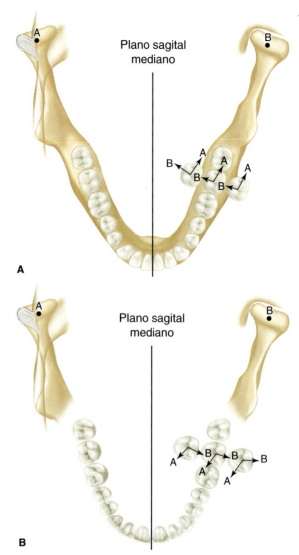

• **Figura 6.21** Quanto maior a distância entre o dente e o plano sagital mediano, maior será o ângulo formado pelos trajetos laterotrusivos e mediotrusivos. Isto é válido tanto para os dentes inferiores (**A**) quanto para os superiores (**B**). *A* representa o trajeto mediotrusivo, e *B*, o trajeto laterotrusivo.

Efeito da distância intercondilar na direção de cristas e sulcos

Considerando-se a influência da distância intercondilar na formação dos trajetos latero e mediotrusivo, é importante refletir como uma alteração na distância intercondilar influencia a relação do dente com o côndilo de trabalho e com o plano sagital mediano. À medida que a distância intercondilar aumenta, a distância entre o côndilo e o dente de determinada arcada também aumenta. Isso tende a causar ângulos maiores entre os trajetos latero e mediotrusivos. Entretanto, à medida que a distância intercondilar aumenta, o dente se aproxima do plano sagital mediano em relação à distância entre o côndilo de trabalho e o plano sagital mediano. Tal fato, por sua vez, tende a diminuir os ângulos formados (Figura 6.25). O último fator anula a influência do primeiro a ponto de o efeito real aumentar a distância intercondilar e diminuir o ângulo entre os trajetos latero e mediotrusivo. Esse aumento, no entanto, muitas vezes é mínimo e, dessa forma, o menos influenciado dos determinantes.

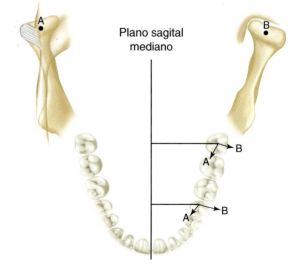

• **Figura 6.22** Quanto mais anterior o dente estiver na arcada dentária, maior será o ângulo formado pelos trajetos mediotrusivo (*A*) e laterotrusivo (*B*).

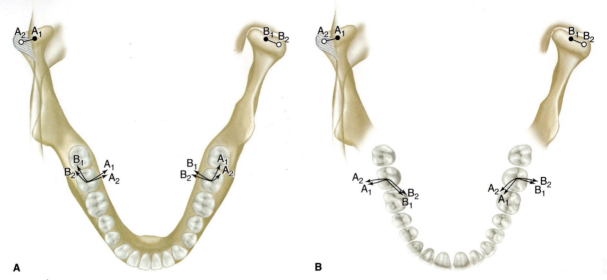

- **Figura 6.23** À medida que a quantidade de movimento de translação lateral aumenta, também aumenta o ângulo entre os trajetos mediotrusivo (A) e laterotrusivo (B) formado pelas pontas de cúspides funcionais. Isto é verdadeiro tanto para os dentes inferiores (**A**) quanto para os dentes superiores (**B**).

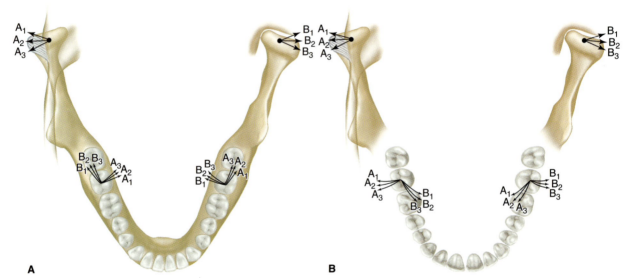

- **Figura 6.24** Efeito do movimento translacional anterolateral e posterolateral do côndilo de trabalho. Quanto mais anterolateral o movimento do côndilo de trabalho, menor será o ângulo formado pelos trajetos mediotrusivo e laterotrusivo (A_3 e B_3). Quanto mais posterolateral for o movimento do côndilo de trabalho, maior será o ângulo formado pelos trajetos mediotrusivo e laterotrusivo (A_1 e B_1). Isso se aplica tanto para os dentes inferiores (**A**) quanto para os superiores (**B**).

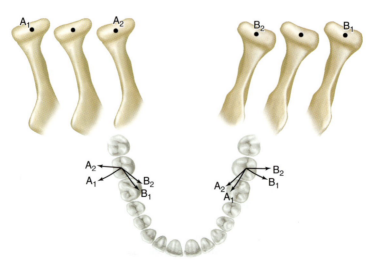

- **Figura 6.25** Quanto maior for a distância intercondilar, menor será o ângulo formado pelos trajetos laterotrusivo e mediotrusivo.

Um resumo dos determinantes verticais e horizontais da morfologia oclusal é apresentado nas Tabelas 6.1 e 6.2.

Relação entre os fatores de controle anterior e posterior

Foram feitas tentativas de demonstrar a correlação entre as relações verticais e horizontais da guia condilar com as concavidades palatinas dos dentes anteriores superiores (relações vertical e horizontal da guia anterior). Uma filosofia desenvolveu a ideia de que a guia anterior deveria estar de acordo com a guia condilar. Essa consideração é principalmente dirigida aos fatores de controle posterior, que regulam a inclinação do movimento condilar (ângulo da eminência articular e movimento de translação lateral).

Essa linha de pensamento sugere que, à medida que o movimento condilar se torna mais horizontal (uma diminuição do ângulo da eminência articular com o aumento da translação lateral), a concavidade palatina dos dentes anteriores superiores aumenta para refletir um movimento com características similares.

No entanto, as evidências científicas que suportem uma correlação entre os fatores de controle anterior e posterior não existem. Em vez disso, os estudos parecem indicar que o ângulo da eminência articular não está relacionado a qualquer relação oclusal específica.[1-3] Em outras palavras, os FCAs e os FCPs são independentes um do outro, ainda que atuem juntos para determinar o movimento mandibular. Trata-se de um conceito importante, uma vez que os FCAs podem ser influenciados pelo tratamento dentário. A alteração dos FCAs pode ter um papel importante no tratamento de distúrbios oclusais do sistema mastigatório.

Tabela 6.1 Determinantes verticais da morfologia oclusal (altura das cúspides e profundidade das fossas).

Fatores	Condições	Efeitos
Guia condilar	Quanto mais inclinada a guia	Mais altas as cúspides posteriores
Guia anterior	Quanto maior o trespasse vertical	Mais altas as cúspides posteriores
	Quanto maior o trespasse horizontal	Mais baixas as cúspides posteriores
Plano oclusal	Quanto mais paralelo à guia condilar	Mais baixas as cúspides posteriores
Curva de Spee	Quanto mais acentuada a curva	Mais baixas as cúspides posteriores
Movimento de translação lateral	Quanto maior o movimento	Mais baixas as cúspides posteriores
	Quanto mais superior o movimento de rotação do côndilo	Mais baixas as cúspides posteriores
	Quanto maior o deslocamento lateral imediato	Mais baixas as cúspides posteriores

Tabela 6.2 Determinantes horizontais da morfologia oclusal (direção de cristas e sulcos).

Fatores	Condições	Efeitos
Distância do côndilo de trabalho	Quanto maior a distância	Maior o ângulo entre os trajetos latero e mediotrusivo
Distância do plano sagital mediano	Quanto maior a distância	Maior o ângulo entre os trajetos latero e mediotrusivo
Movimento de translação lateral	Quanto maior o movimento	Maior o ângulo entre os trajetos latero e mediotrusivo
Distância intercondilar	Quanto maior a distância	Menor o ângulo entre os trajetos latero e mediotrusivo

Referências bibliográficas

1. Moffett BC: The temporomandibular joint. In Sharry JJ, editor: *Complete denture prosthodontics*, New York, NY, 1962, McGraw-Hill Book Co, Chapter 6.
2. Ricketts RM: Variations of the temporomandibular joint as revealed by cephalometric laminagraphy, *Am J Orthod* 36:877–892, 1950.
3. Angle JL: Factors in temporomandibular form, *Am J Anat* 83:223–234, 1948.

PARTE 2

Etiologia e Identificação dos Distúrbios Funcionais no Sistema Mastigatório

É realista supor que, quanto mais complexo for um sistema, maior a possibilidade de o colapso ocorrer. Como discutido na Parte 1, o sistema mastigatório é extremamente complexo. É digno de nota que, na maioria dos casos, ele funciona sem maiores complicações na vida do indivíduo. Entretanto, quando ocorre colapso, este pode produzir uma situação tão complexa quanto é o sistema em si.

A Parte 2 consiste em quatro capítulos que discutem a etiologia e a identificação dos principais distúrbios funcionais do sistema mastigatório. Quando se compreende a função normal, é possível entender a disfunção.

7
Etiologia dos Distúrbios Funcionais no Sistema Mastigatório

O clínico que olha somente para a oclusão está perdendo tanto quanto o clínico que nunca olha para a oclusão.

JPO

Nos seis capítulos anteriores, foi apresentada uma descrição detalhada da anatomia e fisiologia ideais da oclusão. A discussão estendeu-se do contato e movimento exatos de apenas um dente até a função de todas as estruturas que compõem o sistema mastigatório. Ademais, descreveu-se também a oclusão funcional ideal. No entanto, é necessário questionar a preponderância dessa condição e as consequências que podem surgir quando as condições existentes não são as ideais. Este capítulo aborda vários distúrbios funcionais do sistema mastigatório e faz uma revisão das relações específicas dos fatores etiológicos que os causam.

Terminologia

Com o passar dos anos, os distúrbios do sistema mastigatório têm sido identificados por uma variedade de termos. Isso certamente tem contribuído para alguns mal-entendidos nessa área. Em 1934, James Costen[1] descreveu um grupo de sintomas situados ao redor do ouvido e da articulação temporomandibular (ATM). Daí veio o termo *síndrome de Costen*. Mais tarde, a denominação *distúrbios da ATM* se tornou popular e, então, em 1959, Shore[2] introduziu o nome *síndrome da disfunção da ATM*. Em seguida, veio *distúrbios funcionais da ATM*, atribuído por Ramjford e Ash.[3] Alguns termos descreviam os possíveis fatores etiológicos, tais como *distúrbio oclusomandibular*[4] e *mioartropatia da ATM*.[5] Outros enfatizavam a dor, como *síndrome da dor e disfunção*,[6] *síndrome da dor-disfunção miofascial*[7] e *síndrome da dor e disfunção temporomandibular*.[8] Como os sintomas não estão sempre isolados na ATM, alguns autores acreditam que os termos descritos sejam muito limitados e que se deveria empregar outro mais amplo e coletivo, como *disfunções craniomanibulares*.[9] Bell[10] sugeriu o termo *disfunção temporomandibular (TM)*, que ganhou popularidade. Ele sugere não apenas problemas isolados relativos às ATMs, mas inclui todos os distúrbios associados à função do sistema mastigatório.

A grande variedade de termos vem contribuindo para a confusão nessa já complicada área de estudo. Falta de comunicação e coordenação dos esforços de pesquisa geralmente começam com diferenças na terminologia. Em uma tentativa de coordenar os esforços, portanto, a American Dental Association[11] adotou o termo *disfunções temporomandibulares* (DTMs). Neste livro, portanto, DTM é o termo usado para incluir todos os distúrbios funcionais do sistema mastigatório.

História das disfunções temporomandibulares

A profissão de odontólogo foi primeiramente introduzida na área das DTMs pelo artigo do Dr. James Costen[1] de 1934. Dr. Costen era otorrinolaringologista e, com base em 11 casos clínicos, sugeriu que mudanças nas condições relativas à dentição eram responsáveis por vários sintomas otológicos. Logo após o referido artigo, os clínicos começaram a questionar a exatidão de suas conclusões com relação à etiologia e ao tratamento.[12-15] Embora a maior parte das propostas originais de Costen tenha sido invalidada, o interesse da odontologia certamente foi estimulado pelo seu trabalho. Desde o fim dos anos 1930 e ao longo da década seguinte, apenas alguns dentistas tornaram-se interessados em controlar essas condições dolorosas. A terapia mais comumente oferecida naquela época eram aparelhos levantadores de mordida, primeiramente sugeridos e descritos pelo próprio Costen.[16,17] A partir do fim dos anos 1940 e nos anos 1950, a odontologia começou a questionar os aparelhos para levantar a mordida como a terapia de escolha para a disfunção mandibular.[15,18] Foi, então, que a profissão começou a olhar mais de perto para as interferências oclusais como os principais fatores etiológicos em queixas que sugerem DTM.[19,20]

A investigação científica da DTM teve início na década de 1950. Os primeiros estudos científicos sugeriram que a condição oclusal poderia influenciar a função dos músculos mastigatórios. Estudos eletromiográficos foram usados para correlacionar tais relações.[20-22] No fim daquela década, foram escritos os primeiros livros descrevendo as disfunções mastigatórias.[2,8,23] As condições mais comuns citadas naquela época foram os distúrbios dolorosos da musculatura mastigatória. Pensava-se que a etiologia mais comum desses distúrbios fosse a desarmonia oclusal. A oclusão e, posteriormente, o estresse emocional foram aceitos como os principais fatores etiológicos dos distúrbios funcionais do sistema mastigatório nos anos 1960 e meados dos anos 1970. Então, a partir daí, houve uma explosão de interesse nas DTMs. Foi também na década de 1970 que os profissionais de odontologia tomaram conhecimento de informações a respeito de distúrbios dolorosos provenientes de fontes intracapsulares,[24] o que reorientou os pensamentos dos profissionais na área das DTMs. Não foi antes dos anos 1980, porém, que os profissionais começaram a reconhecer totalmente e estimar a complexidade das DTMs. Tal complexidade levou a um esforço da profissão para encontrar seu papel adequado no tratamento das DTMs e das dores orofaciais.[25]

No início do desenvolvimento do campo da DTM e da dor orofacial, havia pouca pesquisa e nenhuma apreciação da medicina baseada em evidências. Consequentemente, eram instituídos tratamentos que, com frequência, eram ineficientes e às vezes muito agressivos. Durante as décadas de 1990 e 2000, a profissão acabou abraçando o conceito da medicina baseada em evidências. Com isso, veio a necessidade de programas de capacitação a fim de preparar melhor os clínicos para tratar seus pacientes com DTM. Os programas de pós-graduação foram iniciados em várias universidades para formalizar esse processo educativo. Em 2010, a Commission on Dental Accreditation, agência encarregada de credenciar todas as especialidades odontológicas nos EUA, confirmou a necessidade de se reconhecerem e se padronizarem esses programas. Na época, tais programas universitários iniciaram um processo de credenciamento semelhante ao de outras especialidades da odontologia. Espera-se que esses avanços na pesquisa e na educação melhorem muito o diagnóstico e tratamento da DTM, de maneira a oferecer mais qualidade de vida para tantas pessoas que sofrem de dor orofacial e DTM.

Estudos epidemiológicos das disfunções temporomandibulares

Para o estudo das DTMs ter lugar na prática odontológica, deve-se, primeiramente, mostrar que se trata de um problema significativo na população em geral; em segundo lugar, elas devem estar relacionadas às estruturas tratadas pelos dentistas. Se os sinais e sintomas da disfunção mastigatória são comuns na população em geral, o problema das DTMs torna-se, então, importante; logo, deve ser abordado. Estudos que examinam esses sinais e sintomas serão discutidos a seguir.

Sendo os sintomas das DTMs comprovadamente comuns, deve-se, então, questionar o seguinte: "Qual é a etiologia da DTM? Será que ela pode ser tratada por meio de terapias odontológicas?" A questão da etiologia será discutida agora, pois é fundamental a compreensão do papel do dentista no controle das DTMs. Já a questão da terapia será abordada nos capítulos seguintes. Muitos dentistas acreditam que a etiologia primária dos sintomas das DTMs é a oclusão dos dentes. Esse ponto tem sido amplamente debatido na odontologia desde a época de Costen. Se a oclusão realmente tem um papel significativo na etiologia da DTM, o dentista pode, e deve, desempenhar um papel importante no tratamento desses distúrbios. Nenhum outro profissional da saúde pode fornecer esse tratamento. Por outro lado, se a oclusão não interfere na DTM, qualquer tentativa do dentista em alterar as condições oclusais estará na direção errada e, desta forma, deverá ser evitada. Torna-se óbvio que essa questão é muito importante para a odontologia. Um dos objetivos deste capítulo é explorar os estudos científicos que ofereçam melhor compreensão sobre tal relevante questão.

A prevalência dos sinais e sintomas associados à DTM pode ser mais bem avaliada por meio de estudos epidemiológicos. O *Dorland's Medical Dictionary* descreve epidemiologia como "a ciência envolvida no estudo de fatores determinantes e influentes na frequência e distribuição da doença, lesão e outros eventos, relacionados com a saúde e suas causas, em determinada população humana, com o propósito de estabelecer programas para prevenir e controlar seu desenvolvimento e disseminação".[26] Inúmeros estudos epidemiológicos examinaram a prevalência das DTMs em determinadas populações. Alguns deles estão resumidos na Tabela 7.1.[27-43] Em cada estudo, os pacientes foram questionados sobre os sintomas e, então, examinados para se avaliarem os sinais clínicos comuns associados à DTM. Os resultados são encontrados como "Prevalência" na coluna do lado direito da Tabela 7.1. Os números representam a porcentagem de pacientes que tiveram pelo menos um sintoma clínico ou um sinal clínico relacionado à DTM. Esses estudos certamente sugerem que os sinais e sintomas das DTMs são bastante comuns nessas populações. Na realidade, uma média de 41% dos indivíduos estudados em tais populações relataram pelo menos um sintoma associado à DTM, enquanto uma média de 56% apresentaram pelo menos um sinal clínico. Uma vez que esses estudos abrangeram uma larga distribuição de idade e gênero, é possível supor que uma porcentagem semelhante também exista na população em geral. De acordo com os estudos, parece que a estimativa conservadora da porcentagem de pessoas na população em geral com algum tipo de DTM varia de 40 a 60%. Este número é tão alto que poderia levar à dúvida quanto à validade dos estudos. Afinal, metade dos pacientes vistos no consultório odontológico não demonstra estar com DTM.

Para avaliar melhor essas porcentagens, deve-se examinar mais cuidadosamente esses estudos. O estudo de Solberg *et al.*[27] pode ser útil para avaliar a prevalência da DTM. Neste estudo, os autores examinaram 739 estudantes universitários (de 18 a 25 anos) que se apresentavam em uma clínica de saúde estudantil para inscrição em um programa de seguro-saúde. Um questionário era preenchido e um curto exame clínico era feito para identificar algum sinal ou sintoma relacionado com a DTM. Foi considerado um sinal qualquer achado clínico associado à DTM, e um sintoma foi considerado qualquer sinal de que o paciente estivesse ciente e o relatasse. O exame clínico revelou que 76% dos estudantes tinham um ou mais sinais associados a DTM. O questionário, entretanto, revelou que apenas 26% dos estudantes relataram ter algum sintoma relacionado com a DTM. Em outras palavras, 50% do grupo apresentavam sinais não mencionados como sintomas. Sinais que estão presentes, porém desconhecidos pelos pacientes, são chamados de *subclínicos*. Foi também apurado que apenas 10% do total do grupo apresentou sintomas graves o suficiente para fazer com que os pacientes procurassem tratamento. Somente 5% formaram um grupo que poderia ser geralmente descrito como pacientes com problemas graves de DTM, como os que seriam vistos em um consultório. Esses tipos de resultado são mais prontamente aceitos como factuais. Ou seja, um em cada quatro pacientes de uma população em geral terá consciência de algum sintoma de DTM, porém, menos de 10% da população estudada sente que seus problemas são graves o suficiente para exigir um tratamento.[44-49] O principal fator que pareceu determinar se os pacientes procurarão por tratamento é o grau de dor percebida.[50] Não se deve esquecer, entretanto, que todos esses estudos relatam média de 40 a 60% da população como tendo pelo menos um sinal detectável relacionado com a DTM. Outros estudos confirmaram tais resultados.[51-59]

É importante observar que, apesar de revelarem um aumento dos sinais de DTM com o passar dos anos, crianças e adultos jovens raramente se queixam de algum sintoma significativo.[60] Em um achado semelhante, pacientes de 60 anos de idade ou mais raramente reclamam de sintomas de DTM.[61-64] Estudos epidemiológicos revelam que a maior parte dos sintomas de DTM é relatada pela faixa etária de 20 a 40 anos.[62,65-66] Os possíveis motivos serão discutidos em capítulos posteriores.

Esses estudos destacados revelam que a prevalência dos distúrbios funcionais no sistema mastigatório é alta, especialmente em dadas populações. Uma vez documentado que determinados padrões de contatos oclusais influenciam a função do sistema mastigatório (Capítulo 2), uma suposição lógica é que alguns tipos de contatos oclusais também possam influenciar distúrbios funcionais. Se essa correlação estiver correta, isso torna o estudo da oclusão uma parte significativa e importante da odontologia. A relação entre oclusão e DTM, entretanto, não é simples. A Tabela 7.2 resume estudos epidemiológicos de uma variedade de populações que tentaram avaliar a relação entre oclusão e sinais e sintomas associados às DTMs.[35,36,41,67-126] Quando encontrada entre fatores oclusais e

Tabela 7.1 Sinais e sintomas de disfunções temporomandibulares nas populações investigadas.

Autor	Nº de indivíduos	Nº de mulheres/ homens	Idade (anos)	População	Prevalência (%) Pelo menos um sintoma	Prevalência (%) Pelo menos um sinal clínico
Solberg et al., 1979[27]	739	370/369	19 a 25	Estudantes universitários americanos	26	76
Osterberg e Carlsson, 1979[28]	384	198/186	70	Suecos aposentados	59	37
Swanljung e Rantanen, 1979[29]	583	341/256	18 a 64	Trabalhadores finlandeses	58	86
Ingervall et al., 1980,[30] 1981[31]	389	0/389	21 a 54	Reservistas suecos	15	60
Nilner e Lassing, 1981[31]	440	218/222	7 a 14	Crianças suecas	36	72
Nilner, 1981[32]	309	162/147	15 a 18	Crianças suecas	41	77
Egermark-Eriksson et al., 1981[33]	136 131 135	74/62 61/70 59/76	7 11 15	Crianças suecas	39 67 74	33 46 61
Rieder et al., 1983[34]	1.040	653/387	13 a 86	Consultórios privados americanos	33	50
Gazit et al., 1984[35]	369	181/188	10 a 18	Crianças israelenses	56	44
Pullinger et al., 1988[36]	222	102/120	19 a 40	Estudantes de Higiene Dental e Odontologia	39	48
Agerberg e Inkapool, 1990[37]	637	323/314	18 a 64	Adultos suecos	14	88
De Kanter et al., 1993[38]	3.468	1.815/1.653	15 a 74	Cidadãos holandeses	22	45
Magnusson et al., 1993[39]	293	164/129	17 a 25	Adultos jovens suecos	43	–
Glass et al., 1993[40]	534	317/217	18 a 65	Adultos de Kansas City	46	–
Tanne et al., 1993[41]	323	146/86	3 a 29	Possíveis pacientes de ortodontia	16	15
Nourallah e Johansson, 1995[42]	105	0/105	23	Estudantes sauditas de odontologia	20	56
Hiltunen et al., 1995[43]	342	243/99	76 a 86	Adultos finlandeses mais velhos	80	–
					Total de sintomas: 41%	Total de sinais: 56%

DTM, a relação significativa aparece na coluna da direita desta tabela. Quando não há qualquer relação, na coluna aparece a palavra "nenhum". É necessário observar que 25 desses estudos não localizaram relação entre os fatores oclusais e os sintomas da DTM, enquanto outros 37 encontraram. O fato de estudos não relatarem consistentemente uma relação simples explica por que a relação entre oclusão e DTM tem sido alvo de muita controvérsia e debate. De fato, se os fatores oclusais fossem o principal fator etiológico na DTM ou se a oclusão não tivesse qualquer relação com a DTM, deveria, provavelmente, ser esperado mais consenso nos achados. Pode-se concluir que, se a oclusão fosse o principal fator etiológico da DTM, a profissão já teria confirmado isso há muitos anos. Por outro lado, se a oclusão não tivesse qualquer relação com a DTM, a odontologia também teria confirmado esta conclusão. Aparentemente, nenhuma dessas conclusões é verdadeira. Ao contrário, a confusão e a controvérsia a respeito da relação entre oclusão e DTM continuam. A mensagem geral é que não existe uma relação simples de causa e efeito explicando a associação entre oclusão e DTM.

Os estudos que encontraram uma relação entre oclusão e DTM levam a perguntar: "Qual a relação oclusal significativa relacionada com os sintomas de DTM?". Como se pode observar na Tabela 7.2, nenhuma condição oclusal consistente foi relatada nesses estudos. De fato, existe uma variedade de condições, cuja incidência varia muito de estudo para estudo. Esses achados tornam ainda mais difícil compreender a relação entre oclusão e DTM.

A maioria dos clínicos também concordaria que as condições oclusais encontradas em tais estudos nem sempre levam aos sintomas de DTM. De fato, esses achados são comumente vistos na população livre de sintomas. Para entender o papel da oclusão na DTM, deve-se compreender os muitos fatores que podem influenciar a função desse sistema complexo.

Considerações etiológicas das disfunções temporomandibulares

Embora os sinais e sintomas de disfunção no sistema mastigatório sejam comuns, a compreensão de sua etiologia pode ser muito complexa. Não há uma única etiologia que justifique todos os sinais e sintomas. Por exemplo, ao se consultar um livro médico para ver os tratamentos sugeridos para determinado distúrbio e apenas uma terapia for recomendada, normalmente acredita-se

Tabela 7.2 Estudos que investigaram a relação entre oclusão e sinais e sintomas de disfunções temporomandibulares.

Autor	Nº de indivíduos	Nº de mulheres/ homens	Idade (anos)	População	Relação entre oclusão e DTM	Tipo de condição oclusal relatada
Williamson e Simmons, 1979[66]	53	27/26	9 a 30	Pacientes ortodônticos	Não	Nenhum
De Boever e Adriaens, 1983[67]	135	102/33	12 a 68	Dor na ATM e pacientes disfuncionais	Não	Nenhum
Egermark-Eriksson et al., 1983[68]	402	194/208	7 a 15	Amostra randomizada de crianças	Sim	Interferências oclusais, mordida aberta anterior, mordida cruzada anterior, Classes II e III
Gazit et al., 1984[35]	369	181/188	10 a 18	Crianças israelenses em idade escolar	Sim	Classes II e III, mordida cruzada, mordida aberta, apinhamento
Brandt, 1985[69]	1.342	669/673	6 a 17	Crianças canadenses em idade escolar	Sim	Trespasse vertical, trespasse horizontal, mordida aberta
Nesbitt et al., 1985[70]	81	43/38	22 a 43	Pacientes de estudo de crescimento	Sim	Classe II, mordida aberta, mordida profunda
Thilander, 1985[71]	661	272/389	20 a 54	Amostra randomizada na Suécia	Sim	Classe III, mordida cruzada
Budtz-Jorgenson et al., 1985[72]	146	81/65	> 60	Adultos mais velhos	Sim	Perda dos dentes
Bernal e Tsamtsouris, 1986[73]	149	70/79	3 a 5	Crianças americanas em idade pré-escolar	Sim	Mordida cruzada anterior
Nilner, 1986[74]	749	380/369	7 a 18	Crianças e adolescentes suecos	Sim	Deslize cêntrico, contatos de balanceio
Stringert e Worms, 1986[75]	62	57/5	16 a 55	Participantes com alterações estruturais e funcionais da ATM versus controle	Não	Nenhum
Riolo et al., 1987[76]	1.342	668/667	6 a 17	Amostra randomizada de crianças	Sim	Classe II
Kampe et al., 1987[77]	29	–	16 a 18	Adolescentes	Sim	PCR unilateral
Kampe e Hannerz, 1987[78]	225	–	–	Adolescentes	Sim	Interferências oclusais
Gunn et al., 1988[79]	151	84/67	6 a 18	Crianças migrantes	Não	Nenhum
Seligman et al., 1988[159]	222	102/120	19 a 41	Estudantes de higiene dental e Odontologia	Sim	Classe II, Divisão 2, falta de deslizamento de PCR-PIC, deslizamento assimétrico
Seligman e Pullinger, 1989[80]	418	255/159	18 a 72	Pacientes e controles não pacientes	Sim	Classe II, Divisão 1, deslizamento assimétrico, deslizamentos PCR-PIC > 1 mm, mordida aberta anterior
Dworkin et al., 1990[81]	592	419/173	18 a 75	Membros do plano de saúde	Não	Nenhum
Linde e Isacsson, 1990[82]	158	127/137	15 a 76	Pacientes com deslocamento do disco e dor miofascial	Sim	Deslizamento PCR-PIC assimétrico, PCR unilateral
Kampe et al., 1991[83]	189	–	18 a 20	Adultos jovens	Não	Nenhum
Steele et al., 1991[84]	72	51/21	7 a 69	Pacientes com enxaqueca	Não	Nenhum
Takenoshita et al., 1991[85]	79	42/37	15 a 65	Pacientes de DTM	Não	Nenhum
Pullinger e Seligman, 1991[86]	319	216/103	18 a 72	Pacientes e controles assintomáticos	Sim	Trespasse horizontal aumentado e mordida aberta anterior com osteoartrose

(continua)

| Tabela 7.2 | Estudos que investigaram a relação entre oclusão e sinais e sintomas de disfunções temporomandibulares. *(Continuação)* |

Autor	Nº de indivíduos	Nº de mulheres/ homens	Idade (anos)	População	Relação entre oclusão e DTM	Tipo de condição oclusal relatada
Wanman e Agerberg, 1991[87]	264	Não fornecido	19	Adultos jovens suecos	Sim	Número reduzido de contatos oclusais na PIC, deslizamento de comprimento longo
Olsson e Lindqvist, 1995[110]	–	–	–	Pacientes ortodônticos	Sim	Classe II de Angle, Divisão 1, mordida profunda, mordida aberta anterior
Mauro *et al.*, 1995[111]	125	–	Média 36	Pacientes com DTM	Não	Nenhum
Tsolka *et al.*, 1995[112]	92	80/12	Idade compatível	Pacientes com DTM e controles	Sim	Classe II de Angle, Divisão 1
Westling, 1995[113]	193	96/97	17	Suecos	Sim	Deslizamentos PCR-PIC > 1 mm
Sato *et al.*, 1996[114]	643	345/298	> 70	Suecos	Não	Nenhum
Raustia *et al.*, 1995[115]	49	34/15	Média 24	Pacientes com DTM e controles de não pacientes	Sim	Trespasse vertical, deslizamentos PCR-PIC assimétricos, discrepância da linha média
Seligman e Pullinger, 1996[116]	567	567/0	17 a 78	Dois grupos de pacientes do sexo feminino com DTM e controles assintomáticos	Sim	Mordida aberta anterior, dentes posteriores ausentes não substituídos, deslizamento PCR-PIC longo, trespasse horizontal grande, atrição laterotrusiva
Conti *et al.*, 1996[117]	310	52/48	Média de 20	Estudantes de ensino médio e universitários	Não	Nenhum
Ciancaglini *et al.*, 1999[118]	483	300/183	Média de 45	Pesquisa epidemiológica de não pacientes	Não	Nenhum (suporte posterior)
Seligman e Pullinger, 2000[119]	171	171/0	Média de 35	Pacientes mulheres com DTM intracapsular e controles assintomáticos	Sim	Mordida aberta anterior, mordida cruzada, atrição anterior, comprimento do deslizamento PCR-PIC, trespasse horizontal
Thilander *et al.*, 2002	4.724	2.353/2.371	5 a 17	Estudantes	Sim	Mordida cruzada posterior, mordida aberta anterior, Classe II de Angle, trespasse horizontal máximo extremo
Gesch *et al.*, 2005	4.310	2.181/2.109	20 a 81	Estudantes universitários da Pomerânia	Não	Nenhum
Godoy *et al.*, 2007	410	256/154	16 a 18	Estudantes	Não	Nenhum
Bonjardim *et al.*, 2009	196	101/95	18 a 25	Estudantes universitários	Não	Nenhum
Manfredini *et al.*, 2015	625	469/156	25 a 44	Pacientes com DTM	Não	Nenhum

PIC, posição de máxima intercuspidação; PCR, posição de contato retraída; DTM, disfunção temporomandibular; ATM, articulação temporomandibular.

que esse tratamento é bastante efetivo. Por outro lado, se a obra mostra múltiplos tratamentos para o mesmo distúrbio, pode-se deduzir que nenhuma das terapias sugeridas será sempre efetiva. Há duas explicações para esses achados. Ou o distúrbio tem múltiplas causas e nenhum tratamento único afeta todas as causas, ou o distúrbio não é um único problema, mas, sim, representa um termo clínico que engloba múltiplos distúrbios. No caso da DTM, essas duas explicações são verdadeiras. Certamente, uma grande variedade de condições pode afetar a função mastigatória. Também vários distúrbios podem ocorrer de acordo com as estruturas envolvidas.

A etiologia das DTMs é complexa e multifatorial. Há inúmeras causas que contribuem para a DTM, e os fatores que aumentam o risco de tê-las são chamados de *fatores predisponentes*. Fatores que ocasionam o início de DTM são chamados de *fatores desencadeantes*. Já os que interferem na cura ou aumentam a progressão de DTM são chamados de *fatores perpetuantes*. Em alguns casos, um único fator pode desempenhar um ou todos esses papéis.[9,127,128]

O controle bem-sucedido da DTM depende da identificação e do controle desses fatores contribuintes.

O dentista que tenta controlar um paciente com DTM deve compreender os fatores etiológicos principais que podem estar associados à condição. Isso é essencial para a seleção de uma terapia efetiva e adequada. Para ajudar nessa compreensão, a Figura 7.1 mostra as inter-relações de todos os fatores associados.

Função normal

Como abordado no Capítulo 2, o sistema mastigatório é uma unidade complexa desenhada para desempenhar as funções de mastigar, deglutir e falar. Essas funções são vitais. São realizadas por um complexo sistema de controle neuromuscular. Como discutido, o tronco encefálico (especificamente o gerador de padrão central) regula a ação muscular por meio dos engramas musculares, devidamente selecionados de acordo com o estímulo sensorial recebido das estruturas periféricas. Quando, de repente, um inesperado estímulo sensorial é recebido, mecanismos reflexos de proteção são ativados, criando uma diminuição da atividade muscular na área do estímulo. Uma revisão mais completa do reflexo nociceptivo e sua função normal foi fornecida no Capítulo 2.

Na maioria dos indivíduos, o sistema mastigatório funciona normal e eficientemente, sem consequências significativas. No entanto, ao longo da vida, certos fatores podem interromper a função normal, criando a disfunção das estruturas mastigatórias. Esses são chamados de *fatores etiológicos*.

Fatores etiológicos da disfunção temporomandibular

É apropriado iniciar com uma discussão completa dos principais fatores etiológicos que levam às DTMs. A identificação adequada dos fatores corretos é a base para o sucesso do tratamento. Uma análise da literatura científica revela cinco fatores principais associados à DTM: condição oclusal, traumatismo, estresse emocional, fontes de estímulo de dor profunda e atividades parafuncionais. A importância de qualquer um deles pode variar enormemente de paciente para paciente. Cada fator será discutido neste texto. No entanto, uma vez que os fatores oclusais são tão importantes na odontologia, seu efeito preciso na DTM será detalhado mais adiante neste capítulo.

Condição oclusal

Um dos fatores contribuintes para a DTM fortemente debatido por muitos anos é a condição oclusal. No início do desenvolvimento dessa área, a odontologia acreditava que os fatores oclusais eram os que mais contribuíam para as DTMs. Mais recentemente, muitos pesquisadores argumentaram que eles, ao contrário, desempenhavam pouco ou nenhum papel na DTM. Com certeza, os dados de pesquisas revisados não apresentam uma evidência decisiva para qualquer lado desse debate. A relação de fatores oclusais e DTM, entretanto, é um assunto extremamente crítico para a odontologia. Se os fatores oclusais estão relacionados com a DTM, o dentista é responsável por oferecer a terapia mais adequada por ser o único profissional de saúde capacitado para alterar a oclusão. Por outro lado, se os fatores oclusais não estão relacionados à DTM, o dentista deve se abster de tratá-la por meio de mudanças oclusais. Deve-se compreender a importância desse assunto e o quão emocional se tornou esse debate. Essa relação é discutida em detalhes mais adiante nesta seção, depois de uma apresentação gráfica completa.

Traumatismo

Sem dúvida, um traumatismo às estruturas faciais pode levar a distúrbios funcionais no sistema mastigatório. Existem amplas evidências que suportam esse conceito.[129-147] O traumatismo parece ter um impacto maior no distúrbio intracapsular que nos distúrbios musculares. O traumatismo pode ser dividido em dois tipos gerais: *macro* e *microtraumatismo*. O macrotraumatismo é qualquer força súbita que possa resultar em alterações estruturais, como um golpe direto na face. O microtraumatismo refere-se a qualquer força pequena repentinamente aplicada às estruturas por um longo período. Atividades como bruxismo ou apertamento podem produzir microtraumatismo aos tecidos que estão sendo sobrecarregados (dentes, articulações ou músculos).[140] Os tipos específicos e efeitos do traumatismo são discutidos no Capítulo 8.

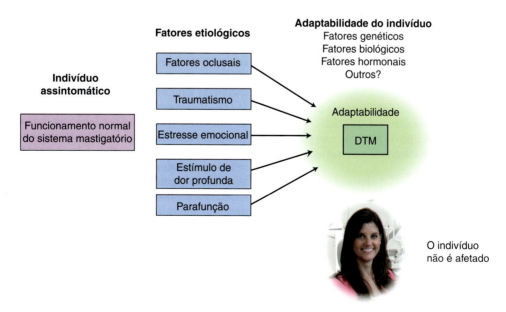

• **Figura 7.1** Esse é um modelo gráfico que retrata a relação entre vários fatores associados ao início da disfunção temporomandibular (*DTM*). O modelo começa com um sistema mastigatório funcionando normalmente. Existem cinco fatores etiológicos principais que podem ser associados à DTM. O fato de esses fatores influenciarem ou não o início da DTM é determinado pela adaptabilidade individual do paciente. Quando a importância desses fatores é mínima e a adaptabilidade é grande, o paciente não relata qualquer sintoma de DTM.

Estresse emocional

Um fator comum que pode influenciar a função mastigatória é o aumento do nível de estresse emocional. Como descrito no Capítulo 2, os centros emocionais do encéfalo têm uma influência na função muscular. O hipotálamo, o sistema reticular e, particularmente, o sistema límbico são primariamente responsáveis pelo estado emocional do indivíduo. Esses centros influenciam a atividade muscular de muitas maneiras, uma delas por meio dos impulsos eferentes gama. O estresse afeta o corpo ativando o eixo hipotálamo-hipófise-suprarrenal (HHS), que, por sua vez, prepara o corpo para responder (por meio do sistema nervoso autônomo). O eixo HHS, por intermédio de vias neurais complexas, aumenta a atividade dos eferentes gama, os quais fazem com que as fibras intrafusais dos fusos musculares se contraiam. Dessa forma, os fusos ficam sensíveis, de modo que qualquer leve estiramento do músculo causará um reflexo de contração. O efeito final é um aumento na tonicidade muscular.[149]

O estresse emocional deve ser considerado e avaliado pelo clínico por representar, comumente, um papel importante na DTM.[150,151] O estado emocional do paciente é amplamente dependente do estresse psicológico que ele vivencia. Estresse é descrito por Hans Selye[152] como "uma resposta não específica do corpo para qualquer demanda feita sobre ele". Estresse psicológico é uma parte intrínseca da vida, não é um distúrbio emocional incomum exclusivo dos pacientes institucionalizados. O estresse é uma força que cada um de nós pode experimentar. Diferentemente do que se possa pensar, nem sempre isso é ruim. Por vezes, trata-se de uma força motivadora que nos impele a desempenhar uma tarefa e obtermos sucesso. Circunstâncias ou experiências que criam o estresse são conhecidas como agentes estressantes, os quais podem ser desagradáveis (como perder o emprego) ou prazerosos (sair de férias, por exemplo). Para o corpo, não é importante se o agente estressante é prazeroso ou não.[152] Um fato significativo é que o corpo reage ao agente estressante, criando certas exigências para reajuste ou adaptação (reação de luta ou fuga). Essas exigências estão relacionadas com o grau de intensidade do agente estressante.

Um jeito simples de descrever o estresse é considerá-lo um tipo de energia. Quando surge uma situação estressante, o corpo gera energia, que deve ser liberada de alguma forma. Basicamente, existem dois tipos de mecanismos de liberação. O mecanismo *externo* de liberação do estresse é representado por atividades como gritar, esbravejar, bater ou jogar objetos. Embora essas atividades sejam comuns e uma resposta quase natural ao estresse, geralmente não são bem aceitas na sociedade. Mecanismos externos de liberação de estresse são naturais, como demonstrado por uma criança com um ataque de fúria. Já que a sociedade os classificou como indesejáveis, é necessário aprender outros mecanismos de liberação. Um deles é por meio do exercício físico – tipo de liberação que parece ser um jeito saudável de lidar com o estresse e que será discutido em capítulos posteriores.

O segundo mecanismo de liberação do estresse é o *interno*. A pessoa libera o estresse internamente e desenvolve um distúrbio psicofisiológico, como síndrome do colo irritável, hipertensão, certas arritmias cardíacas, asma ou aumento na tonicidade da musculatura da cabeça e do pescoço. Como tem crescido uma documentação precisa sobre a prevalência do aumento da tensão muscular, deve-se saber que esse tipo de mecanismo de liberação de estresse é, de longe, o mais comum. É importante lembrar que a percepção do agente estressante, com relação tanto ao tipo quanto à intensidade, varia imensamente de pessoa para pessoa. Aquilo que pode ser estressante para uma pessoa pode, provavelmente, não o ser para a outra. É difícil, portanto, julgar a intensidade de determinado agente estressante em dado paciente.

Níveis elevados de estresse emocional aumentam não somente a tonicidade muscular da cabeça e do pescoço,[149] como também os níveis de atividade muscular parafuncional, como o bruxismo ou o apertamento dentário.[153]

O estresse emocional também pode influenciar a atividade ou tonicidade simpática do indivíduo. O sistema nervoso autônomo (SNA) constantemente monitora e regula numerosos sistemas subconscientes, os quais mantêm a homeostasia. Uma das funções do SNA é regular o fluxo sanguíneo pelo corpo. O sistema nervoso simpático (SNS) está intimamente relacionado com o reflexo de fuga ou luta ativado pelos agentes estressantes. Na presença do estresse, o fluxo sanguíneo capilar nos tecidos periféricos é diminuído, permitindo, portanto, um aumento do fluxo sanguíneo para as estruturas musculoesqueléticas e os órgãos internos mais importantes. O resultado é o esfriamento da pele, por exemplo, das mãos. A atividade prolongada do SNS pode afetar certos tecidos como os músculos. Tem sido sugerido que a atividade simpática pode aumentar o tônus muscular,[154,155] consequentemente produzindo uma condição de dor muscular. Atividade simpática aumentada ou tônus representa, por conseguinte, um fator etiológico que pode influenciar os sintomas das DTMs.[156]

Como previamente mencionado, o estresse emocional é parte da existência humana. Somos criados para lidar com ele, como demonstrado pela reação de luta ou fuga do corpo aos desafios do nosso ambiente. A resposta aguda a um desafio do ambiente é saudável e necessária para a sobrevivência (p. ex., correr de um edifício em chamas ou pular para nos desviarmos de um carro vindo em nossa direção). As questões envolvidas não são essas respostas agudas, mas aquelas que nos expõem ao estresse emocional prolongado, principalmente sem capacidade de escapar – como ocorre em ambientes profissionais negativos, casamentos infelizes ou situações familiares complicadas. A exposição prolongada a agentes estressantes emocionais sobrecarrega o SNA de maneira crônica, comprometendo a capacidade do indivíduo de se adaptar e até mesmo de combater as doenças.[149,157-160] Esse é o vínculo que liga a DTM ao estresse emocional e que será elaborado nos próximos capítulos.

Estímulo de dor profunda

Um conceito comum, embora frequentemente negligenciado, é que o estímulo de dor profunda pode causar alteração na função muscular.[161] Essa ideia é discutida em detalhes no Capítulo 2. Um estímulo de dor profunda pode excitar centralmente o tronco encefálico, produzindo uma resposta muscular conhecida como *cocontração protetora*.[162] Isso representa um meio normal e saudável pelo qual o corpo responde à lesão ou ao risco de se lesionar. É plausível, portanto, encontrar um paciente que esteja sofrendo de dor, como dor de dente (polpa necrótica), com abertura limitada de boca, o que representa a resposta do corpo para proteger a parte lesionada, limitando o seu uso. Esse achado clínico é comum em muitos pacientes com dor de dente. Uma vez resolvida a dor, a abertura de boca retorna ao normal. A abertura limitada é meramente uma resposta secundária à experiência de dor profunda. Se o clínico não reconhecer esse fenômeno, contudo, ele pode concluir que a limitação de abertura de boca é um problema de DTM primário, e o tratamento poderá ser equivocado. Qualquer fonte constante de dor profunda pode representar um fator etiológico capaz de levar à limitação de abertura de boca e, por conseguinte, clinicamente se apresentar como uma DTM.[163] Dor dentária, dor sinusal e dor de ouvido podem criar essa resposta. Até mesmo fontes de dor distantes da face, como dor cervical, podem levar a esta condição (Capítulo 2). Muito frequentemente, os dentistas não compreendem esse fenômeno e começam a tratar o paciente para queixas de DTM. Somente após o fracasso do tratamento é que a condição da dor cervical é identificada como responsável pela dor facial e abertura de boca limitada. Entender como isso ocorre é essencial para o tratamento e enfatiza a importância de se realizar o correto diagnóstico (Capítulos 9 e 10).

Atividade parafuncional

As atividades da musculatura mastigatória podem ser divididas em dois tipos básicos: *funcional* (Capítulo 2), que inclui mastigar, falar e deglutir; e (2) *parafuncional* (ou seja, não funcional), que inclui apertar ou ranger os dentes (*bruxismo*) e vários outros hábitos orais. O termo *hiperatividade muscular* tem sido usado também para descrever qualquer aumento na atividade muscular acima do necessário para a função. Hiperatividade muscular, portanto, inclui não só as atividades parafuncionais, como apertar os dentes, bruxismo e outros hábitos orais, mas também qualquer aumento do nível de tônus muscular. Algumas hiperatividades musculares podem não estar envolvidas com contato de dente ou movimento mandibular, mas podem ocasionar um aumento na contração tônica estática dos músculos.

Algumas dessas atividades podem ser responsáveis por criar sintomas de DTM.[120,129,164] Com o propósito de discussão, as atividades parafuncionais podem ser divididas em dois grupos gerais: aquelas que ocorrem durante o dia (diurnas) e as que acontecem à noite (noturnas).

Atividade diurna. Atividade parafuncional durante o dia consiste em apertar ou ranger os dentes, em outros hábitos orais geralmente feitos sem que o indivíduo tenha consciência – como morder a língua e bochecha ou chupar os dedos –, em hábitos posturais errados ou então em hábitos relacionados com o trabalho, como morder canetas, alfinetes ou unhas ou segurar objetos debaixo do queixo (telefone ou violino). Durante o dia, é comum o indivíduo manter os dentes em contato e aplicar força.[165-167] Esse tipo de atividade diurna pode ser visto em pessoas concentradas em alguma tarefa ou desempenhando algum trabalho que exija muito esforço físico. O músculo masseter se contrai periodicamente de maneira totalmente irrelevante para a tarefa manual. Tal atividade, já descrita no Capítulo 2, normalmente é associada a muitas tarefas diurnas (dirigir carro, ler, escrever, datilografar, carregar objetos pesados). Algumas atividades diurnas estão intimamente relacionadas com a atividade profissional que o indivíduo desenvolve, como o mergulhador que morde o suporte de borracha para respirar[168] ou o músico que toca determinado instrumento.[169,170]

Os clínicos devem reconhecer que a maior parte das atividades parafuncionais ocorre de maneira subconsciente. Em outras palavras, os indivíduos não sabem de seus hábitos de apertamento ou de morder bochechas (Figura 7.2). Meramente questionar o paciente não é, portanto, um modo confiável de determinar a presença ou ausência dessas atividades.[171,172] Na verdade, estudos do sono revelam que há muito pouca associação entre o que o paciente relata a respeito do bruxismo noturno e o que é realmente observado em um laboratório do sono.[173-175] A atividade diurna também não é bem reconhecida pelo paciente; no entanto, em muitos casos, uma vez que o clínico conscientiza o paciente da possibilidade dessas atividades diurnas, ele passa a reconhecê-las e poderá, então, diminuí-las. As estratégias de tratamento para as atividades parafuncionais noturnas e diurnas são diferentes e serão discutidas nos próximos capítulos de tratamento.

Atividade noturna. Dados de várias fontes sugerem que atividade parafuncional durante o sono é muito comum[175-178] e parece ser composta de episódios únicos (denominados apertamento) e contrações rítmicas (conhecidas como bruxismo). Se essas atividades resultam de diferentes fatores etiológicos ou do mesmo fenômeno manifestado de duas maneiras diferentes, não se sabe. Em muitos pacientes, ambas as atividades ocorrem e são, algumas vezes, difíceis de separar. Por esse motivo, o apertamento dentário noturno e o bruxismo geralmente são referidos como eventos de bruxismo.

Sono. Para entender melhor o bruxismo noturno, é preciso conhecer o processo do sono, o qual é investigado pelo monitoramento da atividade das ondas cerebrais eletroencefalográficas (EEG) de um indivíduo durante o sono – polissonografia. A polissonografia revela dois tipos básicos de atividades de onda cerebral que aparecem em ciclos durante o sono. O primeiro tipo é uma onda relativamente rápida, denominada onda alfa (cerca de 10 ondas/s). Estas são as ondas predominantes observadas durante os primeiros estágios do sono, ou sono leve. As ondas delta são mais lentas (0,5 a 4 ondas/s)

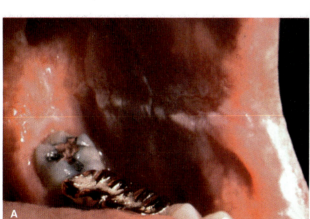 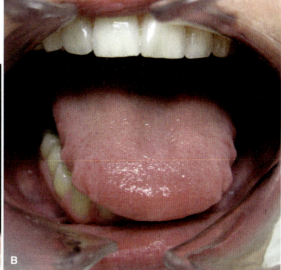

• **Figura 7.2** Alguns sinais clínicos associados à atividade parafuncional. **A.** Evidência de mordida da bochecha durante o sono. **B.** As bordas laterais da língua estão onduladas, seguindo o contorno das superfícies linguais dos dentes inferiores. Durante o sono, uma combinação entre pressão intraoral negativa e forçar a língua contra os dentes produz essa forma alterada. Isso é uma forma de atividade parafuncional.

e percebidas durante o estágio de sono mais profundo. O ciclo do sono é dividido em quatro estágios sem movimento rápido do olho (não REM), seguido por um período de sono REM. Os estágios 1 e 2 representam as fases iniciais do sono leve e são constituídos de grupos de ondas alfa rápidas, com poucas ondas beta e "fusos do sono". Os estágios 3 e 4 constituem os estágios do sono profundo, com a predominância de ondas delta mais lentas.

Durante um ciclo normal de sono, um indivíduo passa dos estágios mais leves 1 e 2 para os estágios mais profundos 3 e 4. A pessoa, então, passa para um estágio de sono diferente dos outros. Esse estágio parece uma atividade dessincronizada, na qual outros eventos fisiológicos ocorrem, como contração dos músculos faciais e das extremidades, alterações no ritmo cardíaco e na frequência respiratória e movimentos rápidos dos olhos sob as pálpebras[179] – daí o nome sono REM. É durante o sono REM que normalmente ocorrem os sonhos. Geralmente, depois do período do sono REM, a pessoa volta para um estágio mais leve e o ciclo se repete durante toda a noite. Cada ciclo completo do sono dura de 60 a 90 minutos, resultando em média entre 4 e 6 ciclos de sono/noite. A fase REM normalmente ocorre após o estágio 4 e dura de 5 a 15 min. É interessante notar que 80% das pessoas que são acordadas durante o sono REM conseguem se lembrar do sonho que estavam tendo.[180] Por sua vez, apenas 5% das pessoas que acordam durante a fase do sono não REM conseguem se lembrar (alguns se lembram parcialmente).

Aproximadamente 80% do período de sono de um adulto é constituído de sono não REM, com apenas 20% de sono REM.[181] Por parecerem ser tão diferentes, acredita-se que as funções dos sonos REM e não REM também o sejam. O sono não REM seria importante para restaurar as funções do corpo. Durante essa fase do sono, há aumento na síntese de macromoléculas vitais (proteínas, RNA etc.). Por outro lado, o sono REM parece ser importante para restaurar também as funções do córtex cerebral e tronco encefálico. Acredita-se que é durante essa fase do sono que as emoções são trabalhadas e extravasadas. É um momento em que experiências recentes são colocadas em perspectiva com antigas vias de pensamento.

A relevância dos dois tipos de sono é evidente nos estudos que tentaram privar indivíduos de um deles. Quando um indivíduo é experimentalmente privado do sono REM, alguns estados emocionais tornam-se predominantes.[182] Eles demonstram maior ansiedade e irritabilidade e também apresentam dificuldade de concentração. Aparentemente, o sono REM é importante para o *descanso psíquico*.[183-186] Um achado diferente é, no entanto, encontrado quando um indivíduo é privado do sono não REM.[187-189] Quando isso ocorre por muitas noites, um indivíduo normal geralmente começa a se queixar de sensibilidade musculoesquelética, dores e tensão.[190] Isso pode ser resultado da incapacidade de conseguir restaurar suas necessidades metabólicas. Em outras palavras, o sono não REM é importante para o *descanso físico*.

Em um estudo, a privação experimental de sono não REM não pareceu aumentar a atividade eletromiográfica (EMG) dos músculos elevadores da mandíbula durante o sono.[191] Ainda há, portanto, debates sobre o motivo pelo qual a privação do sono não REM leva a sensibilidade musculoesquelética, dores e tensão.[192] Todavia, é muito importante que o clínico que trata DTMs faça uma avaliação da relação entre sono e dor muscular. Essa relação será discutida em capítulos seguintes.

Estágios do sono e eventos de bruxismo. Há controvérsias quanto ao estágio do sono no qual o bruxismo ocorre. Alguns Estudos[193,194] sugerem que ele ocorre, principalmente, durante o estágio REM, enquanto outros concluem que nunca acontece durante esse estágio do sono.[195-197] Outros estudos, ainda,[198-203] relatam que os eventos de bruxismo ocorrem durante ambos os sonos, REM e não REM, porém a maior parte dos eventos aparentemente está associada aos estágios de sono mais leve (1 e 2) do sono não REM. Os eventos de bruxismo parecem estar associados à mudança do sono profundo para o sono leve, como pode ser demonstrado dirigindo-se um foco de luz ao rosto da pessoa que está dormindo. Tal estimulação tem demonstrado induzir o ranger dos dentes.[196] A mesma reação foi observada seguindo-se estimulações sonoras e táteis. Este e outros estudos têm indicado, portanto, que o bruxismo pode estar intimamente associado às fases de despertar do sono.[175,199,200,204,205]

Duração dos eventos de bruxismo. Estudos do sono também revelaram que o número e a duração dos eventos de bruxismo durante o sono variam imensamente não apenas entre as pessoas mas também entre a mesma pessoa. Kydd e Daly[206] relataram que um grupo de 10 bruxômanos apertavam ritmicamente os seus dentes por média de duração de 11,4 min/noite. Esses apertamentos normalmente ocorriam em episódios únicos, durando 20 a 40 s cada. Redinget et al.[198] relataram média de eventos de bruxismo durando apenas 9 s (variando de 2,7 a 66,5 s), com média total de tempo de bruxismo de 40 s/h. Clarke et al.,[207] por sua vez, relataram que os eventos de bruxismo ocorreram em média de apenas cinco vezes durante o período de sono completo, com média de duração de cerca de 8 s/evento. Trenouth,[208] por sua vez, relatou que um grupo de bruxômanos gastou 38,7 min com seus dentes em contato durante um período de 8 h. No mesmo estudo, um grupo-controle gastou apenas 5,4 min com seus dentes em contato durante o período também de 8 h. Em três estudos diferentes de indivíduos normais, Okeson et al.[199-201] encontraram eventos de bruxismo durando de 5 a 6 s.

Não há certeza sobre o número e a duração dos eventos de bruxismo que podem causar sintomas musculares. Sem dúvida, existe uma grande variação de paciente para paciente.[209] Christensen[210-212] demonstrou que a dor foi causada na musculatura mandibular após 20 a 60 s de apertamento voluntário. Parece, portanto, que eventos de bruxismo podem induzir sintomas em alguns indivíduos, embora a natureza específica desses sintomas e a quantidade de atividade envolvida não tenham sido relatadas. Na verdade, em um laboratório do sono houve uma correlação bem fraca entre eventos de bruxismo e dor.[174,175]

Intensidade dos eventos de bruxismo. A intensidade dos eventos de bruxismo ainda não foi bem estudada, mas Clarke et al.[213] demonstraram um achado interessante. Eles concluíram que um evento de bruxismo moderado envolveu 60% da força máxima de apertamento antes de a pessoa dormir. Esta é uma quantidade significativa de força, uma vez que a força máxima ultrapassa em muito a força normal usada durante a mastigação ou qualquer outra atividade funcional. O estudo também descobriu que 2 de 10 pacientes exerceram forças durante os eventos de bruxismo que, na realidade, ultrapassaram a força máxima que puderam aplicar aos dentes durante o apertamento voluntário. Nesses indivíduos, um evento de bruxismo durante o sono claramente seria mais provável de causar problemas que um apertamento máximo durante um período em que estivessem acordados. Mais recentemente, Rugh et al.[214] demonstraram que 66% dos eventos de bruxismo noturno eram maiores que a força da mastigação, mas apenas 1% dos eventos excedeu a força máxima do apertamento voluntário.

Embora alguns indivíduos demonstrem apenas atividade muscular diurna,[165] é mais comum encontrar pessoas com atividade noturna.[215-217] Na realidade, uma quantidade específica de bruxismo noturno está presente na maior parte dos indivíduos normais.[199-201] Entretanto, ambas as atividades parafuncionais, diurnas e noturnas, ocorrem em um nível subconsciente; portanto, a maioria das pessoas comumente desconhece essas atividades.[178]

Posição de dormir e eventos de bruxismo. Alguns estudos examinaram a posição de dormir e o bruxismo. Antes destas investigações, os pesquisadores especulavam que indivíduos rangiam mais dormindo de lado que de costas.[218] Os estudos que realmente documentam a posição de dormir e os eventos de bruxismo não confirmam esta especulação. Ao contrário, todos relatam que os eventos de bruxismo ocorrem mais quando se dorme de costas que de lado, ou, então, nenhuma diferença foi observada.[199-201,219] Foi relatado também que pacientes com bruxismo mudam mais de posição de dormir que indivíduos sem bruxismo.[220]

Eventos de bruxismo e sintomas mastigatórios. Uma questão importante com relação ao bruxismo noturno que não tem sido adequadamente abordada é o tipo e a duração dos eventos de que causam sintomas mastigatórios. Ware e Rugh[202] estudaram um grupo de pacientes com bruxismo, mas sem dor, e outro grupo com dor, e notaram que este último grupo apresentou um número significativamente maior de eventos de bruxismo durante o sono REM que o primeiro. Ambos os grupos, entretanto, tiveram mais episódios de bruxismo que o grupo controle. Esse estudo sugere que deve haver dois tipos de pacientes com bruxismo: um que tem mais eventos de bruxismo durante o sono REM e outro com mais eventos de bruxismo durante a fase não REM. Outros estudos dos mesmos autores[202,221] mostraram que uma quantidade de contração sustentada durante o bruxismo era normalmente muito mais alta durante o sono REM que no sono não REM. Esses achados ajudam a explicar a literatura conflitante sobre os estágios do sono e bruxismo; também podem explicar por que alguns pacientes acordam com dor, enquanto outros com evidências clínicas de bruxismo não sentem dor.[222]

Um interessante estudo de Rompre *et al.*[223] investigou o número de eventos de bruxismo por noite em um grupo de pacientes bruxômanos com dor e o comparou com outro grupo de pacientes bruxômanos sem dor. Os investigadores observaram que o grupo de pacientes bruxômanos sem dor teve, na verdade, mais eventos de bruxismo por noite que aqueles com dor. Intuitivamente, isso não faz sentido; no entanto, ao se analisar a função muscular, é muito lógico. Pacientes que têm bruxismo regularmente durante o sono condicionam seus músculos e se adaptam a essa atividade. Isso é justamente o que os fisiculturistas fazem. O exercício regular leva a músculos mais fortes, maiores e mais eficientes. Tal fato pode explicar por que os dentistas observam frequentemente pacientes homens de meia-idade com forte desgaste dentário secundário ao bruxismo, embora eles não tenham qualquer dor. Esses indivíduos condicionaram seus músculos da mesma forma que os fisiculturistas. Os pacientes que despertam com dor muscular são mais prováveis de sofrer o bruxismo com pouca frequência; portanto, seus músculos não estão condicionados para essa atividade. Essa atividade não condicionada será mais provavelmente associada à dor (ver Capítulo 12 sobre dor muscular local de início tardio).

É muito lógico pensar que há uma forte correlação entre a atividade do bruxismo e a dor. No entanto, uma revisão sistemática da relação entre bruxismo e dor não é conclusiva.[224] Nos laboratórios do sono isso também foi demonstrado.[174,175,225] Também é importante reconhecer que uma revisão sistemática da literatura falhou em demonstrar que o bruxismo e a oclusão estavam relacionados.[226] Esses achados são muito humilhantes para o dentista que tem fortes modelos de crenças tradicionais. Os estudos apontam para a necessidade de mais investigações.

Atividades musculares e sintomas mastigatórios. Embora nem todas as atividades parafuncionais levem a problemas, entender como este tipo de atividade muscular difere da atividade funcional pode ajudar a explicar possíveis relações com alguns tipos de DTM.[226a] Cinco fatores comuns ilustram por que a atividade muscular parafuncional pode representar mais fatores de risco para DTM (Tabela 7.3).

Forças de contato dentais. Ao se avaliar o efeito dos contatos dentais sobre estruturas do sistema mastigatório, dois fatores devem ser considerados: a magnitude e a duração dos contatos. Um jeito razoável de se compararem os efeitos dos contatos funcionais e parafuncionais é avaliar a quantidade de força aplicada aos dentes em quilogramas por segundo por dia para cada atividade.

As atividades tanto de mastigação quanto de deglutição devem ser avaliadas (normalmente não há contatos dentais durante a fala). Foi estimado[226b] que, durante cada ciclo mastigatório, média de 26,7 kg de força seja aplicada aos dentes por 522 ms. Isso produz 3,07 kg/s por mastigação.[227] Tendo em vista o fato de que ocorrem, por dia, uma estimativa de 1.800 ciclos mastigatórios,[228] pode-se calcular que o tempo total de atividade de força oclusal aplicada seria 5,53 kg/s por dia. As forças de deglutição também devem ser consideradas. Durante 1 dia, as pessoas engolem cerca de 146 vezes enquanto comem.[229] Em razão de média de 30,1 kg de força aplicada aos dentes por 522 ms durante cada deglutição,[227] isso significa 2.300 kg/dia. Por conseguinte, o total de tempo de atividade de força por mastigação e deglutição é por volta de 7.841 kg diários.

Contatos dentários durante as atividades parafuncionais são mais difíceis de se avaliar, pois pouco se sabe a respeito da quantidade de força aplicada aos dentes. Foi demonstrado que uma quantidade significativa de força por determinado período pode ser observada durante o bruxismo noturno.[215-217] Rugh e Solberg[215] estabeleceram que uma quantidade significativa de atividade muscular consiste em contrações maiores que aquelas usadas meramente para deglutir e mantidas por 1 s ou mais. Cada segundo é considerado uma unidade de atividade. Atividades musculares noturnas normais (parafuncionais) somam, em média, 20 unidades/h. Se uma estimativa conservadora de 36 kg de força/s for usada para cada unidade, uma atividade noturna normal de 8 h será de 5.835 kg/noite. Isso é menos que a força aplicada aos dentes durante a função. Essas são as forças de atividades normais, e não de pacientes com bruxismo. Um paciente que apresente bruxismo pode facilmente produzir 60 unidades de atividade/hora. Se 36 kg de força são aplicados por segundo, produzem-se 17.507 kg/noite, o que representa 3 vezes a quantidade da atividade funcional por dia. Considere, também, que 36 kg de força representa apenas metade da média da força máxima que pode ser aplicada aos dentes.[230] Se 54 kg de força forem aplicados (algumas pessoas podem, facilmente,

Tabela 7.3 Comparação de atividades funcionais e parafuncionais usando cinco fatores comuns.

Fator	Atividade funcional	Atividade parafuncional
Forças de contato dos dentes	7.801 kg/s por dia	26.261 kg/s por dia, possivelmente mais
Direção das forças aplicadas nos dentes	Vertical (bem tolerado)	Horizontal (não é bem tolerado)
Posição mandibular	Oclusão cêntrica (relativamente estável)	Movimentos excêntricos (relativamente instáveis)
Tipo de contração muscular	Isotônico (fisiológico)	Isométrico (não fisiológico)
Influência dos reflexos de proteção	Presente	Lento
Efeitos patológicos	Improvável	Muito provável

alcançar 113 kg), o tempo de atividade de força alcança 26.261 kg/dia. Pode-se perceber, facilmente, que a força e a duração dos contatos dentários durante as atividades parafuncionais constituem ameaças muito mais sérias para as estruturas do sistema mastigatório que nas atividades funcionais.

Direção das forças aplicadas. Durante a mastigação e a deglutição, a mandíbula movimenta-se, principalmente, na direção vertical.[227] Conforme ela se fecha e os contatos dentários ocorrem, as forças predominantes aplicadas aos dentes também acontecem na direção vertical. Como discutido no Capítulo 5, forças verticais são bem aceitas pelas estruturas de suporte dos dentes. Durante as atividades parafuncionais (bruxismo), entretanto, forças pesadas são aplicadas aos dentes quando a mandíbula se movimenta de um lado para o outro. Esse movimento produz forças horizontais, que não são bem aceitas e aumentam a probabilidade de danos aos dentes e/ou às estruturas de suporte.

Posição mandibular. A maior parte das atividades funcionais ocorre perto ou na posição de máxima intercuspidação. Embora nem sempre seja a mais estável do ponto de vista musculoesquelético para os côndilos, a posição de máxima intercuspidação é estável para a oclusão devido ao número máximo de contatos dentários. As forças da atividade funcional são, portanto, distribuídas para muitos dentes, minimizando o dano potencial para um único dente. Padrões de desgaste dos dentes sugerem que a maior parte da atividade parafuncional ocorre em posições excêntricas.[231] Poucos contatos dentários ocorrem durante esta atividade e geralmente os côndilos são transladados para longe da posição estável. Atividade nesse tipo de posição mandibular aplica uma carga maior no sistema mastigatório, fazendo com que este se torne mais suscetível ao colapso. Tal atividade resulta na aplicação de forças pesadas em poucos dentes e com a articulação em uma posição instável; consequentemente, há um aumento na probabilidade de surgirem consequências patológicas nos dentes e articulações.

Tipo de contração muscular. A maioria das atividades funcionais consiste em contrações rítmicas e bem controladas e do relaxamento dos músculos envolvidos na função mandibular. Essa atividade isotônica permite o adequado fluxo sanguíneo para oxigenar os tecidos e eliminar os subprodutos do metabolismo acumulados em nível celular. A atividade funcional é, portanto, uma atividade muscular fisiológica. Atividade parafuncional, em contrapartida, geralmente resulta em contração muscular mantida por longos períodos. Esse tipo de atividade isométrica inibe o fluxo sanguíneo normal dos tecidos musculares. Como resultado, há um aumento do acúmulo dos subprodutos do metabolismo nos tecidos musculares, criando sintomas de fadiga, dor e espasmo.[211,232,233]

Influência dos reflexos de proteção. Reflexos neuromusculares estão presentes durante as atividades funcionais, protegendo as estruturas odontológicas de serem danificadas. Durante as atividades parafuncionais, entretanto, os mecanismos de proteção neuromusculares parecem estar, de alguma forma, menos intensos, resultando em menor influência nas atividades musculares.[3,234,235] Isso permite um aumento da atividade parafuncional, que eventualmente alcança altos níveis, suficientes para causar um colapso das estruturas envolvidas.

Ao considerar esses fatores, torna-se aparente que a atividade parafuncional seja provavelmente mais responsável pelo colapso das estruturas do sistema mastigatório e DTMs que as atividades funcionais. Esse é um conceito importante para ser lembrado, já que muitos dos pacientes que vão ao consultório odontológico reclamam de distúrbios funcionais, como dificuldade de comer ou dor durante a fala. É necessário lembrar que as atividades funcionais geralmente trazem para o paciente a consciência dos sintomas criados pelas atividades parafuncionais. Nesses casos, o tratamento deve ser primeiramente dirigido ao controle da atividade parafuncional. Alterar a atividade funcional da qual o paciente está se queixando pode ser útil para a redução dos sintomas, mas só isso não é suficiente para resolver o distúrbio.

Outro conceito que deve ser lembrado é o de que as atividades parafuncionais ocorrem quase inteiramente de maneira subconsciente. A maioria dessas atividades prejudiciais se dá durante o sono, na forma de bruxismo e apertamento. Geralmente, os pacientes acordam sem nenhuma consciência da atividade que ocorreu durante o sono. Eles podem até acordar com os sintomas de DTM, mas não relacionam este desconforto a qualquer fator causal. Quando são questionados a respeito do bruxismo, a maioria nega tal atividade.[171] Alguns estudos sugerem que 25 a 50% dos pacientes avaliados relatam bruxismo.[55,236] Apesar de esta porcentagem parecer alta, é provável que a verdadeira porcentagem seja ainda maior se considerarmos que muitas pessoas avaliadas não têm consciência das suas atividades parafuncionais.

Etiologia dos eventos de bruxismo. Durante vários anos, tem havido muita controvérsia sobre a causa do bruxismo e apertamento dentário. No início, a odontologia estava quase convencida de que o bruxismo era diretamente ligado às interferências oclusais.[3,237-239] Consequentemente, os tratamentos eram direcionados à correção das condições oclusais. Porém, estudos posteriores[240-242] não confirmaram o conceito de que os contatos oclusais causam eventos de bruxismo. Há um questionamento de que os contatos oclusais influenciam a função do sistema mastigatório (Capítulo 2), mas eles provavelmente não contribuem para o bruxismo. A relação precisa entre interferências oclusais e sintomas mastigatórios é discutida na última seção deste capítulo.

Um fator que parece influenciar a atividade de bruxismo é o estresse emocional.[243] Estudos preliminares que monitoraram níveis de atividade de bruxismo noturno demonstraram uma forte relação temporal associada a eventos estressantes (Figura 7.3).[215-217,242] Esse padrão pode ser claramente observado quando um único indivíduo é monitorado por um longo período, como apresentado na Figura 7.4. Esta figura demonstra que, à medida que o indivíduo se depara com um evento estressante, a atividade noturna do masseter aumenta. Associado a essa atividade, observa-se um período de aumento de dor. Vale ressaltar que estudos mais recentes consideraram essa relação verdadeira em apenas uma pequena porcentagem dos pacientes estudados.[244,245]

O aumento do estresse emocional, entretanto, não é o único fator que comprovadamente afeta o bruxismo. Acredita-se que certas medicações possam aumentar os eventos de bruxismo,[246-250] embora a evidência ainda seja fraca.[251] Uma revisão sistemática da etiologia do bruxismo sugere que cafeína, álcool, tabaco e abuso de drogas podem aumentar o bruxismo.[252] Alguns estudos sugerem que possa haver uma predisposição genética ao bruxismo.[253-256] Outros[257-261] relatam uma relação entre bruxismo e distúrbios do sistema nervoso central (SNC). Um estudo vincula o bruxismo ao refluxo gastresofágico.[262] Vários relatos de caso vincularam o bruxismo elevado ao uso de certos antidepressivos (inibidores seletivos de recaptação de serotonina, ISRS).[263-265] A partir desses dados, fica óbvio que a etiologia do bruxismo é complexa e multifatorial.[264a] Isso possivelmente explica por que é tão difícil controlá-lo.

Ao escrever a primeira edição deste livro em 1983, um conceito comum e bem aceito era de que a atividade parafuncional constituía um fator etiológico significativo na DTM. De fato, acreditava-se que, se a atividade parafuncional pudesse ser controlada, os sintomas de DTM também o seriam. Com o amadurecimento desse campo de estudo, novas informações trouxeram mais luz à etiologia da DTM. Atualmente, ainda se acredita que a atividade parafuncional possa ser um fator etiológico, mas é muito mais

CAPÍTULO 7 Etiologia dos Distúrbios Funcionais no Sistema Mastigatório

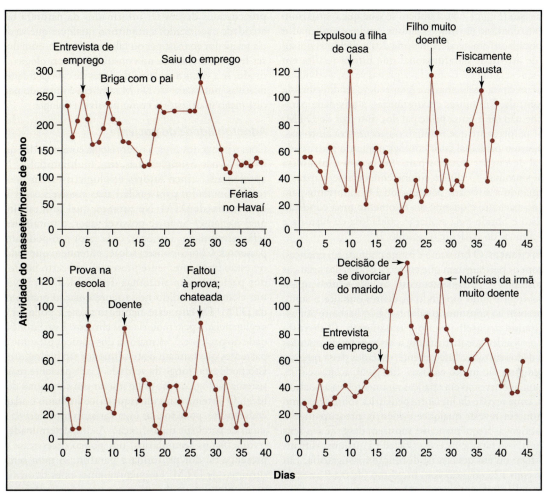

• **Figura 7.3** Rugh demonstrou que o estresse diário é refletido na atividade noturna do músculo masseter. (De Rugh JD, Solberg WK: In Zarb GA, Carlsson GE (editors): *Temporomandibular Joint: Function and Dysfunction*. St. Louis, MO, 1979, Mosby Yearbook, p. 255.)

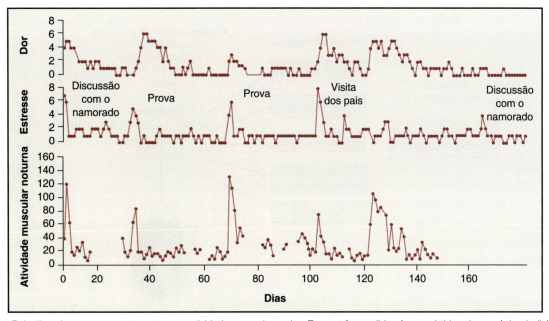

• **Figura 7.4** Relação a longo prazo entre estresse, atividade muscular e dor. Essas três medidas foram obtidas de um único indivíduo em um período de 140 dias. Logo após um evento estressante, a atividade muscular noturna aumenta. Não muito tempo depois, o indivíduo relata dor. (De Rugh JD, Lemke RL: In Matarazzo JD et al. (editors). *Behavioral health: A Handbook of Health Enhancement and Disease Prevention*. Nova York, NY, 1984, John Wiley & Sons Inc. [chapter 63].)

complexo que isso (Figura 7.5). Também se sabe que o bruxismo e o apertamento dentário são muito comuns, sendo quase achados normais na população em geral. A maioria dos indivíduos possui algum tipo de atividade parafuncional que nunca resulta em alguma consequência maior. Contudo, algumas vezes, a atividade parafuncional precipita problemas, e a terapia deve ser direcionada para o seu controle. Em outras circunstâncias, a atividade parafuncional pode não ser a causa principal dos sintomas de DTM, mas um fator perpetuante que mantém ou acentua os sintomas. Nesse caso, tanto o principal fator etiológico quanto a atividade parafuncional devem ser tratados para que ocorra a completa resolução dos sintomas. O clínico competente deve ser capaz de determinar quando a atividade parafuncional é importante para os sintomas do paciente e quando ela é somente uma condição secundária. Isso é obtido pela avaliação cuidadosa da história e dos achados clínicos do paciente (Capítulo 9).

Bruxismo em crianças. O bruxismo é muito comum em crianças. Entrevistas com os pais sugerem que entre 20 e 38% das crianças tenham bruxismo.[266,267] Frequentemente, os pais se preocupam muito por ouvirem o filho rangendo os dentes durante o sono, então compareçam ao consultório odontológico bastante angustiados, solicitando aconselhamento e tratamento. O dentista deve, então, responder adequadamente a esses questionamentos com base em dados corretos. Infelizmente, os dados dessa questão em odontopediatria são muito escassos. Em geral, aceita-se que, embora comum, o bruxismo em crianças raramente seja associado aos sintomas. Uma revisão da literatura pediátrica sobre bruxismo e DTM falhou em revelar qualquer evidência preocupante.[268] Ainda que as crianças frequentemente mostrem desgaste em seus dentes decíduos, isso raramente está associado a qualquer dificuldade em mastigar ou em queixas de disfunção mastigatória. Em um estudo[271] com 126 crianças com bruxismo (de 6 a 9 anos de idade), somente 17 ainda apresentavam bruxismo 5 anos depois, e nenhum sintoma associado foi relatado. Esse estudo concluiu que o bruxismo infantil é um fenômeno autolimitante, não associado a sintomas significativos e não relacionado com um risco aumentado de bruxismo à medida que se aproxima a maturidade. Os pais preocupados devem ser informados da natureza benigna dessa atividade e solicitados a monitorar qualquer queixa da criança. Se ela relata dor ao mastigar ou falar, ou desperta com dor facial, deve ser feita uma avaliação no consultório odontológico. Do mesmo modo, se a criança reclama de dores de cabeça frequentes e significativas, um exame de DTM também é indicado para eliminar a disfunção mastigatória como possível etiologia.

Adaptabilidade do paciente

Com o passar dos anos, a odontologia compreendeu que a etiologia da DTM não é simples, mas, sim, multifatorial.[272] Na discussão apresentada, cinco fatores etiológicos foram bem definidos, todos com dados para auxiliar suas possíveis contribuições com os sintomas de DTM. No entanto, qual fator está influenciando qual paciente? Se fosse possível saber, o tratamento adequado seria selecionado. Também, cada fator não pode afetar todos os pacientes. Clínicos observadores entendem que todos esses fatores estão frequentemente presentes, até certo ponto, na maioria dos pacientes sem sintomas de DTM. Deve haver, portanto, um elemento perdido nessa representação gráfica do progresso da DTM. De fato, esse elemento existe e pode ser comumente negligenciado pela maioria dos clínicos. Esse fator é a adaptabilidade do paciente.[273] A maioria dos clínicos presume que todos os pacientes que buscam o atendimento são biologicamente iguais. Isso pode estar longe da verdade. Cada paciente tem seu próprio sistema biológico, que pode tolerar um certo grau de variação do ideal. O sistema musculoesquelético humano é adaptável e, por conseguinte, pode tolerar uma variação considerável sem mostrar sinais de patologia ou disfunção. Assim, determinada maloclusão, traumatismos secundários, um pouco de estresse emocional e presença de dor profunda e parafunção nem sempre causam sintomas de DTM. Frequentemente, esses fatores estão dentro da adaptabilidade do sistema musculoesquelético do paciente. A maioria dos clínicos entende essa variabilidade, mas poucos a consideram ao tratar seus pacientes. De fato, deve-se ficar muito grato a esse elemento de adaptabilidade, uma vez que é provável que este seja um motivo importante do sucesso clínico na prática

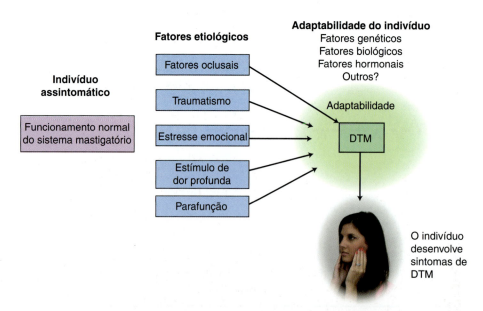

• **Figura 7.5** Neste modelo gráfico, o fator etiológico da oclusão é descrito como significativo (talvez uma coroa recém-instalada e mal ajustada). Se esse fator exceder a adaptabilidade do paciente, os sintomas de disfunção temporomandibular (*DTM*) podem ser relatados. Nessa instância, a melhoria da condição oclusal (ajuste da coroa) reduziria esse fator etiológico, trazendo o paciente para a adaptabilidade e resolvendo os sintomas de DTM. O mesmo efeito pode ser associado a qualquer um dos cinco fatores etiológicos e ajuda a explicar por que os dados mostram que o tratamento de qualquer um deles pode reduzir os sintomas.

da odontologia. É preciso entender que os dentistas nem sempre recolocam as coisas onde eles as encontraram, e que o sucesso clínico está diretamente relacionado a como o paciente pode se adaptar às alterações feitas pelo clínico. Pensando nisso, os dentistas provavelmente deveriam agradecer aos pacientes pelo sucesso atingido, em vez de levarem o crédito.

O conceito de adaptabilidade do paciente é sensato e lógico, mas frequentemente difícil de ser sustentado por estudos científicos sólidos, dada a complexidade do corpo humano. Os fatores que influenciam a adaptabilidade são provavelmente vinculados a problemas inatos, como variabilidade genética[274] e resistência do hospedeiro.[275] Há fatores que podem ser considerados biológicos, como dieta, hormônios, sono e até mesmo condicionamento físico.[243-247] Outros podem ser demográficos, como idade,[276] sexo[282,283] e comportamentos gerais de saúde.[129,284] Somente agora a comunidade científica está investigando esses fatores para entender melhor por que indivíduos específicos são mais prováveis de contrair algumas doenças que outros.[285]

Genoma humano e dor. Alguns achados muito interessantes estão surgindo a respeito de variabilidade genética e sensibilidade à dor. Os pesquisadores estão estudando o gene que codifica o catecol-O-metiltransferase (COMT), uma importante enzima associada em humanos com atividade diminuída dos mecanismos reguladores da dor no SNC.[286,287] Parece haver três haplótipos associados a esse gene: um haplótipo de baixa sensibilidade à dor, um haplótipo de média sensibilidade à dor e um haplótipo de alta sensibilidade à dor. Esses rótulos tiveram como base as associações observadas desses haplótipos com sensibilidade à dor experimental em humanos, apoiados adicionalmente pelos resultados de experimentos *in vivo* e *in vitro*.[288]

Utilizando esses dados, avaliou-se um grupo de mulheres que foram submetidas a tratamento ortodôntico quanto ao início dos sintomas de DTM em comparação a um grupo de mulheres que nunca receberam tratamento ortodôntico.[289] Entre as mulheres classificadas com haplótipos COMT resistentes à dor, a incidência cumulativa da DTM foi praticamente idêntica para as pessoas que relataram um histórico de tratamento ortodôntico (incidência cumulativa = 6,3%) e para as que não relataram (5,5%). Em contrapartida, entre as mulheres com haplótipos sensíveis à dor, a incidência de DTM foi de 22,9% para aquelas com histórico de tratamento ortodôntico, ao passo que nenhum novo caso de DTM ocorreu para aquelas sem histórico de tratamento ortodôntico. Esses achados revelaram algumas considerações interessantes, já que, no passado, muitos indivíduos acreditavam que a terapia ortodôntica causava DTM. Na verdade, pode não ser a terapia ortodôntica em si, mas, sim, esse tipo de terapia em pacientes sensíveis a dor.

Esses achados disseminaram implicações em todos os aspectos do tratamento do paciente. Certamente isso representa um aspecto importante da adaptabilidade do paciente. Será que isso ajuda a explicar por que alguns pacientes se adaptam aos procedimentos odontológicos e outros não? Será que isso ajuda a explicar por que muitos pacientes não têm problemas com implantes, enquanto outros têm problemas de dor a longo prazo? Esses estudos recentes estão apenas arranhando a superfície das funções muito complexas e intrincadas do genoma humano. À medida que se entende mais, pode-se testar o DNA da saliva do paciente antes de os tratamentos serem iniciados para compreender melhor os possíveis fatores de risco genéticos associados aos efeitos adversos.

Um fato importante a considerar é que cada paciente que procura um atendimento é diferente, portanto, pode exigir uma consideração especial. Pacientes que têm a sorte de possuírem uma adaptabilidade significativa podem apresentar fatores etiológicos mais notáveis e, ainda assim, não exibir qualquer sintoma de DTM. Isso pode ajudar a explicar por que a revisão prévia dos estudos epidemiológicos não conseguiu vincular consistentemente os fatores oclusais aos sintomas de DTM. Uma representação gráfica completa do indivíduo adaptável saudável é apresentada na Figura 7.1. Embora possam estar presentes até certo ponto (maloclusão, estresse emocional etc.), os fatores etiológicos não excedem a adaptabilidade do paciente; portanto, a saúde prevalece.

No entanto, se um fator de etiológico se tornar mais significativo, este pode exceder a adaptabilidade do paciente e fazer os sintomas aparecerem. A Figura 7.6 descreve uma situação em que um fator oclusal, como uma coroa alta, excedeu a adaptabilidade do paciente, resultando no desenvolvimento de sintomas de DTM. É importante notar que qualquer um dos cinco fatores etiológicos poderia ter excedido a adaptabilidade

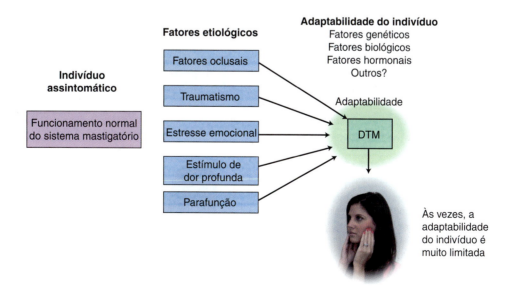

• **Figura 7.6** Este modelo gráfico descreve o conceito de que alguns pacientes podem apresentar menos adaptabilidade ou uma redução na adaptabilidade. Quando isso ocorre, os vários fatores etiológicos que não criaram os sintomas originalmente podem agora causá-los. Quando a adaptabilidade é muito limitada, as tentativas de reduzir algum dos cinco fatores podem ser ineficazes. *DTM*, Disfunção temporomandibular.

do paciente, resultando nos sintomas. Isso se torna importante porque a compreensão do fator etiológico contribuinte muda as considerações do tratamento. Esse fato desafia o dentista; isto é, frequentemente concentra-se na oclusão do paciente porque se sabe que é melhor e geralmente o paciente tem uma oclusão longe da ideal. No entanto, se o principal fator etiológico contribuinte for o estresse emocional ou um estímulo de dor profunda, as terapias oclusais não poderão resolver os sintomas. Nada é mais desencorajador para o paciente e o dentista que concluir um plano de tratamento longo, alterando a oclusão, para acabar descobrindo que os sintomas do paciente não foram aliviados. Dentistas têm a obrigação de entender a etiologia antes de fazer qualquer alteração permanente na oclusão do paciente. As próximas seções deste capítulo tentam esclarecer como o clínico pode selecionar adequadamente o tratamento para o paciente de DTM, com um pouco de confiança no sucesso.

Em alguns casos, pode haver uma alteração na adaptabilidade do paciente. Se a adaptabilidade for reduzida, fatores etiológicos menos significativos podem tornar-se mais influentes (Figura 7.7). Quando isso ocorre, o paciente parece tornar-se cada vez menos responsivo a terapias tradicionais. E, com menos resposta, os problemas ficam mais crônicos. Por outo lado, com a cronicidade começa-se a ver as alterações que ocorrem no SNC – que perpetuam ainda mais a condição. Essas alterações se relacionam com a sensibilização central, efeitos elevados no eixo HHS e até mesmo alterações no sistema inibidor descendente.[279,290-292] Essas alterações centrais são discutidas no Capítulo 2. Com tais mudanças, a condição do paciente torna-se mais crônica e exige uma abordagem de tratamento muito diferente. Condições como a DTM crônica, dor miofascial regional crônica e fibromialgia são mais bem tratadas com uma abordagem de equipe, como será apresentado nos próximos capítulos. A questão importante aqui é que o paciente que pode ter começado com uma DTM simples tornou-se, então, um paciente que precisa de uma abordagem de tratamento completamente diferente (Figura 7.7).

Relação precisa entre fatores oclusais e disfunções temporomandibulares

O objetivo desta ilustração gráfica é fornecer uma visão geral de como vários fatores influenciam o início dos sintomas de DTM. Por ser complicado, um tratamento simples para todas as DTMs não seria lógico. O problema importante a ser considerado é que um dos fatores etiológicos associados à DTM é a condição oclusal do paciente. Trata-se de um problema estritamente dental; portanto, a odontologia deve estar preparada para tratá-lo quando for determinado que este é o principal fator contribuinte. Nenhum outro profissional de saúde faz isso. A discussão a seguir aborda, justamente, como a condição oclusal pode influenciar os sintomas de DTM.

Assim que essa discussão começa, é necessário lembrar que o papel da oclusão na DTM não reflete a importância da oclusão em odontologia. A oclusão é a base da odontologia. Relações oclusais sólidas e estabilidade são básicas para uma função mastigatória adequada. A obtenção de uma boa estabilidade oclusal deve ser sempre o objetivo primário do dentista, cuja terapia alterará a condição oclusal. Ainda, o papel da oclusão como fator etiológico na DTM não é o mesmo em todos os pacientes. Essa seção tenta extrapolar e assimilar as informações das pesquisas disponíveis a respeito desta relação. Na leitura desta seção, é importante lembrar que os fatores oclusais certamente não são os únicos fatores etiológicos que podem contribuir para a DTM. Os outros quatro grandes fatores etiológicos discutidos posteriormente devem ser considerados.

Ao se avaliar a relação entre fatores oclusais e DTM, a condição oclusal deve ser levada em conta tanto estática quanto dinamicamente. Até hoje, a maior parte dos estudos oclusais avalia a relação estática dos dentes. Os estudos citados anteriormente consideraram a significância ou a não significância dos fatores oclusais relacionados com as DTMs como fatores estáticos isolados. Os resultados certamente não são impressionantes no que diz respeito a um único fator ser consistentemente associado à DTM. Talvez o caminho para a compreensão da relação entre fatores oclusais e

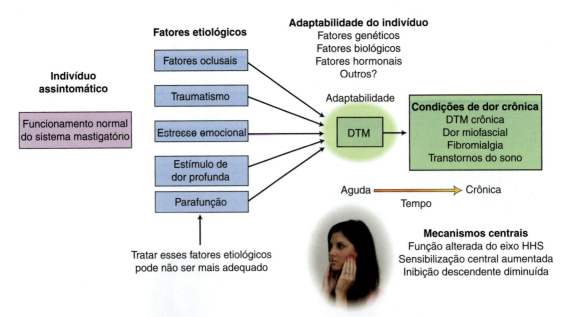

• **Figura 7.7** Este modelo gráfico descreve um problema de controle muito mais difícil. Quando os sintomas se tornam prolongados, a condição de dor pode mudar de aguda para crônica. À medida que a dor se torna crônica, o sistema nervoso central pode ser alterado, complicando o manejo desta condição. Algumas dessas alterações podem envolver o eixo hipotálamo-hipófise-suprarrenal (*HHS*), sensibilização central e/ou uma redução no controle inibidor descendente. Quando isso ocorre, condições de dor mais crônicas podem se desenvolver, que não podem ser controladas tratando-se os cinco fatores etiológicos. *DTM*, Disfunção temporomandibular.

as DTMs seja investigar a relação, se houver alguma, entre uma combinação de fatores em qualquer paciente. Pullinger, Seligman e Gorbein[293] tentaram fazer isso usando uma análise multifatorial cega para determinar o peso da influência de cada fator agindo em combinação com outros. A interação dos 11 fatores oclusais foi considerada para os grupos diagnósticos formados ao acaso, porém rigidamente definidos, comparados com um grupo controle assintomático.

Pullinger et al.[293] concluíram que nenhum fator oclusal isolado poderia diferenciar pacientes de indivíduos saudáveis. Havia quatro condições oclusais, entretanto, que ocorreram principalmente em pacientes com DTM e eram raras em indivíduos normais: presença de mordida aberta anterior esquelética, desvio da posição de retração condilar para posição intercuspidação com deslize maior que 2 mm, trespasse horizontal maior que 4 mm e cinco ou mais dentes posteriores perdidos e não substituídos. Infelizmente, todos estes sinais são raros não só em indivíduos saudáveis, mas também nas populações de pacientes, apontando uma limitação do uso diagnóstico destas características.

Pullinger et al.[293,294] concluíram que muitos parâmetros oclusais que tradicionalmente se acreditava serem influentes contribuem em menor extensão à mudança de risco na análise de múltiplos fatores usada nesse estudo. Eles relataram que, apesar de as chances relativas para a doença serem aumentadas com muitas variáveis oclusais, uma definição clara do grupo de pacientes foi evidente apenas nas variações extremas e incluía somente alguns indivíduos. Deduziram, portanto, que a oclusão não pode ser considerada o fator etiológico mais importante associado à DTM.

A análise multifatorial de Pullinger et al.[293,294] sugere que, exceto por algumas poucas condições oclusais definidas, há uma relação relativamente pequena entre fatores oclusais e DTM. Deve-se levar em conta, entretanto, que os resultados desse estudo tratam de relações estáticas dos dentes, bem como dos padrões de contato dos dentes durante vários movimentos excêntricos. Isto representa a abordagem tradicional para avaliar oclusão. Talvez estas relações estáticas possam fornecer apenas uma percepção limitada do papel da oclusão na DTM.

Relações funcionais dinâmicas entre oclusão e disfunção temporomandibular

Ao se considerar a relação funcional dinâmica entre a mandíbula e o crânio, parece que a condição oclusal pode afetar algumas DTMs de, pelo menos, duas maneiras. A primeira refere-se ao modo como a condição oclusal afeta a estabilidade ortopédica da mandíbula quando esta exerce carga contra o crânio. A segunda é como mudanças agudas na condição oclusal influenciam a função mandibular, levando, assim, aos sintomas de DTM. Cada uma dessas condições será discutida separadamente.

Efeitos dos fatores oclusais na estabilidade ortopédica

De acordo com o que foi descrito no Capítulo 5, a estabilidade ortopédica existe quando a posição de intercuspidação estável está em harmonia com a posição musculoesqueleticamente estável dos côndilos na fossa. Quando essa condição se apresenta, as forças funcionais podem ser aplicadas aos dentes e articulações sem dano tecidual. Entretanto, quando essa condição é inexistente, oportunidades para a sobrecarga e lesão podem estar presentes. Se houver instabilidade ortopédica e os dentes não estiverem em oclusão, os côndilos são mantidos em suas posições musculoesqueleticamente estáveis pelos músculos elevadores (Figura 7.8A). No entanto, quando existe instabilidade ortopédica e os dentes são levados em contato, somente um dente pode estar em contato (Figura 7.8B).

Isso representa uma posição oclusal muito instável, mesmo que cada côndilo permaneça em uma posição articular estável. O sistema neuromuscular tem a escolha de manter a posição articular estável e somente ocluir um dente ou, então, de levar os dentes para uma posição oclusal mais estável, o que pode comprometer a estabilidade articular. Como a estabilidade oclusal é básica para a função (mastigar, deglutir e falar), a prioridade é obter uma estabilidade oclusal e levar a mandíbula a uma posição que maximize os contatos oclusais (a posição de intercuspidação). Quando isso ocorre, a mudança pode forçar um ou ambos os côndilos de sua posição musculoesqueleticamente estável, levando a uma instabilidade ortopédica (Figura 7.8C). Isso significa que, quando os dentes estão em uma posição estável para a carga, os côndilos não estão, e vice-versa.

Quando existe instabilidade ortopédica, contudo, meramente levar os dentes em oclusão pode não criar um problema, pois as forças de carga são mínimas. Os problemas surgem quando tal condição ortopedicamente instável é sobrecarregada pelos músculos elevadores ou por forças extrínsecas (traumatismo). Como a posição de intercuspidação representa a posição mais estável para os dentes, a carga é aceita por eles sem nenhuma consequência. Se os côndilos estão, também, em uma relação estável na fossa, a carga não causa qualquer nenhum efeito adverso nas estruturas das articulações. Se, entretanto, a carga ocorrer quando a articulação não estiver em uma relação estável com o disco e a fossa, um movimento não usual pode se dar na tentativa de obter estabilidade. Esse movimento resulta da flexão secundária da mandíbula, criada pelo efeito de carga dos músculos elevadores. Essa carga é uma tentativa de obter estabilidade. O movimento, embora pequeno, geralmente é um movimento translatório entre o disco e o côndilo. Movimentos como este podem causar tensão nos ligamentos discais e, eventualmente, alongamento dos ligamentos e redução na espessura do disco articular. Estas mudanças podem levar a certa liberdade de movimento do disco, causando um grupo de distúrbios intracapsulares que será discutido em detalhes no próximo capítulo.

É necessário lembrar que dois fatores determinam se ocorrerá o desenvolvimento de um distúrbio intracapsular: o grau de instabilidade ortopédica e a quantidade de carga. Instabilidades ortopédicas com discrepâncias de 1 ou 2 mm provavelmente não são significativas o suficiente para criarem um problema. Entretanto, se as discrepâncias entre a posição musculoesqueleticamente estável dos côndilos e a máxima intercuspidação dos dentes tornarem-se maiores, o risco de distúrbios intracapsulares aumentará.[293-295]

O segundo fator que determina se o paciente desenvolverá DTM é a quantidade de carga. Pacientes com bruxismo e instabilidade ortopédica, portanto, apresentam um risco muito mais alto de desenvolverem problemas quando comparados aos pacientes com a mesma instabilidade ortopédica, porém sem bruxismo. Também, a mastigação unilateral forçada pode gerar mecanismos que conduzam a distúrbios intracapsulares abruptas (Capítulo 8). Essas variáveis talvez possam explicar por que pacientes com condições oclusais similares não desenvolvem distúrbios semelhantes. Na verdade, quando as relações oclusais estáticas dos dois pacientes são comparadas, o paciente com maloclusão mais significativa talvez não seja o que desenvolverá o distúrbio. Considerando o aspecto funcional dinâmico da oclusão e sua relação com a posição articular, é provável que se obtenham informações mais importantes quanto ao risco de desenvolver DTM.[283]

Talvez uma visão diferente sobre oclusão e DTM deva ser considerada para ajudar a descrever esta importante relação. O termo *maloclusão dentária* refere-se à relação específica dos dentes entre si, mas não necessariamente reflete qualquer fator de risco para o

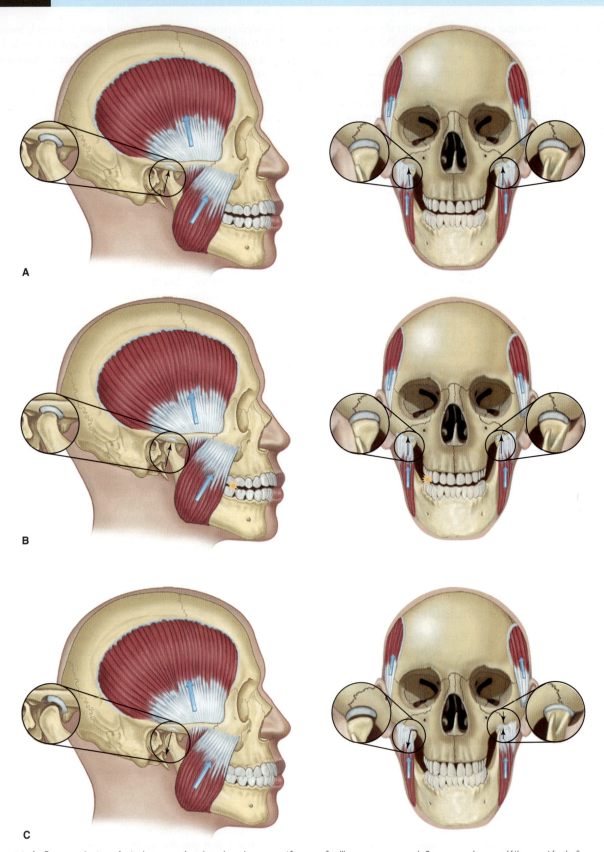

- **Figura 7.8 A.** Com os dentes afastados, os músculos elevadores mantêm os côndilos nas suas posições musculoesqueléticas estáveis (i. e., posição anterossuperior com apoio na superfície posterior da eminência articular). Nessa situação, existe estabilidade articular. **B.** Quando a boca é fechada, um único contato dentário não permite que todo o arco dentário esteja em completa intercuspidação. Neste momento, existe instabilidade oclusal, mas ainda há estabilidade articular. Uma vez que os côndilos e os dentes não estão em uma relação estável ao mesmo tempo, isso é denominado instabilidade ortopédica (Capítulo 5). **C.** Para se obter a estabilidade oclusal necessária às atividades funcionais, a mandíbula é desviada para a frente e a posição de intercuspidação é obtida. Neste ponto, o paciente obtém estabilidade oclusal, mas os côndilos podem não estar na posição ortopedicamente estável. A instabilidade ortopédica pode não ser um problema, a menos que ocorra uma carga incomum. Se a carga começar, os côndilos procurarão estabilidade e o movimento incomum pode levar à sobrecarga no complexo côndilo-disco, resultando em um distúrbio intracapsular.

desenvolvimento de distúrbios funcionais no sistema mastigatório (DTMs). Os dentistas têm observado maloclusões dentárias por anos, por exemplo, a mordida aberta ou Classe II de Angle. No entanto, essa maloclusão dentária não se relaciona bem com a DTM, como descrito na literatura. Essas maloclusões dentárias são importantes apenas quando observadas em relação à posição articular. Assim, simplesmente olhar a boca ou manipular modelos de estudo não fornece subsídios referentes ao fator de risco relativo para a DTM. Somente pela observação da relação oclusal no que se refere à posição articular estável é que se pode apreciar o grau de *instabilidade ortopédica* presente.

Outro termo deve, portanto, ser introduzido na odontologia. Este termo é *maloclusão estável*. Este termo apresenta o conceito de que nem toda maloclusão dentária é um fator de risco de DTM. Alguns casos de maloclusão dentária são, de fato, ortopedicamente estáveis. Em outras palavras, um paciente pode apresentar mordida profunda significativa com Classe II de Angle, mas, quando os dentes são trazidos em oclusão na posição musculoesqueleticamente estável dos côndilos, todos os dentes têm uma oclusão correta. Embora isso seja considerado maloclusão dentária (mordida profunda da Classe II de Angle), ela é ortopedicamente estável e, por conseguinte, não representa um fator de risco para a DTM. No entanto, outro paciente com mordida profunda Classe II de Angle pode ser bastante diferente. Se, quando a mandíbula é colocada na posição musculoesqueleticamente estável nesse paciente e os dentes são trazidos em oclusão, somente os dentes anteriores contatam, então, quando o paciente é instruído a morder, ocorre um desvio posterior da mandíbula para alcançar a intercuspidação. Isso representa instabilidade ortopédica significativa. Essa maloclusão pode, portanto, ser considerada um fator de risco para desenvolver DTM. No entanto, isso não significa que o paciente desenvolverá DTM. Há outro fator a ser considerado: a carga. Se o paciente não carregar as estruturas significativamente, pode não haver problema. Contudo, se ele carregar o sistema, essa maloclusão dentária torna-se um fator de risco de DTM.

É importante entender que meramente olhar a relação estática dos dentes pode revelar maloclusão dentária, mas não esclarece o risco de DTM. Somente quando a oclusão é avaliada em sua relação à posição articular estável é que os fatores de risco de DTM são compreendidos. Até mesmo uma Classe I de Angle com uma arcada dental perfeitamente alinhada pode ser um fator de risco de DTM se não estiver em harmonia com a posição articular estável.

A instabilidade ortopédica é o fator crítico a ser considerado ao serem avaliados os fatores de risco relativos para a DTM. Além disso, uma pequena discrepância de 1 a 3 mm é epidemiologicamente normal e aparentemente não é um fator de risco. Pequenas discrepâncias parecem ser bem toleradas pela adaptabilidade do indivíduo. Desvios maiores que 3 ou 4 mm impõem fatores de risco mais significativos para DTM.[75,81,88,121,293,294,296]

Efeitos de mudanças agudas na condição oclusal e disfunção temporomandibular

Uma segunda maneira pela qual a condição oclusal pode afetar os sintomas de DTM se dá por meio de uma mudança súbita ou aguda na oclusão. Como discutido no Capítulo 2, os padrões de contatos oclusais dos dentes têm uma influência significativa na atividade dos músculos mastigatórios.[297-300] Também foi demonstrado que a introdução de um leve contato prematuro entre os dentes pode induzir dor na musculatura mastigatória em alguns indivíduos.[240,301-303] A pergunta é: "Como os contatos oclusais influenciam a atividade muscular e que tipo de atividade muscular pode levar aos sintomas de DTM?" Para responder a essas importantes questões, deve-se distinguir entre os diferentes tipos de atividades dos músculos mastigatórios.

Atividades do sistema mastigatório. Como discutido, as atividades do sistema mastigatório podem ser divididas em dois tipos: funcional (mastigar, falar e deglutir) e parafuncional (apertamento, bruxismo, entre outros hábitos orais). Algumas dessas atividades podem ser responsáveis por criar sintomas de DTM.[120,164]

As atividades funcionais e parafuncionais são entidades clínicas inteiramente distintas. As primeiras são atividades musculares muito controladas, que permitem ao sistema mastigatório desempenhar as funções necessárias com o mínimo de dano para qualquer estrutura. Reflexos protetores estão constantemente presentes, prevenindo contra um contato dentário que possa representar um dano em potencial. Contatos de interferência oclusal durante a função têm efeitos inibitórios na atividade muscular funcional (Capítulo 2). Atividades funcionais são, portanto, diretamente influenciadas pela condição oclusal.

Já as atividades parafuncionais parecem ser controladas por um mecanismo completamente diferente. Em vez de inibidas pelo contato dental, conceitos anteriores sugeriram que as atividades parafuncionais eram, na realidade, estimuladas por certos contatos oclusais.[238,304,305] Embora esses conceitos tenham sido refutados, algumas relações oclusais continuam em questão. A odontologia teorizou etiologias e tratou a atividade parafuncional por vários anos antes que fosse, de fato, observada cientificamente e investigada no ambiente natural.[215,216,306-308] Uma descrição mais completa da atividade parafuncional foi apresentada anteriormente neste capítulo.

Contatos oclusais e hiperatividade muscular. Como discutido, hiperatividade muscular é um termo inclusivo que se refere a qualquer aumento do nível de atividade muscular não associada à atividade funcional. Isso não apenas inclui o bruxismo e o apertamento dentário, mas também qualquer aumento na tonicidade muscular relacionada a hábitos, postura ou aumento do estresse emocional. Como discutido no Capítulo 2, os padrões de contatos oclusais dos dentes influenciarão a atividade funcional precisa dos músculos mastigatórios. Entretanto, será que isso significa que os contatos oclusais estão relacionados com a dor dos músculos mastigatórios? Alguns estudos[27,69,75,93,113,309-315] revelam uma relação positiva entre fatores oclusais e sintomas mastigatórios, enquanto outros[68,106,316-324] não mostram correlação. Embora tenha sido demonstrado que padrões específicos de contatos oclusais possam influenciar grupos musculares específicos quando os indivíduos apertam voluntariamente e movem os dentes para posições excêntricas,[297,299,300,325-327] tem sido, do mesmo modo, demonstrado que o padrão de contato oclusal dos dentes *não* influencia o bruxismo noturno.[231,240,241,328,329] Alteração da condição oclusal, entretanto, afeta a função muscular,[302,314,330] e a introdução de uma interferência experimental pode até levar a sintomas dolorosos.[331-333] Apesar disso, a introdução de uma interferência experimental não aumenta o bruxismo, embora os dentistas tenham acreditado nisso durante anos.[240] De igual maneira, eliminar as interferências oclusais não parece alterar significativamente os sintomas das DTMs;[328,334-336] ainda, em poucos estudos longitudinais, a eliminação das interferências oclusais de uma população relativamente sem sintomas pareceu diminuir a incidência de desenvolvimento de futuros sintomas de DTM.[337-339]

A ideia de que um contato prematuro poderia aumentar a atividade muscular como o bruxismo deve ser questionada em vista dos princípios ortopédicos discutidos nos Capítulos 1 e 2. Quando um ligamento é alongado, o reflexo nociceptivo é ativado, causando uma parada dos músculos que agem na articulação envolvida. No caso da boca, o ligamento é o periodontal (LP). Quando o dente é contatado fortemente, o LP é sobrecarregado, causando um reflexo nociceptivo e interrompendo os músculos que agem na articulação (temporal, masseter e pterigóideo medial).[340] Pareceria, portanto, uma violação direta dos princípios ortopédicos assumir que um contato pesado de um dente causaria bruxismo e/ou apertamento.[341] Além disso, este mesmo contato pode criar sintomas de dor muscular.

Em um estudo interessante e bem projetado de Le Bell *et al.*,[342] interferências oclusais artificiais foram aplicadas a pacientes saudáveis normais e a pacientes com um histórico prévio de sintomas de DTM. Estes últimos já haviam apresentado sintomas, mas nenhum estava presente na época do estudo. A interferência oclusal artificial permaneceu por 2 semanas e, em seguida, foi removida. Os resultados mostraram que os pacientes normais relataram alguns sintomas iniciais, que se resolveram em poucos dias. Já os pacientes com DTM anterior relataram sintomas significativamente maiores na sessão de 2 semanas, quando a interferência foi retirada. Esses dados sugerem que a adaptabilidade dos pacientes com DTM pode ser menor que a de pacientes normais e que, portanto, estes podem ser mais vulneráveis ao desenvolvimento de sintomas de DTM.[343] Tal diferença na adaptabilidade certamente ajudaria explicar a grande variação nos resultados de estudos que investigam a relação entre oclusão e DTM. Talvez futuras pesquisas de identificação de pacientes vulneráveis (com má adaptação) sejam necessárias para se ter o cuidado especial de não exceder a adaptabilidade fisiológica. Parece que esses fatores teriam influências genéticas e comportamentais.

Após revisar a literatura, torna-se óbvio que o efeito preciso da condição oclusal na hiperatividade muscular não está claramente estabelecido. A condição oclusal parece estar relacionada a alguns tipos de hiperatividade muscular, e não a outros. Esse assunto confuso é a essência de como a terapia oclusal se encaixa ou não no controle de distúrbios mastigatórios dolorosos. Talvez uma revisão mais específica de alguns estudos científicos existentes auxilie a ilustrar a importante relação entre oclusão, hiperatividade muscular e DTM.

Williamson e Lundquist,[344] estudando o efeito de vários padrões de contatos oclusais nos músculos temporal e masseter, relataram que, quando os indivíduos com contatos oclusais bilaterais durante excursão lateral faziam movimento, todos os quatro músculos se mantinham ativos. Se, entretanto, os contatos mediotrusivos fossem eliminados, apenas os músculos do lado de trabalho permaneciam ativos. Isto significa que, quando o contato mediotrusivo é eliminado, os músculos masseter e temporal no lado mediotrusivo não estão ativos durante o movimento mediotrusivo. Esse estudo também demonstrou que, se existir guia de função em grupo, ambos os músculos, masseter e temporal, no lado de trabalho estão ativos durante um movimento laterotrusivo. Se, no entanto, apenas os caninos fizerem contato durante o movimento laterotrusivo (guia canina), somente o músculo temporal ipsilateral será ativado no movimento laterotrusivo. O referido estudo ainda ressaltou os méritos da guia canina sobre a função em grupo e o contato oclusal mediotrusivo. Assim como outros estudos,[297,299,325-327,345] esse demonstrou que determinadas condições oclusais podem afetar grupos musculares ativados durante um movimento mandibular específico. Em outras palavras, certos contatos oclusais posteriores podem aumentar as atividades dos músculos elevadores. Esse estudo confirma, portanto, o conceito de que a condição oclusal pode aumentar a atividade muscular.

Antes de se dar tanta ênfase para tais estudos, outras evidências devem ser consideradas. Rugh *et al.*[240] decidiram desafiar o conceito de que um contato oclusal prematuro poderia causar o bruxismo. Eles, deliberadamente, colocaram uma coroa mais alta em 10 indivíduos e observaram seu efeito no bruxismo noturno. Embora muitos profissionais estivessem certos de que isso levaria a um aumento do nível de bruxismo, o fato não ocorreu. Na verdade, a maioria dos indivíduos teve uma significativa *redução* do bruxismo durante a primeira, segunda e até a quarta noite, seguida por um retorno ao nível normal. A conclusão desse estudo e de outros[241,328] poderia sugerir que contatos oclusais prematuros não aumentam o bruxismo. Em outras palavras, um contato prematuro posterior não necessariamente aumenta a atividade muscular.

À primeira vista, esses estudos parecem levar a conclusões opostas. Entretanto, ambos são estudos de peso e seus resultados têm sido reproduzidos, demonstrando confiabilidade e precisão; portanto, devem ser examinados mais a fundo para entender qual a sua relação com as DTMs. Uma avaliação cuidadosa revelará que esses dois estudos, na realidade, investigam duas atividades musculares muito diferentes. O primeiro avalia o efeito dos contatos oclusais em movimentos mandibulares conscientes, voluntários e controlados. O outro estudo avalia os efeitos da atividade muscular subconsciente, incontrolada, involuntária e noturna (bruxismo noturno). Estas atividades são bastante diferentes. Enquanto a primeira é gerada para uso funcional perifericamente (fora do SNC), a segunda é iniciada e regulada no SNC. A atividade muscular gerada no nível periférico tem a vantagem do reflexo nociceptivo. Em outras palavras, a influência das estruturas periféricas (dentes) tem um efeito inibitório nesse reflexo. Em contrapartida, o bruxismo noturno parece ser gerado no SNC e a estimulação do SNC acarreta um efeito excitatório nesta atividade (estágio do sono e estresse emocional, como discutido). O primeiro estudo citado sugere, portanto, que o contato de um dente influencia muito a resposta muscular durante as atividades funcionais do sistema mastigatório, mas o segundo estudo afirma que esses contatos dentários têm pouco efeito sobre o bruxismo noturno.

Talvez esse tipo de resposta muscular explique por que no estudo de Rugh *et al.*[240] ocorreu uma significativa redução do bruxismo noturno durante a primeira até a quarta noite após a colocação das coroas. Quando os pacientes dormiam e começavam os eventos de bruxismo, seus dentes aproximavam-se e contatavam a coroa mal ajustada. Isso causou um estímulo periférico significativo para o SNC, que foi inibitório e inicialmente pareceu cessar a indução do bruxismo pelo SNC. Depois de alguns dias de acomodação, a coroa que estava alta não foi mais notada como algo que estivesse danificando o sistema e o efeito inibitório foi reduzido. Então, o bruxismo se iniciou novamente. Esse mesmo fenômeno (estímulo sensorial periférico alterado causando diminuição da atividade do SNC) é provável que ocorra em outras circunstâncias. Por exemplo: se o bruxismo de um paciente em tratamento ortodôntico for monitorado durante a noite, é quase sempre visto que, imediatamente à ativação do arco ortodôntico, o bruxismo diminui ou pode até mesmo cessar.[346-348] Isso provavelmente ocorre porque os dentes se tornam tão sensíveis que qualquer contato dentário desencadeia um estímulo sensitivo periférico doloroso, o qual, por sua vez, diminui a ocorrência do bruxismo. À medida que o paciente se acomoda ao movimento dentário e a sensibilidade dos dentes diminui, a ocorrência do bruxismo retorna. Qualquer alteração aguda no estímulo sensitivo periférico tem, portanto, o efeito de inibir a atividade induzida pelo SNC. É provável que esse efeito inibitório seja o mecanismo pelo qual os dispositivos interoclusais diminuem o bruxismo.

Uma avaliação mais apurada do estudo de Rugh *et al.*[240] também revela que um percentual significativo dos indivíduos que usavam coroas mal ajustadas relatou mais dores musculares. Isso não estava associado ao aumento do bruxismo, como muitos haviam previsto. Ao contrário, a dor era, provavelmente, causada por maior tônus dos músculos elevadores em uma tentativa de evitar o fechamento mandibular naquela coroa. Em outras palavras, a mudança oclusal repentina que altera a posição de intercuspidação pode levar a uma resposta protetora dos músculos elevadores (cocontração protetora). Se a resposta for mantida, pode resultar em dor. Isto foi demonstrado em outros estudos.[331,332] Estudos[88,332,333] também sustentam a importância de uma posição de intercuspidação estável para a estabilidade mandibular. É importante lembrar, no entanto, que um aumento do tônus e a coroa alta não causam aumento do bruxismo.

Em estudos do sono mais recentes, demonstrou-se que os indivíduos com atividade EMG em repouso mais alta nos músculos elevadores relataram mais dores de cabeça matinais e dores musculares.[349,350] Esses estudos sugerem que a elevação da tonicidade pode estar associada à dor muscular. Esse aumento da atividade em repouso pode ser uma resposta protetora para a súbita mudança na oclusão ou em outros fatores que suscitam uma resposta protetora, como o estresse emocional.

Um estudo de Marklund et al.[351] apoia mais ainda a importância de uma posição de intercuspidação saudável. Esse grupo estudou a incidência de novos casos de DTM em uma população de alunos de odontologia em um período de 1 ano. Eles avaliaram muitos fatores, mas somente um foi significativamente associado ao início dos sintomas de DTM: o número de contatos oclusais na posição de intercuspidação. Pedindo a cada participante que mordesse as tiras de papel-carbono na posição de intercuspidação para determinar quantos dentes estavam realmente em contato, eles descobriram que havia um aumento significativo nos sintomas de DTM nas mulheres com menos contatos oclusais na posição de intercuspidação. Talvez contatos oclusais múltiplos e bilaterais na posição de intercuspidação sejam mais críticos para manter a boa função que o tipo de desoclusão excêntrica ou até mesmo o deslizamento entre a posição musculoesqueleticamente estável e a posição de intercuspidação.

Como as interferências oclusais afetam os sintomas musculares?
A questão que se refere às interferências oclusais e aos sintomas musculares é básica para a odontologia. Como citado, se as interferências oclusais criarem sintomas musculares, o dentista deve ser o principal provedor de tratamentos para muitas DTMs. Por outro lado, se os contatos oclusais não estiverem relacionados com os sintomas, o profissional deve se abster de oferecer tratamentos dentários. Os estudos que foram abordados sugerem que os contatos dentários afetam diversas funções musculares de maneiras distintas. Dois tipos diferentes de atividade muscular podem ser afetados por interferências oclusais: funcional ou parafuncional. Lembre-se de que a atividade funcional é amplamente influenciada por estímulos periféricos (inibitórios), enquanto a atividade parafuncional é predominantemente influenciada por estímulos do SNC (excitatórios). Outro fator que influencia a resposta muscular é o caráter da interferência: crônica ou aguda. Em outras palavras, a mudança aguda na condição oclusal precipitará uma resposta protetora do músculo conhecida como cocontração protetora. Esta resposta protetora pode produzir sintomas musculares, como será discutido no capítulo seguinte. Ao mesmo tempo, a mudança aguda na condição oclusal tem um efeito inibitório na atividade parafuncional.

Com a cronificação de uma interferência, a resposta muscular é alterada. Uma interferência oclusal crônica pode afetar a atividade funcional de uma das duas maneiras. A mais comum é alterar o engrama muscular para evitar um contato potencialmente prejudicial e executar a função. É provável que esta alteração seja controlada pelo gerador de padrão central anteriormente discutido no Capítulo 2 e represente uma resposta adaptativa. Esta é a maneira mais frequente pela qual o corpo se adapta às alterações sensoriais.

Outra forma de adaptação relaciona-se com o movimento dentário para acomodar a sobrecarga. Os dentistas devem ser gratos ao fato de que a maioria dos pacientes pode se adaptar às mudanças e não apresenta sinais prolongados de disfunção. Entretanto, se os engramas musculares não conseguirem se adaptar, uma contínua cocontração pode produzir um distúrbio muscular doloroso que será discutido no próximo capítulo. Entretanto, uma interferência oclusal crônica parece ter pouco efeito na atividade parafuncional. Embora a interferência aguda pareça inibir a ocorrência de bruxismo, tão logo o indivíduo tenha se acostumado à mudança, o bruxismo retorna.

O tipo de interferência oclusal é uma característica importante. Os tipos tradicionais de interferências que se pensava serem os responsáveis pelos sintomas das DTMs eram os contatos mediotrusivos (balanceio), laterotrusivo posterior (trabalho) e protrusivo posterior. Os estudos revelam, entretanto, que estes contatos estão presentes em pacientes com DTM, bem como em indivíduos-controle, e não se observa relação forte com os sintomas de DTM.[296] Um deslize significativo da relação cêntrica pode estar relacionado com a DTM, desde que afete adversamente a estabilidade ortopédica. Contudo, conforme discutido anteriormente, o deslize deve ser significativo (3 a 4 mm ou mais). Os contatos que parecem ter o maior impacto sobre a função muscular são aqueles que alteram significativamente a posição de intercuspidação.[88,352] Experimentos têm demonstrado que introduzir uma interferência no fechamento na posição de intercuspidação geralmente causa sintomas musculares.[330-333,353]

O significado dessas respostas é fundamental para o tratamento. Por exemplo: se o paciente tem dor e tensão muscular logo pela manhã, deve-se suspeitar de bruxismo. O tratamento de escolha, provavelmente, será um dispositivo interoclusal que irá alterar a atividade induzida pelo SNC (Capítulo 12). A alteração da condição oclusal geralmente não é indicada, visto que a oclusão não é um fator etiológico. Por outro lado, se um paciente relata que a dor começou imediatamente após uma alteração da oclusão (i. e., colocação de uma coroa) e está presente a maior parte do tempo, deve-se suspeitar de que a condição oclusal é o fator etiológico potencial. Uma avaliação adequada deve ser feita para determinar a terapia mais apropriada. Com isso, os clínicos devem entender que a história que o paciente relata pode ser mais importante que o exame clínico. O exame, provavelmente, mostrará as interferências oclusais em ambos os pacientes; entretanto, em apenas um deles a condição oclusal está relacionada com os sintomas. A importância do histórico e do exame clínico será discutida no Capítulo 9.

Resumindo, uma condição oclusal boa e estável é fundamental para uma função muscular saudável durante a mastigação, a deglutição, a fala e a postura mandibular. Distúrbios na condição oclusal podem levar ao aumento do tônus (cocontração) e dos sintomas.[353,354] Bruxismo noturno, entretanto, não parece estar relacionado aos contatos dentários, e sim mais intimamente ligado a outros fatores (atividade do SNC) que logo serão abordados. É essencial entender estas diferenças ao se estabelecer um diagnóstico e desenvolver um plano de tratamento adequado para o paciente.

Resumo | Como a oclusão se relaciona com a disfunção temporomandibular

Em síntese, a condição oclusal pode afetar as DTMs por meio de dois mecanismos. Um deles está relacionado com a introdução de mudanças agudas na condição oclusal. Ainda que mudanças agudas possam criar uma resposta muscular de cocontração, levando a uma condição de dor muscular (Capítulo 8), na maior parte das vezes, novos engramas musculares são criados e o paciente se adapta com poucas consequências.[353] O segundo mecanismo por meio do qual a condição oclusal pode afetar as DTMs se dá na presença de instabilidade ortopédica. A instabilidade ortopédica deve ser considerável e deve haver combinação com uma sobrecarga significativa. Uma maneira simples de lembrar estas relações é a seguinte: problemas para levar os dentes para a posição de intercuspidação são respondidos pelos músculos. Entretanto, uma vez estando os dentes em oclusão, os problemas com sobrecargas sobre as estruturas mastigatórias são respondidos pelas articulações. A importância destas relações é lembrada até o final deste livro. Estes relacionamentos são, na verdade, a maneira como a odontologia está ligada às DTMs. Portanto, se uma dessas duas condições existir, a terapia odontológica pode ser indicada. Ao contrário, se nenhuma delas existir, a terapia odontológica é contraindicada.

Resumo

As informações relativas à epidemiologia e à etiologia das DTMs apresentadas anteriormente revelam que os sinais e sintomas da DTM são comuns na população em geral e nem sempre são graves ou debilitantes. De fato, somente uma pequena porcentagem da população em geral procurará aconselhamentos sobre estas queixas, com uma porcentagem ainda menor buscando tratamento.[49] Todavia, indivíduos que procuram cuidados devem ser controlados adequadamente e, quando possível, de forma conservadora. Para controlar a DTM, efetivamente, o clínico deve ser capaz de reconhecer e entender sua etiologia. Infelizmente, isto não é sempre fácil. Embora a condição oclusal tenha sido considerada a etiologia principal da DTM durante anos, nem sempre este é o caso. Certamente, a oclusão pode ser um fator, e, quando for este o caso, o clínico deve abordá-lo corretamente. No entanto, a oclusão representa somente uma das cinco considerações etiológicas revisadas neste capítulo. Antes de o clínico iniciar o tratamento, um entendimento preciso da etiologia da DTM deve ser obtido. Essas informações começam com uma compreensão total dos diferentes tipos de pacientes com DTM que o clínico pode encontrar. Esta informação é apresentada no próximo capítulo.

Para concluir, é importante lembrar que o clínico que só avalia a oclusão provavelmente está perdendo tanto quanto aquele que nunca a avalia.

Referências bibliográficas

1. Costen JB: Syndrome of ear and sinus symptoms dependent upon functions of the temporomandibular joint, *Ann Otol Rhinol Laryngol* 3:1–4, 1934.
2. Shore NA: *Occlusal equilibration and temporomandibular joint dysfunction*, Philadelphia, 1959, JB Lippincott Co.
3. Ramfjord SP, Ash MM: *Occlusion*, Philadelphia, 1971, WB Saunders Co.
4. Gerber A: Kiefergelenk und Zahnokklusion, *Dtsch Zahnaerztl* 26(119), 1971.
5. Graber G: Neurologische und psychosomatische Aspekte der Myoarthropathien des Kauorgans, *Zwr* 80:997, 1971.
6. Voss R: Behandlung von Beschwerden des Kiefergelenkes mit Aufbissplatten, *Dtsch Zahanaerztl Z* 19:545, 1964.
7. Laskin DM: Etiology of the pain-dysfunction syndrome, *J Am Dental Assoc* 79(1):147–153, 1969.
8. Schwartz L: *Disorders of the temporomandibular joint*, Philadelphia, PA, 1959, WB Saunders Co.
9. McNeill C, Danzig D, Farrar W, et al.: Craniomandibular (TMJ) disorders—state of the art, *J Prosthet Dent* 44(4):434–437, 1980.
10. Bell WE: *Clinical management of temporomandibular disorders*, Chicago, IL, 1982, Year Book Medical Publishers.
11. Griffiths RH: Report of the President's Conference on examination, diagnosis and management or temporomandibular disorders, *J Am Dent Assoc* 106:75–77, 1983.
12. Fowler EP: Deafness associated with dental occlusal disorders in contrast with deafness definitely not so associated, *N Y J Dent* 9:272, 1939.
13. Dingman RO: Diagnosis and treatment of lesions of the temporomandibular joint, *Am J Orthodont Oral Surg* 26:374, 1940.
14. Junemann HR: Consequence of shortening the intermaxillary distance, *J Am Dental Assoc Dental Cosmos* 25:1427, 1948.
15. Harvey W: Investigation and survey of malocclusion and ear symptoms, with particular reference to otitic barotrauma (pains in ears due to change in altitude), *Brit Dent J* 85:219, 1940.
16. Bleiker RE: Ear disturbances of temporomandibular origin, *J Am Dent Assoc Dent Cosmos* 25:1390, 1938.
17. Pippini BM: A method of repositioning the mandible in the treatment of lesions of the temporomandibular joint, *Washington Univ Dent J* 6(107), 1940.
18. Brussel IJ: Temporomandibular joint disease: differential diagnosis and treatment, *J Am Dental Assoc* 39:532, 1949.
19. Ramfjord SP: Diagnosis of traumatic temporomandibular joint arthritis, *J Calif Dent Assoc Nevada Dent Soc* 32:300, 1956.
20. Moyer RE: An electromyogram analysis of certain muscles involved in temporomandibular movement, *Am J Orthod* 36:481, 1950.
21. Perry HT, Harris SC: The role of the neuromuscular systen in functional activity of the mandible, *J Am Dent Assoc* 48:665–673, 1954.
22. Jarabak JR: An electromyographic analysis of muscular and temporomandibular joint disturbances due to imbalance in occlusion, *J Am Dent Assoc* 26:170, 1956.
23. Sarnat BG: *The temporomandibular joint*, ed 1, Springfield, IL, 1951, Charles C Thomas Publisher.
24. Farrar WB, McCarty Jr WL: The TMJ dilemma, *J Ala Dent Assoc* 63(1):19–26, 1979.
25. Okeson JP: *Bell's orofacial pains*, ed 6, Chicago, IL, 2005, Quintessence Publishing Co, Inc.
26. Dorland W: *Dorland"s illustrated medical dictionary*, ed 32, Philadelphia, PA, 2011, WB Saunders Co.
27. Solberg WK, Woo MW, Houston JB: Prevalence of mandibular dysfunction in young adults, *J Am Dent Assoc* 98(1):25–34, 1979.
28. Osterberg T, Carlsson GE: Symptoms and signs of mandibular dysfunction in 70-year-old men and women in Gothenburg, Sweden, *Commun Dent Oral Epidemiol* 7(6):315–321, 1979.
29. Swanljung O, Rantanen T: Functional disorders of the masticatory system in southwest Finland, *Community, Dent Oral Epidemiol* 7(3):177–182, 1979.
30. Ingervall B, Mohlin B, Thilander B: Prevalence of symptoms of functional disturbances of the masticatory system in Swedish men, *J Oral Rehabil* 7(3):185–197, 1980.
31. Nilner M, Lassing SA: Prevalence of functional disturbances and diseases of the stomatognathic system in 7–14 year olds, *Swed Dent J* 5(5–6):173–187, 1981.
32. Nilner M: Prevalence of functional disturbances and diseases of the stomatognathic system in 15–18 year olds, *Swed Dent J* 5(5-6):189–197, 1981.
33. Egermark-Eriksson I, Carlsson GE, Ingervall B: Prevalence of mandibular dysfunction and orofacial parafunction in 7-, 11- and 15-year-old Swedish children, *Eur J Orthod* 3(3):163–172, 1981.
34. Rieder CE, Martinoff JT, Wilcox SA: The prevalence of mandibular dysfunction. Part I: sex and age distribution of related signs and symptoms, *J Prosthet Dent* 50(1):81–88, 1983.
35. Gazit E, Lieberman M, Eini R, et al.: Prevalence of mandibular dysfunction in 10-18 year old Israeli schoolchildren, *J Oral Rehabil* 11(4):307–317, 1984.
36. Pullinger AG, Seligman DA, Solberg WK: Temporomandibular disorders. Part II: occlusal factors associated with temporomandibular joint tenderness and dysfunction, *J Prosthet Dent* 59(3):363–367, 1988.

37. Agerberg G, Inkapool I: Craniomandibular disorders in an urban Swedish population, *J Craniomandib Disord* 4(3):154–164, 1990.
38. De Kanter RJ, Truin GJ, Burgersdijk RC, et al.: Prevalence in the Dutch adult population and a meta-analysis of signs and symptoms of temporomandibular disorder, *J Dent Res* 72(11):1509–1518, 1993.
39. Magnusson T, Carlsson GE, Egermark I: Changes in subjective symptoms of craniomandibular disorders in children and adolescents during a 10-year period, *J Orofac Pain* 7(1):76–82, 1993.
40. Glass EG, McGlynn FD, Glaros AG, et al.: Prevalence of temporomandibular disorder symptoms in a major metropolitan area, *Cranio* 11(3):217–220, 1993.
41. Tanne K, Tanaka E, Sakuda M: Association between malocclusion and temporomandibular disorders in orthodontic patients before treatment, *J Orofac Pain* 7(2):156–162, 1993.
42. Nourallah H, Johansson A: Prevalence of signs and symptoms of temporomandibular disorders in a young male Saudi population, *J Oral Rehabil* 22(5):343–347, 1995.
43. Hiltunen K, Schmidt-Kaunisaho K, Nevalainen J, et al.: Prevalence of signs of temporomandibular disorders among elderly inhabitants of Helsinki, Finland, *Acta Odontol Scand* 53(1):20–23, 1995.
44. Schiffman E: Mandibular dysfunction, occlusal dysfunction, and parafunctional habits in a non-clinical population, *J Dent Res* 65(Special issue):306 (abstract #1237), 1986.
45. Rugh JD, Solberg WK: Oral health status in the United States: temporomandibular disorders, *J Dent Educ* 49(6):398–406, 1985.
46. Schiffman EL, Fricton JR, Haley DP, Shapiro BL: The prevalence and treatment needs of subjects with temporomandibular disorders, *J Am Dent Assoc* 120(3):295–303, 1990.
47. Magnusson T, Carlsson GE, Egermark-Eriksson I: An evaluation of the need and demand for treatment of craniomandibular disorders in a young Swedish population, *J Craniomandib Disord* 5(1):57–63, 1991.
48. Bibb CA: Jaw function status in an elderly non-population, *J Dental Res* 70 (Special issue):419–424 (abstract #1226), 1991.
49. De Kanter RJ, Käyser AF, Battistuzzi PG, et al.: Demand and need for treatment of craniomandibular dysfunction in the Dutch adult population, *J Dent Res* 71:1607–1612, 1992.
50. Epker J, Gatchel RJ: Prediction of treatment-seeking behavior in acute TMD patients: practical application in clinical settings, *J Orofac Pain* 14(4):303–309, 2000.
51. Grossfeld O, Czarnecka B: Musculoarticular disorders of the stomatognathic system in school children examined according to clinical criteria, *J Oral Rehabil* 4:193, 1977.
52. Dibbets J: *Juvenile temporomandibular joint dysfunction and craniofacial growth* (dissertation), University of Groningen, 1977.
53. Hansson T, Nilner M: A study of the occurrence of symptoms of diseases of the TMJ, masticatory musculative, and related structures, *J Oral Rehabil* 2:313, 1975.
54. Helkimo M: Studies on function and dysfunction of the masticatory system. IV. Age and sex distribution of symptoms of dysfunction of the masticatory system in Lapps in the north of Finland, *Acta Odontol Scand* 32(4):255–267, 1974.
55. Agerberg G, Carlsson GE: Functional disorders of the masticatory system. I. Distribution of symptoms according to age and sex as judged from investigation by questionnaire, *Acta Odontol Scand* 30:597–613, 1972.
56. Ingervall B, Hedegard B: Subjective evaluation of functional disturbances of the masticatory system in young Swedish men, *Commun Dent Oral Epidemiol* 2(3):149–152, 1974.
57. Agerberg G, Osterberg T: Maximal mandibular movements and symptoms of mandibular dysfunction in 70-year old men and women, *Sven Tandlak Tidskr* 67(3):147–163, 1974.
58. Molin C, Carlsson GE, Friling B, et al.: Frequency of symptoms of mandibular dysfunction in young Swedish men, *J Oral Rehabil* 3(1):9–18, 1976.
59. Posselt U: The temporomandibular joint syndrome and occlusion, *J Prosthet Dent* 25(4):432–438, 1971.
60. Mintz SS: Craniomandibular dysfunction in children and adolescents: a review, *J Craniomandib Prac* 11:224–231, 1993.
61. Osterberg T, Carlsson GE, Wedel A, et al.: A cross-sectional and longitudinal study of craniomandibular dysfunction in an elderly population, *J Craniomandib Disord* 6(4):237–245, 1992.
62. Von KM, Dworkin SF, Le RL, et al.: An epidemiologic comparison of pain complaints, *Pain* 32(2):173–183, 1988.
63. Ow RK, Loh T, Neo J, et al.: Symptoms of craniomandibular disorder among elderly people, *J Oral Rehabil* 22(6):413–419, 1995.
64. Greene CS: Temporomandibular disorders in the geriatric population, *J Prosthet Dent* 72:507–509, 1994.
65. Dworkin SF, LeResche L, Von KMR: Diagnostic studies of temporomandibular disorders: challenges from an epidemiologic perspective, *Anesth Prog* 37(2-3):147–154, 1990.
66. De Kanter RJ, Truin GJ, Burgersdijk RC, et al.: Prevalence in the Dutch adult population and a meta-analysis of signs and symptoms of temporomandibular disorder, *J Dent Res* 72(11):1509–1518, 1993.
67. Williamson EH, Simmons MD: Mandibular asymmetry and its relation to pain dysfunction, *Am J Orthod* 76(6):612–617, 1979.
68. DeBoever JA, Adriaens PA: Occlusal relationship in patients with pain-dysfunction symptoms in the temporomandibular joint, *J Oral Rehabil* 10(1–7), 1983.
69. Egermark-Eriksson I, Ingervall B, Carlsson GE: The dependence of mandibular dysfunction in children on functional and morphologic malocclusion, *Am J Orthod* 83(3):187–194, 1983.
70. Brandt D: Temporomandibular disorders and their association with morphologic malocclusion in children. In Carlson DS, McNamara JA, Ribbens KA, editors: *Developmental aspects of temporomandibular joint disorders*, Ann Arbor, MI, 1985, University of Michigan Press, p 279.
71. Nesbitt BA, Moyers RE, Ten Have T: Adult temporomandibular joint disorder symptomatology and its association with childhood occlusal relations: a preliminary report. In Carlson DS, McNamara JA, Ribbens KA, editors: *Developmental aspects of temporomandibular joint disorders*, Ann Arbor, MI, 1985, University of Michigan Press, p 183.
72. Thilander B: Temporomandibular joint problems in children. In Carlson DS, McNamara JA, Ribbens KA, editors: *Developmental aspects of temporomandibular joint disorders*, Ann Arbor, MI, 1985, University of Michigan Press, p 89.
73. Budtz-Jorgensen E, Luan W, Holm-Pedersen P, et al.: Mandibular dysfunction related to dental, occlusal and prosthetic conditions in a selected elderly population, *Gerodontics* 1:28–33, 1985.
74. Bernal M, Tsamtsouris A: Signs and symptoms of temporomandibular joint dysfunction in 3 to 5 year old children, *J Pedod* 10(2):127–140, 1986.
75. Nilner M: Functional disturbances and diseases of the stomatognathic system. A cross-sectional study, *J Pedod* 10(3):211–238, 1986.
76. Stringert HG, Worms FW: Variations in skeletal and dental patterns in patients with structural and functional alterations of the temporomandibular joint: a preliminary report, *Am J Orthod* 89(4):285–297, 1986.
77. Riolo ML, Brandt D, TenHave TR: Associations between occlusal characteristics and signs and symptoms of TMJ dysfunction in children and young adults, *Am J Orthod Dentofacial Orthop* 92(6):467–477, 1987.
78. Kampe T, Hannerz H: Differences in occlusion and some functional variables in adolescents with intact and restored dentitions, *Acta Odontol Scand* 45(1):31–39, 1987.
79. Kampe T, Carlsson GE, Hannerz H, et al.: Three-year longitudinal study of mandibular dysfunction in young adults with intact and restored dentitions, *Acta Odontol Scand* 45(1):25–30, 1987.
80. Gunn SM, Woolfolk MW, Faja BW: Malocclusion and TMJ symptoms in migrant children, *J Craniomandib Disord* 2(4):196–200, 1988.

81. Seligman DA, Pullinger AG: Association of occlusal variables among refined TM patient diagnostic groups, *J Craniomandib Disord* 3(4):227–236, 1989.
82. Dworkin SF, Huggins KH, LeResche L, et al.: Epidemiology of signs and symptoms in temporomandibular disorders: clinical signs in cases and controls, *J Am Dent Assoc* 120(3):273–281, 1990.
83. Linde C, Isacsson G: Clinical signs in patients with disk displacement versus patients with myogenic craniomandibular disorders, *J Craniomandib Disord* 4(3):197–204, 1990.
84. Kampe T, Hannerz H, Strom P: Five-year longitudinal recordings of functional variables of the masticatory system in adolescents with intact and restored dentitions: a comparative anamnestic and clinical study, *Acta Odontol Scand* 49:239–246, 1991.
85. Steele JG, Lamey PJ, Sharkey SW, et al.: Occlusal abnormalities, pericranial muscle and joint tenderness and tooth wear in a group of migraine patients, *J Oral Rehabil* 18(5):453–458, 1991.
86. Takenoshita Y, Ikebe T, Yamamoto M, et al.: Occlusal contact area and temporomandibular joint symptoms, *Oral Surg Oral Med Oral Pathol* 72(4):388–394, 1991.
87. Pullinger AG, Seligman DA: Overbite and overjet characteristics of refined diagnostic groups of temporomandibular disorder patients, *Am J Orthod Dentofacial Orthop* 100(5):401–415, 1991.
88. Wanman A, Agerberg G: Etiology of craniomandibular disorders: evaluation of some occlusal and psychosocial factors in 19-year-olds, *J Craniomandib Disord* 5(1):35–44, 1991.
89. Cacchiotti DA, Plesh O, Bianchi P, et al.: Signs and symptoms in samples with and without temporomandibular disorders, *J Craniomandib Disord* 5(3):167–172, 1991.
90. Egermark I, Thilander B: Craniomandibular disorders with special reference to orthodontic treatment: an evaluation from childhood to adulthood, *Am J Orthod Dentofacial Orthop* 101(1):28–34, 1992.
91. Glaros AG, Brockman DL, Ackerman RJ: Impact of overbite on indicators of temporomandibular joint dysfunction, *Cranio* 10(4):277–281, 1992.
92. Huggare JA, Raustia AM: Head posture and cervicovertebral and craniofacial morphology in patients with craniomandibular dysfunction, *J Craniomandib Pract* 10:173–177, 1992.
93. Kirveskari P, Alanen P, Jamsa T: Association between craniomandibular disorders and occlusal interferences in children, *J Prosthet Dent* 67(5):692–696, 1992.
94. Kononen M: Signs and symptoms of craniomandibular disorders in men with Reiter's disease, *J Craniomandib Disord* 6(4):247–253, 1992.
95. Kononen M, Wenneberg B, Kallenberg A: Craniomandibular disorders in rheumatoid arthritis, psoriatic arthritis, and ankylosing spondylitis. A clinical study, *Acta Odontol Scand* 50(5):281–287, 1992.
96. List T, Helkimo M: Acupuncture and occlusal splint therapy in the treatment of craniomandibular disorders. II. A 1-year follow-up study, *Acta Odontol Scand* 50(6):375–385, 1992.
97. Shiau YY, Chang C: An epidemiological study of temporomandibular disorders in university students of Taiwan, *Commun Dent Oral Epidemiol* 20(1):43–47, 1992.
98. Al Hadi LA: Prevalence of temporomandibular disorders in relation to some occlusal parameters, *J Prosthet Dent* 70(4):345–350, 1993.
99. Pullinger AG, Seligman DA: The degree to which attrition characterizes differentiated patient groups of temporomandibular disorders, *J Orofac Pain* 7(2):196, 1993. 20.
100. Deleted in Review.
101. Scholte AM, Steenks MH, Bosman F: Characteristics and treatment outcome of diagnostic subgroups of CMD patients: retrospective study, *Commun Dent Oral Epidemiol* 21(4):215–220, 1993.
102. Wadhwa L, Utreja A, Tewari A: A study of clinical signs and symptoms of temporomandibular dysfunction in subjects with normal occlusion, untreated, and treated malocclusions, *Am J Orthod Dentofacial Orthop* 103(1):54–61, 1993.
103. Keeling SD, McGorray S, Wheeler TT, et al.: Risk factors associated with temporomandibular joint sounds in children 6 to 12 years of age, *Am J Orthod Dentofacial Orthop* 105(3):279–287, 1994.
104. Magnusson T, Carlsson GE, Egermark I: Changes in clinical signs of craniomandibular disorders from the age of 15 to 25 years, *J Orofac Pain* 8(2):207–215, 1994.
105. Tsolka P, Fenlon MR, McCullock AJ, et al.: A controlled clinical, electromyographic, and kinesiographic assessment of craniomandibular disorders in women, *J Orofac Pain* 8(1):80–89, 1994.
106. Vanderas AP: Relationship between craniomandibular dysfunction and malocclusion in white children with and without unpleasant life events, *J Oral Rehabil* 21:177–183, 1994.
107. Bibb CA, Atchison KA, Pullinger AG, et al.: Jaw function status in an elderly community sample, *Commun Dent Oral Epidemiol* 23(5):303–308, 1995.
108. Castro L: Importance of the occlusal status in the research diagnostic criteria of craniomandibular disorders, *J Orofac Pain* 9:98, 1995.
109. Hochman T, Ehrlich J, Yaffe E: Tooth contact during dynamic lateral excursion in your adults, *J Oral Rehabil* 22:221–224, 1995.
110. Lebbezoo-Scholte A, De Leeuw J, Steenks M, et al.: Diagnostic subgroups of craniomandibluar disorders. Part 1: self-report data and clinical findings, *J Orofac Pain* 9:24–36, 1995.
111. Olsson M, Lindqvist B: Mandibular function before and after orthodontic treatment, *Eur J Orthod* 17(3):205–214, 1995.
112. Mauro G, Tagliaferro G, Bogini A, et al.: A controlled clinical assessment and characterization of a group of patients with temporomandibular disorders, *J Orofac Pain* 9:101–105, 1995.
113. Tsolka P, Walter JD, Wilson RF, et al.: Occlusal variables, bruxism and temporomandibular disorders: a clinical and kinesiographic assessment, *J Oral Rehabil* 22(12):849–856, 1995.
114. Westling L: Occlusal interferences in retruded contact position and temporomandibular joint sounds, *J Oral Rehabil* 22:601–606, 1995.
115. Sato H, Osterberg T, Ahlqwist M, et al.: Temporomandibular disorders and radiographic findings of the mandibular condyle in an elderly population, *J Orofac Pain* 10:180–186, 1996.
116. Raustia AM, Pirttiniemi PM, Pyhtinen J: Correlation of occlusal factors and condyle position asymmetry with signs and symptoms of temporomandibular disorders in young adults, *Cranio* 13(3):152–156, 1995.
117. Seligman DA, Pullinger AG: A multiple stepwise logistic regression analysis of trauma history and 16 other history and dental cofactors in females with temporomandibular disorders, *J Orofac Pain* 10(4):351–361, 1996.
118. Conti PC, Ferreira PM, Pegoraro LF, et al.: A cross-sectional study of prevalence and etiology of signs and symptoms of temporomandibular disorders in high school and university students, *J Orofac Pain* 10(3):254–262, 1996.
119. Ciancaglini R, Gherlone EF, Radaelli G: Association between loss of occlusal support and symptoms of functional disturbances of the masticatory system, *J Oral Rehabil* 26(3):248–253, 1999.
120. Seligman DA, Pullinger AG: Analysis of occlusal variables, dental attrition, and age for distinguishing healthy controls from female patients with intracapsular temporomandibular disorders, *J Prosthet Dent* 83(1):76–82, 2000.
121. McNamara Jr JA, Seligman DA, Okeson JP: Occlusion, orthodontic treatment, and temporomandibular disorders: a review, *J Orofac Pain* 9:73–90, 1995.
122. Manfredini D, Perinetti G, Stellini E, et al.: Prevalence of static and dynamic dental malocclusion features in subgroups of

122. temporomandibular disorder patients: implications for the epidemiology of the TMD-occlusion association, *Quintessence Int* 46(4):341–349, 2015.
123. Bonjardim LR, Lopes-Filho RJ, Amado G, et al.: Association between symptoms of temporomandibular disorders and gender, morphological occlusion, and psychological factors in a group of university students, *Indian J Dent Res* 20(2):190–194, 2009.
124. Godoy F, Rosenblatt A, Godoy-Bezerra J: Temporomandibular disorders and associated factors in Brazilian teenagers: a cross-sectional study, *Int J Prosthodont* 20(6):599–604, 2007.
125. Gesch D, Bernhardt O, Mack F, et al.: Association of malocclusion and functional occlusion with subjective symptoms of TMD in adults: results of the Study of Health in Pomerania (SHIP), *Angle Orthod* 75(2):183–190, 2005.
126. Thilander B, Rubio G, Pena L, et al.: Prevalence of temporomandibular dysfunction and its association with malocclusion in children and adolescents: an epidemiologic study related to specified stages of dental development, *Angle Orthod* 72(2):146–154, 2002.
127. Okeson J: *Orofacial pain: guidelines for classification, assessment, and management*, ed 3, Chicago, 1996, Quintessence Publishing Co.
128. de Leeuw R, Klasser G, editors: *Orofacial pain: guidelines for classification, assessment, and management*, ed 4, Chicago, 2013, Quintessence Publishing Co.
129. Ohrbach R, Fillingim RB, Mulkey F, et al.: Clinical findings and pain symptoms as potential risk factors for chronic TMD: descriptive data and empirically identified domains from the OPPERA case-control study, *J Pain* 12(Suppl 11):T27–T45, 2011.
130. Silvennoinen U, Raustia AM, Lindqvist C, et al.: Occlusal and temporomandibular joint disorders in patients with unilateral condylar fracture. A prospective one-year study, *Int J Oral Maxillofac Surg* 27(4):280–285, 1998.
131. Melugin MB, Indresano AT, Clemens SP: Glenoid fossa fracture and condylar penetration into the middle cranial fossa: report of a case and review of the literature, *J Oral Maxillofac Surg* 55(11):1342–1347, 1997.
132. Brooke RI, Stenn PG: Postinjury myofascial pain dysfunction syndrome: its etiology and prognosis, *Oral Surg Oral Med Oral Pathol* 45(6):846–850, 1978.
133. Brown CR: TMJ injuries from direct trauma, *Pract Periodontics Aesthet Dent* 9(5):581–582, 1997.
134. Burgess JA, Kolbinson DA, Lee PT, et al.: Motor vehicle accidents and TMDS: assessing the relationship, *J Am Dent Assoc* 127(12):1767–1772, 1996.
135. DeVita CL, Friedman JM, Meyer S, et al.: An unusual case of condylar dislocation, *Ann Emerg Med* 17(5):534–536, 1988.
136. Ferrari R, Leonard MS: Whiplash and temporomandibular disorders: a critical review [see comments], *J Am Dent Assoc* 129(12):1739–1745, 1998.
137. Howard RP, Hatsell CP, Guzman HM: Temporomandibular joint injury potential imposed by the low-velocity extension-flexion maneuver, *J Oral Maxillofac Surg* 53(3):256–262, 1995.
138. Kolbinson DA, Epstein JB, Burgess JA: Temporomandibular disorders, headaches, and neck pain following motor vehicle accidents and the effect of litigation: review of the literature, *J Orofac Pain* 10(2):101–125, 1996.
139. Levy Y, Hasson O, Zeltser R, et al.: Temporomandibular joint derangement after air bag deployment: report of two cases, *J Oral Maxillofac Surg* 56(8):1000–1003, 1998.
140. Probert TCS, Wiesenfeld PC, Reade PC: Temporomandibular pain dysfunction disorder resulting from road traffic accidents - an Australian study, *Int J Oral Maxillofac Surg* 23:338–341, 1994.
141. Pullinger AG, Seligman DA: Trauma history in diagnostic groups of temporomandibular disorders, *Oral Surg Oral Med Oral Pathol* 71(5):529–534, 1991.
142. Reynolds MD: Myofascial trigger points in persistent posttraumatic shoulder pain, *South Med J* 77(10):1277–1280, 1984.
143. Thoren H, Iizuka T, Hallikainen D, et al.: An epidemiological study of patterns of condylar fractures in children, *Br J Oral Maxillofac Surg* 35(5):306–311, 1997.
144. De Boever JA, Keersmaekers K: Trauma in patients with temporomandibular disorders: frequency and treatment outcome, *J Oral Rehabil* 23(2):91–96, 1996.
145. Yun PY, Kim YK: The role of facial trauma as a possible etiologic factor in temporomandibular joint disorder, *J Oral Maxillofac Surg* 63(11):1576–1583, 2005.
146. Kim HI, Lee JY, Kim YK, et al.: Clinical and psychological characteristics of TMD patients with trauma history, *Oral Dis* 16(2):188–192, 2010.
147. O'Connor RC, Shakib K, Brennan PA: Recent advances in the management of oral and maxillofacial trauma, *Br J Oral Maxillofac Surg* 53(10):913–921, 2015.
148. Zhang ZK, Ma XC, Gao S, et al.: Studies on contributing factors in temporomandibular disorders, *Chin J Dent Res* 2(3-4):7–20, 1999.
149. Carlson CR, Okeson JP, Falace DA, et al.: Comparison of psychologic and physiologic functioning between patients with masticatory muscle pain and matched controls, *J Orofac Pain* 7:15–22, 1993.
150. Fillingim RB, Ohrbach R, Greenspan JD, et al.: Psychological factors associated with development of TMD: the OPPERA prospective cohort study, *J Pain* 14(Suppl 12):T75–T90, 2013.
151. Fillingim RB, Ohrbach R, Greenspan JD, et al.: Potential psychosocial risk factors for chronic TMD: descriptive data and empirically identified domains from the OPPERA case-control study, *J Pain* 12(Suppl 11):T46–T60, 2011.
152. Selye H: *Stress without distress*, ed 1, Philadelphia, PA, 1974, JB Lippincott Co.
153. Rugh JD, Montgomery GT: Physiological reactions of patients with TM disorders vs symptom-free controls on a physical stress task, *J Craniomandib Disord* 1(4):243–250, 1987.
154. Grassi C, Passatore M: Action of the sympathetic system on skeletal muscle, *Ital J Neurol Sci* 9(1):23–28, 1988.
155. Passatore M, Grassi C, Filippi GM: Sympathetically-induced development of tension in jaw muscles: the possible contraction of intrafusal muscle fibres, *Pflugers Arch* 405(4):297–304, 1985.
156. Bertoli E, de Leeuw R, Schmidt JE, et al.: Prevalence and impact of post-traumatic stress disorder symptoms in patients with masticatory muscle or temporomandibular joint pain: differences and similarities, *J Orofac Pain* 21(2):107–119, 2007.
157. Afari N, Ahumada SM, Wright LJ, et al.: Psychological trauma and functional somatic syndromes: a systematic review and meta-analysis, *Psychosom Med* 76(1):2–11, 2014.
158. Schmidt JE, Carlson CR: A controlled comparison of emotional reactivity and physiological response in masticatory muscle pain patients, *J Orofac Pain* 23(3):230–242, 2009.
159. Sherman JJ, Carlson CR, Wilson JF, et al.: Post-traumatic stress disorder among patients with orofacial pain, *J Orofac Pain* 19(4):309–317, 2005.
160. Carlson CR, Reid KI, Curran SL, et al.: Psychological and physiological parameters of masticatory muscle pain, *Pain* 76(3):297–307, 1998.
161. Bair E, Ohrbach R, Fillingim RB, et al.: Multivariable modeling of phenotypic risk factors for first-onset TMD: the OPPERA prospective cohort study, *J Pain* 14(Suppl 12):T102–T115, 2013.
162. Carlson CR, Okeson JP, Falace DA, et al.: Reduction of pain and EMG activity in the masseter region by trapezius trigger point injection, *Pain* 55(3):397–400, 1993.
163. Okeson JP: *Bell's oral and facial pain*, ed 7, Chicago, IL, 2014, Quintessence Publishing Co, Inc, pp 71–91.

164. Gavish A, Halachmi M, Winocur E, et al.: Oral habits and their association with signs and symptoms of temporomandibular disorders in adolescent girls, *J Oral Rehabil* 27(1):22–32, 2000.
165. Rugh JD, Robbins JW: Oral habits disorders. In Ingersoll B, editor: *Behavioral aspects in dentistry*, New York, NY, 1982, Appleton-Century-Crofts, pp 179–202.
166. Kobs G, Bernhardt O, Kocher T, et al.: Oral parafunctions and positive clinical examination findings, *Stomatologija* 7(3):81–83, 2005.
167. Harness DM, Donlon WC, Eversole LR: Comparison of clinical characteristics in myogenic, TMJ internal derangement and atypical facial pain patients, *Clin J Pain* 6(1):4–17, 1990.
168. Koob A, Ohlmann B, Gabbert O, et al.: Temporomandibular disorders in association with scuba diving, *Clin J Sport Med* 15(5):359–363, 2005.
169. Howard JA: Temporomandibular joint disorders, facial pain and dental problems of performing artists. In Sataloff R, Brandfonbrener A, Lederman R, editors: *Textbook of performing arts medicine*, New York, NY, 1991, Raven Press, pp 111–169.
170. Taddy JJ: Musicians and temporomandibular disorders: prevalence and occupational etiologic considerations, *J Craniomandib Pract* 10:241, 1992.
171. Marbach JJ, Raphael KG, Dohrenwend BP, et al.: The validity of tooth grinding measures: etiology of pain dysfunction syndrome revisited, *J Am Dent Assoc* 120(3):327–333, 1990.
172. Yachida W, Arima T, Castrillon EE, et al.: Diagnostic validity of self-reported measures of sleep bruxism using an ambulatory single-channel EMG device, *J Prosthodont Res* 60(4):250–257, 2016.
173. Watanabe T, Ichikawa K, Clark GT: Bruxism levels and daily behaviors: 3 weeks of measurement and correlation, *J Orofac Pain* 17(1):65–73, 2003.
174. Raphael KG, Sirois DA, Janal MN, et al.: Sleep bruxism and myofascial temporomandibular disorders: a laboratory-based polysomnographic investigation, *J Am Dent Assoc* 143(11):1223–1231, 2012.
175. Lavigne GJ, Khoury S, Abe S, et al.: Bruxism physiology and pathology: an overview for clinicians, *J Oral Rehabil* 35(7):476–494, 2008.
176. Lavigne GJ, Kato T, Kolta A, et al.: Neurobiological mechanisms involved in sleep bruxism, *Crit Rev Oral Biol Med* 14(1):30–46, 2003.
177. Carra MC, Rompre PH, Kato T, et al.: Sleep bruxism and sleep arousal: an experimental challenge to assess the role of cyclic alternating pattern, *J Oral Rehabil*, 2011.
178. Dutra KM, Pereira Jr FJ, Rompre PH, et al.: Oro-facial activities in sleep bruxism patients and in normal subjects: a controlled polygraphic and audio-video study, *J Oral Rehabil* 36(2):86–92, 2009.
179. Hauri P: *Current concepts: the sleep disorders*, Kalamazoo, MI, 1982, The Upjohn Co.
180. Synder F: Psychophysiology of human sleep, *Clin Neurosurg* 18:503, 1971.
181. Fuchs P: The muscular activity of the chewing apparatus during night sleep. An examination of healthy subjects and patients with functional disturbances, *J Oral Rehabil* 2(1):35–48, 1975.
182. Dement W: The effect of sleep deprivation, *Science* 131:1705, 1960.
183. Casey SJ, Solomons LC, Steier J, et al.: Slow wave and REM sleep deprivation effects on explicit and implicit memory during sleep, *Neuropsychology* 30(8):931–945, 2016.
184. Chouchou F, Chauny JM, Rainville P, et al.: Selective REM sleep deprivation improves expectation-related placebo analgesia, *PLoS One* 10(12):e0144992, 2015.
185. Corsi-Cabrera M, Rosales-Lagarde A, del Rio-Portilla Y, et al.: Effects of selective REM sleep deprivation on prefrontal gamma activity and executive functions, *Int J Psychophysiol* 96(2):115–124, 2015.
186. Wiesner CD, Pulst J, Krause F, et al.: The effect of selective REM-sleep deprivation on the consolidation and affective evaluation of emotional memories, *Neurobiol Learn Mem* 122:131–141, 2015.
187. Moldofsky H, Scarisbrick P: Induction of neurasthenic musculoskeletal pain syndrome by selective sleep stage deprivation, *Psychosom Med* 38(1):35–44, 1976.
188. Moldofsky H: Sleep and pain, *Sleep Med Rev* 5(5):385–396, 2001.
189. Moldofsky H: Management of sleep disorders in fibromyalgia, *Rheum Dis Clin North Am* 28(2):353–365, 2002.
190. Rizzi M, Sarzi-Puttini P, Atzeni F, et al.: Cyclic alternating pattern: a new marker of sleep alteration in patients with fibromyalgia? *J Rheumatol* 31(6):1193–1199, 2004.
191. Arima T, Svensson P, Rasmussen C, et al.: The relationship between selective sleep deprivation, nocturnal jaw-muscle activity and pain in healthy men, *J Oral Rehabil* 28(2):140–148, 2001.
192. Okura K, Lavigne GJ, Huynh N, et al.: Comparison of sleep variables between chronic widespread musculoskeletal pain, insomnia, periodic leg movements syndrome and control subjects in a clinical sleep medicine practice, *Sleep Med* 9(4):352–361, 2008.
193. Clarke NG, Townsend GC, Carey SE: Bruxing patterns in man during sleep, *J Oral Rehabil* 11(2):123–127, 1983.
194. Reding GR: Sleep patterns of tooth grinding: its relationship to dreaming, *Science* 145:725, 1964.
195. Satoh T, Harada Y: Electrophysiological study on tooth-grinding during sleep, *Electroencephalogr Clin Neurophysiol* 35(3):267–275, 1973.
196. Satoh T, Harada Y: Tooth-grinding during sleep as an arousal reaction, *Experientia* 27:785, 1971.
197. Tani K, et al.: Electroencephalogram study of parasomnia, *Physiol Animal Behav* 1:241, 1966.
198. Reding GR, Zepelin H, Robinson Jr JE, et al.: Nocturnal teeth-grinding: all-night psychophysiologic studies, *J Dent Res* 47(5):786–797, 1968.
199. Okeson JP, Phillips BA, Berry DT, et al.: Nocturnal bruxing events in healthy geriatric subjects, *J Oral Rehabil* 17(5):411–418, 1990.
200. Okeson JP, Phillips BA, Berry DT, et al.: Nocturnal bruxing events in subjects with sleep-disordered breathing and control subjects, *J Craniomandib Disord* 5(4):258–264, 1991.
201. Okeson JP, Phillips BA, Berry DT, et al.: Nocturnal bruxing events: a report of normative data and cardiovascular response, *J Oral Rehabil* 21(6):623–630, 1994.
202. Ware JC, Rugh JD: Destructive bruxism: sleep stage relationship, *Sleep* 11(2):172–181, 1988.
203. Bader GG, Kampe T, Tagdae T, et al.: Descriptive physiological data on a sleep bruxism population, *Sleep* 20(11):982–990, 1997.
204. Macaluso GM, Guerra P, Di Giovanni G, et al.: Sleep bruxism is a disorder related to periodic arousals during sleep, *J Dent Res* 77(4):565–573, 1998.
205. Lavigne GJ, Huynh N, Kato T, et al.: Genesis of sleep bruxism: motor and autonomic-cardiac interactions, *Arch Oral Biol* 52(4):381–384, 2007.
206. Kydd WL, Daly C: Duration of nocturnal tooth contacts during bruxing, *J Prosthet Dent* 53(5):717–721, 1985.
207. Clarke NG, Townsend GC: Distribution of nocturnal bruxing patterns in man, *J Oral Rehabil* 11(6):529–534, 1984.
208. Trenouth MJ: The relationship between bruxism and temporomandibular joint dysfunction as shown by computer analysis of nocturnal tooth contact patterns, *J Oral Rehabil* 6(1):81–87, 1979.
209. Baba K, Haketa T, Sasaki Y, et al.: Association between masseter muscle activity levels recorded during sleep and signs and symptoms

of temporomandibular disorders in healthy young adults, *J Orofac Pain* 19(3):226–231, 2005.
210. Christensen LV: Facial pain from experimental tooth clenching, *Tandlaegebladet* 74(2):175–182, 1970.
211. Christensen LV, Mohamed SE: Contractile activity of the masseter muscle in experimental clenching and grinding of the teeth in man, *J Oral Rehabil* 11(2):191–199, 1984.
212. Christensen LV: Some subjective-experiential parameters in experimental tooth clenching in man, *J Oral Rehabil* 6(2):119–136, 1979.
213. Clarke NG, Townsend GC, Carey SE: Bruxing patterns in man during sleep, *J Oral Rehabil* 11(2):123–127, 1984.
214. Rugh JD: Feasibility of a laboratory model of nocturnal bruxism, *J Dent Res* 70(Special issue):554 (abstract #2302), 1991.
215. Rugh JD, Solberg WK: Electromyographic studies of bruxist behavior before and during treatment, *J Calif Dent Assoc* 3(9):56–59, 1975.
216. Solberg WK, Clark GT, Rugh JD: Nocturnal electromyographic evaluation of bruxism patients undergoing short term splint therapy, *J. Oral. Rehabil* 2(3):215–223, 1975.
217. Clark GT, Beemsterboer PL, Solberg WK, et al.: Nocturnal electromyographic evaluation of myofascial pain dysfunction in patients undergoing occlusal splint therapy, *J Am Dental Assoc* 99(4):607–611, 1979.
218. Colquitt T: The sleep-wear syndrome, *J Prosthet Dent* 57(1):33–41, 1987.
219. Phillips BA, Okeson J, Paesani D, et al.: Effect of sleep position on sleep apnea and parafunctional activity, *Chest* 90(3):424–429, 1986.
220. Sjoholm TT, Polo OJ, Alihanka JM: Sleep movements in teethgrinders, *J Craniomandib Disord* 6(3):184–191, 1992.
221. Ware JC: Sleep related bruxism: differences in patients with dental and sleep complaints, *Sleep Res* 11:182, 1982.
222. Dao TT, Lund JP, Lavigne GJ: Comparison of pain and quality of life in bruxers and patients with myofascial pain of the masticatory muscles, *J Orofac Pain* 8(4):350–356, 1994.
223. Rompre PH, Daigle-Landry D, Guitard F, et al.: Identification of a sleep bruxism subgroup with a higher risk of pain, *J Dent Res* 86(9):837–842, 2007.
224. Jimenez-Silva A, Pena-Duran C, Tobar-Reyes J, et al.: Sleep and awake bruxism in adults and its relationship with temporomandibular disorders: a systematic review from 2003 to 2014, *Acta Odontol Scand* 75(1):36–58, 2017.
225. Jonsgar C, Hordvik PA, Berge ME, et al.: Sleep bruxism in individuals with and without attrition-type tooth wear: an exploratory matched case-control electromyographic study, *J Dent* 43(12):1504–1510, 2015.
226. Castroflorio T, Bargellini A, Rossini G, et al.: Sleep bruxism in adolescents: a systematic literature review of related risk factors, *Eur J Orthod* 39(1):61–68, 2017.
226a. Glaros AG, Williams K, Lausten L, et al.: Tooth contact in patients with temporomandibular disorders, *Cranio* 23(3):188–193, 2005.
226b. Gibbs CH, Mahan PE, Lundeen HC, et al.: Occlusal forces during chewing: influence on biting strength and food consistency, *Journal of Prosthetic Dentistry* 46:561–567, 1981.
227. Lundeen HC, Gibbs CH: *Advances in occlusion*, Boston, MA, 1982, John Wright PSC, Inc.
228. Graf H: Bruxism, *Dent Clin North Am* 13(3):659–665, 1969.
229. Flanagan JB: The 24-hour pattern of swallowing in man, *J Dent Res* 42:1072, 1963.
230. Gibbs CH, Mahan PE, Lundeen HC, et al.: Occlusal forces during chewing and swallowing as measured by sound transmission, *J Prosthet Dent* 46(4):443–449, 1981.
231. Seligman DA, Pullinger AG, Solberg WK: The prevalence of dental attrition and its association with factors of age, gender, occlusion, and TMJ symptomatology, *J Dent Res* 67(10):1323–1333, 1988.
232. Christensen LV: Facial pain and internal pressure of masseter muscle in experimental bruxism in man, *Arch Oral Biol* 16(9):1021–1031, 1971.
233. Christensen LV, Mohamed SE, Harrison JD: Delayed onset of masseter muscle pain in experimental tooth clenching, *J Prosthet Dent* 48(5):579–584, 1982.
234. Guyton AC: *Textbook of medical physiology*, ed 8, Philadelphia, PA, 1991, W.B. Saunders Co.
235. Manns AE, Garcia C, Miralles R, et al.: Blocking of periodontal afferents with anesthesia and its influence on elevator EMG activity, *Cranio* 9(3):212–219, 1991.
236. Agerberg G, Carlsson GE: Functional disorders of the masticatory system. II. Symptoms in relation to impaired mobility of the mandible as judged from investigation by questionnaire, *Acta Odontol Scand* 31(6):337–347, 1973.
237. Guichet NE: *Occlusion: a teaching manual*, Anaheim, CA, 1977, The Denar Corp.
238. Ramfjord SP: Dysfunctional temporomandibular joint and muscle pain, *J Prosthet Dent* 11:353–362, 1961.
239. Ramfjord S: Bruxism: a clinical and electromyographic study, *J Am Dent Assoc* 62:21–28, 1961.
240. Rugh JD, Barghi N, Drago CJ: Experimental occlusal discrepancies and nocturnal bruxism, *J Prosthet Dent* 51(4):548–553, 1984.
241. Kardachi BJ, Bailey JO, Ash MM: A comparison of biofeedback and occlusal adjustment on bruxism, *J Periodontol* 49(7):367–372, 1978.
242. Yemm R: Cause and effect of hyperactivity of the jaw muscles. In Bayant E, editor: *NIH Publication 79-1845*, Bethesda, MD, 1979, National Institutes of Health.
243. Schiffman EL, Fricton JR, Haley D: The relationship of occlusion, parafunctional habits and recent life events to mandibular dysfunction in a non-patient population, *J Oral Rehabil* 19(3):201–223, 1992.
244. Pierce CJ, Chrisman K, Bennett ME, et al.: Stress, anticipatory stress, and psychologic measures related to sleep bruxism, *J Orofac Pain* 9(1):51–56, 1995.
245. Dao TT, Lavigne GJ, Charbonneau A, et al.: The efficacy of oral splints in the treatment of myofascial pain of the jaw muscles: a controlled clinical trial, *Pain* 56(1):85–94, 1994.
246. Ashcroft GW: Recognition of amphetamine addicts, *Br Med J* 1(57), 1965.
247. Magee KR: Bruxisma related to levodopa therapy, *JAMA 1970* 214(1):147, 1905.
248. Brandon S: Unusual effect of fenfluramine, *Br Med J* 4(682):557–558, 1969.
249. Hartman E: Alcohol and bruxism, *N Eng J Med* 301:333, 1979.
250. Malki GA, Zawawi KH, Melis M, et al.: Prevalence of bruxism in children receiving treatment for attention deficit hyperactivity disorder: a pilot study, *J Clin Pediatr Dent* 29(1):63–67, 2004.
251. Winocur E, Gavish A, Voikovitch M, et al.: Drugs and bruxism: a critical review, *J Orofac Pain* 17(2):99–111, 2003.
252. Bertazzo-Silveira E, Kruger CM, Porto De Toledo I, et al.: Association between sleep bruxism and alcohol, caffeine, tobacco, and drug abuse: a systematic review, *J Am Dent Assoc* 147(11):859–866.e4, 2016.
253. Abe K, Shimakawa M: Genetic and developmental aspects of sleeptalking and teeth-grinding, *Acta. Paedopsychiatr* 33(11):339–344, 1966.
254. Reding GR, Rubright WC, Zimmerman SO: Incidence of bruxism, *J Dent Res* 45(4):1198–1204, 1966.
255. Hublin C, Kaprio J: Genetic aspects and genetic epidemiology of parasomnias, *Sleep Med Rev* 7(5):413–421, 2003.
256. Hublin C, Kaprio J, Partinen M, et al.: Parasomnias: co-occurrence and genetics, *Psychiatr Genet* 11(2):65–70, 2001.

257. Lindqvist B, Heijbel J: Bruxism in children with brain damage, *Acta Odontol Scand* 32(5):313–319, 1974.
258. Rosenbaum CH, McDonald RE, Levitt EE: Occlusion of cerebral-palsied children, *J Dent Res* 45(6):1696–1700, 1966.
259. Richmond G, Rugh JD, Dolfi R, et al.: Survey of bruxism in an institutionalized mentally retarded population, *Am J Ment Defic* 88(4):418–421, 1984.
260. Bruni O, Ferri R, D'Agostino G, et al.: Sleep disturbances in Angelman syndrome: a questionnaire study, *Brain Dev* 26(4):233–240, 2004.
261. Rodrigues dos Santos MT, Masiero D, Novo NF, et al.: Oral conditions in children with cerebral palsy, *J Dent Child (Chic)* 70(1):40–46, 2003.
262. Miyawaki S, Tanimoto Y, Araki Y, et al.: Association between nocturnal bruxism and gastroesophageal reflux, *Sleep* 26(7):888–892, 2003.
263. Ellison JM, Stanziani P: SSRI-associated nocturnal bruxism in four patients, *J Clin Psychiat* 54(11):432–434, 1993.
264. Lobbezoo F, van Denderen RJ, Verheij JG, et al.: Reports of SSRI-associated bruxism in the family physician's office, *J Orofac Pain* 15(4):340–346, 2001.
264a. Lobbezoo F, Naeije M: Bruxism is mainly regulated centrally, not peripherally, *J Oral Rehabil* 28(12):1085–1091, 2001.
265. Sabuncuoglu O, Ekinci O, Berkem M: Fluoxetine-induced sleep bruxism in an adolescent treated with buspirone: a case report, *Spec Care Dentist* 29(5):215–217, 2009.
266. Cheifetz AT, Osganian SK, Allred EN, et al.: Prevalence of bruxism and associated correlates in children as reported by parents, *J Dent Child (Chic)* 72(2):67–73, 2005.
267. Ng DK, Kwok KL, Cheung JM, et al.: Prevalence of sleep problems in Hong Kong primary school children: a community-based telephone survey, *Chest* 128(3):1315–1323, 2005.
268. Okeson JP: Temporomandibular disorders in children, *Pediatr Dent* 11(4):325–329, 1989.
269. Vanderas AP, Menenakou M, Kouimtzis T, et al.: Urinary catecholamine levels and bruxism in children, *J Oral Rehabil* 26(2):103–110, 1999.
270. Ivanenko A, Gururaj BR: Classification and epidemiology of sleep disorders, *Child Adolesc Psychiatr Clin N Am* 18(4):839–848, 2009.
271. Kieser JA, Groeneveld HT: Relationship between juvenile bruxing and craniomandibular dysfunction, *J Oral Rehabil* 25(9):662–665, 1998.
272. Slade GD, Ohrbach R, Greenspan JD, et al.: Painful temporomandibular disorder: decade of discovery from OPPERA studies, *J Dent Res* 95(10):1084–1092, 2016.
273. Bair E, Gaynor S, Slade GD, et al.: Identification of clusters of individuals relevant to temporomandibular disorders and other chronic pain conditions: the OPPERA study, *Pain* 157(6):1266–1278, 2016.
274. Smith SB, Mir E, Bair E, et al.: Genetic variants associated with development of TMD and its intermediate phenotypes: the genetic architecture of TMD in the OPPERA prospective cohort study, *J Pain* 14(Suppl 12):T91–T101.e1–e3, 2013.
275. Lacroix-Fralish ML, Austin JS, Zheng FY, et al.: Patterns of Pain: meta-analysis of microarray studies of pain, *Pain*, 2011.
276. Slade GD, Bair E, Greenspan JD, et al.: Signs and symptoms of first-onset TMD and sociodemographic predictors of its development: the OPPERA prospective cohort study, *J Pain* 14(Suppl 12):T20–T32.e1–e3, 2013.
277. Kou XX, Wu YW, Ding Y, et al.: 17beta-estradiol aggravated temporomandibular joint inflammation through NF-kappaB pathway in ovariectomized rats, *Arthritis Rheum*, 2011.
278. Meloto CB, Serrano PO, Ribeiro-Dasilva MC, et al.: Genomics and the new perspectives for temporomandibular disorders, *Arch Oral Biol* 56(11):1181–1191, 2011.

279. Turner-Cobb JM, Osborn M, da Silva L, et al.: Sex differences in hypothalamic-pituitary-adrenal axis function in patients with chronic pain syndrome, *Stress* 13(4):292–300, 2010.
280. Holliday KL, Nicholl BI, Macfarlane GJ, et al.: Genetic variation in the hypothalamic-pituitary-adrenal stress axis influences susceptibility to musculoskeletal pain: results from the EPIFUND study, *Ann Rheum Dis* 69(3):556–560, 2010.
281. Sonnesen L, Svensson P: Assessment of pain sensitivity in patients with deep bite and sex- and age-matched controls, *J Orofac Pain* 25(1):15–24, 2011.
282. Pereira LJ, Pereira-Cenci T, Del Bel Cury AA, et al.: Risk indicators of temporomandibular disorder incidences in early adolescence, *Pediatr Dent* 32(4):324–328, 2010.
283. Marklund S, Wanman A: Risk factors associated with incidence and persistence of signs and symptoms of temporomandibular disorders, *Acta Odontol Scand* 68(5):289–299, 2010.
284. Slade GD, Sanders AE, Bair E, et al.: Preclinical episodes of orofacial pain symptoms and their association with health care behaviors in the OPPERA prospective cohort study, *Pain* 154(5):750–760, 2013.
285. Ohrbach R, Bair E, Fillingim RB, et al.: Clinical orofacial characteristics associated with risk of first-onset TMD: the OPPERA prospective cohort study, *J Pain* 14(Suppl 12):T33–T50, 2013.
286. Lotsch J, Fluhr K, Neddermayer T, et al.: The consequence of concomitantly present functional genetic variants for the identification of functional genotype-phenotype associations in pain, *Clin Pharmacol Ther* 85(1):25–30, 2009.
287. Oertel B, Lotsch J: Genetic mutations that prevent pain: implications for future pain medication, *Pharmacogenomics* 9(2):179–194, 2008.
288. Diatchenko L, Slade GD, Nackley AG, et al.: Genetic basis for individual variations in pain perception and the development of a chronic pain condition, *Hum Mol Genet* 14(1):135–143, 2005.
289. Slade GD, Diatchenko L, Ohrbach R, et al.: Orthodontic treatment, genetic factors and risk of temporomandibular disorder, *Semin Orthod* 14(2):146–156, 2008.
290. McBeth J, Chiu YH, Silman AJ, et al.: Hypothalamic-pituitary-adrenal stress axis function and the relationship with chronic widespread pain and its antecedents, *Arthritis Res Ther* 7(5):R992–R1000, 2005.
291. Kuehl LK, Michaux GP, Richter S, et al.: Increased basal mechanical pain sensitivity but decreased perceptual wind-up in a human model of relative hypocortisolism, *Pain* 149(3):539–546, 2010.
292. Aloisi AM, Buonocore M, Merlo L, et al.: Chronic pain therapy and hypothalamic-pituitary-adrenal axis impairment, *Psychoneuroendocrinology*, 2011.
293. Pullinger AG, Seligman DA, Gornbein JA: A multiple logistic regression analysis of the risk and relative odds of temporomandibular disorders as a function of common occlusal features, *J Dent Res* 72(6):968–979, 1993.
294. Pullinger AG, Seligman DA: Quantification and validation of predictive values of occlusal variables in temporomandibular disorders using a multifactorial analysis, *J Prosthet Dent* 83(1):66–75, 2000.
295. Padala S, Padmanabhan S, Chithranjan AB: Comparative evaluation of condylar position in symptomatic (TMJ dysfunction) and asymptomatic individuals, *Indian J Dent Res* 23(1):122, 2012.
296. Seligman DA, Pullinger AG: The role of intercuspal occlusal relationships in temporomandibular disorders: a review, *J Craniomandib Disord Facial Oral Pain* 5:96–106, 1991.
297. Miralles R, Manns A, Pasini C: Influence of different centric functions on electromyographic activity of elevator muscles, *Cranio* 6(1):26–33 concl, 1988.
298. Miralles R, Bull R, Manns A, et al.: Influence of balanced occlusion and canine guidance on electromyographic activity of

elevator muscles in complete denture wearers, *J Prosthet Dent* 61(4):494–498, 1989.
299. Manns A, Miralles R, Valdivia J, et al.: Influence of variation in anteroposterior occlusal contacts on electromyographic activity, *J Prosthet Dent* 61(5):617–623, 1989.
300. Williamson EH, Lundquist DO: Anterior guidance: its effect on electromyographic activity of the temporal and masseter muscles, *J Prosthet Dent* 49(6):816–823, 1983.
301. Sheikholeslam A, Holmgren K, Riise C: Therapeutic effects of the plane occlusal splint on signs and symptoms of craniomandibular disorders in patients with nocturnal bruxism, *J Oral Rehabil* 20(5):473–482, 1993.
302. Ingervall B, Carlsson GE: Masticatory muscle activity before and after elimination of balancing side occlusal interference, *J Oral Rehabil* 9(3):183–192, 1982.
303. Dahl BL, Krogstad O: The effect of a partial bite raising splint on the occlusal face height. An x-ray cephalometric study in human adults, *Acta Odontol Scand* 40(1):17–24, 1982.
304. Krogh-Poulsen WG, Olsson A: Occlusal disharmonies and dysfunction of the stomatognathic system, *Dent Clin North Am* 627–635, 1966.
305. Kloprogge MJ, van GAM: Disturbances in the contraction and coordination pattern of the masticatory muscles due to dental restorations. An electromyographic study, *J Oral Rehabil* 3(3):207–216, 1976.
306. Lavigne GI, Montplaisir JY: Bruxism: epidemiology, diagnosis, pathophysiology, and pharmacology. In Fricton JR, Dubner RB, editors: *Orofacial pain and temporomandibular disorders*, New York, NY, 1995, Raven Press, pp 387–404.
307. Lavigne GJ, Velly-Miguel AM, Montplaisir J: Muscle pain, dyskinesia, and sleep, *Can J Physiol Pharmacol* 69(5):678–682, 1991.
308. Miguel AV, Montplaisir J, Rompre PH, et al.: Bruxism and other orofacial movements during sleep, *J Craniomandib Disord* 6(1):71–81, 1992.
309. Maruyama T, Miyauchi S, Umekoji E: Analysis of the mandibular relationship of TMJ dysfunction patients using the mandibular kinesiograph, *J Oral Rehabil* 9(3):217–223, 1982.
310. Graham MM, Buxbaum J, Staling LM: A study of occlusal relationships and the incidence of myofacial pain, *J Prosthet Dent* 47(5):549–555, 1982.
311. Mohlin B, Ingervall B, Thilander B: Relation between malocclusion and mandibular dysfunction in Swedish men, *Eur J Orthod* 2(4):229–238, 1980.
312. Kirveskari P, Alanen P: Association between tooth loss and TMJ dysfunction, *J Oral Rehabil* 12(3):189–194, 1985.
313. Lieberman MA, Gazit E, Fuchs C, et al.: Mandibular dysfunction in 10–18 year old school children as related to morphological malocclusion, *J Oral Rehabil* 12(3):209–214, 1985.
314. Kirveskari P, Alanen P, Jamsa T: Association between craniomandibular disorders and occlusal interferences, *J Prosthet Dent* 62(1):66–69, 1989.
315. Harriman LP, Snowdon DA, Messer LB, et al.: Temporomandibular joint dysfunction and selected health parameters in the elderly, *Oral Surg Oral Med Oral Pathol* 70(4):406–413, 1990.
316. Egermark-Eriksson I, Carlsson GE, Magnusson T: A long-term epidemiologic study of the relationship between occlusal factors and mandibular dysfunction in children and adolescents, *J Dent Res* 66(1):67–71, 1987.
317. Mohlin B, Kopp S: A clinical study on the relationship between malocclusions, occlusal interferences and mandibular pain and dysfunction, *Swed Dent J* 2(4):105–112, 1978.
318. Droukas B, Lindee C, Carlsson GE: Occlusion and mandibular dysfunction: a clinical study of patients referred for functional disturbances of the masticatory system, *J Prosthet Dent* 53(3):402–406, 1985.

319. Bush FM: Malocclusion, masticatory muscle, and temporomandibular joint tenderness, *J Dent Res* 64(2):129–133, 1985.
320. Huber MA, Hall EH: A comparison of the signs of temporomandibular joint dysfunction and occlusal discrepancies in a symptom-free population of men and women, *Oral Surg Oral Med Oral Pathol* 70(2):180–183, 1990.
321. Vanderas AP: The relationship between craniomandibular dysfunction and malocclusion in white children with unilateral cleft lip and cleft lip and palate, *Cranio* 7(3):200–204, 1989.
322. Helm S, Petersen PE: Mandibular dysfunction in adulthood in relation to morphologic malocclusion at adolescence, *Acta Odontol Scand* 47(5):307–314, 1989.
323. Witter DJ, Van EP, Kayser AF, et al.: Oral comfort in shortened dental arches, *J Oral Rehabil* 17:137–143, 1990.
324. Seligman DA, Pullinger AG: The role of functional occlusal relationships in temporomandibular disorders: a review, *J Craniomandib Disord* 5(4):265–279, 1991.
325. Belser UC, Hannan AG: The influence of altered working-side guidance, *J Prosthet Dent* 53:406, 1985.
326. Riise C, Sheikholeslam A: Influence of experimental interfering occlusal contacts on the activity of the anterior temporal and masseter muscles during mastication, *J Oral Rehabil* 11(4):325–333, 1984.
327. Shupe RJ, Mohamed SE, Christensen LV, et al.: Effects of occlusal guidance on jaw muscle activity, *J Prosthet Dent* 51:811–818, 1989.
328. Bailey JO, Rugh JD: Effects of occlusal adjustment on bruxism as monitored by nocturnal EMG recordings, *J Dent Res* 59(Special issue):317, 1980.
329. Rugh JD, Graham GS, Smith JC, et al.: Effects of canine versus molar occlusal splint guidance on nocturnal bruxism and craniomandibular symptomatology, *J Craniomandib Disord* 3(4):203–210, 1989.
330. Sheikholeslam A, Riise C: Influence of experimental interfering occlusal contacts on the activity of the anterior temporal and masseter muscles during submaximal and maximal bite in the intercuspal position, *J Oral Rehabil* 10(3):207–214, 1983.
331. Randow K, Carlsson K, Edlund J, et al.: The effect of an occlusal interference on the masticatory system, An experimental investigation, *Odontol Rev* 27(4):245–256, 1976.
332. Magnusson T, Enbom L: Signs and symptoms of mandibular dysfunction after introduction of experimental balancing-side interferences, *Acta Odontol Scand* 42(3):129–135, 1984.
333. Karlsson S, Cho SA, Carlsson GE: Changes in mandibular masticatory movements after insertion of nonworking-side interference, *J Craniomandib Disord Fac Oral Pain* 6:184, 1992.
334. Tsolka P, Morris RW, Preiskel HW: Occlusal adjustment therapy for craniomandibular disorders: a clinical assessment by a double-blind method [see comments], *J Prosthet Dent* 68(6):957–964, 1992.
335. Goodman P, Greene CS, Laskin DM: Response of patients with myofascial pain-dysfunction syndrome to mock equilibration, *J Am Dent Assoc* 92(4):755–758, 1976.
336. Forssell H, Kirveskari P, Kangasniemi P: Effect of occlusal adjustment on mandibular dysfunction. A double-blind study, *Acta Odontol Scand* 44(2):63–69, 1986.
337. Kirveskari P, Le BY, Salonen M, et al.: Effect of elimination of occlusal interferences on signs and symptoms of craniomandibular disorder in young adults, *J Oral Rehabil* 16(1):21–26, 1989.
338. Kirveskari P: The role of occlusal adjustment in the management of temporomandibular disorders, *Oral Surg Oral Med Oral Pathol Oral Radiol Endod* 83(1):87–90, 1997.
339. Kirveskari P, Jamsa T, Alanen P: Occlusal adjustment and the incidence of demand for temporomandibular disorder treatment, *J Prosthet Dent* 79(4):433–438, 1998.
340. Stohler CS, Ash MM: Excitatory response of jaw elevators associated with sudden discomfort during chewing, *J Oral Rehabil* 13(3):225–233, 1986.

341. Yemm R: Neurophysiologic studies of temporomandibular joint dysfunction. In Zarb GA, Carlsson GE, editors: *Temporomandibular joint: function and dysfunction*, St Louis, MO, 1979, The CV Mosby Co, pp 215–237.
342. Le Bell Y, Jamsa T, Korri S, et al.: Effect of artificial occlusal interferences depends on previous experience of temporomandibular disorders, *Acta Odontol Scand* 60(4):219–222, 2002.
343. Le Bell Y, Niemi PM, Jamsa T, et al.: Subjective reactions to intervention with artificial interferences in subjects with and without a history of temporomandibular disorders, *Acta Odontol Scand* 64(1):59–63, 2006.
344. Williamson EH, Lundquist DO: Anterior guidance: its effect on electromyographic activity of the temporal and masseter muscles, *J Prosthet Dent* 49(6):816–823, 1983.
345. Manns A: Influence of group function and canine guidance on electromyographic activity of elevator muscles, *J Prosthet Dent* 57:494–501, 1987.
346. Egermark I, Ronnerman A: Temporomandibular disorders in the active phase of orthodontic treatment, *J Oral Rehabil* 22:613–618, 1995.
347. Smith BR: Effects of orthodontic archwire changes on masseter muscle activity, *J Dent Res* 63(Special issue):258 (abstract #784), 1984.
348. Goldreich H, Rugh JD, Gazit E, et al.: The effects of orthodontic archwire adjustment on masseter muscle EMG activity, *J Dent Res* 70(Special issue):513 (abstract #1976), 1991.
349. Schmitter M, Kares-Vrincianu A, Kares H, et al.: Sleep-associated aspects of myofascial pain in the orofacial area among temporomandibular disorder patients and controls, *Sleep Med* 16(9):1056–1061, 2015.
350. Lavigne GJ, Sessle BJ: The neurobiology of orofacial pain and sleep and their interactions, *J Dent Res* 95(10):1109–1116, 2016.
351. Marklund S, Wanman A: Incidence and prevalence of myofascial pain in the jaw-face region. A one-year prospective study on dental students, *Acta Odontol Scand* 66(2):113–121, 2008.
352. Choi JK: A study on the effects of maximum voluntary clenching on the tooth contact points and masticatory muscle activities in patients with temporomandibular disorders, *J Craniomandib Disord Oral Facial Pain* 6:41, 1992.
353. Moreno-Hay I, Okeson JP: Does altering the occlusal vertical dimension produce temporomandibular disorders? A literature review, *J Oral Rehabil* 42(11):875–882, 2015.
354. Kampe T, Hannerz H: Five-year longitudinal study of adolescents with intact and restored dentitions: signs and symptoms of temporomandibular dysfunction and functional recordings, *J Oral Rehabil* 18(5):387–398, 1991.

8
Sinais e Sintomas das Disfunções Temporomandibulares

Você não pode diagnosticar algo do qual nunca ouviu falar.

JPO

No capítulo anterior, foi descrito como determinados eventos e situações podem desencadear uma alteração no funcionamento normal do sistema mastigatório. Fatores etiológicos como traumatismo, estresse emocional, instabilidade ortopédica, fontes de dor profunda e hiperatividade muscular estão envolvidos de forma significativa. Neste capítulo, serão discutidos os sinais e sintomas comuns na disfunção mastigatória. Os sinais clínicos e sintomas de disfunção mastigatória podem ser agrupados em categorias de acordo com a estrutura afetada: (1) os músculos, (2) as articulações temporomandibulares (ATMs) e (3) a dentição. Distúrbios musculares e da articulação temporomandibular compõem um grupo de condições conhecidas como disfunções temporomandibulares (DTMs).[1] Junto com os sinais e sintomas de cada uma delas, os fatores etiológicos que causam e contribuem para a disfunção também serão abordados.

Na avaliação de um paciente, é importante identificar com clareza tanto os sinais como os sintomas. Um *sinal* é um achado clínico objetivo que o profissional descobre durante um exame clínico. Um *sintoma* é uma descrição ou queixa relatada pelo paciente. Os pacientes são muito conscientes dos seus sintomas, mas podem não estar cientes de seus sinais clínicos. Por exemplo, uma pessoa pode relatar dor muscular durante a abertura mandibular, mas pode ainda não ter percebido os sons articulares também presentes. Tanto a dor muscular quanto os sons articulares são sinais clínicos, porém somente a dor muscular é considerada um sintoma. Para evitar que sinais subclínicos passem despercebidos, o examinador deve conhecer bem os sinais e sintomas comuns a cada distúrbio específico.

Distúrbios funcionais musculares

Os distúrbios funcionais dos músculos mastigatórios constituem, provavelmente, a queixa mais comum de pacientes com DTM que procuram tratamento em consultório odontológico.[2,3] Com relação à dor, em termos de frequência, compõem a segunda queixa mais comum, sendo superados apenas por odontalgias (i. e., dor dentária ou periodontal).[4] Em geral, estão agrupados em uma ampla categoria conhecida como distúrbios dos músculos mastigatórios.[5] Assim como em qualquer distúrbio, existem dois sintomas principais que podem ser observados: dor e disfunção.

Dor

Certamente, a queixa mais frequente dos pacientes com distúrbios dos músculos mastigatórios é a dor muscular, que pode variar desde uma ligeira sensibilidade até um desconforto extremo.

A dor relacionada ao tecido muscular é chamada de *mialgia* e pode resultar de níveis aumentados de atividade muscular. Os sintomas frequentemente estão associados a uma sensação de fadiga e tensão muscular. Embora a origem exata deste tipo de dor muscular ainda esteja sendo discutida, alguns autores sugerem uma relação com vasoconstrição de artérias nutrícias importantes e com o acúmulo de resíduos de produtos metabólicos nos tecidos musculares. Na área isquêmica do músculo, determinadas substâncias algogênicas (bradicininas e prostaglandinas) são liberadas, causando dor muscular.[5-11]

No entanto, a dor muscular é muito mais complexa que uma simples fadiga associada à atividade excessiva. Na verdade, a dor muscular associada à maioria das DTMs não parece estar fortemente relacionada com a atividade aumentada, como os espasmos.[12-16] Atualmente, considera-se que a dor muscular pode ser bastante influenciada por mecanismos centrais,[8,17,18] como discutido mais adiante neste capítulo.

A gravidade da dor muscular está diretamente relacionada à atividade funcional do músculo envolvido. Pacientes muitas vezes, portanto, relatam que a dor afeta a sua atividade funcional. Quando um paciente relata dor durante a mastigação ou a fala, essas atividades funcionais não são geralmente a causa do distúrbio. Ao contrário, aumentam a conscientização do paciente sobre ele. O mais provável é que algum tipo de atividade ou efeito do sistema nervoso central (SNC) tenha levado à dor muscular e, portanto, o tratamento direcionado à atividade funcional não será apropriado ou bem-sucedido; em vez disso, o tratamento precisa ser direcionado à diminuição dos efeitos do SNC ou, possivelmente, da hiperatividade muscular.

Também deve-se ter em mente que a dor miogênica (dor originada no tecido muscular) é um tipo de dor profunda e, se ela se tornar constante, pode produzir efeitos excitatórios centrais. Como descrito no Capítulo 2, esses efeitos podem apresentar-se como efeitos sensoriais (dor em si ou hiperalgesia secundária) ou efeitos eferentes (efeitos musculares), ou até mesmo efeitos autonômicos. Em particular, lembre-se de que a dor muscular pode, portanto, reiniciar mais dor muscular (efeito cíclico discutido no Capítulo 2). Esse fenômeno clínico foi descrito pela primeira vez[19] em 1942 como espasmo muscular cíclico e, posteriormente, relacionado aos músculos mastigatórios por Schwartz.[20] Mais recentemente, com os achados de que os músculos doloridos não estão verdadeiramente em espasmo, o termo *dor muscular cíclica* foi cunhado para este livro. A importância da dor muscular cíclica será discutida posteriormente.

Outro sintoma muito comum associado à dor na musculatura mastigatória é a dor de cabeça. Como há inúmeros tipos de dores de cabeça, esse sintoma será discutido em uma seção posterior deste capítulo.

Disfunção

A disfunção é um sintoma clínico comumente associado aos distúrbios dos músculos mastigatórios. Geralmente, é observada como uma diminuição na amplitude do movimento mandibular. Quando os tecidos musculares estão comprometidos pelo uso excessivo, qualquer contração ou distensão aumenta a dor. Para manter o conforto, o paciente restringe, portanto, o movimento até uma amplitude que não aumente o nível de dor. Clinicamente, observa-se isso como uma incapacidade de abrir a boca amplamente. A restrição pode se apresentar em diversos graus de abertura, dependendo do desconforto relacionado. Em alguns distúrbios miálgicos, o paciente pode abrir a boca lentamente e atingir uma determinada amplitude, mas a dor continua presente e pode piorar.

A maloclusão aguda constitui outro tipo de disfunção. O termo *maloclusão aguda* refere-se a qualquer alteração súbita na condição oclusal causada por um distúrbio. Uma maloclusão aguda pode ser o resultado de uma alteração repentina no comprimento de repouso de um músculo que controla a posição da mandíbula. Quando isto acontece, o paciente descreve uma mudança no contato oclusal dos dentes. A posição mandibular e a consequente alteração nas relações oclusais dependem dos músculos envolvidos. Por exemplo: havendo um ligeiro encurtamento funcional do pterigóideo lateral inferior, ocorrerá desoclusão dos dentes posteriores no lado ipsilateral e contato prematuro dos dentes anteriores (especialmente os caninos) no lado contralateral. Com o encurtamento funcional dos músculos elevadores (clinicamente, constitui-se uma maloclusão aguda menos detectável), o paciente geralmente se queixará da impossibilidade de ocluir normalmente. É importante lembrar que a maloclusão aguda é o *resultado* de um distúrbio muscular, e não a causa. Dessa maneira, o tratamento nunca deve ser direcionado para corrigir a maloclusão. Ao contrário, deve ter como objetivo eliminar o distúrbio muscular. Quando essa condição é reduzida, a condição oclusal retornará à normalidade. Como será discutido mais adiante, alguns distúrbios intracapsulares também podem desencadear maloclusão aguda.

Muitos profissionais consideram que todos os distúrbios dos músculos mastigatórios são a mesma coisa. Se este fosse o caso, seria muito simples fazer considerações a respeito do tratamento. No entanto, os clínicos experientes têm consciência de que não é assim, pois nem todos os distúrbios de dor muscular respondem com sucesso ao mesmo tratamento. O profissional experiente percebe, portanto, que os distúrbios dos músculos mastigatórios não são clinicamente iguais. Há, pelo menos, cinco tipos diferentes e ser capaz de distingui-los é importante, pois o tratamento de cada um dos distúrbios é diferente. Os cinco tipos são: cocontração protetora (imobilização muscular), mialgia local, dor miofascial (ponto de gatilho), miospasmo e mialgia crônica mediada centralmente. A sexta condição conhecida como fibromialgia também deve ser discutida. As três primeiras condições (cocontração protetora, mialgia local e dor miofascial) são comumente observadas no consultório odontológico. O miospasmo e a mialgia crônica mediada centralmente são menos frequentes. Muitos desses distúrbios musculares ocorrem e se resolvem em um tempo relativamente curto. Quando essas condições não são resolvidas, podem ocorrer distúrbios de dor crônica. Os distúrbios crônicos dos músculos mastigatórios são mais complicados, e o tratamento geralmente segue uma orientação diferente dos problemas agudos. Por isso, é importante que o clínico seja capaz de diferenciar os distúrbios musculares agudos dos distúrbios crônicos, para que possa ser instituída uma terapia adequada. A fibromialgia é um distúrbio miálgico crônico; apresenta-se como um problema de dor musculoesquelética sistêmica que precisa ser reconhecida pelo dentista e é mais bem tratada por um médico especialista.

Modelo clínico de dor nos músculos mastigatórios

Para esclarecer a relação entre os diferentes distúrbios de dores musculares, um modelo de dor nos músculos mastigatórios é apresentado na Figura 8.1. Este modelo inicia com a hipótese de que os músculos da mastigação estão saudáveis e funcionando normalmente (Capítulo 2). A função muscular normal pode ser interrompida por alguns tipos de eventos. Se um evento for significativo, uma resposta muscular conhecida como *cocontração protetora* (imobilização muscular) ocorre. Em muitos casos, a consequência do evento é pouco significativa e a cocontração rapidamente se resolve, permitindo que a função muscular volte ao normal. No entanto, se a cocontração protetora for prolongada, podem surgir

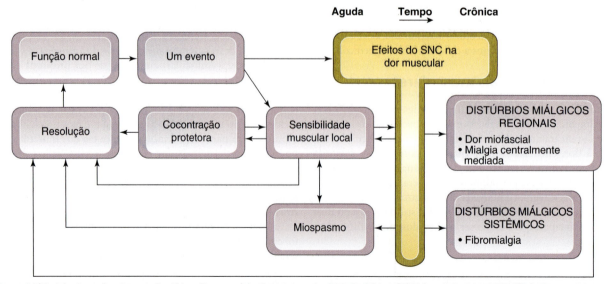

• **Figura 8.1** Modelo dos músculos mastigatórios. Esse modelo descreve a relação entre vários distúrbios clinicamente identificáveis como dor muscular e algumas considerações etiológicas. Uma explicação detalhada do modelo é apresentada no texto. *SNC*, sistema nervoso central. (Adaptada do modelo original desenvolvido por Okeson JP, Falace DA, Carlson CR, Nitz A e Anderson DT no Orofacial Pain Center, University of Kentucky, em 1991.)

alterações locais bioquímicas e estruturais, causando uma condição conhecida como *mialgia local*. Esta condição pode ser resolvida espontaneamente com repouso ou pode necessitar tratamento.

Se a mialgia local não for resolvida, podem ocorrer alterações nos tecidos musculares, resultando em estímulo de dor prolongado. Tal estímulo de dor profunda constante pode afetar o SNC e desencadear respostas musculares específicas (Capítulo 2). Dois exemplos de distúrbios de dor muscular influenciada pelo SNC são *dor miofascial* e *miospasmo*. Em alguns casos, o SNC responde a certos eventos ou condições locais induzindo uma contração involuntária observada clinicamente como um espasmo muscular. Os miospasmos não são crônicos, mas representam uma condição de duração relativamente curta. Primeiramente, pensava-se que o miospasmo fosse a condição primária responsável pela mialgia. Contudo, a maioria dos estudos[15,16,21-23] atuais sugere que os verdadeiros miospasmos não são comuns em pacientes que sofrem de dor nos músculos mastigatórios.

Esses distúrbios musculares mastigatórios geralmente se apresentam como problemas agudos; uma vez identificados e tratados, o músculo recupera sua função normal.[24] Se, no entanto, as alterações miálgicas agudas não forem reconhecidas ou apropriadamente tratadas, certas condições persistentes podem direcionar o problema para uma doença miálgica crônica. À medida que o distúrbio miálgico torna-se mais crônico, o SNC passa a contribuir para a manutenção dessa condição. Como o SNC é um fator importante nessa condição, ela é referida como uma *mialgia centralmente mediada*. A mialgia centralmente mediada é frequentemente muito difícil de ser resolvida, e estratégias de tratamento diferentes daquelas empregadas nos distúrbios miálgicos agudos devem ser empregadas.

Outro exemplo de um distúrbio de dor musculoesquelética crônica é a *fibromialgia*. Embora, essencialmente, essa condição não seja um distúrbio de dor mastigatória, o dentista deve reconhecê-la, a fim de evitar um tratamento odontológico desnecessário. Ao contrário de outras dores musculares, que são regionais, a fibromialgia é uma condição de dor musculoesquelética generalizada. O dentista deve estar ciente de que o tratamento desse transtorno de dor crônica é bastante diferente daqueles empregados em distúrbios musculares relativamente agudos.

Para melhor descrever esse modelo clínico de dor muscular mastigatória, cada componente do modelo será discutido em detalhe mais adiante.

Eventos

A função muscular normal pode ser interrompida por vários tipos de eventos, que podem surgir por fatores tanto locais como sistêmicos. Os fatores locais representam eventos que alteram agudamente a percepção sensorial ou proprioceptiva das estruturas mastigatórias, por exemplo, a fratura de um dente ou a colocação de uma restauração em supraoclusão. O traumatismo de estruturas locais, tal como lesão tecidual causada por uma anestesia odontológica, configura outro tipo de evento local. O traumatismo também pode surgir a partir da utilização excessiva ou incomum das estruturas da mastigação, como ocorre na mastigação de alimentos muito duros ou na mastigação por tempo prolongado (p. ex., goma de mascar). A abertura excessivamente ampla pode produzir distensão nos ligamentos e/ou nos músculos que sustentam a articulação. Isto pode ocorrer como resultado de um procedimento odontológico de longa duração ou mesmo pela simples abertura excessiva (p. ex., um bocejo).

Qualquer fonte de estímulo de dor profunda constante pode representar, ainda, um fator local que altera a função muscular. Essa dor pode se originar nas estruturas locais, como dentes, articulações ou até mesmo os próprios músculos. No entanto, a fonte da dor não é significativa, uma vez que qualquer dor profunda constante, mesmo a idiopática, pode criar uma resposta muscular.[5]

Fatores sistêmicos também podem gerar eventos que interrompam a função muscular normal. Um dos fatores sistêmicos mais comumente reconhecidos é o estresse emocional.[3,25-27] O estresse parece alterar a função muscular, seja pelo sistema eferente gama para o fuso muscular ou por meio da atividade simpática para os tecidos musculares e estruturas relacionadas.[28-34] É claro que a resposta para a evolução do quadro de estresse emocional é muito individual. A reação emocional do paciente e da resposta psicofisiológica a fatores estressantes pode, portanto, variar enormemente. Tem sido demonstrado que a exposição a um fator estressante experimental pode aumentar imediatamente a atividade eletromiográfica de repouso (EMG) dos músculos de mastigação do indivíduo.[15,16] Essa resposta fisiológica proporciona uma ideia clara de como o estresse emocional influencia diretamente a atividade e a dor musculares.

Outros fatores sistêmicos podem influenciar a função muscular, mas são menos compreendidos, como as doenças agudas ou infecções virais. De igual maneira, há uma ampla categoria de fatores mal compreendidos que são únicos para cada paciente. Tais fatores incluem a resistência imunológica e o desequilíbrio autônomo. Esses parecem reduzir a capacidade individual de resistir ou combater os desafios ou exigências de um evento estressante. Fatores constitucionais são, provavelmente, influenciados por idade, gênero e alimentação, e talvez haja até mesmo uma predisposição genética. Esses fatores, discutidos no Capítulo 7, influenciam a adaptabilidade do paciente. Os clínicos percebem que cada paciente responde de forma diferente, muitas vezes, a eventos semelhantes. Supõe-se, então, que haja determinados fatores que podem influenciar a resposta individual. Até o momento, esses fatores são pouco compreendidos e não está bem definido como se relacionam com os distúrbios de dor muscular.

Cocontração protetora (imobilização muscular)

A primeira resposta dos músculos mastigatórios a um dos eventos previamente descritos é a cocontração protetora, uma resposta normal do SNC a uma lesão ou a um risco de lesão. Também tem sido chamada de *imobilização muscular protetora*.[35] Na presença de uma lesão ou ameaça de lesão, a sequência normal de atividade muscular é alterada, de modo a proteger a parte ameaçada de outras lesões.[36-40] A cocontração protetora pode ser comparada à cocontração[41] observada durante muitas atividades funcionais normais, como o braço na tentativa de completar uma tarefa com os dedos. Na presença de estímulos sensoriais alterados ou de dor, os grupos musculares antagonistas ativam-se durante o movimento na tentativa de proteger a parte lesionada. Por exemplo, um paciente que experimenta cocontração no sistema mastigatório apresentará atividade muscular aumentada dos músculos elevadores durante a abertura da boca.[36,42,43] Já durante o fechamento, a atividade aumentada é observada nos músculos abaixadores. Essa coativação dos músculos antagonistas é considerada um mecanismo de proteção normal ou defensivo e deve ser reconhecida como tal pelo clínico. A cocontração protetora não é uma condição patológica, embora possa levar a sintomas musculares dolorosos quando prolongada.

A etiologia da cocontração protetora pode ser qualquer alteração súbita nos estímulos sensitivos ou proprioceptivos das estruturas associadas. Um exemplo de tal evento no sistema mastigatório é a colocação de uma coroa alta. A cocontração protetora também pode ser causada por qualquer estímulo de dor profunda ou pelo aumento do estresse emocional.

A cocontração protetora é relatada clinicamente como uma sensação de fraqueza muscular logo após algum evento. Não há dor relatada quando o músculo está em repouso, mas a atividade do músculo resultará, geralmente, no aumento da dor. O paciente apresenta com frequência abertura da boca limitada, mas, quando solicitado a abri-la lentamente, a abertura total pode ser alcançada. A chave para a identificação da cocontração protetora é que esta se segue imediatamente a um evento; portanto, o histórico é muito importante. Se a cocontração protetora se mantiver por várias horas ou dias, o tecido muscular pode ficar comprometido e pode ocorrer o desenvolvimento de um problema muscular local.

Mialgia local (mialgia não inflamatória)

A mialgia local é um distúrbio de dor miogênica não inflamatória. Muitas vezes, é a primeira resposta do tecido muscular a uma cocontração prolongada e é o tipo mais comum de dor muscular aguda observada na prática odontológica. Enquanto a cocontração muscular representa uma resposta muscular induzida pelo SNC, a sensibilidade muscular local representa uma condição caracterizada por alterações no ambiente local dos tecidos musculares. Essas alterações envolvem a liberação de certas substâncias algogênicas (bradicinina, substância P e, até mesmo, histamina)[44] que produzem a dor. Inicialmente, essas modificações podem não representar nada mais que fadiga. Junto com a cocontração prolongada, outras causas de mialgia local são o traumatismo local ou a atividade excessiva do músculo. Quando a etiologia é o uso excessivo, pode ocorrer um atraso no aparecimento da dor muscular.[45] Esse tipo de mialgia local é, muitas vezes, referido como dor muscular de início tardio ou dor muscular pós-exercício.[46-50]

Uma vez que a mialgia local é, por si mesma, uma fonte de dor profunda, um importante evento clínico pode ocorrer. A dor profunda produzida pela dor muscular pode, de fato, produzir uma cocontração protetora. Tal cocontração adicional pode, por sua vez, produzir mais mialgia local. Um ciclo pode, portanto, ser iniciado (dor muscular cíclica), no qual a dor muscular produz mais cocontração, e assim por diante, como discutido nos capítulos anteriores.

O clínico deve estar ciente das complicações que esta condição pode gerar para se chegar a um diagnóstico. Por exemplo, se o músculo pterigóideo medial for lesado por um bloqueio do nervo alveolar inferior, o traumatismo pode causar dor muscular local. A dor associada, por sua vez, pode desencadear uma cocontração protetora. Uma vez que a cocontração protetora pode levar a dores musculares, um ciclo pode se iniciar. Durante este ciclo, a lesão tecidual original produzida pela injeção se resolve. Quando o reparo tecidual estiver completo, a fonte original da dor deveria ser eliminada; no entanto, o paciente pode continuar a sofrer com o distúrbio muscular doloroso cíclico. Dado que a causa original da dor tenha deixado de ser uma parte do quadro clínico, o profissional pode facilmente se confundir durante o exame. O clínico deve, portanto, reconhecer que, embora a causa original tenha se resolvido, uma condição de dor muscular cíclica existe e deve ser tratada. Esta condição é um achado clínico extremamente comum e, se não for reconhecido, pode levar a um tratamento equivocado do paciente.

A mialgia local apresenta-se clinicamente com músculos dolorosos à palpação e que revelam aumento da dor com a função. A disfunção estrutural é comum e, quando os músculos elevadores estão envolvidos, há uma limitação resultante na abertura da boca. Ao contrário da cocontração protetora, o paciente apresenta grande dificuldade para abrir a boca amplamente. Com a mialgia local, há uma fraqueza muscular.[51-53] A força muscular retorna ao normal quando a dor muscular estiver resolvida.[52-54]

Efeitos do sistema nervoso central na dor muscular

As condições musculares dolorosas descritas até aqui são relativamente simples, tendo predominantemente suas origens em tecidos musculares locais. Essas condições podem, portanto, ser manejadas com sucesso com o tratamento das estruturas locais (músculos, articulações ou dentes). Infelizmente, a dor muscular pode se tornar muito mais complexa. Em muitos casos, a atividade no SNC pode tanto influenciar como realmente *ser* a origem da dor muscular. Isso pode ocorrer tanto secundariamente aos estímulos de dor profunda ou a estímulos sensoriais alterados, quanto se originar da suprarregulação do sistema nervoso autônomo (estresse emocional). Tal fato ocorre quando condições no SNC excitam neurônios sensoriais periféricos (aferentes primários), criando a liberação antidrômica de substâncias algogênicas para os tecidos periféricos, resultando em dor muscular (inflamação neurogênica).[5,18,55,56] Esses efeitos excitatórios centrais também podem levar a efeitos motores (eferentes primários), provocando aumento da tonicidade muscular (cocontração).[16,57]

Terapeuticamente, é importante que o profissional compreenda que a dor muscular apresenta uma origem central. O SNC responde, desta forma, secundariamente a (a) estímulos de dor profunda contínua, (b) níveis elevados de estresse emocional (i. e., uma regulação positiva do sistema nervoso autônomo), ou (c) alterações no sistema inibitório descendente, que levam à diminuição da capacidade de oposição ao impulso aferente, seja nociceptivo ou não.

Distúrbios de dor muscular influenciadas centralmente são terapeuticamente divididos em *distúrbios miálgicos agudos*, como *miospasmo*, e *distúrbios miálgicos crônicos*, que são, por sua vez, divididos em *distúrbios miálgicos regionais* e *distúrbios miálgicos sistêmicos*. Os distúrbios miálgicos regionais são subdivididos em *dor miofascial* e *mialgia crônica centralmente mediada*. Um exemplo de distúrbio miálgico sistêmico é a fibromialgia. Cada uma destas condições será discutida adiante.

Miospasmo (mialgia de contração tônica)

O miospasmo é uma contração muscular tônica induzida pelo SNC. Durante muitos anos, os dentistas acreditavam que a fonte mais comum de dor era a dor miogênica. Estudos recentes, no entanto, trouxeram novas perspectivas em relação à dor muscular e a miospasmos.

É razoável esperar que um músculo em espasmo ou em contração tônica revelasse um nível relativamente elevado de atividade EMG. Entretanto, há estudos que não confirmam a hipótese de que os músculos doloridos apresentem um aumento significativo nos resultados eletromiográficos.[12,16,21,37,57] Esses estudos nos forçaram a repensar a classificação da dor muscular e a diferenciar miospasmos de outros distúrbios de dor muscular. Embora os miospasmos ocorram nos músculos da mastigação, esta condição não é comum; quando presentes, em geral são facilmente identificados pelas características clínicas.

A etiologia dos miospasmos ainda não foi bem documentada. Provavelmente, vários fatores combinados promovam os miospasmos. Condições musculares locais certamente promovem miospasmos. Essas condições envolvem fadiga muscular e alterações no equilíbrio eletrolítico local. A geração de dor profunda também pode precipitar miospasmos.

Miospasmos são facilmente reconhecidos pela disfunção estrutural que produzem. Como um músculo em espasmo está totalmente contraído, grandes alterações posicionais acontecem na mandíbula de acordo com o músculo ou músculos em espasmo. Essas alterações de posicionamento criam certas maloclusões agudas que serão discutidas em detalhes em capítulos posteriores. Miospasmos também são caracterizados por enrijecimento muscular, o que pode ser observado à palpação.

Os miospasmos normalmente são de curta duração, variando de poucos minutos a uma hora. Esse espasmo é semelhante a uma cãibra aguda em um músculo da perna. Ocasionalmente, essas contrações musculares descontroladas podem se repetir ao longo do tempo. Quando são repetitivas, a condição pode ser classificada como distonia. Acredita-se que condições distônicas estejam relacionadas a mecanismos do SNC e devem ser tratadas de maneira diferente de um simples miospasmo. Há determinadas distonias oromandibulares bem descritas que afetam predominantemente os músculos de mastigação. Durante esses episódios distônicos, a boca pode ser forçada a abrir (distonia de abertura) ou a fechar (distonia de fechamento) ou até mesmo a desviar para um lado. A precisa posição da mandíbula é determinada pelos músculos envolvidos.

Distúrbios miálgicos regionais

Dor miofascial (mialgia de pontos de gatilho)

A dor miofascial é uma dor miogênica regional caracterizada por áreas locais de bandas musculares firmes e hipersensíveis conhecidas como pontos de gatilho. Tal condição, algumas vezes, é referida como dor miofascial com pontos de gatilho. É um tipo de distúrbio muscular não muito conhecido ou completamente compreendido, ainda que ocorra comumente em pacientes com queixas miálgicas. Em determinado estudo,[58] mais de 50% dos pacientes que relataram dor a um centro de dor universitário foram diagnosticados como tendo esse tipo de dor.

A dor miofascial foi primeiramente descrita por Travell e Rinzler[59] em 1952, mas as comunidades médica e odontológica têm sido lentas em apreciar o seu significado. Em 1969, Laskin[60] descreveu a síndrome da disfunção de dor miofascial (DDM) apresentando determinadas características clínicas. Embora ele tenha tomado emprestado o termo miofascial, não estava descrevendo a dor miofascial com pontos de gatilho. Em vez disso, a síndrome DDM tem sido utilizada em odontologia como um termo geral para designar qualquer distúrbio muscular (não sendo um distúrbio intracapsular). Como o termo é muito amplo e geral, não é útil no diagnóstico específico e tratamento dos distúrbios dos músculos mastigatórios. A síndrome DDM não deve ser confundida com a descrição de Travell e Rinzler, utilizada neste livro. O termo *dor miofascial* foi ainda mal utilizado quando os Research Diagnostic Criteria (RDCs) foram criados, em 1992.[61] Os RDCs se referiram a todos os distúrbios dolorosos musculares, mas não necessariamente à dor muscular com pontos de gatilho. O termo está mais bem definido nos Diagnostic Criteria for Temporomandibular Disorders (DC/TMD) mais recentes.[62] Uma vez se referindo a todos os tipos de dor muscular, o termo *dor muscular mastigatória* deveria ser utilizado como um termo genérico amplo. Já o termo dor miofascial deveria ser usado somente se a condição atendesse à descrição original na literatura médica (discutido na seção seguinte).

A dor miofascial origina-se a partir de áreas hipersensíveis nos músculos chamadas de *pontos de gatilho*. Essas áreas bem localizadas em tecidos musculares e/ou inserções tendinosas são, muitas vezes, sentidas à palpação como áreas de tensão, o que provoca dor. A natureza exata dos pontos de gatilho não é conhecida. Tem-se sugerido que[63-65] algumas terminações nervosas localizadas nos tecidos musculares podem ser sensibilizadas por substâncias algogênicas que criam uma zona localizada de hipersensibilidade.[66] Pode haver um aumento de temperatura local na área do ponto de gatilho, o que sugere um aumento na demanda metabólica e/ou redução do fluxo sanguíneo para esses tecidos.[67,68] Um ponto de gatilho é uma região bem circunscrita, em que apenas algumas unidades motoras parecem se contrair.[69] Se todas as unidades motoras de um músculo se contraírem, o músculo irá encurtar (Capítulo 2). Esta condição é chamada de miospasmo e já foi discutida. Uma vez que um ponto de gatilho apresenta apenas um seleto grupo de unidades motoras contraídas, nenhuma redução global dos músculos acontecerá, como ocorre no miospasmo.

Uma característica ímpar dos pontos de gatilho é que eles são uma fonte constante de dor profunda e, portanto, podem produzir efeitos excitatórios centrais (Capítulo 2). Se um ponto de gatilho excitar centralmente um grupo de interneurônios aferentes convergentes, muitas vezes haverá como resultado uma dor reflexa, em geral apresentando um padrão previsível de acordo com a localização do ponto de gatilho envolvido (Figuras 8.2 a 8.4).[70] Essa dor é frequentemente relatada pelo paciente como uma cefaleia.

A etiologia da dor miofascial é complexa. Infelizmente, não compreendemos completamente esta condição de dor miogênica. É difícil ser, portanto, específico em relação a todos os fatores etiológicos. Travell e Simons descreveram alguns fatores locais e sistêmicos que parecem estar associados, tais como traumatismo, hipovitaminose, pouco condicionamento físico, fadiga e infecção viral.[71] Outros fatores importantes que provavelmente estão envolvidos são o estresse emocional e a existência de estímulo de dor profunda.

A característica clínica mais comum da dor miofascial é a presença de áreas de tecido enrijecido e hipersensível chamadas de pontos de gatilho. Embora a palpação dos pontos de gatilho produza dor, a sensibilidade muscular local não é a queixa mais comum dos pacientes que sofrem de dor miofascial com ponto de gatilho. O sintoma mais comum geralmente está associado a efeitos excitatórios centrais desencadeados pelos pontos de gatilho. Em muitos casos, o paciente pode estar ciente apenas da dor reflexa e nem sequer reconhecer os pontos de gatilho. Um exemplo perfeito é o paciente que sofre de dor miofascial com ponto de gatilho no músculo trapézio, o que cria uma dor reflexa na região temporal (Figura 8.3).[70,72-73] A queixa principal é de cefaleia temporal, com muito pouco reconhecimento do ponto de gatilho no ombro. Essa apresentação clínica pode facilmente distrair o clínico em relação à fonte do problema. O paciente vai chamar a atenção do profissional para o local da dor (cefaleia temporal), e não para a origem. O profissional deve sempre lembrar que, para o tratamento ser eficaz, deve ser direcionado para a origem da dor, não para o local. Por isso, é sempre importante procurar a verdadeira origem da dor.

Como os pontos de gatilho podem criar efeitos excitatórios centrais,[74-77] é importante também estar ciente de todas as manifestações clínicas possíveis. Como descrito no Capítulo 2, os efeitos excitatórios centrais podem aparecer como dor reflexa, hiperalgesia secundária, cocontração protetora ou mesmo respostas autônomas. Essas condições devem ser levadas em consideração durante a avaliação do paciente.

Uma característica clínica interessante de um ponto de gatilho é que ele pode se apresentar tanto em estado ativo como latente. No estado ativo, produz efeitos excitatórios centrais. Quando um ponto de gatilho está ativo, a cefaleia é, portanto, comum. Sendo a dor referida totalmente dependente da sua fonte de origem, a palpação de um ponto de gatilho ativo (provocação local) frequentemente aumenta a cefaleia. Embora esta característica não esteja sempre presente, quando está, é um auxílio muito útil para o diagnóstico. No estado latente, um ponto de gatilho não é mais sensível à palpação e, por conseguinte, não produz dor reflexa. Quando os pontos de gatilho estão latentes, não podem ser encontrados por palpação e o paciente não se queixa de cefaleia. Nesse caso, o histórico proporciona

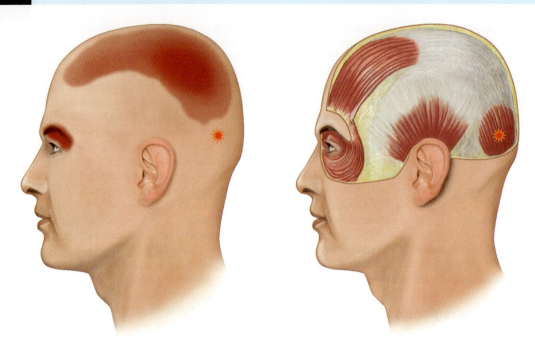

- **Figura 8.2** O ponto de gatilho (marcado com uma estrela) no ventre occipital do músculo occipitofrontal pode produzir cefaleia reflexa atrás dos olhos (De Simon DG, Travell JG, Simons DG: *Myofacial pain and dysfunction. The trigger point manual,* ed. 2, Baltimore, MA, 1999, Williams & Wilkins.)

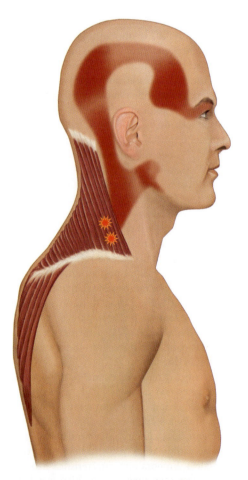

- **Figura 8.3** Pontos de gatilho localizados no músculo trapézio (marcado com uma estrela) refletem dor para a região atrás do ouvido, têmporas e ângulo da mandíbula. (De Simon DG, Travell JG, Simons DG: *Myofacial pain and dysfunction. The trigger point manual,* ed. 2, Baltimore, MA, 1999, Williams & Wilkins.)

os únicos dados que podem conduzir o clínico ao diagnóstico da dor miofascial. Em alguns casos, o clínico deve considerar pedir ao paciente que retorne ao consultório quando estiver com cefaleia, de modo que a confirmação do padrão de dor referida possa ser verificada e o diagnóstico, confirmado.

Acredita-se que os pontos de gatilho não se resolvam sem tratamento. Eles podem, de fato, tornarem-se latentes ou dormentes, levando a um alívio temporário da dor referida. Os pontos de gatilho podem ser ativados por vários fatores,[78] como a atividade exagerada de um músculo, tensão muscular, estresse emocional ou até mesmo uma infecção no trato respiratório superior. Quando os pontos de gatilho são ativados, a cefaleia retorna. Este é um achado comum em pacientes que se queixam de cefaleias regulares no fim da tarde após dias difíceis e estressantes.

Junto com a dor referida, outros efeitos excitatórios centrais podem ser sentidos. Quando uma hiperalgesia secundária está presente, normalmente ela é sentida como um aumento da sensibilidade ao toque no couro cabeludo. Alguns pacientes relatam que até mesmo o seu cabelo "dói" ou que é doloroso penteá-lo. A cocontração é outra condição comum associada à dor miofascial. Os pontos de gatilho em músculos dos ombros ou cervicais podem produzir cocontração nos músculos mastigatórios.[57] Se isso continuar, a dor muscular local nos músculos mastigatórios pode se desenvolver. O tratamento dos músculos mastigatórios não resolverá a condição porque sua origem é nos pontos de gatilho dos músculos cervicoespinais e dos ombros. No entanto, o tratamento dos pontos de gatilho nos músculos do ombro resolverá o transtorno muscular mastigatório, uma vez que é a principal fonte da dor. O tratamento pode ser difícil quando mialgia local estiver presente há muito tempo, porque isso pode iniciar uma dor muscular cíclica (Capítulo 2). Nesses casos, a extensão do tratamento aos músculos da mastigação e aos pontos de gatilho dos músculos cervicoespinais e dos ombros geralmente resolve o problema.

Algumas vezes, efeitos autônomos são produzidos pelo estímulo de dor profunda a partir dos pontos de gatilho. Estes podem resultar em achados clínicos como lacrimejamento e olhos secos

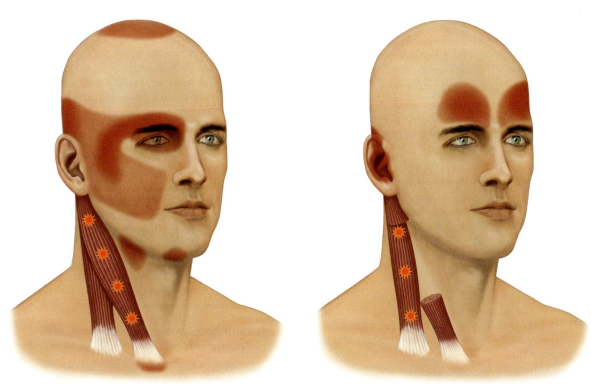

• **Figura 8.4** Pontos de gatilhos localizados no músculo esternocleidomastóideo refletem dor para a área das têmporas (cefaleia temporal típica). (De Simon DG, Travell JG, Simons DG: *Myofacial pain and dysfunction. The trigger point manual,* ed. 2, Baltimore, MA, 1999, Williams & Wilkins.)

ou alterações vasculares (p. ex., palidez e/ou vermelhidão tecidual). Por vezes, a conjuntiva pode ficar avermelhada. Pode até mesmo haver alterações na mucosa que produzem corrimento nasal semelhante a uma resposta alérgica. A chave para determinar se os efeitos autonômicos estão relacionados aos efeitos excitatórios centrais ou a uma reação local, como alergias, é o padrão unilateral. Os efeitos excitatórios centrais na área do trigêmeo raramente ultrapassam a linha média. Portanto, se a dor profunda é unilateral, os efeitos autônomos estarão no mesmo lado que a dor. Em outras palavras, um olho estará avermelhado e o outro normal, uma narina com drenagem de muco e a outra não. Nas respostas alérgicas, ambos os olhos ou ambas as narinas estarão envolvidas.

Em resumo, os sintomas clínicos relacionados à dor miofascial são mais comumente associados aos *efeitos excitatórios centrais* criados pelos pontos de gatilho, e não aos próprios pontos de gatilho. O clínico deve estar ciente disto e identificar os pontos de gatilho envolvidos. Quando estes são palpados, eles se apresentam como áreas hipersensíveis, muitas vezes sentidas como bandas musculares enrijecidas. Normalmente, não há dor local quando o músculo está em repouso, mas há quando o músculo é usado. Com frequência, observa-se uma ligeira disfunção estrutural no músculo que comporta os pontos de gatilho. Isso é comumente relatado como "torcicolo".

Considerações sobre a dor muscular crônica

Os distúrbios miálgicos descritos anteriormente são comumente observados na prática geral da odontologia e, geralmente, representam problemas de curta duração. Com o tratamento adequado, esses distúrbios podem ser completamente resolvidos. No entanto, quando a dor miogênica persiste, mais distúrbios de dor muscular crônicos e complexos podem se desenvolver. Com a cronicidade, os distúrbios da dor miogênica são cada vez mais influenciados pelo SNC, o que resulta em uma condição de dor mais regional ou ocasionalmente global. Com frequência, a dor muscular cíclica também se torna uma característica importante que perpetua essa condição.

Muitos pesquisadores consideram a dor crônica como uma dor que se apresenta durante 6 meses ou mais. Contudo, a duração da dor pode não ser o fator mais importante na determinação da cronicidade. Algumas dores são vividas por anos e nunca se tornam condições de dor crônica. Da mesma forma, algumas condições dolorosas crônicas tornam-se clinicamente crônicas em questão de meses. O fator adicional a ser considerado é a continuidade da dor. Quando uma experiência de dor é constante, sem períodos de alívio, as manifestações clínicas da cronicidade se desenvolvem rapidamente. Por outro lado, se a dor for interrompida com períodos de remissão (sem dor), a condição poderá nunca se tornar um distúrbio de dor crônica. Por exemplo: a cefaleia em salvas (*cluster headache*) é uma condição extremamente dolorosa de dor neurovascular que pode durar anos e nunca se tornar um distúrbio de dor crônica. A razão para isso é que ocorrem períodos de alívio significativos entre os episódios de dor. Ao contrário, a dor constante associada à mialgia centralmente mediada, quando deixada sem tratamento, pode desenvolver as manifestações clínicas da cronicidade em alguns meses.

O dentista deve reconhecer a progressão das queixas miálgicas de um distúrbio de dor aguda para crônica, em que a eficácia do tratamento local é bastante reduzida. Distúrbios de dor crônica, na maioria das vezes, necessitam de tratamento com abordagem multidisciplinar. Em muitos casos, o dentista não está preparado para tratar estes distúrbios. É importante, portanto, que o dentista reconheça os distúrbios de dor crônica e considere o encaminhamento desses pacientes para uma equipe de especialistas adequados que sejam mais capazes de lidar com a questão.

Fatores perpetuantes

Existem certas condições ou fatores que, quando presentes, podem prolongar o quadro de dor muscular. Esses fatores são conhecidos como fatores perpetuantes e podem ser divididos entre aqueles com origem local e os que têm origem sistêmica.

Fatores perpetuantes locais. As seguintes condições representam fatores locais que podem ser responsáveis pela progressão de um distúrbio muscular agudo relativamente simples para uma condição de dor crônica mais complexa:

1. *Causa prolongada.* Se o clínico não conseguir eliminar a causa de um distúrbio miálgico agudo, é provável que se desenvolva uma condição crônica
2. *Causa recorrente.* Se o paciente apresentar episódios recorrentes com a mesma etiologia que produz um distúrbio miálgico agudo, é mais provável que o distúrbio progrida para uma doença crônica (bruxismo, traumatismo repetitivo, repetição de fatores estressantes emocionais etc.)
3. *Tratamento terapêutico impróprio.* Quando um paciente é inadequadamente tratado para um distúrbio miálgico agudo, os sintomas não são facilmente resolvidos. Isso pode levar a uma condição crônica. Esse tipo de fator perpetuante ressalta a importância de se estabelecer o diagnóstico correto e o início de uma terapia eficaz.

Fatores perpetuantes sistêmicos. As seguintes condições representam fatores sistêmicos que podem ser responsáveis pela progressão de um distúrbio muscular agudo para uma condição crônica:

1. *Estresse emocional contínuo.* Visto que o aumento do estresse emocional pode ser um fator etiológico para o desenvolvimento de um distúrbio muscular agudo, a experiência continuada de um nível significativo de estresse emocional pode representar um fator perpetuante que modifique a condição para um distúrbio de dor crônica
2. *Desregulação do sistema inibidor descendente.* Como mencionado no Capítulo 2, o sistema inibidor descendente representa um grupo de estruturas do tronco encefálico que regula a atividade neural ascendente. Um sistema inibidor descendente eficaz minimiza o estímulo nociceptivo para o córtex. Se este sistema se tornar menos eficiente, a nocicepção aumentada pode atingir o córtex, resultando em uma sensação maior de dor. Ainda não foram esclarecidos quais fatores propiciam uma baixa regulação do sistema, mas este conceito pode, em parte, ajudar a explicar as diferenças marcantes nas respostas das pessoas a diferentes eventos (capacidade de adaptação do paciente). Talvez fatores como deficiência nutricional e aptidão física desempenhem alguma função. Embora uma diminuição na função do sistema inibidor descendente pareça se ajustar à apresentação clínica de problemas de dor contínua, estes fatores ainda precisam ser documentados de forma adequada
3. *Transtornos do sono.* Transtornos do sono parecem estar comumente associados a muitos distúrbios miálgicos crônicos.[79-86] Não se sabe ainda se a condição de dor crônica produz um transtorno do sono ou se o transtorno do sono é um fator significativo para o início da condição de dor crônica. Independentemente da questão causa/efeito, a relação entre transtornos do sono e distúrbios de dor crônica deve ser reconhecida, uma vez que pode ser preciso abordá-la durante o tratamento
4. *Comportamento aprendido.* Pacientes que experimentam sofrimento por tempo prolongado podem desenvolver um comportamento de doença que parece perpetuar a dor. Em outras palavras, as pessoas aprendem a estar doentes, em vez de bem. Os pacientes que apresentam o comportamento de doença devem receber tratamento para promover um comportamento de bem-estar, antes de a recuperação completa ocorrer

5. *Ganho secundário.* Os distúrbios de dor crônica podem produzir certos ganhos secundários para o paciente que deles padece.[87-90] Quando um paciente aprende que a dor crônica pode servir para alterar a sua vida normal, pode ter dificuldade em abandonar a dor e voltar às responsabilidades cotidianas. Por exemplo, se a dor crônica se torna uma desculpa para evitar o trabalho, será difícil para o clínico resolver o problema da dor, a menos que o paciente deseje voltar a trabalhar. É importante para o profissional reconhecer a presença de ganhos secundários, de modo que eles possam ser abordados adequadamente. A falha em eliminar os ganhos secundários levará ao fracasso na resolução do distúrbio de dor crônica
6. *Depressão.* A depressão psicológica é um achado comum em pacientes com dor crônica.[91-99] Está bem documentado que pessoas que sofrem por longos períodos frequentemente se tornam deprimidas.[100-103] Como a depressão pode resultar em um problema psicológico independente, deve ser abordada de modo adequado a fim de se tratar o paciente da melhor maneira possível.[104,105] A eliminação isolada do problema da dor não irá, necessariamente, eliminar a depressão.

Mialgia centralmente mediada (dor muscular orofacial persistente)

Mialgia centralmente mediada é uma doença de dor muscular crônica e contínua com origem predominante no SNC e com efeitos sentidos perifericamente nos tecidos musculares. Essa condição também é denominada dor muscular orofacial persistente (DMOP).[106] Esse distúrbio apresenta-se clinicamente com sintomas semelhantes aos de uma condição inflamatória do tecido muscular, sendo, portanto, por vezes referida como miosite. No entanto, essa condição não se caracteriza pelos sinais clínicos clássicos associados à inflamação (vermelhidão, edema etc.), então a denominação miosite não é adequada, sendo *inflamação neurogênica* um termo mais preciso. Sabe-se, atualmente, que as vias do tronco encefálico podem ficar alteradas funcionalmente quando o SNC é exposto a estímulos nociceptivos prolongados. Isto pode resultar em um efeito antidrômico nos neurônios periféricos aferentes. Em outras palavras, os neurônios que normalmente só transmitiriam informação proveniente da periferia para o SNC agora podem estar invertidos e transmitir informação do SNC para os tecidos periféricos. É provável que isto ocorra por meio do sistema de transporte axônico.[107] Quando isso acontece, os neurônios aferentes na periferia podem liberar neurotransmissores nociceptivos (substância P, bradicinina) que, por sua vez, causam dor no tecido periférico. Este processo é chamado de inflamação neurogênica.[108-112]

É importante lembrar o conceito de que a dor muscular manifestada pelo paciente como mialgia crônica mediada centralmente não pode ser tratada mediante manipulação do tecido muscular dolorido em si. O tratamento deve ser direcionado para os mecanismos centrais, uma forma de pensamento que pode ser muito estranha para alguns dentistas.

A mialgia crônica centralmente mediada pode ser causada pelo estímulo prolongado de dor muscular associada à dor muscular local ou dor miofascial. Em outras palavras, quanto mais tempo o paciente se queixa de dor miogênica, maior a probabilidade de mialgia crônica centralmente mediada. No entanto, é possível também que outros mecanismos centrais possam desempenhar um papel significativo na etiologia da mialgia centralmente mediada, tal como a regulação positiva crônica do sistema nervoso autônomo, a exposição crônica ao estresse emocional ou outras fontes de dor profunda.

Deve-se notar que a mialgia crônica centralmente mediada está mais intimamente relacionada à continuidade da dor muscular que à duração. Muitos distúrbios de dor muscular são episódicos, com períodos intermitentes de nenhuma dor muscular. Episódios periódicos de dor muscular não produzem mialgia crônica centralmente mediada. Um período prolongado e constante de dor muscular, no entanto, torna suscetível o desenvolvimento da mialgia crônica centralmente mediada.

Às vezes, uma infecção bacteriana ou viral pode se espalhar para um músculo, produzindo miosite infecciosa verdadeira. Por exemplo, uma lesão traumática penetrante em um músculo pode levar a uma infecção bacteriana, resultando em miosite verdadeira. Essas condições não são comuns, mas, quando o histórico sugere traumatismo ou infecção viral, o tratamento adequado deve ser implementado.

Uma característica clínica da mialgia crônica centralmente mediada é a presença de dor miogênica constante. A dor está presente durante o repouso e aumenta com a função. Os músculos são muito sensíveis à palpação e a disfunção estrutural é comum. A característica clínica mais comum é a duração prolongada dos sintomas.

Distúrbios miálgicos sistêmicos crônicos (fibromialgia)

Os distúrbios miálgicos sistêmicos devem ser reconhecidos como tal para que o tratamento seja estabelecido. A palavra sistêmica é utilizada porque os sintomas relatados pelo paciente são difusos ou generalizados e a etiologia parece estar associada a um mecanismo central. O tratamento destas condições torna-se mais complicado, porque os fatores perpetuantes e a dor muscular cíclica também devem ser tratados. O distúrbio miálgico sistêmico crônico que o dentista deve reconhecer é a fibromialgia. Trata-se de um distúrbio de dor musculoesquelética generalizada que pode ser confundida com um distúrbio agudo dos músculos mastigatórios. Antigamente, a fibromialgia era relatada na literatura médica como fibrosite. De acordo com um consenso recente,[113] a fibromialgia é um distúrbio de dor musculoesquelética generalizada em que a sensibilidade é encontrada em 11 ou mais dos 18 pontos sensíveis específicos espalhados pelo corpo. Mais recentemente, os critérios para a fibromialgia foram incluídos no Wide Spread Pain Index and Symptom Severity Scale.[114] É importante para o dentista reconhecer que a fibromialgia não é um distúrbio de dor mastigatória, ainda que muitos pacientes com fibromialgia relatem frequentemente queixas semelhantes àquelas associadas à DTM.[115-120] Essa semelhança na apresentação pode levar alguns pacientes com fibromialgia a serem tratados sem sucesso com terapias direcionadas para DTM.[121] Isto ocorre porque 42% dos pacientes com fibromialgia também relatam sintomas semelhantes à DTM.[121] Como várias condições de dor muscular sistêmica crônica podem coexistir,[122] é necessário reconhecê-las e encaminhar os pacientes que necessitam de tratamento não odontológico a um profissional médico apropriado. O distúrbio miálgico sistêmico crônico será mais bem discutido no Capítulo 12, de forma que possa ser adequadamente identificado e diferenciado de um distúrbio muscular mastigatório.

Distúrbios funcionais da articulação temporomandibular

Distúrbios funcionais das ATMs são provavelmente os achados mais comumente observados ao se examinar um paciente para disfunção mastigatória. Os achados se devem à alta prevalência de sinais, e não necessariamente de sintomas. Muitos dos sinais, tais como sons articulares, não são dolorosos; por isso, o paciente pode não procurar tratamento. No entanto, quando presentes, os distúrbios funcionais geralmente se apresentam distribuídos em três grandes categorias: *desarranjos do complexo côndilo-disco*, *incompatibilidade estrutural das superfícies articulares* e *distúrbios articulares inflamatórios*. As primeiras duas categorias foram conjuntamente denominadas *distúrbios de interferência discal*. O termo *distúrbio de interferência discal* foi primeiramente introduzido por Welden Bell[123] para descrever um grupo de distúrbios funcionais que se originam de problemas com o complexo côndilo-disco. Alguns destes problemas devem-se ao desarranjo ou à alteração da inserção do disco no côndilo; outros decorrem de uma incompatibilidade entre as superfícies articulares do côndilo, disco e fossa; e outros, ainda, se devem ao fato de as estruturas relativamente normais estarem estendidas para além da sua variação normal de movimento. Embora esses grandes grupos tenham apresentações clínicas semelhantes, são tratados de forma muito diferente. Por isso, é importante que sejam clinicamente diferenciados.

Distúrbios inflamatórios surgem a partir de qualquer resposta localizada dos tecidos associados às estruturas da ATM. Esses distúrbios são, com frequência, resultados de distúrbios de desarranjos discais progressivos ou crônicos. Os dois sintomas principais de problemas funcionais da ATM são dor e disfunção.

Dor

Dor em qualquer estrutura articular (incluindo as ATMs) é chamada de *artralgia*. Parece lógico que a dor se origine nas superfícies articulares quando a articulação sofre a carga dos músculos. No entanto, isto é impossível em uma articulação saudável, uma vez que não há qualquer inervação nas superfícies articulares. A artralgia pode, contudo, se originar de nociceptores localizados nos tecidos moles ao redor da articulação.

Três tecidos periarticulares contêm tais nociceptores: os ligamentos discais, os ligamentos capsulares e os tecidos retrodiscais. Quando esses ligamentos são alongados ou os tecidos retrodiscais comprimidos, os nociceptores enviam sinais de dor e a dor é reconhecida. O indivíduo não consegue diferenciar as três estruturas, de modo que quaisquer nociceptores estimulados em qualquer uma destas estruturas emite sinais percebidos como dor articular. A estimulação dos nociceptores gera uma ação inibidora nos músculos que movimentam a mandíbula. Portanto, quando a dor aparece de forma súbita e inesperada, o movimento mandibular cessa imediatamente (reflexo nociceptivo). Quando a dor é crônica, o movimento fica limitado e muito hesitante (cocontração protetora).

A artralgia originada a partir de estruturas articulares saudáveis normais é uma dor aguda, súbita e intensa, intimamente associada ao movimento articular. Quando a articulação permanece em repouso, a dor desaparece rapidamente. Se as estruturas articulares se romperem, a inflamação pode produzir uma dor constante, acentuada pelo movimento articular. Como discutido mais adiante, um rompimento dos tecidos articulares resulta em perda das superfícies articulares normais, gerando uma dor que pode se originar realmente no osso subarticular.

Disfunção

Disfunção é comum em distúrbios funcionais da ATM. Geralmente se apresenta como uma alteração do movimento normal do côndilo-disco, com produção de sons articulares.[124-126] Os sons comuns podem ser eventos isolados de curta duração conhecidos como estalidos. Se um estalido for alto, pode ser denominado estalo. A crepitação é um som semelhante a cascalho, grosseiro, múltiplo, descrito como irritante e complicado. A disfunção da ATM pode apresentar-se também como uma sensação de agarramento quando o paciente abre a boca. Algumas vezes, a mandíbula pode realmente ficar travada. A disfunção da ATM sempre está diretamente relacionada ao movimento mandibular.

Progressão dos distúrbios da articulação temporomandibular

Tal como acontece com distúrbios musculares, todos os distúrbios funcionais da ATM não são iguais. Portanto, a identificação apropriada dos sintomas e o estabelecimento de um diagnóstico preciso são essenciais para o sucesso do tratamento. Adiante, as três categorias principais de distúrbios da ATM serão discutidas, junto com suas várias subcategorias. A apresentação clínica de cada será apresentada e os fatores etiológicos mais comuns serão enumerados.

Desarranjos do complexo côndilo-disco

Estes distúrbios apresentam-se como uma variada gama de condições, a maioria das quais podem ser observadas como uma série contínua de eventos progressivos. Eles ocorrem em virtude da relação entre o disco articular e as alterações do côndilo. Para compreender essas relações, é necessário rever brevemente a descrição da função articular normal (Capítulo 1).

Lembre-se de que o disco é ligado lateral e medialmente ao côndilo pelos ligamentos discais colaterais; dessa forma, o movimento de translação na articulação pode ocorrer apenas entre o complexo côndilo-disco e a fossa articular (Figura 8.5). O único movimento fisiológico que pode haver entre o côndilo e o disco articular é a rotação. O disco pode girar no côndilo ao redor das inserções dos ligamentos colaterais discais, em direção aos polos do côndilo. A extensão do movimento de rotação é limitada pelo comprimento dos ligamentos colaterais discais, bem como, posteriormente, pela lâmina retrodiscal inferior e, anteriormente, pelo ligamento capsular anterior. A quantidade de rotação do disco no côndilo também é determinada por morfologia do disco, grau de pressão interarticular, músculo pterigóideo lateral superior e lâmina retrodiscal superior.

Quando a boca abre, o côndilo desliza para a frente e o disco rotaciona posteriormente no côndilo. A lâmina retrodiscal superior se alonga, o que permite que o complexo côndilo-disco translade para fora da fossa. A pressão interarticular produzida pelos músculos elevadores mantém o côndilo na zona intermediária mais delgada do disco articular e evita que a borda anterior mais espessa ultrapasse posteriormente o espaço discal entre o côndilo e a superfície articular da eminência. Quando uma pessoa morde algum alimento duro, a pressão interarticular diminui na articulação ipsilateral (lado da mordida). Para estabilizar a articulação durante a alimentação, o músculo pterigóideo lateral superior puxa o complexo côndilo-disco à frente. As fibras do pterigóideo lateral superior inseridas no disco produzem uma rotação anterior (para a frente) no disco, permitindo à borda mais espessa manter o contato íntimo entre as duas superfícies articulares. As fibras do pterigóideo lateral superior inseridas no colo do côndilo puxam o côndilo para a frente, suportando-o contra a vertente posterior da eminência articular.

Lembre-se de que a lâmina retrodiscal superior é a única estrutura que pode retrair o disco posteriormente. No entanto, essa força só pode ser aplicada quando o côndilo faz uma translação para a frente, desdobrando e alongando a lâmina retrodiscal superior. (Não há tensão na lâmina retrodiscal superior quando a articulação está na posição fechada.) O disco pode ser rotacionado para a frente por ação do pterigóideo lateral superior, no qual está inserido. Na articulação saudável, as superfícies do côndilo, do disco e da fossa articular são lisas e escorregadias, o que permite uma movimentação fácil, sem atrito.

Dessa maneira, o disco mantém a sua posição sobre o côndilo durante o movimento devido à sua morfologia e à pressão interarticular. Sua morfologia (bordas anterior e posterior mais espessas) proporciona uma característica de autoposicionamento que, em conjunto com a pressão interarticular, o mantém no centro do côndilo. Reforçando essa característica de autoposicionamento estão os ligamentos colaterais discais medial e lateral, que não permitem movimentos de deslizamento do disco sobre o côndilo.

Se a morfologia do disco for alterada e os ligamentos discais forem alongados, permite-se, então, o deslizamento do disco (translação) pela superfície articular do côndilo. Esse tipo de movimento não está presente na articulação saudável. O grau de movimentação do disco é determinado pelas alterações que ocorrerem na morfologia do disco e pelo grau de alongamento dos ligamentos discais.

Um conceito importante de ser lembrado é que os ligamentos não podem ser estirados. Eles são compostos por fibras colágenas que apresentam um comprimento particular. Os ligamentos determinam os movimentos bordejantes da articulação. Esticar implicaria extensão seguida por um retorno ao tamanho original. Os ligamentos não apresentam elasticidade; portanto, uma vez alongados, eles geralmente permanecem nesse comprimento (Capítulo 1). Com os ligamentos já alongados, a biomecânica da articulação frequentemente se altera (muitas vezes de forma permanente). Esse conceito aplica-se a todas as articulações e deve ser conhecido para haver compreensão das mudanças que podem ocorrer na ATM.

Considera-se, para fins de discussão, que os ligamentos discais se tornem alongados. Mesmo com esse alongamento, na posição com articulação fechada normal e durante a função, a pressão interarticular permite que o disco se posicione no côndilo e nenhum sintoma incomum é observado. No entanto, se a morfologia do disco estiver alterada, como um adelgaçamento da margem posterior acompanhado por alongamento dos ligamentos discais, podem ocorrer alterações na função normal do disco. Na posição fechada de repouso da articulação, a pressão interarticular é muito baixa. Se os ligamentos discais estiverem alongados, o disco estará livre para se mover sobre a superfície articular do côndilo. Uma vez que na posição articular fechada a lâmina retrodiscal superior não influencia muito a posição do disco, a tonicidade do músculo pterigóideo lateral superior estimulará o disco a assumir uma posição mais anteriorizada no côndilo.

O movimento do disco para a frente será limitado pelo comprimento dos ligamentos discais e pela espessura da borda posterior do disco. Na verdade, a inserção superolateral do pterigóideo puxa o disco não só para a frente, mas também medialmente no côndilo (Figura 8.6). Se a tração desse músculo for persistente, com o

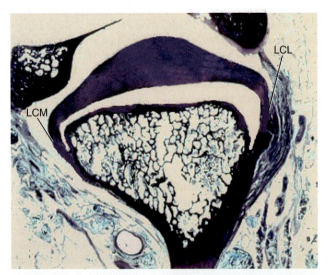

• **Figura 8.5** Vista frontal de um côndilo, disco e fossa demonstrando as inserções do disco nos polos dos côndilos pelos ligamentos colaterais médio (*LCM*) e lateral (*LCL*). Esses ligamentos proporcionam rotação anterior e posterior do disco no côndilo, mas limitam os movimentos discais medial e lateral. (Cortesia de Dr. Terry Tanaka, San Diego, CA.)

CAPÍTULO 8   Sinais e Sintomas das Disfunções Temporomandibulares   141

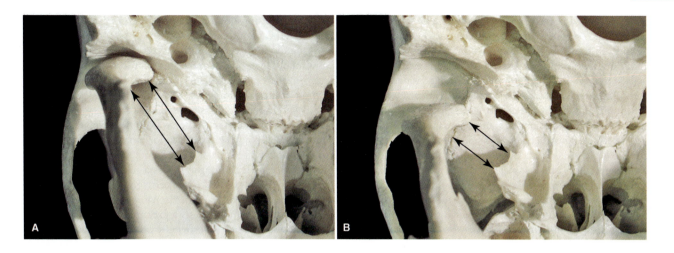

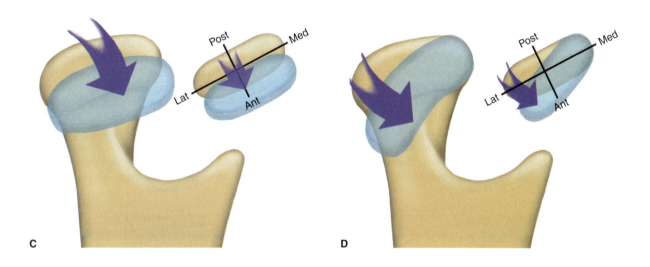

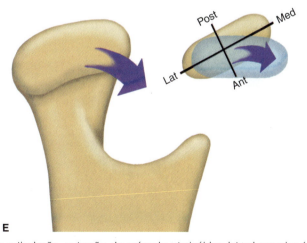

● **Figura 8.6 A.** Na posição fechada da articulação, a tração do músculo pterigóideo lateral superior é em direção anteromedial (*setas*). **B.** Quando a mandíbula translada para a frente em direção protrusiva, a tração da cabeça superior é então direcionada mais medialmente (*setas*). Na posição de protrusão a tração maior do músculo é em direção medial, e não anterior. O disco pode ter a oportunidade de se deslocar em diversas direções. **C.** Em uma visão superior, o disco inteiro pode estar deslocado anteromedialmente. **D.** O disco pode estar deslocado anteromedialmente com o polo lateral sendo movimentado primeiro. Esta é, geralmente, a direção mais comum de deslocamento, uma vez que é relacionada com o tracionamento direto do músculo pterigóideo lateral superior. **E.** O disco pode estar deslocado anterolateralmente, com o polo medial sendo movimentado primeiro. Uma vez que não existem forças funcionais sendo aplicadas no disco nesta direção, é o deslocamento de disco que menos ocorre.

passar do tempo, a borda posterior do disco pode se tornar mais delgada. Como essa área é afinada, o disco pode ser deslocado mais no sentido anteromedial. Visto que a lâmina retrodiscal superior oferece pouca resistência quando a articulação está na posição fechada, a posição medial e anterior do disco é mantida. À medida que a borda posterior do disco se torna mais adelgaçada, ele pode ser deslocado ainda mais para dentro do espaço discal, de forma que o côndilo fique posicionado sobre a borda posterior do disco. Essa condição é conhecida como *deslocamento do disco* (Figura 8.7). A maioria das pessoas relata deslocamentos funcionais do disco, inicialmente como uma sensação alterada momentaneamente durante o movimento, mas normalmente sem dor. A dor pode ocorrer ocasionalmente quando a pessoa morde (mordida potente) e ativa o pterigóideo lateral superior. Com a tração do músculo, o disco se desloca ainda mais e a tensão no ligamento discal já alongado pode gerar dor articular.

Quando o disco estiver em posição mais anterior e medial, a função da articulação pode ser comprometida de alguma maneira. À medida que a boca se abre e o côndilo se move para a frente, um movimento curto de translação pode ocorrer entre o côndilo e o disco até que o côndilo assuma novamente a sua posição normal na zona mais delgada do disco (zona intermediária). Uma vez realizada translação sobre a superfície posterior do disco para a zona intermediária, a pressão interarticular mantém esta relação e o disco é deslocado novamente à frente com o côndilo através do movimento remanescente de translação. Após o movimento de protrusão total ser concluído, o côndilo começa a retornar e as fibras alongadas da lâmina retrodiscal superior auxiliam ativamente o retorno do disco com o côndilo para a posição articular fechada. Outra vez, a pressão interarticular mantém a superfície articular do côndilo na zona intermediária do disco por

não permitir que a borda anterior espessa passe entre o côndilo e a eminência articular.

Quando a articulação está na posição fechada, o disco está novamente livre para se mover de acordo com as exigências das suas inserções funcionais. A presença de tonicidade muscular estimulará novamente o disco a assumir uma posição mais anteromedial permitida pelas inserções discais e sua morfologia própria. Pode-se considerar que, se houvesse hiperatividade muscular, o músculo pterigóideo lateral superior teria ainda maior influência na posição do disco.

A característica importante dessa relação funcional é que o côndilo translada pelo disco, em certo grau, quando o movimento se inicia. Este tipo de movimento não ocorre na articulação normal. Durante este movimento, a pressão interarticular aumentada pode impedir que as superfícies articulares deslizem uma sobre a outra suavemente. O disco pode aderir ou estar ligeiramente aderido, causando um movimento brusco do côndilo sobre ele na relação côndilo-disco normal. Um som de estalido muitas vezes acompanha este movimento abrupto. Uma vez que a articulação tenha produzido o estalido, a relação normal do disco e côndilo é restabelecida e mantida durante o resto do movimento de abertura. Durante o fechamento da boca, a relação normal disco-côndilo é mantida em função da pressão interarticular. No entanto, uma vez que a boca é fechada e a pressão interarticular diminui, o disco pode ser novamente deslocado para a frente pela tonicidade do músculo pterigóideo lateral superior. Em muitos casos, se o deslocamento for pequeno e a pressão interarticular baixa, não é observado qualquer estalido durante este reposicionamento (Figura 8.8). Este estalido único percebido durante o movimento de abertura representa os estágios iniciais do desarranjo do disco ou o que também é chamado de *desarranjo interno*.

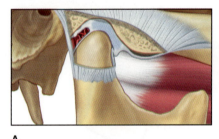
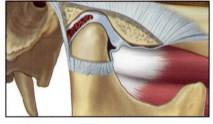
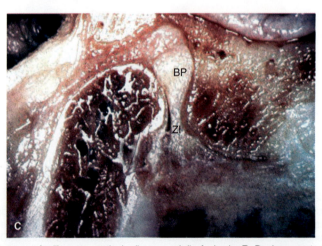

• **Figura 8.7 A.** Posição normal do disco no côndilo com a articulação na posição fechada. **B.** Deslocamento funcional do disco. Sua borda posterior está adelgaçada e os ligamentos discais e retrodiscais inferiores estão alongados, o que permite que o pterigóideo lateral superior desloque o disco anteriormente (e medialmente). **C.** Neste espécime, o côndilo está articulando na banda posterior do disco *(BP)*, e não na zona intermediária *(ZI)*. Descrição de um deslocamento anterior do disco. (Cortesia de Dr. Julio Turell, Universidad de Montevideo, Uruguai.)

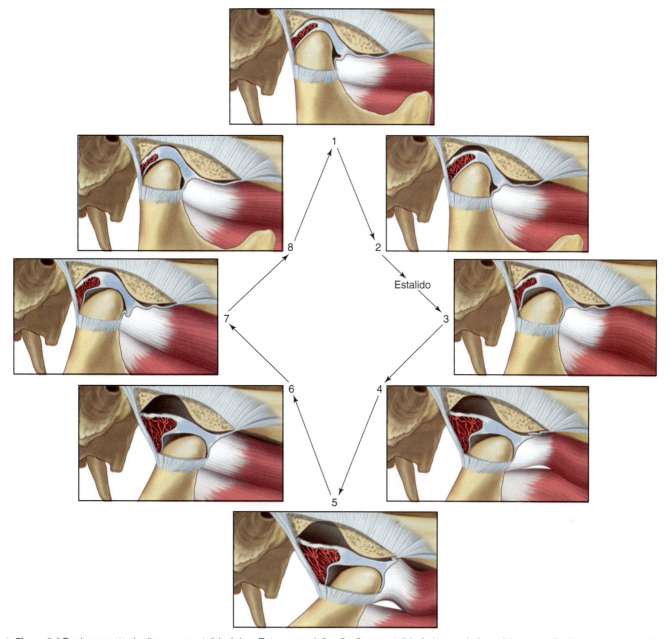

• **Figura 8.8** Deslocamento de disco com estalido único. Entre as posições 2 e 3, um estalido é observado à medida que o côndilo se movimenta da borda posterior para a zona intermediária do disco. Função normal côndilo-disco ocorre durante o movimento de abertura e fechamento. Na posição articular fechada (1), o disco está novamente deslocado para a frente e medialmente pela atividade do pterigóideo lateral superior.

Se essa condição persistir, um segundo estágio do desarranjo é notado. À medida que o disco é mais cronicamente reposicionado à frente e medialmente pela ação do músculo pterigóideo lateral superior, os ligamentos discais sofrem um alongamento ainda maior. O posicionamento persistente para a frente do disco também provoca o alongamento da lâmina retrodiscal inferior. Junto a esta alteração é produzido um contínuo adelgaçamento da borda posterior do disco, o que permite que o disco seja reposicionado mais anteriormente, de modo que o côndilo fique posicionado mais posteriormente na borda posterior.[125-127] As alterações morfológicas do disco na área em que se encontra o côndilo pode criar um segundo estalido durante os estágios finais do retorno condilar, pouco antes da posição de fechamento completo. Esta fase do desarranjo é chamada de *estalido recíproco*.[128]

O estalido recíproco (Figura 8.9) é caracterizado da seguinte forma:

1. Durante a abertura da mandíbula, ouve-se um som (estalido) que representa o movimento do côndilo sobre a borda posterior do disco para chegar à sua posição normal na zona intermediária. A relação côndilo-disco mantém-se normal no restante do movimento de abertura
2. Durante o fechamento, a posição normal do disco é mantida até que o côndilo retorne para muito próximo da posição articular fechada
3. À medida que a posição articular fechada se aproxima, a tração posterior da lâmina retrodiscal superior diminui
4. A combinação da morfologia do disco e da tração do músculo pterigóideo lateral superior permite ao disco deslizar novamente para a posição mais anterior, onde o movimento se iniciou. Este

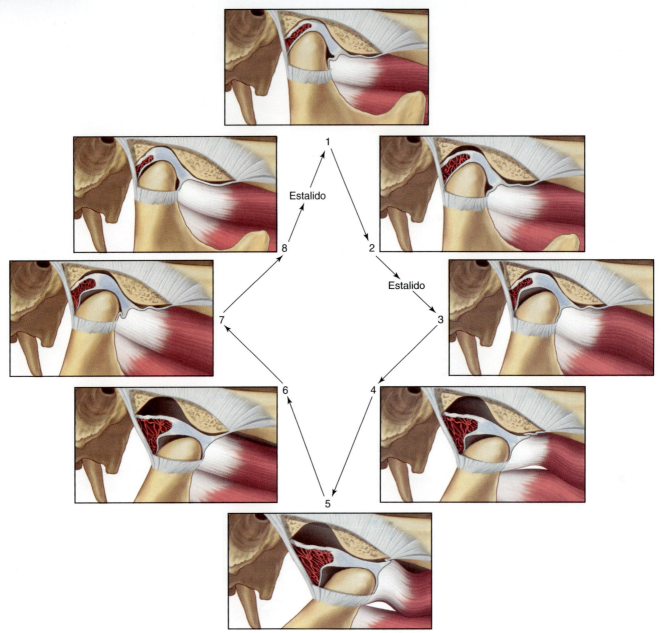

• **Figura 8.9** Deslocamento de disco com estalido recíproco. Entre as posições 2 e 3, um estalido é observado à medida que o côndilo se movimenta pela borda posterior do disco. A função normal côndilo-disco ocorre durante a abertura e o fechamento, até que a posição articular fechada esteja próxima. Em seguida, um segundo estalido é observado à medida que o côndilo, mais uma vez, se movimenta da zona intermediária para a borda posterior do disco (entre 8 e 1).

movimento final do côndilo pela borda posterior do disco cria um segundo som de estalido, ou seja, o estalido recíproco.

O estalido de abertura pode ocorrer em qualquer momento durante esse movimento, dependendo da morfologia do disco-côndilo, da tração muscular e da tração da lâmina retrodiscal superior. O estalido de fechamento ocorre quase sempre muito próximo da posição fechada ou da intercuspidação.

Quando o estalido ocorre durante os movimentos de abertura e fechamento, a implicação clínica é que o disco está deslocado e está sendo reposicionado em uma relação normal durante a abertura. Quando o disco é recolocado na posição normal diz-se que ele foi *reduzido*. Em termos ortopédicos, redução significa colocar de volta à sua posição normal. Por isso, essa condição é chamada de deslocamento do disco com redução.

Lembre-se de que, quando o disco é deslocado anteriormente pelos músculos, a lâmina retrodiscal superior é ligeiramente alongada.

Se esta condição for mantida durante um período prolongado, a elasticidade da lâmina retrodiscal superior pode ser lesada e perdida. É importante lembrar que esta área é a única estrutura que pode aplicar força de retração no disco. Uma vez perdida tal força, não existe um mecanismo para retrair o disco.

Alguns[129] autores sugerem que o músculo pterigóideo lateral superior não é o principal fator de influência no deslocamento anteromedial do disco. Embora este pareça ser um fator de influência óbvio, outras características certamente devem ser consideradas. Tanaka[130,131] identificou a presença de uma inserção ligamentosa da porção medial do complexo côndilo-disco na parede medial da fossa (Figura 8.10). Se esse ligamento estiver firmemente inserido, o movimento do côndilo para a frente pode criar uma fixação medial do disco. Tanaka[130] também identificou que os tecidos retrodiscais estão firmemente inseridos na parte medial da fossa posterior, mas não na face lateral. Isso pode sugerir que a face lateral do disco pode ser deslocada mais facilmente que a face medial, permitindo que o disco se desloque mais anteromedialmente. Existem, provavelmente, outros fatores que ainda não foram descritos. Mais investigações nessa área são necessárias.

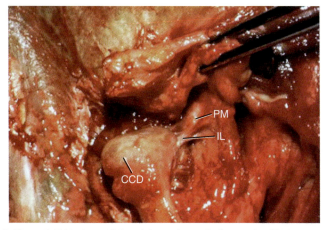

- **Figura 8.10** Neste espécime, há uma inserção ligamentar *(IL)* do complexo côndilo-disco *(CCD)* na parede medial da fossa *(PM)*. Durante o movimento do côndilo para a frente, essa inserção pode prender o disco em uma direção anteromedial. A inserção foi demonstrada por Tanaka e pode ajudar a explicar o deslocamento na direção anteromedial de alguns discos. (Cortesia de Dr. Terry Tanaka, Chula Vista, CA).

Como mencionado anteriormente, o disco deslocado situa-se de forma mais comum anteromedialmente. Isto provavelmente se deve às forças direcionais do músculo pterigóideo lateral superior no disco. No entanto, deve-se considerar que o disco pode estar deslocado apenas anteriormente ou, em alguns casos, apenas lateralmente. Além disso, o disco inteiro pode não apresentar o mesmo grau de deslocamento. Em outras palavras, em alguns casos, apenas a face medial do disco está deslocada, com a parte remanescente mantida na sua posição normal (Figura 8.11). Por outro lado, somente a parte lateral do disco pode estar deslocada. Com todas essas variações, algumas vezes é difícil determinar clinicamente a posição exata do disco porque os sons articulares podem ser bastante diferentes. Quando isto ocorre, talvez seja necessário obter a imagem do tecido mole por ressonância magnética (RM) para determinar a posição real do disco (Capítulo 9).

Com esse conhecimento, podemos agora começar uma discussão sobre o próximo estágio do desarranjo do disco. Conforme visto previamente, quanto maior o deslocamento anterior e medial do disco, maior o adelgaçamento da sua borda posterior e mais alongados lateralmente o ligamento discal e a lâmina retrodiscal inferior.[132] Além disso, o deslocamento anterior do disco leva a uma perda maior da elasticidade da lâmina retrodiscal superior. À medida que o disco se torna mais delgado e achatado, ele perde a sua capacidade de autoposicionamento no côndilo, o que permite, então, maior movimento de translação entre o côndilo e o disco. Quanto mais liberdade de movimento o disco apresentar, maior

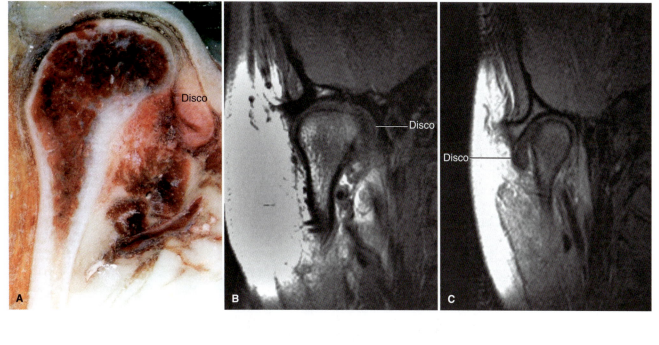

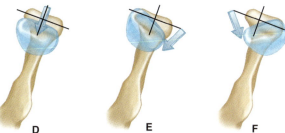

- **Figura 8.11** Variações no deslocamento de disco. **A.** Um disco deslocado medialmente. **B.** Imagem de ressonância magnética de um disco deslocado medialmente. **C.** Imagem de ressonância magnética de um disco deslocado lateralmente. **D.** Algumas vezes, o disco está parcialmente deslocado; ou a porção média do disco está deslocada (**E**), ou a porção lateral (**F**). (**A** a **C.** Cortesia de Dr. Per-Lennart Westesson, University of Rochester, Rochester, NY.)

a influência da inserção do músculo pterigóideo lateral superior. Eventualmente, o disco pode ser empurrado através do espaço discal, causando um colapso no espaço articular atrás dele. Em outras palavras, se a borda posterior do disco se tornar fina, a inserção funcional do pterigóideo lateral superior pode estimular a migração anterior do disco através do espaço discal. Quando isso acontece, a pressão interarticular provoca um colapso no espaço discal, prendendo o disco na posição avançada. Então, a próxima translação completa do côndilo é impedida pela posição anterior e medial do disco. O indivíduo sente, assim, a articulação travada em uma posição fechada limitada. Uma vez que a superfície articular esteja eventualmente separada, essa condição é denominada *deslocamento total do disco* (Figura 8.12).

Como já descrito, um disco funcionalmente deslocado pode criar sons articulares quando o côndilo desliza pelo disco durante a translação mandibular normal. Se o disco apresentar uma luxação funcional, os sons articulares são eliminados, pois não pode ocorrer o deslizamento. Esta informação pode ser útil para distinguir um deslocamento funcional de uma luxação funcional.

Algumas pessoas que apresentam luxação funcional do disco são capazes de movimentar a mandíbula em várias direções laterais ou protrusivas para acomodar o movimento do côndilo sobre a borda posterior do disco e, assim, resolvem a condição de luxação. Se a luxação ocorrer apenas ocasionalmente e o indivíduo conseguir resolvê-la sem auxílio, essa condição é definida como *deslocamento do disco com redução*. O paciente, muitas vezes, relata que a mandíbula "agarra" quando abre muito a boca (Figura 8.13). Essa condição pode ou não ser dolorosa, dependendo da gravidade e da duração do bloqueio e da integridade das estruturas da articulação. Se a condição for aguda, com histórico recente e de duração curta, a dor articular pode estar associada apenas ao alongamento dos ligamentos articulares (como a tentativa de forçar a abertura da mandíbula). À medida que os episódios de travamento ou luxação se tornam mais frequentes e crônicos, os ligamentos se rompem e há perda de inervação. A dor está menos associada aos ligamentos e mais relacionada às forças aplicadas sobre os tecidos retrodiscais.

O próximo estágio do desarranjo do disco é conhecido como *deslocamento do disco sem redução*. Esta condição ocorre quando a pessoa é incapaz de retornar o disco deslocado para sua posição normal no côndilo. A boca não atinge a abertura máxima porque o disco não permite o movimento de translação completo do côndilo (Figura 8.14). Normalmente, a abertura inicial será de apenas 25 a 30 mm entre os incisivos, o que corresponde à rotação máxima da articulação. A pessoa geralmente está ciente de que a sua articulação está afetada e se lembra da ocasião que levou ao travamento. Visto que, geralmente, apenas uma articulação está luxada, um padrão distinto de movimento mandibular é observado clinicamente. A articulação com o disco deslocado sem redução não permite a translação completa do seu côndilo, enquanto a outra articulação funciona normalmente. Portanto, quando o paciente abre a boca amplamente, a linha média da mandíbula é desviada para o lado afetado. Além disso, o paciente é capaz de realizar um movimento de lateralidade normal no lado afetado (o côndilo rotaciona apenas nesse lado). No entanto, quando existe a tentativa de realizar o movimento para o lado não afetado, desenvolve-se uma restrição (o côndilo no lado afetado não pode transladar para além do disco com deslocamento anterior). O deslocamento sem redução também pode ser denominado de *travamento fechado*,[128] pois o paciente sente-se travado quando a boca se aproxima da posição fechada. Os pacientes podem relatar dor quando a mandíbula é movimentada para o ponto de limitação, mas a dor não necessariamente acompanha essa condição.[133-136]

Se o travamento mandibular continuar, o côndilo será posicionado cronicamente sobre os tecidos retrodiscais. Estes tecidos não são

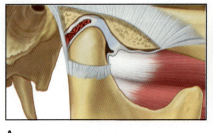
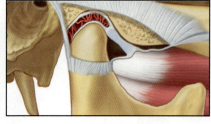

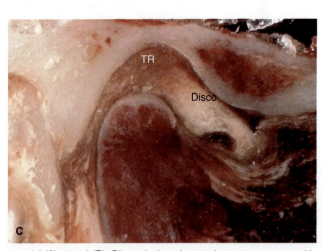

• **Figura 8.12** Deslocamento de disco parcial (**A**) e total (**B**). Disco deslocado anteriormente para permitir ao côndilo operar na borda posterior do disco e dos tecidos retrodiscais (**C**). Esses tecidos são altamente vascularizados e inervados, podendo produzir dor durante o carregamento. (Cortesia de Dr. Per-Lennart Westesson, University of Rochester, Rochester, NY.)

CAPÍTULO 8 Sinais e Sintomas das Disfunções Temporomandibulares

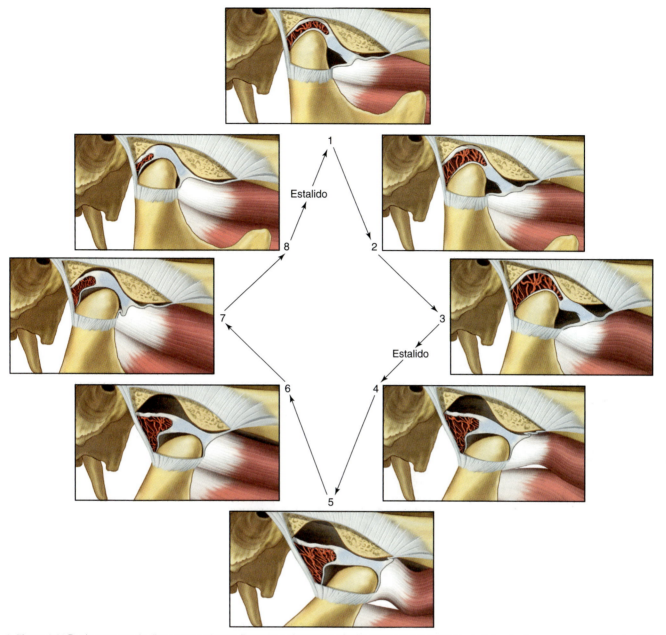

- **Figura 8.13** Deslocamento de disco com redução. Durante a abertura o côndilo passa sobre a borda posterior do disco para a zona intermediária do disco, reduzindo, assim, o disco deslocado. O movimento discal pode levar aos movimentos mecânicos de agarramento ou travamento. Quando isso ocorre, a condição é chamada de deslocamento de disco com redução, ou travamento aberto.

estruturados anatomicamente para receber essa força (Figura 8.15). Assim, conforme a força é aplicada, há grande probabilidade de que os tecidos se alterem.[126,137,138] Com tal alteração, inicia-se a inflamação tecidual (discutida como outra categoria dos distúrbios da ATM).

Qualquer condição ou evento que desencadeie o alongamento dos ligamentos discais ou adelgace o disco pode causar estes desarranjos do complexo côndilo-disco. Certamente, um dos fatores mais comuns é o traumatismo. Dois tipos gerais de traumatismo devem ser considerados: *macrotraumatismo* e *microtraumatismo*.

Macrotraumatismo. Considera-se macrotraumatismo qualquer força súbita na articulação que possa resultar em alterações estruturais. As alterações estruturais mais comuns que afetam a ATM são os alongamentos dos ligamentos discais. O macrotraumatismo pode ser subdividido em dois tipos: direto ou indireto.

Traumatismo direto. Há pouca dúvida sobre o que significa um traumatismo direto à mandíbula. Assim, um golpe direto no mento pode desencadear instantaneamente um distúrbio intracapsular. Se este traumatismo ocorrer quando os dentes estão separados (traumatismo de boca aberta), o côndilo pode ser subitamente deslocado da fossa. Este movimento súbito do côndilo é limitado pelos ligamentos. Se a força for grande, os ligamentos podem ser alongados, o que pode comprometer a mecânica côndilo-disco normal. A frouxidão aumentada resultante pode levar ao deslocamento discal e aos sintomas de estalido e travamento. O macrotraumatismo inesperado na mandíbula (p. ex., durante uma queda ou um acidente de automóvel) pode levar ao deslocamento do disco com ou sem redução.[139-151]

É importante observar que, com o traumatismo de boca aberta, a articulação oposta ao local do traumatismo frequentemente é mais lesionada. Por exemplo, se um indivíduo recebe um golpe no lado direito da mandíbula, esta é rapidamente deslocada para a esquerda. O côndilo direito está bem amparado pela parede medial

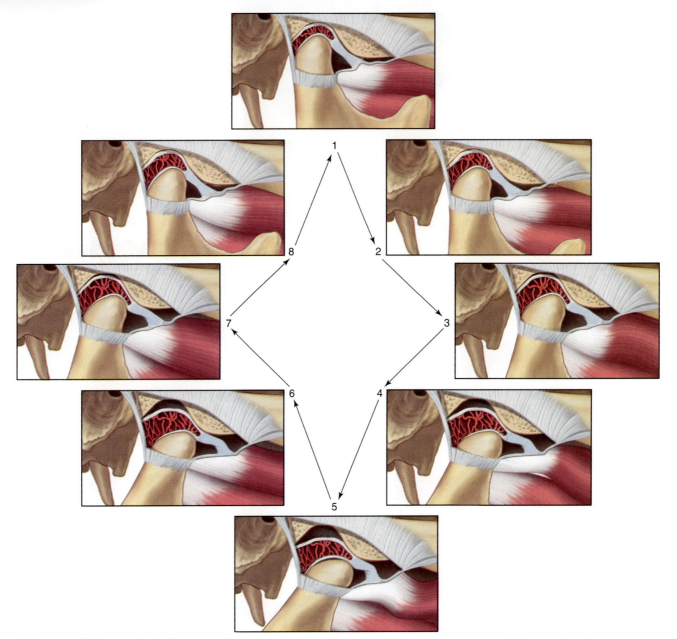

• **Figura 8.14** Deslocamento de disco sem redução (travamento fechado). O côndilo nunca assume uma relação normal no disco, mas, em vez disso, faz com que o disco se mova para a frente. Essa condição limita a distância em que ele pode transladar à frente.

da fossa. Portanto, este côndilo não é deslocado e os ligamentos não são lesionados. No entanto, quando um golpe ocorre no lado direito, o côndilo esquerdo pode ser forçado rapidamente para a lateral, onde não há qualquer suporte ósseo, apenas ligamentos. Esses ligamentos podem ser repentinamente alongados, resultando em um deslocamento do disco da ATM esquerda.

O macrotraumatismo também pode ocorrer quando os dentes estão em contato (traumatismo de boca fechada). Se houver um traumatismo na mandíbula quando os dentes estão justapostos, a intercuspidação dos dentes mantém a posição mandibular, resistindo ao deslocamento articular. O traumatismo de boca fechada é, portanto, menos prejudicial para o complexo côndilo-disco. Esta potencial redução de lesão torna-se óbvia quando se examina a incidência de lesão associada à atividade física. Atletas que usam protetores de boca macios apresentam significativamente menos lesões nos maxilares que aqueles que não os usam.[152-154] Seria sensato, portanto, uma vez que o traumatismo facial é esperado, utilizar um dispositivo oclusal macio ou, pelo menos, manter os dentes firmemente fechados na posição de intercuspidação. Infelizmente, a maioria dos macrotraumatismos diretos são inesperados (i. e., um acidente de automóvel); portanto, os dentes estão separados, o que, geralmente, resulta em lesão às estruturas articulares.

O traumatismo de boca fechada provavelmente não ocorrerá sem alguma consequência. Embora os ligamentos não possam ser alongados, as superfícies articulares certamente podem receber uma carga traumática súbita.[155] Este tipo de carga pode romper a superfície articular do côndilo, fossa ou disco, o que pode levar a alterações no deslizamento suave das superfícies articulares, causando atrito e até mesmo travamento durante o movimento. Portanto, esse tipo de traumatismo pode resultar em aderências, que serão retratadas posteriormente neste capítulo.

O traumatismo direto também pode ser iatrogênico. Sempre que a mandíbula está além do limite, pode ocorrer o alongamento dos ligamentos. Os pacientes correm mais risco deste tipo de lesão

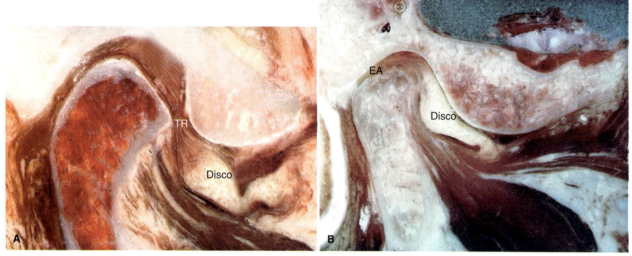

Figura 8.15 A. Neste espécime, há um disco funcionalmente deslocado anteriormente e o côndilo está articulando totalmente com os tecidos retrodiscais (*TR*). **B.** O espécime também apresenta um disco deslocado anteriormente na posição de fechamento. Observa-se como o côndilo se moveu próximo da fossa e o espaço articular (*EA*) está estreitado. Esse deslocamento do disco é provavelmente crônico. (Cortesia de Dr. Per-Lennart Westesson, University of Rochester, Rochester, NY.)

se tiverem sido sedados, o que reduz a estabilização articular normal exercida pelos músculos. Exemplos comuns de traumatismos iatrogênicos incluem aqueles em função de procedimentos de intubação,[156-159] procedimentos de extração de terceiro molar[160] e consulta odontológica demorada. Na realidade, qualquer abertura ampla e estendida da boca (um bocejo) apresenta potencial de alongar os ligamentos discais.[139] Os médicos e dentistas devem estar bem cientes destas condições, para não criar um problema de desarranjo do disco que pode durar toda a vida do paciente.

Traumatismo indireto. Traumatismo indireto refere-se à lesão que pode ocorrer na ATM secundária a uma força súbita, mas não em função daquela que ocorre diretamente na mandíbula. O tipo mais comum de traumatismo indireto está associado à lesão cervical do tipo extensão-flexão (chicote).[141,147,161,162] Embora a literatura descreva uma associação entre lesões cervicais e sintomas de DTM, dados sobre a natureza precisa dessa relação ainda são insuficientes.[163-166]

A simulação por computador sugere que certas lesões automobilísticas não produzem um evento de extensão-flexão da ATM semelhante àquele observado no pescoço.[167,168] Corroborando, voluntários humanos em testes de colisão com veículos automobilísticos não conseguiram mostrar o movimento da mandíbula durante o impacto na traseira veicular.[169] Portanto, há poucas evidências que suportem o conceito de que, comumente, o traumatismo indireto cause o deslocamento rápido do côndilo no interior da fossa, criando, assim, uma lesão de tecidos moles semelhante à observada na coluna cervical.[170,171] Isso não quer dizer que este tipo de lesão não possa ocorrer, mas que, provavelmente, é muito raro.

Se essa afirmação for verdadeira, por que, então, os sintomas de DTM são comumente associados a lesões da coluna cervical?[141,147,160,162,165,166,172,173] A resposta para esta pergunta consiste na compreensão dos sintomas heterotópicos (Capítulo 2). O profissional deve estar consciente de que o estímulo constante de dor profunda com origem na coluna cervical geralmente cria sintomas heterotópicos na face.[74] Esses sintomas heterotópicos podem ser denominados como dor reflexa (sensitiva) e/ou cocontração dos músculos mastigatórios (motores). Kronn[162] relatou que os pacientes que sofreram lesões cervicais do tipo chicote apresentaram maior incidência de dor na ATM, limitação da abertura da boca e dor à palpação nos músculos mastigatórios que um grupo-controle.

Todos esses sintomas podem ser explicados como sintomas heterotópicos associados ao estímulo de dor profunda proveniente da coluna cervical. O significado clínico da compreensão deste conceito é enorme, pois é determinante para o tratamento. Como será discutido nos capítulos posteriores, quando estas circunstâncias ocorrem, o tratamento aplicado a estruturas mastigatórias surtirá pouco efeito sobre a resolução da dor cervical profunda. A ênfase principal deve ser direcionada para a lesão cervical (a origem da dor).

Microtraumatismo. Microtraumatismo refere-se a qualquer força pequena que seja repetidamente aplicada às estruturas articulares por um longo período de tempo. Como discutido no Capítulo 1, o tecido conjuntivo fibroso denso que reveste as superfícies articulares das articulações pode tolerar forças de carga. Na verdade, estes tecidos precisam de uma certa quantidade de carga para sobreviver, pois as forças de carregamento fazem entrar e sair o líquido sinovial das superfícies articulares, fornecendo nutrientes e removendo subprodutos residuais. Se, no entanto, o limite de carga funcional do tecido for excedido, podem aparecer mudanças irreversíveis ou lesões. Quando o limite funcional é ultrapassado, as fibrilas de colágeno se fragmentam, resultando em diminuição na rigidez da rede de colágeno. Isso permite que o gel de proteoglicanas-água fique tumefeito e flua para o espaço articular, levando a um amolecimento da superfície articular. Este amolecimento é chamado de *condromalacia*.[175] Esta fase inicial da condromalacia é reversível se a carga excessiva for reduzida. Se, no entanto, a carga continuar a exceder a capacidade dos tecidos articulares, podem ocorrer alterações irreversíveis. Regiões de fibrilação podem começar a se desenvolver, o que resulta em irregularidade focal das superfícies articulares.[176] Isso altera as características friccionais e pode levar à aderência das superfícies articulares, causando alterações na mecânica do movimento côndilo-disco. A aderência e/ou rugosidade propicia deformações nos ligamentos discais durante os movimentos e, eventualmente, deslocamentos do disco[175] (como discutido mais adiante nesta seção).

Outra consideração em relação à carga é a teoria da hipoxia/reperfusão. Como já foi retratado, a carga nas superfícies articulares é normal e necessária para a saúde. No entanto, em algumas ocasiões, as forças aplicadas às superfícies articulares podem exceder a pressão capilar dos vasos sanguíneos que as irrigam. Se essa pressão for mantida, hipoxia pode se desenvolver nas estruturas supridas por esses vasos. Quando a pressão interarticular retorna ao normal, o sangue é reperfundido nos capilares que suprem as estruturas articulares. Acredita-se que radicais livres sejam liberados para o fluido sinovial durante esta fase de reperfusão. Esses radicais livres podem rapidamente romper o ácido hialurônico que protege os fosfolipídios que recobrem as superfícies articulares e proporcionam uma importante lubrificação.[177-183] Quando os fosfolipídios são perdidos,[184] as superfícies articulares deixam de deslizar suavemente, o que leva ao colapso. A aderência resultante também pode levar ao deslocamento do disco. Os radicais livres também estão associados a estados hiperalgésicos e podem, portanto, produzir uma articulação dolorosa.[185-188]

O microtraumatismo pode ser resultante da carga articular associada à hiperatividade muscular, como bruxismo ou apertamento.[189,190] Isso pode ser especialmente verdadeiro se a atividade do bruxismo for intermitente e os tecidos não conseguirem se adaptar. É provável que, se o bruxismo for de longo prazo, os tecidos articulares tenham se adaptado às forças de carga e não serão observadas alterações. De fato, na maioria dos pacientes, a carga gradual das superfícies articulares desencadeia um tecido articular mais espesso e tolerante.[191-193]

Outro tipo de microtraumatismo resulta de instabilidade ortopédica mandibular. Como descrito anteriormente, a estabilidade ortopédica existe quando a posição de intercuspidação estável dos dentes está em harmonia com a posição musculoesquelética estável dos côndilos. Quando essa condição não existe, pode haver um microtraumatismo. Este traumatismo ocorre não quando os dentes estão inicialmente em contato, mas somente durante o carregamento do sistema mastigatório pelos músculos elevadores. Se os dentes estiverem na posição de intercuspidação, a atividade do músculo elevador aplica uma carga nos dentes e nas articulações. Já que a posição de intercuspidação representa a mais estável para os dentes, o carregamento é aceito pelos dentes sem consequências. Se os côndilos também estiverem em uma relação estável nas fossas, o carregamento ocorre sem qualquer efeito adverso para as estruturas articulares. Se, no entanto, este carregamento ocorrer quando a articulação não estiver em uma relação estável com o disco e a fossa, um movimento anormal pode ocorrer na tentativa de gerar estabilidade. Este movimento é, muitas vezes, um deslocamento de translação entre o disco e o côndilo. Tal movimento pode levar ao alongamento dos ligamentos discais e adelgaçamento do disco. Lembre-se de que a quantidade e a intensidade da carga afetam muito se a instabilidade ortopédica irá levar a um distúrbio de desarranjo do disco. Pacientes com bruxismo e instabilidade ortopédica, portanto, são mais suscetíveis de apresentar problemas que aqueles com a mesma oclusão e que não tenham bruxismo.

Uma questão importante que surge na odontologia é "Quais condições oclusais estão comumente associadas aos desarranjos do disco?" Tem sido demonstrado que, quando uma condição oclusal faz com que um côndilo seja posicionado mais posteriormente à posição musculoesquelética estável, a borda posterior do disco pode se tornar mais fina.[194] Tem-se sugerido que uma condição oclusal comum que proporciona essa situação é a mordida profunda de Classe II esquelética, que ainda pode ser agravada quando existir concomitantemente uma relação anterior de Divisão 2.[195-199] No entanto, é preciso estar ciente que nem todos os pacientes com maloclusão de Classe II apresentam distúrbios de desarranjo do disco. Alguns estudos indicam que não há relação entre a maloclusão de Classe II e esses transtornos.[200-210] Outros estudos mostram que não há associação entre a relação horizontal e vertical dos dentes anteriores e distúrbios de desarranjo do disco.[211-215] A característica importante de uma condição oclusal que conduz ao distúrbio de desarranjo do disco é a falta de estabilidade articular quando os dentes estão em oclusão completa. É provável que algumas maloclusões de Classe II proporcionem estabilidade articular, enquanto outras, não (a maloclusão estável é descrita no Capítulo 7). Outro fator a ser considerado é a quantidade e a duração da carga aplicadas à articulação. Talvez a carga articular seja mais prejudicial em conjunto com algumas maloclusões de Classe II.

Outra consideração em relação à estabilidade ortopédica e os distúrbios intracapsulares refere-se ao contato dos dentes associados aos movimentos mandibulares excêntricos. A maioria dos estudos até agora está relacionada à relação estática dos dentes e aos sintomas de DTM. Talvez estudos relacionados aos contatos dos dentes durante os movimentos mandibulares tragam novas perspectivas. Em um estudo, foi encontrada uma relação positiva entre o deslocamento do disco e contatos dos dentes no lado de balanceio.[210] Algumas evidências sugerem que, se um contato de balanceio fosse o contato dentário predominante durante o movimento excêntrico, o côndilo ipsilateral sofreria uma redução significativa na força de carga. Se esta oclusão estiver recebendo cargas elevadas, como acontece com o bruxismo, pode resultar em estabilidade da articulação. Futuros estudos deverão ser direcionados para a relação entre instabilidade ortopédica e carga.

É evidente que não existe uma relação simples entre a oclusão, a instabilidade ortopédica e os distúrbios intracapsulares. É de vital importância, no entanto, que, quando existir instabilidade ortopédica, ela seja identificada como um potencial fator etiológico. A relação entre esses achados e os sintomas de DTM deve ser apropriadamente avaliada, como apresentado posteriormente neste livro.

Ortodontia e distúrbios de desarranjo do disco. Nos últimos anos, vem surgindo uma preocupação em relação ao efeito do tratamento ortodôntico nos distúrbios de desarranjo do disco. Alguns autores sugerem que certos tratamentos ortodônticos podem levar a tais distúrbios.[218-221] Estudos a longo prazo de populações tratadas ortodonticamente, no entanto, não confirmam essas preocupações.[222-235] Esses estudos indicam que a incidência de sintomas de DTM em uma população de pacientes tratados ortodonticamente não é maior que na população em geral não tratada.

Além disso, estudos que investigaram tipos específicos de mecanismos ortodônticos utilizados, como a técnica de Begg *versus* várias técnicas funcionais, também não mostraram uma relação entre distúrbios intracapsulares (ou quaisquer sintomas de DTM) e tratamento ortodôntico.[226,236-239] Mesmo a extração de dentes com fins ortodônticos não revelou maior incidência de sintomas de DTM após o tratamento.[240-244]

Embora esses estudos possam ser reconfortantes para o ortodontista, também é verdade que a incidência de sintomas de DTM nas populações ortodonticamente tratadas não foi considerada menor que na população não tratada. Portanto, essas descobertas sugerem que o tratamento ortodôntico não é eficaz na prevenção da DTM.

Embora esses estudos não revelem uma relação entre o tratamento ortodôntico e a DTM, seria ingênuo sugerir que o tratamento ortodôntico não tenha potencial para predispor o paciente a distúrbios de desarranjo do disco.[245] Qualquer procedimento odontológico que produza uma condição oclusal em desarmonia com a posição musculoesquelética estável da articulação pode predispor os pacientes a esses problemas. Isso pode ocorrer secundariamente a procedimentos ortodônticos, protéticos ou mesmo tratamento cirúrgico ortognático. Esses estudos sugerem que apenas os pacientes que fazem tratamento ortodôntico convencional não possuem maior risco de desenvolver DTM que aqueles que não o fazem. Isso pode ser devido ao reflexo de adaptabilidade do paciente, o que é, naturalmente, imprevisível. Por isso, os profissionais de odontologia que alteram a oclusão do paciente devem seguir os princípios da estabilidade ortopédica para minimizar os fatores de risco para DTM (Capítulo 7).

Incompatibilidade estrutural das superfícies articulares

Alguns distúrbios de desarranjo do disco decorrem de problemas entre as superfícies das articulações. Em uma articulação saudável, essas superfícies articulares são firmes e lisas, e, quando estão lubrificadas pelo líquido sinovial, deslizam quase sem atrito entre elas. No entanto, se estas superfícies são alteradas pelo microtraumatismo descrito, o movimento pode ficar prejudicado. As alterações podem ocorrer devido à lubrificação insuficiente ou pelo desenvolvimento de aderências entre as superfícies.

Como descrito no Capítulo 1, a suavidade da articulação é assegurada por dois mecanismos: lubrificação periférica e lubrificação exsudativa. Se, por qualquer razão, a quantidade ou a qualidade do líquido sinovial diminuir, o atrito entre as superfícies articulares aumenta, o que pode provocar abrasão da superfície e levar ao colapso ou aderência.

A *aderência* é uma união temporária das superfícies articulares, ao passo que a *adesão* é mais permanente. Às vezes, aderências podem se desenvolver entre as superfícies articulares, mesmo na presença de líquido suficiente. Quando a articulação está estaticamente carregada, uma pequena quantidade de líquido sinovial previamente absorvida é expelida a partir das superfícies articulares e as lubrifica (lubrificação exsudativa). À medida que a articulação se movimenta, o reservatório de líquido na área periférica da articulação relubrifica as superfícies, preparando-as para a futura carga (lubrificação periférica). No entanto, se a carga estática continuar por um período prolongado, a lubrificação exsudativa pode se esgotar e, como resultado, haver aderência das superfícies articulares. Quando a carga estática é interrompida e o movimento começa, uma sensação de rigidez é sentida na articulação até que energia suficiente seja gerada para separar as superfícies aderidas.

A separação de uma adesão pode ser sentida como um estalido, o que denota momento do retorno dos limites de movimento mandibular normal (Figura 8.16). A carga estática da articulação pode ocorrer como resultado de hiperatividade muscular, como o apertamento. Por exemplo, um paciente pode acordar pela manhã, depois de realizado apertamento durante a noite, e ter a sensação de restrição de movimento da mandíbula. Quando o paciente tenta abrir a boca, sente resistência; até que, de repente, há um estalido e o retorno da função normal. Isso representa o som da separação das superfícies aderidas. Os estalidos em função das aderências temporárias podem ser diferenciados dos estalidos associados aos deslocamentos do disco, pois ocorrem apenas uma vez, após um período de carga estática. Depois de um único estalido, a articulação fica lubrificada pela lubrificação periférica e permanece em silêncio durante a abertura e o posterior fechamento da boca. Com o deslocamento de disco, o estalido se repete durante cada ciclo de abertura e fechamento.

As aderências podem ocorrer entre o disco e o côndilo, bem como entre o disco e a fossa (Figura 8.17). Quando ocorrem no espaço articular inferior, o côndilo e o disco ficam unidos, inibindo o movimento normal de rotação entre eles. Embora o paciente possa fazer uma translação do côndilo para a frente para uma abertura de boca relativamente normal, o movimento é sentido como áspero e saltitante. Muitas vezes, há também rigidez articular. Quando as aderências ocorrem no espaço articular superior, o disco e a fossa ficam juntos, inibindo o movimento normal de translação entre eles.[246,247] Em geral, o paciente pode separar os dentes apenas de 25 a 30 mm. Esta condição é semelhante a um travamento fechado. Um diagnóstico preciso é realizado por meio da verificação cuidadosa do histórico clínico do paciente.

Lembre-se de que o termo *aderência* implica que as estruturas articulares estão temporariamente unidas, porém sem qualquer alteração que una os tecidos fisicamente. Uma vez que uma força suficiente seja gerada para separar a aderência, a função normal retorna. Se, no entanto, a aderência permanecer por um período significativo, pode haver o desenvolvimento de um tecido fibroso entre as estruturas articulares e o surgimento de uma verdadeira adesão. Essa condição representa uma conexão mecânica que limita a função normal do côndilo/disco/fossa de forma mais permanente.[248]

Tanto o macro como o microtraumatismo podem ser fatores etiológicos significativos nos problemas de adesão da ATM. Quando o traumatismo altera as superfícies articulares, elas podem sofrer abrasão, levando a problemas de aderência. Geralmente, o traumatismo de boca fechada é o tipo específico de lesão que desencadeia a formação de adesões. Quando a mandíbula recebe um golpe com os dentes em oclusão, as principais estruturas que sofrem a força de impacto são as superfícies articulares e os dentes. Este tipo de lesão pode alterar as superfícies articulares lisas e sem atrito. Outro fator etiológico de adesões é a hemartrose (sangramento no interior da articulação). A presença de subprodutos do sangue parece promover a formação de uma matriz para as uniões fibrosas encontradas nas adesões.[180,249] Hemartrose pode ocorrer quando os tecidos retrodiscais são rompidos tanto por traumatismo nos maxilares quanto por intervenções cirúrgicas.

Tal como acontece com qualquer articulação móvel, as superfícies articulares das ATMs são mantidas constantemente em íntimo contato. Por isso, as características morfológicas da superfície geralmente adaptam-se uma à outra. Se a morfologia do disco, côndilo ou fossa for alterada, a função da articulação pode ser prejudicada. Por exemplo: uma protuberância óssea no côndilo ou fossa pode bloquear o disco em certos graus de abertura, provocando alterações na função (Figura 8.18). O próprio disco pode ficar mais delgado (tal como acontece no deslocamento do disco) ou mesmo perfurado, provocando alterações significativas na função. Estas *alterações na forma* podem causar estalidos e travamento da mandíbula semelhantes aos observados nos deslocamentos de disco.

A principal característica clínica que diferencia este tipo de problema dos deslocamentos de disco é a presença constante e a localização dos sintomas durante o movimento da mandíbula. Uma vez que o distúrbio está associado à forma alterada, os sintomas ocorrem sempre em algum grau de abertura da mandíbula, no qual a função normal é interrompida (Figura 8.19). Durante o fechamento mandibular, os sintomas ocorrem do mesmo modo que na abertura entre os incisivos, mesmo quando velocidade e força de abertura e fechamento são alteradas. Como foi descrito anteriormente, nos deslocamentos de disco, os estalidos de abertura e fechamento geralmente ocorrem em diferentes distâncias interincisivos. Além disso, a alteração da velocidade e da força de abertura pode, muitas vezes, alterar os sintomas associados.

As alterações na forma podem ocorrer devido a condições de desenvolvimento ou traumatismo direto. Algumas das condições inflamatórias discutidas na seção seguinte também podem levar ao desenvolvimento de alterações na forma da superfície articular.

Subluxação. O termo *subluxação* (algumas vezes referido como *hipermobilidade*) descreve certos movimentos da ATM observados clinicamente durante a abertura ampla. A anatomia normal da articulação permite um movimento relativamente suave do côndilo na sua translação para baixo e sobre a eminência articular. Este movimento é facilitado pela rotação posterior do disco sobre o côndilo durante a translação. No entanto, a anatomia de algumas articulações não permite esse movimento suave. As observações clínicas de algumas articulações revelam que, à medida que a boca abre para a sua máxima extensão, uma pausa momentânea ocorre, seguida por um salto brusco para a posição de abertura máxima. Este salto não produz um som de estalido; em vez disso,

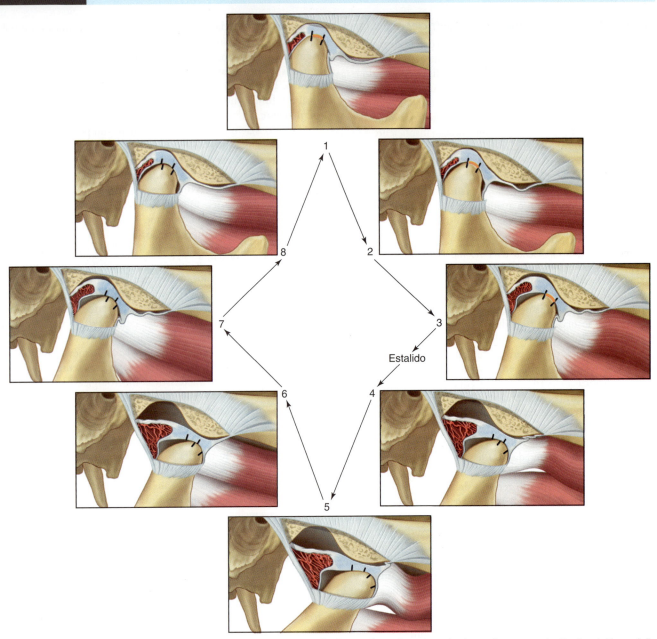

• **Figura 8.16** Na posição 1, existe uma aderência (*em laranja*) entre o côndilo e o disco. Durante a abertura, não ocorre rotação discal. Na posição 3, a aderência é rompida, resultando em um estalido e função normal a partir desse ponto. Não existe um estalido recíproco ou estalido adicional, a menos que ele seja seguido por um período de carga estática articular.

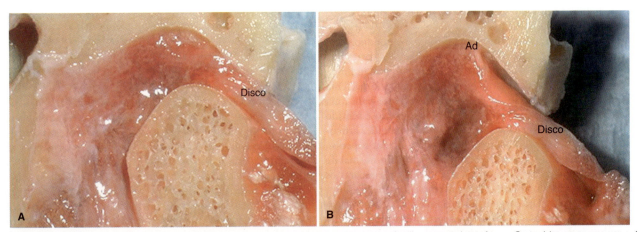

• **Figura 8.17** Aderência/adesão. **A.** Este espécime pertence a um cadáver fresco com o côndilo assentado na fossa. Os tecidos parecem normais. **B.** No entanto, à medida que o côndilo se move para fora da fossa, a borda posterior do disco não se move. Existe uma aderência no espaço articular superior. (Cortesia de Dr. Terry Tanaka, San Diego, CA.)

CAPÍTULO 8 Sinais e Sintomas das Disfunções Temporomandibulares

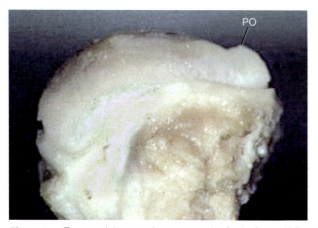

• **Figura 8.18** Este espécime revela uma protuberância óssea (*PO*) no polo medial, o que representa uma incompatibilidade estrutural que pode interferir no movimento articular normal.

é acompanhado por um som semelhante a um "golpe surdo". O examinador pode facilmente vê-lo, observando o lado do rosto do paciente. Durante a abertura máxima, os polos laterais dos côndilos exibem um salto para a frente, provocando uma depressão pré-auricular perceptível. Esta condição é chamada de *subluxação* ou *hipermobilidade*.[250]

A causa da subluxação normalmente não é patológica. É mais provável ocorrer subluxação em uma ATM cuja eminência articular apresente uma parede posterior curta com inclinação íngreme, seguida de uma parede anterior mais achatada e com inclinação mais longa. A inclinação anterior, muitas vezes, é mais superior que a crista da eminência. Durante a abertura, a eminência inclinada necessita que ocorra uma quantidade significativa de rotação discal antes de o côndilo atingir a crista. Quando o côndilo atinge a crista, o disco rotaciona posteriormente no côndilo com o grau máximo permitido pelo ligamento capsular anterior. Na articulação normal, a rotação máxima posterior do disco e a translação máxima do côndilo são alcançadas no mesmo ponto

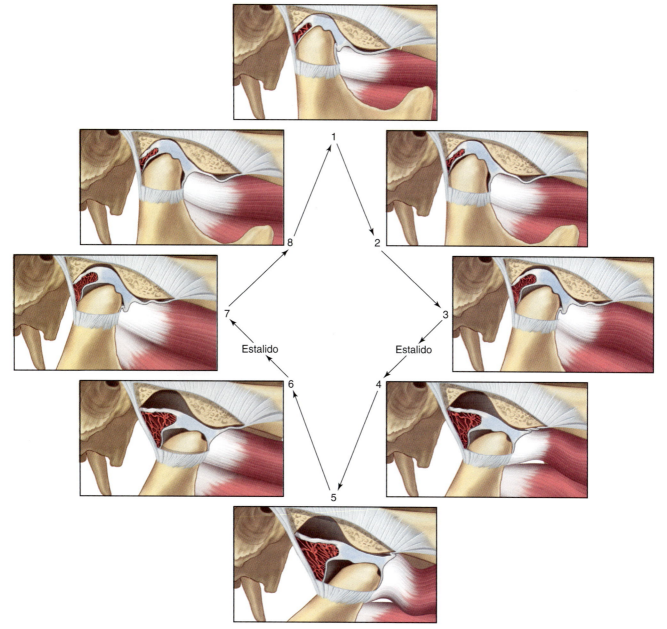

• **Figura 8.19** Na posição 1 existe um defeito estrutural (alteração na forma) no côndilo e no disco. Entre as posições 3 e 4 o côndilo se move para fora do defeito, criando um estalido. O côndilo retorna a esse defeito entre as posições 6 e 7. Os estalidos de abertura e fechamento ocorrem no mesmo grau de abertura.

do movimento. Na articulação com subluxação, o movimento máximo de rotação do disco é atingido antes da translação máxima do côndilo. Portanto, ao se abrir a boca amplamente, a última parte do movimento de translação ocorre com um deslocamento conjunto do corpo do côndilo e do disco como uma unidade. Isso é anormal e desencadeia um salto rápido para a frente e o som de golpe surdo do complexo côndilo-disco. A verdadeira relação entre subluxação e DTM não está bem estabelecida.[251] A subluxação é uma característica anatômica de algumas articulações e não uma patologia. No entanto, se um indivíduo subluxar repetidas vezes a mandíbula, pode ocorrer o alongamento dos ligamentos, o que, potencialmente, leva a alguns dos distúrbios de interferência discal descritos neste capítulo.

Luxação espontânea (travamento aberto). Ocasionalmente, a boca é aberta além do seu limite normal e a mandíbula trava. Isso é chamado de *luxação espontânea* ou travamento *aberto*. A maioria dos dentistas, eventualmente, verá esta condição em um paciente após um procedimento odontológico de ampla abertura. Não deve ser confundida com o travamento fechado, que ocorre com o disco deslocado sem redução. Com a luxação espontânea, o paciente não consegue fechar a boca. Tal condição é quase sempre produzida pela ampla abertura, como, por exemplo, um bocejo amplo ou um procedimento odontológico de longa duração.

A luxação espontânea normalmente ocorre em pacientes cujas fossas permitem a subluxação. Tal como acontece com a subluxação, o disco sofre uma rotação máxima no côndilo antes de a translação completa do côndilo ocorrer. O fim da translação, por sua vez, representa um movimento súbito do complexo côndilo-disco como uma unidade. Se, na posição de abertura máxima da boca, for aplicada pressão para forçar uma abertura maior, a inserção firme do ligamento capsular anterior pode causar uma rotação do corpo do côndilo e do disco, movendo o disco ainda mais anteriormente através do espaço discal (Figura 8.20). O espaço discal colapsa quando o côndilo passa pelos tecidos retrodiscais, o que prende o disco à frente. Este conceito foi proposto por Bell;[252] no entanto, outros autores[253,254] descobriram que, em alguns indivíduos, o côndilo se move à frente do disco, prendendo-o para trás (Figura 8.21). Embora haja alguma discussão sobre a posição exata do disco, durante um travamento aberto, em ambos os conceitos, o côndilo é aprisionado anteriormente à crista da eminência.

Quando isso ocorre, o paciente frequentemente fica em pânico e a reação normal é tentar fechar a boca, o que ativa os músculos elevadores e colapsa ainda mais o espaço discal. Portanto, o esforço do paciente, na realidade, pode manter e prolongar a luxação. Nessas articulações, a parede anterior geralmente está mais superior à crista da eminência; daí, existe um travamento mecânico na posição de boca aberta (Figura 8.22).

É importante observar que a luxação espontânea pode ocorrer em qualquer ATM forçada para além do seu limite máximo de abertura. No entanto, em geral, ela se apresenta em articulações que exibem uma tendência à subluxação. A luxação espontânea não é o resultado de uma condição patológica. É uma articulação normal que pode ter sido movida além dos limites normais.

Fatores que predispõem a distúrbios de desarranjo de disco

Várias características anatômicas de uma articulação podem predispor o paciente a distúrbios de desarranjo do disco. Embora

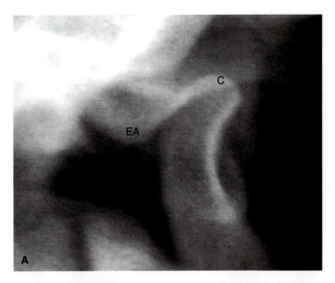

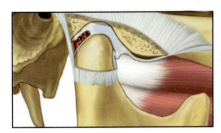
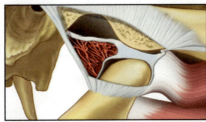
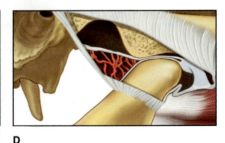

• **Figura 8.20** Luxação da articulação temporomandibular (com o disco deslocado anteriormente). **A.** Imagem radiográfica de luxação espontânea. O côndilo (*C*) está aprisionado na frente da eminência articular (*EA*). **B.** Relação côndilo-disco normal na posição articular fechada de repouso. **C.** Posição de translação máxima. O disco está rotacionado posteriormente no côndilo, tanto quanto permite o ligamento capsular anterior. **D.** Se a boca for forçada para uma abertura maior, o disco é tracionado para a frente através do espaço do disco pelo ligamento capsular anterior capsular. À medida que o côndilo se move superiormente, o espaço do disco colapsa, prendendo o disco à frente.

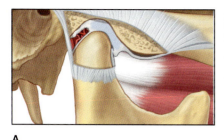 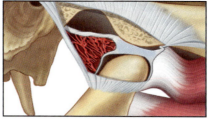 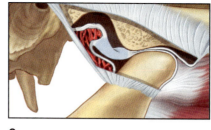

A　　　　　　　　　　　　　　　　　**B**　　　　　　　　　　　　　　　　　**C**

• **Figura 8.21** Luxação da articulação temporomandibular (com o disco deslocado posteriormente). **A.** Relação côndilo-disco normal na posição articular fechada. **B.** Na posição de translação máxima, o disco está rotacionado posteriormente no côndilo, tanto quanto permite o ligamento capsular anterior. **C.** Se a boca for forçada para uma abertura maior, o côndilo é forçado sobre o disco, deslocando-o para a posição posterior ao côndilo. À medida que o côndilo se move superiormente, o espaço do disco colapsa, prendendo o disco posteriormente.

essas características não possam ser alteradas, o conhecimento delas pode explicar por que algumas articulações parecem mais suscetíveis a esses distúrbios que outras.

Inclinação da eminência articular. Conforme discutido no Capítulo 6, a inclinação da parede posterior da eminência articular varia de paciente para paciente. O grau de inclinação da parede posterior influencia muito a função côndilo-disco. Em um paciente com uma eminência achatada, existe uma quantidade mínima de rotação posterior do disco no côndilo durante a abertura. Com o aumento da inclinação, mais movimento de rotação é necessário entre o disco e o côndilo durante a translação do côndilo para a frente (Figura 8.23).[255] Assim, pacientes com eminências inclinadas são mais propensos a apresentar maior movimento côndilo-disco durante a função. Esse movimento côndilo-disco exagerado pode aumentar o risco de alongamento do ligamento, o que leva a distúrbios de desarranjo do disco. Embora alguns estudos tenham encontrado essa relação como verdadeira,[256,257] outros não o fizeram.[258-260] Talvez esse fator predisponente seja significativo apenas quando for combinado com outros fatores relacionados ao grau de função articular e à carga.

Morfologia do côndilo e da fossa. Evidências obtidas a partir de estudos de autopsia[261] sugerem que a forma anatômica do côndilo e da fossa pode predispor ao deslocamento do disco. Côndilos planos ou triangulares, que se articulam com componentes temporais em forma de V invertido, parecem ser mais vulneráveis a distúrbios de desarranjo do disco e doença articular degenerativa. Aparentemente, côndilos mais planos e amplos distribuem melhor as forças, reduzindo os problemas de carga.[262]

Frouxidão articular. Como discutido no Capítulo 1, os ligamentos agem como fios-guia para restringir certos movimentos da articulação. Embora a função dos ligamentos seja restringir o movimento, a qualidade e a integridade dessas fibras colágenas variam de paciente para paciente. Como resultado, algumas articulações apresentarão mais liberdade ou frouxidão que outras. Um pouco de frouxidão generalizada pode ser causada por níveis aumentados de estrogênio.[263-265] As articulações das mulheres, por exemplo, geralmente são mais flexíveis e frouxas que as dos homens.[266] Alguns estudos[143,267-276] demonstram que mulheres com frouxidão articular generalizada apresentam maior incidência de estalidos na ATM que mulheres sem essa característica. No entanto, outros estudos não encontraram essa relação.[277-284] Embora essa relação não esteja clara, provavelmente é um dos muitos fatores que podem ajudar a explicar a maior incidência de DTM em mulheres.

Fatores hormonais. Outro fator que pode estar relacionado à DTM e a dor é a influência hormonal, particularmente a do estrogênio. Tem sido demonstrado que a fase pré-menstrual da mulher está associada ao aumento da atividade EMG, que pode estar relacionada à dor.[285] A fase pré-menstrual também parece estar associada a um aumento dos sintomas de DTM.[286-288] O uso de contraceptivos orais também tem sido associado à dor de DTM.[289] O estrogênio foi encontrado como um fator importante em determinadas vias de dor,[290,291] sugerindo que a variação dos níveis de estrogênio possa alterar alguma via de transmissão nociceptiva.

Outro achado interessante em relação às diferenças sexuais é que os músculos femininos parecem apresentar menor tempo de resistência que os músculos masculinos.[292] Não se sabe, contudo, se este fator tem qualquer efeito sobre a dor clínica.

Inserção do músculo pterigóideo lateral superior. No Capítulo 1, foi descrito que o músculo pterigóideo lateral superior se origina na superfície infratemporal da asa maior do esfenoide e insere-se no disco articular e no colo do côndilo. A porcentagem exata de inserção no disco e no côndilo tem sido debatida e aparentemente é variável. No entanto, seria razoável presumir que, se a inserção do músculo for maior no colo do côndilo (e menor no disco), a função muscular será correspondentemente menos influenciada pela posição do disco. Inversamente, se a ligação for maior no disco (e menor no colo do côndilo da mandíbula), a função muscular será correspondentemente mais influenciada pela posição do disco. Esta variação anatômica pode ajudar a explicar o motivo pelo qual, em alguns pacientes, os discos parecem se deslocar rapidamente, inclusive sofrendo luxação, sem qualquer histórico particularmente notável ou quaisquer outros achados clínicos associados.[293]

Distúrbios articulares inflamatórios

Distúrbios articulares inflamatórios constituem um grupo de distúrbios nos quais vários tecidos que compõem a estrutura articular ficam inflamados como resultado de lesão ou colapso. Qualquer uma ou todas as estruturas articulares podem estar envolvidas. Os distúrbios que se enquadram nesta categoria são sinovite, capsulite, retrodiscite e artrites. Existem também alguns distúrbios inflamatórios sistêmicos que podem afetar as estruturas da ATM.

Ao contrário de distúrbios de desarranjo do disco, em que a dor é, muitas vezes, momentânea e associada ao movimento articular, os distúrbios inflamatórios são caracterizados por uma dor surda constante, acentuada pelo movimento articular.

Sinovite. Quando os tecidos sinoviais que recobrem áreas articulares ficam inflamados, essa condição é chamada de *sinovite*.[294,295] Esse tipo de dor é caracterizado por dor intracapsular constante, intensificada pelo movimento da articulação. A sinovite é comumente causada por qualquer condição irritante no interior da articulação. Pode resultar em função anormal ou traumatismo. Geralmente, é difícil diferenciar clinicamente esse distúrbio inflamatório dos outros porque as apresentações clínicas são muito semelhantes.[295,296] Por exemplo: a sinovite e a capsulite são quase impossíveis de serem

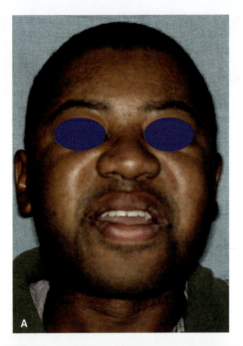
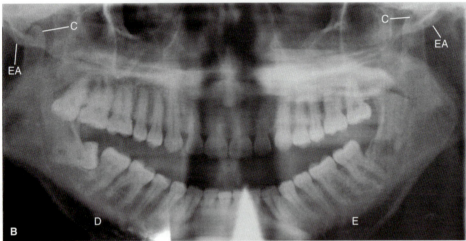
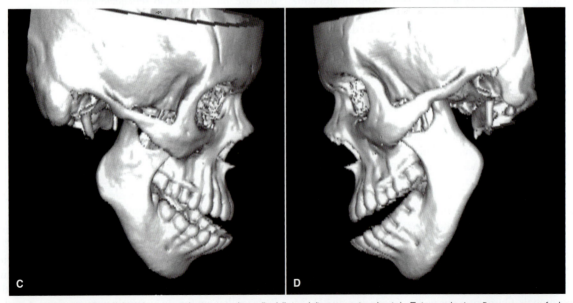

• **Figura 8.22 A.** Apresentação clínica de um paciente com luxação bilateral (travamento aberto). Este paciente não consegue fechar a boca. **B.** Radiografia panorâmica deste paciente. Aqui, ambos os côndilos (*C*) estão anteriores às eminências articulares (*EA*). **C** e **D.** Representação tridimensional da ATM esquerda e luxação espontânea direita. Aqui, os côndilos estão anteriores às eminências. (Cortesia de Dr. Larry Cunningham, University of Kentucky, Lexington, KY.)

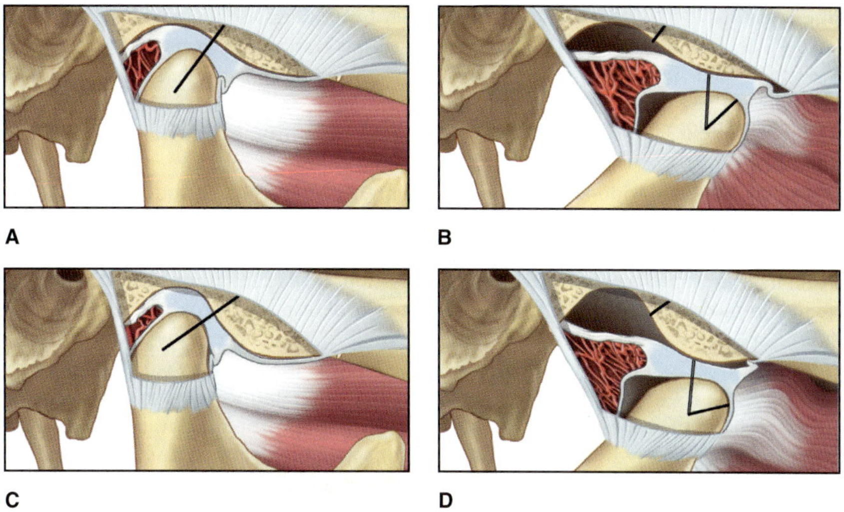

Figura 8.23 A e **B.** Translação da articulação com uma eminência articular rasa. Observe o grau de movimento rotacional que ocorre entre o côndilo e o disco articular. **C** e **D.** Eminência articular inclinada. O grau do movimento de rotação entre o côndilo e o disco é muito maior na articulação com a eminência articular inclinada. (Adaptada de Bell WE: *Temporomandibular disorders*, ed 2, Chicago, IL, 1986, Year Book Medical Publishers Inc.)

separadas clinicamente. Muitas vezes, o diagnóstico diferencial é importante apenas se o tratamento for diferente, como discutido em capítulos posteriores.

Capsulite. Quando a inflamação ocorre no ligamento capsular, a condição é chamada de *capsulite*. Em geral, apresenta-se clinicamente como dor à palpação da porção lateral do côndilo. A capsulite produz dor, mesmo na posição articular estática, mas o movimento articular geralmente aumenta a dor. Embora um certo número de fatores etiológicos possa contribuir para a capsulite, o mais comum deles é o macrotraumatismo (especialmente uma lesão de boca aberta). Assim, sempre que o ligamento capsular é abruptamente alongado e observa-se uma resposta inflamatória, é provável que um traumatismo seja encontrado no histórico do paciente. A capsulite também pode se desenvolver secundariamente à lesão e à inflamação dos tecidos adjacentes.

Retrodiscite. Os tecidos retrodiscais são altamente vascularizados e inervados. Dessa forma, eles são incapazes de tolerar muita força de carga. Se o côndilo pressionar esses tecidos, é provável que eles sofram ruptura e inflamação.[297] Tal como acontece com outros distúrbios inflamatórios, a inflamação dos tecidos retrodiscais (retrodiscite) é caracterizada por uma dor surda e constante, muitas vezes aumentada pelo apertamento. Se houver aumento da inflamação, poderá ocorrer um edema que deslocará o côndilo levemente para a frente, abaixo da inclinação posterior da eminência articular. Essa alteração pode causar uma maloclusão aguda. Clinicamente, em tal maloclusão aguda observa-se um desarranjo dos dentes posteriores ipsilaterais e contato intenso dos caninos contralaterais.

Tal como na capsulite, o traumatismo é o principal fator etiológico da retrodiscite. O macrotraumatismo de boca aberta (um golpe no mento) pode forçar de forma brusca o côndilo sobre os tecidos retrodiscais. O microtraumatismo também pode ser um fator e geralmente está associado ao deslocamento discal. Como o disco está afinado e os ligamentos alongados, o côndilo começa a pressionar os tecidos retrodiscais. A primeira área lesada é a lâmina inferior retrodiscal,[298] que permite um deslocamento discal ainda maior. Com a continuidade da lesão, ocorre deslocamento do disco e o côndilo é forçado a se articular sobre os tecidos retrodiscais. Se a carga for elevada demais para o tecido retrodiscal, a lesão prossegue e pode ocorrer uma perfuração. Com a perfuração dos tecidos retrodiscais, o côndilo pode, eventualmente, atravessar os tecidos e articular-se com a fossa.

Artrites. As artrites representam um grupo de distúrbios nas quais são observadas alterações destrutivas ósseas. Um dos tipos mais comuns de artrite da ATM é denominado *osteoartrite* (às vezes chamada de *doença articular degenerativa*). A osteoartrite representa um processo destrutivo pelo qual as superfícies articulares ósseas do côndilo e fossa se tornam alteradas. É, geralmente, considerada uma resposta do corpo a um aumento de carga da articulação.[299] Uma vez que as forças de carga continuem, a superfície articular torna-se amolecida (condromalacia) e o osso subarticular começa a ser reabsorvido. A degeneração progressiva, eventualmente, resulta em perda da camada cortical subcondral, erosão óssea e subsequente evidência radiográfica de osteoartrite.[294] É importante observar que as alterações radiográficas são vistas apenas em fases posteriores da osteoartrite e podem não refletir exatamente os estágios iniciais desta doença (Capítulo 9).

A osteoartrite, muitas vezes, é dolorosa e os movimentos mandibulares acentuam os sintomas. A crepitação (múltiplos sons articulares ásperos) é um achado comum nesse distúrbio. A osteoartrite pode ocorrer em qualquer momento em que a articulação esteja sobrecarregada, mas está mais comumente associada à luxação de disco[300,301] ou perfuração.[302] Uma vez que o disco está deslocado e os tecidos retrodiscais lesados, o côndilo começa a se articular diretamente com a fossa, acelerando o processo destrutivo. Com o tempo, as fibras densas das superfícies articulares são destruídas e ocorrem alterações ósseas. Radiograficamente, as superfícies parecem erodidas e achatadas. Qualquer movimento dessas superfícies provoca dor; assim, a função da mandíbula geralmente fica bastante restrita. Embora a osteoartrite esteja na categoria dos distúrbios inflamatórios, não é uma condição inflamatória verdadeira. Muitas vezes, se a carga for diminuída, a condição artrítica pode ser adaptativa. O estágio adaptativo tem sido referido como *osteoartrose*.[299,303] (Uma descrição mais detalhada da osteoartrite/osteoartrose será apresentada no Capítulo 13.)

Outros tipos de artrites certamente afetam a ATM. Essas condições serão discutidas nos próximos capítulos.

Resumo da progressão

Distúrbios das ATMs podem seguir um caminho de eventos progressivos, ou sequenciais, desde os primeiros sinais de disfunção até a osteoartrite. Estes eventos estão resumidos a seguir e na Figura 8.24:

1. Articulação saudável normal
2. Perda da função côndilo-disco normal devido a:
   a. Macrotraumatismo, resultando no alongamento dos ligamentos discais.
   b. Microtraumatismo, causando alterações na superfície articular e reduzindo a suavidade do movimento entre as superfícies articulares.
3. Inicia-se um movimento de translação anormal entre disco e côndilo
4. A borda posterior do disco torna-se mais afinada
5. Acontece maior alongamento dos ligamentos discais e retrodiscais inferiores
6. O disco torna-se funcionalmente deslocado
   a. Estalido único.
   b. Estalido recíproco.
7. O disco torna-se mais deslocado e/ou está totalmente anterior ao côndilo
   a. Deslocamento de disco com redução (travamento aberto).
   b. Deslocamento de disco sem redução (travamento fechado).
8. Retrodiscite
9. Osteoartrite.

Embora essa sequência seja lógica, a questão que permanece é se estas etapas são sempre progressivas. É uma questão de grande importância porque, se todos os pacientes apresentarem a progressão desta maneira, medidas devem ser tomadas para resolver qualquer sintoma articular à medida que aparecem. A sequência deste colapso é lógica e apresenta um suporte clínico.[304-307] No entanto, fatores como traumatismo podem alterar isso. A questão realmente significativa é se essa sequência é uma progressão contínua para todos os pacientes. Clinicamente, parece que alguns pacientes se apresentam em uma fase, mas não necessariamente progridem para a próxima. Em um dado estágio de desarranjo do disco o paciente pode alcançar um nível de adaptabilidade e não haver mais progressão.[308,309] Isso pode ser apoiado por históricos de estalidos únicos e recíprocos assintomáticos durante muitos anos. Implica, também, que nem todos os pacientes com sons articulares precisam de tratamento. Talvez a chave para o tratamento esteja na progressão óbvia de uma fase para a outra. Além disso, a presença de dor é importante, pois significa lesão contínua. (Considerações de tratamento para estes distúrbios são discutidas em capítulos posteriores.)

Distúrbios funcionais da dentição

Como os músculos e articulações, a dentição pode mostrar sinais e sintomas de distúrbios funcionais. Estas são, normalmente, associadas ao colapso gerado por forças oclusais intensas nos dentes

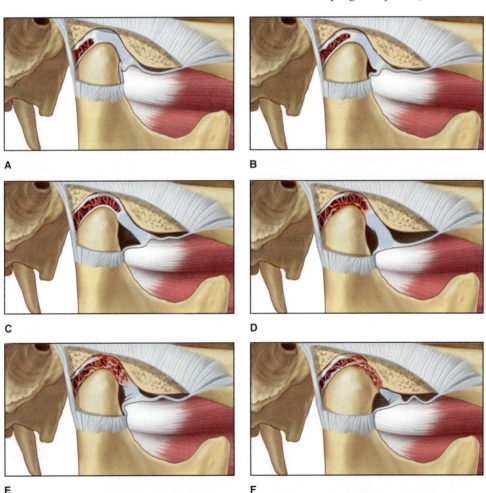

• **Figura 8.24** Vários estados de desarranjo interno da ATM. **A.** Articulação normal. **B.** Ligeiro deslocamento do disco. **C.** Deslocamento do disco com redução. **D.** Deslocamento permanente do disco com carga do côndilo nos tecidos retrodiscais. **E.** Retrodiscite e lesão tecidual. **F.** Osteoartrite. (Adaptada de Farrar WB, McCarthy WL: *A clinical outline of temporomandibular joint diagnosis and treatment*, ed 7, Montgomery, Al, 1983, Normandie Publications, p 72.)

e nas suas estruturas de suporte. Sinais de alterações na dentição são comuns; entretanto, apenas ocasionalmente os pacientes se queixam destes sintomas.

Mobilidade

Um local de alteração dentária são as estruturas de suporte dos dentes. Quando isso ocorre, o sinal clínico é a mobilidade dentária, observada clinicamente como um grau incomum de movimento de um dente no alvéolo.

Dois fatores podem levar à mobilidade dentária: perda de suporte ósseo e forças oclusais excessivamente fortes.

Quando a doença periodontal crônica reduz o suporte ósseo de um dente, ocorre a mobilidade. Este tipo de mobilidade é evidente, independentemente das forças oclusais aplicadas sobre os dentes (embora forças intensas possam aumentar o grau de mobilidade). A perda de suporte ósseo é uma consequência, principalmente, da doença periodontal (Figura 8.25A).

O segundo fator que pode levar à mobilidade dentária são forças oclusais intensas.[310] Esse tipo de mobilidade está intimamente relacionado à hiperatividade muscular e, assim, torna-se sinal de um distúrbio funcional do sistema mastigatório. Quando forças incomumente intensas (especialmente na direção horizontal) são aplicadas sobre os dentes, o ligamento periodontal não consegue distribuí-las de maneira adequada para o osso. Quando forças horizontais intensas são aplicadas ao osso, o lado de pressão da raiz apresenta sinais de lesão celular, enquanto o lado oposto (lado de tensão) apresenta sinais de dilatação vascular e alongamento do ligamento periodontal.[311,312] Isso aumenta a espessura do espaço periodontal em ambos os lados do dente; o espaço é inicialmente preenchido com tecido de granulação, mas, à medida que a condição se torna crônica, o tecido de granulação se modifica para colágeno e um tecido conjuntivo fibroso, deixando, ainda, o espaço periodontal mais alargado.[313] Este espaço aumentado gera aumento da mobilidade do dente (Figura 8.25B).

A quantidade de mobilidade clínica depende da duração e do grau de força aplicadas ao dente ou dentes. Algumas vezes, um dente pode ficar tão móvel que sairá de posição, permitindo que as forças intensas sejam aplicadas sobre outros dentes. Por exemplo, durante um movimento laterotrusivo, ocorre um contato intenso no primeiro pré-molar inferior, que desoclui do canino. Se essa força for muito exagerada para o dente, ocorrerá mobilidade. À medida que a mobilidade aumenta, o movimento laterotrusivo desloca o primeiro pré-molar, resultando em contato com o canino. O canino, geralmente, é um dente estruturalmente saudável e capaz de tolerar esta força. Por conseguinte, a quantidade de mobilidade do pré-molar é limitada ao grau e direção de contato antes de ser desocluído pelo canino.

Uma vez que existem dois fatores independentes que causam a mobilidade dos dentes (doença periodontal e forças oclusais intensas), surge uma pergunta: "Como (e se) eles interagem?" Mais especificamente, uma força oclusal pode causar doença periodontal? Essa questão tem sido pesquisada e debatida há algum tempo e ainda não foi completamente resolvida. Tem sido amplamente aceito que as forças oclusais podem criar reabsorção do suporte ósseo lateral do dente, mas não criar ruptura das fibras supracristais do ligamento periodontal. Em outras palavras, uma força oclusal intensa não cria migração apical da ligação epitelial da gengiva.[314,315] Com a inserção remanescente saudável, ocorrem alterações patológicas apenas no nível do osso. Se as forças oclusais intensas forem removidas, o tecido ósseo é restaurado e a mobilidade diminui para um nível normal. Portanto, nenhuma alteração permanente na inserção gengival ou nas estruturas de suporte do dente ocorreu.

No entanto, uma sequência diferente de destruição parece ocorrer quando uma reação inflamatória à placa (gengivite) também está presente. A presença de gengivite provoca perda da inserção epitelial da gengiva. Isto marca o início da doença periodontal, independentemente das forças oclusais. Uma vez que a inserção é perdida e a inflamação se aproxima do osso, parece que as forças oclusais intensas podem desempenhar um papel significativo na perda destrutiva do tecido de suporte. Em outras palavras, a doença periodontal, junto com as forças oclusais exacerbadas, tende a resultar em uma perda mais rápida de tecido ósseo.[312,316,317] Ao contrário da mobilidade sem inflamação, a mobilidade com perda óssea associada é irreversível. Embora evidências tendam a apoiar este conceito, algumas pesquisas, no entanto, não o confirmam.[318]

Uma terminologia específica é usada para descrever a mobilidade dos dentes, que se relaciona com inflamação e estresse oclusal intenso. A oclusão traumática primária é a mobilidade resultante de forças oclusais incomumente intensas aplicadas a um dente com estrutura periodontal de suporte basicamente normal. Este tipo normalmente é reversível quando as forças oclusais intensas são eliminadas. A oclusão traumática secundária resulta de forças oclusais que podem ser normais ou incomumente intensas que agem em estruturas de suporte periodontal já enfraquecidas. Com este tipo, a doença periodontal está presente e deve ser tratada.

Outro fenômeno interessante que, originalmente, pensava-se estar associado à carga intensa dos dentes é o desenvolvimento de toro mandibular.[319] Vários estudos[320,321] encontraram uma associação significativa entre a presença de toro mandibular em uma população com DTM em comparação com um grupo-controle. No entanto, não houve achados que pudessem ajudar a explicar esta relação. Hoje em dia, pensa-se que a etiologia do toro mandibular esteja relacionada a uma interação de fatores genéticos e condições ambientais.[322,323]

Pulpite

Outro sintoma às vezes associado a distúrbios funcionais da dentição é a pulpite. As forças pesadas de atividade parafuncional, especialmente quando aplicadas em alguns dentes, podem dar origem a sintomas de pulpite.[324] Geralmente, o paciente se queixa

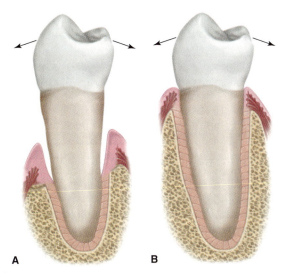

• **Figura 8.25** Mobilidade dentária. Pode ser causada por perda de estruturas periodontais de suporte (oclusão traumática secundária) (A) ou forças oclusais incomumente intensas (oclusão traumática primária) (B). (A espessura do espaço do ligamento periodontal foi exagerada com propósitos ilustrativos.)

de sensibilidade ao quente ou ao frio. A dor normalmente apresenta curta duração e caracteriza-se como uma pulpite reversível. Em casos extremos, o traumatismo pode ser grande o suficiente para que os tecidos pulpares cheguem a um ponto de irreversibilidade e, então, ocorre necrose pulpar.

Tem-se sugerido que uma etiologia da pulpite é a aplicação crônica de forças intensas ao dente. Essa sobrecarga pode alterar o fluxo sanguíneo pelo forame apical.[325] Essa alteração no fornecimento de sangue para a polpa dá origem aos sintomas de pulpite. Se o fornecimento de sangue for bastante alterado ou se as forças laterais forem grandes o suficiente para bloquear completamente ou romper a pequena artéria que passa no forame apical, pode ocorrer necrose pulpar (Figura 8.26).

Outra etiologia sugerida para a pulpite é a de que forças oclusais intensas interrompem o movimento dos fluidos intratubulares e intrapulpares. As alterações neste movimento dos fluidos estão associadas à sensação de dor aumentada.[326]

A odontalgia, ou dor de dente, é a dor mais comum que leva um paciente ao consultório odontológico. É óbvio para os dentistas que a etiologia mais comum de pulpite é a cárie dentária. A segunda etiologia mais comum é um procedimento odontológico recente que tenha lesado os tecidos pulpares. A anamnese, o exame clínico e os exames radiográficos são essenciais para afastar esses fatores. Os dentistas sempre devem considerar primeiro as etiologias mais comuns de dor de dentes antes de considerar outras fontes.

Desgaste dentário

De longe, o sinal mais comum associado aos distúrbios funcionais da dentição é o desgaste dentário.[327,328] Isso pode ser observado como áreas planas e brilhantes em dentes, que não se encaixam com a forma oclusal natural do dente. Uma área de desgaste é chamada de *faceta de desgaste*. Apesar de facetas de desgaste serem extremamente comuns, sintomas raramente são relatados. Aqueles relatados geralmente giram em torno de preocupações estéticas, e não de desconforto.

A etiologia do desgaste dentário origina-se predominantemente da atividade parafuncional. Isso pode ser verificado por meio da simples observação do local da maioria das facetas de desgaste. Se o desgaste dentário estiver associado a atividades funcionais, seria lógico serem encontradas facetas nas superfícies funcionais dos dentes (i. e., cúspides linguais superiores e cúspides vestibulares inferiores). Ao examinar pacientes, torna-se evidente que a maioria dos desgastes dentários resulta de contatos dentários excêntricos criados por movimentos de bruxismo (Figura 8.27). A posição da mandíbula que permite que as facetas se encaixem claramente está fora da função normal (Figura 8.28). A única maneira de explicar a presença destas facetas é por meio de posições excêntricas assumidas durante o bruxismo noturno.

Em um exame cuidadoso de 168 pacientes odontológicos,[329] observou-se que 95% apresentavam alguma forma de desgaste dentário. Este achado sugere que quase todos os pacientes apresentavam algum nível de atividade parafuncional em algum momento de suas vidas. Sugere, também, que a atividade parafuncional é um processo normal. Normal, talvez, mas certamente não sem complicações em alguns pacientes. O desgaste dentário pode ser um processo muito destrutivo e, eventualmente, desencadear problemas funcionais (Figura 8.29). No entanto, para a maioria das pessoas, é assintomático e, assim, talvez a forma de alteração do sistema mastigatório mais tolerada. Não foi encontrada uma associação conclusiva entre o desgaste dentário e sintomas de DTM.[330,331]

Algumas facetas de desgaste são encontradas muito perto da relação oclusal cêntrica dos dentes antagonistas. Isto é especialmente comum na região anterior. Embora possam ser o resultado de atividade parafuncional, alguns autores[332,333] sugerem que este tipo de desgaste dentário acontece quando a estrutura dentária infringe o envelope funcional de movimento. Em outras palavras,

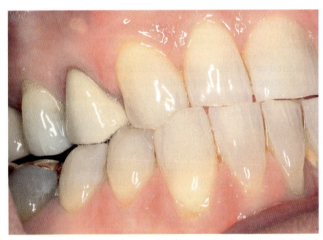

● **Figura 8.27** Desgaste dentário significativo. Todas as superfícies oclusais se unem secundariamente à atividade de bruxismo.

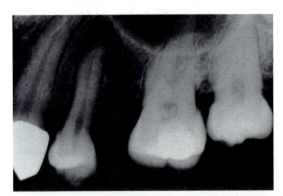

● **Figura 8.26** O primeiro pré-molar superior não está vital em virtude de forças oclusais intensas. Essa condição começou quando uma coroa foi colocada sobre o canino superior. A guia em lateralidade original não foi restabelecida na coroa, o que resultou em um contato laterotrusivo intenso no pré-molar (oclusão traumática). A raiz do canino apresenta um tamanho muito mais favorável a aceitar forças laterais (horizontal) que a raiz bem menor do pré-molar.

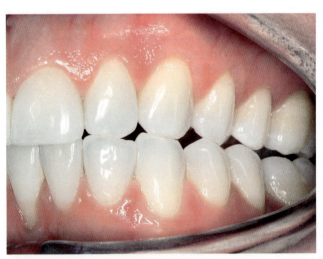

● **Figura 8.28** Desgaste dentário durante um movimento laterotrusivo no canino. Quando as facetas de desgaste se posicionam opostas umas às outras, os dentes posteriores não ocluem funcionalmente.

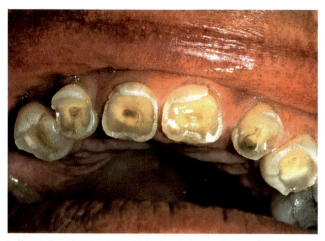

• **Figura 8.29** Desgaste dentário grave secundário ao bruxismo, que compromete a atividade funcional do sistema mastigatório.

isso pode ocorrer mais em pacientes cujos dentes anteriores estejam em contato mais forte que os dentes posteriores na posição alerta de alimentação. Quando esta alteração existe, a atividade funcional da mastigação resultará em contato dentário anterior intenso. Se isso continuar, pode ocasionar o desgaste.

A diferença entre estes dois tipos de desgaste dentário é muito importante, pois a etiologia é bastante diferente. O desgaste dentário secundário ao bruxismo noturno é centralmente induzido (Capítulo 7) e o tratamento deve ser baseado na tentativa de controlar os mecanismos centrais (tratamento do estresse etc.) e/ou proteger os dentes com um aparelho oclusal. Por outro lado, o desgaste dentário secundário à estrutura dentária que infringe o envelope de movimento funcional pode ser tratado por meio de ajuste oclusal para produzir mais liberdade durante os movimentos funcionais. Até o momento, dados sobre o assunto ainda são pouco conclusivos. Deve-se ainda que determinar de forma convincente se essas diferenças realmente existem e como elas podem ser distinguidas para que o tratamento seja escolhido de forma adequada.

Alguns dentes que parecem desgastados podem, de fato, ter sofrido abrasão química. O hábito de segurar frutas cítricas fortes (limões) na boca, vômitos repetidos (caso da bulimia nervosa)[334] ou doença do refluxo gastresofágico podem produzir abrasão química.[335] É importante distinguir o desgaste dentário da abrasão química, pois os tratamentos são diferentes. A abrasão química normalmente é encontrada nas cúspides linguais dos dentes posteriores superiores e nas áreas palatinas dos incisivos superiores, uma vez que estas são as áreas que parecem estar mais expostas aos altos níveis de ácido.

Outros sinais e sintomas associados à disfunção temporomandibular

Cefaleia (dor de cabeça)

Dor de cabeça é uma das queixas mais comuns de dor relatadas na população em geral.[336] O relatório de Nuprin[337] revelou que 73% da população adulta experimentou pelo menos uma dor de cabeça nos últimos 12 meses. Os mesmos estudos relataram que 5 a 10% da população em geral procuram consulta médica para cefaleias graves. Existem duas grandes categorias de cefaleia: primária e secundária. As cefaleias primárias são aquelas em que a dor de cabeça é, na verdade, o distúrbio. A International Headache Society (IHS) propôs uma classificação que reconhece três tipos de cefaleias primárias: enxaqueca, cefaleia do tipo tensional e cefaleia trigêmino-autonômica (CTA).[338] No entanto, muitas dores de cabeça são secundárias, o que significa que a cefaleia é causada por outra doença. A IHS reconhece a cefaleia secundária relacionada à DTM (IHS 11.7).[339] Nesses casos de dores de cabeça, o tratamento do distúrbio responsável irá efetivamente reduzir ou eliminar a cefaleia. O profissional deve, portanto, ser capaz de reconhecer o tipo de cefaleia que o paciente apresenta e, se for uma cefaleia secundária, identificar o distúrbio real que a esteja causando antes de um tratamento eficaz poder ser instituído.

Quando a cefaleia se origina secundariamente à DTM, o dentista pode desempenhar um papel muito importante no tratamento da dor. Muitos estudos revelaram que cefaleia é um sintoma comum associado às DTM.[340-358] Outros estudos demonstraram que vários tratamentos para DTM podem diminuir significativamente a dor de cabeça.[349,359-369] No entanto, se a cefaleia surge de estruturas não mastigatórias, o dentista pode ter pouco a oferecer ao paciente. O dentista deve, portanto, ser capaz de diferenciar as cefaleias suscetíveis de responder aos tratamentos odontológicos daquelas que não o são. Um profissional experiente deve estar apto a determinar esta relação, antes do início do tratamento, de modo a evitar procedimentos desnecessários.

Existem muitos tipos diferentes de cefaleias com uma variedade de etiologias. É interessante observar que a edição 3 da International Classification of Headache Disorders[338] reconhece mais de 270 tipos de cefaleias em 14 categorias amplas, uma das quais é atribuída à DTM (11.7). A cefaleia é, certamente, um problema complexo e importante para muitos. Algumas cefaleias são o resultado de problemas nas estruturas cranianas, tais como um tumor cerebral ou aumento da pressão intracraniana. Dado que estes tipos de dor de cabeça podem representar problemas sérios, eles devem ser identificados rapidamente e encaminhados para tratamento adequado. Geralmente, estes tipos de dores de cabeça são acompanhados por outros sintomas sistêmicos que ajudam a identificar a condição. Esses outros sintomas podem ser fraqueza muscular, paralisia, parestesia, convulsão ou até mesmo perda de consciência. Quando esses sintomas acompanham uma cefaleia, o paciente deve ser encaminhado imediatamente a um médico especialista apropriado.[1,370]

Felizmente, cefaleias desencadeadas por distúrbios das estruturas intracranianas representam apenas uma pequena porcentagem de todas as cefaleias. A maioria das cefaleias se apresenta como uma dor heterotópica produzida por estruturas associadas ou mesmo a distância. Duas das estruturas mais comuns que desencadeiam esta dor heterotópica são os tecidos vasculares e os tecidos musculares. A dor de cabeça com origem em estruturas vasculares cranianas é do tipo primário, especificamente enxaqueca. Estudos têm demonstrado que a enxaqueca é o resultado de efeitos neurológicos em estruturas vasculares intracranianas. Portanto, a enxaqueca é mais bem classificada como uma dor neurovascular.

O tipo mais comum de cefaleia primária é a cefaleia do tipo tensional. No início, este tipo de cefaleia era referido como "cefaleia por tensão muscular" ou "cefaleia por contração muscular". Ambos os termos, no entanto, são inadequados, já que não há aumento significativo na atividade EMG associada aos músculos.[371-374] Existem inúmeras etiologias para cefaleia tensional. Contudo, uma fonte comum de cefaleia semelhante origina-se de estruturas musculares.[375] É importante observar que nem todas as cefaleias do tipo tensional se originam de fontes musculares. Neste livro, no entanto, o termo *cefaleia associada à DTM* seguirá os critérios de classificação da IHS.[339]

Certamente, a enxaqueca e a cefaleia do tipo tensional representam a maioria das dores de cabeça na população em geral. Entre estes dois tipos, estima-se que a cefaleia tipo tensional seja a mais comum, representando 80% de todas as cefaleias.[376] Uma vez que a cefaleia neurovascular e cefaleia do tipo tensional se manifestam com sintomas clínicos diferentes, no início pensava-se que o mecanismo pelo qual havia o desencadeamento de cefaleia era bem diferente. Embora isto possa ser verdade, alguns autores sugerem um mecanismo comum.[377] Mas, dado que o tratamento da cefaleia neurovascular e o da cefaleia tipo tensional são diferentes, as duas condições devem ser clinicamente diferenciadas.

Enxaqueca (cefaleia neurovascular)

A enxaqueca geralmente se apresenta como uma dor intensa e pulsante, unilateral, bastante debilitante.[378] Frequentemente, a dor é acompanhada por náuseas, fotofobia e fonofobia. Dois terços dos pacientes que experimentam a dor da enxaqueca a relatam como unilateral. Normalmente, um episódio de enxaqueca pode durar de 4 a 72 horas e, frequentemente, é aliviada pelo sono. Alguns pacientes relatam uma aura cerca de 5 a 15 min antes do início da dor. A aura geralmente produz sintomas neurológicos temporários, como parestesia, deficiência visual ou sensações de fenômenos luminosos, como *flashes* ou faíscas em zigue-zague diante dos olhos (teicopsia). Antigamente, as enxaquecas com aura eram denominadas enxaquecas clássicas, enquanto as enxaquecas sem aura eram chamadas de enxaquecas comuns.

A etiologia da cefaleia neurovascular ainda não é bem compreendida. Um trabalho anterior sugeriu um espasmo cerebrovascular,[379] enquanto outros propuseram um distúrbio de plaquetas sanguíneas.[380] Outra teoria sugere algum tipo de disnocicepção bioquímica.[381] Alterações regionais no fluxo sanguíneo cerebral foram demonstradas durante o início de uma enxaqueca,[382] que certamente sugere uma relação vascular para a dor. Atualmente, o conceito de inflamação neurogênica dos vasos cerebrais é favorável.[378,383] Parece haver um fator genético na enxaqueca, com mulheres sendo mais afetadas que homens.[384-386]

Muitas vezes, as enxaquecas estão associadas a certos fatores que parecem desencadear seu início. Estes fatores podem ser tão simples como uma exposição a alimentos diferentes, tais como vinhos tintos, queijos curados ou glutamato monossódico. Alguns pacientes com enxaqueca experimentarão uma crise seguinte à exposição a certos odores, como fumaça de cigarro ou perfume. A presença de uma atividade parafuncional, como o bruxismo, tem sido associada a enxaquecas matinais,[387] talvez como um mecanismo de gatilho. Uma vez que estes mecanismos desencadeadores sejam conhecidos, o paciente pode ser capaz de controlar a frequência das crises, evitando os gatilhos. Infelizmente, para outros pacientes, os mecanismos-gatilho não são tão fáceis de serem controlados. Para alguns, a enxaqueca pode ser desencadeada por fatores como fadiga, alterações nos padrões de sono, estresse emocional, dor profunda, períodos menstruais ou até mesmo luz solar. Pacientes com estes tipos de mecanismos desencadeadores acham muito difícil, às vezes, controlar suas crises.

Uma vez que a dor neurovascular não é uma DTM, o seu tratamento não é discutido neste texto. A única relação que pode existir entre DTM e enxaqueca é ser um mecanismo de disparo. Quando paciente que sofre de enxaqueca sente dor musculoesquelética associada a uma DTM, a dor pode representar um gatilho para uma crise de enxaqueca. É provável que o gatilho esteja relacionado ao fato de que o estímulo nociceptivo associado à enxaqueca é exercido sobre o nervo trigêmeo (predominantemente sobre o ramo oftálmico), assim como a nocicepção da DTM. Talvez isso explique por que alguns pacientes com enxaqueca que também apresentam dor por DTM podem achar que a dor da DTM precipita uma crise. Quando isso ocorre, o tratamento bem-sucedido para a DTM provavelmente reduzirá o número de crises de enxaqueca.

No entanto, o tratamento da DTM não vai curar a enxaqueca. Na melhor das hipóteses, ele apenas reduzirá o número de crises. Embora isso possa ser útil, o paciente deve ser educado sobre a razão verdadeira para a redução das cefaleias e não negar o tratamento de enxaqueca mais tradicional, quando indicado. Pacientes com cefaleia neurovascular devem ser encaminhados para uma equipe médica adequada para avaliação e tratamento.[378]

Cefaleia do tipo tensional

A cefaleia do tipo tensional apresenta-se como uma dor constante e regular. É comumente descrita como a sensação de usar uma faixa apertada. A cefaleia tensional normalmente não é debilitante. Em outras palavras, os pacientes relatam a realização de suas atividades diárias, mesmo sentindo dor de cabeça. A maioria das cefaleias do tipo tensional é bilateral e pode durar dias ou até semanas. A cefaleia do tipo tensional não é acompanhada de auras e as náuseas não são comuns, a menos que a dor se torne muito forte.

Vários fatores etiológicos produzem cefaleia do tipo tensional. No entanto, uma das fontes mais comuns de cefaleia é a dor miofascial. Quando os pontos de gatilho se desenvolvem nos músculos, a dor profunda sentida comumente produz dor heterotópica expressa como cefaleia[388] (consulte a discussão anterior sobre a dor miofascial). Quando a cefaleia é causada por dor miofascial, a dor de cabeça deve ser classificada como uma cefaleia de origem de dor miofascial, e não cefaleia do tipo tensional. Uma vez que este tipo de cefaleia pode estar relacionado às estruturas da mastigação, o dentista deve ser capaz de diferenciá-la da enxaqueca, para que o tratamento adequado possa ser instituído. O diagnóstico e o tratamento da cefaleia do tipo tensional serão discutidos em capítulos posteriores nas seções sobre a dor miofascial.

Sintomas otológicos

Os sinais e sintomas mais comuns de DTM foram revisados anteriormente. No entanto, há outros sinais que aparecem com menos frequência e ainda podem estar relacionados às alterações funcionais do sistema mastigatório. Alguns destes são queixas otológicas, como dor.[389-391] A dor de ouvido pode realmente ser dor na ATM percebida em uma região mais posterior.[378,392] Apenas uma área delgada do osso temporal separa a ATM do meato auditivo externo e orelha média. Essa proximidade anatômica, junto com a herança filogenética a inervação similares, podem confundir a capacidade do paciente para localizar a dor.

As pessoas também se queixam frequentemente de uma sensação de preenchimento ou entupimento no ouvido.[393-396] Estes sintomas podem ser explicados por uma revisão da anatomia. A tuba auditiva (trompa de Eustáquio) conecta a cavidade da orelha média com a nasofaringe (parte posterior da garganta). Durante a deglutição, o palato é elevado, fechando a nasofaringe. Quando o palato é elevado, o músculo tensor do véu palatino se contrai. A tuba auditiva assume uma forma reta, igualando a pressão do ar entre a orelha média e a garganta.[397] Quando o músculo tensor do véu palatino não se eleva e retifica a tuba auditiva, uma sensação de entupimento é sentida no ouvido.

O músculo tensor do tímpano, inserido na membrana do tímpano, também pode afetar os sintomas do ouvido. Quando as membranas mucosas da cavidade da orelha média absorvem o oxigênio do ar, uma pressão negativa é criada na cavidade. Essa diminuição na pressão traciona a membrana do tímpano para dentro (retração), o que diminui a tensão no músculo tensor do tímpano. A diminuição do tônus deste músculo excita de maneira reflexa o músculo tensor do véu palatino para aumentar seu tônus, o que faz com que a tuba auditiva se abra na próxima deglutição.[398]

Zumbido nos ouvidos e vertigem (tontura) também foram relatados por pacientes com DTM.[399-410] Alguns pacientes podem se queixar de alterações auditivas como resultado da cocontração protetora do músculo tensor do tímpano. Quando este músculo se contrai, o tímpano flexiona e se contrai. O músculo tensor do tímpano, assim como o músculo tensor do véu palatino, é inervado pelo quinto par craniano (trigêmeo). Portanto, uma dor profunda em qualquer estrutura inervada pelo nervo trigêmeo pode afetar a função do ouvido e criar sensações.[411] É mais provável que esta alteração resulte de efeitos excitatórios centrais, e não de uma contração reflexa do músculo.[412,413] Alguns estudos[399,414-422] demonstram que o tratamento para DTM pode reduzir os sintomas otológicos, enquanto outro estudo[423] não mostrou qualquer relação. A correlação entre os sintomas auditivos e as DTM não está bem documentada e continua sendo uma área de considerável controvérsia.[407,424-428]

Referências bibliográficas

1. De Leeuw R, Klasser G: *Orofacial pain: guidelines for classification, assessment, and management*, ed 5, Chicago, 2013, Quintessence Publishing Co, Inc.
2. Schiffman EL, Fricton JR, Haley DP, et al.: The prevalence and treatment needs of subjects with temporomandibular disorders, *J Am Dent Assoc* 120(3):295–303, 1990.
3. McCreary CP, Clark GT, Merril RL, et al.: Psychological distress and diagnostic subgroups of temporomandibular disorder patients, *Pain* 44:29–34, 1991.
4. Horst OV, Cunha-Cruz J, Zhou L, et al.: Prevalence of pain in the orofacial regions in patients visiting general dentists in the northwest practice-based research collaborative in evidence-based dentistry research network, *J Am Dent Assoc* 146(10):721–728.e3, 2015.
5. Okeson JP: *Bell's oral and facial pain Chapter 13*, ed 6, Chicago, IL, 2014, Quintessence Publishing Co, Inc, pp 287–326.
6. Keele KD: A physician looks at pain. In Weisenberg M, editor: *Pain; clinical and experimental perspectives*, St Louis, MO, 1975, The CV Mosby Co, pp 45–52.
7. Layzer RB: Muscle pain, cramps and fatigue. In Engel AG, Franzini-Armstrong C, editors: *Myology*, New York, NY, 1994, McGraw-Hill, pp 1754–1786.
8. Svensson P, Graven-Nielsen T: Craniofacial muscle pain: review of mechanisms and clinical manifestations, *J Orofac Pain* 15(2):117–145, 2001.
9. Mense S: The pathogenesis of muscle pain, *Curr Pain Headache Rep* 7(6):419–425, 2003.
10. Simons DG: New views of myofascial trigger points: etiology and diagnosis, *Arch Phys Med Rehabil* 89(1):157–159, 2008.
11. Mense S: Algesic agents exciting muscle nociceptors, *Exp Brain Res* 196(1):89–100, 2009.
12. Lund JP, Widmer CG: Evaluation of the use of surface electromyography in the diagnosis, documentation, and treatment of dental patients, *J Craniomandib Disord* 3(3):125–137, 1989.
13. Lund JP, Widmer CG, Feine JS: Validity of diagnostic and monitoring tests used for temporomandibular disorders (see comments), *J Dent Res* 74(4):1133–1143, 1995.
14. Paesani DA, Tallents RH, Murphy WC, Hatala MP, Proskin HM: Evaluation of the reproducibility of rest activity of the anterior temporal and masseter muscles in asymptomatic and symptomatic temporomandibular subjects, *J Orofac Pain* 8:402–406, 1994.
15. Carlson CR, Okeson JP, Falace DA, et al.: Comparison of psychological and physiological functioning between patients with masticatory muscle pain and matched controls, *J Orofac Pain* 7:15–22, 1993.
16. Curran SL, Carlson CR, Okeson JP: Emotional and physiologic responses to laboratory challenges: patients with temporomandibular disorders versus matched control subjects, *J Orofac Pain* 10(2):141–150, 1996.
17. Mense S: Considerations concerning the neurobiological basis of muscle pain, *Can J Physiol Pharmacol* 69(5):610–616, 1991.
18. Mense S: Nociception from skeletal muscle in relation to clinical muscle pain, *Pain* 54(3):241–289, 1993.
19. Travell JG, Rinzler S, Herman M: Pain and disability of the shoulder and arm, *Jama* 120:417, 1942.
20. Schwartz LL: A temporomandibular joint pain-dysfunction syndrome, *J Chron Dis* 3:284, 1956.
21. Yemm R: A neurophysiological approach to the pathology and aetiology of temporomandibular dysfunction, *J Oral Rehabil* 12(4):343–353, 1985.
22. Schroeder H, Siegmund H, Santibanez G, Kluge A: Causes and signs of temporomandibular joint pain and dysfunction: an electromyographical investigation, *J Oral Rehabil* 18(4):301–310, 1991.
23. Flor H, Birbaumer N, Schulte W, Roos R: Stress-related electromyographic responses in patients with chronic temporomandibular pain, *Pain* 46(2):145–152, 1991.
24. Linton SJ, Hellsing AL, Andersson D: A controlled study of the effects of an early intervention on acute musculoskeletal pain problems, *Pain* 54:353–359, 1993.
25. Sternbach RA: Pain and 'hassles' in the United States: findings of the Nuprin pain report, *Pain* 27(1):69–80, 1986.
26. Selye H: *Stress without distress*, ed 1, Philadelphia, PA, 1974, JB Lippincott Co.
27. Schiffman EL, Fricton JR, Haley D: The relationship of occlusion, parafunctional habits and recent life events to mandibular dysfunction in a non-patient population, *J Oral Rehabil* 19(3):201–223, 1992.
28. Grassi C, Passatore M: Action of the sympathetic system on skeletal muscle, *Ital J Neurol Sci* 9(1):23–28, 1988.
29. Passatore M, Grassi C, Filippi GM: Sympathetically-induced development of tension in jaw muscles: the possible contraction of intrafusal muscle fibres, *Pflugers Arch* 405(4):297–304, 1985.
30. McNulty WH, Gevirtz RN, Hubbard DR, Berkoff GM: Needle electromyographic evaluation of trigger point response to a psychological stressor, *Psychophysiology* 31(3):313–316, 1994.
31. Roatta S, Windhorst U, Djupsjobacka M, Lytvynenko S, Passatore M: Effects of sympathetic stimulation on the rhythmical jaw movements produced by electrical stimulation of the cortical masticatory areas of rabbits, *Exp Brain Res* 162(1):14–22, 2005.
32. Passatore M, Roatta S: Modulation operated by the sympathetic nervous system on jaw reflexes and masticatory movement, *Arch Oral Biol* 52(4):343–346, 2007.
33. Radovanovic D, Peikert K, Lindstrom M, Domellof FP: Sympathetic innervation of human muscle spindles, *J Anat* 226(6):542–548, 2015.
34. Kobuch S, Fazalbhoy A, Brown R, Henderson LA, Macefield VG: Central circuitry responsible for the divergent sympathetic responses to tonic muscle pain in humans, *Hum Brain Mapp* 38(2):869–881, 2017.
35. Bell WE: *Temporomandibular disorders*, ed 3, Chicago, IL, 1990, Year Book Medical Publishers.
36. Ashton-Miller JA, McGlashen KM, Herzenberg JE, Stohler CS: Cervical muscle myoelectric response to acute experimental sternocleidomastoid pain, *Spine* 15(10):1006–1012, 1990.
37. Lund JP, Donga R, Widmer CG, Stohler CS: The pain-adaptation model: a discussion of the relationship between chronic musculoskeletal pain and motor activity, *Can J Physiol Pharmacol* 69:683–694, 1991.
38. Lund JP, Olsson KA: The importance of reflexes and their control during jaw movements, *Trends Neurosci* 6:458–463, 1983.
39. Stohler CS, Ash Jr MM: Demonstration of chewing motor disorder by recording peripheral correlates of mastication, *J Oral Rehabil* 12(1):49–57, 1985.
40. Stohler CS, Ash MM: Excitatory response of jaw elevators associated with sudden discomfort during chewing, *J Oral Rehabil* 13(3):225–233, 1986.
41. Smith AM: The coactivation of antagonist muscles, *Can J Physiol Pharmacol* 59:733, 1981.
42. Stohler CS: Clinical perspectives on masticatory and related muscle disorders. In Sessle BJ, Bryant PS, Dionne RA, editors: *Temporomandibular disorders and related pain conditions*, Seattle, 1995, IASP Press, pp 3–29.

43. Stohler CS, Ashton-Miller JA, Carlson DS: The effects of pain from the mandibular joint and muscles on masticatory motor behaviour in man, *Arch Oral Biol* 33(3):175–182, 1988.
44. Watanabe M, Tabata T, Huh JI, et al.: Possible involvement of histamine in muscular fatigue in temporomandibular disorders: animal and human studies, *J Dent Res* 78(3):769–775, 1999.
45. Christensen LV, Mohamed SE, Harrison JD: Delayed onset of masseter muscle pain in experimental tooth clenching, *J Prosthet Dent* 48(5):579–584, 1982.
46. Abraham WM: Factors in delayed muscle soreness, *Med Sci Sports* 9:11–20, 1977.
47. Tegeder L, Zimmermann J, Meller ST, Geisslinger G: Release of algesic substances in human experimental muscle pain, *Inflamm Res* 51(8):393–402, 2002.
48. Evans WJ, Cannon JG: The metabolic effects of exercise-induced muscle damage, *Exerc Sport Sci Rev* 19:99–125, 1991.
49. Byrnes WC, Clarkson PM: Delayed onset muscle soreness and training, *Clin Sports Med* 5(3):605–614, 1986.
50. Bobbert MF, Hollander AP, Huijing PA: Factors in delayed onset muscular soreness of man, *Med Sci Sports Exerc* 18(1):75–81, 1986.
51. Bakke M, Michler L: Temporalis and masseter muscle activity in patients with anterior open bite and craniomandibular disorders, *Scand J Dent Res* 99(3):219–228, 1991.
52. Tzakis MG, Dahlstrom L, Haraldson T: Evaluation of masticatory funciton before and after treatment in patients with craniomandibular disorders, *J Craniomandib Disord Facial Oral Pain* 6:267–272, 1992.
53. Sinn DP, de Assis EA, Throckmorton GS: Mandibular excursions and maximum bite forces in patients with temporomandibular joint disorders, *J Oral Maxillofac Surg* 54(6):671–679, 1996.
54. High AS, MacGregor AJ, Tomlinson GE: A gnathodynamometer as an objective means of pain assessment following wisdom tooth removal, *Br J Maxillofac Surg* 26:284, 1988.
55. Gonzales R, Coderre TJ, Sherbourne CD, Levine JD: Postnatal development of neurogenic inflammation in the rat, *Neurosci Lett* 127(1):25–27, 1991.
56. Levine JD, Dardick SJ, Basbaum AI, Scipio E: Reflex neurogenic inflammation. I. Contribution of the peripheral nervous system to spatially remote inflammatory responses that follow injury, *J Neurosci* 5(5):1380–1386, 1985.
57. Carlson CR, Okeson JP, Falace DA, Nitz AJ, Lindroth JE: Reduction of pain and EMG activity in the masseter region by trapezius trigger point injection, *Pain* 55(3):397–400, 1993.
58. Fricton JR, Kroening R, Haley D, Siegert R: Myofascial pain syndrome of the head and neck: a review of clinical characteristics of 164 patients, *Oral Surg Oral Med Oral Pathol* 60(6):615–623, 1985.
59. Travell JG, Rinzler SH: The myofascial genesis of pain, *Postgrad Med* 11:425–434, 1952.
60. Laskin DM: Etiology of the pain-dysfunction syndrome, *J Am Dent Assoc* 79(1):147–153, 1969.
61. Truelove EL, Sommers EE, LeResche L, Dworkin SF, Von KM: Clinical diagnostic criteria for TMD. New classification permits multiple diagnoses (see comments), *J Am Dent Assoc* 123(4):47–54, 1992.
62. Schiffman E, Ohrbach R, Truelove E, et al.: Diagnostic criteria for temporomandibular disorders (DC/TMD) for clinical and research applications: recommendations of the international RDC/TMD consortium network* and orofacial pain special interest groupdagger, *J Oral Facial Pain Headache* 28(1):6–27, 2014.
63. Simons DG, Travell J: Myofascial trigger points, a possible explanation (letter), *Pain* 10(1):106–109, 1981.
64. Mense S, Meyer H: Bradykinin-induced sensitization of high-threshold muscle receptors with slowly conducting afferent fibers, *Pain* (Suppl 1):S204, 1981.
65. Simons DG, Mense S: Understanding and measurement of muscle tone as related to clinical muscle pain, *Pain* 75(1):1–17, 1998.
66. McMillan AS, Blasberg B: Pain-pressure threshold in painful jaw muscles following trigger point injection, *J Orofac Pain* 8(4):384–390, 1994.
67. Travell J: Introductory comments. In Ragan C, editor: *Connective tissues. transactions of the fifth conference*, New York, 1954, Josiah Macy, Jr, pp 12–22.
68. Simons DG, Travell JG, Simons LS: *Travell & simons' myofascial pain and dysfunction: a trigger point manual*, ed 2, Baltimore, MD, 1999, Williams & Wilkins.
69. Hubbard DR, Berkoff GM: Myofascial trigger points show spontaneous needle EMG activity, *Spine* 18(13):1803–1807, 1993.
70. Fernandez-de-Las-Penas C, Galan-Del-Rio F, Alonso-Blanco C, et al.: Referred pain from muscle trigger points in the masticatory and neck-shoulder musculature in women with temporomandibular disoders, *J Pain* 11(12):1295–1304, 2010.
71. Simons DG, Travell JG: *Myofascial pain and dysfunction: a trigger point manual*, ed 2, Baltimore, MD, 1999, Williams & Wilkins.
72. Giunta JL, Kronman JH: Orofacial involvement secondary to trapezius muscle trauma, *Oral Surg Oral Med Oral Pathol* 60(4):368–369, 1985.
73. Wright EF: Referred craniofacial pain patterns in patients with temporomandibular disorder, *J Am Dent Assoc* 131(9):1307–1315, 2000.
74. Simons DG: The nature of myofascial trigger points, *Clin J Pain* 11(1):83–84, 1995.
75. Hoheisel U, Mense S, Simons DG, Yu XM: Appearance of new receptive fields in rat dorsal horn neurons following noxious stimulation of skeletal muscle: a model for referral of muscle pain? *Neurosci Lett* 153(1):9–12, 1993.
76. Hong CZ, Simons DG: Pathophysiologic and electrophysiologic mechanisms of myofascial trigger points, *Arch Phys Med Rehabil* 79(7):863–872, 1998.
77. Srbely JZ, Dickey JP, Bent LR, Lee D, Lowerison M: Capsaicin-induced central sensitization evokes segmental increases in trigger point sensitivity in humans, *J Pain* 11(7):636–643, 2010.
78. Simons DG, Travell JG, Simons LS: *Travell & Simons' myofascial pain and dysfunction: a trigger point manual*, ed 2, Baltimore, MD, 1999, Williams & Wilkins.
79. Moldofsky H, Scarisbrick P: Induction of neurasthenic musculoskeletal pain syndrome by selective sleep stage deprivation, *Psychosom Med* 38(1):35–44, 1976.
80. Moldofsky H, Scarisbrick P, England R, Smythe H: Musculoskeletal symptoms and non-REM sleep disturbance in patients with "fibrositis" and healthy subjects, *Psychosom Med* 37:341, 1986.
81. Moldofsky H, Tullis C, Lue FA: Sleep related myoclonus in rheumatic pain modulation disorder (fibrositis syndrome), *J Rheumatol* 13(3):614–617, 1986.
82. Molony RR, MacPeek DM, Schiffman PL, et al.: Sleep, sleep apnea and the fibromyalgia syndrome, *J Rheumatol* 13(4):797–800, 1986.
83. Moldofsky H: Sleep and pain, *Sleep Med Rev* 5(5):385–396, 2001.
84. Mease P: Fibromyalgia syndrome: review of clinical presentation, pathogenesis, outcome measures, and treatment, *J Rheumatol* 75(Suppl):6–21, 2005.
85. Yatani H, Studts J, Cordova M, Carlson CR, Okeson JP: Comparison of sleep quality and clinical and psychologic characteristics in patients with temporomandibular disorders, *J Orofac Pain* 16(3):221–228, 2002.
86. Iacovides S, George K, Kamerman P, Baker FC: Sleep fragmentation hypersensitizes healthy young women to deep and superficial experimental pain, *J Pain* 18(7):844–854, 2017.
87. Marbach JJ, Lennon MC, Dohrenwend BP: Candidate risk factors for temporomandibular pain and dysfunction syndrome: psychosocial, health behavior, physical illness and injury, *Pain* 34(2):139–151, 1988.
88. Burgess JA, Dworkin SF: Litigation and post-traumatic TMD: How patients report treatment outcome, *J Am Dent Assoc* 124:105–110, 1993.
89. Hopwood MB, Abram SE: Factors associated with failure of trigger point injections, *Clin J Pain* 10(3):227–234, 1994.
90. Gullacksen AC, Lidbeck J: The life adjustment process in chronic pain: psychosocial assessment and clinical implications, *Pain Res Manag* 9(3):145–153, 2004.
91. Tauschke E, Merskey H, Helmes E: Psychological defence mechanisms in patients with pain, *Pain* 40(2):161–170, 1990.
92. Marbach JJ, Lund P: Depression, anhedonia and anxiety in temporomandibular joint and other facial pain syndromes, *Pain* 11(1):73–84, 1981.

93. Magni G, Marchetti M, Moreschi C, Merskey H, Luchini SR: Chronic musculoskeletal pain and depressive symptoms in the national health and nutrition examination I. Epidemiologic follow-up study, *Pain* 53:163–168, 1993.
94. Auerbach SM, Laskin DM, Frantsve LM, Orr T: Depression, pain, exposure to stressful life events, and long-term outcomes in temporomandibular disorder patients, *J Oral Maxillofac Surg* 59(6):628–633, 2001.
95. Dworkin SF: Perspectives on the interaction of biological, psychological and social factors in TMD, *J Am Dent Assoc* 125(7):856–863, 1994.
96. Gallagher RM, Marbach JJ, Raphael KG, Dohrenwend BP, Cloitre M: Is major depression comorbid with temporomandibular pain and dysfunction syndrome? a pilot study, *Clin J Pain* 7(3):219–225, 1991.
97. Glaros AG: Emotional factors in temporomandibular joint disorders, *J Indiana Dent Assoc* 79(4):20–23, 2000.
98. Parker MW, Holmes EK, Terezhalmy GT: Personality characteristics of patients with temporomandibular disorders: diagnostic and therapeutic implications, *J Orofac Pain* 7(4):337–344, 1993.
99. Vickers ER, Boocock H: Chronic orofacial pain is associated with psychological morbidity and negative personality changes: a comparison to the general population, *Aust Dent J* 50(1):21–30, 2005.
100. Fine EW: Psychological factors associated with non-organic temporomandibular joint pain dysfunction syndrome, *Br Dent J* 131(9):402–404, 1971.
101. Haley WE, Turner JA, Romano JM: Depression in chronic pain patients: relation to pain, activity, and sex differences, *Pain* 23(4):337–343, 1985.
102. Hendler N: Depression caused by chronic pain, *J Clin Psychiatry* 45(3 Pt 2):30–38, 1984.
103. Faucett JA: Depression in painful chronic disorders: the role of pain and conflict about pain, *J Pain Symptom Manage* 9(8):520–526, 1994.
104. Dworkin RH, Richlin DM, Handlin DS, Brand L: Predicting treatment response in depressed and non-depressed chronic pain patients, *Pain* 24(3):343–353, 1986.
105. Fricton JR, Olsen T: Predictors of outcome for treatment of temporomandibular disorders, *J Orofac Pain* 10(1):54–65, 1996.
106. Benoliel R, Svensson P, Heir GM, et al.: Persistent orofacial muscle pain, *Oral Dis* 17(Suppl 1):23–41, 2011.
107. Okeson JP: *Bell's oral and facial pain. Chapter 3*, ed 7, Chicago, IL, 2014, Quintessence Publishing Co, Inc, pp 41–54.
108. Bowsher D: Neurogenic pain syndromes and their management, *Br Med Bull* 47(3):644–666, 1991.
109. LaMotte RH, Shain CN, Simone DA, Tsai EF: Neurogenic hyperalgesia: psychophysical studies of underlying mechanisms, *J Neurophysiol* 66(1):190–211, 1991.
110. Sessle BJ: The neural basis of temporomandibular joint and masticatory muscle pain, *J Orofac Pain* 13(4):238–245, 1999.
111. Simone DA, Sorkin LS, Oh U, et al.: Neurogenic hyperalgesia: central neural correlates in responses of spinothalamic tract neurons, *J Neurophysiol* 66(1):228–246, 1991.
112. Wong JK, Haas DA, Hu JW: Local anesthesia does not block mustard-oil-induced temporomandibular inflammation, *Anesth Analg* 92(4):1035–1040, 2001.
113. Wolfe F, Smythe HA, Yunus MB, et al.: The American College of Rheumatology 1990 criteria for the classification of fibromyalgia. Report of the multicenter criteria committee (see comments), *Arthritis Rheum* 33(2):160–172, 1990.
114. Wolfe F, Clauw DJ, Fitzcharles MA, et al.: The American College of Rheumatology preliminary diagnostic criteria for fibromyalgia and measurement of symptom severity, *Arthritis Care Res (Hoboken)* 62(5):600–610, 2010.
115. Fricton JR: The relationship of temporomandibular disorders and fibromyalgia: implications for diagnosis and treatment, *Curr Pain Headache Rep* 8(5):355–363, 2004.
116. Rhodus NL, Fricton J, Carlson P, Messner R: Oral symptoms associated with fibromyalgia syndrome, *J Rheumatol* 30(8), 2003. 1841–185.
117. Hedenberg-Magnusson B, Ernberg M, Kopp S: Presence of orofacial pain and temporomandibular disorder in fibromyalgia. A study by questionnaire, *Swed Dent J* 23(5–6):185–192, 1999.
118. Aaron LA, Burke MM, Buchwald D: Overlapping conditions among patients with chronic fatigue syndrome, fibromyalgia, and temporomandibular disorder, *Arch Intern Med* 160(2):221–227, 2000.
119. Hedenberg-Magnusson B, Ernberg M, Kopp S: Symptoms and signs of temporomandibular disorders in patients with fibromyalgia and local myalgia of the temporomandibular system. A comparative study, *Acta Odontol Scand* 55(6):344–349, 1997.
120. Plesh O, Wolfe F, Lane N: The relationship between fibromyalgia and temporomandibular disorders: prevalence and symptom severity, *J Rheumatol* 23(11):1948–1952, 1996.
121. Korszun A, Papadopoulos E, Demitrack M, Engleberg C, Crofford L: The relationship between temporomandibular disorders and stress-associated syndromes, *Oral Surg Oral Med Oral Pathol Oral Radiol Endod* 86(4):416–420, 1998.
122. Aaron LA, Burke MM, Buchwald D: Overlapping conditions among patients with chronic fatigue syndrome, fibromyalgia, and temporomandibular disorder (see comments), *Arch Intern Med* 160(2):221–227, 2000.
123. Bell WE: Management of temporomandibular joint problems. In Goldman HM, Gilmore HW, Royer R, a e, editors: *Current therapy in dentistry*, St Louis, MO, 1970, CV Mosby Co, pp 398–415.
124. Eriksson L, Westesson PL, Rohlin M: Temporomandibular joint sounds in patients with disc displacement, *Int J Oral Surg* 14(5):428–436, 1985.
125. Guler N, Yatmaz PI, Ataoglu H, Emlik D, Uckan S: Temporomandibular internal derangement: correlation of MRI findings with clinical symptoms of pain and joint sounds in patients with bruxing behaviour, *Dentomaxillofac Radiol* 32(5):304–310, 2003.
126. Taskaya-Yylmaz N, Ogutcen-Toller M: Clinical correlation of MRI findings of internal derangements of the temporomandibular joints, *Br J Oral Maxillofac Surg* 40(4):317–321, 2002.
127. Westesson PL, Bronstein SL, Liedberg J: Internal derangement of the temporomandibular joint: morphologic description with correlation to joint function, *Oral Surg Oral Med Oral Pathol* 59(4):323–331, 1985.
128. Farrar WB, McCarty Jr WL: The TMJ dilemma, *J Ala Dent Assoc* 63(1):19–26, 1979.
129. Wilkinson TM: The relationship between the disk and the lateral pterygoid muscle in the human temporomandibular joint, *J Prosthet Dent* 60:715–724, 1988.
130. Tanaka TT: *Head, neck and TMD management*, ed 4, San Diego, CA, 1989, Clinical Research Foundation.
131. Deleted in Review.
132. Luder HU, Bobst P, Schroeder HE: Histometric study of synovial cavity dimension of human temporomandibular joints with normal and anterior disc postion, *J Orofac Pain* 7:263–274, 1993.
133. Roberts CA, Tallents RH, Espeland MA, Handelman SL, Katzberg RW: Mandibular range of motion versus arthrographic diagnosis of the temporomandibular joint, *Oral Surg Oral Med Oral Pathol* 60(3):244–251, 1985.
134. Tallents RH, Hatala M, Katzberg RW, Westesson PL: Temporomandibular joint sounds in asymptomatic volunteers, *J Prosthet Dent* 69:298–304, 1993.
135. Dibbets JMH, van der weele LT: The prevalence of joint noises as related to age and gender, *J Craniomandib Disord Fac Oral Pain* 6:157–160, 1992.
136. Katzberg RW, Westesson PL, Tallents RH, Drake CM: Anatomic disorders of the temporomandibular joint disc in asymptomatic subjects, *J Oral Maxillofac Surg* 54:147–153, 1996.
137. Isberg A, Isacsson G, Johansson AS, Larson O: Hyperplastic soft-tissue formation in the temporomandibular joint associated with internal derangement. A radiographic and histologic study, *Oral Surg Oral Med Oral Pathol* 61(1):32–38, 1986.
138. Holumlund AB, Gynther GW, Reinholt FP: Disk derangement and inflammatory changes in the posterior disk attachment of the

temporomandibular joint, *Oral Surg Oral Med Oral Pathol* 73(9), 1992.
139. Harkins SJ, Marteney JL: Extrinsic trauma: a significant precipitating factor in temporomandibular dysfunction, *J Prosthet Dent* 54(2):271–272, 1985.
140. Moloney F, Howard JA: Internal derangements of the temporomandibular joint. III. Anterior repositioning splint therapy, *Aust Dent J* 31(1):30–39, 1986.
141. Weinberg S, Lapointe H: Cervical extension-flexion injury (whiplash) and internal derangement of the temporomandibular joint, *J Oral Maxillofac Surg* 45(8):653–656, 1987.
142. Pullinger AG, Seligman DA: Trauma history in diagnostic groups of temporomandibular disorders, *Oral Surg Oral Med Oral Pathol* 71(5):529–534, 1991.
143. Westling L, Carlsson GE, Helkimo M: Background factors in craniomandibular disorders with special reference to general joint hypermobility, parafunction, and trauma, *J Craniomandib Disord* 4(2):89–98, 1990.
144. Pullinger AG, Seligman DA: Association of TMJ subgroups with general trauma and MVA, *J Dent Res* 67:403, 1988.
145. Pullinger AG, Monteriro AA: History factors associated with symptoms of temporomandibular disorders, *J Oral Rehabil* 15:117, 1988.
146. Skolnick J, Iranpour B, Westesson PL, Adair S: Prepubertal trauma and mandibular asymmetry in orthognathic surgery and orthodontic paients, *Am J Orthod Dentofacial Orthop* 105:73–77, 1994.
147. Braun BL, DiGiovanna A, Schiffman E, et al.: A cross-sectional study of temporomandibular joint dysfunction in post-cervical trauma patients, *J Craniomandib Disord Facl Oral Pain* 6:24–31, 1992.
148. Burgess J: Symptom characteristics in TMD patients reporting blunt trauma and/or whiplash injury, *J Craniomandib Disord* 5(4):251–257, 1991.
149. De Boever JA, Keersmaekers K: Trauma in patients with temporomandibular disorders: frequency and treatment outcome, *J Oral Rehabil* 23(2):91–96, 1996.
150. Yun PY, Kim YK: The role of facial trauma as a possible etiologic factor in temporomandibular joint disorder, *J Oral Maxillofac Surg* 63(11):1576–1583, 2005.
151. Arakeri G, Kusanale A, Zaki GA, Brennan PA: Pathogenesis of post-traumatic ankylosis of the temporomandibular joint: a critical review, *Br J Oral Maxillofac Surg*, 2010.
152. Seals Jr RR, Morrow RM, Kuebker WA, Farney WD: An evaluation of mouthguard programs in Texas high school football, *J Am Dent Assoc* 110(6):904–909, 1985.
153. Garon MW, Merkle A, Wright JT: Mouth protectors and oral trauma: a study of adolescent football players, *J Am Dent Assoc* 112(5):663–665, 1986.
154. Singh GD, Maher GJ, Padilla RR: Customized mandibular orthotics in the prevention of concussion/mild traumatic brain injury in football players: a preliminary study, *Dent Traumatol* 25(5):515–521, 2009.
155. Luz JGC, Jaeger RG, de Araujo VC, de Rezende JRV: The effect of indirect trauma on the rat temporomandibular joint, *Int J Oral Maxillofac Surg* 20:48–52, 1991.
156. Knibbe MA, Carter JB, Frokjer GM: Postanesthetic temporomandibular joint dysfunction, *Anesth Prog* 36(1):21–25, 1989.
157. Gould DB, Banes CH: Iatrogenic disruptions of right temporomandibular joints during orotracheal intubation causing permanent closed lock of the jaw, *Anesth Analg* 81(1):191–194, 1995.
158. Oofuvong M: Bilateral temporomandibular joint dislocations during induction of anesthesia and orotracheal intubation, *J Med Assoc Thai* 88(5):695–697, 2005.
159. Mangi Q, Ridgway PF, Ibrahim Z, Evoy D: Dislocation of the mandible, *Surg Endosc* 18(3):554–556, 2004.
160. Akhter R, Hassan NM, Ohkubo R, et al.: The relationship between jaw injury, third molar removal, and orthodontic treatment and TMD symptoms in university students in Japan, *J Orofac Pain* 22(1):50–56, 2008.

161. Barnsley L, Lord S, Bogduk N: Whiplash injury; a clinical review, *Pain* 58:283–307, 1994.
162. Kronn E: The incidence of TMJ dysfunction in patients who have suffered a cervical whiplash injury following a traffic accident (published erratum appears in J Orofacial Pain 1993 Summer;7(3):234, *J Orofac Pain* 7(2):209–213, 1993.
163. Goldberg HL: Trauma and the improbable anterior displacement, *J Craniomandib Disord Fac Oral Pain* 4:131–134, 1990.
164. McKay DC, Christensen LV: Whiplash injuries of the temporomandibular joint in motor vehicle accidents: speculations and facts, *J Oral Rehabil* 25(10):731–746, 1998.
165. Kasch H, Hjorth T, Svensson P, Nyhuus L, Jensen TS: Temporomandibular disorders after whiplash injury: a controlled, prospective study, *J Orofac Pain* 16(2):118–128, 2002.
166. Klobas L, Tegelberg A, Axelsson S: Symptoms and signs of temporomandibular disorders in individuals with chronic whiplash-associated disorders, *Swed Dent J* 28(1):29–36, 2004.
167. Howard RP, Hatsell CP, Guzman HM: Temporomandibular joint injury potential imposed by the low-velocity extension-flexion maneuver, *J Oral Maxillofac Surg* 53(3):256–262, 1995.
168. Howard RP, Benedict JV, Raddin Jr JH, Smith HL: Assessing neck extension-flexion as a basis for temporomandibular joint dysfunction (see comments), *J Oral Maxillofac Surg* 49(11):1210–1213, 1991.
169. Szabo TJ, Welcher JB, Anderson RD, et al.: Human occupant kinematic response to low speed rear-end impacts. In *Society of Automotive Engineers. Occupant containment and methods of assessing occupant protection in the crash environment*, Warrendale, PA, 1994, SAE. SP–1045.
170. Heise AP, Laskin DM, Gervin AS: Incidence of temporomandibular joint symptoms following whiplash injury, *J Oral Maxillofac Surg* 50(8):825–828, 1992.
171. Probert TCS, Wiesenfeld PC, Reade PC: Temporomandibular pain dysfunction disorder resulting from road traffic accidents - an Australian study, *Int J Oral Maxillofac Surg* 23:338–341, 1994.
172. Sale H, Isberg A: Delayed temporomandibular joint pain and dysfunction induced by whiplash trauma: a controlled prospective study, *J Am Dent Assoc* 138(8):1084–1091, 2007.
173. Carroll LJ, Ferrari R, Cassidy JD: Reduced or painful jaw movement after collision-related injuries: a population-based study, *J Am Dent Assoc* 138(1):86–93, 2007.
174. Okeson JP: *Bell's oral and facial pain. Chapter 9*, ed 7, Chicago, IL, 2014, Quintessence Publishing Co, Inc, pp 135–179.
175. Stegenga B: *Temporomandibualr joint osteoartrosis and internal derangement: diagnostic and therapeutic outcome assessment*, Groningen, The Netherlands, 1991, Drukkerij Van Denderen BV.
176. Dijkgraaf LC, de Bont LG, Boering G, Liem RS: The structure, biochemistry, and metabolism of osteoarthritic cartilage: a review of the literature, *J Oral Maxillofac Surg* 53(10):1182–1192, 1995.
177. Nitzan DW, Nitzan U, Dan P, Yedgar S: The role of hyaluronic acid in protecting surface-active phospholipids from lysis by exogenous phospholipase A(2), *Rheumatology (Oxford)* 40(3):336–340, 2001.
178. Nitzan DW: The process of lubrication impairment and its involvement in temporomandibular joint disc displacement: a theoretical concept, *J Oral Maxillofac Surg* 59(1):36–45, 2001.
179. Nitzan DW, Marmary Y: The "anchored disc phenomenon": a proposed etiology for sudden-onset, severe, and persistent closed lock of the temporomandibular joint, *J Oral Maxillofac Surg* 55(8):797–802, 1997; discussion 02–3.
180. Zardeneta G, Milam SB, Schmitz JP: Iron-dependent generation of free radicals: plausible mechanisms in the progressive deterioration of the temporomandibular joint, *J Oral Maxillofac Surg* 58(3):302–308, 2000; discussion 09.
181. Nitzan DW, Etsion I: Adhesive force: the underlying cause of the disc anchorage to the fossa and/or eminence in the temporomandibular joint—a new concept, *Int J Oral Maxillofac Surg* 31(1):94–99, 2002.
182. Nitzan DW: Friction and adhesive forces'–possible underlying causes for temporomandibular joint internal derangement, *Cells Tissues Organs* 174(1–2):6–16, 2003.

183. Tomida M, Ishimaru JI, Murayama K, et al.: Intra-articular oxidative state correlated with the pathogenesis of disorders of the temporomandibular joint, *Br J Oral Maxillofac Surg* 42(5):405–409, 2004.
184. Dan P, Nitzan DW, Dagan A, Ginsburg I, Yedgar S: H2O2 renders cells accessible to lysis by exogenous phospholipase A2: a novel mechanism for cell damage in inflammatory processes, *FEBS Lett* 383(1–2):75–78, 1996.
185. Milam SB, Schmitz JP: Molecular biology of temporomandibular joint disorders: proposed mechanisms of disease, *J Oral Maxillofac Surg* 53(12):1448–1454, 1995.
186. Milam SB, Zardeneta G, Schmitz JP: Oxidative stress and degenerative temporomandibular joint disease: a proposed hypothesis, *J Oral Maxillofac Surg* 56(2):214–223, 1998.
187. Aghabeigi B, Haque M, Wasil M, et al.: The role of oxygen free radicals in idiopathic facial pain, *Br J Oral Maxillofac Surg* 35(3):161–165, 1997.
188. Yamaguchi A, Tojyo I, Yoshida H, Fujita S: Role of hypoxia and interleukin-1beta in gene expressions of matrix metalloproteinases in temporomandibular joint disc cells, *Arch Oral Biol* 50(1):81–87, 2005.
189. Israel HA, Diamond B, Saed Nejad F, Ratcliffe A: The relationship between parafunctional masticatory activity and arthroscopically diagnosed temporomandibular joint pathology, *J Oral Maxillofac Surg* 57(9):1034–1039, 1999.
190. Nitzan DW: Intraarticular pressure in the functioning human temporomandibular joint and its alteration by uniform elevation of the occlusal plane, *J Oral Maxillofac Surg* 52(7):671–679, 1994.
191. Milam SB, Schmitz JP: Molecular biology of temporomandibular joint disorders: proposed mechanisms of disease, *J Oral Maxillofac Surg* 12:1448–1454, 1995.
192. Monje F, Delgado E, Navarro MJ, Miralles C, Alonso Jr dH: Changes in temporomandibular joint after mandibular subcondylar osteotomy: an experimental study in rats, *J Oral Maxillofac Surg* 51:1221–1234, 1993.
193. Shaw RM, Molyneux GS: The effects of induced dental malocclusion on the fibrocartilage disc of the adult rabbit temporomandibular joint, *Arch Oral Biol* 38:415–422, 1993.
194. Isberg A, Isacsson G: Tissue reactions associated with internal derangement of the temporomandibular joint. A radiographic, cryomorphologic, and histologic study, *Acta Odontol Scand* 44(3):160–164, 1986.
195. Wright Jr WJ: Temporomandibular disorders: occurrence of specific diagnoses and response to conservative management Clinical observations, *Cranio* 4(2):150–155, 1986.
196. Seligman DA, Pullinger AG: Association of occlusal variables among refined TM patient diagnostic groups, *J Craniomandib Disord* 3(4):227–236, 1989.
197. Solberg WK, Bibb CA, Nordstrom BB, Hansson TL: Malocclusion associated with temporomandibular joint changes in young adults at autopsy, *Am J Orthod* 89(4):326–330, 1986.
198. Tsolka P, Walter JD, Wilson RF, Preiskel HW: Occlusal variables, bruxism and temporomandibulae disorder: a clinical and kinesiographic assessment, *J Oral Rehabil* 22:849–956, 1995.
199. Celic R, Jerolimov V: Association of horizontal and vertical overlap with prevalence of temporomandibular disorders, *J Oral Rehabil* 29(6):588–593, 2002.
200. Williamson EH, Simmons MD: Mandibular asymmetry and its relation to pain dysfunction, *Am J Orthod* 76(6):612–617, 1979.
201. DeBoever JA, Adriaens PA: Occlusal relationship in patients with pain-dysfunction symptoms in the temporomandibular joint, *J Oral Rehabil* 10:1–7, 1983.
202. Brandt D: Temporomandibular disorders and their association with morphologic malocclusion in children. In Carlson DS, McNamara JA, Ribbens KA, editors: *Developmental aspects of temporomandibular joint disorders*, Ann Arbor, MI, 1985, University of Michigan Press, p 279.
203. Thilander B: Temporomandibular joint problems in children. In Carlson DS, McNamara JA, Ribbens KA, editors: *Developmental aspects of temporomandibular joint disorders*, Ann Arbor, MI, 1985, University of Michigan Press, p 89.
204. Bernal M, Tsamtsouris A: Signs and symptoms of temporomandibular joint dysfunction in 3 to 5 year old children, *J Pedod* 10(2):127–140, 1986.
205. Nilner M: Functional disturbances and diseases of the stomatognathic system. A cross-sectional study, *J Pedod* 10(3):211–238, 1986.
206. Stringert HG, Worms FW: Variations in skeletal and dental patterns in patients with structural and functional alterations of the temporomandibular joint: a preliminary report, *Am J Orthod* 89(4):285–297, 1986.
207. Gunn SM, Woolfolk MW, Faja BW: Malocclusion and TMJ symptoms in migrant children, *J Craniomandib Disord* 2(4):196–200, 1988.
208. Dworkin SF, Huggins KH, LeResche L, et al.: Epidemiology of signs and symptoms in temporomandibular disorders: clinical signs in cases and controls, *J Am Dent Assoc* 120(3):273–281, 1990.
209. Glaros AG, Brockman DL, Acherman RJ: Impact of overbite on indicators of temporomandibualar joint dysfunction, *J Craniomandib Prac* 10:277, 1992.
210. McNamara Jr JA, Seligman DA, Okeson JP: Occlusion, orthodontic treatment, and temporomandibular disorders: a review, *J Orofac Pain* 9:73–90, 1995.
211. Ronquillo HI: Comparison of internal derangements with condyle-fossa relationship, horizontal and vertical overlap, and angle class, *J Craniomandib Disord Fac Oral Pain* 2:137, 1988.
212. Pullinger AG, Seligman DA, Solberg WK: Temporomandibular disorders. Part II: Occlusal factors associated with temporomandibular joint tenderness and dysfunction, *J Prosthet Dent* 59(3):363–367, 1988.
213. Pullinger AG, Seligman DA: Overbite and overjet characteristics of refined diagnositic groups of temporomandibular disorders patients, *Am J Orthodont Dentofac Orthop* 100:401, 1991.
214. Hirsch C, John MT, Drangsholt MT, Mancl LA: Relationship between overbite/overjet and clicking or crepitus of the temporomandibular joint, *J Orofac Pain* 19(3):218–225, 2005.
215. John MT, Hirsch C, Drangsholt MT, Mancl LA, Setz JM: Overbite and overjet are not related to self-report of temporomandibular disorder symptoms, *J Dent Res* 81(3):164–169, 2002.
216. Ohta M, Minagi S, Sato T, Okamoto M, Shimamura M: Magnetic resonance imaging analysis on the relationship between anterior disc displacement and balancing-side occlusal contact, *J Oral Rehabil* 30(1):30–33, 2003.
217. Luther F: TMD and occlusion part I. Damned if we do? Occlusion: the interface of dentistry and orthodontics, *Br Dent J* 202(1):E2, 2007; discussion 38–9.
218. Farrar WB, McCarty WL: *A clinical outline of temporomandibular joint diagnosis and treatment*, ed 7, Montgomery, AL, 1983, Normandie Publications.
219. Wilson HE: Extraction of second permanent molars in orthodontic treatment, *Orthodontist* 3(1):18–24, 1971.
220. Witzig JW, Spahl TH: *The clinical management of basic maxillofacial orthopedic appliances*, Littleton, A, 1987, PSG Publishing.
221. Witzig JW, Yerkes IM: Functional jaw orthopedics: Mastering more technique. In Gelb H, editor: *Clinical management of head, neck and TMJ pain and dysfunction*, ed 2, Philadelphi, PA, 1985, WB Saunders Co.
222. Sadowsky C, BeGole EA: Long-term status of temporomandibular joint function and functional occlusion after orthodontic treatment, *Am J Orthod* 78(2):201–212, 1980.
223. Larsson E, Ronnerman A: Mandibular dysfunction symptoms in orthodontically treated patients ten years after the completion of treatment, *Eur J Orthod* 3(2):89–94, 1981.
224. Janson M, Hasund A: Functional problems in orthodontic patients out of retention, *Eur J Orthod* 3(3):173–179, 1981.
225. Sadowsky C, Polson AM: Temporomandibular disorders and functional occlusion after orthodontic treatment: results of two long-term studies, *Am J Orthod* 86(5):386–390, 1984.

226. Dibbets JM, van der Weele LT: Orthodontic treatment in relation to symptoms attributed to dysfunction of the temporomandibular joint. A 10-year report of the university of groningen study, *Am J Orthod Dentofacial Orthop* 91(3):193–199, 1987.
227. Dahl BL, Krogstad BS, Ogaard B, Eckersberg T: Signs and symptoms of craniomandibular disorders in two groups of 19-year-old individuals, one treated orthodontically and the other not, *Acta Odontol Scand* 46(2):89–93, 1988.
228. Wadhwa L, Utreja A, Tewari A: A study of clinical signs and symptoms of temporomandibular dysfunctin in subjects with normal occlusion, untreated, and treated malocclusions, *Am J Orthodont Dentofac Orthop* 103:54–61, 1993.
229. Henrikson T, Nilner M: Temporomandibular disorders and the need for stomatognathic treatment in orthodontically treated and untreated girls, *Eur J Orthod* 22(3):283–292, 2000.
230. Henrikson T, Nilner M, Kurol J: Signs of temporomandibular disorders in girls receiving orthodontic treatment. A prospective and longitudinal comparison with untreated class II malocclusions and normal occlusion subjects, *Eur J Orthod* 22(3):271–281, 2000.
231. Conti A, Freitas M, Conti P, Henriques J, Janson G: Relationship between signs and symptoms of temporomandibular disorders and orthodontic treatment: a cross-sectional study, *Angle Orthod* 73(4):411–417, 2003.
232. Kim MR, Graber TM, Viana MA: Orthodontics and temporomandibular disorder: a meta-analysis, *Am J Orthod Dentofacial Orthop* 121(5):438–446, 2002.
233. How CK: Orthodontic treatment has little to do with temporomandibular disorders, *Evid Based Dent* 5(3):75, 2004.
234. Henrikson T, Nilner M: Temporomandibular disorders, occlusion and orthodontic treatment, *J Orthod* 30(2):129–137, 2003; discussion 27.
235. Hirsch C: No Increased risk of temporomandibular disorders and bruxism in children and adolescents during orthodontic therapy, *J Orofac Orthop* 70(1):39–50, 2009.
236. Dibbets JM, van der Weele LT: Extraction, orthodontic treatment, and craniomandibular dysfunction, *Am J Orthod Dentofacial Orthop* 99(3):210–219, 1991.
237. Dibbets JM, van dWLT: Long-term effects of orthodontic treatment, including extraction, on signs and symptoms attributed to CMD, *Eur J Orthod* 14(1):16–20, 1992.
238. Dibbets JM, van der Weele LT, Meng HP: The relationships between orthodontics and temporomandibular joint dysfunction. A review of the literature and longitudinal study, *Schweiz Monatsschr Zahnmed* 103(2):162–168, 1993.
239. Katzberg RW, Westesson PL, Tallents RH, Drake CM: Orthodontics and temporomandibular joint internal derangement, *Am J Orthod Dentofacial Orthop* 109(5):515–520, 1996.
240. Sadowsky C, Theisen TA, Sakols EI: Orthodontic treatment and temporomandibular joint sounds—a longitudinal study, *Am J Orthod Dentofacial Orthop* 99(5):441–447, 1991.
241. Beattie JR, Paquette DE, Johnston Jr LE: The functional impact of extraction and nonextraction treatments: a long-term comparison in patients with borderline, equally susceptible Class II malocclusions, *Am J Orthod Dentofacial Orthop* 105(5):444–449, 1994.
242. Luppanapornlarp S, Johnston Jr LE: The effects of premolar-extraction: a long-term comparison of outcomes in clear-cut extraction and nonextraction Class II patients, *Angle Orthod* 63(4):257–272, 1993.
243. Kremenak CR, Kinser DD, Harman HA, Menard CC, Jakobsen JR: Orthodontic risk factors for temporomandibular disorders (TMD). I: premolar extractions, *Am J Orthod Dentofacial Orthop* 101(1):13–20, 1992.
244. Kundinger KK, Austin BP, Christensen LV, Donegan SJ, Ferguson DJ: An evaluation of temporomandibular joints and jaw muscles after orthodontic treatment involving premolar extractions, *Am J Orthiod Dentofacial Orthop* 100(2):110–115, 1991.
245. Coelho TG, Caracas HC: Perception of the relationship between TMD and orthodontic treatment among orthodontists, *Dental Press J Orthod* 20(1):45–51, 2015.
246. Nitzan DW, Dolwick MF: An alternative explanation for the genesis of closed-lock symptoms in the internal derangement process, *J Oral Maxillofac Surg* 49(8):810–815, 1991.
247. Nitzan DW, Mahler Y, Simkin A: Intra-articular pressure measurements in patients with suddenly developing, severely limited mouth opening, *J Oral Maxillofac Surg* 50:1038–1042, 1992.
248. Murakami K, Segami N, Moriya Y, Iizuka T: Correlation between pain and dysfunction and intra-articular adhesions in patients with internal derangement of the temporomandibular joint, *J Oral Maxillofac Surg* 50(7):705–708, 1992.
249. Yucel E, Borkan U, Mollaoglu N, Erkmen E, Gunhan O: Histological evaluation of changes in the temporomandibular joint after direct and indirect trauma: an experimental study, *Dent Traumatol* 18(4):212–216, 2002.
250. Bell WE: *Temporomandibular disorders*, ed 3, Chicago, IL, 1990, Year Book Medical Publishers.
251. Kavuncu V, Sahin S, Kamanli A, Karan A, Aksoy C: The role of systemic hypermobility and condylar hypermobility in temporomandibular joint dysfunction syndrome, *Rheumatol Int* 26(3):257–260, 2006.
252. Deleted in Review.
253. Kai S, Kai H, Nakayama E, et al.: Clinical symptoms of open lock position of the condyle. Relation to anterior dislocation of the temporomandibular joint, *Oral Surg Oral Med Oral Pathol* 74(2):143–148, 1992.
254. Nitzan DW: Temporomandibular joint "open lock" versus condylar dislocation: signs and symptoms, imaging, treatment, and pathogenesis, *J Oral Maxillofac Surg* 60(5):506–511, 2002; discussion 12–3.
255. Deleted in Review.
256. Hall MB, Gibbs CC, Sclar AG: Association between the prominence of the articular eminence and displaced TMJ disks, *Cranio* 3(3):237–239, 1985.
257. Kersten HCJ: Inclination of the temporomandibular joint eminence and anterior disc displacement, *J Oral Maxillofac Surg* 18:229, 1989.
258. Ren YF, Isberg A, Wesetessen PL: Steepness of the articular eminence in the temporomandibular joint, *Oral Surg Oral Med Oral Pathol* 80:258–266, 1995.
259. Galante G, Paesani D, Tallents RH, et al.: Angle of the articular eminence in patients with temporomandibular joint dysfunction and asymptomatic volunteers, *Oral Surg Oral Med Oral Pathol Oral Radiol Endod* 80(2):242–249, 1995.
260. Alsawaf M, Garlapo DA, Gale EN, Carter MJ: The relationship between condylar guidance and temporomandibular joint clicking, *J Prosthet Dent* 61:349, 1989.
261. Solberg WK: The temporomandibular joint in young adults at autopsy: a morphologic classification and evaluation, *J Oral Rehabil* 12:303, 1985.
262. Maeda Y, Korioth T, Wood W: Stress distribution on simulated mandibular condyles of various shapes, *J Dent Res* 69, 1990 (special. issue). Abst#. 1829:337.
263. Gage JP: Collagen biosynthesis related to temporomandibular joint clicking in childhood, *J Prosthet Dent* 53(5):714–717, 1985.
264. Aufdemorte TB, Van SJE, Dolwick MF, et al.: Estrogen receptors in the temporomandibular joint of the baboon (Papio cynocephalus): an autoradiographic study, *Oral Surg Oral Med Oral Pathol* 61(4):307–314, 1986.
265. Milam SB, Aufdemorte TB, Sheridan PJ, et al.: Sexual dimorphism in the distribution of estrogen receptors in the temporomandibular joint complex of the baboon, *Oral Surg Oral Med Oral Pathol* 64(5):527–532, 1987.
266. McCarroll RS, Hesse JR, Naeije M, Yoon CK, Hansson TL: Mandibular border positions and their relationships with peripheral joint mobility, *J Oral Rehabil* 14(2):125–131, 1987.
267. Bates Jr RE, Stewart CM, Atkinson WB: The relationship between internal derangements of the temporomandibular joint and systemic joint laxity, *J Am Dent Assoc* 109(3):446–447, 1984.
268. Waite PD: Evaluation of 49 mitral valve prolapse patients for maxillofacial skeletal deformities and temporomandibular joint

268. dysfunction, *Oral Surg Oral Med Oral Pathol* 62(5):496–499, 1986.
269. Westling L: Craniomandibular disorders and general joint mobility, *Acta Odontol Scand* 47(5):293–299, 1989.
270. Plunkett GA, West VC: Systemic joint laxity and mandibular range of movement, *Cranio* 6(4):320–326, 1988.
271. Johansson AS, Isberg A: The anterosuperior insertion of the temporomandibular joint capsule and condylar mobility in joints with and without internal derangement: a double-contrast arthrotomographic investigation, *J Oral Maxillofac Surg* 49(11):1142–1148, 1991.
272. Buckingham RB, Braun T, Harinstein DA, et al.: Temporomandibular joint dysfunction syndrome: a close association with systemic joint laxity (the hypermobile joint), *Oral Surg Oral Med Oral Pathol* 72:514, 1991.
273. Westling L, Mattiasson A: General joint hypermobility and temporomandibular joint derangement in adolescents, *Ann Rheum Dis* 51(1):87–90, 1992.
274. Adair SM, Hecht C: Association of generalized joint hypermobility with history, signs, and symptoms of temporomandibular joint dysfunction in children, *Pediatr Dent* 15(5):323–326, 1993.
275. Perrini F, Tallents RH, Katzberg RW, et al.: Generalized joint laxity and temporomandibular disorders, *J Orofac Pain* 11(3):215–221, 1997.
276. De Coster PJ, Van den Berghe LI, Martens LC: Generalized joint hypermobility and temporomandibular disorders: inherited connective tissue disease as a model with maximum expression, *J Orofac Pain* 19(1):47–57, 2005.
277. Chun DS, Koskinen-Moffett L: Distress, jaw habits, and connective tissue laxity as predisposing factors to TMJ sounds in adolescents, *J Craniomandib Disord* 4(3):165–176, 1990.
278. Blasberg B, Hunter T, Philip: Peripheral joint hypermobility in individuals with and without temporomandibular disorders, *J Dent Res* 70, 1991 (Special. issue). Abst#. 98:278.
279. Dijkstra PU, de Bont LGM, Stegenga B, Boering G: Temporomandibular joint osteoarthrosis and generalized joint hypermobility, *J Craniomandib Prac* 10:221, 1992.
280. Dijkstra PU, de Bont LGM, de Leeuw R, Stegenga B, Boering G: Temporomandibular joint osteoarthrosis and temporomandibular joint hypermobility, *J Craniomandib Prac* 11:268–275, 1993.
281. Khan FA, Pedlar J: Generalized joint hypermobility as a factor in clicking of the temporomandibular joint, *Int J Oral Maxillofac Surg* 25(2):101–104, 1996.
282. Winocur E, Gavish A, Halachmi M, Bloom A, Gazit E: Generalized joint laxity and its relation with oral habits and temporomandibular disorders in adolescent girls, *J Oral Rehabil* 27(7):614–622, 2000.
283. Elfving L, Helkimo M, Magnusson T: Prevalence of different temporomandibular joint sounds, with emphasis on disc-displacement, in patients with temporomandibular disorders and controls, *Swed Dent J* 26(1):9–19, 2002.
284. Conti PC, Miranda JE, Araujo CR: Relationship between systemic joint laxity, TMJ hypertranslation, and intra-articular disorders, *Cranio* 18(3):192–197, 2000.
285. Dickson-Parnell B, Zeichner A: The premenstrual syndrome: psychophysiologic concomitants of perceived stress and low back pain, *Pain* 34(161), 1988.
286. Olson GB, Peters CJ, Franger AL: The incidence and severity of premenstrual syndrome among female craniomandibular pain patients, *Cranio* 6(4):330–338, 1988.
287. Wardrop RW, Hailes J, Burger H, Reade PC: Oral discomfort at menopause, *Oral Surg Oral Med Oral Pathol* 67:535, 1989.
288. LeResche L, Mancl L, Sherman JJ, Gandara B, Dworkin SF: Changes in temporomandibular pain and other symptoms across the menstrual cycle, *Pain* 106(3):253–261, 2003.
289. LeResche L, Saunders K, Von Korff MR, Barlow W, Dworkin SF: Use of exogenous hormones and risk of temporomandibular disorder pain, *Pain* 69(1–2):153–160, 1997.
290. Mogil JS, Sternberg WF, Kest B, Marek P, Liebeskind JC: Sex differences in the antagonism of swim stress-induced analgesia: effects of gonadectomy and estrogen replacement, *Pain* 53:17–25, 1993.
291. Flake NM, Bonebreak DB, Gold MS: Estrogen and inflammation increase the excitability of rat temporomandibular joint afferent neurons, *J Neurophysiol* 93(3):1585–1597, 2005.
292. Kiliaridis S: Endurance test and fatigue recovery of the masticatory system, *J Dent Res* 70, 1991 (Special. issue). Abst#. 614:342.
293. Wongwatana S, Kronman JH, Clark RE, Kabani S, Mehta N: Anatomic basis for disk displacement in temporomandibular joint (TMJ) dysfunction, *Am J Orthod Dentofacial Orthop* 105(3):257–264, 1994.
294. Stegenga B, de Bont LG, Boering G, van Willigen JD: Tissue responses to degenerative changes in the temporomandibular joint: a review, *J Oral Maxillofac Surg* 49(10):1079–1088, 1991.
295. Gynther GW, Holmlund AB, Reinholt FP: Synovitis in internal derangement of the temporomandibular joint: correlation between arthroscopic and histologic findings, *J Oral Maxillofac Surg* 52(9):913–917, 1994.
296. Holmlund A, Hellsing G, Axelsson S: The temporomandibular joint: a comparison of clinical and arthroscopic findings, *J Prosthet Dent* 62(1):61–65, 1989.
297. Holmlund AB, Gynther GW, Reinholt FP: Disk derangement and inflammatory changes in the posterior disk attachment of the temporomandibular joint. A histologic study, *Oral Surg Oral Med Oral Pathol* 73(1):9–12, 1992.
298. Luder HU, Bobst P, Schroeder HE: Histometric study of synovial cavity dimensions of human temporomandibular joints with normal and anterior disc position, *J Orofac Pain* 7(3):263–274, 1993.
299. Stegenga B, de Bont L, Boering G: Osteoarthrosis as the cause of craniomandibular pain and dysfunction: a unifying concept, *J Oral Maxillofac Surg* 47(3):249–256, 1989.
300. DeBont LGM, Boering G, Liem RSB, et al.: Osteoarthritis and internal derangement of the temporomandibular joint: a light microscopic study, *J Oral Maxillofac Surg* 44:634–643, 1986.
301. Mills DK, Daniel JC, Herzog S, Scapino RP: An animal model for studying mechanisms in human temporomandibular joint disc derangement, *J Oral Maxillofac Surg* 52(12):1279–1292, 1994.
302. Helmy E, Bays R, Sharawy M: Osteoarthrosis of the temporomandibular joint following experimental disc perforation in Macaca fascicularis, *J Oral Maxillofac Surg* 46(11):979–990, 1988.
303. Boering G: *Temporomandibular joint arthrosis: a clinical and radiographic investigation (Thesis)*, Groningen, The Netherlands, 1966, University of Groningen.
304. Farrar WB, McCarty WL: *A clinical outline of temporomandibular joint diagnosis and treatment*, ed 7, Montgomery AL, 1983, Normandie Publications.
305. McCarty WL, Farrar WB: Surgery for internal derangements of the temporomandibular joint, *J Prosthet Dent* 42(2):191–196, 1979.
306. Wilkes CH: Arthrography of the temporomandibular joint in patients with the TMJ pain-dysfunction syndrome, *Minn Med* 61(11):645–652, 1978.
307. Deleted in Review.
308. Akerman S, Kopp S, Rohlin M: Histological changes in temporomandibular joints from elderly individuals. An autopsy study, *Acta Odontol Scand* 44(4):231–239, 1986.
309. Kircos LT, Ortendahl DA, Mark AS, Arakawa M: Magnetic resonance imaging of the TMJ disc in asymptomatic volunteers, *J Oral Maxillofac Surg* 45(10):852–854, 1987.
310. Ishigaki S, Kurozumi T, Morishige E, Yatani H: Occlusal interference during mastication can cause pathological tooth mobility, *J Periodontal Res* 41(3):189–192, 2006.
311. Zander HA, Muhlemann HR: The effects of stress on the periodontal structures, *Oral Surg Oral Med Oral Pathol* 9:380–387, 1956.
312. Glickman I: Inflammation and trauma from occlusion, *J Periodontol* 34:5–15, 1963.

313. Ramfjord SP, Ash MM: *Occlusion*, ed 3, Philadelphia, PA, 1983, Saunders Co.
314. Svanberg G, Lindhe J: Experimental tooth hypermobility in the dog: a methodologic study, *Odontol Rev* 24:269, 1973.
315. Ericsson I, Lindhe J: Effect of longstanding jiggling on experimental marginal periodontitis in the beagle dog, *J Clin Periodontol* 9(6):497–503, 1982.
316. Polson AM, Meitner SW, Zander HA: Trauma and progression of marginal periodontitis in squirrel monkeys. III adaption of interproximal alveolar bone to repetitive injury, *J Periodontal Res* 11(5):279–289, 1976.
317. Ettala-Ylitalo UM, Markkanen H, Yli-Urpo A: Influence of occlusal interferences on the periodontium in patients treated with fixed prosthesis, *J Prosthet Dent* 55(2):252–255, 1986.
318. Kenney EB: A histologic study of incisal dysfunction and gingival inflammation in the rhesus monkey, *J Periodontol* 11:290, 1972.
319. Al-Dwairi ZN, Al-Daqaq ANF, Kielbassa AM, Lynch E: Association between oral tori, occlusal force, and mandibular cortical index, *Quintessence Int* 1– 9, 2017.
320. Sirirungrojying S, Kerdpon D: Relationship between oral tori and temporomandibular disorders, *Int Dent J* 49(2):101–104, 1999.
321. Clifford T, Lamey PJ, Fartash L: Mandibular tori, migraine and temporomandibular disorders, *Br Dent J* 180(10):382–384, 1996.
322. Jainkittivong A, Langlais RP: Buccal and palatal exostoses: prevalence and concurrence with tori, *Oral Surg Oral Med Oral Pathol Oral Radiol Endod* 90(1):48–53, 2000.
323. Kun-Darbois JD, Guillaume B, Chappard D: Asymmetric bone remodeling in mandibular and maxillary tori, *Clin Oral Investig*, 2017.
324. Ikeda T, Nakano M, Bando E: The effect of traumatic occlusal contact on tooth pain threshold, *J Dent Res* 70, 1991 (Special. issue). Abst#. 519:330.
325. Ramfjord SP, Ash MM: *Occlusion*, ed 3, Philadelphia, PA, 1983, Saunders Co.
326. Lutz F, Krejci I, Imfeld T, Elzer A: The hydrodynamic behavior of dentinal tubule fluid under occlusal loading, *Schweiz Monatsschr Zahnmed* 101(1):24–30, 1991.
327. Cunha-Cruz J, Pashova H, Packard JD, Zhou L, Hilton TJ: Tooth wear: prevalence and associated factors in general practice patients, *Community Dent Oral Epidemiol* 38(3):228–234, 2010.
328. Rios D, Magalhaes AC, Honorio HM, et al.: The prevalence of deciduous tooth wear in six-year-old children and its relationship with potential explanatory factors, *Oral Health Prev Dent* 5(3):167–171, 2007.
329. Okeson JP, Kemper JT: Clinical examination of 168 general dental patients, 1982 (unpublished).
330. Pullinger AG, Seligman DA: The degree to which attrition characterizes differentiated patient groups of temporomandibular disorders, *J Orofac Pain* 7(2):196–208, 1993.
331. Manfredini D, Lobbezoo F: Relationship between bruxism and temporomandibular disorders: a systematic review of literature from 1998 to 2008, *Oral Surg Oral Med Oral Pathol Oral Radiol Endod* 109(6):e26–e50, 2010.
332. Kois JC, Phillips KM: Occlusal vertical dimension: alteration concerns, *Compend Contin Educ Dent* 18(12):1169–1174, 1997, 76–7; quiz 80.
333. Kois JC, Filder BC: Anterior wear: orthodontic and restorative management, *Compend Contin Educ Dent* 30(7):420–422, 2009. 24, 26-9.
334. Milosevic A, Brodie DA, Slade PD: Dental erosion, oral hygiene, and nutrition in eating disorders, *Int J Eat Disord* 21(2):195–199, 1997.
335. Wang GR, Zhang H, Wang ZG, Jiang GS, Guo CH: Relationship between dental erosion and respiratory symptoms in patients with gastro-oesophageal reflux disease, *J Dent* 38(11):892–898, 2010.
336. Cook NR, Evans DA, Funkenstein HH, et al.: Correlates of headache in a population-based cohort of elderly, *Arch Neurol* 46(12):1338–1344, 1989.
337. Sternbach RA: Survey of pain in the United States: the nuprin pain report, *Clin J Pain* 2:49–53, 1986.
338. Headache Classification Committee of the International Headache Society (IHS): *The international classification of headache disorders*, ed 3, *Cephalalgia* 38(1):1–211, 2018.
339. Headache Classification Committee of the International Headache Society (IHS): *The international classification of headache disorders*, ed 3, *Cephalalgia* 38(1):155–156, 2018.
340. Cacchiotti DA, Plesh O, Bianchi P, McNeill C: Signs and symptoms in samples with and without temporomandibular disorders, *J Craniomandib Disord* 5(3):167–172, 1991.
341. Gelb H, Tarte J: A two-year clinical dental evaluation of 200 cases of chronic headache: The craniocervical mandibular syndrome, *J Am Dent Assoc* 91:1230, 1975.
342. Kreisberg MK: Headache as a symptom of craniomandibular disorders. II: management, *Cranio* 4(3):219–228, 1986.
343. Schokker RP, Hansson TL, Ansink BJ: Craniomandibular disorders in patients with different types of headache, *J Craniomandib Disord* 4(1):47–51, 1990.
344. Jensen R, Rasmussen BK, Pedersen B, Lous I, Olesen J: Prevalence of oromandibular dysfunction in a general population, *J Orofac Pain* 7(2):175–182, 1993.
345. Wanman A, Agerberg G: Recurrent headaches and craniomandibular disorders in adolescents: a longitudinal study, *J Craniomandib Disord* 1(4):229–236, 1987.
346. Reik Jr L, Hale M: The temporomandibular joint pain-dysfunction syndrome: a frequent cause of headache, *Headache* 21(4):151–156, 1981.
347. Graff-Radford SB: Oromandibular disorders and headache. A critical appraisal, *Neurol Clin* 8(4):929–945, 1990.
348. Forssell H, Kangasniemi P: Correlation of the frequency and intensity of headache to mandibular dysfunction in headache patients, *Proc Finn Dent Soc* 80(5–6):223–226, 1984.
349. Forssell H, Kirveskari P, Kangasniemi P: Response to occlusal treatment in headache patients previously treated by mock occlusal adjustment, *Acta Odontol Scand* 45(2):77–80, 1987.
350. Nassif NJ, Talic YF: Classic symptoms in temporomandibular disorder patients: a comparative study, *Cranio* 19(1):33–41, 2001.
351. Ciancaglini R, Radaelli G: The relationship between headache and symptoms of temporomandibular disorder in the general population, *J Dent* 29(2):93–98, 2001.
352. Liljestrom MR, Le Bell Y, Anttila P, et al.: Headache children with temporomandibular disorders have several types of pain and other symptoms, *Cephalalgia* 25(11):1054–1060, 2005.
353. Bernhardt O, Gesch D, Schwahn C, et al.: Risk factors for headache, including TMD signs and symptoms, and their impact on quality of life. Results of the Study of Health in Pomerania (SHIP), *Quintessence Int* 36(1):55–64, 2005.
354. Franco AL, Goncalves DA, Castanharo SM, et al.: Migraine is the most prevalent primary headache in individuals with temporomandibular disorders, *J Orofac Pain* 24(3):287–292, 2010.
355. Goncalves DA, Bigal ME, Jales LC, Camparis CM, Speciali JG: Headache and symptoms of temporomandibular disorder: an epidemiological study, *Headache* 50(2):231–241, 2010.
356. Glaros AG, Urban D, Locke J: Headache and temporomandibular disorders: evidence for diagnostic and behavioural overlap, *Cephalalgia* 27(6):542–549, 2007.
357. Marklund S, Wiesinger B, Wanman A: Reciprocal influence on the incidence of symptoms in trigeminally and spinally innervated areas, *Eur J Pain* 14(4):366–371, 2010.
358. Ballegaard V, Thede-Schmidt-Hansen P, Svensson P, Jensen R: Are headache and temporomandibular disorders related? A blinded study, *Cephalalgia* 28(8):832–841, 2008.
359. Kemper Jr JT, Okeson JP: Craniomandibular disorders and headaches, *J Prosthet Dent* 49(5):702–705, 1983.
360. Schokker RP, Hansson TL, Ansink BJ: The result of treatment of the masticatory system of chronic headache patients, *J Craniomandib Disord* 4(2):126–130, 1990.
361. Vallerand WP, Hall MB: Improvement in myofascial pain and headaches following TMJ surgery, *J Craniomandib Disord* 5(3):197–204, 1991.

362. Vallon D, Ekberg EC, Nilner M, Kopp S: Short-term effect of occlusal adjustment on craniomandibular disorders including headaches, *Acta Odontol Scand* 49(2):89–96, 1991.
363. Vallon D, Ekberg E, Nilner M, Kopp S: Occlusal adjustment in patients with craniomandibular disorders including headaches. A 3- and 6-month follow-up, *Acta Odontol Scand* 53(1):55–59, 1995.
364. Quayle AA, Gray RJ, Metcalfe RJ, Guthrie E, Wastell D: Soft occlusal splint therapy in the treatment of migraine and other headaches, *J Dent* 18(3):123–129, 1990.
365. Magnusson T, Carlsson GE: A 2 1/2-year follow-up of changes in headache and mandibular dysfunction after stomatognathic treatment, *J Prosthet Dent* 49(3):398–402, 1983.
366. Haley D, Schiffman E, Baker C, Belgrade M: The comparison of patients suffering from temporomandibular disorders and a general headache population, *Headache* 33(4):210–213, 1993.
367. Ekberg E, Vallon D, Nilner M: Treatment outcome of headache after occlusal appliance therapy in a randomised controlled trial among patients with temporomandibular disorders of mainly arthrogenous origin, *Swed Dent J* 26(3):115–124, 2002.
368. Jokstad A, Mo A, Krogstad BS: Clinical comparison between two different splint designs for temporomandibular disorder therapy, *Acta Odontol Scand* 63(4):218–226, 2005.
369. Bergstrom I, List T, Magnusson T: A follow-up study of subjective symptoms of temporomandibular disorders in patients who received acupuncture and/or interocclusal appliance therapy 18-20 years earlier, *Acta Odontol Scand* 66(2):88–92, 2008.
370. Okeson JP: *Bell's oral and facial pain*, ed 7, Chicago, IL, 2014, Quintessence Publishing Co, Inc.
371. Hudzinski LG, Lawrence GS: Significance of EMG surface electrode placement models and headache findings, *Headache* 28(1):30–35, 1988.
372. Pritchard DW: EMG cranial muscle levels in headache sufferers before and during headache, *Headache* 29(2):103–108, 1989.
373. van BA, Goudswaard P, Janssen K: Absolute and proportional resting EMG levels in muscle contraction and migraine headache patients, *Headache* 23(5):215–222, 1983.
374. Rugh JD, Hatch JP: The effects of psychological stress on electromyographic activity and negative affect in ambulatory tension-type headache patients, *Headache* 30:216–219, 1990.
375. Couppe C, Torelli P, Fuglsang-Frederiksen A, Andersen KV, Jensen R: Myofascial trigger points are very prevalent in patients with chronic tension-type headache: a double-blinded controlled study, *Clin J Pain* 23(1):23–27, 2007.
376. Diamond S: Muscle contraction headaches. In Dalessio D, editor: *Wolff's headache and other head pain*, ed 5, New York, NY, 1987, Oxford University Press Inc, p 172.
377. Oleson J: Clinical and pathophysiological observations in migraine and tension-type headache explained by integration of vascular, supraspinal and myofascial inputs, *Pain* 46:125–132, 1991.
378. Okeson JP: *Bell's oral and facial pain. Chapter 17*, ed 7, Chicago, IL, 2014, Quintessence Publishing Co, Inc, pp 389–434.
379. Wolff HG: *Headache and other head pain*, ed 2, New York, NY, 1963, Oxford University Press, pp 35–47.
380. Hanington E, Jones RJ, Amess JA, Wachowicz B: Migraine: a platelet disorder, *Lancet* 2(8249):720–723, 1981.
381. Sicuteri F: Migraine, a central biochemical dysnociception, *Headache* 16:145–159, 1976.
382. Olesen J, Edvinsson L: *Basic mechanisms of headache*, Amsterdam, 1988, Elsevier.
383. Moskowitz MA: Neurogenic inflammation in the pathophysiology and treatment of migraine, *Neurology* 43(Suppl 3):S16–S20, 1993.
384. Rasmussen BK, Jensen R, Schroll M, Olesen J: Epidemiology of headache in a general population—a prevalence study, *J Clin Epidemiol* 44(11):1147–1157, 1991.
385. Lance JW, Anthony M: Some clinical aspects of migraine, *Arch Neurol* 15:356–361, 1966.
386. Selby G, Lance WJ: Observations on 500 Cases of migraine and allied vascular headache, *J Neurol Neurosurg Psychiatry* 23:23–32, 1960.
387. Steele JG, Lamey PJ, Sharkey SW, Smith GM: Occlusal abnormalities, pericranial muscle and joint tenderness and tooth wear in a group of migraine patients, *J Oral Rehabil* 18(5):453–458, 1991.
388. Jensen R, Rasmussen BK, Pedersen B, Olesen J: Prevalence of Oromandibular dysfunctionin a general population, *J Orofac Pain* 7:175–182, 1993.
389. Kuttila S, Kuttila M, Le Bell Y, Alanen P, Jouko S: Aural symptoms and signs of temporomandibular disorder in association with treatment need and visits to a physician, *Laryngoscope* 109(10):1669–1673, 1999.
390. Neilan RE, Roland PS: Otalgia, *Med Clin North Am* 94(5):961–971, 2010.
391. Silveira AM, Feltrin PP, Zanetti RV, Mautoni MC: Prevalence of patients harboring temporomandibular disorders in an otorhinolaryngology department, *Braz J Otorhinolaryngol* 73(4):528–532, 2007.
392. Ciancaglini R, Loreti P, Radaelli G: Ear, nose, and throat symptoms in patients with TMD: the association of symptoms according to severity of arthropathy, *J Orofac Pain* 8(3):293–297, 1994.
393. Brookes GB, Maw AR, Coleman MJ: 'Costen's syndrome'—correlation or coincidence: a review of 45 patients with temporomandibular joint dysfunction, otalgia and other aural symptoms, *Clin Otolaryngol* 5(1):23–36, 1980.
394. Gelb H, Calderone JP, Gross SM, Kantor ME: The role of the dentist and the otolaryngologist in evaluating temporomandibular joint syndromes, *J Prosthet Dent* 18(5):497–503, 1967.
395. Riga M, Xenellis J, Peraki E, Ferekidou E, Korres S: Aural symptoms in patients with temporomandibular joint disorders: multiple frequency tympanometry provides objective evidence of changes in middle ear impedance, *Otol Neurotol* 31(9):1359–1364, 2010.
396. Cox KW: Temporomandibular disorder and new aural symptoms, *Arch Otolaryngol Head Neck Surg* 134(4):389–393, 2008.
397. DuBrul EL: *Sicher's oral anatomy*, ed 7, St Louis, MO, 1980, Mosby Yearbook.
398. Malkin DP: The role of TMJ dysfunction in the etiology of middle ear disease, *Int J Orthod* 25(1–2):20–21, 1987.
399. Williamson EH: Interrelationship of internal derangements of the temporomandibular joint, headache, vertigo, and tinnitus: a survey of 25 patients, *Cranio* 8(4):301–306, 1990.
400. Parker WS, Chole RA: Tinnitus, vertigo, and temporomandibular disorders, *Am J Orthod Dentofacial Orthop* 107(2):153–158, 1995.
401. Vernon J, Griest S, Press L: Attributes of tinnitus that may predict temporomandibular joint dysfunction, *Cranio* 10(4):282–287, 1992.
402. Kelly HT, Goodfriend DJ: Medical significance of equilibration of the masticating mechanism, *J Prosthet Dent* 10:496–515, 1960.
403. Kelly HT, Goodfriend DJ: Vertigo attributable to dental and temporomandibular joint causes, *J Prosthet Dent* 14:159–173, 1964.
404. Myrhaug H: *The theory of otosclerosis and morbus meniere (labyrinthine vertigo) being caused by the same mechanism: physical irritants, an oto-gnathic syndrome*, Bergen, 1969, Staudia Publisher.
405. Myrhaug H: Para functions in gingival mucosa as cause of an oto-dental syndrome, *Quintessence Int* 1(81), 1970.
406. Rubinstein B, Axelsson A, Carlsson GE: Prevalence of signs and symptoms of craniomandibular disorders in tinnitus patients, *J Craniomandib Disord* 4(3):186–192, 1990.
407. Ren YF, Isberg A: Tinnitus in patients with temporomandibular joint internal derangement, *Cranio* 13(2):75–80, 1995.
408. Bernhardt O, Gesch D, Schwahn C, et al.: Signs of temporomandibular disorders in tinnitus patients and in a population-based group of volunteers: results of the study of health in pomerania, *J Oral Rehabil* 31(4):311–319, 2004.

409. Upton LG, Wijeyesakere SJ: The incidence of tinnitus in people with disorders of the temporomandibular joint, *Int Tinnitus J* 10(2):174–176, 2004.
410. Camparis CM, Formigoni G, Teixeira MJ, de Siqueira JT: Clinical evaluation of tinnitus in patients with sleep bruxism: prevalence and characteristics, *J Oral Rehabil* 32(11):808–814, 2005.
411. Ramirez LM, Ballesteros LE, Sandoval GP: Tensor tympani muscle: strange chewing muscle, *Med Oral Patol Oral Cir Bucal* 12(2):E96–E100, 2007.
412. Penkner K, Kole W, Kainz J, Schied G, Lorenzoni M: The function of tensor veli palatini muscles in patients with aural symptoms and temporomandibular disorder. An EMG study, *J Oral Rehabil* 27(4):344–348, 2000.
413. Franz B, Anderson C: The potential role of joint injury and eustachian tube dysfunction in the genesis of secondary Meniere's disease, *Int Tinnitus J* 13(2):132–137, 2007.
414. Rubenstein B, Carlsson GF: Effects of stomatognathic treatment of tinnitus: a retrospective study, *J Craniomandib Prac* 5:254–259, 1987.
415. Bush FM: Tinnitus and otalgia in temporomandibular disorders, *J Prosthet Dent* 58(4):495–498, 1987.
416. Marasa FK, Ham BD: Case reports involving the treatment of children with chronic otitis media with effusion via craniomandibular methods, *Cranio* 6(3):256–270, 1988.
417. Kempf HG, Roller R, Muhlbradt L: Correlation between inner ear disorders and temporomandibular joint diseases (see comments), *HNO* 41(1):7–10, 1993.
418. Wright EF, Bifano SL: Tinnitus improvement through TMD therapy, *J Am Dent Assoc* 128(10):1424–1432, 1997.
419. Gelb H, Gelb ML, Wagner ML: The relationship of tinnitus to craniocervical mandibular disorders, *Cranio* 15(2):136–1343, 1997.
420. Steigerwald DP, Verne SV, Young D: A retrospective evaluation of the impact of temporomandibular joint arthroscopy on the symptoms of headache, neck pain, shoulder pain, dizziness, and tinnitus, *Cranio* 14(1):46–54, 1996.
421. Wright EF, Syms CA, Bifano SL: Tinnitus, dizziness, and nonotologic otalgia improvement through temporomandibular disorder therapy, *Mil Med* 165(10):733–736, 2000.
422. Bjorne A: Assessment of temporomandibular and cervical spine disorders in tinnitus patients, *Prog Brain Res* 166:215–219, 2007.
423. Loughner BA, Larkin LH, Mahan PE: Discomalleolar and anterior malleolar ligaments: possible causes of middle ear damage during temporomandibular joint surgery, *Oral Surg Oral Med Oral Pathol* 68(1):14–22, 1989.
424. Turp JC: Correlation between myoarthropathies of the masticatory system and ear symptoms (otalgia, tinnitus), *HNO* 46(4):303–310, 1998.
425. Toller MO, Juniper RP: Audiological evaluation of the aural symptoms in temporomandibular joint dysfunction, *J Craniomaxillofac Surg* 21(1):2–8, 1993.
426. Lam DK, Lawrence HP, Tenenbaum HC: Aural symptoms in temporomandibular disorder patients attending a craniofacial pain unit, *J Orofac Pain* 15(2):146–157, 2001.
427. Pekkan G, Aksoy S, Hekimoglu C, Oghan F: Comparative audiometric evaluation of temporomandibular disorder patients with otological symptoms, *J Craniomaxillofac Surg* 38(3):231–234, 2010.
428. Stechman-Neto J, Porporatti AL, Porto de Toledo I, et al.: Effect of temporomandibular disorder therapy on otologic signs and symptoms: a systematic review, *J Oral Rehabil* 43(6):468–479, 2016.

9
Obtenção de Histórico, Anamnese e Exames para Disfunção Temporomandibular

Nada é mais decisivo para o sucesso que iniciar com todos os dados necessários.

JPO

Os sinais e sintomas da disfunção temporomandibular (DTM) são extremamente comuns. Os estudos epidemiológicos descritos no Capítulo 7 sugerem que 50 a 60% da população em geral têm, pelo menos, um sinal de algum distúrbio funcional do sistema mastigatório. Alguns desses sinais aparecem como sintomas significativos que motivam os pacientes a procurar tratamento. Muitos, no entanto, são sutis, e o paciente nem mesmo alcança um nível de consciência clínica sobre eles. Como descrito anteriormente, os sinais dos quais os pacientes não têm consciência são chamados de subclínicos. Alguns desses sinais podem, mais tarde, tornar-se evidentes e, se deixados sem tratamento, vir a representar distúrbios funcionais mais significativos. É importante, portanto, a identificação de todo e qualquer sinal e sintoma de distúrbios funcionais em cada paciente.

Isso não quer sugerir que todos os sinais indiquem a necessidade de tratamento. A importância do sinal e sua etiologia, bem como o prognóstico da alteração, são fatores que determinam ou não a necessidade de tratamento. Essa importância, no entanto, não pode ser avaliada até que ele seja identificado. Uma vez que muitos dos sinais são subclínicos, vários distúrbios podem progredir e permanecer sem diagnóstico, consequentemente, não sendo tratados pelo clínico. A efetividade e o sucesso do tratamento dependem da capacidade de o clínico estabelecer um diagnóstico correto. Isso pode ser estabelecido somente após um exame completo do paciente para os sinais e sintomas dos distúrbios funcionais. Cada sinal representa uma parcela de informação necessária para se chegar a um diagnóstico adequado. Portanto, é extremamente importante que cada sinal e sintoma sejam identificados por meio de um procedimento de anamnese e exame completo. Este é o fundamento essencial do sucesso de um tratamento.

O objetivo de uma anamnese e exame clínico é identificar qualquer região ou estrutura do sistema mastigatório que mostre colapso ou alteração patológica. Para ser eficaz, o examinador deve ter uma boa compreensão do aspecto clínico e da função do sistema mastigatório saudável (Parte 1). O colapso no sistema mastigatório é geralmente sinalizado por dor e/ou disfunção. Procedimentos de anamnese e exame clínico devem, portanto, ser direcionados para a identificação de dor e disfunção mastigatória.

Quando a queixa principal do paciente é a dor, é importante identificar a origem do problema. O papel fundamental do dentista na terapia é o tratamento das dores da mastigação. Como já descrito, as dores da mastigação têm suas origens e emanam a partir das estruturas mastigatórias. Essas estruturas mastigatórias são os dentes, o periodonto, as estruturas de suporte dos dentes, as articulações temporomandibulares (ATMs) e os músculos que movimentam a mandíbula. Em virtude da capacitação, o dentista é o profissional mais adequado para tratar estas estruturas. Infelizmente, distúrbios da cabeça e pescoço podem frequentemente levar a dores heterotópicas sentidas nas estruturas da mastigação, mas que não têm suas origens nestas estruturas (Capítulo 2). Esses tipos de dores devem ser adequadamente identificados durante um exame, de modo que um diagnóstico preciso possa ser estabelecido. Para ser eficaz, o tratamento deve ser direcionado à origem da dor, e não ao local. Para o tratamento odontológico ser efetivo, a dor deve ser de origem mastigatória.

A regra geral para identificar a dor mastigatória é que a função da mandíbula geralmente agrava ou acentua o problema. Em outras palavras, as atividades funcionais de mastigação e fala aumentam a dor. Esta regra não se aplica sempre, pois algumas dores não mastigatórias podem produzir hiperalgesia secundária nas estruturas da mastigação, tendo como consequência um aumento da dor com a função. Ao mesmo tempo, deve-se suspeitar da dor que o paciente relata envolvendo a ATM ou músculos mastigatórios, cujo histórico ou exame não revela alteração na amplitude de movimento da mandíbula ou aumento da dor durante função. Quando existe esta circunstância, a terapia direcionada para as estruturas de mastigação é inútil. O examinador deve encontrar a verdadeira fonte de dor para que um tratamento eficaz seja realizado.

Obtenção do histórico e exame

Uma vez que a prevalência de DTM é muito elevada, recomenda-se que todo paciente que chegue ao consultório odontológico seja verificado com relação a esses problemas, independentemente da presença ou ausência aparente de necessidade de tratamento. A finalidade da obtenção do histórico e do exame é identificar pacientes com sinais subclínicos, bem como os sintomas que o paciente pode não relatar, mas que estão normalmente associados aos distúrbios funcionais do sistema mastigatório (dores de cabeça, sintomas na orelha). A obtenção do histórico deve consistir em diversas perguntas curtas que ajudam a alertar o clínico para quaisquer DTMs. Ela pode ser feita pessoalmente pelo clínico ou ser incluída em um questionário de saúde geral e dentário que o paciente preenche antes da primeira consulta odontológica.

As seguintes perguntas podem ser feitas ao paciente para identificar distúrbios funcionais:[1]

1. Você tem dificuldade e/ou dor ao abrir a boca, como, por exemplo, ao bocejar?
2. A sua mandíbula fica "presa", "travada" ou "se desloca"?

3. Você tem dificuldade e/ou dor ao mastigar, conversar ou usar sua mandíbula?
4. Você percebe ruídos nas articulações da mandíbula?
5. Você sente a mandíbula rígida, tensa ou cansada?
6. Você tem dores nas ou sobre as orelhas, têmporas ou bochechas?
7. Você tem frequentes dores de cabeça, no pescoço ou nos dentes?
8. Você sofreu recentemente alguma lesão em sua cabeça, pescoço ou na mandíbula?
9. Você notou quaisquer mudanças recentes em sua mordida?
10. Você já foi tratado por qualquer dor facial inexplicável ou um problema de articulação na mandíbula?

Acompanhando a obtenção do histórico, deve-se realizar um rápido exame clínico, o qual deve ser breve e é uma tentativa de identificar qualquer variação na anatomia e função normais. Ele começa com uma inspeção da simetria facial. Qualquer variação da simetria bilateral geral deve levantar suspeita e indicar a necessidade de uma análise mais aprofundada. O exame inicial inclui geralmente observações dos movimentos da mandíbula. Movimentos mandibulares restritos ou irregulares são indicações para um exame mais completo.

Diversas estruturas importantes do sistema mastigatório são palpadas para dor ou sensibilidade durante o exame clínico. Os músculos masseter e temporal são palpados bilateralmente juntamente com as porções laterais das ATMs. Qualquer dor ou sensibilidade deve ser vista como um indicador de uma DTM.

Se a obtenção do histórico e o exame clínico revelarem achados positivos, devem ser feitos exames e anamneses mais completas para as DTMs. Três estruturas básicas devem ser examinadas para dor e/ou disfunção: os músculos, as ATMs e a dentição. Antes da realização do exame, deve-se obter um histórico completo do problema relatado pelo paciente, desde o início até o presente momento.

Obtenção de histórico dos distúrbios temporomandibulares

A importância de se ter um histórico completo não pode ser subestimada. Quando o clínico examina o paciente para doença odontológica (p. ex., cárie), uma porcentagem relativamente pequena da informação necessária para formar um diagnóstico é adquirida por meio do histórico do paciente; já a maior parte é obtida com o exame clínico. Para o diagnóstico da dor, entretanto, é bastante diferente. Em casos de distúrbios da dor, aproximadamente 70 a 80% das informações necessárias para se fazer o diagnóstico vêm do histórico do paciente, com o exame clínico contribuindo com uma parte menor.

Na maioria das vezes, o paciente fornece informações essenciais que não podem ser adquiridas a partir dos procedimentos de exame. O histórico é a chave para o diagnóstico preciso. De fato, o paciente, muitas vezes, informa o diagnóstico preciso ao examinador, só que em suas próprias palavras.

O histórico pode ser obtido de duas maneiras. Alguns clínicos preferem conversar diretamente com o paciente sobre o histórico do problema. Isso lhe permite fazer perguntas que se orientam apropriadamente pela resposta anterior do paciente. Embora este método de procurar fatos vitais seja muito eficaz, depende muito da habilidade do clínico em buscar *todas* as áreas de interesse. Um histórico mais completo e consistente pode ser conseguido por meio de um questionário escrito que inclua todas as áreas de interesse. Esse método garante que toda informação necessária seja obtida. Embora um questionário seja normalmente mais completo, alguns pacientes têm dificuldades em expressar seus problemas usando um formulário padrão. Portanto, na maioria dos casos, as melhores anamnese e obtenção de histórico consistem naquelas em que o paciente preenche um questionário e, em seguida, este é analisado ao lado do paciente, dando ao clínico e ao paciente a oportunidade de debater e trabalhar áreas importantes.

É interessante que o paciente responda ao questionário em uma área tranquila e sem restrição de tempo. À medida que o clínico revê o questionário com o paciente, qualquer discrepância ou grande preocupação pode ser discutida a fim de obter informações adicionais. Neste momento, o paciente pode expor livremente suas preocupações que não foram expressas por escrito.

A anamnese deve incluir um questionário médico completo, identificando quaisquer problemas médicos importantes do paciente. Tais problemas podem desempenhar um importante papel nos distúrbios funcionais. Por exemplo, uma condição de artrite generalizada em um paciente pode afetar também a ATM. Mesmo quando os sintomas não estão intimamente relacionados a um problema médico maior, a existência de tal problema pode desempenhar um importante papel na escolha de um método de tratamento.

Uma anamnese efetiva se concentra na queixa principal do paciente. Este é um bom ponto de partida na obtenção de informações necessárias. É pedido ao paciente para descrever, com suas próprias palavras, a queixa principal. Se o paciente tiver mais que uma queixa, cada uma delas é inicialmente registrada e informações detalhadas de cada uma são recolhidas separadamente. A anamnese completa obtém informações nas seguintes áreas específicas.

Dor

Quando a dor está presente, ela é avaliada de acordo com a descrição da queixa principal do paciente: sua localização, seu início e suas características; todos os fatores agravantes e atenuantes; tratamentos anteriores; e qualquer relação com outras queixas quanto a localização, comportamento, qualidade, duração e grau. Cada um desses fatores é discutido nesta seção e destacado no Quadro 9.1.

Queixa principal

Um bom ponto de partida na anamnese é obter uma descrição precisa da queixa principal do paciente. Isso deve ser feito primeiramente utilizando-se as próprias palavras do paciente e, em seguida, passando-as para uma linguagem técnica. Se o paciente tiver mais de uma queixa de dor, cada reclamação deve ser observada e, quando possível, colocada em uma lista de acordo com a sua significância para o portador. Cada reclamação deve ser avaliada em relação a cada fator que consta do histórico. Uma vez realizada essa tarefa, cada queixa de dor deve ser avaliada em função de sua relação com qualquer das outras queixas. Algumas queixas podem ser secundárias a outras, enquanto outras podem ser independentes. A determinação destas relações é fundamental para o tratamento.

Localização da dor. A capacidade do paciente de localizar a dor com precisão tem valor diagnóstico. O examinador, entretanto, deve sempre se precaver, não assumindo que o local da dor necessariamente identifique a verdadeira origem da dor, ou seja, a estrutura a partir da qual a dor realmente emana. A descrição da localização da queixa principal do paciente identifica apenas onde é o local da dor. É de responsabilidade do examinador determinar se esta região é também a verdadeira origem da dor. Algumas vezes, o que parece ser a causa adequada da dor pode confundir ambos, profissional e paciente, como no caso de lesões superficiais herpéticas em uma região que também pode ser o local de dor referida da área cervical. O clínico deve realizar testes de diagnósticos necessários para determinar a verdadeira origem da dor (Capítulo 10).

• **QUADRO 9.1** Características que devem ser incluídas em um histórico completo de dor orofacial.

I. Queixa principal (pode haver mais de uma)
A. Localização da dor
B. Início da dor
   1. Associada a outros fatores
   2. Progressão
C. Características da dor
   1. Qualidade da dor
   2. Comportamento da dor
      a. Tempo
      b. Duração
      c. Localização
   3. Intensidade da dor
   4. Sintomas concomitantes
   5. Fluxo da dor
D. Fatores agravantes e atenuantes
   1. Função e parafunção
   2. Modalidades físicas
   3. Medicações
   4. Estresse emocional
   5. Transtornos do sono
   6. Litígio
E. Consultas e/ou tratamentos anteriores
F. Relação com outras queixas de dor

II. Histórico médico anterior
III. Revisão dos sistemas
IV. Avaliação psicológica

Pode ser muito útil fornecer aos pacientes um desenho da cabeça e pescoço e lhes pedir para descrever a localização de sua dor (Figura 9.1). Isso lhes permite refletir, de sua própria maneira, sobre todo e qualquer local de dor. Eles também podem desenhar setas revelando qualquer referência da dor. Esses desenhos podem fornecer ao clínico uma visão significativa a respeito da localização e até mesmo do tipo de dor que o paciente está sentindo.

No consultório em que uma dor crônica está sob avaliação, é útil dispor de um desenho de corpo inteiro, de modo que o clínico possa visualizar outros possíveis locais de dor. Um desenho assim pode ser bastante revelador para pacientes com fibromialgia ou uma condição de artrite generalizada. É muito importante levar em conta a condição integral de dor do paciente.

Início da dor. Do mesmo modo, é também relevante avaliar quaisquer circunstâncias associadas ao aparecimento inicial da queixa de dor. Estas circunstâncias podem dar uma grande visão sobre a etiologia. Por exemplo, em alguns casos, a queixa de dor começa imediatamente após um acidente de automóvel. O traumatismo é uma causa frequente de condição de dor e não apenas dá uma visão sobre a etiologia, como ajuda o examinador a tecer outras considerações, tais como lesões, traumas emocionais relacionados e possíveis litígios. O início de algumas condições de dor está associado a doenças sistêmicas ou função da mandíbula, ou pode mesmo ser completamente espontâneo. Portanto, é essencial que o paciente apresente as circunstâncias associadas ao aparecimento inicial de sua dor em ordem cronológica, de modo que uma adequada relação possa ser construída e avaliada.

Igualmente relevante é perguntar ao paciente o que ele acha que causou sua condição de dor. Isso pode fornecer uma visão esclarecedora ao clínico. Mesmo que o paciente esteja confuso quanto à causa, o examinador pode obter informações valiosas e úteis ao tratamento. A questão da dor pode revelar, por exemplo, a raiva do paciente associada à culpa por sua condição. É importante, então, saber se o paciente acredita que sua dor foi causada por tratamento inadequado ou por outro profissional, entre outros fatores. Esse tipo de raiva manifestada pelo paciente pode impactar significativamente o resultado dos tratamentos futuros.

Características da dor. As características da dor devem ser descritas com precisão pelo paciente quanto a sua qualidade, comportamento, intensidade, sintomas concomitantes e evolução.

Qualidade da dor. A qualidade da dor deve ser classificada de acordo com a sensação que esta causa no paciente. Os termos *agudo* e *incômodo* são normalmente usados. Quando a dor tem um efeito estimulante ou excitante sobre o paciente, é classificada como aguda. Já quando apresenta um efeito depressivo, que faz com que o paciente se retraia, ela é considerada incômoda. É importante que este julgamento seja totalmente independente da intensidade da dor, variabilidade, características temporais ou quaisquer exacerbações lancinantes que a acompanhem e possam interferir na sensação do paciente.

Uma avaliação posterior da qualidade da dor deve ser feita para classificá-la como pontada, ardor, prurido, queimação, dolorosa ou pulsante. Muitas dores, obviamente, necessitam mais que uma única denominação. Dor aguda com formigamento é classificada como uma sensação de *pontadas*, especialmente quando é leve e estimulante. Desconforto superficial que não alcança a intensidade limiar de dor pode ser descrita como *prurido*. Quando a intensidade aumenta, a dor pode assumir uma qualidade de ferroada, dolorosa ou ardor. Desconforto profundo que não alcance a intensidade limiar de dor pode ser referido como uma sensação vaga e difusa de pressão, calor e sensibilidade. Com o aumento da intensidade, a dor pode revelar uma qualidade mais profunda, incômoda e

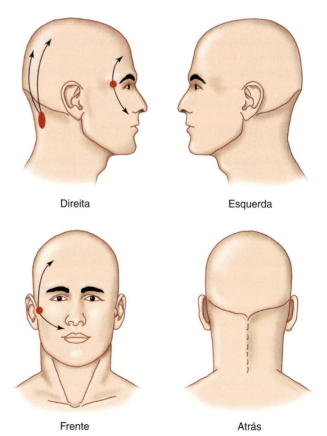

Direita   Esquerda

Frente   Atrás

• **Figura 9.1** Deve-se pedir ao paciente que desenhe o local e o padrão de irradiação da dor.

pulsátil, ou na forma de queimação. Quando o desconforto se traduz por uma característica cáustica, irritante, quente e ardida, a dor é geralmente denominada *ardente*. A maioria das dores tem a qualidade de ser incômoda. Algumas aumentam consideravelmente com cada batimento cardíaco e se encaixam como *pulsantes* ou *latejantes*.

Comportamento da dor. O comportamento da dor deve ser avaliado de acordo com a sua frequência ou comportamento temporal, bem como com a sua duração e localização.

Comportamento temporal. O comportamento temporal reflete a frequência da dor, bem como os períodos entre os episódios de dor. Se a dor vai e vem, com intervalos notáveis livres de dor, a dor é classificada como *intermitente*. Se não ocorrerem intervalos sem dor, ela é classificada como *contínua*. Intermitência não deve ser confundida com *variabilidade*, em que existem períodos alternados de níveis altos e baixos de desconforto. Dor intermitente implica a ocorrência de intervalos ou períodos verdadeiros livres de dor, durante os quais o conforto é completo. Esse comportamento temporal não deve ser confundido com o efeito de medicamentos que induzem períodos de conforto por ação analgésica. Quando os episódios de dor, contínua ou intermitente, estão separados por um prolongado período de liberdade de desconforto, e logo se segue outro episódio semelhante de dor, esta síndrome é chamada de *recorrente*.

Duração da dor. A duração de dores individuais em um episódio é uma característica descritiva importante que auxilia na identificação da dor. A dor é dita *momentânea* se sua duração puder ser expressa em segundos. Dores mais duradouras são classificadas em minutos, horas ou dias. Uma dor que se mantém de um dia para outro é chamada de *prolongada*.

Localização da dor. O comportamento da localização da dor deve ser incluído nesta descrição. Se o paciente for capaz de definir o local anatômico exato da dor, ela é classificada como *dor localizada*. Se a descrição for menos definida, um pouco vaga e anatomicamente variável, é denominada *dor difusa*. Dores que mudam rapidamente são classificadas como *irradiadas*. Uma exacerbação momentânea é geralmente descrita como *lancinante*. A dor com mudanças mais graduais é chamada de *propagada*; se progressivamente envolve áreas anatômicas adjacentes, a dor é *ampliada*. Se a dor muda de um local para outro, a queixa é descrita como *migratória*. Dor referida e hiperalgesia secundária são expressões clínicas para dor secundária ou heterotópica.

Intensidade da dor. A intensidade da dor deve ser estabelecida para se distinguir entre dor leve e intensa. Isso pode se basear no modo como o paciente parece reagir à dor. A dor descrita como leve geralmente não é associada a qualquer exibição de reações físicas visíveis. Já a dor intensa está associada a reações significativas do paciente a provocações da área dolorosa. Um dos melhores métodos para avaliar a intensidade da dor é com uma escala visual analógica. Mostra-se ao paciente uma linha escrita "nenhuma dor" em uma extremidade e "dor mais forte possível" na outra. O paciente é então solicitado a colocar uma marca na localização da linha que melhor descreve a sua dor naquele dia. A distância na linha da extremidade "nenhuma dor" é medida em centímetros para determinar uma classificação da dor. Outro método para medir a intensidade da dor é a utilização de uma escala numérica de 0 a 5 ou de 0 a 10, sendo 0 = nenhuma dor e 10 = dor mais forte possível. O paciente apenas precisa classificar a dor entre 0 e 10. Essas escalas não são adequadas para comparar níveis de dor entre pacientes diferentes, já que a dor é uma experiência muito pessoal e varia grandemente de uma pessoa para outra, mas podem ser úteis em comparar a dor inicial com a dor nas consultas de acompanhamento, com o objetivo de avaliar o sucesso ou o fracasso das terapias.

Sintomas concomitantes. Todos os sintomas concomitantes que acompanham a dor, tais como sensoriais e motores ou efeitos autônomos, devem ser incluídos. Sensações como hiperestesia, hipoestesia, anestesia, parestesia ou disestesia devem ser mencionados. Qualquer alteração concomitante dos sentidos especiais que afete visão, olfato, audição ou paladar deve ser observada. Alterações motoras expressas por fraqueza muscular, contrações musculares ou espasmo real devem ser reconhecidas. Diversos sintomas autônomos localizados deverão ser observados e descritos. Sintomas oculares podem incluir lacrimejamento, irritação da conjuntiva, alterações pupilares e edema de pálpebra. Os sintomas nasais envolvem secreção nasal e congestão. Sintomas cutâneos, por sua vez, têm a ver com a temperatura da pele, cor, sudorese e piloereção. Já sintomas gástricos incluem náuseas e indigestão.

Fluxo da dor. A maneira como o fluxo se dá gera informações importantes, determinando se as dores individuais são estáveis ou paroxísticas. Um tipo de fluxo de dor, embora variável em intensidade ou distintamente intermitente, é descrito como *estável*. Essa dor deve ser diferenciada da dor *paroxística*, que caracteristicamente consiste em descargas repentinas ou pontadas. As descargas podem variar consideravelmente em intensidade e duração. Quando ocorrem com frequência, a dor pode se tornar quase contínua.

Fatores agravantes e atenuantes

Efeito das atividades funcionais. O efeito das atividades funcionais deve ser observado e descrito. Funções biomecânicas comuns incluem atividades como o movimento da face, língua ou mandíbula e os efeitos da deglutição, posição da cabeça e do corpo. O efeito de atividades como falar, mastigar, bocejar, escovar os dentes, fazer a barba, lavar o rosto, movimentar a cabeça, inclinar-se ou se deitar deve ser observado. O efeito do estresse emocional, fadiga e hora do dia também devem ser verificados.

A dor pode ser desencadeada por um estímulo superficial mínimo, como o toque ou movimento de pele, lábios, face, língua ou garganta. Quando a dor é gerada por tais atividades, convém distinguir a estimulação dos tecidos de revestimento, que são incidentalmente estimulados, do resultado do funcionamento das articulações e dos próprios músculos. O primeiro estímulo é um gatilho, enquanto o segundo é indução à dor. Essa distinção pode ser feita, geralmente, por meio da estabilização das articulações e músculos com um bloco de mordida para impedir a sua movimentação, enquanto as outras estruturas são estimuladas ou movidas. Se houver dúvida, a distinção pode ser realizada mais positivamente por meio da utilização de anestesia local. A anestesia tópica da garganta efetivamente interrompe os pontos de gatilho no trajeto do nervo glossofaríngeo. O bloqueio anestésico mandibular faz o mesmo em relação aos pontos de gatilho dos lábios inferiores e língua. Já a anestesia infraorbitária bloqueia os pontos de gatilho do lábio superior e da pele da maxila. Nenhum destes procedimentos, porém, impede a indução da verdadeira dor mastigatória.

Atividades parafuncionais também devem ser avaliadas. O paciente deve ser questionado sobre bruxismo, apertamento dentário ou qualquer outro hábito oral. Deve-se lembrar de que muitas vezes estas atividades ocorrem em níveis subconscientes e que o paciente pode não estar fazendo um relato preciso (i. e., com relação ao apertamento dos dentes e ao bruxismo). Outros hábitos são mais facilmente relatados (como segurar objetos entre os dentes, tais como cachimbo, lápis e outros materiais ocupacionais). Hábitos que introduzem forças extraorais também podem ser identificados, como segurar um telefone entre o mento e o ombro, descansar a mandíbula nas mãos enquanto se está sentado à mesa ou tocar algum instrumento musical.[2-5] Qualquer força aplicada à mandíbula (intra ou extraoralmente) deve ser identificada como um potencial fator para distúrbio funcional.[6]

Efeito das modalidades físicas. O paciente deve ser questionado sobre o efeito do calor ou do frio na condição de dor. Deve-se perguntar a ele se outras modalidades, como massagem, estimulação elétrica nervosa transcutânea (TENS) ou acupuntura foram consideradas e, se o foram, quais os efeitos. Os resultados de tais terapias podem lançar luz sobre o tipo de resposta e terapêutica da condição de dor.

Medicamentos. O paciente deve revisar todos os medicamentos que utilizou, no passado e presente, para a sua condição de dor. As dosagens devem ser comunicadas juntamente com a frequência de administração dos medicamentos e sua eficácia no alívio da queixa principal. É também útil saber quem receitou os medicamentos, uma vez que a informação de quem os prescreveu pode ajudar a esclarecer a condição de dor. Alguns medicamentos muito usados, tais como os contraceptivos orais e os destinados à reposição de estrogênio, podem desempenhar um papel em algumas condições de dor,[7,8] embora isto ainda esteja em discussão.[9]

Estresse emocional. Conforme mencionado anteriormente, o estresse emocional pode desempenhar um papel significativo nas alterações funcionais do sistema mastigatório. Mesmo tendo o histórico, o clínico deve tentar avaliar o nível de estresse emocional experimentado pelo paciente, o que é geralmente difícil. Não há questionários conclusivos que possam ser usados para identificar se os níveis de estresse emocional elevado se relacionam com o problema do paciente, nem qualquer teste de estresse emocional para ajudar a diagnosticar ou determinar um tratamento eficaz. Algumas vezes, o curso dos sintomas pode ser útil. Quando os sintomas são periódicos, o paciente deve ser questionado por qualquer correlação entre os sintomas e os altos níveis de estresse emocional. Uma correlação positiva é um importante achado e afeta o diagnóstico e o tratamento. Isso representa outro fator que pode ser identificado apenas por meio da obtenção de um histórico completo. O efeito do estresse emocional no paciente é também verificado questionando-se sobre a presença de outro distúrbio psicofisiológico (p. ex., síndrome do intestino irritável, hipertensão, colite). O conhecimento acerca destes distúrbios ajuda a documentar o efeito do estresse no paciente.

Qualidade do sono. Existem relações entre algumas condições de dor e a qualidade do sono do paciente.[10-14] Dessa maneira, é importante que a qualidade do sono do paciente seja revisada. Deve-se perguntar aos pacientes quanto tempo levam para dormir; quantas vezes acordam durante a noite; se, ao acordarem durante a noite, voltam a dormir com facilidade; e se sentem cansados pela manhã. Pacientes que relatam falta de qualidade de sono devem ser perguntados sobre a relação de seu sono e a condição de dor. Uma observação particular deve ser feita no relato do paciente quando ele diz acordar durante a noite com dor ou quando a dor realmente o acorda.

Litígio e invalidez. Durante a entrevista, é importante saber se o paciente está envolvido em qualquer forma de litígio relacionado à queixa de dor. Essa informação pode ajudar o clínico a considerar melhor todas as condições que cercam a reclamação de dor. A presença de litígio não implica diretamente um desejo de conseguir ganhos secundários, mas este pode estar presente.

Uma condição similar pode existir com a invalidez. Se o paciente está recebendo ou solicitando ganhos por invalidez, que permitirão que ele não trabalhe e ainda receba uma compensação financeira, isso pode ter um poderoso efeito sobre o desejo do indivíduo de ficar bem e voltar ao trabalho. Ganhos secundários podem impactar diretamente o sucesso ou fracasso do tratamento.

Tratamentos e consultas anteriores. Todas as consultas e tratamentos anteriores devem ser cuidadosamente discutidos e revisados na entrevista do paciente. Essa informação é extremamente importante para evitar a repetição de testes e terapias. Se as informações forem incompletas ou pouco claras, o clínico anterior deve ser contatado para fornecer dados necessários e úteis. Dados clínicos de tratamentos anteriores também podem ser de grande valia na decisão de futuros tratamentos.

Quando um paciente relata tratamentos anteriores, como o uso de um aparelho oclusal, por exemplo, deve-se solicitar a ele que traga este aparelho na próxima consulta para uma avaliação. O sucesso do tratamento já feito deve ser relatado e o aparelho analisado. Tal prática pode esclarecer algumas considerações relativas ao futuro tratamento.

Relação com outras queixas de dor. Como discutido anteriormente, alguns pacientes podem ter mais de uma queixa de dor. Nestes casos, o clínico deve avaliar cada aspecto de cada queixa em separado. Uma vez que cada queixa é avaliada de acordo com todos os critérios previamente mencionados, a relação de uma queixa com outra deve ser averiguada. Às vezes, uma queixa de dor pode realmente ser secundária a outra reclamação. Nessas circunstâncias, um tratamento eficaz da queixa da dor primária provavelmente resolverá a queixa da dor secundária. Em outras situações, uma queixa pode ser totalmente independente da outra. Quando isso ocorre, uma terapia individual pode ser direcionada a cada uma das queixas. A identificação da relação entre as queixas é essencial e melhor determinada pelo histórico.

Histórico médico

Uma vez que a dor pode ser um sintoma relacionado a muitas doenças e distúrbios físicos, é essencial que a condição médica, passada e presente, seja cuidadosamente avaliada. Quaisquer doenças passadas graves, internações, cirurgias, medicamentos ou outros tratamentos significativos devem ser discutidos à luz da queixa da dor presente. Deve-se questionar o paciente sobre as condições sistêmicas, tais como osteoartrite, artrite reumatoide ou distúrbios do tecido conjuntivo/autoimunes, relacionadas à queixa principal. Quando indicado, os médicos que tratam do paciente devem ser contatados para informações adicionais. Também pode ser apropriado para o clínico discutir qualquer plano de tratamento com o médico do paciente, quando problemas de saúde significativos estiverem presentes.

Revisão dos sistemas

Um histórico completo deve incluir, ainda, questões apropriadas sobre a atual situação dos sistemas do corpo do paciente. Perguntas devem investigar o estado de saúde dos seguintes sistemas: cardiovascular (incluindo os pulmões), digestivo, renal, hepático, sistema nervoso periférico e central. Qualquer anormalidade deve ser anotada e qualquer relação com a queixa de dor, determinada.

Avaliação psicológica

À medida que a dor se torna mais crônica, os fatores psicológicos relacionados à queixa de dor tornam-se mais comuns. Uma avaliação psicológica de rotina pode não ser necessária nos casos de dor aguda, mas, com a dor crônica, torna-se essencial. Pode ser difícil para o clínico geral avaliar de maneira confiável fatores psicológicos. Por este motivo, pacientes com dor crônica são mais bem avaliados e tratados com uma abordagem multidisciplinar.

Uma variedade de ferramentas pode ser utilizada para avaliar o estado psicológico de um paciente. Uma delas é Multidimensional Pain Inventory (Escala multidimensional da dor), desenvolvida por Turk e Rudy.[15] Essa escala avalia como a experiência de dor está afetando o paciente. Ela classifica o paciente em um dos três perfis de dor: enfrentamento adaptativo, angústia interpessoal e dor crônica disfuncional. A dor crônica disfuncional é um perfil de dor intensa, incapacidade funcional, comprometimento psicológico e baixa percepção do controle da vida.

Outra ferramenta útil é a Symptom Check List 90.[16] Ela fornece uma avaliação sobre os seguintes oito estados psicológicos: somatização, comportamento obsessivo-compulsivo, sensibilidade interpessoal, depressão, ansiedade, hostilidade, ansiedade fóbica, ideação paranoide e psicoticismo. A avaliação destes fatores é essencial ao se examinar um paciente com dor crônica.

Muitas vezes, o clínico geral não tem acesso imediato a um suporte para avaliação psicológica do paciente. Neste caso, pode optar por usar a escala de ATM.[17,18] Esta escala foi desenvolvida para utilização na prática odontológica particular, como meio de auxílio à avaliação clínica e de certos fatores psicológicos associados à dor orofacial. Ela pode ajudar o dentista a identificar se questões psicológicas são um aspecto importante na condição de dor do paciente. Embora tal escala seja útil, não é tão completa quanto outros testes psicológicos mencionados anteriormente e, certamente, também não substitui a avaliação pessoal de um psicólogo clínico.

Exame clínico

Uma vez que a anamnese e o histórico tenham sido obtidos e exaustivamente discutidos com o paciente, um exame clínico é realizado. Este deve identificar todas as eventuais variações da saúde e função normais do sistema mastigatório.

Dada a complexidade dos transtornos de dor na região de cabeça e pescoço, é importante que certas estruturas não mastigatórias sejam, pelo menos, grosseiramente examinadas com o propósito de excluir outras possíveis doenças.[19] Mesmo antes de examinar as estruturas mastigatórias, cabe avaliar de modo geral as funções dos nervos cranianos, dos olhos, orelhas e pescoço. Se achados anormais forem identificados, indica-se um encaminhamento imediato para a especialidade adequada.

Exame dos nervos cranianos

Os 12 pares de nervos cranianos fornecem informações sensoriais e recebem impulsos motores do encéfalo. Qualquer problema relacionado às suas funções deve ser identificado para que as condições anormais possam ser imediata e adequadamente tratadas. Cuidar de um problema neurológico com técnicas odontológicas não só não resolve o problema, como também, provavelmente, é perigoso, pois um tratamento apropriado pode estar sendo adiado. O dentista não precisa ser treinado como um neurologista. Na verdade, o exame dos nervos cranianos não tem que ser complexo. Qualquer terapeuta que avalia regularmente problemas de dor pode testar a função, de modo geral, dos nervos cranianos, para ajudar a descartar hipóteses de distúrbios neurológicos. Os procedimentos simples, mostrados a seguir, podem ser utilizados para avaliar cada par de nervos.

Nervo olfatório (I). O primeiro par de nervos cranianos tem fibras sensoriais originárias da membrana mucosa da cavidade nasal e proporciona a sensação do cheiro. Ele é testado pedindo-se ao paciente para detectar diferenças entre os odores de menta, baunilha e chocolate. (É útil dispor desses itens no consultório para o teste.) Também deve-se determinar se o nariz do paciente está obstruído, o que pode ser feito solicitando-se ao paciente para expirar por via nasal em um espelho. O embaçamento do espelho em ambas as narinas significa um adequado fluxo de ar.

Nervo óptico (II). O segundo par de nervos cranianos, também sensorial, com fibras originadas na retina, proporciona a visão. Ele é testado cobrindo-se um olho do paciente e pedindo a ele que leia algumas frases. O outro olho é verificado da mesma maneira. O examinador avalia o campo visual ficando em pé, atrás do paciente, e lentamente trazendo seus dedos de trás para dentro do campo visual (Figura 9.2). O paciente deve informar quando os dedos aparecem. Normalmente, não há variação entre o olho direito e esquerdo quando o teste é feito.

Nervos oculomotor, troclear e abducente (III, IV, VI). Os terceiro, quarto e sexto pares de nervos cranianos fornecem fibras motoras para os músculos extraoculares e são testados com o paciente seguindo o dedo do examinador enquanto faz um X (Figura 9.3). Ambos os olhos devem se mover suavemente e de maneira similar enquanto seguem o dedo. As pupilas devem ser do mesmo tamanho, arredondadas e reagir à luz se contraindo. O reflexo de acomodação é testado pedindo-se ao paciente para mudar o foco de um objeto distante para um objeto mais próximo. As pupilas devem se contrair quando o objeto (o dedo) se aproxima da face do paciente. Ambas as pupilas devem se contrair não só com a luz direta, mas também com a luz direcionada para o outro olho (reflexo luminoso consensual; Figura 9.4).

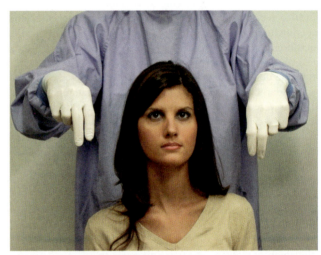

• **Figura 9.2** Verificação do campo visual do paciente (nervo óptico). Com o paciente olhando para a frente, os dedos do examinador são trazidos de trás para a frente. A posição inicial em que os dedos são vistos marca a extensão do campo visual. Os campos direito e esquerdo devem ser muito semelhantes.

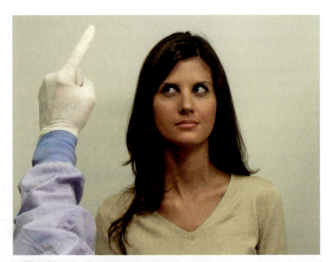

• **Figura 9.3** Verificação dos músculos extraoculares do paciente. O examinador pede ao paciente que siga seu dedo, sem mover a cabeça, enquanto faz um X na sua frente. Qualquer variação no movimento do olho direito ou esquerdo é anotada.

Nervo trigêmeo (V). O quinto par de nervos cranianos é tanto sensorial (face, couro cabeludo, nariz e boca) como motor (músculos da mastigação). O estímulo sensorial é testado com um leve toque de um cotonete na face em ambos os lados, nas seguintes regiões: testa, bochecha e mandíbula (Figura 9.5). Isto dá uma ideia aproximada da função dos ramos oftálmico, maxilar e mandibular do nervo trigêmeo. O paciente deve descrever sensações semelhantes em cada lado. O nervo trigêmeo sensorial também contém fibras da córnea. O reflexo da córnea pode ser testado por meio da observação do paciente ao piscar em resposta (nervo VII) a um leve toque na córnea (nervo V) com um chumaço de algodão ou tecido estéril. Um estímulo motor grosseiro é testado pedindo-se ao paciente para apertar os dentes, enquanto o examinador sente tanto o músculo masseter como o temporal (Figura 9.6). Os músculos devem se contrair da mesma maneira bilateralmente.

Nervo facial (VII). O sétimo par de nervos cranianos é também sensorial e motor. O componente sensorial, que fornece sensações do paladar a partir da porção anterior da língua, é testado pedindo-se ao paciente para distinguir entre o açúcar e o sal usando apenas a ponta da língua. O componente motor, que inerva os músculos da expressão facial, é testado com o paciente levantando as duas sobrancelhas, sorrindo e mostrando os dentes inferiores. Durante estes movimentos, as diferenças entre os dois lados são registradas.

Nervo acústico (VIII). Também chamado de *nervo vestibulococlear*, o oitavo par de nervos cranianos fornece os sentidos da audição e do equilíbrio. O paciente deve ser questionado a respeito de todas as alterações recentes na postura ereta ou na audição, especialmente se estas mudanças estiverem associadas ao problema que o levou à consulta. Se houver alguma dúvida sobre o equilíbrio, pedir ao paciente para andar pisando desde o calcanhar até a ponta do pé em uma linha reta. A audição, de modo geral, pode ser avaliada esfregando-se uma mecha de cabelo entre os dedos polegar e indicador perto da orelha do paciente e observando qualquer diferença entre as sensibilidades direita e esquerda (Figura 9.7).

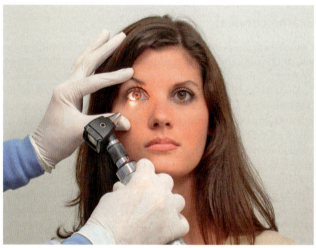

• **Figura 9.4** A constrição da pupila pode ser vista quando uma luz é direcionada para o olho. A pupila oposta também deve se contrair, demonstrando o reflexo luminoso consensual.

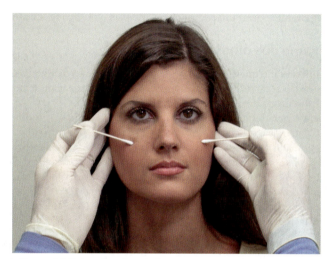

• **Figura 9.5** Cotonetes são usados para comparar a diferenciação ao leve toque entre os ramos maxilares direito e esquerdo do nervo trigêmeo. Os ramos oftálmico e mandibular também são testados.

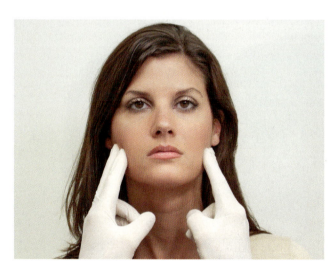

• **Figura 9.6** A função motora do nervo trigêmeo é testada avaliando-se a força de contração do músculo masseter. Pede-se ao paciente para apertar os dentes, enquanto o clínico sente a contração semelhante do músculo masseter direito e esquerdo. Isso também é realizado para os músculos temporais.

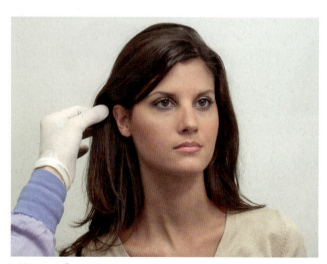

• **Figura 9.7** De modo grosseiro, a audição pode ser avaliada por fricção de uma mecha de cabelo entre o dedo polegar e indicador, próximo à orelha do paciente. Deve-se observar qualquer diferença entre a sensibilidade auditiva direita e esquerda.

Nervos glossofaríngeo e vago (IX, X). O nono e o décimo par de nervos cranianos são testados juntos, pois ambos fornecem fibras para a parte de trás da garganta. Pede-se ao paciente que diga "ah", e deve-se observar a elevação simétrica do palato mole. O reflexo de náuseas é testado tocando-se cada lado da faringe.

Nervo acessório (XI). O nervo espinal acessório fornece fibras para os músculos trapézio e esternocleidomastóideo. O estímulo motor do trapézio é testado pedindo-se ao paciente para encolher os ombros contra uma resistência. Já o esternocleidomastóideo é avaliado pedindo-se ao paciente para deslocar a cabeça primeiro para a direita e, em seguida, para a esquerda contra uma resistência (Figura 9.8). Quaisquer diferenças na força muscular são, então, anotadas.

Nervo hipoglosso (XII). O décimo segundo par de nervos cranianos fornece fibras motoras para a língua. Para testá-lo, basta pedir ao paciente para mostrar a língua; qualquer desvio lateral consistente ou falta de controle é anotado. A força da língua pode também ser observada solicitando-se ao paciente que empurre a língua lateralmente contra a parede da boca.

Como mencionado anteriormente, qualquer anormalidade encontrada durante o exame dos nervos cranianos deve ser vista como importante e gerar um encaminhamento para o médico adequado.

Exame dos olhos

O paciente é questionado a respeito de sua visão e de qualquer mudança recente, especialmente associada à busca por tratamento. Como no exame dos nervos cranianos, técnicas simples são suficientes para testar a visão de um modo geral. Cobre-se um olho do paciente e solicita-se que leia algumas frases. O outro olho é examinado da mesma forma. Qualquer diplopia ou turvamento da visão é anotado, bem como se o problema está relacionado ao da dor. Também se anota se alguma dor for sentida nos olhos ou ao seu redor e se afeta ou não a leitura. A vermelhidão da conjuntiva deve ser registrada, juntamente com qualquer lacrimejamento ou inchaço das pálpebras.

Exame das orelhas

Aproximadamente 70% dos pacientes com dor na ATM também se queixam de desconforto na orelha. A proximidade das orelhas com as ATM e os músculos da mastigação, bem como a inervação trigeminal comum, criam uma condição frequente de dor referida. Embora poucos desses pacientes tenham realmente uma doença na orelha, quando presente, é importante identificá-la e encaminhar os casos para um tratamento apropriado. Qualquer clínico que trate as DTM deve se tornar capaz de examinar uma patologia na orelha. A audição deve ser verificada, como no exame do oitavo par de nervos cranianos. A infecção do meato auditivo externo (otite externa) pode ser identificada simplesmente empurrando-se o trágus. Se isso causar dor, pode haver uma infecção na orelha externa e, portanto, o paciente deverá ser encaminhado a um otorrinolaringologista. Um otoscópio é necessário para visualizar se a membrana timpânica está inflamada, perfurada ou com secreção (Figura 9.9).

O papel do cirurgião-dentista deve ser apenas de tentar afastar a doença da orelha com um exame otológico. Qualquer achado questionável deve ser encaminhado a um otorrinolaringologista para uma avaliação mais completa. Por outro lado, achados normais de um exame otológico podem ser considerados um incentivo para manter a busca da verdadeira origem de dor ou disfunção.

Exame cervical

Como descrito no Capítulo 2, dor e disfunção cervicoespinal podem refletir dor no aparelho mastigatório. Como esta é uma ocorrência frequente, é importante avaliar o pescoço quanto à dor e às dificuldades de movimento. Um exame de rastreio simples para distúrbios craniocervicais é facilmente realizado. A mobilidade do pescoço é examinada para amplitude e sintomas. Pede-se ao paciente que olhe para a direita e, depois, para a esquerda (Figura 9.10A). Deve haver, pelo menos, 70° de rotação em cada direção.[20] Em seguida, pede-se que olhe para cima o máximo possível (extensão) (Figura 9.10B) e, depois, para baixo, também o máximo possível (flexão) (Figura 9.10C). A cabeça deve, normalmente, estender-se para trás cerca de 60° e flexionar para baixo 45°.[20] Finalmente, solicita-se ao paciente que dobre o pescoço para a direita e depois para a esquerda (Figura 9.10D). Isto deve ser possível em aproximadamente 40°, em cada sentido.[20] Qualquer dor é registrada e qualquer limitação de movimento é cuidadosamente investigada para determinar se a sua origem é muscular ou um problema vertebral. Quando os pacientes com amplitude de movimento limitada são alongados passivamente

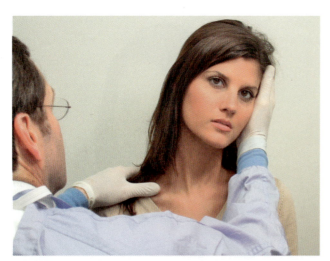

• **Figura 9.8** A função do nervo espinal acessório (motor) para o esternocleidomastóideo é testada quando o paciente move primeiro a cabeça para a direita e depois para a esquerda, contra uma resistência. Os lados direito e esquerdo devem ser relativamente iguais em força.

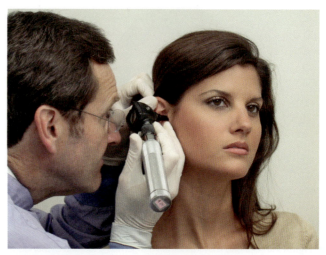

• **Figura 9.9** Um otoscópio é utilizado para visualizar o canal auditivo externo e a membrana do tímpano para quaisquer achados anormais. Se achados anormais forem suspeitos, o paciente deve ser encaminhado a um otorrinolaringologista para uma avaliação mais completa.

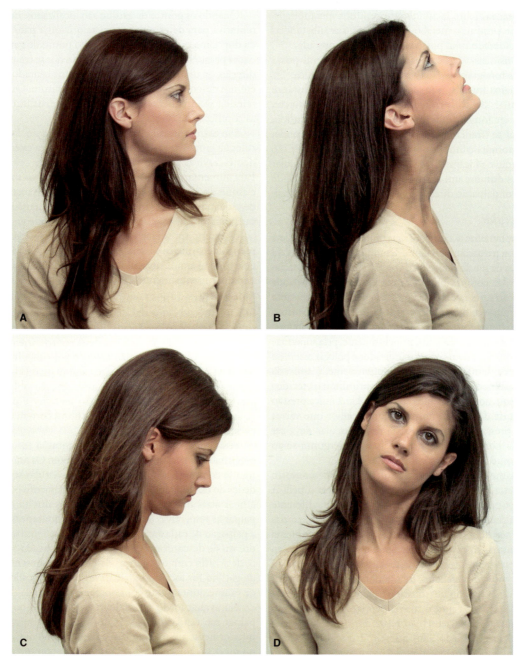

● **Figura 9.10** Exame para distúrbios craniocervicais. Pede-se ao paciente para olhar para a extrema direita e para a extrema esquerda (**A**), olhar totalmente para cima (**B**), olhar totalmente para baixo (**C**) e dobrar o pescoço para a direita e para a esquerda (**D**).

para uma amplitude maior, a origem é normalmente muscular. Pacientes com problemas vertebrais normalmente não podem ser alongados para uma amplitude maior. Se o clínico suspeitar que o paciente tenha um distúrbio craniocervical, é indicado um encaminhamento para avaliação mais completa (cervicoespinal). Isso é importante, pois distúrbios craniocervicais podem estar intimamente associados aos sintomas de DTM.[21-23]

Uma vez que os nervos cranianos, olhos, orelhas e a área cervicoespinal tenham sido avaliados, examina-se o aparelho mastigatório. O exame mastigatório consiste em avaliar três estruturas principais: músculos, articulações e dentes. Um exame dos músculos é feito visando avaliar sua saúde e funcionamento. O exame da ATM é utilizado para avaliar as condições e a funcionalidade das articulações. Já o exame oclusal tem por objetivo averiguar a saúde e a função dos dentes e suas estruturas de suporte.

Exame muscular

A dor não está associada à função normal ou à palpação de um músculo saudável. Em contraste, um frequente sinal clínico de comprometimento do tecido muscular é dor. A condição que torna um tecido muscular comprometido e não saudável pode ser o uso excessivo deste músculo ou um traumatismo físico, como um estiramento ou um golpe no próprio tecido muscular. Na maioria das vezes, os músculos da mastigação ficam comprometidos com uma atividade aumentada. À medida que o número e a duração das contrações aumentam, crescem também as necessidades fisiológicas dos tecidos musculares. A tonicidade muscular aumentada ou hiperatividade, no entanto, pode levar a uma diminuição do fluxo sanguíneo para o tecido muscular, reduzindo a chegada de substâncias nutrientes necessárias para a função normal das células e, simultaneamente, acumulando resíduos metabólicos. Este acúmulo de produtos metabólicos e de outras substâncias algógenas é considerado uma possível causa da dor muscular.[24,25] Atualmente, considera-se que o sistema nervoso central possa contribuir para a mialgia associada à inflamação neurogênica.[24,26]

Em seus estágios iniciais, a mialgia é notada apenas durante a função muscular. Se a hiperatividade muscular permanecer, a mialgia pode ter longa duração e resultar em dor profunda, que muitas vezes se irradia para o músculo inteiro. A dor pode, eventualmente, tornar-se intensa o suficiente para limitar a função mandibular. O grau e a localização da dor e a sensibilidade muscular são identificados durante um exame muscular. O músculo pode ser examinado por palpação direta ou pela manipulação funcional.

Palpação muscular

Um método amplamente aceito para determinar a sensibilidade e a dor muscular é a palpação digital.[27-29] Um músculo saudável não provoca sensações de sensibilidade ou dor à palpação. A deformação de tecido muscular comprometido causada pela palpação pode provocar dor.[30] Portanto, se um paciente relata desconforto durante a palpação de um músculo específico, pode-se deduzir que o tecido muscular esteja comprometido ou por traumatismo ou por fadiga.

A palpação do músculo é realizada, principalmente, pela superfície palmar do dedo médio, e com os dedos indicador e polegar testando as áreas adjacentes. Uma pressão suave, porém firme, é aplicada nos músculos designados, com os dedos comprimindo os tecidos adjacentes em pequenos movimentos circulares. Uma única pressão firme de 1 a 2 s de duração é, normalmente, melhor que vários golpes leves. A pressão da palpação para dor muscular deve ser de 1 kg aplicada por 2 s.[31] Durante a palpação, pergunta-se ao paciente se dói ou é apenas desconfortável.

Para que o exame muscular seja mais útil, o grau de desconforto é apurado e registrado, o que, muitas vezes, é uma tarefa difícil. A dor é subjetiva e é percebida e expressa de forma bastante diferente de paciente para paciente. No entanto, o grau de desconforto nas estruturas pode ser importante no reconhecimento do problema da dor do paciente, bem como um excelente método de avaliação dos efeitos do tratamento. É feita uma tentativa, portanto, não só de identificar os músculos afetados, mas também classificar o grau de dor em cada um. Quando um músculo é palpado, a resposta do paciente é colocada em uma entre quatro categorias.[32,33] Um número 0 é registrado quando o paciente não relata dor ou sensibilidade quando o músculo é palpado. Um número 1 é registrado se o paciente responde que a palpação é desconfortável (sensível ou doloroso). Um número 2 é registrado se o paciente experimenta dor ou desconforto definido. Um número 3 é registrado se o paciente mostra ação evasiva, lacrimejamento ou verbaliza o desejo de não ter a área palpada novamente. A dor e a sensibilidade de cada músculo são registradas em um formulário, que irá auxiliar no diagnóstico e posteriormente será utilizado na evolução e avaliação do progresso.

Um exame muscular completo deve identificar não apenas a sensibilidade e a dor muscular, mas também localização, consistência e faixas de hipersensibilidade do tecido muscular (pontos de gatilho) indicativas de dor miofascial. Como dito nos Capítulos 2 e 8, pontos de gatilho agem como fontes de estímulos de dor profunda que podem produzir efeitos excitatórios centrais. É importante que estas áreas sejam identificadas e registradas. Para localizar os pontos de gatilho, o examinador palpa o corpo todo de cada músculo. A dor muscular generalizada não pode existir em um músculo com pontos de gatilho. Ao se fazer o registro dos resultados dos exames, é preciso diferenciar entre a dor generalizada e a dor com ponto de gatilho, uma vez que o diagnóstico e o tratamento são, muitas vezes, diferentes.

Quando os pontos de gatilho são localizados, deve-se fazer uma tentativa para determinar se existe qualquer padrão de referência da dor. Uma pressão deve ser feita no ponto de gatilho por 5 s,[31] e então pergunta-se ao paciente se sente a dor se irradiar para alguma direção. Se um padrão de dor referida for relatado, deve-se anotar em um desenho da face para referência futura. Os padrões de dor referida são frequentemente úteis para identificar e diagnosticar as condições de certas dores.

Um exame muscular de rotina inclui palpação dos seguintes músculos ou grupos musculares: temporal, masseter, esternocleidomastóideo e cervical posterior (p. ex., esplênio da cabeça e trapézio). Para aumentar a eficiência do exame, ambos os músculos, direito e esquerdo, são palpados simultaneamente. A técnica de palpação de cada músculo é descrita a seguir. A compreensão da anatomia de cada músculo é essencial para uma palpação adequada (Capítulo 1).

O exame muscular também inclui avaliação dos músculos pterigóideos medial e lateral por *manipulação funcional*. Essa técnica é utilizada para os músculos impossíveis ou quase impossíveis de se palpar manualmente.

Músculo temporal. O músculo temporal é dividido em três áreas funcionais, cada uma das quais é independentemente palpada. A região *anterior* é palpada acima do arco zigomático e anteriormente à ATM (Figura 9.11A). As fibras dessa região correm essencialmente em direção vertical. A região *média* é palpada diretamente acima da ATM e superiormente ao arco zigomático (Figura 9.11B). As fibras nesta região correm em uma direção oblíqua através do aspecto lateral do crânio. A região *posterior* é palpada acima e atrás da orelha (Figura 9.11C). Tais fibras correm em uma direção essencialmente horizontal.

Se surgirem dúvidas em relação à colocação adequada dos dedos, é solicitado ao paciente que aperte os dentes. Os músculos temporais irão se contrair e as fibras poderão ser sentidas sob as pontas dos dedos do examinador. O melhor posicionamento para esta palpação é ficar atrás do paciente e usar as mãos direita e esquerda para palpar as respectivas áreas musculares simultaneamente. Durante a palpação de cada área, pergunta-se ao paciente se a sensação é de dor ou de desconforto e a resposta é classificada como 0, 1, 2, ou 3, de acordo com os critérios descritos previamente. Se um ponto de gatilho for localizado, ele deve ser identificado no formulário de exame, juntamente com qualquer padrão de dor referida.

Na avaliação do músculo temporal, é importante também palpar seu tendão. As fibras do músculo temporal se estendem inferiormente até convergirem em um tendão distinto que se insere no processo coronoide da mandíbula. É comum algumas DTMs produzirem uma tendinite do temporal, o que pode causar dor no corpo do músculo, bem como dor referida por trás do olho adjacente (dor retro-orbitária). O tendão do temporal é palpado colocando-se o dedo de uma das mãos intraoralmente na borda anterior do ramo ascendente e o dedo da outra mão extraoralmente na mesma área. O dedo intraoral se move para cima da borda anterior do ramo até que o processo coronoide e os tendões sejam palpados (Figura 9.12). Pede-se ao paciente para relatar qualquer dor ou desconforto.

Músculo masseter. O músculo masseter é palpado bilateralmente em suas inserções superior e inferior. Primeiramente, os dedos são colocados em cada arco zigomático (imediatamente anterior à ATM). Os dedos são, então, direcionados ligeiramente para baixo até a porção em que o músculo masseter se insere no arco zigomático, anteriormente à articulação (Figura 9.13A). Uma vez que esta região (masseter profundo) tenha sido palpada, os dedos deslizam para a inserção inferior na borda inferior do ramo. A área de palpação está diretamente acima da inserção do corpo do masseter (masseter superficial; Figura 9.13B). A resposta do paciente é registrada.

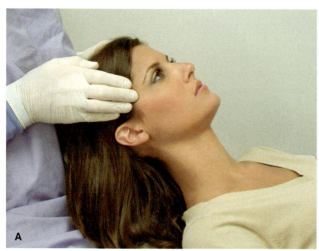
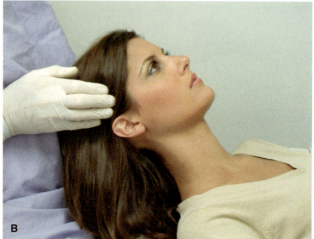
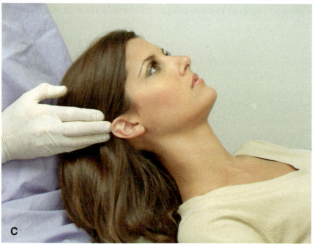

• **Figura 9.11** Palpação da região anterior (**A**), média (**B**) e posterior (**C**) do músculo temporal.

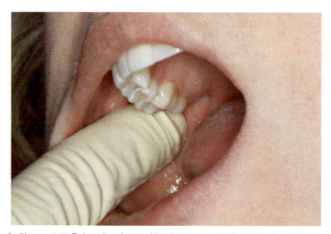

• **Figura 9.12** Palpação do tendão do temporal. O dedo do clínico se move para cima pela borda anterior do ramo, até que o processo coronoide e a inserção do tendão do temporal sejam sentidos.

Músculo esternocleidomastóideo. Embora o músculo esternocleidomastóideo (ECM) não funcione diretamente na movimentação da mandíbula, ele é especificamente mencionado, pois, muitas vezes, torna-se sintomático com DTMs e é facilmente palpável. A palpação é feita bilateralmente, perto de sua inserção sobre a superfície externa da fossa mastóidea por trás da orelha (Figura 9.14A). O músculo é palpado em todo seu comprimento, até sua origem perto da clavícula (Figura 9.14B). Pede-se ao paciente para relatar qualquer desconforto durante este procedimento. Além disso, quaisquer pontos de gatilho encontrados neste músculo devem ser registrados, uma vez que são fontes frequentes de dor referida para as áreas do temporal, articulação e orelha.

Músculos cervicais posteriores. Os músculos cervicais posteriores (trapézio, longo,[34] esplênio[34] e elevador escapular) não afetam diretamente o movimento mandibular, mas tornam-se sintomáticos durante certas DTMs e, portanto, são rotineiramente palpados. Eles se originam na área occipital posterior e se estendem inferiormente ao longo da região cervicoespinal. Como eles estão dispostos em camadas uns sobre os outros, são, muitas vezes, difíceis de serem identificados individualmente.

Na palpação destes músculos, os dedos do examinador deslizam para trás da cabeça do paciente. Os dedos da mão direita palpam a área occipital direita e os dedos da mão esquerda, a área occipital esquerda (Figura 9.15A), na origem dos músculos. O paciente é questionado em relação a qualquer desconforto. Os dedos se movem para baixo pelo comprimento dos músculos do pescoço através da área cervical (Figura 9.15B) e qualquer desconforto do paciente é registrado. É importante ficar atento aos pontos de gatilho nestes músculos, já que eles são uma fonte comum de dor de cabeça frontal.

O *músculo esplênio da cabeça* é palpado para dor ou sensibilidade generalizada, bem como para os pontos de gatilho. Sua inserção no crânio é uma pequena depressão posterior à inserção do ECM (Figura 9.16). A palpação se inicia neste ponto e se move inferiormente até o músculo se misturar com os outros músculos do pescoço. Qualquer dor, sensibilidade ou ponto de gatilho é registrada.

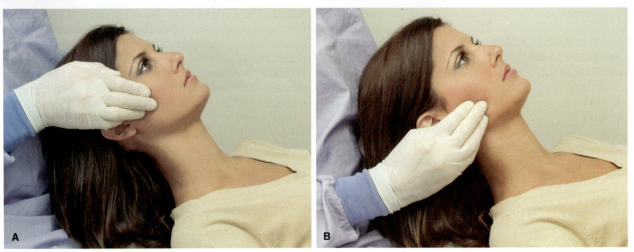

● **Figura 9.13 A.** Palpação do músculo masseter em suas inserções superiores nos arcos zigomáticos. **B.** Palpação do músculo masseter superficial próximo da borda inferior da mandíbula.

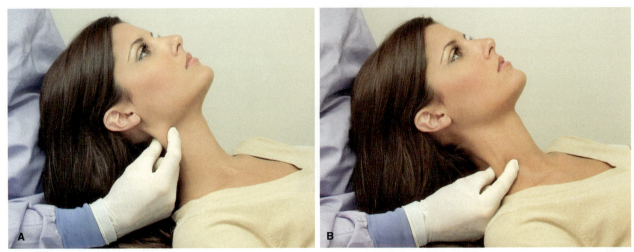

● **Figura 9.14** Palpação alta do músculo esternocleidomastóideo, próximo do processo mastoide (**A**), e baixa, próximo da clavícula (**B**).

O *trapézio* é um músculo extremamente grande das costas, ombro e pescoço e, assim como o ECM e o esplênio, não afeta diretamente a função mandibular, mas é uma fonte comum de dor de cabeça e facilmente palpável. O objetivo principal de sua palpação não é avaliar a função do ombro, mas procurar pontos de gatilho ativos que podem estar produzindo dor referida. O músculo trapézio tem pontos de gatilho que referem dor para a face. Na verdade, quando a dor facial é a queixa principal do paciente, este músculo deve ser uma das primeiras fontes a serem investigadas. A parte superior é palpada atrás do ECM, inferolateralmente ao ombro (Figura 9.17), e quaisquer pontos de gatilho são registrados.

Significado clínico dos pontos de gatilho. Como discutido no Capítulo 2, os pontos de gatilho podem ser tanto *ativos* como *latentes*. Quando ativos, eles são clinicamente identificados como áreas específicas de hipersensibilidade dentro dos tecidos musculares. Muitas vezes, uma pequena faixa de tecido muscular tensa, firme, pode ser sentida. Quando latentes, eles não são detectáveis. Os pontos de gatilho ativos são frequentemente uma fonte de dor profunda e constante, produzindo efeitos excitatórios centrais.[35,36] Quando a dor referida (heterotópica) é detectada, o clínico deve se lembrar de que esta dor é totalmente dependente das condições dos pontos de gatilho (a fonte da dor). Isso significa que, quando os pontos de gatilho ativos são provocados, a dor referida aumentará.

Esse achado se torna uma observação diagnóstica significativa na relação da queixa da dor com a sua fonte. Por exemplo, quando a queixa principal de um paciente é dor de cabeça, uma palpação cuidadosa dos músculos do pescoço em busca dos pontos de gatilho, já mencionados, irá localizar a origem da dor. Quando um ponto de gatilho é localizado, a aplicação de uma pressão sobre ele normalmente irá aumenta a dor de cabeça (dor referida).

O padrão específico de dor referida a partir de várias localizações de pontos de gatilho foi traçado por Travell e Simons[36] (Capítulo 8). Uma compreensão destes locais de dor referida pode ajudar o clínico na tentativa de diagnosticar um problema de dor facial. Conforme discutido no Capítulo 10, um bloqueio anestésico dos pontos de gatilho muitas vezes elimina a dor de cabeça referida e, portanto, torna-se uma ferramenta importante de diagnóstico.

Manipulação funcional

Três músculos básicos para a movimentação da mandíbula, mas impossíveis ou quase impossíveis de se palpar, são o pterigóideo lateral inferior, o pterigóideo lateral superior e o pterigóideo medial. Os pterigóideos laterais superiores e inferiores localizam-se no fundo do crânio, originários da lâmina lateral do processo pterigoide do osso esfenoide e da tuberosidade maxilar, e se inserem no colo do côndilo mandibular e da cápsula da ATM. O músculo pterigóideo

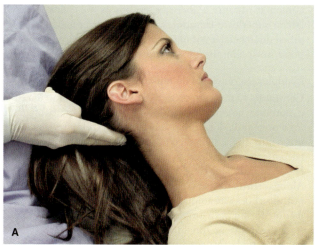 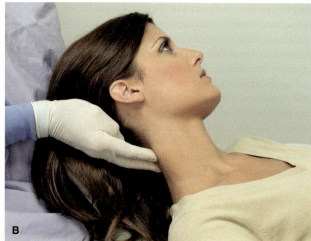

• **Figura 9.15 A.** Palpação das inserções musculares na região occipital do pescoço. **B.** Os dedos do clínico deslizam inferiormente pela área cervical e os músculos são palpados à procura de dor e sensibilidade.

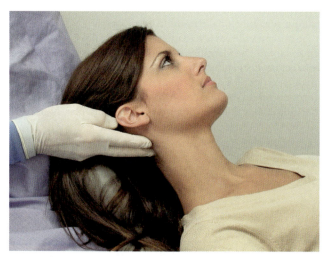 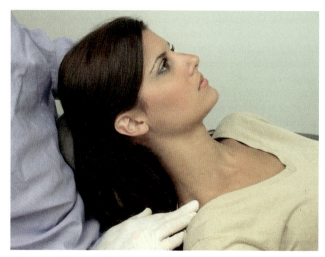

• **Figura 9.16** O músculo esplênio da cabeça é palpado em sua inserção no crânio, logo posterior à inserção do músculo esternocleidomastóideo.

• **Figura 9.17** O músculo trapézio é palpado à medida que ascende para as estruturas do pescoço.

medial tem uma origem semelhante, mas se estende para baixo e lateralmente para se inserir na superfície medial do ângulo da mandíbula. Embora o pterigóideo medial possa ser palpado por meio da colocação do dedo no aspecto lateral da parede faríngea da garganta, esta palpação é difícil e, por vezes, desconfortável para o paciente (devido ao reflexo do vômito). Todos os três músculos recebem sua inervação do ramo mandibular do nervo trigêmeo (V par de nervos cranianos).

Por muitos anos, uma técnica intraoral foi sugerida para a palpação do músculo pterigóideo lateral, mas isso não se revelou eficaz.[37,38] Como a localização deste músculo torna a palpação impossível, um segundo método para avaliar os sintomas musculares, chamado de *manipulação funcional*, foi desenvolvido com base no princípio de que, quando um músculo se torna fatigado e sintomático, a continuação da função provocará mais dor.[24,30,39,40] Assim, um músculo comprometido por atividade excessiva torna-se dolorido tanto durante a contração quanto no alongamento; nestes casos, a manipulação funcional é a única técnica capaz de avaliar se ele é realmente uma fonte de dor profunda.

Em algumas circunstâncias, a palpação da região dos músculos pterigóideos lateral e medial pode provocar dor, mas a manipulação funcional, não. Um estudo[41] comparando os resultados da palpação e manipulação funcional do músculo pterigóideo lateral inferior mostrou que 27% de um grupo-controle tiveram sensibilidade intraoral para a palpação, mas ninguém apresentou sintomas após a manipulação funcional. Isso implicou que, em 27% do tempo, um resultado falso-positivo estava sendo relatado para a palpação. No mesmo estudo, um grupo de pacientes com dor orofacial foi igualmente examinado e 69% relataram dor no músculo pterigóideo lateral inferior com a técnica da palpação, mas apenas 40% tinham dor com a manipulação funcional. Em outras palavras, quando a palpação foi utilizada, o pterigóideo lateral inferior foi responsabilizado pela dor em 29% das vezes, quando, na realidade, ele não era a verdadeira fonte da dor. Não há dúvidas de que, quando a área posterior à tuberosidade maxilar é palpada, existe uma elevada incidência de dor; a manipulação funcional apenas sugere que essa dor não é dos pterigóideos laterais, mas que outras estruturas são provavelmente responsáveis.

Durante a manipulação funcional, cada músculo é contraído e depois alongado. Se o músculo for a verdadeira fonte de dor, ambas as atividades aumentam a dor. A seção seguinte analisa as técnicas de manipulação funcional para a avaliação dos três músculos difíceis de serem palpados: pterigóideo lateral inferior, pterigóideo lateral superior e pterigóideo medial.

Manipulação funcional do músculo pterigóideo lateral inferior

Contração. Quando o músculo pterigóideo lateral inferior se contrai, a mandíbula é protraída e/ou a boca se abre. A manipulação funcional é mais efetiva se o paciente fizer um movimento de protrusão, uma vez que este é o principal músculo de protrusão. Ele é também ativo durante a abertura, mas outros músculos também o são, o que aumenta a confusão nos resultados. A manipulação mais efetiva, portanto, é aquela em que o paciente faz um movimento de protrusão contra uma resistência aplicada pelo examinador (Figura 9.18). Se o músculo pterigóideo lateral inferior for a fonte da dor, isto irá aumentar a atividade da dor.

Alongamento. O músculo pterigóideo lateral inferior se alonga quando os dentes estão em máxima intercuspidação. Portanto, se ele for a fonte da dor, quando os dentes estiverem apertados, a dor vai aumentar. Quando um palito de madeira é colocado entre os dentes posteriores, a posição de intercuspidação não pode ser alcançada; por isso o pterigóideo lateral inferior não se alonga completamente. Consequentemente, morder um palito de madeira não aumenta a dor, mas pode até diminuir ou eliminá-la.

Manipulação funcional do músculo pterigóideo lateral superior

Contração. O músculo pterigóideo lateral superior se contrai com os músculos elevadores (temporal, masseter e pterigóideo medial), especialmente durante um ciclo de potência (apertamento). Assim, a dor aumenta com o apertamento dos dentes, se este músculo for a origem da dor. Se um palito de madeira for colocado entre os dentes posteriores bilateralmente (Figura 9.19) e o paciente apertar os dentes sobre este palito, a dor novamente aumenta com a contração do músculo pterigóideo lateral superior. Estas observações são exatamente as mesmas para os músculos elevadores. O alongamento é necessário para permitir que a dor no músculo pterigóideo lateral superior seja diferenciada daquela no músculo elevador.

Alongamento. Tal como acontece com o músculo pterigóideo lateral inferior, o alongamento do músculo pterigóideo lateral superior ocorre com a máxima intercuspidação. Portanto, o alongamento e a contração deste músculo acontecem durante a mesma atividade, o apertamento. Se o pterigóideo lateral superior for a fonte da dor, o apertamento irá aumentá-la. A dor no músculo pterigóideo lateral superior pode ser diferenciada da dor nos músculos elevadores pedindo-se ao paciente que abra a boca com grande amplitude. Isso irá alongar os músculos elevadores, mas não o músculo pterigóideo lateral superior. Se a abertura não causar dor, a dor do apertamento se dá a partir do músculo pterigóideo lateral superior. Se a dor aumentar durante a abertura, ambos os músculos, pterigóideo lateral superior e elevadores, podem estar envolvidos. É muito difícil diferenciar a dor neste último caso, a menos que o paciente possa isolar a localização do músculo dolorido.

Manipulação funcional do músculo pterigóideo medial

Contração. O músculo pterigóideo medial é um músculo elevador e, portanto, se contrai quando os dentes estão em contato. Se ele for a origem da dor, com o apertamento a dor aumenta. Quando um palito de madeira é colocado entre os dentes posteriores e o paciente aperta os dentes contra este palito, a dor é ainda maior, já que os músculos elevadores ainda estão se contraindo.

Alongamento. O músculo pterigóideo medial também se alonga quando a boca está amplamente aberta. Portanto, se ele for a origem da dor, abrir a boca amplamente irá aumentar a dor.

A manipulação funcional dos músculos impossíveis de serem palpados pode fornecer informações precisas sobre a origem da dor mastigatória. Toda a informação necessária é obtida quando se pede ao paciente para abrir amplamente a boca, projetar a mandíbula contra uma resistência, apertar os dentes e, em seguida, morder um palito de madeira. A resposta de cada músculo para a manipulação funcional é resumida na Tabela 9.1.

Se um músculo for a verdadeira origem da dor, a manipulação funcional é útil na identificação desta fonte. No entanto, o fato de a dor ser produzida durante a manipulação funcional não necessariamente significa que a origem da dor tenha sido identificada. Sintomas referidos, tais como hiperalgesia secundária, podem criar sintomas dolorosos durante a função muscular. Neste caso,

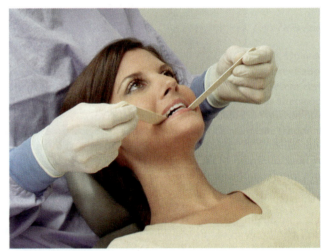

• **Figura 9.19** A manipulação funcional do músculo pterigóideo lateral superior é obtida pedindo-se ao paciente que morda um palito de madeira bilateralmente.

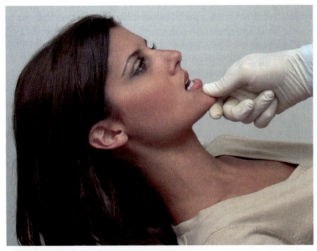

• **Figura 9.18** Manipulação funcional do músculo pterigóideo lateral inferior. O paciente projeta a mandíbula contra uma resistência fornecida pelo examinador.

Tabela 9.1 Manipulação funcional por músculo.

	Contração	Alongamento
Músculo pterigóideo lateral inferior	Protrusão contra resistência, ↑ dor	Apertar os dentes, ↑ dor Apertar contra um palito de madeira, sem dor
Músculo pterigóideo lateral superior	Apertar os dentes, ↑ dor Apertar contra um palito de madeira, ↑ dor	Apertar os dentes, ↑ dor Apertar contra um palito de madeira, ↑ dor Abrir a boca, sem dor
Músculo pterigóideo medial	Apertar os dentes, dor Apertar contra um palito de madeira, ↑ dor	Abrir a boca, ↑ dor

a manipulação funcional identifica apenas o local da dor, e não a sua origem.[42] Pode ser necessário um bloqueio anestésico para diferenciar a origem da dor a partir da localização (Capítulo 10).

Distúrbios intracapsulares. Existe outra fonte de dor que pode confundir estes achados da manipulação funcional. Os distúrbios intracapsulares da ATM (p. ex., um deslocamento de disco sem redução ou um distúrbio inflamatório) podem provocar dor com aumento de pressão e movimento interarticulares. A manipulação funcional tanto aumenta a pressão interarticular como movimenta o côndilo. Portanto, esta dor pode ser facilmente confundida como dor muscular. Por exemplo, se existe um distúrbio inflamatório e o paciente abre amplamente a boca, a dor aumenta como resultado do movimento e da função das estruturas inflamadas. Se a mandíbula for projetada contra uma resistência, a dor também aumenta, uma vez que movimento e pressão interarticular estão forçando as estruturas inflamadas. Se os dentes estiverem em contato, a dor aumenta novamente, com o aumento da pressão interarticular e a força sobre as estruturas inflamadas. Se, no entanto, o paciente oclui unilateralmente sobre um palito de madeira, a pressão interarticular é reduzida no lado ipsilateral e a dor nesta articulação é reduzida (Figura 9.20).

Esses resultados são lógicos, mas confusos, uma vez que são os mesmos resultados encontrados quando o músculo pterigóideo lateral inferior é o local da dor. Portanto, um quinto teste deve ser administrado para diferenciar a dor do músculo pterigóideo lateral inferior da dor intracapsular. Isso pode ser feito colocando-se um palito de madeira entre os dentes posteriores do lado dolorido. Pede-se ao paciente que morda o palito e, em seguida, projete a mandíbula contra uma resistência. Se um distúrbio intracapsular for a origem da dor, a dor não vai aumentar (ou, possivelmente, vai até diminuir), uma vez que o fechamento sobre o palito de madeira diminui a pressão interarticular e, assim, reduz as forças nas estruturas inflamadas. A contração do músculo pterigóideo lateral inferior, no entanto, aumenta durante o movimento de protrusão contra resistência e, por conseguinte, aumenta a dor, se este músculo for a origem.

As quatro atividades básicas de manipulação funcional, juntamente com a atividade necessária para diferenciar a dor intracapsular, são listadas nas Tabelas 9.1 e 9.2. Os possíveis locais ou fontes de origem da dor também estão listados, bem como a forma como cada um reage à manipulação funcional.

Distância interincisal máxima

O exame muscular não está completo até que seja avaliado o efeito da função muscular no movimento da mandíbula. O alcance normal[43] de abertura da boca, quando medida interincisalmente, é entre 53 e 58 mm. Mesmo uma criança de 6 anos de idade pode normalmente abrir a boca a um máximo de 40 mm ou mais.[44,45] Como os sintomas musculares, muitas vezes, se acentuam durante a função, é comum as pessoas assumirem um padrão de restrição de movimento. Pede-se ao paciente que abra a boca lentamente até sentir a primeira dor (Figura 9.21A). Neste ponto, a distância entre as bordas incisais dos dentes anteriores superiores e inferiores é medida. Essa é a abertura máxima confortável. Solicita-se ao paciente que abra a boca o máximo possível, mesmo que seja doloroso (Figura 9.21B). Isso é registrado como abertura máxima. Na ausência de dor, a abertura confortável e a abertura máxima são as mesmas.

A restrição de abertura de boca é considerada qualquer distância menor de 40 mm. Apenas 1,2% dos adultos jovens[46] abrem menos que 40 mm. Deve-se lembrar, contudo, que 15% da população idosa saudável[46] abre menos que 40 mm. Uma abertura da boca inferior a 40 mm, consequentemente, parece representar um ponto razoável para designar restrição, mas sempre se deve considerar a idade do paciente e o tamanho corporal. Essa distância é medida pela

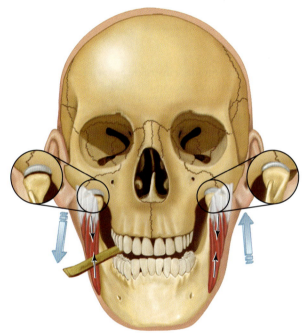

• **Figura 9.20** Pedir ao paciente que morda um palito de madeira pode ser útil para diferenciar a dor muscular da dor intracapsular. Quando um paciente morde unilateralmente uma substância rígida, a articulação do lado da mordida tem uma súbita redução de pressão interarticular, enquanto a articulação oposta tem um súbito aumento de pressão (*seta azul do lado oposto à mordida*). Portanto, um paciente com dor intracapsular muitas vezes relata um aumento da dor ao morder, mas, quando um palito de madeira é colocado entre os dentes, a dor é reduzida. Mordendo no lado oposto, muitas vezes a dor aumenta na articulação envolvida. (Isto é discutido em mais detalhes no Capítulo 10.)

Tabela 9.2 Manipulação funcional por atividade.

	Músculo pterigóideo medial	Músculo pterigóideo lateral inferior	Músculo pterigóideo lateral superior	Distúrbio intracapsular
Abertura máxima	Dor ↑	Dor ↑ ligeiramente	Sem dor	Dor ↑
Protrusão contra resistência	Dor ↑ ligeiramente	Dor ↑	Sem dor	Dor ↑
Apertar os dentes	Dor ↑	Dor ↑	Dor ↑	Dor ↑
Apertar contra um palito de madeira (unilateralmente)	Dor ↑	Sem dor	Dor ↑	Sem dor
Protrusão contra resistência com palito de madeira unilateral	Dor ↑ ligeiramente	Dor ↑	Dor ↑ ligeiramente (se apertar o palito de madeira unilateral)	Sem dor

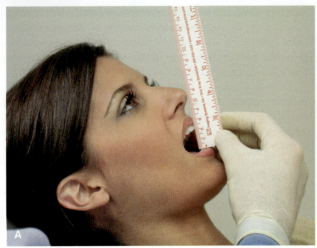
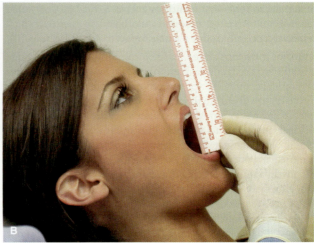

• **Figura 9.21** Medição da abertura de boca. **A.** Pede-se ao paciente que abra a boca até a primeira sensação de dor. Neste ponto, a distância entre as bordas incisais dos dentes anteriores é medida. Tal medida é chamada de *abertura máxima confortável da boca*. **B.** Pede-se ao paciente, desta vez, que abra a boca o máximo possível, mesmo com dor. Essa medida é denominada *abertura máxima da boca*.

observação da borda incisal do incisivo inferior afastando-se de sua posição de máxima intercuspidação. Se um indivíduo tiver um trespasse vertical de 5 mm dos dentes anteriores e a distância interincisal máxima for de 57 mm, a mandíbula efetivamente se movimentou 62 mm na abertura. Em indivíduos com mordidas extremamente profundas, essas medidas devem ser consideradas na determinação da faixa normal de movimento.

Se a abertura da boca for restrita, é útil testar a "sensação final". Este termo descreve as características da restrição que limita toda a faixa de movimento articular.[47] Essa sensação final pode ser avaliada colocando-se os dedos entre os dentes superiores e inferiores do paciente e aplicando-se uma força suave, porém firme, na tentativa de passivamente aumentar a distância interincisal (Figura 9.22). Se a sensação final for "macia", um aumento da abertura pode ser alcançado, mas isto deve ser feito lentamente. A *sensação final macia* sugere uma restrição muscular induzida.[48] Se nenhum aumento da abertura for conseguido, a sensação final é chamada de *sensação final rígida*. A sensação final rígida é mais provavelmente associada à origem intracapsular (p. ex., um deslocamento de disco sem redução).

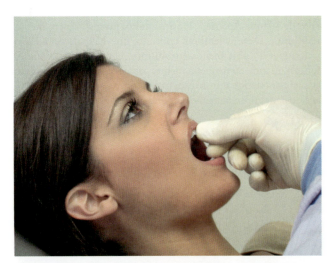

• **Figura 9.22** Verificação da "sensação final". Uma pressão suave, mas firme, é aplicada nos incisivos inferiores por aproximadamente 5 a 10 s. Um aumento na abertura mandibular indica uma sensação final macia (normalmente associada a um distúrbio muscular mastigatório).

O paciente, em seguida, é instruído a movimentar a mandíbula lateralmente. Qualquer movimento lateral inferior a 8 mm é registrado como restrito (Figura 9.23). O movimento protrusivo é também avaliado de modo semelhante.

O trajeto percorrido pela linha média da mandíbula durante a abertura máxima é logo depois observado. Em um sistema mastigatório saudável, não há alteração no trajeto de abertura reto. Qualquer alteração na abertura é registrada. Dois tipos de alterações podem ocorrer: desvios e deflexões. Um *desvio* é qualquer desvio da linha média da mandíbula durante a abertura, que desaparece com a abertura contínua (um retorno à linha média; Figura 9.24A). É geralmente causado por um desarranjo do disco em uma ou nas duas articulações e resulta do movimento condilar necessário para passar o disco durante a translação. Uma vez que o côndilo tenha ultrapassado esta interferência, o trajeto reto à linha média é retomado. Uma *deflexão* é qualquer desvio da linha média para um lado que se torna maior com a abertura e não desaparece na abertura máxima (não volta à linha média; Figura 9.24B). É causado devido à restrição de movimento em uma articulação. A origem da restrição varia e deve ser investigada.

A restrição de movimentos da mandíbula é causada por fontes extracapsulares ou intracapsulares. As primeiras estão, geralmente, relacionadas a problemas musculares. As segundas estão, no geral, associadas à função côndilo-disco e aos ligamentos circundantes e, portanto, mais relacionadas a um distúrbio de desarranjo do disco. As restrições extra e intracapsulares apresentam diferentes características.

Restrições extracapsulares. Restrições extracapsulares ocorrem tipicamente com espasmos e dores dos músculos elevadores. Esses músculos tendem a restringir a translação e, portanto, limitar a abertura. A dor nos músculos elevadores, entretanto, não limita os movimentos laterais e protrusivos. Assim, com este tipo de restrição, os movimentos excêntricos normais estão presentes, mas o movimento de abertura é limitado, principalmente por causa da dor. O ponto de restrição pode variar entre 0 e 40 mm interincisalmente. Com tal restrição, o paciente é normalmente capaz de aumentar lentamente a abertura, mas a dor é intensificada (sensação final macia).

Restrições extracapsulares muitas vezes criam uma deflexão do trajeto incisal durante a abertura. A direção da deflexão depende da localização do músculo que causa a restrição. Se o músculo que

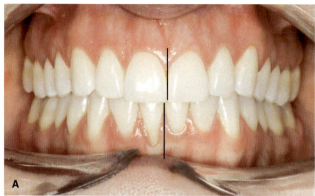 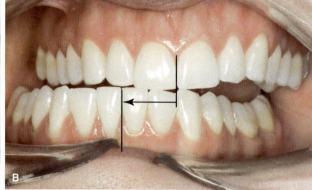

- **Figura 9.23** Exame para os movimentos laterais da mandíbula. **A.** A boca do paciente é observada em posição de máxima intercuspidação e a área dos incisivos inferiores diretamente abaixo da linha média entre os incisivos centrais superiores é anotada. Isso pode ser marcado com um lápis. **B.** O paciente, primeiro, faz um movimento de lateralidade máxima para a esquerda e, em seguida, para a direita; a distância que a marca percorreu da linha média é registrada. Isso mostra a distância do movimento da mandíbula em cada direção.

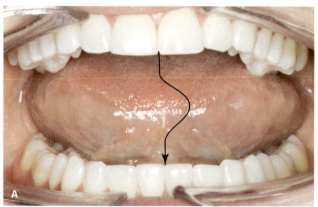 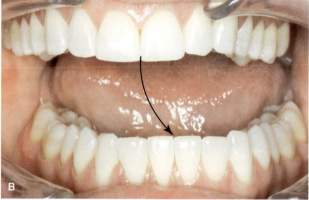

- **Figura 9.24** Alterações na trajetória de abertura. **A.** Desvio. A trajetória de abertura é alterada, mas retorna à relação normal da linha média na abertura máxima (*seta*). **B.** Deflexão. A trajetória de abertura é desviada para um lado e se torna maior à medida que a boca se abre (*seta*). Na abertura máxima, a linha média é defletida para uma distância maior.

restringe for lateral à articulação (tal como o músculo masseter), a deflexão durante a abertura é para o lado ipsilateral. Se o músculo for medial (como acontece com o músculo pterigóideo medial), a deflexão é para o lado contralateral.

Restrições intracapsulares. Restrições intracapsulares apresentam tipicamente um padrão diferente. Um distúrbio de desarranjo do disco (p. ex., deslocamento de disco sem redução) restringe muito decisivamente a translação desta articulação. Tipicamente, a restrição ocorre apenas uma das articulações e limita a abertura mandibular nesta articulação, principalmente para a rotação (25 a 30 mm interincisalmente). Neste ponto, o movimento adicional é restrito não por causa do dor, mas pelas resistências estruturais na articulação. Quando as restrições intracapsulares estão presentes, a deflexão do trajeto incisal durante a abertura é sempre para o lado ipsilateral (lado afetado).

Exame da articulação temporomandibular

As ATMs são examinadas para quaisquer sinais e sintomas associados a dor e disfunção. Tanto radiografias como outros exames de imagem podem ser utilizados para avaliar as articulações; estas são discutidas na seção "Testes diagnósticos adicionais", adiante.

Dor na articulação temporomandibular

A dor e a sensibilidade nas ATMs são determinadas por palpação digital das articulações, tanto quando a mandíbula está estática quanto em movimento dinâmico. As pontas dos dedos são colocadas sobre os aspectos laterais de ambas as áreas simultaneamente. Se houver dúvida em relação à posição correta dos dedos, pede-se ao paciente que abra e feche a boca algumas vezes. As pontas dos dedos devem sentir os polos laterais dos côndilos passando para baixo e para a frente através das eminências articulares. Uma vez que a posição dos dedos sobre as articulações tenha sido verificada, o paciente é orientado a relaxar e uma força medial é aplicada nas áreas articulares (Figura 9.25A). O paciente deve relatar quaisquer sintomas, que são registrados com o mesmo código numérico usado para os músculos. Uma vez que os sintomas tenham sido registrados em uma posição estática, o paciente abre e fecha a boca e quaisquer sintomas associados a este movimento são anotados (Figura 9.25B). Quando o paciente alcança a abertura máxima, os dedos devem ser rotacionados ligeiramente para a parte posterior para aplicar força no aspecto posterior do côndilo (Figura 9.25C). A capsulite posterior e a retrodiscite são avaliadas clinicamente dessa maneira.

Para avaliar a ATM de forma eficaz, é preciso ter uma sólida compreensão da anatomia da região. Quando os dedos estão colocados adequadamente sobre os polos laterais dos côndilos e o paciente aperta os dentes, muito pouco ou nenhum movimento é sentido. Entretanto, nos casos em que os dedos estão mal posicionados em apenas 1 cm anteriormente ao polo lateral, quando o paciente aperta os dentes, a contração do feixe profundo do músculo masseter pode ser sentida. Essa diferença muito pequena no posicionamento dos dedos pode influenciar a interpretação do

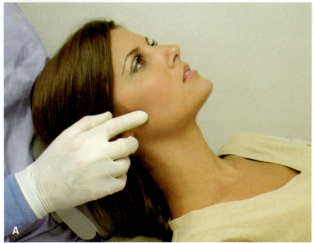
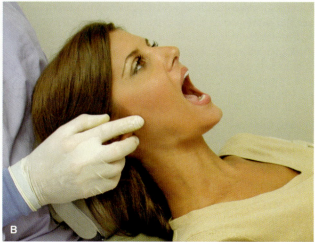
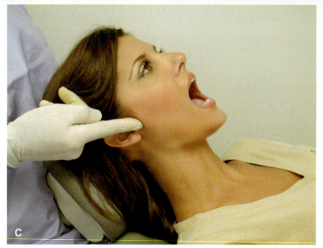

• **Figura 9.25** Palpação da ATM. **A.** Aspecto lateral da articulação com a boca fechada. **B.** Aspecto lateral da articulação durante a abertura e o fechamento. **C.** Com a boca do paciente totalmente aberta, o clínico move o dedo para trás do côndilo para palpar o aspecto posterior da articulação.

examinador sobre a origem da dor. É importante, também, ter consciência de que uma parte da glândula parótida se estende para a região da articulação e os sintomas da parótida podem surgir a partir desta área. O examinador deve ser capaz de identificar se os sintomas são provenientes da articulação, dos músculos ou da glândula. A base do tratamento será determinada por essa avaliação.

Disfunção da articulação temporomandibular

A disfunção das ATMs pode ser separada em dois tipos: ruídos articulares e restrições articulares.

Ruídos articulares. Como mencionado no Capítulo 8, ruídos articulares são tanto estalidos como crepitações. Um estalido é um som único de curta duração. Se ele for relativamente alto, é por vezes referido como *estalo*. A crepitação é um som múltiplo semelhante ao cascalho, descrito como rangido e complexo. A crepitação está mais comumente associada às alterações osteo-artríticas das superfícies articulares.[49]

Os ruídos articulares podem ser percebidos colocando-se as pontas dos dedos sobre as superfícies laterais da articulação, com o paciente fazendo o movimento de abrir e fechar a boca. Geralmente, podem ser sentidos pelas pontas dos dedos. Um exame mais cuidadoso pode ser realizado por meio de um estetoscópio ou com um dispositivo para registrar os ruídos da articulação. Se estes dispositivos forem utilizados, o clínico deve estar ciente de que são muito mais sensíveis que uma simples palpação. Embora mais detecções possam parecer melhores, este nem sempre é o caso.

A questão é como os dados serão utilizados. Como discutido no Capítulo 13, muitos ruídos da articulação não são clinicamente significativos; portanto, esse aumento na detecção pode não ter significado. Na verdade, um aumento da detecção pode conduzir o clínico a realizar um tratamento inadequado. Uma completa revisão dos significados dos ruídos articulares deve ser feita, portanto, antes da coleta de dados. Na maioria dos casos, as técnicas de palpação são adequadas para o registro de ruídos articulares.

Não somente as características de todo ruído articular devem ser registradas (estalido ou crepitação), mas também o grau de abertura da mandíbula (distância interincisal) associada ao ruído. De igual importância é se o ruído ocorre durante a abertura ou fechamento ou se pode ser ouvido (ou sentido) durante ambos os movimentos (ou seja, estalido recíproco; como discutido no Capítulo 8).

Não é aconselhável examinar os ruídos articulares colocando-se os dedos dentro da orelha do paciente. Foi demonstrado que esta técnica pode realmente produzir ruídos articulares não presentes durante a função normal da articulação.[50] Acredita-se que esta técnica force a cartilagem do canal auditivo contra a face posterior da articulação, de modo que este tecido pode produzir ruídos ou esta força deslocar o disco, que gera ruídos adicionais.

A presença ou ausência de ruídos articulares dá uma visão sobre a posição do disco. Deve-se estar ciente, no entanto, que a ausência de ruídos nem sempre significa que a posição do disco é normal. Em um estudo,[51] 15% das articulações sem ruído e assintomáticas tinham deslocamentos de disco em artrografias. As informações recebidas durante o exame das articulações devem ser avaliadas relacionando-as com todos os achados de outros exames.

Restrições articulares. Os movimentos dinâmicos da mandíbula são observados para qualquer irregularidade ou restrição. As características das restrições articulares já foram descritas em conexão com o exame muscular. Quaisquer movimentos mandibulares restritos ou com características anormais dos trajetos devem ser registrados.

Os principais achados do exame dos músculos e da ATM são registrados em um formulário de desfechos de tratamento (Figura 9.26). Este formulário tem espaços disponíveis para registro de informações coletadas em consultas subsequentes ao início da terapia, permitindo, assim, que o terapeuta possa fazer uma rápida avaliação do efeito do tratamento sobre os sintomas.

Exame dentário

Ao se avaliar um paciente para DTM, as estruturas dentárias devem ser cuidadosamente inspecionadas. A condição mais importante a ser avaliada é a estabilidade ortopédica entre a posição de intercuspidação dos dentes e as posições das ATMs. É também importante avaliar as estruturas dentais para qualquer avaria que possa sugerir a presença de um distúrbio funcional.

Para se examinar a condição oclusal de um paciente, é necessário um conhecimento do que é normal (Capítulos 1, 3, 4 e 6) e do que é funcionalmente ideal (Capítulo 5). Tal como indicado no Capítulo 7, essas duas condições não são idênticas. Por exemplo, um paciente pode ter um único dente posterior em contato quando a mandíbula é fechada em relação cêntrica (RC). Isso é muito comum se o clínico retrai a mandíbula durante o exame. Pode

Data		03-03-12	10-03-12	17-03-12	24-03-12	01-04-12		
Tipo de tratamento		Exame inicial	Aparelho oclusal	Aparelho oclusal	Aparelho oclusal	Aparelho oclusal		
Temporal	D	2	2	1	0	0		
	E	1	2	0	0	0		
Tendão do temporal	D	2	2	2	1	0		
	E	1	1	0	0	0		
Masseter	D	3	3	1	0	0		
	E	2	1	0	0	0		
Cervical posterior (pescoço)	D	2	2	1	0	0		
	E	1	1	0	0	0		
Esternocleido-mastóideo	D	1	1	0	0	0		
	E	1	1	0	0	0		
Esplênio da cabeça	D	3 com PG	2 com PG	1	1	0		
	E	1	1	1	0	0		
Trapézio	D	2 com PG	2 com PG	1	0	0		
	E	2	2	0	0	0		
Abertura máxima confortável (mm)		26 mm	28 mm	36 mm	44 mm	46 mm		
Abertura máxima (mm)		35 mm	33 mm	45 mm	47 mm	48 mm		
Dor na ATM	D	2	2	1	0	0		
	E	1	1	0	0	0		
Ruídos da ATM	D	Nenhum	Nenhum	Nenhum	Nenhum	Nenhum		
	E	Nenhum	Nenhum	Nenhum	Nenhum	Nenhum		
Cefaleias por semana		3	3	2	0	0		
Outros: dor de ouvido		2	1	1	0	0		

• **Figura 9.26** Formulário de resultados obara o exame e hratamento dos músculos e da ATM. Medidas objetivas são regisstradas para a consulta inicial e para as consultas subsequentes. Este formulário auxilia na avaliação dos efeitos do tratamento ao longo do tempo. As pontuações de dor (0, 1, 2 e 3) são adequadamente registradas, juntamente com as distâncias interincisais (em milímetros). Os pontos de gatilho identificados em um músculo são registrados como PG.

haver também uns 2 mm de deslocamento ou deslize a partir desta posição em RC para a posição em intercuspidação (PIC; máxima intercuspidação). Embora esta condição possa ser comum, não é considerada funcionalmente ideal. A questão que não pode ser respondida durante um exame oclusal é se a diferença entre o ideal e o normal é um fator que contribui para os distúrbios funcionais. É preciso ter em mente que a condição oclusal não é sempre um fator no distúrbio. Embora alguns estudos[52-54] tenham sugerido uma relação entre os tipos e gravidade das maloclusões e os sintomas das DTM, outros[55-57] parecem não corroborar esta ideia (Capítulo 7). Assim, simplesmente examinando uma condição oclusal, não se pode determinar sua influência sobre a função do sistema mastigatório.

Quando um paciente apresenta uma condição oclusal não ideal e nem normal, a tendência é admitir que isto seja o principal fator contribuinte. Embora possa parecer lógico, esta hipótese não é fundamentada por pesquisas científicas. Portanto, durante o exame oclusal, pode-se apenas observar as inter-relações dos dentes e assinalar os resultados em relação ao normal e ideal. Esses achados devem acompanhar outros resultados do exame para determinar suas relações, se houver, com uma DTM.

O exame dentário começa com a inspeção dos dentes e suas estruturas de suporte para qualquer indicação de avaria. Sinais e sintomas comuns são mobilidade do dente, desgaste e pulpite.

Mobilidade

A mobilidade dentária pode resultar de dois fatores: perda do suporte ósseo (doença periodontal) e intensas forças oclusais anormais (oclusão traumática). Sempre que a mobilidade for observada, os dois fatores devem ser considerados. A mobilidade é identificada pela aplicação de uma força intermitente vestibular e lingual em cada dente. Isto é mais bem realizado usando-se dois cabos de espelhos clínicos ou um cabo de espelho clínico e um dedo (Figura 9.27A). Normalmente, dois dedos não permitem uma avaliação adequada. Um cabo de espelho é colocado no lado vestibular ou labial do dente que vai ser testado e o outro no lado lingual. Uma força é aplicada, primeiro, no lado lingual e depois em direção ao lado vestibular. O dente é observado durante todo o movimento.

Uma segunda maneira de verificar a oclusão traumática dos dentes anteriores é pedindo-se ao paciente para fechar a boca, tocando os dentes posteriores, enquanto o clínico coloca seus dedos na superfície vestibular dos dentes anteriores superiores (Figura 9.27B). Se os dentes posteriores estiverem adequadamente suportados na oclusão, muito pouco movimento dos dentes anteriores deve ser sentido. Se, no entanto, movimento significativo for sentido nos dentes anteriores, eles estão provavelmente deslocados pela falta de suporte dos dentes posteriores. Esta condição é chamada de *frêmito* e é um sinal associado a sobrecarga dos dentes anteriores.

Lembre-se de que todos os dentes apresentam um pequeno grau de mobilidade. Isso é frequentemente observado nos incisivos inferiores. Qualquer movimento maior que 0,5 mm deve ser registrado. Uma classificação[58] muito comum utiliza uma variação de 1 a 3. A classificação 1 é atribuída a um dente ligeiramente mais móvel que o normal; a 2 é atribuída quando ocorre 1 mm de movimento em qualquer direção, a partir da posição normal; e a 3 indica que a mobilidade é maior que 1 mm em qualquer direção. Quando a mobilidade estiver presente, será extremamente importante avaliar a saúde periodontal e a inserção gengival do dente. Isto leva à informação de traumatismo oclusal primário e secundário. O primeiro resulta de forças oclusais intensas incomuns que excedem a resistência do periodonto saudável, criando, assim, a mobilidade. O segundo ocorre quando forças leves ou normais ultrapassam a resistência de um periodonto enfraquecido, criando a mobilidade. A condição de enfraquecimento é o resultado da perda de massa óssea.

Muitas vezes, as forças oclusais intensas podem causar alterações radiográficas nos dentes e em suas estruturas de suporte. Radiografias periapicais são avaliadas por três sinais que frequentemente se correlacionam com forças oclusais intensas e/ou mobilidade: um espaço periodontal espessado, osteíte condensante (osteosclerose) e hipercementose. Deve-se notar que estas alterações sozinhas não são evidências de forças oclusais traumáticas. Elas devem ser correlacionadas com achados clínicos para auxiliar no estabelecimento de um diagnóstico adequado.

Espessamento do espaço periodontal. O aumento da mobilidade está diretamente relacionado à reabsorção do osso de suporte nos aspectos laterais dos dentes. Essa reabsorção cria maior área para o ligamento periodontal (LP), que aparece na radiografia como um espaço aumentado. O aumento, normalmente, é maior na área da crista óssea e se estreita apicalmente; seu efeito tem sido chamado de *afunilamento* do osso (Figura 9.28).

Osteosclerose

Geralmente, quando um tecido é submetido a forças pesadas, é provável que ocorra um dos dois processos. Ou ele é destruído, e se torna atrófico, ou ele responde à irritação, ficando hipertrófico. Os mesmos processos ocorrem no suporte ósseo das estruturas dos dentes. O osso pode ser perdido, criando um espaço periodontal

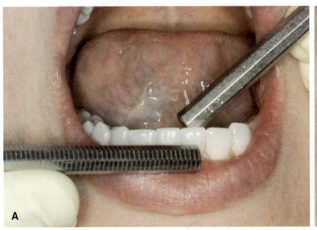
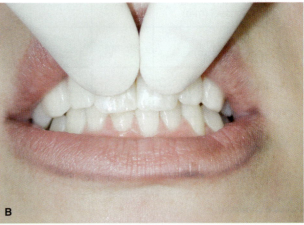

• **Figura 9.27** Teste para mobilidade dentária. **A.** O uso de dois cabos de espelho para aplicar força em um dente pode ajudar a determinar a mobilidade. **B.** A colocação dos dedos sobre a superfície vestibular dos dentes anteriores do paciente, enquanto este paciente oclui sobre os dentes posteriores, pode ajudar a determinar a presença de traumatismo oclusal nos dentes anteriores. Os dentes não devem se mover muito. Se houver mobilidade, provavelmente estão sendo sobrecarregados. Essa condição é conhecida como *frêmito*.

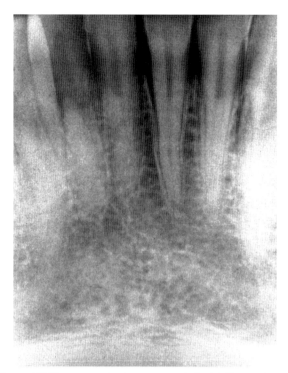

• **Figura 9.28** Espessamento do espaço periodontal. O aspecto mesial do incisivo central inferior apresenta um "afunilamento".

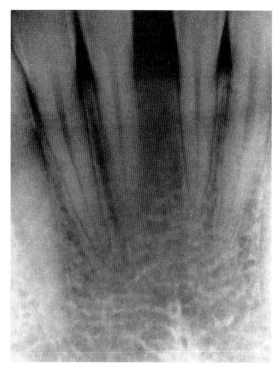

• **Figura 9.29** Osteosclerose. O osso ao redor da metade apical do incisivo lateral inferior esquerdo está anormalmente denso. Isso é chamado de *osteosclerose*.

espessado. Em outros casos, ele pode responder com atividade hipertrófica e resultar em osteosclerose. A osteosclerose é um aumento da densidade do osso e vista como uma área mais radiopaca desse osso (Figura 9.29).

Hipercementose

A atividade hipertrófica pode ocorrer também em nível de cemento, com uma proliferação aparente de cemento. Muitas vezes, isso é visto radiograficamente como uma ampliação das áreas apicais das raízes (Figura 9.30).

Pulpite

Uma queixa extremamente comum dos pacientes que vão ao consultório dentário é a sensibilidade dentária ou pulpite. Diversos fatores etiológicos importantes podem levar a estes sintomas. De longe, o mais comum é o avanço da cárie dentária em direção ao tecido pulpar. Portanto, é importante descartar esse fator com um exame dentário e radiografias adequadas. Existem ocasiões, no entanto, que pacientes apresentam pulpite sem etiologia dental ou periodontal aparente. Eles se queixam de sensibilidade a mudanças de temperatura, especialmente a frio. Quando todos os outros fatores etiológicos óbvios são excluídos, as forças oclusais intensas devem ser consideradas. O mecanismo pelo qual tais forças levam à pulpite não é claro. Foi sugerido[59] que as forças pesadas aplicadas em um dente podem aumentar a pressão sanguínea e a congestão passiva dentro da polpa, provocando a pulpite. Uma pulpite crônica pode levar à necrose pulpar. Embora alguns estudos[60] não apoiem este conceito, observações clínicas parecem identificar uma relação entre pulpite e forças oclusais intensas. Outra etiologia sugere que forças oclusais intensas interrompem o movimento dos fluidos intratubulares e intrapulpar. Alterações nesses movimentos dos fluidos estão associadas ao aumento da sensação de dor.[61]

Outro diagnóstico confuso que pode apresentar sintomas pulpares é a minúscula fratura ou trinca do dente. Esse tipo de fratura é raramente vista radiograficamente e, portanto, facilmente negligenciada. Embora a sensibilidade seja uma queixa comum,

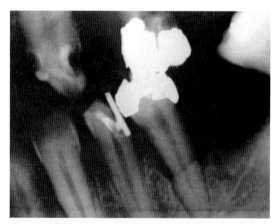

• **Figura 9.30** Hipercementose. Uma quantidade aumentada de cemento está associada à raiz do segundo pré-molar inferior.

outros sinais podem ajudar a localizar o problema. Pede-se para o paciente morder um pequeno palito de madeira em cada ponta de cúspide, o que irá causar um efeito cisalhante no local da fratura, provocando uma dor aguda. Esse teste de diagnóstico é útil para a exclusão de fratura de raiz.

O examinador deve estar ciente de que a dor de dente pode não ter origem no próprio dente. Quando um paciente relata dor de dente e o examinador não encontra qualquer causa local do problema, locais distantes devem ser considerados. Dor de dente de origem não dentária (também referida como uma *dor de dente não odontogênica*) pode ter origem muscular, vascular, neural, sinusal ou até cardíaca.[62-65] A mais comum destas origens é a muscular. Pontos de gatilho que se desenvolvem em certos músculos podem criar efeitos excitatórios centrais que referem dor para os dentes. Existem três músculos que podem fazer isso: temporal, masseter e o feixe anterior do digástrico.[66] Como mostrado na Figura 9.31A a C, cada músculo tem padrões de referência específicos.

O músculo temporal geralmente refere dor para os dentes superiores, mas pode referir dor tanto para os dentes anteriores quanto para os posteriores, dependendo da localização do ponto de gatilho. O músculo masseter refere dor apenas aos dentes posteriores, dependendo da localização do ponto de gatilho. O músculo digástrico anterior refere dor apenas aos dentes anteriores inferiores.

A chave para identificar a dor dentária referida é que a *provocação local do dente dolorido não aumenta os sintomas*. Em outras palavras, quente, frio e/ou morder com o dente não aumenta ou muda a dor. No entanto, a provocação local do ponto de gatilho ativo aumenta os sintomas de dor. Quando o examinador suspeita da dor referida de um dente, um bloqueio anestésico local do dente e/ou muscular é útil para uma confirmação de diagnóstico (Capítulo 10). A infiltração local de anestésico ao redor do dente dolorido não diminui a dor, mas o bloqueio do ponto de gatilho com o anestésico tanto bloqueia o ponto de gatilho como elimina a dor de dente.

Desgaste dentário

O desgaste dentário é, de longe, o sinal mais comum de colapso na dentição. Provavelmente, é visto com mais frequência que qualquer outro distúrbio funcional no sistema mastigatório. A maioria dos desgastes resulta diretamente da atividade parafuncional. Quando observado, tanto a atividade funcional como a parafuncional devem ser identificadas. Isso é feito por meio da análise da posição das facetas de desgaste nos dentes (Figura 9.32).

O desgaste funcional deve ocorrer muito próximo das áreas de fossa e das pontas das cúspides funcionais. Estas facetas ocorrem nas vertentes que guiam a mandíbula nos estágios finais da mastigação. O desgaste encontrado durante os movimentos excêntricos é quase sempre devido à atividade parafuncional. Para identificar este tipo de desgaste, necessita-se apenas que o paciente feche os dentes nas facetas de desgaste opostas para se visualizar a posição mandibular (Figura 9.33). Se a posição da mandíbula estiver próxima da posição de intercuspidação, é provável que seja um desgaste funcional. No entanto, se uma posição excêntrica for assumida, a causa é mais frequentemente uma atividade parafuncional.

O paciente deve ser questionado sobre a presença de atividade parafuncional (bruxismo). Os pacientes com o hábito de bruxismo diurno podem reconhecer isto, mas, infelizmente, o bruxismo noturno muitas vezes passa despercebido.[67] Estudos[68-70] mostram pouca correlação entre a consciência do bruxismo e a gravidade do desgaste dentário. Por isso, o exame se torna uma parte importante

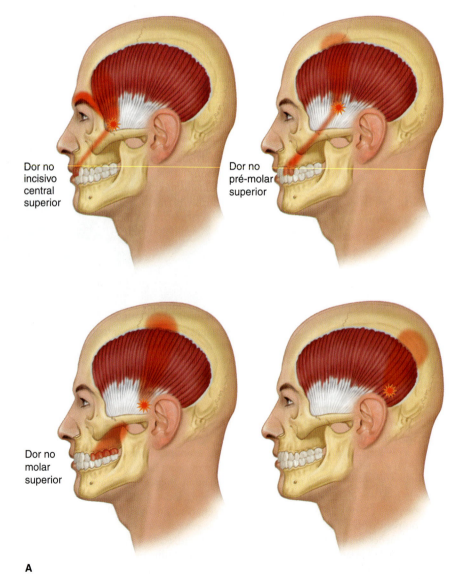

• **Figura 9.31** Dor referida do ponto de gatilho miofascial para os dentes. **A.** O temporal refere dor apenas aos dentes superiores. **B.** O masseter refere dor somente para os dentes posteriores. (**A** e **B** adaptadas de Travell JG, Simons DG: *Myofascial pain and dysfunction. The trigger point manual.* Baltimore, MD, 1983, Williams & Wilkins, pp 331, 351, 398.) **C.** O digástrico anterior refere dor apenas para os incisivos inferiores. (*continua*)

CAPÍTULO 9 Obtenção de Histórico, Anamnese e Exames para Disfunção Temporomandibular

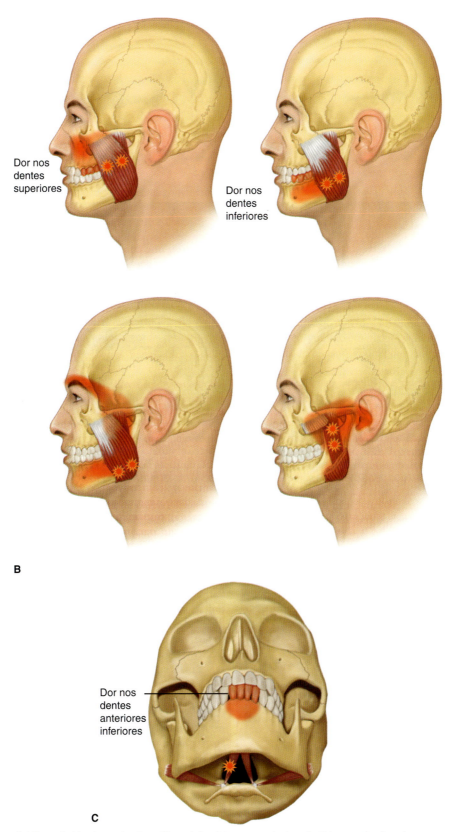

• **Figura 9.31** (*continuação*) Dor referida do ponto de gatilho miofascial para os dentes. **A.** O temporal refere dor apenas aos dentes superiores. **B.** O masseter refere dor somente para os dentes posteriores. (**A** e **B** adaptadas de Travell JG, Simons DG: *Myofascial pain and dysfunction. The trigger point manual.* Baltimore, MD, 1983, Williams & Wilkins, pp 331, 351, 398.) **C.** O digástrico anterior refere dor apenas para os incisivos inferiores.

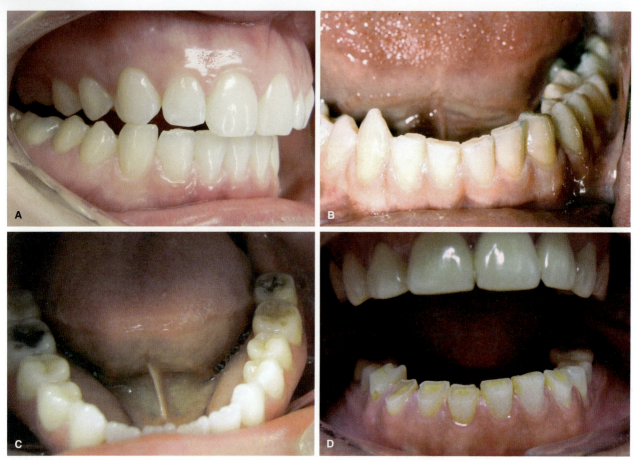

● **Figura 9.32 A.** Típico padrão de desgaste. O canino foi achatado em comparação com a sua forma original. A faceta de desgaste do canino corresponde à faceta do canino oposto. **B.** Este paciente demonstra um padrão de bruxismo unilateral, resultando em um desgaste somente do canino direito. **C.** Os molares posteriores revelam desgaste significativo dos dentes. **D.** O desgaste dos dentes anteriores inferiores é resultado da atividade parafuncional, mas isso foi acentuado pelas coroas de porcelana ásperas e rígidas nos dentes opositores.

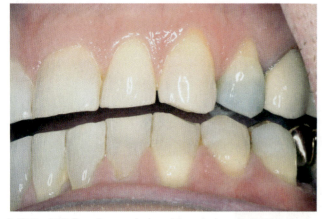

● **Figura 9.33** Quando o paciente oclui os dentes nas facetas de desgaste, a mandíbula assume uma posição laterotrusiva. Isto é indicativo de atividade parafuncional.

do diagnóstico. No entanto, a presença de desgaste no dente não significa que o paciente esteja com bruxismo. O desgaste dentário pode ter ocorrido anos atrás. O histórico dos sintomas e os resultados dos exames devem, portanto, ser combinados para avaliar o nível atual do bruxismo. Como se pode ver, o bruxismo não sempre é um diagnóstico fácil de se estabelecer.

Se o desgaste do dente estiver presente, mas o desgaste do dente oposto não puder ser atribuído ao contato, outros fatores etiológicos devem ser considerados. O paciente deve ser questionado a respeito de todos os hábitos orais, como morder cachimbo ou grampo de cabelo. É preciso também estar ciente de que alguns dentes podem estar quimicamente desgastados. Manter frutas cítricas (p. ex., limões) na boca, vômitos crônicos repetidos (como na bulimia nervosa)[71] ou doença de refluxo gastresofágico podem criar uma abrasão química[72] (Figura 9.34A a F). É importante distinguir o desgaste dentário da abrasão química, pois os tratamentos são diferentes. Abrasão química é normalmente encontrada na cúspide lingual dos dentes posteriores superiores e nas áreas palatinas dos incisivos superiores, uma vez que estas são as áreas que parecem ser as mais expostas aos níveis elevados de ácidos.

Abfrações

Abfrações são lesões não cariosas ou defeitos em forma de cunha na região cervical de um dente (Figura 9.35). A maioria das abfrações aparece na área vestibular cervical dos primeiros pré-molares e, depois, nos segundos pré-molares. Os dentes superiores e inferiores parecem ser igualmente afetados por abfrações, com exceção dos caninos inferiores, que têm menor risco estimado de abfrações que os caninos superiores.[73] A prevalência das abfrações geralmente aumenta com a idade.[73] A etiologia das abfrações é debatida. Alguns sugerem que as abfrações resultam da flexão da raiz e da região cervical quando o dente é colocado sob carga oclusal pesada.[73-77] Se isso for correto, então, a atividade do bruxismo é uma causa provável. Outros, no entanto, não encontram uma forte correlação entre a carga oclusal e as abfrações.[78,79] Alguns acreditam que as abfrações sejam causadas por escovação agressiva dos dentes. Como as causas das abfrações

CAPÍTULO 9   Obtenção de Histórico, Anamnese e Exames para Disfunção Temporomandibular   197

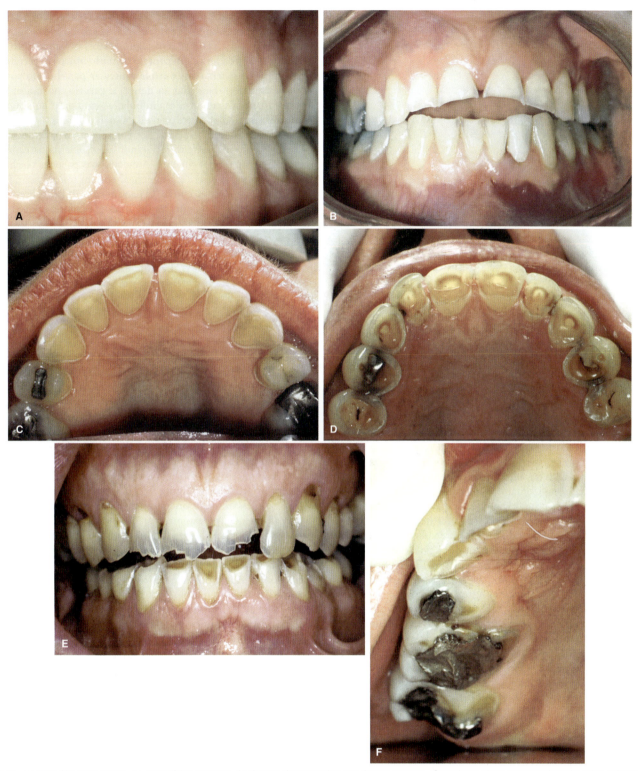

• **Figura 9.34** Algumas vezes, as superfícies opostas de dentes desgastados não fazem contato. O paciente deve ser questionado sobre hábitos, como morder canetas, objetos finos ou pregos. **A.** Há uma fissura no incisivo lateral superior esquerdo do paciente. Essa fissura é o resultado de morder pinos. Erosão química também pode ser suspeita. **B** e **C.** Este paciente gostava de chupar limão e o ácido cítrico desgastou quimicamente o esmalte. **D** e **E.** Este paciente sofre de refluxo gástrico, que mantém um pH baixo na boca, causando erosão química. **F.** O paciente sofre de bulimia. Há perda grave da estrutura dos dentes apenas nas superfícies linguais, que receberam a maior parte da exposição do ácido.

ainda são incertas, o tratamento é imprevisível. No entanto, quando um paciente apresenta desgaste oclusal significativo em um dente que também tem abfração, pode-se suspeitar de uma relação. Nessa situação, deve-se considerar a proteção do dente, reduzindo a carga (terapia com aparelho oclusal).

Exame oclusal

O padrão de contato oclusal dos dentes é examinado em todas as possíveis posições e movimentos da mandíbula: a posição em RC, PIC, o movimento de protrusão e movimentos de lateralidade direita e esquerda. Na avaliação da condição oclusal, deve-se ter em

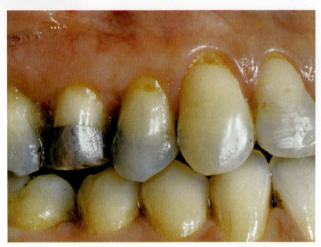

• **Figura 9.35** Abfrações são lesões não cariosas ou defeitos em forma de cunha na região cervical do dente. Existem abfrações nos caninos e primeiros pré-molares superiores.

mente os critérios para uma oclusão funcional ideal (Capítulo 5). Qualquer variação desta pode desempenhar (mas não necessariamente) um papel na etiologia de um distúrbio funcional.

Uma variedade de técnicas pode ser utilizada para localizar os contatos oclusais sobre os dentes. Às vezes, é útil questionar o paciente em relação à presença e à localização dos contatos dos dentes. É melhor verificar a resposta do paciente por meio da marcação dos contatos com tiras de papel-carbono para articulação. Quando a tira de carbono for utilizada, é melhor secar bem os dentes antes de marcá-los, de modo que a marca fique registrada. Tiras para articulação (com 0,001 mm de espessura) também podem ser utilizadas para identificar a presença ou ausência de contatos oclusais. Esta técnica é descrita adiante em Contatos mediotrusivos.

Durante a análise oclusal, lembre-se de que o sistema mastigatório é composto por tecidos capazes de sofrer flexão, compressão e mudança de posição quando uma força é aplicada. A análise de modelos de diagnóstico em um articulador rígido levou os dentistas a acreditar que o sistema mastigatório fosse rígido. No entanto, isto não é verdade. Os contatos oclusais causam um movimento discreto dos dentes, conforme os ligamentos periodontais e o osso são comprimidos. Portanto, para se fazer uma avaliação precisa, deve-se pedir ao paciente para fechar a boca cuidadosamente até próximo dos contatos dos dentes e, em seguida, avaliar a condição oclusal. À medida que uma força mais pesada é aplicada, o contato inicial dos dentes pode se deslocar. Isso permite contatos dentários múltiplos, que mascaram o contato inicial e tornam impossível localizar o ponto inicial de oclusão, em especial na RC.

Contatos em relação cêntrica. O exame oclusal começa com uma observação dos contatos oclusais quando os côndilos estão em sua relação funcional ideal. Isto é, quando eles estão em uma posição musculoesqueleticamente estável, localizados na posição mais anterossuperior da fossa articular, apoiados nas vertentes posteriores das eminências articulares e com os discos adequadamente interpostos (em RC). A mandíbula pode, então, sofrer rotação, sendo aberta e fechada aproximadamente 20 mm entre incisivos, enquanto os côndilos permanecem em suas posições musculoesqueleticamente estáveis. A posição musculoesqueleticamente estável é localizada e a mandíbula é fechada para identificar a relação oclusal dos dentes nesta posição articular (em RC).

Localização da posição de relação cêntrica. Localizar a posição em RC pode, às vezes, ser muito difícil. Para orientar a mandíbula para esta posição, primeiro deve-se compreender que o sistema de controle neuromuscular governa todo o movimento. O conceito funcional a considerar é que o sistema neuromuscular atua de forma protetora quando os dentes estão ameaçados por contatos prejudiciais. Uma vez que, em alguns casos, o fechamento da mandíbula em RC leva a um contato dentário único em vertentes de cúspides, o sistema de controle muscular percebe isso como potencialmente prejudicial ao dente. É preciso, portanto, ter cuidado para posicionar a mandíbula, assegurando ao sistema neuromuscular do paciente que o dano não ocorrerá.

Na tentativa de localizar a RC, é importante que o paciente esteja relaxado. Isto pode ser feito reclinando-se o paciente na cadeira odontológica confortavelmente. A escolha das palavras também pode ajudar. Ao se dizer "relaxamento" em um tom ríspido, isto pode não representar incentivo. O paciente é mais bem abordado de maneira delicada, gentil, tranquilizante e compreensiva, e o incentivo é dado com o alcance de sucesso.

Dawson[80] descreveu uma técnica eficaz para orientar a mandíbula em RC. Ela começa com o paciente deitado e o mento apontado para cima (Figura 9.36A). Levantando-se o mento para cima, coloca-se a cabeça do paciente em uma posição mais fácil para localizar os côndilos, próxima à RC. O dentista se senta atrás do paciente e os quatro dedos de cada mão são colocados na borda inferior da mandíbula do paciente, com o dedo mínimo atrás do ângulo da mandíbula. É importante que os dedos estejam sobre o osso, e não nos tecidos moles do pescoço (Figura 9.36B e C). Em seguida, colocam-se ambos os polegares sobre a sínfise do mento, tocando-se entre o mento e o lábio inferior (Figura 9.36D e E). Quando as mãos estão nesta posição, a mandíbula é guiada por uma força para cima aplicada em sua borda inferior e ângulo com os dedos, enquanto os polegares pressionam o mento para baixo e para trás. A força resultante na mandíbula é direcionada de modo que os côndilos fiquem, em sua maioria, apoiados na posição anteroposterior contra as vertentes posteriores das eminências articulares (Figura 9.37). Uma força firme, porém suave, é necessária para orientar a mandíbula, de modo a não provocar qualquer reflexo protetor.

A localização da RC começa com os dentes anteriores separados não mais que 10 mm entre si, para assegurar que os ligamentos temporomandibulares não forcem a translação dos côndilos (Capítulo 1). A mandíbula é posicionada com um arco suave até que gire livremente em torno da posição musculoesqueleticamente estável (em RC). Este arco consiste em movimentos curtos de 2 a 4 mm. Uma vez que a mandíbula seja rotacionada em torno da posição em RC, uma força é aplicada firmemente pelos dedos para assentar os côndilos em sua posição mais anterossuperior.

Nesta posição anterossuperior, os complexos côndilo-disco estão em uma relação adequada para aceitar as forças. Quando tal relacionamento existe, a orientação da mandíbula para RC não cria qualquer dor. Se a dor for produzida, é provável que exista um distúrbio intracapsular. Os sintomas da ATM durante a manipulação manual bilateral são suscetíveis a resultados de sobrecarga aos tecidos retrodiscais secundária ao deslocamento de disco. Distúrbios inflamatórios também podem provocar desconforto, quando, na orientação da mandíbula, uma força é aplicada nas estruturas inflamadas. Se existir qualquer uma destas condições, é provável que não se alcance uma reprodução precisa da posição em RC. Uma vez que estes sintomas ajudam no estabelecimento de um diagnóstico adequado, eles são importantes e devem, portanto, ser registrados.

Outro método para se encontrar a posição musculoesqueleticamente estável (em RC) é utilizar os próprios músculos para posicionar os côndilos. Isso é conseguido mediante colocação de um *stop* oclusal na seção anterior da boca do paciente e pedindo-lhe para tentar fechar os dentes posteriores. Sem o contato dos dentes posteriores,

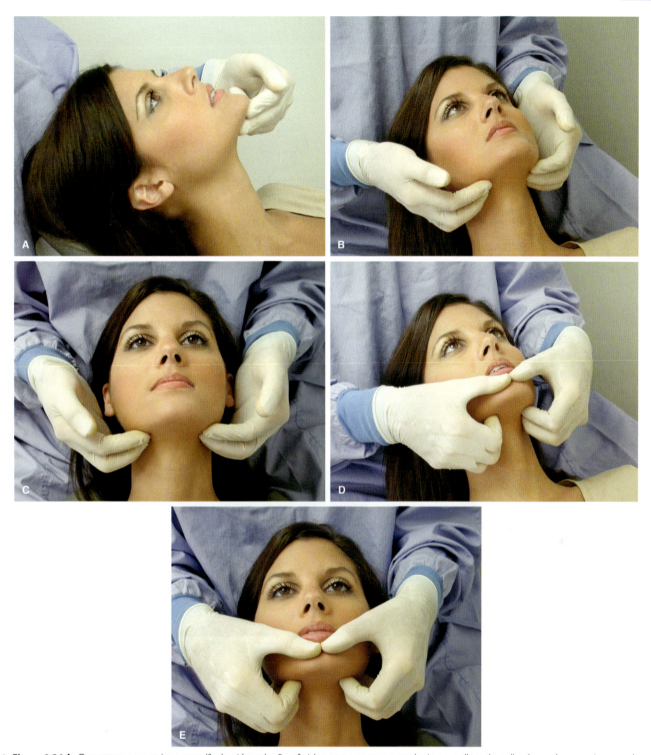

• **Figura 9.36 A.** O sucesso para guiar a mandíbula até a relação cêntrica começa com o paciente se reclinando e direcionando o mento para cima. **B e C.** Os quatro dedos de cada mão do clínico são colocados na borda inferior da mandíbula, com o dedo mínimo atrás do ângulo mandibular. Eles devem ser posicionados no osso, e não no tecido mole do pescoço. **D e E.** Os polegares se encontram na sínfise do mento.

os músculos elevadores permitem que os côndilos se assentem em suas posições musculoesqueleticamente estáveis (Figura 9.38). Isto pode ser conseguido com tiras de calibração[81] (Figura 9.39A e B). O conceito das tiras de calibração é que, quando apenas os dentes anteriores estão em oclusão (desocluindo os dentes posteriores), a força direcional fornecida pelos músculos elevadores (temporal, masseter e pterigóideo medial) acomoda os côndilos em uma posição anterossuperior dentro da fossa. O *stop* anterior fornecido pela tira de calibração funciona como um fulcro, permitindo que os côndilos rodem para uma posição musculoesqueleticamente estável na fossa. A tira de calibração deve ser utilizada com cuidado para que o côndilo não seja desviado da RC. Se a tira de calibração for muito rígida, pode proporcionar um declive posterior, causando uma deflexão na mandíbula para a posição posterior, conforme os músculos elevadores se contraem. Outro erro pode ocorrer se o paciente tentar morder a tira de calibração um pouco mais anteriormente, como se estivesse mordendo um sanduíche. Isso causa a protrusão da mandíbula para fora da posição em RC.

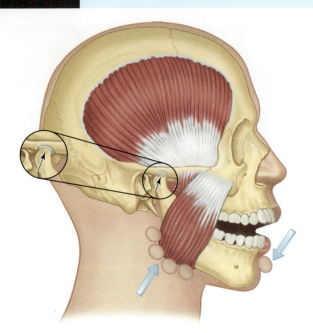

• **Figura 9.37** Quando uma força para baixo é aplicada no mento pelos polegares e uma força é aplicada para cima no ângulo da mandíbula pelos outros dedos, os côndilos são assentados em uma posição anterossuperior na fossa.

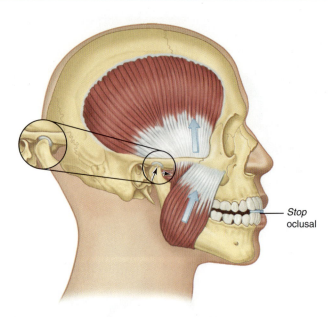

• **Figura 9.38** Quando um *stop* é colocado sobre os dentes anteriores e pede-se para o paciente fechar nos dentes posteriores, os músculos elevadores (músculo temporal, masseter e pterigóideo medial) assentam os côndilos em sua posição anterossuperior, musculoesqueleticamente estável.

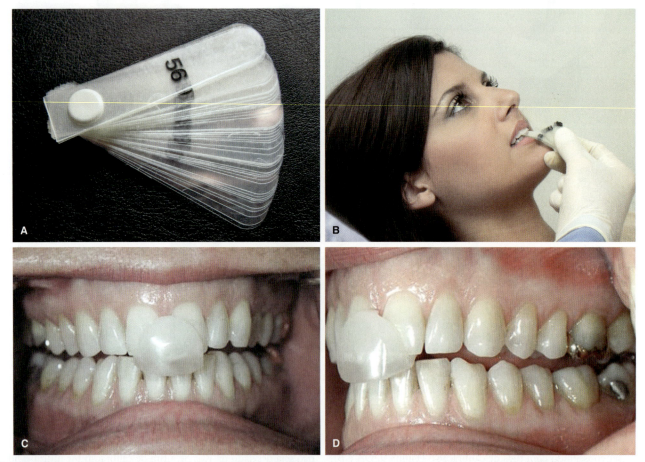

• **Figura 9.39 A.** Tira de calibração. **B.** Usada para auxiliar a localização da posição musculoesqueleticamente estável. Pede-se ao paciente que feche a boca e as tiras de calibração são colocadas entre os dentes anteriores, em uma quantidade suficiente para separar ligeiramente os dentes posteriores. Conforme o paciente tenta encaixar os dentes posteriores, os côndilos se movem para a posição em relação cêntrica (RC). Deve-se tomar cuidado para garantir que o paciente não projete a mandíbula enquanto oclui ou que a tira de calibração não exerça uma força de retração sobre os côndilos. Uma vez que a posição tenha sido localizada, as tiras são removidas, uma de cada vez, de modo que o contato inicial em RC possa ser identificado. **C.** Um *jig* anterior pode ser utilizado para ajudar a localizar a posição musculoesqueleticamente estável. **D.** Uma vista lateral do *jig* e dos dentes posteriores desocluídos. (*Jig* anterior de Great Lakes Orthodontics Products, 199 Fire Tower, Tonawanda, NY, 14151-5111.)

Para o uso eficiente da tira de calibração, o paciente deve fechar os dentes posteriores com força leve. Um número suficiente de tiras deve ser colocado entre os dentes anteriores para separar ligeiramente os dentes posteriores. O paciente é instruído a tentar fechar a boca utilizando somente os músculos temporais, evitando, assim, a contração pesada do músculo masseter. No início, isto é difícil, mas, se o paciente colocar dois dedos sobre estes músculos, o examinador pode demonstrar como eles reagem quando há contração. O paciente aprenderá com muita rapidez a contrair predominantemente os músculos temporais, que irão minimizar as forças protrusivas. Uma vez que este processo tenha sido dominado, as tiras são removidas uma a uma até que se estabeleça o contato dentário. O primeiro contato dentário é o contato inicial em RC.

Outro método de encontrar a posição musculoesqueleticamente estável é utilizando-se um *jig* anterior (Figura 9.39C e D). Trata-se de uma pequena peça de acrílico adaptada aos dentes anteriores superiores, proporcionando a parada oclusal para os dentes incisivos inferiores. A parada deve ser desenvolvida de modo que seja perpendicular e plana ao longo do eixo dos incisivos inferiores, para não defletir a posição da mandíbula quando uma força for aplicada. Ao se solicitar ao paciente que feche os dentes posteriores, o contato dos dentes anteriores sobre o *jig* vai impedir a mandíbula de se fechar completamente e os côndilos se assentarão na posição musculoesqueleticamente estável pelos músculos elevadores. Essa técnica pode ser associada à de manipulação bilateral mandibular, discutida anteriormente. A combinação da técnica de manipulação manual bilateral com o *jig* anterior é especialmente útil para se obter um registro oclusal para a montagem de um modelo do paciente em um articulador (Capítulo 18).

Identificação do contato inicial em relação cêntrica. Uma vez que a posição musculoesqueleticamente estável seja localizada, a mandíbula é fechada para se avaliar a oclusão. O contato inicial em RC pode ser percebido pelo sistema de controle neuromuscular como prejudicial aos dentes, e este risco de prejuízo, juntamente com a instabilidade da posição mandibular, pode ativar os reflexos protetores para procurarem uma posição mais estável (i. e., máxima intercuspidação). Portanto, a mandíbula é elevada de modo lento até que o primeiro dente entre em contato levemente; neste ponto, pede-se ao paciente que identifique a localização do contato. Os dentes deste lado são, então, secos. Um papel articular é posicionado entre os dentes e a mandíbula é novamente guiada e fechada até o contato ser restabelecido.

Uma vez que isso aconteça, uma leve força é aplicada pelo paciente para ajudar a marcar o contato com o carbono. Utiliza-se uma pinça para segurar o papel ou tira de carbono (Figura 9.40). Se o paciente tiver que ajudar no fechamento, os côndilos devem ser mantidos nas suas posições mais anterossuperiores e o paciente apenas contribui elevando os dentes em contato.

Quando o contato inicial é identificado, o procedimento é repetido para verificar ou confirmar este contato. Ele deve ser muito reprodutível. Se o contato ocorrer em outro dente, a RC não foi devidamente localizada e esforços devem continuar até que um contato reprodutível seja localizado. Uma vez que o contato inicial em RC tenha sido observado com precisão, um registro dos dentes envolvidos é feito, bem como a localização exata do contato. Este, então, é referido como contato inicial em RC.

Uma vez que o contato inicial em RC tenha sido registrado, os côndilos são novamente reposicionados em RC e a mandíbula é fechada neste contato. O paciente mantém a mandíbula de forma segura no contato e a relação entre os dentes superiores e inferiores é anotada. Em seguida, solicita-se ao paciente que aplique força nos dentes e qualquer deslocamento da mandíbula é verificado. Se a oclusão não for estável na posição em RC, ocorrerá mudança que leva os côndilos

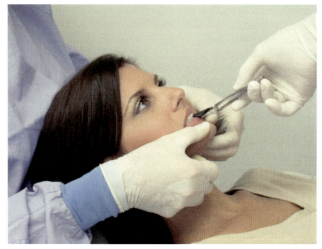

• **Figura 9.40** Para auxiliar na localização do contato inicial em RC, o auxiliar odontológico posiciona o papel-carbono (preso na pinça) entre os dentes durante o fechamento.

para fora de suas posições musculoesqueleticamente estáveis, para uma posição mais estável em PIC. Esse deslocamento é chamado de *deslize cêntrico* e representa falta de estabilidade ortopédica. A literatura passada sugere que, quando uma posição de retrusão da mandíbula é utilizada, o deslize está presente em aproximadamente 8 a cada 10 pacientes,[82] com uma distância média[44,83] de 1 a 1,5 mm. Como discutido no Capítulo 5, a posição mais retraída da mandíbula não é normalmente utilizada. Em vez disso, a profissão adotou o conceito de usar a posição musculoesqueleticamente estável como RC. Atualmente, não há estudos populacionais que examinem a quantidade de deslize da posição musculoesqueleticamente estável para a posição de PIC. O autor é de opinião que este deslize seria inferior ao da posição retraída, pois é desta forma que a natureza estabeleceu a estabilidade ortopédica no sistema mastigatório. No entanto, quando um deslize cêntrico é observado, a instabilidade ortopédica está presente.

É importante observar os componentes horizontais e verticais no deslize. Alguns deslizes ocorrem em uma linha reta anterossuperior até a PIC. Outros têm um componente lateral. Foi relatado[44,82] que deslizes que defletem a mandíbula para a esquerda ou direita são mais comumente associados à disfunção do que os deslizes que criam um movimento em linha reta anterovertical. A inclinação vertical do deslize pode ser uma característica significativa na determinação do tratamento quando a terapia é indicada. Quando se solicita ao paciente que aplique uma força aos dentes e não ocorre qualquer mudança, diz-se que a PIC coincide com a RC.

Posição de intercuspidação. Várias características da PIC são cuidadosamente avaliadas: maloclusão aguda, estabilidade da PIC, discrepância entre PIC e posição da articulação, integridade da arcada e dimensão vertical.

Maloclusão aguda. A maloclusão aguda é uma súbita mudança na PIC diretamente relacionada a um distúrbio funcional. O paciente tem plena consciência dessa mudança e a relata. A maloclusão aguda pode ser induzida por distúrbios musculares e intracapsulares.

Espasmos musculares podem alterar a posição postural da mandíbula. Quando isto ocorre e os dentes estão em contato, uma condição oclusal alterada é sentida pelo paciente. Espasmos do músculo pterigóideo lateral inferior fazem o côndilo no lado afetado ser puxado anterior e medialmente, resultando em desoclusão dos dentes posteriores do lado ipsilateral e fortes contatos dos dentes anteriores no lado contralateral (Figura 9.41). O espasmo completo

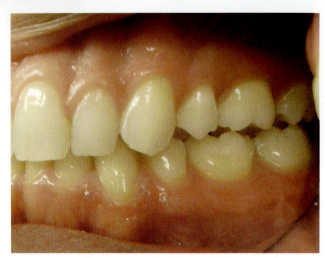

• **Figura 9.41** Maloclusão aguda. Esta alteração foi causada por espasmo unilateral do músculo pterigóideo lateral inferior. O paciente descreve uma perda do contato nos dentes ipsilaterais posteriores e um contato pesado nos caninos contralaterais.

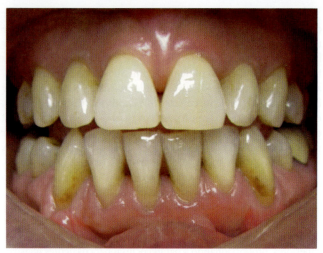

• **Figura 9.42** Maloclusão aguda. Perda intensa de suporte ósseo articular no côndilo esquerdo como resultado de osteoartrite. Maloclusão aguda resultou desta perda. O paciente reclama que somente os dentes posteriores esquerdos fazem contato. Com a perda de suporte condilar, a mandíbula se desloca e há contatos fortes neste lado. Estes agem como um fulcro, deslocando a mandíbula e separando os dentes posteriores do lado oposto. Não há contato dos dentes posteriores do lado direito.

de um músculo elevador (p. ex., masseter) não permite a abertura da boca; no entanto, o espasmo muscular parcial de um músculo elevador tem efeito menos dramático. O espasmo parcial de um músculo elevador causa apenas ligeiras modificações que podem não ser observadas clinicamente. Mesmo que tais alterações não sejam clinicamente perceptíveis, muitas vezes o paciente queixa-se de que seus dentes "não se encaixam corretamente".

Distúrbios intracapsulares que provocam mudanças rápidas na relação das superfícies articulares podem criar maloclusão aguda. Estas mudanças podem incluir deslocamento de disco, com ou sem redução, retrodiscite e qualquer alteração óssea aguda. Quando as alterações criam uma condição que permite que as estruturas ósseas se aproximem, como em um deslocamento de disco sem redução ou uma perda óssea associada à osteoartrite, os dentes posteriores ipsilaterais entram em contato fortemente (Figura 9.42). Quando as alterações criam uma condição que separa as estruturas ósseas, como uma retrodiscite ou uma injeção de fluido na articulação (p. ex., injeção de esteroide, artrocentese), os dentes posteriores ipsilaterais podem não se contatar e os posteriores contralaterais fazem contato com mais intensidade.

O clínico deve observar que as técnicas de manipulação funcional são também úteis para identificar a origem das maloclusões agudas.

Estabilidade da posição de máxima intercuspidação. A integridade precisa da PIC deve ser avaliada. Foi demonstrado em um estudo[84] que a falta de contato de intercuspidação pode ser um fator de risco para determinadas DTMs. No fechamento habitual em máxima intercuspidação, a maioria dos dentes deve entrar em contato. Uma avaliação casual da boca não é suficiente para definir com solidez uma PIC. Muitas vezes, os dentes parecem ter bons contatos oclusais, mas, na realidade, existem vários contatos perdidos. A melhor maneira de determinar a estabilidade da PIC é pela mordida do paciente que segura os dentes juntos, enquanto uma tira de papel-carbono é puxada pelo examinador. Cada conjunto de dentes deve ser verificado desta maneira para determinar se há contatos adequados. Em consequência da migração e dos deslocamentos dos dentes, a maioria dos indivíduos desenvolve contatos de intercuspidação profundos. No entanto, a análise da integridade da PIC é especialmente importante se o paciente foi submetido a um procedimento dentário que pode ter alterado a oclusão (p. ex., coroa, tratamento ortodôntico). Muitas vezes, o dentista pode perder esta sutil, mas muito importante parte do exame oclusal.

Na verdade, na opinião do autor, este recurso é provavelmente mais importante na manutenção do bom funcionamento mastigatório que os muitos aspectos da oclusão enfatizados no passado (tipo de desoclusão, deslize em RC) (Capítulo 7).

Discrepância entre a posição de intercuspidação e a posição da articulação. Nenhuma discrepância deve existir entre a posição musculoesqueleticamente estável das articulações e a PIC estável dos dentes. Já foi mencionado anteriormente que pequenas discrepâncias existem normalmente (1 a 2 mm) entre a RC e a PIC. Embora estas não necessariamente prejudiquem a estabilidade mandibular, discrepâncias maiores podem fazê-lo.[69,85,86]

A estabilidade oclusal é examinada colocando-se o paciente em posição ereta e relaxada. O paciente fecha lentamente a boca até ocorrer o primeiro contato dentário. Este é mantido enquanto o examinador observa a relação oclusal. Em seguida, o paciente aperta os dentes. Se ocorrer mudança significativa na posição mandibular entre o leve contato dos dentes e a posição de mordida forte, deve-se suspeitar de falta de estabilidade entre a posição das articulações e a dos dentes. Como esta mudança depende de várias características, sob o controle do paciente, tais como posição da cabeça e postura, o procedimento é repetido várias vezes para confirmação dos resultados. A falta de estabilidade entre as posições de intercuspidação e da articulação pode ser o principal fator contribuinte para os distúrbios de desarranjo do disco. Quando este teste revela uma instabilidade ortopédica, isso deve ser verificado por outras técnicas de exame previamente discutidas. Embora esta técnica possa ser útil, não deve ser considerada a única determinante da instabilidade ortopédica.

Integridade da arcada. A qualidade da PIC é avaliada em seguida. Qualquer perda da integridade da arcada (perda de dentes ou de estrutura dentária por cárie) é observada (Figura 9.43). Qualquer migração, inclinação ou extrusão dentária também deve ser registrada.

Dimensão vertical de oclusão. A dimensão vertical de oclusão representa a distância entre as arcadas superior e inferior quando os dentes estão em oclusão. Ela pode ser afetada por perda de dentes, cárie, migração e desgaste oclusal. Uma condição comum que resulta em perda da dimensão vertical é quando um número significativo de dentes posteriores é perdido e os anteriores tornam-se o limite

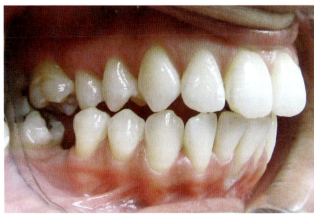 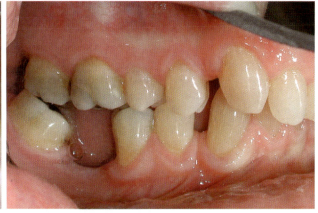

• **Figura 9.43** Falta de integridade e estabilidade da arcada. Observam-se a perda de dentes e a subsequente migração dos dentes adjacentes.

funcional do fechamento mandibular. Os dentes anteriores superiores não estão em posição para aceitar forças oclusais pesadas e, muitas vezes, eles se inclinam vestibularmente. Um espaço é criado entre os dentes anteriores conforme diminui a dimensão vertical. Isto é referido como um *colapso da mordida posterior* e associado a distúrbios funcionais.[87,88] Em alguns casos, a dimensão vertical é iatrogenicamente aumentada pela colocação de restaurações muito altas.[89] A relação entre a dimensão vertical e a DTM tem sido discutida há anos, porém as evidências de que a dimensão vertical seja um contribuinte significativo para a DTM não são muito convincentes.[90] Apesar de essa relação não ser forte, quaisquer alterações na dimensão vertical de oclusão, seja um aumento ou diminuição, são anotadas durante o exame.

Contatos oclusais excêntricos. O limite superior do movimento bordejante da mandíbula é determinado pelas superfícies oclusais dos dentes. Para a maioria dos pacientes, os dentes anteriores influenciam ou guiam a mandíbula durante os movimentos excêntricos. As características desta orientação são rigorosamente avaliadas.

Quando os dentes anteriores ocluem durante um movimento mandibular excêntrico, eles geralmente fornecem uma guia de desoclusão imediata para o resto da dentição. Em alguns casos, eles não se contatam em máxima intercuspidação (mordida aberta anterior). Portanto, a guia de desoclusão excêntrica é fornecida pelos dentes posteriores. Quando eles fazem contato em PIC, os trespasses horizontais e verticais dos dentes determinam a eficácia da guia de desoclusão.

A guia de desoclusão deve ser avaliada pela sua eficácia em desocluir os dentes posteriores durante os movimentos excêntricos (Figura 9.44). Em alguns casos, o trespasse vertical é adequado, mas existe um trespasse horizontal significativo que mantém os dentes anteriores em contato em máxima intercuspidação. Em seguida, a mandíbula deve se mover um pouco antes que os dentes anteriores ocluam e a desoclusão seja então alcançada. A guia de desoclusão em tal paciente não é imediata e, portanto, não considerada eficaz (Capítulo 5). A eficácia da guia de desoclusão excêntrica é anotada.

Contatos protrusivos. Solicita-se ao paciente para mover a mandíbula da posição PIC para a posição de protrusão. Os contatos oclusais são observados até que os dentes anteriores inferiores ultrapassem completamente as bordas incisais dos dentes anteriores superiores ou fiquem a uma distância de 8 a 10 mm, o que ocorrer primeiro (Figura 9.45). Duas cores de papel articular são úteis na identificação desses contatos. O papel azul pode ser colocado entre os dentes; pede-se, então, para o paciente fechar a boca e projetar a mandíbula várias vezes. Em seguida, o papel vermelho é colocado e pede-se ao paciente para fechar e tocar os dentes em PIC. As marcas vermelhas indicam contatos oclusais cêntricos e quaisquer marcas azuis deixadas descobertas pelo vermelho vão significar contatos protrusivos. A posição exata de todos os contatos protrusivos é registrada.

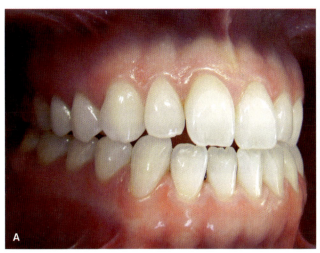 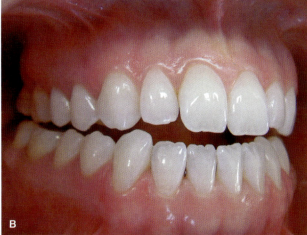

• **Figura 9.44** Guia anterior ineficaz. **A.** Condição relativamente normal da oclusão. No entanto, devido à posição e à relação oclusal do canino superior direito (**B**), não é possível fornecer uma guia anterior durante o movimento de lateralidade direita, resultando em um contato mediotrusivo indesejável no lado contralateral.

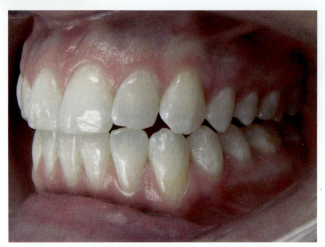

• **Figura 9.45** Contatos protrusivos. Solicita-se ao paciente que faça a protrusão da mandíbula até que os dentes anteriores alcancem a relação topo a topo. A localização do contato protrusivo é observada. Os contatos protrusivos posteriores são especialmente anotados.

Contatos laterotrusivos. Solicita-se ao paciente que mova a mandíbula lateralmente até que os caninos passem além da relação topo a topo ou 8 a 10 mm, o que ocorrer primeiro. Os contatos laterotrusivos vestibular-vestibular são facilmente visualizados e o tipo de guia de desoclusão em lateralidade é avaliado (guia canina, função em grupo, somente dentes posteriores; Figura 9.46). Os contatos laterotrusivos nas cúspides linguais são também identificados. Estes não podem ser clinicamente visualizados e, portanto, devem ser localizados pelo papel articular vermelho e azul ou pela observação em modelos de estudo montados em articulador. Todos os contatos laterotrusivos são registrados.

Contatos mediotrusivos. Tem sido sugerido que os contatos mediotrusivos contribuem significativamente para os distúrbios funcionais.[91-93] Estes contatos, portanto, devem ser analisados com cuidado. Eles podem facilmente confundir o examinador, como sendo um resultado do sistema de controle neuromuscular. Quando a mandíbula se move em direção lateral, os contatos mediotrusivos são percebidos pelo sistema neuromuscular como prejudiciais e há um movimento de reflexo que tenta desarticular estes dentes. O côndilo de balanceio é abaixado em seu percurso orbital para evitar qualquer contato retrusivo.

Quando as áreas de contato entre os dentes forem apenas suaves, o sistema neuromuscular consegue evitá-las com sucesso. Se os contatos forem fortes, um ambiente mais preocupante existe com relação à biomecânica. Por exemplo, quando um paciente faz movimento para uma posição excêntrica direita e apenas um único contato na boca é o molar do lado esquerdo (contato de balanceio), existe uma relação ortopédica instável. O molar do lado esquerdo pode representar um fulcro com os músculos elevadores de ambos os lados. Quando essa condição está presente, o côndilo do lado esquerdo pode ser levado para longe do disco e da fossa, resultando em um deslocamento do côndilo. Essa mesma mecânica não está presente quando os contatos dos dentes estão do lado de trabalho (seja em guia canina ou função de grupo). Portanto, quando esta condição está presente, torna-se um fator de risco para um distúrbio intracapsular (Figura 9.47). É claro que isto não quer dizer que esta condição vai sempre levar a um distúrbio intracapsular. O outro fator que deve estar presente é a carga, como descrito no Capítulo 7. Assim, pacientes que apresentam desoclusão no lado de balanceio devem ser identificados e avaliados para outros fatores de risco que possam contribuir para DTM (p. ex., bruxismo).

Os contatos mediotrusivos devem ser primeiramente avaliados pedindo-se ao paciente que mova a mandíbula em direção mediotrusiva apropriada. Os contatos identificados durante este movimento são considerados *contatos mediotrusivos não assistidos*. Em seguida, uma força firme é aplicada no ângulo da mandíbula em uma direção superomedial, e pede-se novamente ao paciente que mova a mandíbula em uma direção mediotrusiva (Figura 9.48). Essa força é geralmente suficiente para superar a proteção neuromuscular, revelando contatos mediotrusivos não encontrados durante o movimento sem auxílio. Estes contatos são chamados de *contatos mediotrusivos assistidos*.

Em um estudo[94] no qual 103 pacientes (206 lados) foram observados, apenas 29,9% revelaram contatos mediotrusivos não assistidos. Quando o movimento foi assistido, o número aumentou para 87,8%. Os contatos mediotrusivos, tanto os assistidos como os não assistidos, devem ser identificados, pois suas influências sobre a função mastigatória podem ser bastante diferentes.

Os contatos mediotrusivos não assistidos grosseiros parecem afetar adversamente a função mastigatória e, portanto, representam um potencial fator etiológico em um distúrbio funcional. Por outro lado, os contatos mediotrusivos presentes apenas com uma força assistida significativa podem realmente proteger a articulação ipsilateral durante uma carga pesada, como durante o bruxismo ou

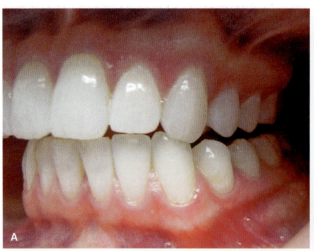 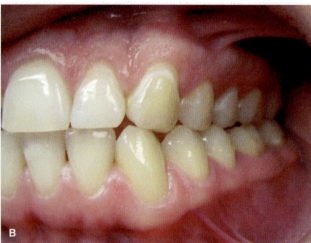

• **Figura 9.46** Contatos laterotrusivos. Solicita-se ao paciente que mova a mandíbula lateralmente até que a relação topo a topo dos caninos seja ultrapassada. O tipo de guia é observado. **A.** Este paciente revela uma guia canina que desoclui os dentes posteriores. **B.** Este paciente demonstra uma guia em função de grupo.

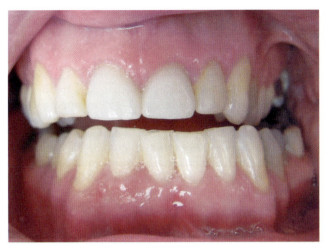

• **Figura 9.47** Quando o paciente faz movimento em direção lateral esquerda e há predominância de contato mediotrusivo no molar posterior direito do paciente, este contato é muito indicativo de ausência de contato do canino no lado de trabalho. A orientação é fornecida por um contato mediotrusivo no terceiro molar inferior esquerdo. Esta instabilidade oclusal, combinada com uma carga, pode ser fator de risco para certas DTMs (Capítulo 7).

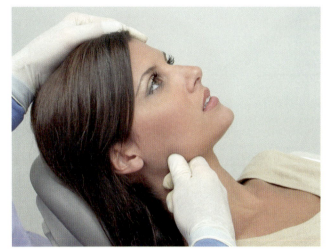

• **Figura 9.48** O movimento mandibular assistido é útil na identificação de contatos mediotrusivos.

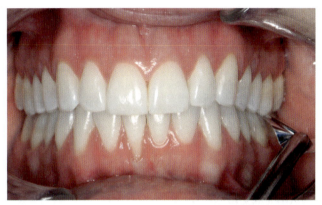

• **Figura 9.49** Tiras de poliéster ou metal podem ajudar a localizar contatos mediotrusivos.

quando o indivíduo dorme de bruços.[95] Um estudo[93] demonstrou que indivíduos com contatos mediotrusivos assistidos tiveram, na realidade, menos ruídos articulares quando comparados a um grupo sem contatos mediotrusivos. Em outro estudo,[96] os contatos mediotrusivos foram mais comuns em um grupo-controle que no grupo com sintomas de DTM. A ideia de que os contatos mediotrusivos assistidos e não assistidos afetam a função mastigatória de maneira diferente não recebeu muita atenção na odontologia. Esse conceito necessita de maiores investigações, uma vez que as ramificações das formas de tratamento são grandes.

Os contatos mediotrusivos podem ser identificados questionando-se o paciente, mas devem ser verificados com papel articular (técnica das cores vermelha e azul). Tiras metálicas ou de poliéster também são úteis. Elas são colocadas entre os dentes posteriores e o paciente é instruído a morder. Enquanto uma força constante puxando a tira é mantida, o paciente move a mandíbula em uma direção mediotrusiva (Figura 9.49). Se o movimento da mandíbula for inferior a 1 mm e a tira se soltar, não existem contatos mediotrusivos. Se a tira continuar presa quando a mandíbula vai além de 1 mm, existe um contato mediotrusivo. Essa técnica pode ser utilizada para todos os dentes posteriores. Quaisquer contatos mediotrusivos são, então, registrados em um formulário de exame oclusal.

Testes diagnósticos adicionais

A informação mais importante para o estabelecimento de um diagnóstico adequado de DTM vem da anamnese, histórico do paciente e do exame clínico. Após o acúmulo dessas informações, um diagnóstico clínico deve ser estabelecido. Às vezes, outros testes de diagnóstico podem fornecer informações adicionais para ajudar a verificar ou contestar o diagnóstico clínico estabelecido. Deve-se sempre lembrar que estes testes adicionais são utilizados para obter informações adicionais e nunca para estabelecer um diagnóstico.

Exames de imagem da articulação temporomandibular

Diversos tipos de técnicas de imagem podem ser utilizados para se obter uma visão adicional a respeito da saúde e da função das ATMs. Quando surgem sintomas dolorosos nas articulações e há razões para se acreditar que exista uma condição patológica, radiografias das ATMs devem ser obtidas. As radiografias proporcionam informações relativas a (1) características morfológicas dos componentes ósseos articulares e (2) certas relações funcionais entre o côndilo e a fossa.

Técnicas radiográficas. As radiografias das ATMs são complicadas por várias circunstâncias anatômicas e técnicas que dificultam a visualização clara e desobstruída das articulações. Uma vista lateral pura do côndilo é impossível com equipamento radiográfico convencional devido à sobreposição das estruturas ósseas do terço médio da face (Figura 9.50). Portanto, técnicas especializadas foram desenvolvidas para auxiliar na avaliação das ATMs. Somente por meio de uma projeção especial de tomografia computadorizada de feixe cônico (TCFC) pode-se obter uma vista lateral pura do côndilo. Três dessas técnicas são a radiografia panorâmica, tomografia computadorizada de feixe cônico e imagens de ressonância magnética. Uma quarta técnica que pode ajudar em certas condições é a cintigrafia óssea.

Vista panorâmica. A radiografia panorâmica é amplamente utilizada no consultório odontológico. Com pequenas variações na técnica padrão, ela pode proporcionar uma projeção dos côndilos (Figura 9.51). Fornece uma boa imagem projetada, pois sua utilização resulta em mínima sobreposição de estruturas sobre os côndilos.

Embora as estruturas ósseas do côndilo possam geralmente ser bem avaliadas, a vista panorâmica tem algumas limitações. Para visualizar melhor o côndilo, muitas vezes é necessário que o

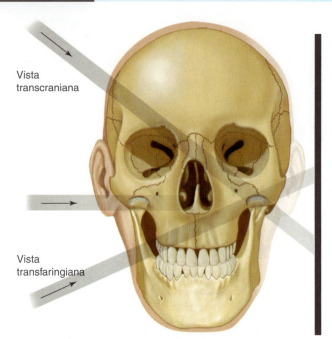

• **Figura 9.50** Técnicas radiográficas convencionais utilizadas para visualizar o côndilo. Uma visão lateral direta é obstruída pelas estruturas ósseas da face média. Entretanto, uma projeção pode ser obtida passando-se os feixes de raios X a partir de uma posição superior, através do crânio, para o côndilo (vista transcraniana). Outra projeção pode ser obtida passando-se os raios inferiormente por baixo do lado oposto ou entre o processo coronoide e o colo do côndilo para o lado oposto (vista transfaríngiana ou infracraniana).

paciente abra a boca ao máximo, de forma que as estruturas da fossa articular não se sobreponham ao côndilo. Se o paciente tiver alguma limitação de abertura, é provável que haja sobreposição. Com essa técnica, os côndilos são as únicas estruturas bem visualizadas. Em geral, as fossas articulares são parcialmente, se não totalmente, cobertas.

Como a radiografia panorâmica é uma vista transfaríngiana (infracraniana), o polo medial do côndilo fica sobreposto às fossas enquanto o polo lateral fica sobreposto à cabeça do côndilo.

Portanto, a área que parece representar a superfície subarticular superior do côndilo é, na verdade, apenas a superfície subarticular do polo medial (Figura 9.52). Isso deve ser entendido antes de se começar a interpretação.

Tomografia computadorizada de feixe cônico (TCFC). Embora a radiografia panorâmica seja um bom método de rastreamento, às vezes são necessários mais detalhes para fornecer um diagnóstico definitivo. Nos últimos anos, a TCFC se tornou refinada e está prontamente disponível para a maioria dos dentistas. A tomografia utiliza o movimento controlado do cabeçote de raios X e do filme para obter uma radiografia das estruturas desejadas que deliberadamente embaçam as outras estruturas (Figura 9.53). A vantagem da TCFC é que as imagens são mais precisas e detalhadas do que a radiografia panorâmica para identificar anormalidades ou alterações ósseas.[97-103] Como é uma vista sagital verdadeira, pode-se avaliar melhor a posição condilar nas fossas com mais precisão de que uma radiografia panorâmica (Figura 9.54A e B) Outra vantagem de uma TCFC é que os dados são armazenados em um computador e podem ser reconstruídos em três dimensões para uma visualização com mais foco (Figura 9.55).

Uma desvantagem da TCFC é que o paciente é exposto a níveis mais altos de radiação do que com uma única radiografia panorâmica. No entanto, a dosagem é bem menor do que a da tomografia computadorizada (TC) médica e a dosagem precisa depende do volume do campo solicitado e do tipo específico de TCFC usado.

Ressonância magnética (RM). A RM tornou-se o padrão-ouro para avaliar os tecidos moles da ATM, especialmente a posição do disco. Ela usa um campo magnético forte para criar variações no nível de energia das moléculas dos tecidos moles (principalmente íons de hidrogênio). Essas alterações nos níveis de energia criam uma imagem semelhante à da TC. A RM das ATMs (Figura 9.56) demonstrou melhor visualização dos tecidos moles do que a TC[104-107] e possui a grande vantagem de não introduzir radiação, que pode levar a danos nos tecidos. Até agora, não foram demonstrados efeitos prejudiciais.

As desvantagens da RM são que as unidades são caras e não estão disponíveis em consultórios odontológicos tradicionais. A tecnologia também pode variar de local para local e, portanto, a qualidade das imagens pode variar muito. Outra desvantagem da

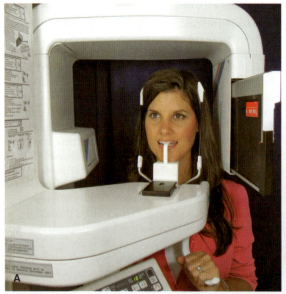
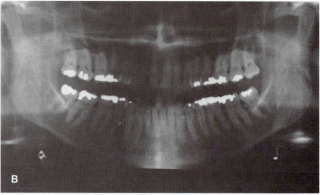

• **Figura 9.51** Radiografia panorâmica. **A.** Posicionamento do paciente. **B.** Projeção típica. Esta é uma excelente imagem de todos os dentes e das estruturas adjacentes. Os côndilos também são vistos claramente.

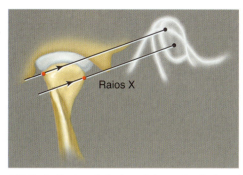

• **Figura 9.52** Projeção transfaringiana (infracraniana). As *setas* representam a direção dos raios X. A área que parece ser a superfície subarticular superior do côndilo é, na verdade, o polo medial. O polo lateral está sobreposto inferiormente ao corpo do côndilo. A fossa também está sobreposta ao côndilo, o que dificulta a interpretação radiográfica.

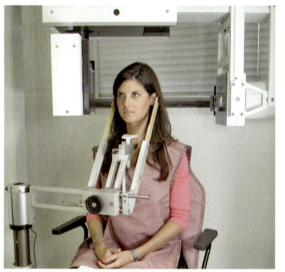

• **Figura 9.53** Paciente posicionada para uma imagem de tomografia computadorizada de feixe cônico.

RM é que ela, normalmente, fornece uma imagem estática, embora a RM dinâmica tenha começado a proporcionar informações sobre o movimento do disco e da articulação.[108-110] Esta tecnologia está se tornando mais refinada e substituindo muitos dos métodos de imagens existentes. No entanto, para imagens dos componentes ósseos da articulação, a TCFC ainda é superior.

O clínico deve observar que a presença de um disco deslocado em uma RM não constitui um achado patológico. Demonstrou-se que entre 26 e 38% de indivíduos assintomáticos e normais revelam anormalidades na posição do disco na RM.[111-118] Esses resultados mostram que a posição do disco pode não estar diretamente relacionada aos resultados dos achados clínicos. Portanto, o clínico deve confiar principalmente no histórico e no exame clínico para estabelecer o diagnóstico e utilizar informações das imagens apenas como dados contribuintes.

Cintigrafia óssea (escaneamento ósseo). Em determinadas situações clínicas é útil saber se há um processo inflamatório ativo nas ATMs. As radiografias padrão podem revelar que a morfologia de um côndilo mudou, mas elas não são úteis para determinar se o processo está ativo (osteoartrite) ou latente (osteoartrose). Quando esta informação é importante para o tratamento, uma cintigrafia óssea pode ser útil. A cintigrafia óssea é obtida pela injeção de um material radiomarcado na corrente sanguínea, que se concentra em áreas de rápida renovação óssea (Figura 9.57). Uma vez que o material tenha tido a oportunidade de se deslocar para as áreas de maior atividade óssea, uma imagem de emissão é tomada.[119,120] Uma técnica semelhante utiliza a tomografia computadorizada com emissão de fóton único (SPECT; do inglês, *single-photon emission computed tomography*) para identificar áreas de aumento de atividade óssea.[121-125] Estas técnicas não conseguem discriminar entre remodelação e degeneração óssea; para ter significado, a informação deve ser combinada com achados clínicos.

Interpretação radiográfica. Para as radiografias serem úteis nos diagnósticos e tratamentos das DTMs, a interpretação precisa é essencial. Devido às condições variáveis das articulações e limitações técnicas, no entanto, as radiografias das ATMs são frequentemente interpretadas incorretamente ou mesmo superinterpretadas.

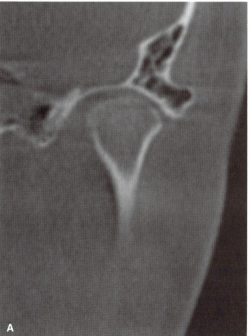
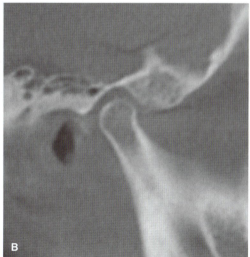

• **Figura 9.54** Imagens condilares normais com TCFC. **A.** Vista anterior da ATM na posição fechada. **B.** Vista lateral da ATM. (Cortesia de Dr. Galal Omami, University of Kentucky College of Dentistry.)

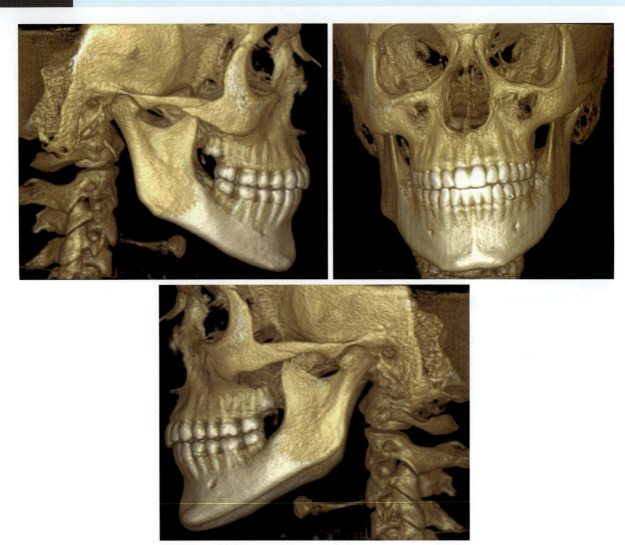

• **Figura 9.55** Uma imagem tridimensional reconstruída a partir de imagens de tomografia computadorizada de feixe cônico. Estas imagens tridimensionais podem ser giradas na tela do computador para que o clínico possa visualizar com precisão a área de interesse. (Cortesia de Dr. Allan Farmer e Dr. William Scarf, Louisville, KY.)

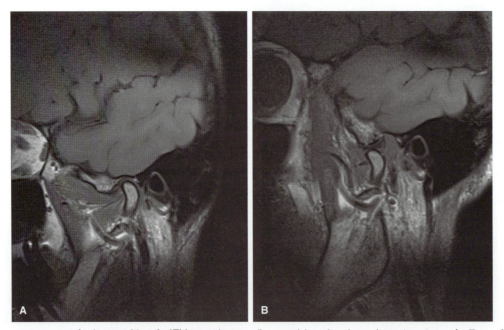

• **Figura 9.56** Imagem por ressonância magnética. **A.** ATM normal com o disco posicionado adequadamente entre o côndilo e a fossa. **B.** Durante a abertura, o disco é mantido entre o côndilo e a fossa. (Cortesia de Dr. Galal Omami, University of Kentucky College of Dentistry.)

CAPÍTULO 9 Obtenção de Histórico, Anamnese e Exames para Disfunção Temporomandibular

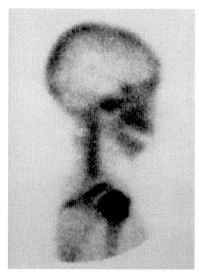

• **Figura 9.57** Uma cintigrafia óssea da cabeça e pescoço revela alta concentração de material marcado radioativamente na ATM e região maxilar. Este achado sugere aumento de atividade celular nestas regiões.

Condições limitantes. Três condições limitantes devem ser consideradas antes da interpretação radiográfica: a ausência de superfícies articulares, a sobreposição de superfícies subarticulares e as variações da normalidade.

As primeiras estruturas visualizadas na maioria das radiografias são os componentes ósseos da articulação. A forma característica das estruturas ósseas pode dar sinais sobre a patologia da articulação; no entanto, o clínico deve lembrar que a mudança na forma óssea nem sempre implica patologia.

Ausência de superfícies articulares. As superfícies articulares de todas as articulações são geralmente suaves e consistentes. Quando são encontradas irregularidades, deve-se suspeitar da ocorrência de mudanças patológicas. As superfícies articulares de côndilo, disco e fossa, no entanto, não podem ser visualizadas em radiografias convencionais. As superfícies do côndilo e da fossa são compostas de tecido conjuntivo denso fibroso, suportado por uma pequena área de mesênquima indiferenciado e de crescimento de cartilagem,[39,126,127] não visíveis radiograficamente. A superfície vista é, na verdade, osso subarticular. O disco articular, da mesma forma, é composto de tecido conjuntivo denso fibroso, também não visível em radiografias convencionais. Dessa forma, as superfícies realmente vistas são o osso subarticular do côndilo e da fossa, com espaço entre eles. Esse espaço, conhecido como *espaço articular radiográfico*, contém os tecidos moles vitais, muito importantes nas funções e disfunções articulares. Assim, as radiografias de rotina da articulação não dão sinais sobre a saúde e a função destes tecidos.

Sobreposição das superfícies subarticulares. A sobreposição das superfícies subarticulares pode limitar a utilidade das radiografias. Como a maioria das projeções de rotina das ATMs são imagens únicas tiradas em um ângulo para evitar as estruturas do terço médio da face (radiografia panorâmica), essas imagens podem ter a superfície subarticular sobreposta à cabeça do côndilo ou às fossas. Na interpretação de tais radiografias, é preciso estar ciente de que a superfície subarticular inteira do côndilo não se encontra adjacente ao espaço da articulação, uma vez que a exposição foi feita de uma vista lateral reta. Quando uma TCFC é feita, a vista é uma projeção lateral verdadeira e, portanto, a posição articular e os espaços articulares podem ser mais bem avaliados.

Variações da normalidade. Ao se visualizar uma radiografia, há uma tendência a considerar todas as características que não apresentam morfologia normal como anormais e, portanto, patológicas. Embora isto possa, por vezes, ser verdadeiro, deve-se reconhecer que um grande grau de variabilidade pode existir de paciente para paciente na aparência de uma articulação normal e saudável. Uma variação do normal não necessariamente indica uma condição patológica. A angulação em que a radiografia é obtida, a posição da cabeça e a rotação anatômica normal do côndilo, tudo pode influenciar a imagem projetada. Devido a essas variações anatômicas, é preciso ser cauteloso com a interpretação radiográfica.

As limitações da radiografia das ATMs representam uma significativa desvantagem na interpretação precisa da articulação. As radiografias não devem ser utilizadas para diagnosticar uma DTM. Em vez disso, devem ser usadas como fonte de informação adicional para apoiar ou negar um diagnóstico clínico já estabelecido.

Interpretação das estruturas ósseas. Uma vez compreendido que os tecidos moles estão ausentes em uma radiografia, a morfologia dos componentes ósseos da articulação pode ser avaliada. O aspecto radiográfico da superfície óssea da articulação é normalmente suave e contínuo. Qualquer interrupção deve ser vista como suspeita de que alterações ósseas possam ter ocorrido. Tanto a fossa articular como o côndilo devem ser examinados, uma vez que as alterações podem ocorrer em ambas estruturas.

Várias alterações ocorrem geralmente nas superfícies subarticulares do côndilo e da fossa. As erosões aparecem como contornos pontilhados e irregulares nas superfícies ósseas (Figura 9.58A e B). À medida que progridem, podem ser vistas concavidades maiores. Em alguns casos, as superfícies ósseas tornam-se achatadas (Figura 9.59). Se o côndilo for achatado, uma condição conhecida como pontas é criada e pequenas projeções ósseas (osteófitos) podem se formar[128] (Figura 9.60). Nessa ocasião, o osso subarticular torna-se mais espesso e pode ser vista uma osteosclerose adjacente às superfícies articulares. Cistos subcondrais podem também aparecer como áreas radiolúcidas no osso subarticular.

Todos esses achados radiográficos são normalmente associados a alterações osteoartríticas da articulação.[128-130]

Embora tais alterações sejam, muitas vezes, indicativas de patologias, evidências sugerem[97,131-133] que as alterações artríticas são comuns em pacientes adultos. A ATM é capaz de mudar de acordo com as forças crônicas aplicadas sobre ela. Essas alterações são conhecidas como *remodelação*, que pode estar sob a forma de adição de osso (chamada de *remodelação progressiva*) ou na forma de perda óssea (*remodelação regressiva*).[134] Portanto, quando são observadas alterações osteoartríticas em uma radiografia, é difícil determinar se a condição é destrutiva (como uma osteoartrite) ou um processo de remodelação normal (Figuras 9.61).

É lógico assumir que a remodelação ocorre como resultado de forças leves aplicadas durante um longo período. Se estas forças se tornarem muito pesadas, a remodelação para e mudanças degenerativas associadas à osteoartrite são vistas. Com estas alterações, muitas vezes vêm as dores articulares. É difícil determinar se o processo está ativo ou é devido a uma condição prévia que foi curada e deixou uma forma anormal das estruturas (osteoartrose).[135] Uma série de radiografias feitas durante algum tempo pode ajudar a determinar a atividade das mudanças. Deve-se notar que as alterações radiográficas na forma do côndilo ou da fossa podem ter pouca relação com os sintomas.[136-139]

Diversas outras observações das estruturas ósseas podem ser feitas enquanto se examinam as radiografias. A inclinação da eminência articular pode ser facilmente avaliada na radiografia transcraniana. Isto é feito traçando-se uma linha através da crista supra-articular do osso zigomático, que é quase paralela ao plano horizontal de Frankfort. A inclinação da eminência articular é determinada pelo ângulo que esta linha de referência faz com uma outra linha feita através da inclinação posterior da eminência articular (Figura 9.62A

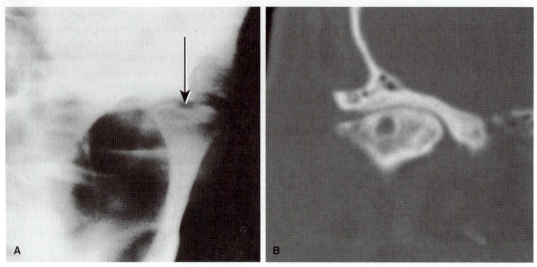

• **Figura 9.58** Erosão da superfície articular neste côndilo (*seta*). **A.** Vista tomográfica AP. (Cortesia de Dr. Jay Mackman, Radiology and Dental Imaging Center of Wisconsin, Milwaukee, WI.) **B.** Vista da TCFC anterior do côndilo com um cisto ósseo subcondral. (Cortesia de Dr. Galal Omami, University of Kentucky College of Dentistry.)

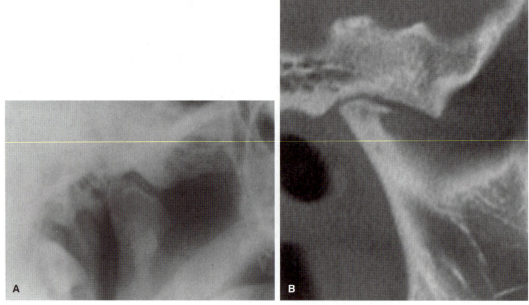

• **Figura 9.59** Achatamento da superfície articular do côndilo. **A.** Visão da radiografia panorâmica. **B.** Visão da TCFC. (Cortesia de Dr. Galal Omami, University of Kentucky College of Dentistry.)

e B). Como discutido anteriormente, quanto mais íngreme o ângulo da eminência, maior o movimento de rotação do disco no côndilo durante a abertura da boca. Alguns autores[140,141] descobriram que este recurso está relacionado a certos distúrbios de desarranjo do disco, enquanto outros, não.[142-144] Portanto, este recurso pode não se relacionar bem com os sintomas clínicos e devem-se tomar precauções quanto ao diagnóstico e plano de tratamento.

Outra anormalidade óssea que pode ser facilmente identificada é o tamanho relativo do côndilo na fossa (Figura 9.63). Côndilos menores podem ser menos capazes de tolerar as forças de cargas pesadas e, portanto, mais propensos a revelar mudanças de osteoartrite. A presença de um côndilo pequeno, no entanto, não representa uma condição patológica. Esses resultados devem ser correlacionados com os achados clínicos.

As radiografias também são úteis para avaliar os tecidos ósseos com relação a anormalidades estruturais que possam criar sintomas que imitem as DTMs. A radiografia panorâmica é especialmente útil para tal finalidade. Cistos e tumores de origem dentária podem ser identificados. Os seios maxilares também podem ser visualizados. O processo estiloide deve ser observado, em particular para o caso de comprimento incomum. Algumas vezes, o ligamento estilo-hioide está calcificado e radiograficamente parece bastante longo (Figura 9.64). Um processo estiloide alongado pode provocar sintomas dolorosos quando é forçado contra tecidos moles adjacentes do pescoço, durante movimentos normais da cabeça. Esta condição é chamada de síndrome de Eagle[145-147] e pode ser confundida com os sintomas de DTMs.

Interpretação da posição condilar. Uma vez que os tecidos moles da articulação não são visualizados em radiografias, o chamado espaço articular é visualizado entre as superfícies subarticulares do côndilo e da fossa. Foi sugerido que o côndilo[148] deve estar centrado no interior da fossa articular. Isso implica que o espaço

CAPÍTULO 9 Obtenção de Histórico, Anamnese e Exames para Disfunção Temporomandibular 211

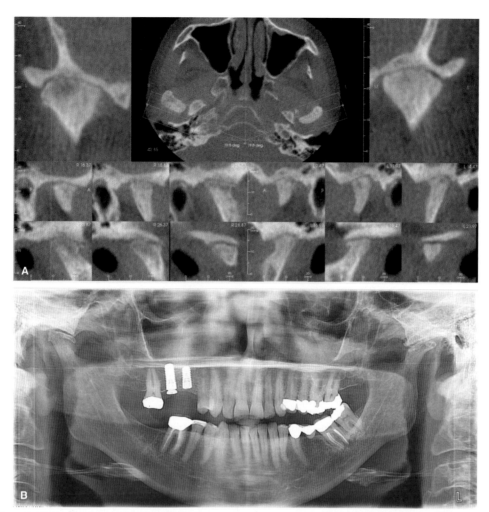

• **Figura 9.60 A.** Visão da TCFC das alterações osteoartríticas no côndilo a partir de uma vista anterior e de uma vista lateral. **B.** Visão da radiografia panorâmica das alterações osteoartríticas (achatamento). (Cortesia de Dr. Galal Omami, University of Kentucky College of Dentistry.)

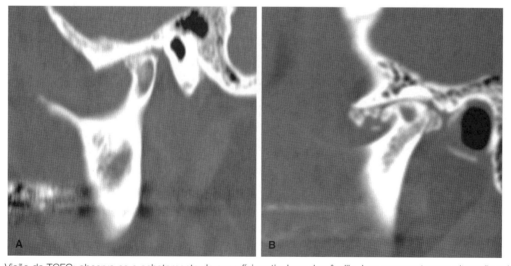

• **Figura 9.61 A.** Visão da TCFC; observa-se o achatamento da superfície articular e do côndilo. Isso representa uma alteração adaptativa comum com o tempo. **B.** Osteófitos significativos observados. (Cortesia de Dr. Galal Omami, University of Kentucky College of Dentistry.)

articular radiográfico deve ter dimensões iguais nas regiões anterior, média e posterior. Foi também sugerido que o tratamento deveria ser prestado aos pacientes quando o espaço articular fosse desigual, de modo que a concentricidade da articulação pudesse ser alcançada.[149] Existem poucas evidências, no entanto, para apoiar a alegação de que o espaço articular igual é normal ou desejável.

Na verdade, evidências[150-153] mostram que a espessura dos tecidos fibrosos densos que cobrem a superfície articular do côndilo pode variar significativamente. Uma vez que este tecido não é visualizado radiograficamente, o osso subarticular pode parecer mais perto ou mais longe da fossa, dependendo da espessura do tecido. Parece, ainda, que grandes variações anatômicas podem existir entre os

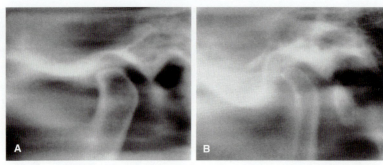

• **Figura 9.62** Diferenças acentuadas na inclinação das eminências articulares nesses pacientes. (**A** e **B** são projeções transcranianas.) As inclinações podem contribuir para certos distúrbios de desarranjo do disco. (Vistas tomográficas cortesia de Dr. Jay Mackman, Radiology and Dental Imaging Center of Wisconsin, Milwaukee, WI.)

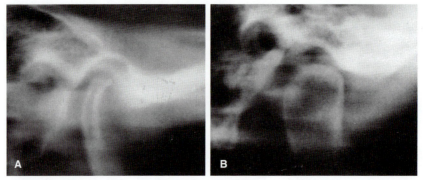

• **Figura 9.63** Há diferenças acentuadas no tamanho dos côndilos e das fossas nestas tomografias. O tamanho condilar pode ser observado, mas não representa, por si só, uma patologia. Este achado deve ser correlacionado com outros achados clínicos. (Cortesia de Dr. Jay Mackman, Radiology and Dental Imaging Center of Wisconsin, Milwaukee, WI.)

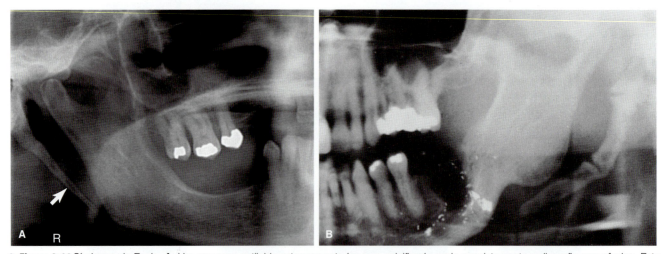

• **Figura 9.64** Síndrome de Eagle. **A.** Um processo estiloide extremamente longo e calcificado pode ser visto nesta radiografia panorâmica. Este paciente estava sofrendo de dor submandibular e no pescoço, especialmente quando movimentava a cabeça. **B.** Processo estiloide muito grande, fraturado, pode ser visto nesta radiografia panorâmica. Nota-se também a grande área radiolúcida na região do molar inferior, secundária a um ferimento com projétil de arma de fogo. (**B.** Cortesia de Dr. Jay Mackman, Radiology and Dental Imaging Center of Wisconsin, Milwaukee, WI.)

pacientes, o que sugere[154-163] que não se deve dar muita ênfase à posição do côndilo na fossa. Além disso, a projeção panorâmica é uma ligeira vista transfaringiana do côndilo, o que significa que a imagem do côndilo é mais da porção medial do côndilo, e não um reflexo verdadeiro do espaço articular. Do mesmo modo, o côndilo costuma ter estruturas sobrepostas sobre ele, o que dificulta sua visualização.

Na TCFC, pode-se obter uma verdadeira vista lateral da área desejada da articulação. Com esta técnica, o espaço articular pode ser avaliado mais precisamente[161] (Figura 9.65). Contudo, mesmo com a TCFC, pode haver grande variação entre indivíduos normais.[150,155,156,158]

Em um estudo,[164] uma correlação significativa foi encontrada entre o estreitamento do espaço articular posterior (deslocamento condilar posterior) e a existência de um distúrbio de desarranjo do disco. Esta correlação não existia com distúrbios musculares, o que pode sugerir que tomografias[99] possam ajudar na identificação de deslocamentos posteriores do côndilo. Embora tal conclusão faça

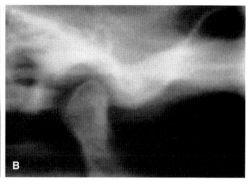

• **Figura 9.65** Nesta tomografia, um côndilo parece posicionado mais posteriormente na fossa (**A**), enquanto o outro parece mais anteriormente posicionado (**B**). Embora estas tomografias representem vistas laterais verdadeiras, a diferença no espaço articular não necessariamente representa uma posição condilar patológica. A espessura do disco (não visualizado) pode explicar os espaços articulares desiguais. Esses achados devem ser correlacionados com os sintomas clínicos para terem significado. (Cortesia de Dr. Jay Mackman, Radiology and Dental Imaging Center of Wisconsin, Milwaukee, WI.)

sentido clínico, o profissional não deve superinterpretar estes exames. As radiografias são mais bem utilizadas para ajudar a confirmar um diagnóstico clínico já estabelecido, e não para estabelecer o diagnóstico. Os clínicos que se orientam predominantemente por radiografias terão altos percentuais de erros de diagnóstico. As informações obtidas a partir de radiografias devem ser cuidadosamente inspecionadas.[1]

Interpretação da função articular. Exames de imagem podem ser utilizados para avaliar a função articular. Isto é feito comparando-se a posição do côndilo na posição articular fechada com sua posição na articulação aberta. Em um funcionamento normal da ATM, o côndilo faz um trajeto para baixo na eminência articular até a altura da crista e, em muitos casos, além dela.[165,166] Se o côndilo não puder se mover até esta posição, deve-se suspeitar de algum tipo de restrição. Isso pode resultar de origens extracapsulares (músculos) ou origens intracapsulares (ligamentos, discos).

Evidências radiográficas de restrições extracapsulares geralmente se originam nos músculos. Tais restrições podem ser criadas pela cocontração ou espasmos dos músculos elevadores, que impedem a abertura total da boca. No entanto, as restrições do músculo elevador não inibem o movimento lateral. Assim, o côndilo parecerá restrito na radiografia de um movimento de abertura, mas vai parecer mover-se dentro dos limites normais se for feita outra tomada em movimento de lateralidade.[167]

Evidências radiográficas de restrições intracapsulares geralmente ocorrem em consequência de uma perda de função normal do côndilo-disco. Frequentemente, os distúrbios de desarranjo do disco restringem o movimento de translação da articulação envolvida. Portanto, observa-se na articulação envolvida muito pouco movimento anterior do côndilo entre as posições aberta e fechada. Geralmente, o lado não afetado aparece normal. Ao contrário das restrições extracapsulares, as restrições intracapsulares revelam o mesmo padrão de limitação de movimento em radiografias, tanto em movimento lateral como em abertura.

As restrições intracapsulares também podem ser criadas por anquilose ou fibrose capsular. Estes tipos de restrições ligam o côndilo firmemente à fossa articular e normalmente o limitam em todos os movimentos. Sendo assim, o côndilo não mostra alterações de posição radiograficamente em qualquer movimento anterior ou lateral. Não existe, da mesma forma, qualquer mudança nos espaços das articulações.[167]

Esses achados radiográficos das restrições articulares só devem auxiliar, e não ser os responsáveis pelo diagnóstico. O histórico e os achados clínicos devem ser usados em conjunto com os achados radiográficos para estabelecer o diagnóstico. A falta de movimento condilar em uma radiografia não tem significado sem a confirmação no exame clínico. Por exemplo, um paciente tem dor muscular intensa, que se intensifica com a abertura da boca. Uma radiografia da ATM revela pouco movimento condilar. A evidência radiográfica sozinha indica uma articulação restrita, quando, na verdade, existe uma articulação normal e saudável, restringida por um distúrbio muscular. O padrão-ouro para determinar a posição do disco é a RM (Figura 9.66).

Outra característica de uma RM é que, ao contrário da imagem escura fornecida pelo osso esclerótico denso associado às superfícies articulares e ao disco, o fluido é revelado em branco. Em situações nas quais o traumatismo agudo ocorre ou a inflamação é contínua, o fluido pode ser coletado nos recessos articulares ou nos tecidos retrodiscais. Esse fluido é visto nos espaços articulares, como ilustrado na Figura 9.67.

Um segundo paciente pode ter uma anquilose fibrótica do côndilo que restringe os movimentos da ATM. Como esta unidade fibrosa consiste em tecido mole e não pode ser visualizada radiograficamente, as radiografias parecem semelhantes àquelas do primeiro paciente. Apenas os achados clínicos podem diferenciar a articulação verdadeiramente restringida (intracapsular) neste paciente de uma articulação normal com restrição extracapsular no primeiro paciente.

Quando uma fonte intracapsular é suspeita, uma RM pode ser considerada para visualizar os tecidos moles que podem ser responsávcis pela restrição de movimento. Se a restrição for uma anquilose fibrótica, o côndilo não se moverá durante a abertura e o fechamento, e o tecido conjuntivo fibroso poderá ser visualizado. Se o disco estiver restringindo o movimento, a posição do disco pode, muitas vezes, ser visualizada nas posições aberta e fechada da boca. Geralmente, a imagem pode ajudar a determinar se o disco está sendo reduzido ou não.

Qualquer restrição verdadeira da articulação é verificada por meio de evidências clínicas. Quando uma articulação está com restrição, a abertura mandibular deflete a mandíbula para o lado afetado. Quando a restrição é notada radiograficamente, o paciente é observado clinicamente para este tipo de movimento.

Resumo da utilização de exames de imagens da articulação temporomandibular. As radiografias têm uso limitado na identificação e no tratamento das DTMs.[49,168-170] Somente com a colaboração de achados clínicos e histórico do paciente, elas passam a ter algum significado. Quando há razão para se acreditar que exista uma patologia articular orgânica, devem-se obter radiografias das ATMs. Radiografias panorâmicas são utilizadas para uma avaliação geral das anomalias ósseas e alterações osteoartríticas. Os movimentos

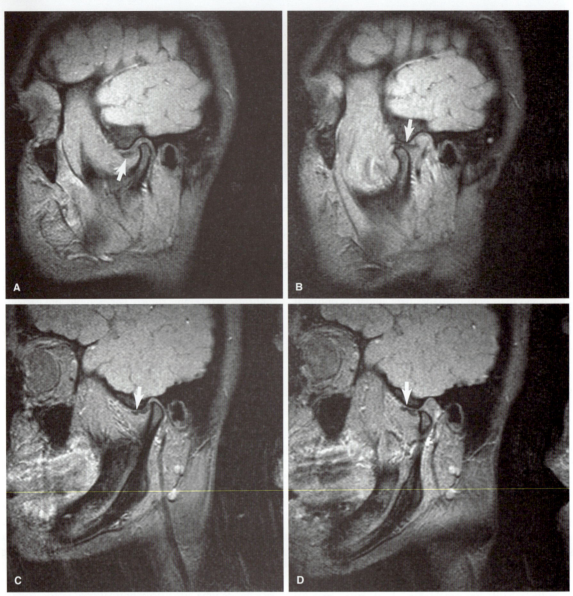

• **Figura 9.66** Estas imagens de RM mostram a posição do disco com o movimento mandibular. **A.** Neste paciente com a boca fechada, a RM revela que o disco está deslocado anteriormente *(área escura)*. **B.** Quando se solicita a este paciente para abrir a boca, o disco é reduzido à sua posição normal. **C.** Neste paciente também se nota que o disco está em uma posição deslocada anteriormente, mas, quando abre a boca, o disco não é reduzido. **D.** Esta é uma condição de travamento fechado. (Cortesia de Dr. Gerhard Undt, Viena, Áustria.)

funcionais são também avaliados e correlacionados com os achados clínicos. A TCFC é reservada para pacientes nos quais radiografias iniciais revelam anomalia que precisa de visualização e investigação mais especializadas. A RM e a cintigrafia óssea são reservadas para momentos em que a informação adicional melhora significativamente o estabelecimento de um bom diagnóstico e plano de tratamento.

É importante para o clínico lembrar que achados radiográficos anormais devem ser vistos com cautela. Um estudo clínico[171] bem desenhado falhou em revelar uma relação estatisticamente significativa entre achados radiográficos e sintomas clínicos. Além disso, as informações obtidas a partir das interpretações radiográficas não demonstraram ser úteis para determinar os resultados do tratamento.[172]

Modelos montados

Se, durante o exame, o clínico identificar instabilidade ortopédica significativa, modelos de estudo montados com precisão podem ser úteis para avaliar a condição oclusal. Os modelos montados não são indicados para todos os pacientes examinados para DTM. Modelos montados em articulador podem ser necessários quando um tratamento odontológico futuro é planejado (prótese, ortodontia etc.). Os modelos de estudo podem ser de grande valor não como um registro básico das relações dos dentes e maxilares, mas também para avaliar os efeitos do bruxismo ao longo do tempo.[152] O clínico deve ter em mente que a dor aguda nos músculos e nas articulações ou edema articular podem diminuir a precisão da montagem.[173] Portanto, a análise oclusal é mais confiável depois de solucionado o processo da doença aguda.

Como a relação entre a oclusão e os sintomas das DTMs não pode ser determinada de forma totalmente confiável no momento do primeiro exame (Capítulo 7), os modelos montados não são úteis para o diagnóstico inicial das DTMs ou outras formas de dor orofacial. O significado da condição oclusal como fator contribuinte para as DTMs pode ser verificado em testes terapêuticos, como discutido em capítulos posteriores. Por esta razão, os modelos montados podem ser mais úteis quando obtidos depois que o

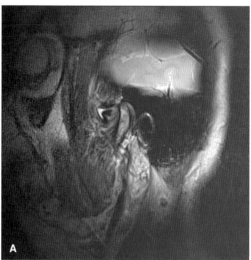 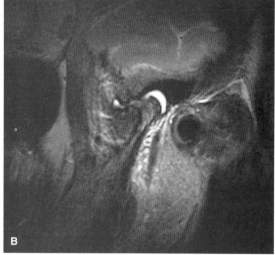

• **Figura 9.67 A.** Observe nesta imagem de RM a presença de fluido (branco) no espaço articular superior ao disco. **B.** Nesta RM, o fluido (branco) é observado no espaço articular superior tanto anterior quanto posterior ao côndilo. (Cortesia de Dr. Galal Omami, University of Kentucky College of Dentistry.)

clínico tiver evidências clínicas de que a condição oclusal esteja relacionada aos sintomas de DTM.

Quando os modelos montados são indicados, eles devem ser montados em articuladores semiajustáveis ou totalmente ajustáveis. Os modelos montados proporcionam melhor visualização dos contatos oclusais (especialmente pela visão por lingual) e removem a influência do controle neuromuscular dos movimentos excêntricos. Os modelos devem ser montados com o auxílio de uma transferência precisa do arco facial e registro da RC. Os modelos de diagnóstico são sempre montados em uma posição musculoesqueleticamente estável (em RC) para que uma gama completa de movimentos mandibulares possa ser examinada no articulador (Capítulo 18).

Eletromiografia

Nos anos recentes, muita atenção tem sido dada ao uso de registro de eletromiografia (EMG) no diagnóstico e tratamento das DTMs.[174,175] Originalmente, acreditava-se que, se um músculo dolorido estivesse em espasmo, uma atividade EMG aumentada seria registrada no músculo envolvido. Embora isto provavelmente seja verdade para miospasmos, estudos[176-179] agora demonstram que a dor muscular, muitas vezes, não é associada a nenhum aumento significativo na atividade da EMG. A maioria das dores musculares parece resultar de dor muscular local, dor miofascial ou mialgia centralmente mediada. Como descrito no Capítulo 8, estas condições não estão diretamente associadas à contração muscular (e contração muscular é necessária para produzir um aumento da atividade EMG). Apesar de alguns estudos[180,181] demonstrarem que pacientes com dor muscular têm maior atividade EMG que pacientes-controle, a maioria dessas diferenças é muito pequena. Na verdade, as diferenças são geralmente menores que as variações ocorridas entre os pacientes[182] (masculino *versus* feminino, face magra *versus* face gorda[183] etc.).

Também foi demonstrado que variações relativamente pequenas na colocação dos eletrodos podem alterar significativamente os registros da EMG.[182,184] Isto significa que os registros feitos durante várias visitas não podem ser comparados, a menos que um extremo cuidado seja tomado para colocar o eletrodo no exato local em todos os registros.[185] Com essas pequenas diferenças e tão grandes variações, os registros da EMG não devem ser utilizados para diagnosticar ou controlar o tratamento de DTMs.[182,186-191]

Isso não é para sugerir que os registros de EMG sejam inválidos ou não tenham utilidade. A EMG fornece excelentes informações das funções musculares sob condições de pesquisa. Eles também são úteis com várias técnicas de *biofeedback*, permitindo ao paciente monitorar a tensão muscular durante o treinamento de relaxamento.[192] Estas técnicas serão discutidas no Capítulo 11.

Dispositivos de rastreamento mandibular

Algumas DTMs podem produzir alterações nos movimentos normais da mandíbula. Um destes distúrbios é o deslocamento do disco com redução. Durante a abertura, o côndilo e o disco se movem juntos, até que o disco seja reduzido. No decorrer desta redução, normalmente sente-se um estalido (Capítulo 8) e a trajetória de abertura mandibular é desviada (ver no início deste capítulo). Se um dispositivo de rastreamento mandibular for utilizado, o movimento exato da mandíbula pode ser registrado. Tem sido sugerido que estes dispositivos de rastreamento podem ser utilizados para diagnosticar e monitorar o tratamento das DTMs. Infelizmente, muitos distúrbios intra e extracapsulares criam desvios e deflexões nos trajetos dos movimentos mandibulares. Como um desvio em particular pode não ser específico para um determinado distúrbio, esta informação deve ser usada apenas em conjunto com achados clínicos e com o histórico do paciente. Não há evidências sugerindo que a sensibilidade e a especificidade dos dispositivos de rastreamento mandibular sejam confiáveis o suficiente para que tais dispositivo sejam utilizados no diagnóstico e tratamento.[191,193-196]

Ultrassonografia

Ultrassonografia é a técnica de registrar e demonstrar graficamente ruídos articulares. Algumas técnicas utilizam dispositivos de audioamplificação, enquanto outras usam registros de ecos de ultrassom (ultrassonografia de Doppler). Embora estes dispositivos possam registrar com precisão os ruídos articulares, o significado desses ruídos ainda não foi bem estabelecido. Como descrito no Capítulo 8, os ruídos articulares são frequentemente relacionados a distúrbios específicos de disco; por isso, sua presença pode ter significado. Por outro lado, a presença de ruídos articulares, por si só, não denota problemas. Muitas articulações saudáveis podem produzir sons durante certos movimentos. Se for para a ultrassonografia ter algum significado, ela deve ser capaz de separar os sons que têm alguma significância daqueles que não têm. Atualmente, a ultrassonografia não provê ao clínico qualquer informação adicional de diagnóstico em relação àquelas obtidas com palpação manual ou uma avaliação com estetoscópio.[187,191,197,198]

Análise vibratória

A análise vibratória foi sugerida para ajudar no diagnóstico de DTM intracapsular – em particular, desarranjos internos.[199,200] Esta técnica mede as mínimas vibrações feitas pelo côndilo quando ele se translada e tem se mostrado confiável.[201] Alguns parâmetros específicos da análise vibratória parecem ser sensíveis e específicos para identificar pacientes com deslocamento de disco em oposição a outras DTMs.[20]

Um achado negativo na análise é altamente preciso para identificar uma articulação normal, enquanto um resultado positivo é mais preciso para identificar um deslocamento do disco com redução que um exame clínico para ruídos articulares ou que a percepção do paciente para ruídos articulares.[203] No entanto, a técnica diagnostica 25% das articulações normais como articulações com distúrbios e classifica muitas articulações alteradas como normais,[199] especialmente se os ruídos articulares não são audíveis[203] ou se o desarranjo avançou para um estágio sem redução.[204] Embora alguns estudos relatem uma promissora precisão na determinação das vibrações articulares, há poucos dados para demonstrar que a análise vibratória é um adjuvante útil para a seleção de uma terapia adequada ao paciente. Portanto, deve-se questionar o custo-benefício da utilização de tal instrumento. Assim, neste momento, a análise vibratória não é o teste de escolha para a suspeita de desarranjo interno.

Termografia

Termografia é uma técnica que registra e ilustra graficamente temperaturas da superfície da pele. Várias temperaturas são registradas por cores diferentes, que produzem um mapa mostrando a superfície a ser estudada. Tem sido sugerido que indivíduos normais apresentam termogramas bilateralmente simétricos.[205] Partindo deste conceito, cogitou-se que termogramas não simétricos revelam problemas, tais como DTM.[206,207] Embora alguns estudos[208,209] demonstrem que termogramas assimétricos estão associados aos sintomas de DTM, outro estudo demonstra que não.[210] Acredita-se, também, que haja uma grande variação na temperatura da superfície facial normal entre os lados.[211,212] A sensibilidade e a especificidade na identificação de pontos de gatilho miofasciais com termografia não tem sido confiável. A grande variação entre os dois lados,[213] pacientes e relatos sugerem que, neste momento, a termografia não é uma técnica útil para o diagnóstico e tratamento das DTMs.[192,214]

Referências bibliográficas

1. de Leeuw R: *Orofacial pain: guidelines for classification, assessment, and management*, ed 4, Chicago, 2008, Quintessence Publ. Co.
2. Howard JA: Temporomandibular joint disorders, facial pain and dental problems of performing artists. In Sataloff R, Brandfonbrener A, Lederman R, editors: *Textbook of performing arts medicine*, New York, 1991, Raven Press, pp 111–169.
3. Bryant GW: Myofascial pain dysfunction and viola playing, *Br Dent J* 166(9):335–336, 1989.
4. Attallah MM, Visscher CM, van Selms MK, Lobbezoo F: Is there an association between temporomandibular disorders and playing a musical instrument? A review of literature, *J Oral Rehabil* 41(7):532–541, 2014.
5. de Queiroz JR, Mollica FB, Benetti P, de Araujo MA, Valera MC: Degree of chronic orofacial pain associated to the practice of musical instruments in orchestra's participants, *Indian J Dent Res* 25(1):28–31, 2014.
6. Chun DS, Koskinen-Moffett L: Distress, jaw habits, and connective tissue laxity as predisposing factors to TMJ sounds in adolescents, *J Craniomandib Disord* 4(3):165–176, 1990.
7. LeResche L, Saunders K, Von Korff MR, Barlow W, Dworkin SF: Use of exogenous hormones and risk of temporomandibular disorder pain, *Pain* 69(1-2):153–160, 1997.
8. Nekora-Azak A: Temporomandibular disorders in relation to female reproductive hormones: a literature review, *J Prosthet Dent* 91(5):491–493, 2004.
9. Hatch JP, Rugh JD, Sakai S, Saunders MJ: Is use of exogenous estrogen associated with temporomandibular signs and symptoms? *J Am Dent Assoc* 132(3):319–326, 2001.
10. Moldofsky H, Scarisbrick P, England R, Smythe H: Musculoskeletal symptoms and non-REM sleep disturbance in patients with fibrositis syndrome and healthy subjects, *Psychosom Med* 37(4):341–351, 1975.
11. Moldofsky H, Scarisbrick P: Induction of neurasthenic musculoskeletal pain syndrome by selective sleep stage deprivation, *Psychosom Med* 38(1):35–44, 1976.
12. Molony RR, MacPeek DM, Schiffman PL, et al.: Sleep, sleep apnea and the fibromyalgia syndrome, *J Rheumatol* 13(4):797–800, 1986.
13. Saletu A, Parapatics S, Saletu B, et al.: On the pharmacotherapy of sleep bruxism: placebo-controlled polysomnographic and psychometric studies with clonazepam, *Neuropsychobiology* 51(4):214–225, 2005.
14. Yatani H, Studts J, Cordova M, Carlson CR, Okeson JP: Comparison of sleep quality and clinical and psychologic characteristics in patients with temporomandibular disorders, *J Orofac Pain* 16(3):221–228, 2002.
15. Turk DC, Rudy TE: Toward a comprehensive assessment of chronic pain patients: a multiaxial approach, *Behav Res Ther* 25:237–249, 1987.
16. Derogatis LR: *The SCL 90R: administration, scoring and procedure manual*, Baltimore, 1977, Clinical Psychology Research.
17. Levitt SR, McKinney MW, Lundeen TF: The TMJ scale: cross-validation and reliability studies, *Cranio* 6(1):17–25, 1988.
18. Levitt SR, McKinney MW: Validating the TMJ scale in a national sample of 10,000 patients: demographic and epidemiologic characteristics, *J Orofac Pain* 8(1):25–35, 1994.
19. Drum RK, Fornadley JA, Schnapf DJ: Malignant lesions presenting as symptoms of craniomandibular dysfunction, *J Orofac Pain* 7:294–299, 1993.
20. Clark GT: Examining temporomandibular disorder patients for cranio-cervical dysfunction, *Cranio* 2(1):55–63, 1983.
21. Clark GT, Green EM, Dornan MR, Flack VF: Craniocervical dysfunction levels in a patient sample from a temporomandibular joint clinic, *J Am Dent Assoc* 115(2):251–256, 1987.
22. Visscher C, Hofman N, Mes C, Lousberg R, Naeije M: Is temporomandibular pain in chronic whiplash-associated disorders part of a more widespread pain syndrome? *Clin J Pain* 21(4):353–357, 2005.
23. Fernandez CE, Amiri A, Jaime J, Delaney P: The relationship of whiplash injury and temporomandibular disorders: a narrative literature review, *J Chiropr Med* 8(4):171–186, 2009.
24. Mense S: Nociception from skeletal muscle in relation to clinical muscle pain, *Pain* 54(3):241–289, 1993.
25. Keele KD: A physician looks at pain. In Weisenberg M, editor: *Pain; clinical and experimental perspectives*, St Louis, 1975, CV Mosby Co, pp 45–52.
26. Mense S: Considerations concerning the neurobiological basis of muscle pain, *Can J Physiol Pharmacol* 69(5):610–616, 1991.
27. Burch JG: Occlusion related to craniofacial pain. In Alling CC, Mahan PE, editors: *Facial pain*, ed 2, Philadelphia, 1977, Lea & Febiger, pp 165–180.
28. Krogh-Poulsen WG, Olsson A: Management of the occlusion of the teeth. In Schwartz L, Chayes CM, editors: *Facial pain and mandibular dysfunction*, Philadelphia, 1969, WB Saunders Co, pp 236–280.

29. Schwartz L, Chayes CM: The history and clinical examination. In Schwartz L, Chayes CM, editors: *Facial pain and mandibular dysfunction*, Philadelphia, 1969, WB Saunders Co, pp 159–178.
30. Frost HM: Musculoskeletal pains. In Alling CC, Mahan PE, editors: *Facial pain*, ed 2, Philadelphia, 1977, Lea & Febiger, p 140.
31. Schiffman E, Ohrbach R, Truelove E, et al.: Diagnostic Criteria for Temporomandibular Disorders (DC/TMD) for Clinical and Research Applications: recommendations of the International RDC/TMD Consortium Network and Orofacial Pain Special Interest Groupdagger, *J Oral Facial Pain Headache* 28(1):6–27, 2014.
32. Moody PM, Calhoun TC, Okeson JP, Kemper JT: Stress-pain relationship in MPD syndrome patients and non-MPD syndrome patients, *J Prosthet Dent* 45(1):84–88, 1981.
33. Okeson JP, Kemper JT, Moody PM: A study of the use of occlusion splints in the treatment of acute and chronic patients with craniomandibular disorders, *J Prosthet Dent* 48(6):708–712, 1982.
34. Giannakopoulos NN, Schindler HJ, Rammelsberg P, et al.: Co-activation of jaw and neck muscles during submaximum clenching in the supine position, *Arch Oral Biol* 58(12):1751–1760, 2013.
35. Travell JG, Rinzler SH: The myofascial genesis of pain, *Postgrad Med* 11:425–434, 1952.
36. Simons DG, Travell JG, Simons LS: *Travell & Simons' myofascial pain and dysfunction: a trigger point manual*, ed 2, Baltimore, MD, 1999, Williams & Wilkins.
37. Johnstone DR, Templeton M: The feasibility of palpating the lateral pterygoid muscle, *J Prosthet Dent* 44(3):318–323, 1980.
38. Stratmann U, Mokrys K, Meyer U, et al.: Clinical anatomy and palpability of the inferior lateral pterygoid muscle, *J Prosthet Dent* 83(5):548–554, 2000.
39. Bell WE: *Temporomandibular disorders*, ed 2, Chicago, 1986, Year Book.
40. Svensson P, Arendt-Nielsen L, Nielsen H, Larsen JK: Effect of chronic and experimental jaw muscle pain on pain-pressure thresholds and stimulus-response curves, *J Orofac Pain* 9(4):347–356, 1995.
41. Thomas CA, Okeson JP: Evaluation of lateral pterygoid muscle symptoms using a common palpation technique and a method of functional manipulation, *Cranio* 5(2):125–129, 1987.
42. Okeson JP: *Bell's orofacial pains. Chapter 4*, ed 6, Chicago, IL, 2005, Quintessence Publishing Co, Inc, pp 63–94.
43. Agerberg G: Maximal mandibular movement in young men and women, *Swed Dent J* 67:81–100, 1974.
44. Solberg W: Occlusion-related pathosis and its clinical evaluation. *Clinical dentistry*, New York, NY, 1976, Harper & Row Publishers, pp 1–29.
45. Vanderas AP: Mandibular movements and their relationship to age and body height in children with or without clinical signs of craniomandibular dysfunction: part IV. A comparative study, *ASDC J Dent Child* 59(5):338–341, 1992.
46. Bitlar Gea: Range of jaw opening in a elderly non-patient population, *J Dent Res* 70(Special issue):419 (abstract #1225), 1991.
47. McCarroll RS, Hesse JR, Naeije M, Yoon CK, Hansson TL: Mandibular border positions and their relationships with peripheral joint mobility, *J Oral Rehabil* 14(2):125–131, 1987.
48. Hesse JR, Naeije M, Hansson TL: Craniomandibular stiffness toward maximum mouth opening in healthy subjects: a clinical and experimental investigation, *J Craniomandib. Disord* 4(4):257–266, 1990.
49. Bezuur JN, Habets LL, Hansson TL: The recognition of craniomandibular disorders—a comparison between clinical, tomographical, and dental panoramic radiographical findings in thirty-one subjects, *J Oral Rehabil* 15(6):549–554, 1988.
50. Hardison JD, Okeson JP: Comparison of three clinical techniques for evaluating joint sounds, *Cranio* 8(4):307–311, 1990.
51. Westesson PL, Eriksson L, Kurita K: Reliability of a negative clinical temporomandibular joint examination: prevalence of disk displacement in asymptomatic temporomandibular joints, *Oral Surg Oral Med Oral Pathol* 68:551–554, 1989.
52. Ricketts RM: Clinical interferences and functional disturbances of the masticatory system, *Am J Orthod Dentofacial Orthop* 52:416–439, 1966.
53. Geering AH: Occlusal interferences and functional disturbances of the masticatory system, *J Clin Periodontol* 1(2):112–119, 1974.
54. Lieberman MA, Gazit E, Fuchs C, Lilos P: Mandibular dysfunction in 10–18 year old school children as related to morphological malocclusion, *J Oral Rehabil* 12(3):209–214, 1985.
55. Egermark-Eriksson I, Carlsson GE, Magnusson T: A long-term epidemiologic study of the relationship between occlusal factors and mandibular dysfunction in children and adolescents, *J Dent Res* 66(1):67–71, 1987.
56. DeBoever JA, Adriaens PA: Occlusal relationship in patients with pain-dysfunction symptoms in the temporomandibular joint, *J Oral Rehabil* 10:1–7, 1983.
57. Lous I, Sheik-Ol-Eslam A, Moller E: Postural activity in subjects with functional disorders of the chewing apparatus, *Scand J Dent Res* 78(5):404–410, 1970.
58. Miller SC: *Textbook of periodontia*, Philadelphia, 1938, Blakiston's Son & Co.
59. Ramfjord SP, Ash MM: *Occlusion*, ed 3, Philadelphia, Pa, 1983, Saunders Co.
60. Landay MA, Nazimov H, Seltzer S: The effects of excessive occlusal force on the pulp, *J Periodontol* 41(1):3–11, 1970.
61. Lutz F, Krejci I, Imfeld T, Elzer A: The hydrodynamic behavior of dentinal tubule fluid under occlusal loading, *Schweiz Monatsschr Zahnmed* 101(1):24–30, 1991.
62. Okeson JP: *Bell's oral and facial pain. Chapter 12*, ed 7, Chicago, IL, 2014, Quintessence Publishing Co, Inc. 249–285.
63. Okeson JP, Falace DA: Nonodontogenic toothache, *Dent Clin North Am* 41(2):367–383, 1997.
64. Kreiner M, Falace D, Michelis V, Okeson JP, Isberg A: Quality difference in craniofacial pain of cardiac vs. dental origin, *J Dent Res* 89(9):965–969, 2010.
65. Kreiner M, Okeson JP, Michelis V, Lujambio M, Isberg A: Craniofacial pain as the sole symptom of cardiac ischemia: a prospective multicenter study, *J Am Dent Assoc* 138(1):74–79, 2007.
66. Simons DG, Travell JG, Simons LS: *Travell & Simons' myofascial pain and dysfunction: the trigger point manual*, ed 2, Baltimore, MD, 1999, Williams & Wilkins.
67. Marbach JJ, Raphael KG, Dohrenwend BP, Lennon MC: The validity of tooth grinding measures: etiology of pain dysfunction syndrome revisited, *J Am Dent Assoc* 120(3):327–333, 1990.
68. Seligman DA, Pullinger AG, Solberg WK: The prevalence of dental attrition and its association with factors of age, gender, occlusion, and TMJ symptomatology, *J Dent Res* 67(10):1323–1333, 1988.
69. Pullinger AG, Seligman DA: The degree to which attrition characterizes differentiated patient groups of temporomandibular disorders, *J Orofac Pain* 7(2):196–208, 1993.
70. Lavigne GJ, Khoury S, Abe S, Yamaguchi T, Raphael K: Bruxism physiology and pathology: an overview for clinicians, *J Oral Rehabil* 35(7):476–494, 2008.
71. Milosevic A, Brodie DA, Slade PD: Dental erosion, oral hygiene, and nutrition in eating disorders, *Int J Eat Disord* 21(2):195–199, 1997.
72. Wang GR, Zhang H, Wang ZG, Jiang GS, Guo CH: Relationship between dental erosion and respiratory symptoms in patients with gastro-oesophageal reflux disease, *J Dent* 38(11):892–898, 2010.
73. Bernhardt O, Gesch D, Schwahn C, et al.: Epidemiological evaluation of the multifactorial aetiology of abfractions, *J Oral Rehabil* 33(1):17–25, 2006.
74. Miller N, Penaud J, Ambrosini P, Bisson-Boutelliez C, Briancon S: Analysis of etiologic factors and periodontal conditions involved with 309 abfractions, *J Clin Periodontol* 30(9):828–832, 2003.
75. Pikdoken L, Akca E, Gurbuzer B, Aydil B, Tasdelen B: Cervical wear and occlusal wear from a periodontal perspective, *J Oral Rehabil*, 2010.
76. Takehara J, Takano T, Akhter R, Morita M: Correlations of non-carious cervical lesions and occlusal factors determined by using pressure-detecting sheet, *J Dent* 36(10):774–779, 2008.
77. Reyes E, Hildebolt C, Langenwalter E, Miley D: Abfractions and attachment loss in teeth with premature contacts in centric relation: clinical observations, *J Periodontol* 80(12):1955–1962, 2009.

78. Litonjua LA, Andreana S, Bush PJ, Tobias TS, Cohen RE: Noncarious cervical lesions and abfractions: a re-evaluation, *J Am Dent Assoc* 134(7):845–850, 2003.
79. Michael JA, Townsend GC, Greenwood LF, Kaidonis JA: Abfraction: separating fact from fiction, *Aust Dent J* 54(1):2–8, 2009.
80. Dawson PE: *Evaluation, diagnosis and treatment of occlusal problems*, ed 2, St Louis, 1989, CV Mosby Co.
81. Carroll WJ, Woelfel JB, Huffman RW: Simple application of anterior jig or leaf gauge in routine clinical practice, *J Prosthet Dent* 59(5):611–617, 1988.
82. Rieder C: The prevalence and magnitude of mandibular displacement in a survey population, *J Prosthet Dent* 39:324–329, 1978.
83. Posselt U: Studies in the mobility of the human mandible, *Acta Odontol Scand* 10(Suppl):19, 1952.
84. Marklund S, Wanman A: Incidence and prevalence of myofascial pain in the jaw-face region. A one-year prospective study on dental students, *Acta Odontol Scand* 66(2):113–121, 2008.
85. McNamara Jr JA, Seligman DA, Okeson JP: Occlusion, orthodontic treatment, and temporomandibular disorders: a review, *J Orofac Pain* 9:73–90, 1995.
86. Okeson JP: Occlusion and functional disorders of the masticatory system, *Dent Clin North Am* 39(2):285–300, 1995.
87. McNamara D: Variance of occlusal support in temporomandibular pain-dysfunction patients, *J Dent Res* 61:350, 1982.
88. Fonder AC: *The dental physician*, Blacksburg, VA, 1977, University Publications.
89. Mahn P: *Pathologic manifestations in occlusal disharmony, II*, New York, 1981, Science & Medicine.
90. Moreno-Hay I, Okeson JP: Does altering the occlusal vertical dimension produce temporomandibular disorders? A literature review, *J Oral Rehabil* 42(11):875–882, 2015.
91. Ramfjord S: Bruxism: a clinical and electromyographic study, *J Am Dent Assoc* 62:21–28, 1961.
92. Williamson EH, Lundquist DO: Anterior guidance: its effect on electromyographic activity of the temporal and masseter muscles, *J Prosthet Dent* 49(6):816–823, 1983.
93. Minagi S, Watanabe H, Sato T, Tsuru H: Relationship between balancing-side occlusal contact patterns and temporomandibular joint sounds in humans: proposition of the concept of balancing-side protection, *J Craniomandib Disord* 4(4):251–256, 1990.
94. Okeson JP, Dickson JL, Kemper JT: The influence of assisted mandibular movement on the incidence of nonworking tooth contact, *J Prosthet Dent* 48(2):174–177, 1982.
95. Seedorf H, Weitendorf H, Scholz A, Kirsch I, Heydecke G: Effect of non-working occlusal contacts on vertical condyle position, *J Oral Rehabil* 36(6):435–441, 2009.
96. Kahn J, Tallents RH, Katzberg RW, Ross ME, Murphy WC: Prevalence of dental occlusal variables and intraarticular temporomandibular disorders: molar relationship, lateral guidance, and nonworking side contacts, *J Prosthet Dent* 82(4):410–415, 1999.
97. Bean LR, Omnell KA, Oberg T: Comparison between radiologic observations and macroscopic tissue changes in temporomandibular joints, *Dentomaxillofac Radiol* 6(2):90–106, 1977.
98. Watt-Smith S, Sadler A, Baddeley H, Renton P: Comparison of arthrotomographic and magnetic resonance images of 50 temporomandibular joints with operative findings, *Br J Oral Maxillofac Surg* 31(3):139–143, 1993.
99. Christiansen EL, Thompson JR, Zimmerman G, et al.: Computed tomography of condylar and articular disk positions within the temporomandibular joint, *Oral Surg Oral Med Oral Pathol* 64(6):757–767, 1987.
100. Hoffman DC, Berliner L, Manzione J, Saccaro R, McGivern Jr BE: Use of direct sagittal computed tomography in diagnosis and treatment of internal derangements of the temporomandibular joint, *J Am Dent Assoc* 113(3):407–411, 1986.
101. Manco LG, Messing SG: Splint therapy evaluation with direct sagittal computed tomography, *Oral Surg Oral Med Oral Pathol* 61(1):5–11, 1986.
102. Van Ingen JM, de Man K, Bakri I: CT diagnosis of synovial chondromatosis of the temporomandibular joint, *Br J Oral Maxillofac Surg* 28(3):164–167, 1990.
103. Paz ME, Carter LC, Westesson PL, et al.: CT density of the TMJ disk: correlation with histologic observations of hyalinization, metaplastic cartilage, and calcification in autopsy specimens, *Am J Orthod Dentofacial Orthop* 98(4):354–357, 1990.
104. Katzberg RW, Schenck J, Roberts D, et al.: Magnetic resonance imaging of the temporomandibular joint meniscus, *Oral Surg Oral Med Oral Pathol* 59(4):332–335, 1985.
105. Wilk RM, Harms SE, Wolford LM: Magnetic resonance imaging of the temporomandibular joint using a surface coil, *J Oral Maxillofac Surg* 44(12):935–943, 1986.
106. Manzione JV, Katzberg RW, Tallents RH, et al.: Magnetic resonance imaging of the temporomandibular joint, *J Am Dent Assoc* 113(3):398–402, 1986.
107. Donlon WC, Moon KL: Comparison of magnetic resonance imaging, arthrotomography and clinical and surgical findings in temporomandibular joint internal derangements, *Oral Surg Oral Med Oral Pathol* 64(1):2–5, 1987.
108. Bell KA, Jones JP: Cine magnetic resonance imaging of the temporomandibular joint, *J Craniomandibular Prac* 10:313–317, 1992.
109. Quemar JC, Akoka S, Romdane H, de Certaines JD: Evaluation of a fast pseudo-cinematic method for magnetic resonance imaging of the temporomandibular joint, *Dentomaxillofac Radiol* 22(2):61–68, 1993.
110. Yustin DC, Rieger MR, McGuckin RS, Connelly ME: Determination of the existence of hinge movements of the temporomandibular joint during normal opening by Cine-MRI and computer digital addition, *J Prosthodont* 2(3):190–195, 1993.
111. Moore JB, Choe KA, Burke RH, DiStefano GR: Coronal and sagittal TMJ meniscus position in asymptomatic subjects by MRI, *J Oral Maxillofac Surg* 47(Suppl 1):75–76, 1989.
112. Hatala M, Westesson PL, Tallents RH, Katzberg RW: TMJ disc displacement in asymptomatic volunteers detected by MR imaging (abstract), *J Dent Res* 70(Special issue):278, 1991.
113. Tallents RH, Hatala MP, Hutta J, et al.: Temporomandibular joint sounds in normal volunteers, *J Dent Res* 70(Special issue):371, 1991.
114. Kircos LT, Ortendahl DA, Mark AS, Arakawa M: Magnetic resonance imaging of the TMJ disc in asymptomatic volunteers, *J Oral Maxillofac Surg* 45(10):852–854, 1987.
115. Katzberg RW, Westesson PL, Tallents RH, Drake CM: Anatomic disorders of the temporomandibular joint disc in asymptomatic subjects, *J Oral Maxillofac Surg* 54:147–153, 1996.
116. Katzberg RW, Westesson PL, Tallents RH, Drake CM: Orthodontics and temporomandibular joint internal derangement, *Am J Orthod Dentofacial Orthop* 109(5):515–520, 1996.
117. Tasaki MM, Westesson PL, Isberg AM, Ren YF, Tallents RH: Classification and prevalence of temporomandibular joint disk displacement in patients and symptom-free volunteers, *Am J Orthod Dentofacial Orthop* 109(3):249–262, 1996.
118. Ribeiro RF, Tallents RH, Katzberg RW, et al.: The prevalence of disc displacement in symptomatic and asymptomatic volunteers aged 6 to 25 years, *J Orofac Pain* 11(1):37–47, 1997.
119. Goldstein HA, Bloom CY: Detection of degenerative disease of the temporomandibular joint by bone scintigraphy: concise communication, *J Nucl Med* 21(10):928–930, 1980.
120. Kircos LT, Ortendahl DA, Hattner RS, et al.: Emission imaging of patients with craniomandibular dysfunction, *Oral Surg Oral Med Oral Pathol* 65(2):249–254, 1988.
121. Collier Jr BD, Hellman RS, Krasnow AZ: *Bone SPECT*, 1987.
122. Engelke W, Tsuchimochi M, Ruttimann UE, Hosain F: Assessment of bone remodeling in the temporomandibular joint by serial uptake measurement of technetium 99m-labeled methylene diphosphonate with a cadmium telluride probe, *Oral Surg Oral Med Oral Pathol* 71(3):357–363, 1991.
123. Harris SA, Rood JP, Testa HJ: Post-traumatic changes of the temporo-mandibular joint by bone scintigraphy, *Int J Oral Maxillofac Surg* 17(3):173–176, 1988.
124. Katzberg RW, O'Mara RE, Tallents RH, Weber DA: Radionuclide skeletal imaging and single photon emission computed tomography in suspected internal derangements of the

temporomandibular joint, *J Oral Maxillofac Surg* 42(12):782–787, 1984.
125. Krasnow AZ, Collier BD, Kneeland JB, et al.: Comparison of high-resolution MRI and SPECT bone scintigraphy for noninvasive imaging of the temporomandibular joint, *J Nucl Med* 28(8):1268–1274, 1987.
126. Oberg T, Carlsson GE: Macroscopic and microscopic anatomy of the temporomandibular joint. In Zarb GA, Carlsson GE, editors: *Temporomandibular joint; function and dysfunction*, St Louis, 1979, CV Mosby, pp 101–118.
127. Stegenga B, de Bont LG, Boering G, van Willigen JD: Tissue responses to degenerative changes in the temporomandibular joint: a review, *J Oral Maxillofac Surg* 49(10):1079–1088, 1991.
128. Worth HM: Radiology of the temporomandibular joint. In Zarb GA, Carlsson GE, editors: *Temporomandibular joint function and dysfunction*, St Louis, 1979, CV Mosby, pp 321–372.
129. Hatcher DC: Craniofacial imaging, *J Calif Dent Assoc* 19(6):27–34, 1991.
130. Tamimi D, Hatcher D: *Specialty imaging: temporomandibular joint*, ed 1, Salt Lake City, Utah, 2016, Elsevier.
131. Oberg T, Carlsson GE, Fajers CM: The temporomandibular joint. A morphologic study on a human autopsy material, *Acta Odontol Scand* 29(3):349–384, 1971.
132. Hansson T, Oberg T: Clinical survey on occlusal physiology in 67-year-old persons in Dalby (Sweden), *Tandlakartidningen* 63(18):650–655, 1971.
133. Toller PA: Osteoarthrosis of the mandibular condyle, *Br Dent J* 134(6):223–231, 1973.
134. JFea Durkin: Cartilage of the mandibular condyle. In Zarb GA, Carlsson GE, editors: *Temporomandibular joint; function and dysfunction*, St Louis, 1979, CV Mosby, p 94.
135. Boering G: *Temporomandibular joint arthrosis: a clinical and radiographic investigation (thesis)*, The Netherlands, 1966, University of Groningen, Groningen.
136. de Leeuw R, Boering G, Stegenga B, de Bont LG: TMJ articular disc position and configuration 30 years after initial diagnosis of internal derangement, *J Oral Maxillofac Surg* 53(3):234–241, 1995; discussion 41–42.
137. de Leeuw R, Boering G, Stegenga B, de Bont LG: Temporomandibular joint osteoarthrosis: clinical and radiographic characteristics 30 years after nonsurgical treatment: a preliminary report, *Cranio* 11(1):15–24, 1993.
138. de Leeuw J, Ros WJ, Steenks MH, et al.: Multidimensional evaluation of craniomandibular dysfunction. II: pain assessment, *J Oral Rehabil* 21(5):515–532, 1994.
139. de Leeuw R, Boering G, Stegenga B, de Bont LG: Clinical signs of TMJ osteoarthrosis and internal derangement 30 years after nonsurgical treatment, *J Orofac Pain* 8(1):18–24, 1994.
140. Hall MB, Gibbs CC, Sclar AG: Association between the prominence of the articular eminence and displaced TMJ disks, *Cranio* 3(3):237–239, 1985.
141. Kerstens HC, Golding RP, Valk J, van dKWA: Magnetic resonance imaging of partial temporomandibular joint disc displacement, *J Oral Maxillofac Surg* 47(1):25–29, 1989.
142. Ren YF, Isberg A, Westesson PL: Steepness of the articular eminence in the temporomandibular joint. Tomographic comparison between asymptomatic volunteers with normal disk position and patients with disk displacement, *Oral Surg Oral Med Oral Pathol Oral Radiol Endod* 80(3):258–266, 1995.
143. Galante G, Paesani D, Tallents RH, et al.: Angle of the articular eminence in patients with temporomandibular joint dysfunction and asymptomatic volunteers, *Oral Surg, Oral Med Oral Pathol* 80:242–249, 1995.
144. Alsawaf M, Garlapo DA, Gale EN, Carter MJ: The relationship between condylar guidance and temporomandibular joint clicking, *J Prosthet Dent* 61:349, 1989.
145. Eagle WW: Elongated styloid process: symptoms and treatment, *Arch Otolaryngol* 67:172–176, 1958.
146. Keur JJ, Campbell JP, McCarthy JF, Ralph WJ: The clinical significance of the elongated styloid process, *Oral Surg Oral Med Oral, Pathol* 61(4):399–404, 1986.
147. Zaki HS, Greco CM, Rudy TE, Kubinski JA: Elongated styloid process in a temporomandibular disorder sample: prevalence and treatment outcome, *J Prosthet Dent* 75(4):399–405, 1996.
148. Weinberg LA: Role of condylar position in TMJ dysfunction-pain syndrome, *J Prosthet Dent* 41(6):636–643, 1979.
149. Weinberg LA: The etiology, diagnosis, and treatment of TMJ dysfunction-pain syndrome. Part III: treatment, *J Prosthet Dent* 43(2):186–196, 1980.
150. Hatcher DC, Blom RJ, Baker CG: Temporomandibular joint spatial relationships: osseous and soft tissues, *J Prosthet Dent* 56(3):344–353, 1986.
151. Baldioceda F, Pullinger AG, Bibb CA: Relationship of condylar bone profiles and dental factors to articular soft-tissue thickness, *J Craniomandib Disord* 4(2):71–79, 1990.
152. Pullinger AG, Bibb CA, Ding X, Baldioceda F: Contour mapping of the TMJ temporal component and the relationship to articular soft tissue thickness and disk displacement, *Oral Surg Oral Med Oral Pathol* 76(5):636–646, 1993.
153. Ren YF, Isberg A, Westesson PL: Condyle position in the temporomandibular joint, *Oral Surg Oral Med Oral Pathol* 80:101–107, 1995.
154. Lindblom G: Anatomy and function of the temporomandibular joint, *Acta Odontol Scand* 17(Suppl 28):7–286, 1960.
155. Berry DC: The relationship between some anatomical features of the human mandibular condyle and its appearance on radiographs, *Arch Oral Biol* 2:203–208, 1960.
156. Blaschke DD, White SC: Radiology. In Sarnat GB, Laskin DM, editors: *The temporomandibular joint*, ed 3, Springfield, IL, 1979, Charles C Thomas Publisher, pp 240–276.
157. Bean LR, Thomas CA: Significance of condylar positions in patients with temporomandibular disorders, *J Am Dent Assoc* 114(1):76–77, 1987.
158. Pullinger A, Hollender L: Assessment of mandibular condyle position: a comparison of transcranial radiographs and linear tomograms, *Oral Surg Oral Med Oral Pathol* 60(3):329–334, 1985.
159. Jumean F, Hatjigiorgis CG, Neff PA: Comparative study of two radiographic techniques to actual dissections of the temporomandibular joint, *Cranio* 6(2):141–147, 1988.
160. Aquilino SA, Matteson SR, Holland GA, Phillips C: Evaluation of condylar position from temporomandibular joint radiographs, *J Prosthet Dentist* 53(1):88–97, 1985.
161. Knoernschild KL, Aquilino SA, Ruprecht A: Transcranial radiography and linear tomography: a comparative study, *J Prosthet Dentist* 66(2):239–250, 1991.
162. Alexander SR, Moore RN, DuBois LM: Mandibular condyle position: comparison of articulator mountings and magnetic resonance imaging (see comments), *Am J Orthod Dentofacial Orthop* 104(3):230–239, 1993.
163. Ren YF, Isberg A, Westesson PL: Condyle position in the temporomandibular joint. Comparison between asymptomatic volunteers with normal disk position and patients with disk displacement, *Oral Surg Oral Med Oral Pathol Oral Radiol Endod* 80(1):101–107, 1995.
164. Pullinger AG, Solberg WK, Hollender L, Guichet D: Tomographic analysis of mandibular condyle position in diagnostic subgroups of temporomandibular disorders, *J Prosthet Dentist* 55(6):723–729, 1986.
165. Obwegeser HL, Farmand M, Al-Majali F, Engelke W: Findings of mandibular movement and the position of the mandibular condyles during maximal mouth opening, *Oral Surg Oral Med Oral Pathol* 63(5):517–525, 1987.
166. Muto T, Kohara M, Kanazawa M, Kawakami J: The position of the mandibular condyle at maximal mouth opening in normal subjects, *J Oral Maxillofac Surg* 52(12):1269–1272, 1994.
167. Bell WE: *Temporomandibular disorders: classification, diagnosis, management*, ed 3, Chicago, 1990, Year Book.
168. Bezuur JN, Habets LL, Jimenez L,V, Naeije M, Hansson TL: The recognition of craniomandibular disorders—a comparison between clinical and radiographic findings in eighty-nine subjects, *J Oral Rehabil* 15(3):215–221, 1988.
169. Muir CB, Goss AN: The radiologic morphology of asymptomatic temporomandibular joints, *Oral Surg Oral Med Oral Pathol* 70(3):349–354, 1990.

170. Muir CB, Goss AN: The radiologic morphology of painful temporomandibular joints, *Oral Surg Oral Med Oral Pathol* 70(3):355–359, 1990.
171. Schiffman EL, Anderson GC, Fricton JR, Lindgren BR: The relationship between level of mandibular pain and dysfunction and stage of temporomandibular joint internal derangement, *J Dent Res* 71(11):1812–1815, 1992.
172. Eliasson S, Isacsson G: Radiographic signs of temporomandibular disorders to predict outcome of treatment, *J Craniomandib Disord* 6(4):281–287, 1992.
173. Dyer EH: Importance of a stable maxillomandibular relation, *J Prosthet Dentist* 30(3):241–251, 1973.
174. Glaros AG, McGlynn FD, Kapel L: Sensitivity, specificity, and the predictive value of facial electromyographic data in diagnosing myofascial pain-dysfunction, *Cranio* 7(3):189–193, 1989.
175. Gervais RO, Fitzsimmons GW, Thomas NR: Masseter and temporalis electromyographic activity in asymptomatic, subclinical, and temporomandibular joint dysfunction patients, *Cranio* 7(1):52–57, 1989.
176. Carlson CR, Okeson JP, Falace DA, al e: Comparison of psychological and physiological functioning between patients with masticatory muscle pain and matched controls, *J Orofacial Pain* 7:15–22, 1993.
177. Yemm R: A neurophysiological approach to the pathology and aetiology of temporomandibular dysfunction, *J Oral Rehabil* 12(4):343–353, 1985.
178. Majewski RF, Gale EN: Electromyographic activity of anterior temporal area pain patients and non-pain subjects, *J Dent Res* 63:1228–1231, 1984.
179. Lund JP, Donga R, Widmer CG, Stohler CS: The pain-adaptation model: a discussion of the relationship between chronic musculoskeletal pain and motor activity, *Can J Physiol Pharmacol* 69:683–694, 1991.
180. Lous I, Sheikoleslam a, Moller E: Muscle hyperactivity in subjects with functional disorders of the chewing apparatus, *Scand J Dent Res* 78:404–410, 1970.
181. Dahlstrom L, Carlsson SG, Gale EN, Jansson TG: Stress-induced muscular activity in mandibular dysfunction: effects of biofeedback training, *J Behav Med* 8(2):191–200, 1985.
182. Klasser GD, Okeson JP: The clinical usefulness of surface electromyography in the diagnosis and treatment of temporomandibular disorders, *J Am Dent Assoc* 137(6):763–771, 2006.
183. Oltjen JM, Goldreich HN, Rugh JD: Masseter surface EMG levels in overweight and normal subjects, *J Dent Res* 69(Special issue): 149 (abstract #327), 1990.
184. Rugh JD, Santos JA, Harlan JA, Hatch JP: Distribution of surface EMG activity over the masseter muscle, *J Dent Res* 67(Special issue):513 (abstract #1790), 1988.
185. Oltjen JM, Palla S, Rugh JD: Evaluation of an invisible UV ink for EMG surface electrode placement repeatability, *J Dent Res* 70(Special issue):513 (abstract #1975), 1991.
186. Lund JP, Widmer CG: An evaluation of the use of surface electromyography in the diagnosis, documentation, and treatment of dental patients, *J Orofac Pain* 3:125–137, 1988.
187. Mohl ND, Lund JP, Widmer CG, McCall Jr WD: Devices for the diagnosis and treatment of temporomandibular disorders. Part II: electromyography and sonography (published erratum appears in *J Prosthet Dent* 1990;63(5):13A), *J Prosthet Dentist* 63(3):332–336, 1990.
188. Rugh JD, Davis SE: Accuracy of diagnosing MPD using electromyography, *J Dent Res* 69(Special issue):273 (abstract 1319), 1990.
189. Lund JP, Widmer CG, Feine JS: Validity of diagnostic and monitoring tests used for temporomandibular disorders (see comments), *J Dent Res* 74(4):1133–1143, 1995.
190. Mohl ND: Reliability and validity of diagnostic modalities for temporomandibular disorders, *Adv Dent Res* 7(2):113–119.
191. Widmer CG, Lund JP, Feine JS: Evaluation of diagnostic tests for TMD, *J Calif Dent Assoc* 18(3):53–60, 1990.
192. Mohl ND, Ohrbach RK, Crow HC, Gross AJ: Devices for the diagnosis and treatment of temporomandibular disorders. Part III: thermography, ultrasound, electrical stimulation, and electromyographic biofeedback (published erratum appears in *J Prosthet Dent* 1990;63(5):13A), *J Prosthet Dentist* 63(4):472–477, 1990.
193. Mohl ND, McCall WS, Lund JP, Plesh O: Devises for the diagnosis and treatment of temporomandibular disorders: part I. Introduction, scientific evidence, and jaw tracking, *J Prosthet Dentist* 63:198–201, 1990.
194. Feine JS, Hutchins MO, Lund JP: An evaluation of the criteria used to diagnose mandibular dysfunction with the mandibular kinesiograph, *J Prosthet Dentist* 60(3):374–380, 1988.
195. Theusner J, Plesh O, Curtis DA, Hutton JE: Axiographic tracings of temporomandibular joint movements, *J Prosthet Dentist* 69(2):209–215, 1993.
196. Tsolka D, Preiskel HW: Kinesiographic and electromyographic assessment of the effects of occlusal adjustment therapy on craniomandibular disorders by a double-blind method, *J Prosthet Dentist* 69:85–92, 1993.
197. Toolson GA, Sadowsky C: An evaluation of the relationship between temporomandibular joint sounds and mandibular movements, *J Craniomandib Disord* 5(3):187–196, 1991.
198. Widmer CG: Temporomandibular joint sounds: a critique of techniques for recording and analysis, *J Craniomandib Disord* 3(4):213–217, 1989.
199. Christensen LV, Donegan SJ, McKay DC: Temporomandibular joint vibration analysis in a sample of non-patients, *Cranio* 10(1):35–41, 1992.
200. Paiva G, Paiva PF, de OON: Vibrations in the temporomandibular joints in patients examined and treated in a private clinic, *Cranio* 11(3):202–205, 1993.
201. Ishigaki S, Bessette RW, Maruyama T: Diagnostic accuracy of TMJ vibration analysis for internal derangement and/or degenerative joint disease, *Cranio* 12(4):241–245, 1994.
202. Wabeke KB, Spruijt RJ, van der Zaag J: The reliability of clinical methods for recording temporomandibular joint sounds, *J Dent Res* 73(6):1157–1162, 1994.
203. Ishigaki S, Bessette RW, Maruyama T: Vibration analysis of the temporomandibular joints with meniscal displacement with and without reduction, *J Craniomandibular Pract* 11(3):192–201, 1993.
204. Tallents RH, Hatala M, Katzberg RW, Westesson PL: Temporomandibular joint sounds in asymptomatic volunteers, *J Prosthet Dentist* 69:298–304, 1993.
205. Feldman F, Nickoloff EL: Normal thermographic standards for the cervical spine and upper extremities, *Skeletal Radiol* 12(4):235–249, 1984.
206. Gratt BM, Sickles EA, Ross JB: Electronic thermography in the assessment of internal derangement of the temporomandibular joint. A pilot study, *Oral Surg Oral Med Oral Pathol* 71(3):364–370, 1991.
207. Steed PA: The utilization of contact liquid crystal thermography in the evaluation of temporomandibular dysfunction (published erratum appears in *Cranio* 1991;9(3):preceding 183), *Cranio* 9(2):120–128, 1991.
208. Berry DC, Yemm R: Variations in skin temperature of the face in normal subjects and in patients with mandibular dysfunction, *Br J Oral Surg* 8(3):242–247, 1971.
209. Berry DC, Yemm R: A further study of facial skin temperature in patients with mandibular dysfunction, *J Oral Rehabil* 1(3):255–264, 1974.
210. Finney JW, Holt CR, Pearce KB: Thermographic diagnosis of temporomandibular joint disease and associated neuromuscular disorders, *Postgrad Med J Special Report* 93–95, 1986.
211. Johansson A, Kopp S, Haraldson T: Reproducibility and variation of skin surface temperature over the temporomandibular joint and masseter muscle in normal individuals, *Acta Odontol Scand* 43(5):309–313, 1985.
212. Gratt BM, Sickles EA: Thermographic characterization of the asymptomatic temporomandibular joint, *J Orofac Pain* 7:7–14, 1993.
213. Swerdlow B, Dieter JN: An evaluation of the sensitivity and specificity of medical thermography for the documentation of myofascial trigger points (see comments), *Pain* 48(2):205–213, 1992.
214. Wozniak K, Szyszka-Sommerfeld L, Trybek G, Piatkowska D: Assessment of the sensitivity, specificity, and accuracy of thermography in identifying patients with TMD, *Med Sci Monit* 21:1485–1493, 2015.

10

Diagnóstico das Disfunções Temporomandibulares

A coisa mais importante que você pode fazer pelo seu paciente é o diagnóstico correto. É a base para o sucesso.

JPO

Para controlar os distúrbios mastigatórios efetivamente, deve-se compreender os inúmeros tipos de problemas que podem existir e a variedade de etiologias que podem causá-los. A separação desses distúrbios em grupos comuns de sintomas e etiologias é um processo chamado de diagnóstico. O clínico deve ter em mente que, para cada diagnóstico, há um tratamento específico. Não existe um tratamento único apropriado a todas as disfunções temporomandibulares (DTMs). Portanto, fazer o diagnóstico correto torna-se uma parte extremamente importante no controle de um distúrbio do paciente. Em muitos casos, o sucesso do tratamento depende não da forma como o tratamento foi aplicado, mas sim do quanto é adequado àquele distúrbio. Em outras palavras, o diagnóstico correto é a chave para um tratamento de sucesso.

Um diagnóstico é obtido mediante avaliação cuidadosa das informações colhidas no histórico e nos procedimentos de exame. Tais informações devem levar à identificação de um distúrbio específico. Se o paciente tem um único distúrbio, o diagnóstico torna-se, relativamente, um procedimento rotineiro. O clínico deve se lembrar, entretanto, de que não existem regras limitando o paciente a apenas um único distúrbio de cada vez. Na verdade, muitas pessoas que sofreram por vários meses são propensas a ter mais de um distúrbio. É responsabilidade do clínico identificar cada distúrbio e então (quando possível) priorizá-lo de acordo com sua significância. Esta, porém, pode ser uma tarefa complexa. Há possíveis relações, por exemplo, entre dois problemas comuns: um distúrbio de desarranjo do disco e um distúrbio da musculatura mastigatória. Se o paciente relata apenas dor articular ou dor muscular, o diagnóstico é muito simples. No entanto, muitos pacientes possuem ambas as dores, articular e muscular; por isso, é importante identificar a relação entre essas dores, uma vez que o tratamento é relativamente diferente.

Suponha que uma pessoa caia e receba uma pancada no queixo e na mandíbula. Pode-se desenvolver um distúrbio de desarranjo do disco. Depois de muitos dias de dor articular, os músculos ficam envolvidos secundariamente, como um mecanismo de restrição do movimento mandibular (cocontração protetora). Quando essa pessoa procura o consultório do clínico, ambas as dores, articular (i. e., dor nos tecidos intracapsulares) e muscular, estão presentes. As informações recebidas durante o histórico e exame clínico devem ajudar a determinar que o paciente apresenta um problema primário com a articulação e um problema secundário com os músculos. Uma vez que o tratamento adequado para a articulação seja aplicado, os sintomas articulares se resolvem e também os problemas musculares secundários. Neste caso específico, se a dor muscular for tratada, mas o problema articular não, o tratamento provavelmente irá fracassar, visto que o distúrbio primário não terá sido tratado.

O mesmo problema pode ocorrer, de maneira reversa, com um distúrbio da musculatura mastigatória que aumenta o sintoma clínico de estalidos na articulação. O paciente relata dor muscular e estalido. Se o estalido for tratado separadamente, a dor muscular continua. O tratamento deve ser direcionado para o diagnóstico primário, e não para o secundário. O histórico e exame clínico devem ajudar o clínico a determinar esta ordem. O clínico também deve entender que o paciente pode estar sofrendo de um problema muscular e um problema articular não relacionados entre si. Geralmente, nesses casos, a queixa principal deve ser abordada primeiro.

Diagnóstico de distúrbios dolorosos

Nos distúrbios em que a dor é o sintoma principal, é imperativo que a fonte da dor seja identificada. Se for uma dor primária, não será difícil, uma vez que a origem e o local da dor são os mesmos (Capítulo 2). Na dor primária, o paciente irá apontar exatamente para a origem da dor. Entretanto, se a dor for heterotópica, o paciente irá dirigir a atenção para o local da dor, o qual pode estar um tanto longe da verdadeira origem da dor. Lembre-se que o tratamento apenas será efetivo quando é direcionado para a origem da dor, e não para o local.

Uma dica para localizar a origem da dor é que a estimulação local deve acentuar a dor. Esta regra, porém, nem sempre é aplicada. Quando a provocação local não aumenta a dor, deve-se suspeitar que esta pode ser heterotópica. Em outras palavras, se um paciente se queixa de dor na área da ATM, ele também deve se queixar que dói ao abrir a boca e ao mastigar (estimulação local). Se o paciente não relata qualquer problema funcional com o movimento mandibular, a ATM pode ser meramente o local da dor e não estar patologicamente envolvida. É função do clínico, neste caso, continuar a examinar o paciente para descobrir a origem da dor. Na tentativa de localizar a verdadeira fonte de dor, o clínico deve palpar a área observada pelo paciente como o local da dor. Se esta for na área pré-auricular, o clínico deve palpá-la para ver se a dor é sentida. Caso se trate da verdadeira fonte de dor, essa dor será aumentada com a palpação e/ou o movimento articular. Se a dor não aumentar, esta área não é, provavelmente, a fonte de dor, mas apenas um local de dor (Figura 10.1A). Quando isso acontece, o clínico é obrigado a continuar a procurar a fonte de dor para estabelecer o diagnóstico apropriado. A próxima tarefa é explorar as áreas adjacentes para as fontes de dor. Em alguns casos, o clínico pode encontrar um ponto de gatilho doloroso no músculo do trapézio que pode ser a fonte de dor pré-auricular. As dores heterotópicas podem resultar de efeitos excitatórios centrais no tronco encefálico, produzidos por uma fonte de nocicepção distante (Capítulo 2). A palpação da área irá aumentar a dor não só no trapézio, mas também na área pré-auricular, a qual é referida (Figura 10.1B). Quando isso ocorre, o clínico verifica que a verdadeira fonte de dor sentida na ATM não está realmente vindo dela, mas que, de fato, a dor no músculo trapézio está sendo referida na área pré-auricular. Às vezes, pode ser difícil diferenciar o local da dor da fonte de dor. Neste caso, pode ser necessário o uso de bloqueio anestésico local seletivo dos tecidos. Essa ideia é baseada no conceito de que o bloqueio anestésico local da fonte de dor irá temporariamente eliminar a dor, já que bloqueia os impulsos nociceptivos originários da verdadeira origem da dor. Seguindo este conceito, o bloqueio anestésico local de uma região da dor irá produzir anestesia na área, porém não tem efeito na redução da dor, uma vez que não existe qualquer impulso nociceptivo proveniente daquele local. O bloqueio anestésico pode ser uma ferramenta muito útil para o clínico que trata distúrbios de dor orofacial. Ao continuar com o caso clínico descrito anteriormente, o paciente se queixa de

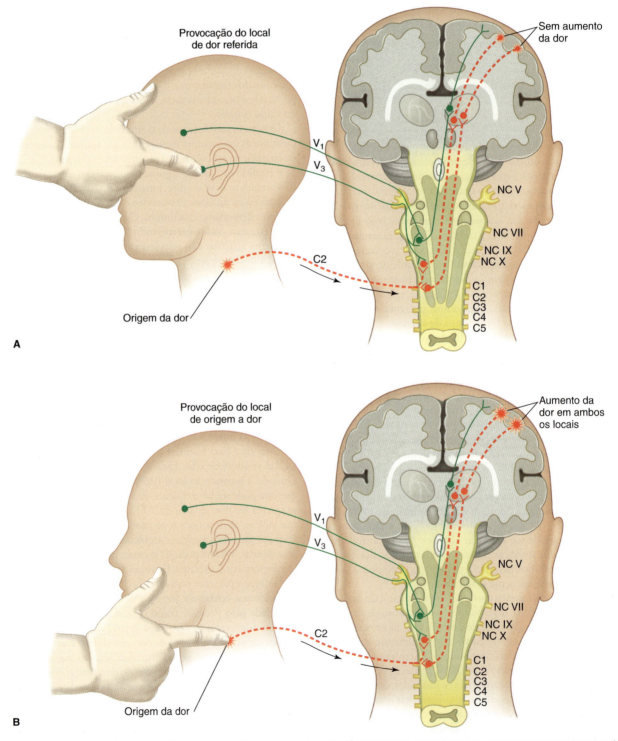

• **Figura 10.1** **A.** Estimulação local da região com dor referida não aumenta a dor. **B.** Estimulação local da origem da dor aumenta a dor não só na origem, como no local da dor referida. (*continua*)

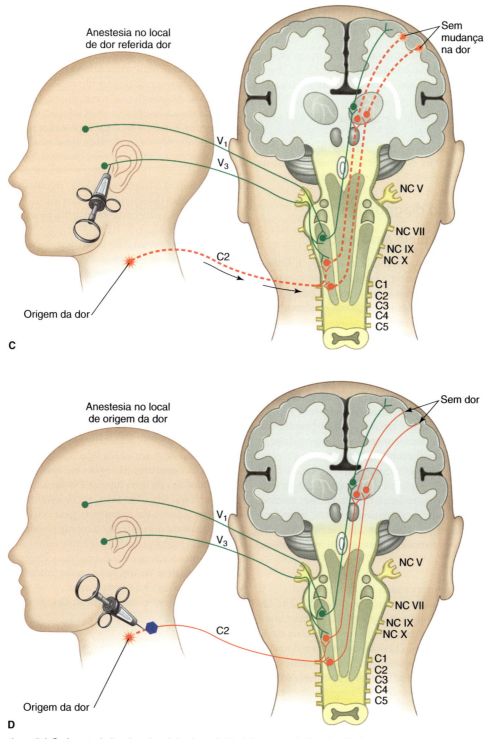

● **Figura 10.1** (*continuação*) **C.** Anestesia local no local de dor referida falha em reduzir a dor. **D.** Anestesia local na origem da dor reduz a dor na origem, bem como no local de dor referida. *NC*, nervo craniano. (Adaptada de Okeson JP. *Bell's Orofacial Pains*, ed 6, Chicago: Quintessence; 2005:154-155.)

dor na área da ATM, porém a dor não aumenta pela palpação ou movimento articular. Se um bloqueio do nervo auriculotemporal for realizado, a área da ATM seria anestesiada (entorpecida), mas não haveria redução da dor (Figura 10.1C). Isso porque a verdadeira fonte de dor não é a ATM, mas sim o músculo trapézio. Uma vez que se suspeita que a origem da dor seja no músculo trapézio, isso pode ser confirmado pela anestesia local do ponto de gatilho nesse músculo. Após a anestesia, a dor irá desaparecer não só no trapézio, como também na área pré-auricular (Figura 10.1D). Esses

procedimentos de diagnóstico são muito importantes para o clínico, já que são essenciais no estabelecimento do diagnóstico, o aspecto mais crítico do tratamento bem-sucedido da dor. A maneira pela qual a hiperalgesia secundária (Capítulo 2) responde clinicamente ao bloqueio anestésico local é um pouco diferente que no caso de dor referida. Quando a fonte original de dor é bloqueada, a dor referida resolve-se imediatamente, mas a hiperalgesia secundária pode permanecer por várias horas. Isso ocorre provavelmente porque os neurotransmissores nociceptivos permanecem nos tecidos locais até que sejam metabolizados (por inflamação neurogênica). Portanto, o efeito da injeção de anestésico local na hiperalgesia secundária não deve ser avaliado até o dia seguinte.

As quatro regras seguintes resumem as técnicas de exame utilizadas para diferenciar a dor primária da dor referida. Estas regras também são graficamente retratadas na Figura 10.1A a D:

1. Estimulação local da região de dor não aumenta a dor
2. Estimulação local da origem de dor aumenta a dor não só na origem, como na região de dor
3. Bloqueio anestésico local na região de dor não diminui a dor
4. Bloqueio anestésico local na origem de dor diminui a dor na origem e na região de dor.

Bloqueio analgésico diagnóstico

Indicações para o bloqueio analgésico

O valor das injeções de anestésico local, bem como a aplicação de anestésicos tópicos para identificar e localizar a dor, não pode ser superenfatizado. É essencial para diferenciar dor primária de secundária. É igualmente útil para identificar as vias que medeiam a dor periférica e para localizar a origem de dor. Muitas vezes, quando a origem de dor é difícil de identificar, o bloqueio anestésico local dos tecidos relacionados é a chave para realizar o correto diagnóstico. O examinador deve, portanto, tornar-se experiente no uso desta ferramenta diagnóstica valiosa. As injeções intramusculares também podem ser úteis para objetivos diagnósticos, assim como para terapia. O bloqueio anestésico local não somente fornece informação diagnóstica valiosa, mas, em alguns distúrbios álgicos, também pode oferecer valor terapêutico. Isso é especialmente verdadeiro para a dor miofascial e o miospasmo.

Outra indicação para o bloqueio analgésico é ajudar a educar o paciente para saber onde é a origem do seu problema de dor. Geralmente, os pacientes não entendem o conceito de dor referida; pode ser bem convincente para um paciente, então, quando o bloqueio de um local remoto reduz ou até mesmo elimina a queixa principal. Esta pode ser uma ferramenta educacional muito valiosa.

Instrumentais

Os instrumentais necessários para realizar o bloqueio anestésico já estão presentes em quase todos os consultórios odontológicos. Ele começa com uma seringa carpule com aspiração e agulhas curta e longa de calibre 27. O comprimento adequado depende da estrutura a ser anestesiada. Algodão com álcool e/ou iodopovidona são fundamentais para limpar o local que sofrerá injeção. Compressas de gaze estéreis 7,5 por 7,5 cm devem estar disponíveis para se aplicar no local da injeção para controlar o sangramento. Luvas descartáveis limpas também são importantes.

O tipo de anestésico local usado pode variar de acordo com o tipo e o propósito da injeção específica. Quando somente a informação diagnóstica for necessária, o uso de um fármaco de curta duração é mais desejável. Em geral, uma solução sem um agente vasoconstritor é melhor. Uma boa anestesia para músculos esqueléticos necessita de uma solução sem vasoconstritor, devido ao efeito vasodilatador das substâncias similares à epinefrina em tais tecidos. Esse efeito reverso no tecido muscular é, algumas vezes, esquecido e pode justificar a anestesia transitória de pouca qualidade obtida eventualmente quando os músculos recebem injeção com propósitos diagnósticos.

Demostrou-se que os anestésicos locais apresentam certa miotoxicidade. A procaína parece ser o anestésico local de uso comum menos miotóxico.[1] As reações inflamatórias suaves ocorrem após a injeção de hidrocloreto de procaína 1 e 2%, assim como o cloreto de sódio isotônico.[2] As injeções únicas tanto de procaína como de solução salina isotônica não causam necrose muscular.[3] Os anestésicos potentes e de longa duração induzem uma inflamação mais grave e ocasional necrose de coagulação no tecido muscular.[4] A regeneração ocorre em cerca de 7 dias. As soluções contendo epinefrina causam danos musculares ainda maiores.[5] Para minimizar o risco de dano muscular no bloqueio anestésico para ambos os propósitos, diagnósticos e terapêuticos, baixas concentrações de procaína são aconselháveis e tais injeções devem ser espaçadas em pelo menos 7 dias. Visto que a procaína não está disponível no tubete odontológico, o dentista deve escolher a lidocaína a 2% ou mepivacaína a 3%[6] sem vasoconstritor. Quando um anestésico de longa duração for indicado, a bupivacaína a 0,5% pode ser usada.[7] Embora a bupivacaína seja, algumas vezes, indicada para a dor articular (bloqueio do nervo auriculotemporal), ela não deve ser usada rotineiramente nas injeções musculares por causa da sua miotoxicidade.[8]

O uso diagnóstico dos anestésicos locais nos músculos deve ser limitado à real necessidade. Deve-se saber que, apesar da miotoxicidade, o uso diagnóstico e terapêutico da anestesia local no controle dos distúrbios de dor miogênica é clinicamente justificado. Vários procedimentos diagnósticos e modalidades terapêuticas são observados por algum risco, tais como, por exemplo, os efeitos destrutivos da radiação na radiografia. Todos os anestésicos e a maioria das medicações são tóxicos em algum grau. Os riscos inerentes, portanto, devem ser pesados em relação aos benefícios obtidos. Um julgamento razoável deve ser exercitado na aplicação de todos os procedimentos que acarretem algum grau de risco ao paciente.

Regras gerais a serem seguidas. Sempre que uma injeção for aplicada, as seguintes regras fundamentais devem ser observadas:

1. O clínico deve ter um sólido conhecimento da anatomia de todas as estruturas da região em que será aplicada a injeção. O propósito de uma injeção é isolar a estrutura particular que será bloqueada. Portanto, o clínico deve saber a localização precisa e a técnica apropriada para colocar a ponta da agulha na estrutura desejada. Igualmente importante é que o clínico também tenha um conhecimento sólido de todas as estruturas relevantes a serem evitadas durante a injeção
2. O clínico deve ter um vasto conhecimento da farmacologia de todas as soluções a serem usadas
3. O clínico deve evitar a injeção dentro de tecidos inflamados ou doentes
4. O clínico deve evitar injeções em pacientes com distúrbios hemorrágicos conhecidos e ser cauteloso com pacientes que tomam agentes anticoagulantes
5. O clínico deve manter assepsia rigorosa durante todo o procedimento
6. O clínico deve sempre aspirar antes de injetar a solução, para ter certeza de que a agulha não esteja em um vaso sanguíneo

Tipos de injeções. Os bloqueios anestésicos diagnósticos e terapêuticos são divididos em três tipos, de acordo com as estruturas alcançadas: injeções intramusculares, injeções de bloqueio de nervo e injeções intracapsulares. Cada uma é discutida separadamente, visto que as indicações e as técnicas variam.

Injeções intramusculares. A injeção intramuscular pode ser muito valiosa na determinação da origem de distúrbio álgico. Em alguns casos, as injeções intramusculares podem fornecer valor terapêutico. Por exemplo, a injeção de um anestésico local em um ponto de gatilho miofascial pode resultar em redução significativa da dor por longos períodos, após o anestésico ter sido metabolizado.[9-14] Na dor miofascial, o paciente apresenta um feixe de tensão, firme, de tecido muscular, bastante doloroso à palpação. Isso é conhecido como ponto de gatilho e frequentemente responsável por produzir um padrão de dor referida[9] (Capítulo 8). Quando se suspeita disso, o ponto de gatilho pode receber injeção com anestésico local; portanto, o padrão resultante de dor referida é extinto. Os mecanismos exatos da dor de ponto de gatilho e as indicações de tratamento são revisados no Capítulo 12. Quando tiver sido determinado que a injeção do ponto de gatilho é indicada, a seguinte sequência deve ser seguida:

1. O ponto de gatilho é localizado por meio da colocação do dedo no músculo e aplicação de pressão firme para localizar o feixe de tensão. O dedo move-se pelo feixe, de forma que possa ser sentido um "estalo" com a pressão desse dedo. Uma vez identificado o feixe, o dedo move-se para cima e para baixo, até que a área mais dolorosa no feixe seja encontrada (Figura 10.2A)
2. Uma vez localizado o ponto de gatilho, o tecido acima dele é limpo com álcool. O ponto de gatilho é então aprisionado entre dois dedos, para que a agulha seja colocada nesta área sem movimento do feixe de tensão (Figura 10.2B)
3. A ponta da agulha é inserida no tecido superficial ao ponto de gatilho e avança até a profundidade do feixe de tensão (Figura 10.2C). Muitas vezes, é útil receber o retorno do paciente a respeito da precisão da colocação da agulha. Geralmente, o paciente pode dizer de imediato quando o a agulha atingiu o ponto de gatilho. Uma vez que a ponta da agulha esteja na profundidade adequada, a seringa é aspirada para se ter certeza de que não esteja localizada em um vaso. Então, uma pequena quantidade de anestésico é depositada na área (um terço de um tubete)
4. Depois que o anestésico inicial tiver sido depositado, é útil mover levemente em "forma de leque" a ponta da agulha. Isto é feito retirando-se a agulha pela metade, mudando a sua direção com leveza e recolocando-a dentro do feixe de tensão na mesma profundidade (Figura 10.2D). A ponta da agulha não deve ser completamente removida do tecido. Essa manipulação da ponta da agulha deve ser repetida diversas vezes, especialmente se o paciente não tiver confirmado que ela atingiu a área de sensibilidade intensa. Em cada local, a seringa é aspirada e uma pequena quantidade de anestésico é depositada. Em alguns casos, o músculo será sentido em contrações rápidas. Isso é conhecido como "resposta de contração" e em geral ajuda a confirmar que a agulha está corretamente colocada.[15] Embora a presença de uma resposta de contração seja favorável, nem todos os músculos a demonstram e a redução bem-sucedida da dor pode, frequentemente, ser conseguida sem ela
5. Uma vez que tenha sido completada a injeção, a agulha é completamente removida e uma gaze estéril é mantida no local da injeção com leve pressão por 5 a 10 s para assegurar uma boa hemostasia (Figura 10.2E).

Esta técnica é geralmente usada para a maioria das injeções intramusculares; contudo, a anatomia única de cada músculo pode demandar leves variações. É extremamente importante que o clínico esteja familiarizado com a anatomia de cada músculo que sofrerá injeção, de forma a evitar qualquer distúrbio às estruturas vizinhas. Uma revisão da anatomia de todos os músculos que podem necessitar de injeção está fora do escopo deste texto; portanto, é recomendado que o clínico consulte textos apropriados de anatomia antes de proceder à injeção. Os músculos que podem facilmente receber injeção são o masseter (Figura 10.3), o temporal (Figura 10.4), o esternocleidomastóideo (Figura 10.5), o esplênio da cabeça (Figura 10.6), o occipital posterior (Figura 10.7) e o trapézio (Figura 10.8). O especialista em dor orofacial deve estar familiarizado com as características anatômicas destes músculos e das estruturas adjacentes, para que injeções seguras e previsíveis possam ser rotineiramente realizadas.

Injeções de bloqueio de nervo. Os bloqueios de nervo diagnósticos podem ser muito úteis para identificar se uma estrutura dolorida é, na verdade, o local ou a origem da dor. Quando o diagnóstico é o objetivo primário da injeção, um anestésico local de ação curta deve ser usado sem vasoconstritor. Em alguns casos, o alívio da dor a longo prazo pode ser terapeuticamente indicado. Isso pode ser apropriado para certas condições de dor crônica, quando o alívio prolongado da dor puder ser usado para interromper a dor cíclica e reduzir a sensibilização central. Quando a anestesia prolongada for indicada, um anestésico local de longa duração, tal como a bupivacaína com vasoconstritor, pode ser a melhor escolha.

Alguns bloqueios de nervo importantes que devem ser considerados são os bloqueios dentários, o bloqueio do nervo auriculotemporal e o bloqueio do nervo infraorbitário.

Bloqueios dentários. O dentista atuante usa o bloqueio de nervo rotineiramente nos tratamentos odontológicos. Deve-se lembrar que estas mesmas injeções podem fornecer uma informação diagnóstica valiosa. Os bloqueios de nervo comumente usados são o bloqueio do nervo alveolar inferior, o bloqueio do nervo alveolar superior posterior, o bloqueio do nervo mentoniano e os bloqueios infiltrativos frequentemente administrados em várias áreas da arcada. As técnicas para estes bloqueios não são revisadas aqui, já que são constantemente utilizadas no consultório odontológico. Embora estes bloqueios sejam mais usados para anestesia durante os procedimentos dentários, seus valores diagnósticos não devem ser negligenciados. Por exemplo, o bloqueio do nervo alveolar inferior irá eliminar completamente qualquer fonte de dor oriunda dos dentes inferiores no lado da injeção. Este bloqueio é útil para diferenciar a dor dentária da dor muscular ou articular, uma vez que ele somente bloqueia as estruturas dentárias. Esta é uma informação diagnóstica muito importante, especialmente quando a queixa principal do paciente for dor de dente. Se uma dor de dente mandibular for realmente de origem dentária, o bloqueio do nervo alveolar inferior eliminará a dor. Se, contudo, a dor de dente for uma dor referida, o bloqueio não alterará a dor.

Ao tentar localizar um dente em particular como uma fonte de dor, é importante considerar que é realizada a infiltração local do anestésico antes do bloqueio total do nervo (i. e., bloqueio mandibular). Isolar um único dente com anestésico local é muito mais específico que bloquear todo um quadrante. Uma vez que todo o nervo tenha sido bloqueado, pode ser muito difícil identificar um dente específico até que a anestesia tenha sido metabolizada. Como regra geral para diagnosticar uma dor dentária, é melhor começar a anestesia por áreas muito localizadas e, em seguida, mudar para áreas mais amplas, quando necessário. Começar com um bloqueio total do nervo pode ser confuso, especialmente se um dente estiver referindo para outro e ambos forem bloqueados ao mesmo tempo.

Ao identificar as origens da dor, é importante que o clínico pergunte ao paciente as questões adequadas. Se o paciente tem uma dor de dente não odontogênica e o bloqueio do nervo alveolar inferior for executado, a dor não será resolvida mesmo que os tecidos sejam anestesiados. Se o clínico perguntar se a área está dormente, o paciente responderá positivamente. Isso pode levar o clínico a presumir que a dor foi resolvida, o que não é o caso. Após a aplicação da anestesia local, o clínico deve cuidadosamente formular a questão. O clínico deve fazer a pergunta desta maneira: "Eu percebo que a mandíbula está anestesiada, mas ainda dói?" A mandíbula do paciente certamente sentirá a anestesia, mas a questão importante é: "Ainda dói?" Este é um conceito fundamental para diferenciar a dor de dente odontogênica da dor de dente não odontogênica.

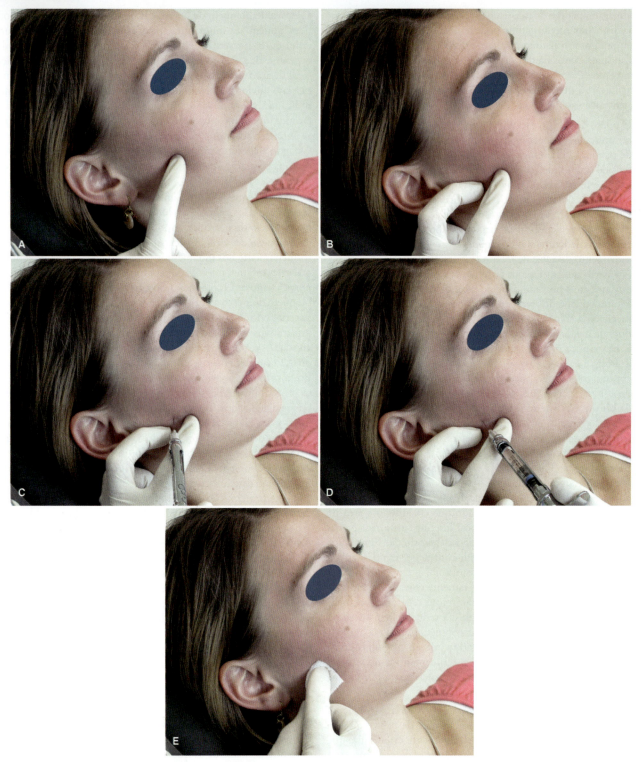

• **Figura 10.2** Técnica usada para injeções nos pontos de gatilho. **A.** O ponto de gatilho é localizado colocando-se o dedo sobre o músculo e aplicando-se uma pressão firme para localizar o feixe de tensão. **B.** O ponto de gatilho é então aprisionado entre dois dedos de forma que, quando a agulha for colocada na área, o feixe de tensão não escape. **C.** A ponta da agulha é inserida no tecido superficial ao ponto de gatilho e avança até a profundidade do feixe de tensão. **D.** Uma vez que o anestésico inicial tenha sido depositado, é útil mover a ponta da agulha levemente em "forma de leque". Isso é feito retirando-se a agulha pela metade, mudando sua direção levemente e recolocando-a dentro do feixe de tensão na mesma profundidade. **E.** Uma vez que a injeção tenha sido completada, a agulha é retirada e a gaze estéril é mantida sobre o local da injeção com leve pressão, por 10 a 20 s, para assegurar a hemostasia.

CAPÍTULO 10   Diagnóstico das Disfunções Temporomandibulares   227

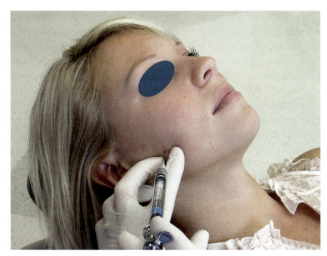

• **Figura 10.3** Anestesia no músculo masseter.

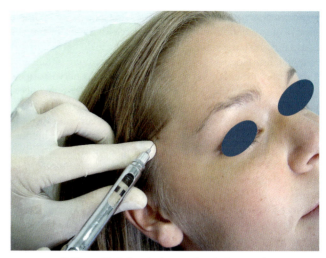

• **Figura 10.4** Anestesia no músculo temporal.

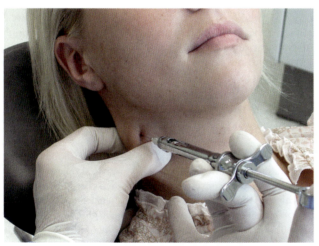

• **Figura 10.5** Anestesia no músculo esternocleidomastóideo através de uma abordagem anterior para evitar as estruturas vitais profundas.

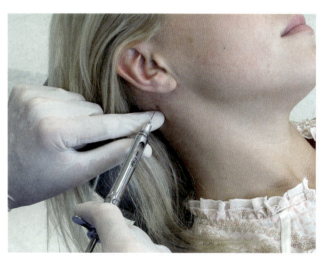

• **Figura 10.6** Anestesia no músculo esplênio da cabeça na sua inserção no crânio, levemente distal ao processo mastoide.

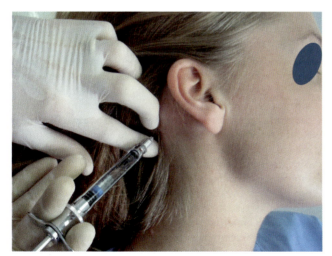

• **Figura 10.7** Anestesia nos músculos occipitais posteriores, nas suas inserções no crânio.

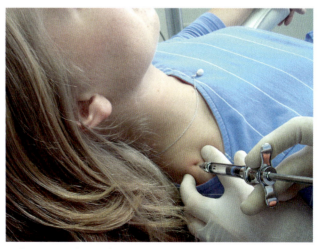

• **Figura 10.8** Anestesia em um local comum de ponto de gatilho no músculo trapézio.

Bloqueio do nervo auriculotemporal. Um bloqueio muito importante de nervo com o qual todos os especialistas em dor orofacial devem estar bastante familiarizados é o bloqueio do nervo auriculotemporal. Este bloqueio possui valor diagnóstico muito significativo. A inervação primária da ATM ocorre a partir do nervo auriculotemporal e a inervação secundária vem do masseter e dos nervos temporais posteriores profundos.[16] Portanto, se a ATM for a fonte de dor, esse bloqueio de nervo a eliminará rapidamente. Visto que a área da ATM é um local frequente de dor referida, este bloqueio é valioso e indicado para ajudar a determinar quando a articulação é realmente a fonte de dor. De fato, em qualquer momento em que um tratamento irreversível seja planejado para a ATM, como cirurgia, este bloqueio pode ajudar a confirmar a necessidade de tal procedimento. Se um bloqueio do nervo auriculotemporal não resolver a dor, as terapias agressivas não devem ser consideradas até que a fonte verdadeira de dor seja identificada.

Alguns clínicos anestesiam a ATM por meio da injeção diretamente dentro da articulação ou dentro das estruturas retrodiscais. Embora isto possa ser efetivo, também pode traumatizar as delicadas estruturas articulares. Um método menos traumático é anestesiar as estruturas articulares por meio do bloqueio do nervo auriculotemporal, antes que suas fibras atinjam a articulação. O nervo auriculotemporal pode ser bloqueado, primeiro, por meio da limpeza do tecido (Figura 10.9A) e, depois, introduzindo-se uma agulha de calibre 27 através da pele, logo anterior e inferior à junção do trágus e o lóbulo da orelha (Figura 10.9C). A agulha é inserida até tocar o aspecto posterior do colo do côndilo. Ela é então reposicionada em uma direção mais posterior, até que sua ponta seja capaz de passar por trás da parte posterior do côndilo (Figura 10.9D). Uma vez sentido o colo do côndilo, a ponta da agulha é cuidadosamente movida levemente atrás do aspecto posterior do côndilo em uma direção anteromedial, até a profundidade de 1 cm (Figura 10.9E). A seringa é aspirada e, se não for visto sangue, a solução é depositada.[17] Se a verdadeira origem da dor for a articulação, a dor deve ser eliminada ou certamente significativamente diminuída em 4 a 5 min.

Injeções intracapsulares. Ocasionalmente, é indicado injetar diretamente dentro da articulação temporomandibular. Este tipo de injeção seria indicado por motivos terapêuticos, e não diagnósticos. A informação diagnóstica é oriunda da execução do bloqueio do nervo auriculotemporal. Uma injeção terapêutica seria indicada quando fosse apropriado introduzir alguma medicação para as estruturas articulares. Os tipos de medicações que podem ser considerados são discutidos no Capítulo 11.

Normalmente, o espaço articular superior é o alvo para uma injeção intracapsular (intra-articular), pois é o maior espaço articular e o mais simples de se localizar consistentemente. A articulação pode ser penetrada localizando-se primeiro o polo lateral do côndilo. Isso pode ser feito pedindo-se ao paciente para abrir e fechar a boca (Figura 10.10A). Uma vez localizado o polo, o paciente é solicitado a abrir levemente a boca e o clínico palpa diretamente acima para localizar o arco zigomático. O tecido é limpo e a ponta da agulha é colocada logo abaixo do arco zigomático, levemente atrás do aspecto posterior e superior do côndilo. A agulha é angulada levemente anterior e superiormente para evitar os tecidos retrodiscais e estruturas auditivas (Figura 10.10B). Tendo penetrado a cápsula, a ponta da agulha estará no espaço articular superior. A solução é então depositada e a agulha, removida. Uma gaze estéril é segurada sobre o local da injeção por alguns segundos para assegurar a hemostasia. O paciente é solicitado a abrir e fechar a boca algumas vezes para distribuir a solução através do espaço articular.

Frequentemente, uma injeção intra-articular bem-sucedida deixará o paciente com maloclusão aguda imediata no lado ipsilateral. Visto que existe uma pequena área no espaço articular superior, a introdução de um fluido adicional irá temporariamente causar um aumento do espaço articular que leva à separação dos dentes posteriores no mesmo lado da injeção. Isso irá se resolver em poucas horas. O paciente deve estar alerta para tal condição, para que ela não cause preocupação desnecessária ou estresse emocional.

Bloqueio do nervo infraorbitário. O nervo infraorbitário passa transversalmente abaixo do olho para sair no forame infraorbitário localizado na margem inferior da órbita. Este nervo inerva as estruturas faciais abaixo do olho e alguns dos aspectos laterais do nariz. Em casos de traumatismo facial, este nervo pode ser lesionado, resultando em dor neuropática contínua. O bloqueio deste nervo pode ter algum valor terapêutico. O nervo pode ser bloqueado tanto por uma abordagem intraoral quanto extraoral. Quando a abordagem extraoral for usada, o forame é identificado pela palpação da margem inferior da órbita, procurando por uma leve incisura. A incisura representa a saída do nervo infraorbitário. Uma vez localizada a incisura, o tecido é limpo e a agulha é colocada na profundidade da incisura e dentro do forame quando possível (Figura 10.11A). Quando a abordagem intraoral for usada, a incisura é localizada da mesma maneira descrita anteriormente. O dedo médio é usado para manter a posição da incisura, enquanto o dedo indicador e o polegar são usados para afastar o lábio. A agulha é colocada dentro da boca e a ponta é inserida no vestíbulo e direcionada superiormente para a incisura (Figura 10.11B). Em alguns casos, uma agulha longa de calibre 27 pode ser necessária para alcançar o forame com esta técnica.

Fatores-chave para a realização do diagnóstico diferencial

De acordo com o que foi descrito nos capítulos anteriores, os dois problemas mastigatórios mais comuns (que não as odontalgias) que levam as pessoas ao consultório odontológico são os distúrbios dos músculos mastigatórios e os distúrbios articulares intracapsulares. É extremamente importante que eles sejam diferenciados, visto que seus tratamentos são diferentes. O clínico que não consegue separá-los provavelmente terá insucesso no controle das DTMs.

Embora os distúrbios musculares e articulares tenham alguns achados clínicos em comum, há sete áreas de informações adquiridas durante o histórico e exame clínico que irão ajudar a destacá-los. Estes sete fatores-chave para o diagnóstico são os seguintes: histórico, restrição mandibular, interferência mandibular, maloclusão aguda, carregamento da articulação, manipulação funcional e bloqueio anestésico diagnóstico.

1. *Histórico.* O histórico é sempre útil para distinguir o distúrbio muscular do articular.[18,19] No relato do paciente, deve-se ouvir sobre algum evento que poderia ter iniciado o distúrbio. Quando uma articulação é traumatizada, os sintomas provavelmente começarão em associação com o traumatismo e serão relativamente constantes ou piorarão daquele período em diante. Distúrbios musculares, por outro lado, parecem flutuar e mudam de graves para moderados sem qualquer evento desencadeante aparente. Problemas musculares estão mais relacionados às mudanças nos níveis de estresse emocional; portanto, períodos de total remissão não são incomuns quando o estresse é menor
2. *Restrição mandibular.* A restrição da abertura de boca e dos movimentos excêntricos são achados comuns tanto em distúrbios articulares como em distúrbios musculares. A característica da restrição, entretanto, pode ser um tanto diferente. Restrição na abertura de boca por causa de problemas intracapsulares (p. ex., um disco deslocado sem redução) geralmente ocorre com 25 a 30 mm. A partir deste ponto, a boca não consegue abrir mais, mesmo aplicando-se uma força passiva moderada.

CAPÍTULO 10 Diagnóstico das Disfunções Temporomandibulares 229

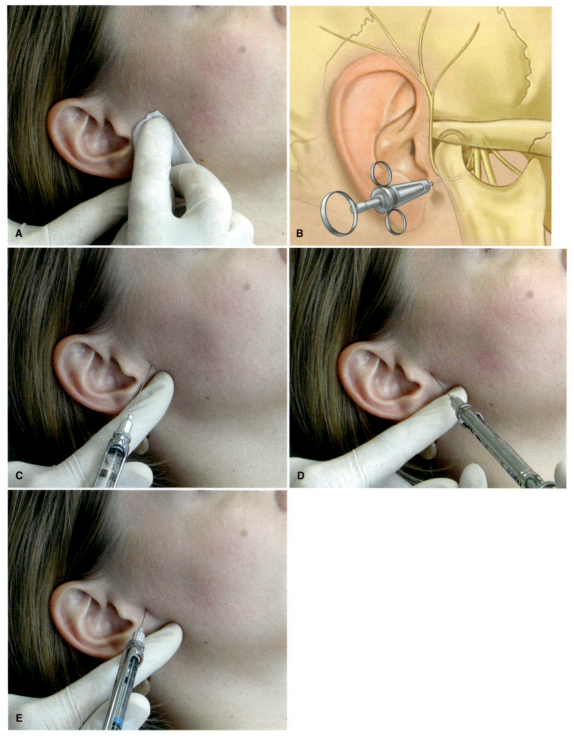

• **Figura 10.9** Bloqueio do nervo auriculotemporal. **A.** O tecido no local da injeção é inteiramente limpo. **B.** Este esquema mostra a posição do nervo auriculotemporal quando passa ao redor do aspecto posterior do côndilo. Também mostra a colocação adequada da agulha para o bloqueio do nervo auriculotemporal. **C.** A agulha é colocada ligeiramente anterior à junção do trágus e do lóbulo da orelha e avança até a porção posterior do colo do côndilo. **D.** A agulha é, então, reposicionada em uma direção mais posterior, até que sua ponta seja capaz de passar atrás da porção posterior do colo do côndilo. **E.** Uma vez que a ponta da agulha tenha ultrapassado o colo do côndilo, a seringa é novamente posicionada em uma direção mais anterior e a ponta é inserida atrás do colo do côndilo. A profundidade total da agulha é de aproximadamente 1 cm. A seringa é aspirada; se não houver refluxo de sangue, a solução anestésica é depositada. A colocação da agulha desta forma minimizará o risco de anestesia do nervo facial. (**B.** De Donlon WC, Truta MP, Eversole LR: A modified auriculotemporal nerve block for regional anesthesia of the temporomandibular joint, *J Oral Maxillofac Surg* 42[8]:544-545, 1984.)

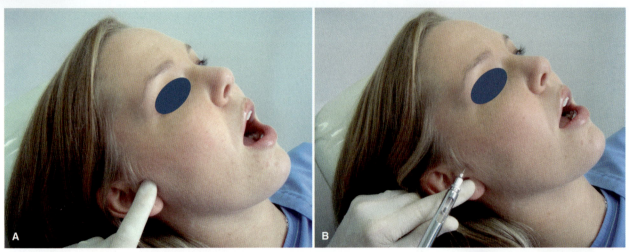

- **Figura 10.10** Injeção intracapsular na ATM. A articulação pode ser penetrada localizando-se primeiro o polo lateral do côndilo. Isso pode ser facilitado solicitando-se ao paciente que abra e feche a boca (**A**). Uma vez localizado o polo, o paciente é solicitado a abrir levemente a boca e o examinador palpa diretamente acima para localizar o arco zigomático. O tecido é limpo e a ponta da agulha é colocada logo abaixo do arco zigomático e levemente atrás do aspecto posterossuperior do côndilo. A agulha é angulada um pouco anterossuperiormente para evitar os tecidos retrodiscais (**B**). Penetrada a cápsula, a ponta da agulha estará no espaço articular superior.

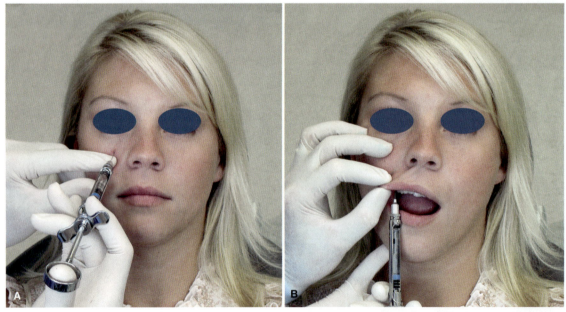

- **Figura 10.11** Injeção do nervo infraorbitário. **A.** Ao se utilizar uma abordagem extraoral, o forame infraorbitário é palpado (incisura) e a ponta da agulha é posicionada diretamente na abertura do forame. **B.** Ao se utilizar uma abordagem intraoral, o forame é primeiro localizado extraoralmente e a posição é mantida com um dedo. A agulha é colocada no vestíbulo e direcionada superiormente até que a ponta esteja localizada no forame. Para esta técnica, uma agulha longa é necessária.

Essa "sensação terminal" rígida está normalmente associada ao deslocamento do disco, bloqueando a translação do côndilo. A restrição da abertura de boca como resultado de um distúrbio muscular pode ocorrer em qualquer ponto durante o movimento de abertura. Por exemplo, uma abertura restrita de 8 a 10 mm certamente tem mais probabilidade de ser de origem muscular. Quando a abertura de boca é restringida pelos músculos, uma força passiva moderada geralmente alonga levemente o comprimento dos músculos, resultando em um pequeno aumento da abertura. Isto representa uma "sensação terminal" macia, típica de restrições musculares. Combinar esses achados clínicos com o início da abertura limitada de boca obtida no histórico é muito útil na compreensão da razão para a restrição.

A restrição mandibular também deve ser avaliada ao observar o movimento do paciente nas posições excêntricas esquerda e direita. Em pacientes com uma restrição intracapsular (i. e., deslocamento do disco sem redução) um movimento excêntrico contralateral será limitado, porém um movimento ipsilateral será normal. Contudo, com os distúrbios musculares, os músculos elevadores (temporal, masseter, pterigóideo medial) são responsáveis pela abertura limitada da boca e, como os movimentos excêntricos não costumam alongar esses músculos, há uma variação normal de movimento excêntrico

3. *Interferência mandibular.* Quando a boca é aberta, o trajeto da mandíbula é observado com relação a qualquer desvio ou deflexão. Se ocorrer algum desvio durante a abertura e a

mandíbula voltar para a linha média antes dos 30 a 35 mm de abertura total, é provável que esteja associado a um distúrbio de desarranjo do disco (Figura 10.12). Se a velocidade de abertura alterar a localização do desvio, é provável que esteja associada a um movimento do disco, tal como um mau posicionamento do disco com redução. Se a velocidade de abertura não alterar a distância interincisal do desvio, e a localização do desvio for a mesma para a abertura e fechamento, um diagnóstico provável é de incompatibilidade estrutural. Distúrbios musculares que causam desvio da mandíbula no trajeto de abertura são comumente movimentos amplos, inconsistentes e irregulares, não associados a ruídos articulares. Esses desvios resultam de engramas musculares. Os desvios podem também ocorrer devido à subluxação na posição de abertura máxima. Este é um distúrbio intracapsular, mas não necessariamente uma condição patológica.

A deflexão no trajeto de abertura ocorre quando um côndilo não translada (Figura 10.13). Isso pode ser resultado de um problema intracapsular como um deslocamento de disco sem redução ou um problema de aderência. Com esses problemas, a mandíbula irá defletir para o lado ipsilateral durante os últimos estágios de abertura. A deflexão durante a abertura também pode ocorrer se um músculo elevador unilateral, como o masseter, ficar encurtado (miospasmo). Essa condição pode ser separada dos distúrbios intracapsulares ao observar os movimentos excêntricos protrusivos e laterais. Se o problema for intracapsular, a mandíbula irá defletir normalmente para o lado da articulação envolvida durante a protrusão e será restringida durante um movimento contralateral (movimento normal para o lado ipsilateral). Se o problema for extracapsular (i. e., muscular), não haverá deflexão durante o movimento protrusivo e nenhuma restrição nos movimentos laterais.

Quando a deflexão da mandíbula ocorrer devido a uma fonte intracapsular, a mandíbula irá se mover em direção à articulação envolvida. Se a deflexão for resultado de um músculo encurtado, a direção em que a mandíbula se move dependerá da posição do músculo envolvido com relação à articulação. Se o músculo estiver lateral à articulação (i. e., masseter ou temporal), a deflexão será em direção ao músculo envolvido. Se estiver medial à articulação (i. e., pterigóideo medial) a deflexão será em direção oposta ao músculo envolvido (em uma direção contralateral).

4. *Maloclusão aguda.* Como dito anteriormente, a maloclusão aguda é uma alteração repentina da condição de oclusão, secundária a um distúrbio. A maloclusão aguda causada por um distúrbio muscular irá variar de acordo com os músculos envolvidos. Se o músculo pterigóideo lateral inferior estiver em espasmo e contraído, o côndilo será trazido ligeiramente para a frente na fossa no lado envolvido. Isto irá resultar em desoclusão dos dentes posteriores ipsilaterais e um contato forte nos caninos contralaterais (Figura 10.14). Se o espasmo for nos músculos elevadores, o paciente provavelmente irá relatar que, de repente, "os dentes não se encaixam direito", mesmo que clinicamente seja difícil visualizar qualquer mudança. A maloclusão aguda resultante de um distúrbio intracapsular geralmente está muito relacionada ao evento que alterou a função articular. Se o disco se tornar subitamente mal posicionado, a borda posterior mais grossa pode ser sobreposta entre o côndilo e a fossa, causando um aumento súbito no espaço discal. Isto aparece clinicamente como perda de contato dentário posterior ipsilateral. Se o disco se tornar repentinamente deslocado, o colapso do espaço discal pode ocorrer conforme o côndilo comprime os tecidos retrodiscais. Tal situação é percebida pelo paciente como uma mudança súbita na oclusão, caracterizada como um contato posterior forte no lado ipsilateral. Se esta situação permanecer, pode ocorrer uma retrodiscite que irá causar inflamação com inchaço dos tecidos retrodiscais. A maloclusão aguda resultante

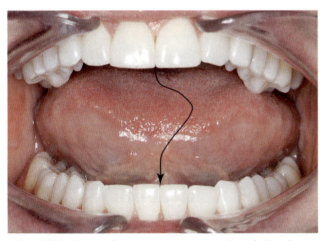

• **Figura 10.12** Desvio. O trajeto de abertura (*seta*) está alterado, mas retorna à relação normal de linha média na abertura máxima.

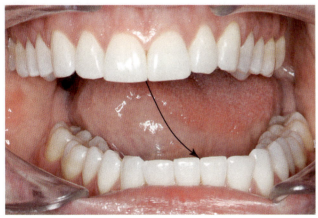

• **Figura 10.13** A deflexão do trajeto da abertura (*seta*) é comumente associada ao deslocamento do disco sem redução ou uma restrição muscular unilateral.

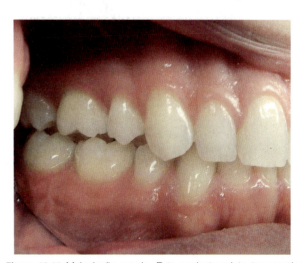

• **Figura 10.14** Maloclusão aguda. Este paciente relata ter acordado pela manhã com uma alteração na sua mordida. O exame clínico constatou uma ausência de contatos dos dentes posteriores no lado direito. Esta condição deve-se a um espasmo no músculo pterigóideo lateral inferior direito. Uma vez que o músculo foi adequadamente tratado, a oclusão voltou ao normal.

pode, então, mudar e caracterizar-se pela perda dos contatos dentários posteriores no lado ipsilateral
5. *Carregamento da articulação.* Como mencionado no Capítulo 9, colocar os côndilos em suas posições musculoesqueleticamente estáveis e aplicar carga às estruturas com uma força de manipulação não produz dor em uma articulação saudável. Quando se produz dor, deve-se suspeitar de uma fonte intracapsular de dor (Figura 10.15)
6. *Manipulação funcional.* Conforme abordado no Capítulo 9, a manipulação funcional pode ser útil na identificação da localização da dor. Os procedimentos de manipulação funcional que não produzem dor praticamente descartam os distúrbios musculares como fonte do problema.

Se o clínico quiser diferenciar a dor intracapsular da dor muscular, pedir para o paciente morder um palito de madeira pode ser útil. Lembre-se de que, quando um paciente morde unilateralmente uma substância dura, a pressão interarticular é rapidamente reduzida na ATM ipsilateral (Figura 10.16). Se a fonte primária de dor do paciente estiver nas estruturas da ATM, isso reduzirá a dor. Em contrapartida, se o paciente morder do lado contralateral a pressão interarticular é aumentada na articulação oposta. Portanto, essa atividade aumenta a dor pré-auricular. Por exemplo, se um paciente tiver dor na ATM direita (p. ex., osteoartrite), a ATM direita ficará dolorida se o paciente tiver que apertar os dentes. Se o palito de madeira for colocado entre os molares do lado direito, a dor na ATM será reduzida ou eliminada (Figura 10.17). Isso se deve à carga reduzida das estruturas doloridas. Se, no entanto, o palito de madeira for movido para a área molar esquerda e o paciente tiver que o morder, o aumento da carga da ATM direita irá resultar em um aumento na área pré-auricular direita. Se o paciente tiver dor muscular primária (p. ex., dor no masseter direito), quando ele tiver que apertar os dentes, o masseter direito irá produzir dor. Se um palito de madeira for colocado no molar direito e o paciente for solicitado a mordê-lo, a dor também será aumentada. Isso se deve ao aumento da atividade do músculo masseter dolorido. Se, contudo, o palito de madeira for movido para o lado esquerdo e o paciente for solicitado a mordê-lo, haverá uma redução na dor do lado direito. Isso ocorre porque a atividade muscular predominante agora vem do músculo masseter esquerdo. Morder um palito de madeira unilateralmente é um procedimento simples que pode ser muito útil na diferenciação dos distúrbios de dor muscular dos distúrbios de dor intracapsular. Como afirmado anteriormente, diferenciar esses distúrbios é fundamental para determinar o tratamento mais apropriado para o paciente

7. *Bloqueio anestésico diagnóstico.* Para os pacientes nos quais os seis procedimentos anteriores não ajudaram de forma convincente a fazer um diagnóstico diferencial, o bloqueio anestésico está indicado. O bloqueio anestésico do nervo auriculotemporal pode rapidamente descartar ou definir um distúrbio intracapsular. O dentista que trabalha com distúrbios de dor deve estar muito familiarizado com esta técnica anestésica e usá-la sem hesitação como auxílio no diagnóstico.

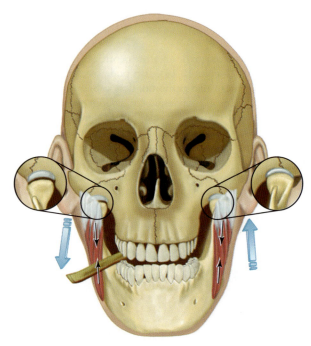

• **Figura 10.16** Esta ilustração mostra que, quando se morde um palito de madeira, o palito de madeira se torna um fulcro com músculos de ambos os lados. Portanto, morder forte do lado direito irá reduzir a pressão na articulação ipsilateral. Se o palito de madeira for movido para a esquerda e se solicitar ao paciente para morder, a pressão na articulação direita aumentará.

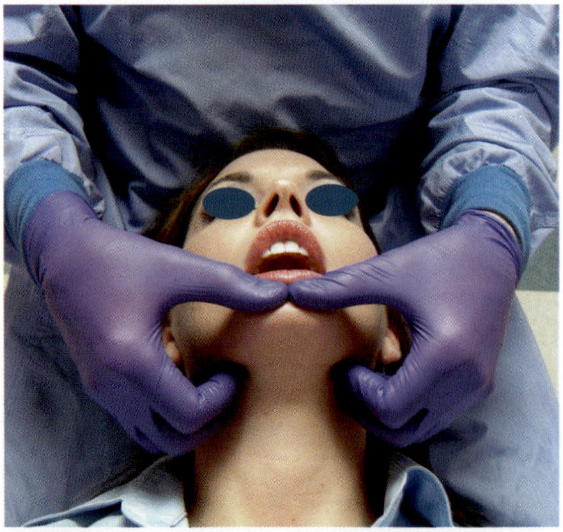

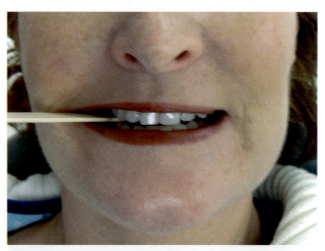

• **Figura 10.15** Técnica de manipulação bilateral irá sobrecarregar a articulação e ajudar a determinar se a dor é de origem intra ou extracapsular.

• **Figura 10.17** A mordida em um palito de madeira está sendo usada para diferenciar se a dor do paciente tem sua origem nas estruturas articulares ou nos músculos. Morder o palito de madeira do lado direito irá reduzir a dor intracapsular direita, enquanto mordê-lo do lado esquerdo irá aumentar a dor articular direita (ver texto).

Classificação das disfunções temporomandibulares

Durante anos, a classificação das DTMs tem sido um assunto confuso. Deve haver quase o mesmo número de classificações quanto o número de textos sobre este assunto. Até que Welden Bell[20] apresentou uma classificação que categoriza estes distúrbios de forma lógica e a American Dental Association (ADA)[21] a adotou com algumas alterações. Esta classificação, na verdade, se tornou um "mapa", auxiliando os clínicos a chegar a um diagnóstico preciso e bem-definido.

Este capítulo apresenta a classificação básica das DTMs desenvolvida por Bell, porém incorpora algumas modificações adicionais de minha autoria. A "American Academy of Orofacial Pain" também seguiu uma classificação semelhante nas duas últimas edições de suas orientações.[22-24] Esta classificação começa por separar todas as DTMs em quatro amplas categorias, com características clínicas semelhantes: distúrbios musculares mastigatórios, DTMs, distúrbios mandibulares crônicos de hipomobilidade e distúrbios de crescimento. Cada uma dessas categorias, posteriormente, é subdividida de acordo com diferenças clinicamente identificáveis. O resultado é um sistema de classificação relativamente intrincado, o qual, inicialmente, pode parecer até muito complexo. Entretanto, esta classificação é importante, visto que o tratamento indicado para cada subcategoria varia grandemente. Na verdade, o tratamento indicado para uma pode ser contraindicado para outra. Portanto, é preciso que estas subcategorias sejam identificadas e claramente definidas para que o tratamento adequado possa ser iniciado. As falhas de tratamento normalmente são atribuídas ao uso de apenas um método para todos os pacientes em uma categoria principal. Isto, entretanto, representa uma técnica de diagnóstico imprópria e que quase sempre leva ao insucesso. É praticamente impossível enfatizar suficientemente a importância de um diagnóstico correto como chave para um tratamento bem-sucedido. A odontologia está em débito com o Dr. Bell por esta imensa contribuição para a classificação diagnóstica das DTMs. Cada grande categoria pode ser descrita de acordo com os seus sintomas em comum, enquanto cada subdivisão é caracterizada pelas particularidades clínicas que as diferenciam de outras. Neste capítulo, cada distúrbio é discutido de acordo com etiologia, histórico e exame clínico que levam ao seu diagnóstico. Uma vez que o diagnóstico tenha sido estabelecido, deve-se aplicar o tratamento adequado. O tratamento para cada distúrbio é discutido nos Capítulos 11 a 16. A classificação utilizada para o diagnóstico de DTMs está resumida na Quadro 10.1.

Distúrbios dos músculos mastigatórios

Certamente, a queixa mais comum feita pelos pacientes com distúrbios funcionais do sistema mastigatório é a dor muscular (mialgia). Os pacientes normalmente relatam que a dor é associada a atividades funcionais, como mastigação, deglutição e fala. A dor é também agravada pela palpação manual ou manipulação funcional dos músculos. Movimentos mandibulares restritos também são corriqueiros. A dor muscular é de origem extracapsular e pode ser induzida primariamente pelos efeitos inibitórios de estímulos de dor profunda. A restrição geralmente não está relacionada a qualquer mudança estrutural no músculo em si. Às vezes, a maloclusão súbita acompanha esses sintomas musculares. Tipicamente, o paciente irá relatar que sua mordida mudou. Como foi mencionado antes, os distúrbios de dor muscular podem alterar a posição mandibular de repouso de tal forma que, ao trazer os dentes em contato, o paciente percebe uma mudança na oclusão.

Todos os distúrbios dos músculos mastigatórios não são iguais clinicamente. Pelo menos cinco tipos diferentes são conhecidos; ser capaz de distingui-los é importante, pois o tratamento de cada um deles é diferente. Os cinco tipos são cocontração protetora (imobilização muscular), mialgia local, dor miofascial (ponto de gatilho), miospasmo e mialgia mediada centralmente.

• QUADRO 10.1 Sistema de classificação para o diagnóstico de disfunções temporomandibulares.

I. Distúrbios dos músculos mastigatórios
   A. Cocontração protetora (11.7)*
   B. Mialgia local (11.7)
   C. Dor miofascial (11.7)
   D. Miospasmo (11.7)
   E. Mialgia centralmente mediada (11.7)

II. Distúrbios da articulação temporomandibular
A. Desarranjo do complexo côndilo-disco
   1. Deslocamento de disco (11.7.2.1)
   2. Deslocamento de disco com redução (11.7.2.1)
   3. Deslocamento de disco sem redução (11.7.2.2)
B. Incompatibilidade estrutural das superfícies articulares
   1. Desvio na forma (11.7.1)
      a. Disco
      b. Côndilo
      c. Fossa
   2. Aderências (11.7.7.1)
      a. Disco ao côndilo
      b. Disco à fossa
   3. Subluxação (hipermobilidade) (11.7.3)
   4. Luxação (11.7.3)
C. Distúrbios inflamatórios da ATM
   1. Sinovite/Capsulite (11.7.4.1)
   2. Retrodiscite (11.7.4.1)
   3. Artrites (11.7.6)
      a. Osteoartrite (11.7.5)
      b. Osteoartrose (11.7.5)
      c. Poliartrites (11.7.4.2)
   4. Distúrbios inflamatórios das estruturas associadas
      a. Tendinite temporal (11.7)
      b. Inflamação do ligamento estilomandibular (11.8)

III. Hipomobilidade mandibular crônica
A. Anquilose (11.7.6)
   1. Fibrosa (11.7.6.1)
   2. Óssea (11.7.6.2)
B. Contratura muscular (11.8.5)
   1. Miostática
   2. Miofibrótica
C. Interferência do processo coronoide

IV. Distúrbios de crescimento
A. Distúrbios ósseos congênitos e de desenvolvimento
   1. Agenesia (11.7.1.1)
   2. Hipoplasia (11.7.1.2)
   3. Hiperplasia (11.7.1.3)
   4. Neoplasia (11.7.1.4)
B. Distúrbios musculares congênitos e de desenvolvimento
   1. Hipotrofia
   2. Hipertrofia (11.8.6)
   3. Neoplasia (11.8.7)

*Os códigos diagnósticos são do Headache Classification Committee of the International Headache Society (HIS): *The International Classification of Headache Disorders*, ed 3, Cephalgia 38(1):1-211,2018.

Uma sexta condição, conhecida como fibromialgia, também deve ser discutida. As primeiras três condições (cocontração protetora, mialgia local e dor miofascial) são vistas comumente no consultório odontológico. Miospasmo e mialgia mediada centralmente são vistos com menor frequência. Uma vez que a maioria dos distúrbios musculares mastigatórios pode ocorrer e melhorar em um período relativamente curto, elas são geralmente consideradas distúrbios miálgicos agudos. Quando essas condições não são resolvidas, mais distúrbios de dor crônica podem ocorrer, os quais são, no geral, mais complicados de se resolver. A mialgia mediada centralmente e fibromialgia são exemplos de distúrbios miálgicos crônicos. Em alguns pacientes, a dor miofascial também pode se tornar crônica. Dor miofascial crônica e mialgia mediada centralmente são *distúrbios miálgicos regionais*, enquanto a fibromialgia é um distúrbio miálgico *sistêmico* crônico. A fibromialgia não é primariamente um problema mastigatório; portanto, o clínico dever ser capaz de reconhecer o problema e encaminhar o paciente a um médico mais indicado.

No Capítulo 8, foi feita a descrição de um modelo de músculo mastigatório mostrando a relação entre um distúrbio miálgico agudo e certos eventos que ocorrem no sistema mastigatório. Este modelo também mostra como um distúrbio miálgico agudo não tratado pode se tornar crônico quando certas condições perpetuantes estão presentes (Figura 10.18). Nesta seção, este modelo não está revisado; em vez disso, a discussão que se segue concentra-se em uma descrição detalhada de cada distúrbio, de modo que o diagnóstico adequado possa ser estabelecido. Para a revisão do modelo, o leitor é encaminhado ao Capítulo 8.

Cocontração protetora (imobilização muscular)

A primeira resposta dos músculos mastigatórios para um dos eventos previamente descritos é a cocontração protetora. Esta é uma resposta do sistema nervoso central (SNC) às lesões ou às ameaças de lesões. No passado, esta resposta foi referida como imobilização muscular.[20] Na presença de um evento, a atividade dos músculos apropriados parece ser alterada de modo a proteger a parte afetada de mais lesões.[25-29] Conforme já descrito (Capítulo 2), todos os músculos são mantidos em um estado de contração moderada conhecido como tônus. O tônus persiste sem fadiga graças às alternâncias entre contração e relaxamento das fibras musculares, que mantêm o comprimento total do músculo inalterado e resiste a qualquer alongamento repentino.

Quando a cocontração protetora ocorre, o SNC aumenta a atividade do músculo antagonista durante a contração do músculo agonista. É importante reconhecer que a cocontração[30] é observada durante muitas atividades em função normal, como estabilizar os braços ao executar uma tarefa com os dedos. Na presença, porém, de estímulos sensoriais alterados ou dor, os grupos de músculos antagonistas parecem entrar em função durante o movimento na tentativa de proteger a parte afetada. No sistema mastigatório, por exemplo, um paciente que apresenta cocontração protetora irá demonstrar um pequeno aumento da atividade muscular nos músculos elevadores durante a abertura da boca.[27,31] Durante o fechamento da boca, nota-se um aumento na atividade dos músculos abaixadores. Essa atividade do tipo reflexo não é uma condição patológica, mas um mecanismo normal de proteção ou guarda que deve ser identificado e compreendido pelo clínico. É importante reconhecer que este aumento na atividade muscular é muito sutil e, portanto, não identificável clinicamente com eletromiografia (EMG), exceto sob condições experimentais rigorosas. A atividade EMG aumentada é muito menor que os erros clínicos encontrados pela variabilidade do paciente, bem como pela variabilidade na colocação dos eletrodos (Capítulo 9).

Etiologia. Três condições podem levar à cocontração protetora:

1. *Estímulos sensoriais ou proprioceptivos alterados.* A cocontração protetora pode ser iniciada por qualquer mudança na condição oclusal que altere significativamente os estímulos sensoriais, tais como a introdução de uma coroa mal ajustada. Se uma coroa for colocada com um contato oclusal prematuro, ela altera grandemente o estímulo sensorial e proprioceptivo para o SNC. Consequentemente, os músculos elevadores (temporal, masseter e pterigóideo medial) podem se tornar cocontraídos como proteção, em uma tentativa de prevenir a coroa de entrar em contato com o dente antagonista. A cocontração protetora também pode resultar de qualquer evento que altere as estruturas orais, tais como uma abertura exagerada da boca ou uma consulta odontológica muito longa. Ela também pode ocorrer após uma anestesia dentária que tenha traumatizado os tecidos bucais

2. *Estímulos constantes de dor profunda.* Como já abordado, a presença de estímulos de dor profunda, sentida nas estruturas locais, pode produzir cocontração dos músculos associados (Figura 10.19). Este fenômeno ocorre por meio dos efeitos excitatórios centrais descritos no Capítulo 2. É importante notar

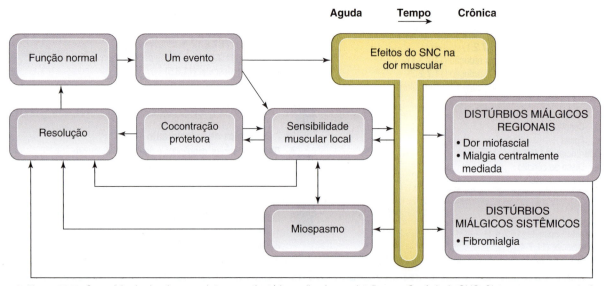

• **Figura 10.18** O modelo de dor da musculatura mastigatória explicado em detalhes no Capítulo 8. *SNC*, Sistema nervoso central.

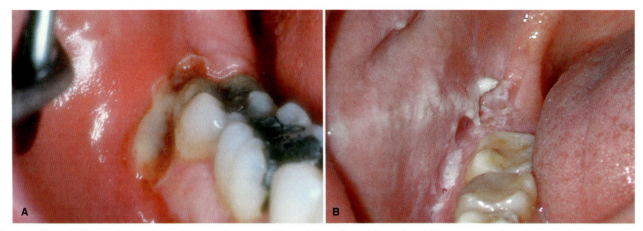

• **Figura 10.19 A.** Este paciente relatou sintomas de cocontração protetora. Os tecidos moles vizinhos ao segundo molar e terceiro molar em erupção estavam inflamados e sensíveis à palpação (pericoronarite). **B.** Este paciente relatou morder cronicamente os tecidos moles da bochecha. Essa lesão tecidual é dolorosa, o que leva a uma cocontração protetora.

que a origem de dor profunda não precisa ser, necessariamente, o tecido muscular, mas qualquer estrutura associada, como tendões, ligamentos, articulações ou até mesmo os dentes
3. *Aumento do estresse emocional.* As observações clínicas demonstram fortemente que o estresse emocional pode influenciar grandemente a atividade dos músculos mastigatórios[32-36] (Capítulo 7). Quando um indivíduo passa por um período de estresse emocional aumentado, uma resposta comum é a alteração da sensibilidade do fuso muscular através do sistema eferente gama. Isso aumenta a sensibilidade do músculo ao alongamento, resultando no aumento da tonicidade do músculo. A resposta clínica do músculo é vista como cocontração protetora. O estresse emocional aumentado também tem a capacidade de iniciar atividades parafuncionais, tais como bruxismo noturno e apertamento. Conforme previamente discutido, estas atividades podem levar a sintomas musculares.

Histórico. O histórico relatado pelo paciente revela um evento recente associado a uma das etiologias discutidas anteriormente. O paciente pôde relatar um aumento no estresse emocional ou a presença de uma fonte de dor profunda. A chave para o histórico é que o evento ocorreu muito recentemente, em geral de 1 a 2 dias.

Características clínicas. Mialgia, embora frequentemente presente, não é normalmente a queixa principal associada à cocontração protetora. As quatro características clínicas seguintes identificam esta condição clínica:
1. *Disfunção estrutural.* Na presença de cocontração protetora, a velocidade e a amplitude do movimento mandibular são diminuídas. Isto resulta da cocontração já descrita. Qualquer restrição do movimento mandibular é secundária à dor; portanto, uma abertura de boca lenta e cuidadosa geralmente revela um padrão de movimento próximo do normal
2. *Ausência de dor em repouso.* Indivíduos que vivenciam a cocontração protetora têm pouca ou nenhuma dor quando o músculo está em repouso. A cocontração pode representar um aumento muito leve na tonicidade do músculo, porém, um aumento na tonicidade, especialmente por um curto período de tempo, não produz mialgia. Como já mencionado, é improvável que este leve aumento na atividade fosse medido por EMG, especialmente considerando-se a grande variabilidade da atividade de repouso entre os pacientes[37-40]
3. *Aumento da dor durante a função.* Indivíduos que vivenciam a cocontração protetora geralmente relatam um aumento na dor miogênica durante a função dos músculos envolvidos. Quando o indivíduo tenta movimentar normalmente, a cocontração ou imobilização muscular aumenta, apresentando resistência ao movimento mandibular. Esta atividade antagonista pode levar a queixas miálgicas. Frequentemente, é apenas por intermédio da função que o indivíduo se torna consciente da condição muscular alterada. Embora a dor vá minimizar a função da mandíbula, o alcance completo do movimento da mandíbula pode ser facilmente alcançado pelo paciente
4. *Sensação de fraqueza muscular.* Indivíduos que sentem cocontração protetora normalmente relatam uma sensação de fraqueza muscular. Eles geralmente se queixam de que seus músculos parecem se cansar rapidamente. No entanto, não foi encontrada qualquer evidência clínica de que os músculos estejam realmente enfraquecidos.

Mialgia local (mialgia não inflamatória)

A mialgia local é um distúrbio doloroso primário de origem muscular, não inflamatória. Ela é, frequentemente, a primeira resposta do tecido muscular a uma cocontração protetora contínua. Este distúrbio muscular agudo é a condição mais comum de dor muscular observada na prática geral da odontologia. Todos os dentistas tiveram pacientes que relataram esta condição dolorosa; elas só não podem ser identificadas nestes termos. Enquanto a cocontração representa uma resposta muscular induzida pelo SNC, a mialgia local representa uma alteração nos tecidos musculares. Esta mudança pode ser o resultado de uma cocontração prolongada ou uso excessivo do músculo, levando à fadiga.[41,42] Quando a etiologia é o uso da musculatura de forma não habitual, os sintomas podem ser retardados (sensibilidade muscular de início tardio).[43-45] A dor muscular local também pode resultar do dano tecidual direto (i. e., um bloqueio do nervo alveolar inferior que pode ter lesado o músculo pterigóideo medial).

Etiologia. Quatro condições principais podem levar à mialgia local:
1. *Cocontração prolongada.* Como já foi descrito, a cocontração contínua leva a uma mialgia local. Isso pode ser o resultado de uma alteração repentina na entrada sensorial associada a uma estrutura local, tal como uma coroa elevada
2. *Estímulo de dor profunda.* Qualquer fonte de dor profunda pode produzir cocontração muscular protetora, o que então provoca a dor muscular local. Quando isto acontece, pode ocorrer um evento clínico importante. Em seguida, a dor muscular local pode produzir a dor profunda, que, por sua vez, leva a mais cocontração protetora. Essa cocontração adicional pode, é claro, produzir mais mialgia local. Portanto, pode surgir um ciclo

no qual a mialgia local produz mais cocontração e assim por diante. Essa dor muscular é referida como *dor muscular cíclica* e foi discutida no Capítulo 2.

O clínico precisa estar ciente das complicações que isso pode representar em uma base clínica. Por exemplo, o traumatismo a um músculo produzirá mialgia local. A dor sentida devido a mialgia local, por sua vez, produzirá cocontração protetora. Como a cocontração protetora pode levar à mialgia local, o ciclo começa. Durante esse ciclo, o dano tecidual original produzido pelo traumatismo pode se resolver. Quando o reparo tecidual está completo, a fonte de dor original é eliminada; entretanto, o paciente pode continuar a sofrer com um distúrbio de dor muscular cíclico. Como a causa de dor original não faz mais parte do quadro clínico, o profissional pode ser facilmente confundido durante o exame. O clínico precisa reconhecer que mesmo que a causa original tenha se resolvido, a condição de dor muscular cíclica existe e precisa ser tratada. Essa condição é um achado clínico extremamente comum e, muitas vezes, leva ao tratamento errôneo do paciente.

3. *Traumatismo.* Há pelo menos dois tipos de traumatismo que um músculo pode receber:
    a. *Lesão tecidual local.* Conforme já visto, uma lesão local ao tecido pode ocorrer por conta de eventos como anestesia local ou estiramento tecidual.
    b. *Uso não habitual.* Traumatismo nos tecidos musculares pode ser criado por uso abusivo ou não habitual dos tecidos musculares.[43-47] Isto pode ser resultado de bruxismo, apertamento dos dentes ou até mesmo da mastigação não usual de goma de mascar, já que o uso incomum de músculos muitas vezes resulta em dor muscular de início retardado.[48-51] Essa demora leva de 24 a 48 h após o evento. A maioria dos indivíduos está familiarizada com este tipo de dor muscular de início tardio em outros músculos. Por exemplo, se uma pessoa usa excessivamente os músculos das costas em uma atividade a que não está acostumada, durante um fim de semana, rigidez e dor irão aparecer de 1 a 2 dias após o evento. No entanto, é lógico presumir que uma atividade não habitual, como o bruxismo, pode também produzir dor 1 a 2 dias depois do evento. Outra ocorrência comum é a queixa de um paciente de dor muscular e abertura limitada da boca após uma consulta odontológica longa.
4. *Aumento do estresse emocional.* Como mencionado anteriormente, um aumento continuado do nível de estresse emocional pode levar a cocontração prolongada e dor muscular. Essa etiologia é comum e pode ser difícil para o dentista controlá-la.

Uma consideração adicional sobre a dor muscular é de que ainda há muito a ser aprendido. Uma origem idiopática de dor miogênica deve ser incluída nesta discussão, uma vez que a compreensão completa da dor muscular ainda não está disponível.[52] Espera-se que, conforme o conhecimento aumente, a origem de dor seja mais bem explicada.

Histórico. O histórico relatado pelo paciente geralmente revela que a queixa de dor começou muitas horas ou 1 dia depois de evento associado a uma das etiologias discutidas anteriormente. O paciente pode relatar que a dor teve início após um estresse emocional incomum ou o aparecimento de outra fonte de dor profunda.

Características clínicas. Um paciente que sente mialgia local irá apresentar as seguintes características clínicas:

1. *Disfunção estrutural.* Quando os músculos mastigatórios experimentam mialgia local, existe uma diminuição na velocidade e na amplitude do movimento mandibular. Essa alteração é secundária ao efeito inibitório da dor (cocontração protetora). Diferentemente da cocontração, entretanto, uma abertura de boca lenta e cuidadosa ainda revela um movimento mandibular limitado. Alongamento passivo feito pelo examinador pode, frequentemente, obter uma abertura mais próxima do normal (sensação terminal macia)
2. *Dor mínima em repouso.* A mialgia local geralmente não produz dor quando os músculos estão em repouso
3. *Aumento da dor durante a função.* Indivíduos que apresentam mialgia local relatam um aumento da dor quando os músculos envolvidos entram em função
4. *Fraqueza muscular real.* A mialgia local resulta em uma redução global na força dos músculos afetados.[5,54] Essa redução na força parece estar relacionada à presença de dor, sendo que a força volta ao normal quando a dor é eliminada.[54,55] Esse fenômeno é outro efeito da cocontração protetora
5. *Sensibilidade muscular local.* Os músculos que apresentam mialgia local revelam uma sensibilidade muscular aumentada e dor à palpação. Geralmente, o corpo todo do músculo envolvido se torna sensível à palpação.

Efeitos do sistema nervoso central na dor muscular

As condições de dor muscular descritas até este ponto são relativamente simples, tendo suas origens predominantemente nos tecidos musculares locais. Infelizmente, a dor muscular pode se tornar muito mais complexa. Em muitos casos, a atividade dentro do SNC pode tanto influenciar quanto, na verdade, *ser* a origem de dor muscular. Isto tanto pode ocorrer secundariamente a estímulos de dor profunda ou estímulos sensoriais alterados quanto surgir de influências centrais, como supersensibilização do sistema nervoso autônomo (i. e., estresse emocional). Tal quadro acontece quando condições no SNC excitam neurônios sensoriais periféricos (aferentes primários), criando a liberação antidrômica de substâncias algógenas nos tecidos periféricos e resultando em dor muscular (i. e., inflamação neurogênica).[52,56-58] Esses efeitos excitatórios centrais podem também levar a efeitos motores (por intermédio de eferentes primários), resultando em aumento da tonicidade muscular (i. e., cocontração).[59]

Terapeuticamente, é importante que o clínico entenda que a dor muscular agora tem origem central. O SNC responde, desta maneira, secundariamente tanto (a) à presença de estímulo de dor profunda, quanto (b) ao aumento do nível de estresse emocional (i. e., supersensibilização do sistema nervoso autônomo) ou (c) a alterações no sistema inibitório descendente[60] que levam à diminuição da capacidade de se opor ao impulso aferente, seja nociceptivo ou não. Os distúrbios de dor muscular influenciados centralmente são terapeuticamente divididos em *distúrbios miálgicos agudos*, tais como o miospasmo, e *distúrbios miálgicos crônicos*, divididos posteriormente, por sua vez, em *distúrbios miálgicos regionais* e *distúrbios miálgicos sistêmicos*. Distúrbios miálgicos regionais são subdivididos em dor miofascial e mialgia crônica mediada centralmente. A fibromialgia é um exemplo de distúrbio miálgico sistêmico.

Miospasmo (mialgia de contração tônica)

Miospasmo é uma contração muscular tônica involuntária, induzida pelo SNC. Por muitos anos, acreditava-se que os miospasmos fossem uma fonte de dor miogênica importante. Certamente, os miospasmos não produzem dor; estudos recentes, porém, indicam que os miospasmos não são uma fonte muito comum de dor muscular. É razoável esperar que um músculo em espasmo ou contração tônica pudesse revelar um nível relativamente alto de atividade EMG (uma cãibra muscular). Os estudos, entretanto, não confirmam a ideia de que músculos mais doloridos possuem um aumento significativo nos resultados de EMG.[59,61-64] Estes estudos forçaram a repensar a classificação de dor muscular e diferenciar miospasmos de outros distúrbios de dor muscular. Embora os espasmos musculares ocorram nos músculos da mastigação, esta condição não é comum; quando os espasmos musculares estão presentes, eles são geralmente logo identificados por suas características clínicas.

Etiologia. A etiologia do miospasmo ainda não está bem explicada. Vários fatores provavelmente se combinam para causar miospasmo.

1. *Condições musculares locais.* Estas condições certamente parecem criar o miospasmo e podem envolver fadiga muscular e mudanças no equilíbrio eletrolítico local
2. *Condições sistêmicas.* Parece que alguns indivíduos são mais propensos ao miospasmo que outros. Isto talvez represente algum fator sistêmico ou inerente a um outro distúrbio musculoesquelético[65]
3. *Estímulo de dor profunda.* A presença de estímulo de dor profunda pode propiciar o miospasmo. Esta dor profunda pode surgir de uma mialgia local, dor intensa a partir de um ponto de gatilho ou patologia de qualquer outra estrutura associada (ATM, ouvido, dente etc.).

Histórico. Visto que o miospasmo resulta no encurtamento repentino do músculo, um histórico significativo está presente. O paciente irá relatar um início repentino de dor ou enrijecimento e, frequentemente, mudança na posição da mandíbula. O movimento mandibular será muito difícil.

Características clínicas. Os indivíduos que apresentam miospasmos possuem as seguintes características:

1. *Disfunção estrutural*: Há dois achados clínicos com relação à disfunção estrutural:
   a. Existe uma restrição marcante na amplitude do movimento determinada pelo músculo ou pelos músculos em espasmo. Por exemplo, se um músculo elevador, tal como o masseter, estiver em espasmo, haverá uma restrição marcante na abertura de boca.
   b. A disfunção estrutural também pode se apresentar como maloclusão aguda. Esta envolve uma mudança súbita no padrão dos contatos oclusais, secundária a um distúrbio. Isto pode ocorrer como resultado de um miospasmo no músculo pterigóideo lateral inferior. Um espasmo e um encurtamento subsequente do músculo pterigóideo lateral inferior esquerdo irão criar um movimento da mandíbula para uma posição excêntrica lateral à direita (Figura 10.20), resultando em um contato oclusal forte dos dentes anteriores direitos e perda de contatos oclusais entre os dentes posteriores esquerdos.
2. *Dor durante o repouso.* Miospasmos geralmente produzem uma dor significativa quando a mandíbula está em repouso
3. *Aumento da dor durante a função.* Quando o paciente tenta fazer movimentos funcionais com um músculo em espasmo, a dor aumentará
4. *Sensibilidade muscular local.* A palpação do(s) músculo(s) com miospasmo revela uma sensibilidade significativa
5. *Enrijecimento muscular.* O paciente relata que o músculo todo, repentinamente, parece enrijecido ou como se apresentasse um nó. A palpação do(s) músculo(s) com miospasmo o(s) revela muito firme(s) e enrijecido(s).

Distúrbios musculares agudos versus crônicos

Os distúrbios miálgicos descritos anteriormente são vistos normalmente na prática geral da odontologia e, geralmente, representam problemas de curta duração. Com a terapia apropriada, estes distúrbios podem ser completamente resolvidos. Entretanto, quando uma dor miogênica persiste, distúrbios de dor muscular mais crônicos e, frequentemente, mais complexos podem se desenvolver. Com

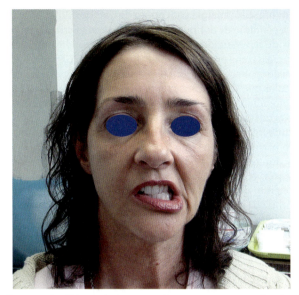

• **Figura 10.20** Esta paciente apresenta um espasmo no músculo pterigóideo lateral inferior direito. Essa atividade espasmódica é muito dolorosa e força sua mandíbula em um movimento lateral esquerdo extremo.

a cronicidade, os sintomas do distúrbio de dor miogênica se tornam menos locais e mais regionais ou até mesmo ocasionalmente globais. Frequentemente, uma dor muscular cíclica se torna um importante fator que perpetua esta condição. Outras condições foram apresentadas no Capítulo 8.

Por definição clássica, a dor crônica é a que está presente há 6 meses ou mais. A duração da dor, contudo, não é o único fator que determina a cronicidade. Algumas dores sentidas durante anos nunca se tornam crônicas. Da mesma forma, algumas condições de dor podem se tornar clinicamente crônicas em questão de meses. Um fator adicional que deve ser considerado é a continuidade da dor. Quando uma experiência de dor é constante, sem períodos de alívio, as manifestações clínicas de cronicidade se desenvolvem rapidamente. Por outro lado, se a dor for interrompida com períodos de remissão (sem dor), as características clínicas de um distúrbio de dor crônica podem nunca se desenvolver. Por exemplo, a enxaqueca é uma condição neurovascular extremamente dolorosa que pode durar anos e nunca se manifesta como um distúrbio de dor crônica. A razão para isto são os períodos significativos de alívio entre os episódios de dor. Ao contrário, a dor constante associada à mialgia mediada centralmente, quando deixada sem tratamento, pode desenvolver as características clínicas de cronicidade em poucos meses. O dentista deve reconhecer que, quando as queixas miálgicas evoluem de uma condição aguda para uma condição crônica, a efetividade do tratamento local é reduzida enormemente. A razão para este insucesso do tratamento é o fato de a origem desta condição se tornar mais central. Distúrbios de dor crônica, geralmente, devem ser controlados por uma abordagem multidisciplinar. Em muitos casos, o dentista não está equipado para tal. É importante, portanto, que o dentista reconheça os distúrbios de dor crônica e considere o encaminhamento desses pacientes para uma equipe adequada de profissionais de saúde mais aptos a tratá-los. Outra orientação seria para que o dentista que trata regularmente pacientes com dor faça parte de uma equipe multiprofissional.

Distúrbios miálgicos regionais

Há dois tipos de distúrbios miálgicos regionais, que são a dor miofascial e a mialgia mediada centralmente. Ambas condições revelam sintomas periféricos, mas são grandemente influenciadas pelo SNC. A compreensão deste conceito é crucial para o tratamento.

Dor miofascial (mialgia com ponto de gatilho). A dor miofascial é uma condição de dor miogênica regional caracterizada por áreas locais de feixes rígidos e hipersensíveis nos tecidos musculares, conhecidas como pontos de gatilho. Esta condição é às vezes referida como dor por ponto de gatilho miofascial. É um tipo de distúrbio muscular que não é amplamente conhecido ou completamente compreendido, ainda que ocorra frequentemente em pacientes com queixas miálgicas. Em um estudo,[66] mais de 50% dos pacientes que procuraram um centro universitário de dor foram diagnosticados como portadores deste tipo de dor.

A dor miofascial pode ocorrer periodicamente para alguns pacientes, representando, assim, um distúrbio miálgico agudo. Entretanto, a dor miofascial pode também estar associada a outros distúrbios de dor concomitantes, consequentemente, tornando-se uma condição de dor crônica que exige mais esforços terapêuticos para sua solução. O clínico deve descobrir, a partir do histórico, se a condição é aguda ou crônica para que possa ser instituído o controle adequado.

A dor miofascial com ponto de gatilho foi primeiramente descrita por Travell e Rinzler[67] em 1952, ainda que as comunidades médica e odontológica tenham sido lentas em avaliar seu grau de importância. Em 1969, Laskin[68] publicou um importante artigo demonstrando para a comunidade odontológica que existem muitos pacientes com queixas de dor muscular nos quais a etiologia não é a condição oclusal. Ele enfatizou a importância do estresse emocional e de outros fatores. Laskin se referiu ao termo dor miofascial no seu artigo, embora ele não estivesse descrevendo as mesmas características clínicas relatadas por Travell. Desde o aparecimento deste artigo, a odontologia começou a usar o termo *síndrome da dor* e *disfunção miofascial* (DDM). Atualmente, este termo é frequentemente usado para denotar qualquer distúrbio muscular que não seja um distúrbio intracapsular. Visto que o termo é muito amplo e genérico, não é útil para o diagnóstico e tratamento específicos dos distúrbios dos músculos mastigatórios. A síndrome DDM não deve ser confundida com a descrição de Travell e Rinzler, a qual é utilizada neste livro.

A dor miofascial surge de áreas de hipersensibilidade nos músculos chamadas de pontos de gatilho. Essas áreas bem localizadas nos tecidos musculares ou nas suas inserções tendinosas são geralmente percebidas como feixes tensionados quando palpadas, os quais evocam dor.[69-71] A natureza exata do ponto de gatilho não é conhecida. Sugeriu-se[53,71-73] que certas terminações nervosas nos tecidos musculares podem se tornar sensibilizadas por substâncias algógenas, as quais criam zonas localizadas de hipersensibilidade. Pode haver um aumento da temperatura local na área do ponto de gatilho, sugerindo um aumento na demanda metabólica e/ou redução do fluxo sanguíneo para estes tecidos.[74,75]

Um ponto de gatilho é uma região muito bem circunscrita, na qual apenas poucas unidades motoras estão contraídas. Se todas as unidades motoras de um músculo se contraírem, o músculo, é claro, irá diminuir (Capítulo 2). Essa condição é chamada de miospasmo e foi discutida anteriormente. Considerando que o ponto de gatilho envolve a contração de apenas um grupo selecionado de unidades motoras, não ocorre encurtamento do músculo todo, tal como no miospasmo.

A característica única dos pontos de gatilho é que eles são uma fonte de dor profunda constante e, portanto, podem produzir efeitos excitatórios centrais (Capítulo 2). Se um ponto de gatilho excitar centralmente um grupo de interneurônios aferentes convergentes, provavelmente ocorrerá dor reflexa em um padrão previsível de acordo com a localização do ponto de gatilho envolvido.[76]

Etiologia. Embora a dor miofascial seja vista clinicamente como pontos de gatilho nos músculos esqueléticos, esta condição certamente não é oriunda somente do tecido muscular. Existe uma boa evidência indicando que o SNC tem um papel significativo na sua etiologia.[52,71] A combinação de fatores centrais e periféricos torna esta condição mais difícil de ser tratada. Simons e Travell[77] descreveram certos fatores etiológicos que parecem estar associados à dor miofascial. Infelizmente, falta-nos uma completa compreensão da condição de dor miogênica. Portanto, é difícil ser específico com relação a todos os fatores etiológicos. As condições seguintes estão clinicamente relacionadas à dor miofascial.

1. *Mialgia local prolongada.* Músculos que sofrem de sensibilidade prolongada são propensos a desenvolver pontos de gatilho miofasciais e, subsequentemente, desenvolver as características de dor miofascial
2. *Dor profunda constante.* Como abordado no Capítulo 2, um estímulo de dor profunda constante pode criar efeitos excitatórios centrais em lugares remotos. Se o efeito excitatório central envolver um neurônio eferente (motor), dois tipos de efeito no músculo podem ser observados: cocontração protetora e/ou o desenvolvimento de pontos de gatilho. Quando se desenvolve um ponto de gatilho, ele se torna uma fonte de dor profunda e pode produzir efeitos excitatórios centrais adicionais. Estes pontos de gatilho secundários são chamados de pontos de *gatilho satélites*.[78] Esta expansão da condição de dor miofascial complica o diagnóstico e o controle, podendo criar uma condição cíclica similar à dor muscular cíclica anteriormente discutida
3. *Aumento do estresse emocional.* O aumento do estresse emocional pode exacerbar grandemente a dor miofascial. Isto pode ocorrer pelo aumento da atividade dos neurônios eferentes gama para os fusos musculares ou pelo aumento generalizado da atividade do sistema nervoso simpático (um sistema nervoso autônomo hipersensibilizado; Capítulo 2)
4. *Transtornos do sono.* Estudos[79,80] sugerem que a interrupção do ciclo normal do sono pode criar sintomas musculoesqueléticos. Se os transtornos do sono causam dor musculoesquelética ou se a dor musculoesquelética causa transtornos do sono (ou ambos) não está claro. O que está claro é que existe uma relação e esta deve ser considerada pelo clínico. O clínico deve, portanto, ser capaz de reconhecer queixas comuns associadas aos transtornos do sono
5. *Fatores locais.* Certas condições locais que influenciam a atividade muscular – como hábitos, posturas, esforços ergonômicos e até o frio – parecem afetar a dor miofascial[81]
6. *Fatores sistêmicos.* Parece que certos fatores sistêmicos podem influenciar ou até produzir dor miofascial. Fatores sistêmicos, tais como hipovitaminose, condicionamento físico deficiente, fadiga ou infecções virais, foram relatados[77]
7. *Mecanismo de ponto de gatilho idiopático.* A etiologia precisa dos pontos de gatilho não foi determinada. Portanto, deve-se incluir uma categoria de fatores desconhecidos na etiologia deste distúrbio de dor miogênica. Talvez haja alguns fatores genéticos que tornem certos pacientes mais vulneráveis. Investigações contínuas levarão a melhor compreensão não só da etiologia, mas também dos mecanismos envolvidos na dor miofascial.

Histórico. Pacientes que sofrem de dor miofascial geralmente têm um histórico que pode levar a erros de interpretação. A principal queixa do paciente normalmente é a dor heterotópica, e não a verdadeira origem da dor (os pontos de gatilho). Por isso, o paciente direciona o clínico para o local da cefaleia do tipo tensional ou cocontração protetora, que não são a fonte. Se o clínico não for cuidadoso, ele pode direcionar o tratamento erradamente para as dores secundárias e fracassará. O clínico deve ter o conhecimento e a habilidade diagnóstica necessários para identificar a fonte de dor primária para que o tratamento adequado seja selecionado.

Características clínicas. Um indivíduo que sofre de dor miofascial irá normalmente apresentar as seguintes características clínicas:

1. *Disfunção estrutural.* Músculos que apresentam dor miofascial revelam uma diminuição na velocidade e na amplitude do movimento secundária ao efeito inibitório da dor (cocontração protetora). A diminuição da amplitude do movimento é geralmente menor que a observada na mialgia local
2. *Dor durante o repouso.* Pacientes que sofrem de dor miofascial relatam dor mesmo quando os músculos estão em repouso. A dor, entretanto, não está comumente relacionada à localização dos pontos de gatilho, mas sim com a dor referida. A queixa principal, consequentemente, é relatada como cefaleia do tipo tensional[69]
3. *Aumento da dor durante a função.* Embora a dor seja aumentada durante a função dos músculos envolvidos, a intensidade da dor é geralmente menor que a relatada na mialgia local. A dor é apenas aumentada quando a área de ponto de gatilho é estimulada pela função
4. *Presença de pontos de gatilho.* A palpação dos músculos revela áreas de feixes musculares firmes e hipersensíveis chamadas de pontos de gatilho. Embora a palpação dos pontos de gatilho produza dor, a mialgia local não é a queixa mais comum dos pacientes que sofrem de dor miofascial com ponto de gatilho. Como foi mencionado anteriormente, a queixa mais comum se concentra nos efeitos excitatórios centrais criados pelos pontos de gatilho. Em muitos casos, os pacientes estão apenas conscientes da dor referida e não têm conhecimento dos pontos de gatilho. Um exemplo perfeito é o paciente que sofre de dor por pontos de gatilho no músculo semiespinal da cabeça, na região occipital posterior do pescoço. Os pontos de gatilho nesta região geralmente se referem à dor na região anterior da têmpora, logo acima do olho[82] (Figura 10.21). A queixa principal do paciente é dor de cabeça temporal, com muito pouco reconhecimento do ponto de gatilho na região cervical posterior. Esta apresentação clínica pode facilmente afastar o clínico da verdadeira origem do problema. O paciente atrai a atenção do clínico para o local da dor (dor de cabeça temporal), e não para a origem. O clínico deve sempre lembrar que, para o tratamento ser efetivo, deve ser direcionado para a *origem* da dor, e não para o local; portanto, os clínicos devem estar constantemente buscando a verdadeira origem da dor.[69]

Visto que os pontos de gatilho podem criar efeitos excitatórios centrais, é também importante estar bastante atento para as possíveis manifestações clínicas. Como dito no Capítulo 2, efeitos excitatórios centrais podem aparecer como dor referida, hiperalgesia secundária, cocontração protetora ou até mesmo respostas autônomas. Estas condições devem ser consideradas ao se avaliar o paciente.

Uma característica clínica interessante do ponto de gatilho é que ele pode estar presente no estado ativo ou latente. Em um estado ativo, ele produz efeitos excitatórios centrais. Portanto, quando um ponto de gatilho está ativo, normalmente é comum sentir uma cefaleia do tipo tensional.[69,83] Quando um ponto de gatilho está latente, o paciente não se queixa de dor de cabeça. Logo, a dor miofascial pode apresentar-se com ou sem dor referida.[84]

Visto que a dor referida é totalmente dependente de sua fonte original, a palpação de um ponto de gatilho ativo (estimulação local) frequentemente aumenta tal dor.[76] Embora nem sempre esteja presente, quando esta característica aparece é um excelente auxílio diagnóstico. No estado latente, um ponto de gatilho não é mais sensível à palpação e, portanto, não produz dor referida. Quando os pontos de gatilho estão latentes, eles são difíceis de serem encontrados pela palpação e o paciente não se queixa de dor heterotópica.

Acredita-se que os pontos de gatilho não se resolvem sem tratamento. Eles podem, na verdade, se tornar latentes ou dormentes, criando um alívio temporário da dor referida. Os pontos de gatilho podem ser ativados por vários fatores,[85] tais como aumento do músculo, estiramento no músculo, estresse emocional e até mesmo uma infecção das vias respiratórias superiores. Quando os pontos de gatilho são ativados, a cefaleia do tipo tensional volta. Este é um achado comum nos pacientes que se queixam de cefaleia do tipo tensional regular, ao fim da tarde, após um dia muito cansativo e estressante.

Juntamente com a dor referida, podem ser sentidos outros efeitos excitatórios centrais. Quando a hiperalgesia secundária está presente, é comum que se sinta uma sensibilidade ao toque no couro cabeludo. Alguns pacientes irão até relatar que seus "cabelos doem" ou que é doloroso pentear seus cabelos. A cocontração protetora é outra condição comum associada à dor miofascial com ponto de gatilho. Os pontos de gatilho nos ombros ou músculos cervicais podem produzir cocontração nos músculos da mastigação. Se esta condição persistir, pode-se desenvolver mialgia local nos músculos mastigatórios. O tratamento dos músculos mastigatórios não resolve esta situação, já que a sua causa são os pontos de gatilho dos músculos cervicoespinais e dos ombros. Entretanto, o tratamento dos pontos de gatilho nos músculos dos ombros resolve o distúrbio dos músculos mastigatórios. O controle pode se tornar difícil quando a mialgia local está presente já por algum tempo, pois isso pode iniciar uma dor muscular cíclica (Capítulo 2). Nestes casos, o tratamento estendido, tanto para os músculos da mastigação quanto para os pontos de gatilho dos músculos cervicoespinais e dos ombros, geralmente resolverá o problema.

Às vezes, efeitos autônomos são gerados pelos estímulos de dor profunda a partir dos pontos de gatilho. Isso pode resultar em achados clínicos como lacrimejamento ou ressecamento dos olhos. Pode haver mudanças vasculares, como isquemia,

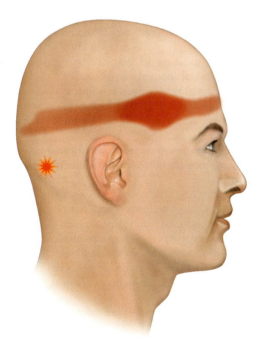

• **Figura 10.21** Um ponto de gatilho *(X)* no músculo semiespinal da cabeça refere dor para a região pré-auricular (ATM) e região temporal anterior. (De Travell JG, Simons DG, *Myofacial Pain and Dysfunction: The Trigger Point Manual*, ed 2, Baltimore, MA, 1999, Williams & Wilkins.)

ou ocorrer avermelhamento dos tecidos. Às vezes, a conjuntiva torna-se vermelha. Pode até haver alterações nas mucosas que levem à secreção nasal, semelhante à resposta alérgica. A chave para determinar se os efeitos autônomos estão relacionados aos efeitos excitatórios ou com uma reação local, tal como uma alergia, é o padrão unilateral. Efeitos excitatórios na área trigeminal raramente atravessam a linha média. Portanto, se a dor profunda for unilateral, os efeitos autônomos serão do mesmo lado da dor. Em outras palavras, um olho estará vermelho e o outro normal, uma narina estará escorrendo e a outra não. Em uma reação alérgica, ambos os olhos e narinas estarão envolvidos.

Resumindo, os principais sintomas clínicos relatados pela dor miofascial com pontos de gatilho não são os pontos de gatilho em si, porém, mais comumente os sintomas associados aos efeitos excitatórios centrais criados pelos pontos de gatilho. Os clínicos devem estar atentos para isto e localizar os pontos de gatilho envolvidos. Quando estes pontos são palpados, eles aparecem como áreas hipersensíveis, frequentemente sentidas como feixes enrijecidos dentro do músculo. Normalmente, não existe dor local quando o músculo está em repouso, mas alguma dor quando o músculo é usado. Às vezes, é vista uma leve disfunção estrutural no músculo que abriga os pontos de gatilho. Isso é comumente relatado como "torcicolo".

Mialgia centralmente mediada (dor muscular orofacial persistente). A mialgia centralmente mediada é um distúrbio doloroso muscular crônico, regional e contínuo, que se origina predominantemente a partir dos efeitos do SNC sentidos perifericamente nos tecidos musculares. A condição também é denominada como dor muscular orofacial persistente (DMOP). Este distúrbio se apresenta clinicamente com sintomas similares aos de uma condição inflamatória do tecido muscular; por isto, é chamada às vezes de miosite. Essa condição, entretanto, não é caracterizada pelos sinais clínicos clássicos associados à inflamação (rubor, edema etc.). Mialgia crônica centralmente mediada resulta de uma fonte de nocicepção encontrada no tecido muscular, a qual tem sua origem no SNC (inflamação neurogênica).

Deve-se observar que mialgia centralmente mediada está mais intimamente associada à continuidade da dor muscular que com a duração. Muitos distúrbios de dor muscular são episódicos, deixando períodos intermediários sem dor muscular. Episódios periódicos de dor muscular não produzem mialgia centralmente mediada. Um período constante e prolongado de dor muscular, porém, pode levar à mialgia centralmente mediada.

Etiologia. A dor associada à mialgia centralmente mediada possui sua etiologia mais no SNC que no tecido muscular propriamente dito. Conforme o SNC torna-se mais envolvido, impulsos neurais antidrômicos são enviados para os tecidos musculares e vasculares, produzindo uma inflamação neurogênica local. Essa inflamação neurogênica produz dor nesses tecidos, embora a etiologia principal seja o SNC; daí, portanto, o termo *mialgia centralmente mediada*. É importante que o clínico compreenda este conceito, pois o único método de controlar efetivamente esta condição é abordando os mecanismos centrais. O clínico não pode somente tratar as estruturas periféricas – como os dentes, músculos e articulações – e esperar bons resultados. O clínico deve orientar a terapia do SNC. Essa não é uma abordagem instintiva ou tradicional para a maioria dos dentistas. A causa mais comum da mialgia crônica centralmente mediada é a mialgia local prolongada ou dor miofascial. Em outras palavras, quanto mais tempo o paciente se queixa de dor miogênica, maior a probabilidade da mialgia crônica centralmente mediada.

A mialgia centralmente mediada é o resultado da sensibilização dos neurônios centrais no cérebro e no tronco encefálico. Quando esses neurônios se tornam sensibilizados, não só produzem a dor referida (Capítulo 2), mas também podem estimular os efeitos antidrômicos mencionados anteriormente. Uma condição semelhante é uma supersensibilização do sistema nervoso autônomo, que será discutida em capítulos posteriores.

Uma característica clínica de mialgia centralmente mediada é a presença constante de dor miogênica forte. A dor está presente durante o repouso e aumenta com a função. Os músculos estão muito sensíveis à palpação e é comum uma disfunção estrutural. A característica clínica mais comum é a longa duração dos sintomas.

Histórico. Duas características significativas estão presentes no histórico de um paciente com mialgia crônica centralmente mediada. A primeira é a duração do problema da dor. Como já abordado, mialgia centralmente mediada leva tempo para se desenvolver. Portanto, o paciente relata um longo histórico de dor miogênica. Tipicamente, a dor terá estado presente por pelo menos 4 semanas e, frequentemente, por alguns meses. A segunda característica da mialgia centralmente mediada é a constância da dor. Dores que duram meses ou até anos, mas vêm e vão entre períodos de total remissão, não são características de mialgia centralmente mediada. Pacientes normalmente irão relatar que, mesmo quando a mandíbula está em repouso, a dor está presente. Isto reflete uma condição inflamatória do tecido.

Características clínicas. As sete características clínicas seguintes são comuns na mialgia centralmente mediada:

1. *Disfunção estrutural.* Pacientes que sofrem de mialgia centralmente mediada demonstram diminuição significativa na velocidade e amplitude do movimento mandibular. Esta diminuição na amplitude é secundária ao efeito inibitório da dor (a amplitude normal não pode ser alcançada). A inflamação neurogênica associada à mialgia centralmente mediada pode levar a uma resposta inflamatória "estéril" dos tecidos musculares, a qual, posteriormente, irá reduzir a amplitude do movimento mandibular
2. *Dor durante o repouso.* Como recentemente mencionado, os pacientes com mialgia centralmente mediada relatam dor miogênica mesmo quando os músculos estão em repouso. A dor durante o repouso é uma característica-chave da mialgia centralmente mediada e é provável que ocorra devido à sensibilização dos nociceptores musculares pelas substâncias algogênicas liberadas no processo de inflamação neurogênica[53,86-88]
3. *Aumento da dor durante a função.* A função dos músculos afetados aumenta muito a dor do paciente
4. *Sensibilidade muscular local.* Os tecidos musculares são muito dolorosos à palpação
5. *Sentimento de enrijecimento muscular.* O paciente com mialgia centralmente mediada normalmente se queixa de enrijecimento muscular
6. *Frequentemente associada à alodinia ao se tocar a face sobre os músculos doloridos.* A alodinia é um efeito excitatório central pelo qual até mesmo estímulo normalmente não nocivo (toque leve) provoca dor. Esta condição é o resultado de alterações no processamento normal de entrada no SNC. Quando alodinia está presente, ela é um reflexo de alterações centrais e está, portanto, relacionada com mais frequência à mialgia centralmente mediada
7. *Contratura muscular.* A mialgia centralmente mediada prolongada pode levar a uma condição muscular conhecida como *contratura*. Este termo refere-se a um encurtamento indolor do comprimento funcional do músculo. Como discutido no Capítulo 2, o alongamento do músculo em seu comprimento total estimula o órgão tendinoso de Golgi, o qual, por sua vez, produz o relaxamento do mesmo músculo (reflexo inverso de

alongamento). O alongamento ou estiramento periódico de um músculo é necessário para manter seu comprimento de trabalho. Quando o reflexo inverso de alongamento não é estimulado, o músculo se encurta funcionalmente. Este estado de contratura resiste a qualquer tentativa repentina de alongamento do músculo. A contratura é comum em mialgia centralmente mediada porque os pacientes limitam a abertura de boca para diminuir a dor. O tratamento para a contratura é visto no Capítulo 12.

Distúrbios miálgicos sistêmicos

Há certas queixas de dor muscular que têm suas origens quase totalmente no SNC. Por causa desta característica, os sintomas são bastante dispersos. Uma destas condições é a fibromialgia.

Fibromialgia (fibrosite). A fibromialgia é um distúrbio de dor musculoesquelética crônica global. No passado, era referida na literatura médica como fibrosite. De acordo com um artigo consensual de 1990,[89] a fibromialgia é um distúrbio de dor musculoesquelética disseminada, na qual existe sensibilidade de 11 ou mais dos 18 pontos específicos de sensibilidade espalhados pelo corpo. A dor deve ser sentida em três dos quatro quadrantes do corpo e estar presente por pelo menos 3 meses.

Mais recentemente, o American College of Rheumatology alterou ligeiramente os critérios de diagnóstico para incluir dor generalizada em todos os quadrantes do corpo, bem como ampliou o conceito de mensuração dessas áreas dolorosas.[90] A fibromialgia não é um distúrbio de dor mastigatória e, portanto, deve ser reconhecida e encaminhada para o médico apropriado.

Etiologia. A etiologia da fibromialgia ainda não está clara. A presença contínua dos fatores etiológicos relacionados aos distúrbios miálgicos agudos, como a dor profunda constante e aumento do estresse emocional, talvez sejam significativos. Certamente, o eixo hipotálamo-hipófise-suprarrenal (HHS) tem sido implicado.[91] Uma fonte constante de dor musculoesquelética, como uma lesão em chicote da coluna, pode ter alguma influência no desenvolvimento da fibromialgia, embora isto não esteja totalmente claro. Quando isto ocorre, a condição é denominada *fibromialgia secundária*. Certamente, há outras condições não identificadas que também levam à fibromialgia. No momento, uma explicação razoável da etiologia da fibromialgia se concentra na maneira pela qual o SNC processa o estímulo neural ascendente das estruturas musculoesqueléticas. Talvez investigações futuras revelem que a fibromialgia possui sua origem no tronco encefálico que apresenta mau funcionamento do sistema inibitório descendente (opinião do autor).

Histórico. Pacientes que sofrem de fibromialgia relatam queixas de dor musculoesquelética crônica e generalizada em inúmeros locais em todo o corpo. Os pacientes geralmente têm um estilo de vida sedentário acompanhado de algum grau de depressão clínica. Eles também relatam com frequência uma qualidade de sono precária.

Características clínicas. Pacientes com fibromialgia revelam as seguintes características clínicas:

1. *Disfunção estrutural.* Os pacientes com fibromialgia demonstram diminuição na velocidade e amplitude de movimento secundária ao efeito inibitório da dor
2. *Dor durante o repouso.* Uma queixa comum do paciente com fibromialgia é o relato de dor muscular geral. Esta dor aparece nos quatro quadrantes do corpo, acima e abaixo da cintura e no lado direito e esquerdo. A dor está presente mesmo quando os músculos estão em repouso. De acordo com os critérios desenvolvidos pelo American College of Rheumatology,[90] dois índices são utilizados para medir a dor: o índice de dor generalizada (IDG) e a escala de gravidade dos sintomas (EGS). Se o IDG for superior ou igual a 7 e a EGS for superior ou igual a 5, o paciente atende aos critérios para a fibromialgia. Outra condição que atende aos critérios é se o IDG estiver entre 3 e 6 e a EGS for superior a 9
3. *Aumento da dor durante a função.* Os pacientes com fibromialgia relatam aumento de dor com os movimentos funcionais dos músculos envolvidos
4. *Fraqueza e fadiga.* Os pacientes com fibromialgia relatam uma sensação generalizada de fraqueza muscular. Eles também relatam fadiga crônica
5. *Presença de pontos sensíveis.* A fibromialgia é caracterizada por inúmeros pontos sensíveis em vários quadrantes do corpo (não confundir com pontos de gatilho associados à dor miofascial). Estes pontos sensíveis não produzem dor heterotópica quando palpados. Estes resultados representam uma característica clínica diferencial entre fibromialgia e dor miofascial. De acordo com critérios estabelecidos,[89,90] há 18 locais predeterminados comuns ao longo dos quatro quadrantes do corpo (Figura 10.22)
6. *Condição física sedentária.* Os pacientes com fibromialgia geralmente têm falta de condicionamento físico. Visto que a função muscular aumenta a dor, os pacientes com fibromialgia frequentemente evitam exercícios. Isso ajuda a perpetuar a condição, uma vez que o sedentarismo pode ser um fator predisponente na fibromialgia.

Disfunções da articulação temporomandibular

As disfunções, ou distúrbios, da articulação temporomandibular têm seus principais sintomas e disfunções associados à função alterada do côndilo-disco. Geralmente é relatada artralgia, mas a disfunção é o achado mais comum. Os sintomas da disfunção estão associados ao movimento condilar e são relatados como sensações de estalido e travamento da articulação. Normalmente são constantes, reproduzíveis e, às vezes, progressivos. A presença de dor não é um achado confiável.

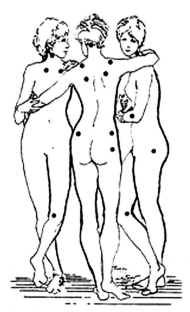

• **Figura 10.22** Esta ilustração mostra os pontos sensíveis clássicos encontrados no paciente com fibromialgia. Os critérios originais para fibromialgia incluíram a necessidade de sensibilidade em ao menos 11 dos 18 pontos. Os critérios mais novos desenfatizam esses pontos sensíveis e incluem o índice de dor generalizada (IDG) e escala de gravidade dos sintomas (EGS).

As disfunções temporomandibulares podem ser subdivididas em três grandes categorias: desarranjos do complexo côndilo-disco, incompatibilidades estruturais das superfícies articulares e distúrbios articulares inflamatórios.

Desarranjos do complexo côndilo-disco

Etiologia. Os desarranjos do complexo côndilo-disco surgem do colapso da função normal de rotação do disco sobre o côndilo. Esta perda do movimento normal do disco pode ocorrer quando existe um alongamento dos ligamentos colaterais discais e da lâmina retrodiscal inferior. O fato de a borda posterior do disco se tornar mais fina também pode predispor a esses tipos de distúrbios.

O fator etiológico mais comumente associado a este colapso do complexo côndilo-disco é o traumatismo.[92-97] Pode ser um macrotraumatismo, como um golpe no queixo (um macrotraumatismo com a boca aberta geralmente é visto com o alongamento dos ligamentos), ou microtraumatismo,[98] como aqueles associados a hiperatividade muscular crônica e instabilidade ortopédica (Capítulo 7).

Os três tipos de desarranjos do complexo côndilo-disco são deslocamento de disco com redução, deslocamento de disco com travamento aberto e deslocamento de disco sem redução. Essas condições podem representar uma progressão contínua e serão apresentadas desta maneira aqui.

Deslocamento do disco com redução. Se a lâmina retrodiscal inferior e os ligamentos colaterais do disco se tornarem alongados, o disco pode ser posicionado mais anteriormente pelo músculo pterigóideo lateral superior. Quando esta tração anterior for constante, um afinamento da borda posterior do disco pode permitir que o disco seja posicionado mais anteriormente (Figura 10.23). Com o côndilo repousando sobre uma porção mais posterior do disco, pode ocorrer um movimento de translação anormal do côndilo sob o disco durante o movimento de abertura. Associado ao movimento anormal do côndilo-disco ocorre um estalido, o qual pode ser sentido durante a abertura (único estalido) ou durante ambos, abertura e fechamento (estalido recíproco).

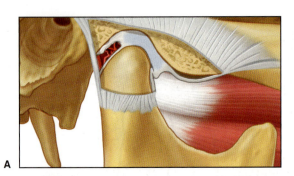

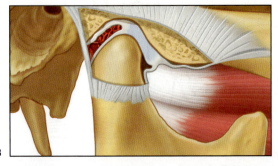

• **Figura 10.23** Deslocamento funcional do disco. **A.** Relacionamento normal do complexo côndilo-disco na articulação fechada em repouso. **B.** Deslocamento funcional anterior do disco. A borda posterior do disco foi afinada e as lâminas retrodiscal inferior e discal foram suficientemente alongadas para permitir que o disco fosse posicionado anteromedialmente.

Histórico. Normalmente, um histórico de traumatismo está associado ao início dos ruídos articulares.[99] Pode ou não ser acompanhado de dor. Se a dor estiver presente, é intracapsular e está associada com a disfunção (o estalido).

Características clínicas. O exame revela os ruídos articulares durante a abertura e o fechamento. O deslocamento de disco com redução é caracterizado por uma amplitude normal de movimento mandibular durante a abertura e movimentos excêntricos. Qualquer limitação é devida à dor, e não a uma verdadeira disfunção estrutural. Quando o estalido recíproco estiver presente, os dois estalidos ocorrem, de forma geral, em diferentes graus de abertura. O estalido de abertura pode ocorrer em qualquer lugar durante o movimento de abertura, dependendo da proporção de deslocamento do disco, anatomia do disco e velocidade do movimento. O estalido de fechamento ocorrerá normalmente muito próximo da posição de intercuspidação, quando o fator de influência, o músculo pterigóideo lateral superior, estimula o disco para ser deslocado mais uma vez. A dor pode ou não estar presente, mas, quando presente, está diretamente relacionada à função articular.

Deslocamento de disco com travamento aberto. Se a lâmina retrodiscal inferior e os ligamentos colaterais se tornarem ainda mais alongados e a borda posterior do disco ficar suficientemente afinada, o disco pode escorregar ou ser forçado completamente através do espaço discal. Uma vez que o disco e o côndilo não se articulam mais, o disco é considerado deslocado (Figura 10.24). Se o paciente puder movimentar a mandíbula de forma a reposicionar o côndilo sob a borda posterior do disco, diz-se que o disco está reduzido.

Histórico. Normalmente, existe um longo histórico de estalido na articulação e, mais recentemente, uma sensação de travamento. O paciente relata que, quando a articulação prende e trava, ele pode mover a mandíbula um pouco e colocá-la de volta à função normal. O aprisionamento do disco pode ou não ser doloroso, mas, se houver dor, ela está diretamente associada aos sintomas da disfunção.

Características clínicas. A menos que a mandíbula seja levada para o ponto de redução do disco, o paciente tem uma amplitude de abertura limitada. Quando a abertura reduz o disco, existe um desvio notável no trajeto de abertura. Em alguns casos, um estalo alto súbito será ouvido durante a recaptura do disco. Após o disco ser reduzido, uma amplitude normal de movimentos mandibulares está presente. Em muitos casos, manter a mandíbula em uma posição levemente protraída, depois de recapturar o disco, elimina a sensação de travamento mesmo durante a abertura e o fechamento. A distância interincisal na qual o disco é reduzido durante a abertura pode ocorrer em qualquer lugar durante o movimento de abertura, porém o estalo de fechamento ocorrerá normalmente muito próximo da posição de intercuspidação.

Deslocamento do disco sem redução (travamento fechado). Conforme o ligamento se torna mais alongado e a elasticidade da lâmina retrodiscal superior é perdida, a recaptura do disco se torna mais difícil. Quando o disco não é reduzido, a translação para a frente do côndilo meramente força o disco à frente do côndilo (Figura 10.25).

Histórico. A maioria dos pacientes com histórico de deslocamento de disco sem redução sabe precisamente quando ocorreu o deslocamento. Eles podem relacionar prontamente este fato com um evento (morder um pedaço duro de carne ou já acordar nesta condição). Eles relatam que a mandíbula está travada e fechada de tal forma que a abertura normal não pode ser obtida. A dor pode estar associada ao deslocamento sem redução,

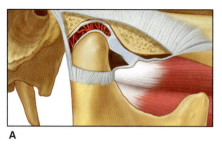
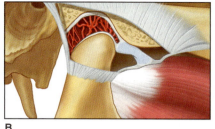
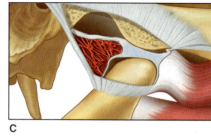

• **Figura 10.24** Disco deslocado anteriormente com redução. **A.** Posição articular de repouso fechada. **B.** Durante os estágios iniciais da translação, o côndilo se move para cima sob a borda posterior do disco. Este movimento pode vir acompanhado de um estalido. **C.** Durante o restante da abertura, o côndilo adquire uma posição normal sob a zona intermediária do disco, enquanto o disco gira posteriormente sobre o côndilo. Durante o fechamento, ocorre exatamente o oposto. No fim do fechamento, o disco é novamente deslocado funcionalmente, anteromedialmente. Às vezes, isto é acompanhado por um segundo estalido (estalido recíproco).

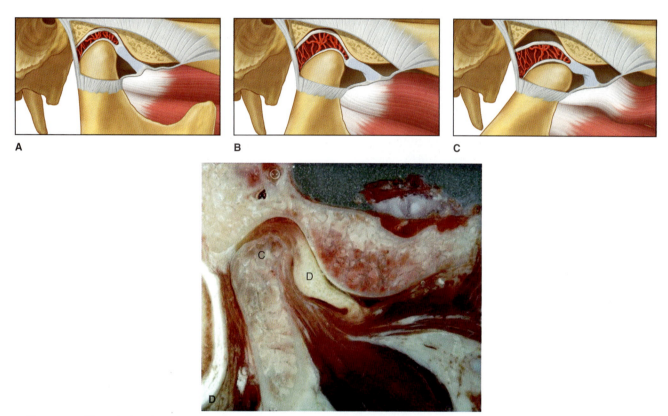

• **Figura 10.25** Disco deslocado anteriormente sem redução. **A.** Posição articular de repouso fechada. **B.** Durante os estágios iniciais da translação, o côndilo não se move sob o disco, mas o empurra para a frente. **C.** O disco torna-se comprimido para a frente na articulação, impedindo a amplitude normal do movimento de translação condilar. Esta condição é conhecida clinicamente como travamento fechado. **D.** Neste espécime, o disco (D) está deslocado anteriormente ao côndilo (C). (Cortesia do Dr. Per-Lennart Westesson, University of Rochester, Rochester, NY.)

mas nem sempre. Quando a dor está presente, ela normalmente acompanha a tentativa de abrir a boca além da restrição articular. O histórico também revela que o estalido ocorreu antes do travamento, mas não após ter ocorrido o deslocamento de disco sem redução.

Características clínicas. O alcance máximo de abertura da mandíbula é de 25 a 30 mm e, quando o paciente tenta abrir amplamente a mandíbula, muitas vezes desvia para o lado da articulação envolvida. O ponto máximo de abertura revela uma sensação terminal rígida. Em outras palavras, se uma pressão suave e constante for aplicada para baixo e para a frente nos incisivos inferiores, há apenas um discreto aumento na abertura de boca. Os movimentos excêntricos são relativamente normais para o lado ipsilateral, mas são restritos para o lado contralateral. Uma pressão na articulação com manipulação bilateral muitas vezes causa dor na articulação afetada, pois o côndilo está apoiado nos tecidos retrodiscais.

Nota: A descrição anterior de deslocamento do disco sem redução é especialmente comum quando a condição é aguda. No entanto, conforme a condição se torna crônica, a apresentação clínica fica menos clara. A razão para isto está relacionada às características clínicas dos ligamentos. Os ligamentos são fibras colágenas que não se alongam. Eles agem como amarras para limitar os movimentos bordejantes da articulação. Com o tempo, contudo, as forças contínuas aplicadas aos ligamentos os tornam mais alongados. Tal alongamento resulta em maior amplitude de movimento mandibular, tornando o diagnóstico diferencial mais difícil. Em alguns pacientes, o único modo definitivo de ter certeza de que o disco está permanentemente deslocado é mediante exame de imagem de tecido mole (ou seja, RM; Figura 10.26).

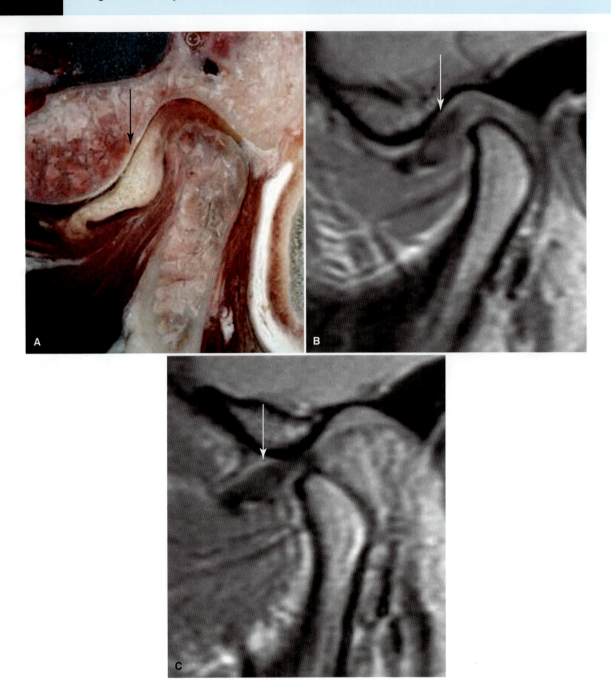

• **Figura 10.26 A.** Este espécime representa um disco anteriormente deslocado (*seta*). **B.** A RM revela o deslocamento de disco (*seta*). **C.** Na posição de boca aberta, a RM revela que o disco permanece anteriormente deslocado (*seta*). Este é um deslocamento do disco sem redução. (Cortesia do Dr. Per-Lennart Westesson, University of Rochester, Rochester, NY.)

Incompatibilidades estruturais das superfícies articulares

Etiologia

As incompatibilidades estruturais das superfícies articulares podem causar vários tipos de distúrbios de desarranjo do disco. Elas aparecem quando as superfícies normais deslizantes polidas são tão alteradas que a fricção e a aderência inibem o movimento articular normal.

Um fator etiológico comum é o macrotraumatismo. Uma pancada no queixo com os dentes em contato causa uma carga de impacto nas superfícies articulares e isto pode levar a alterações nestas superfícies. Também, qualquer traumatismo que produza hemartrose pode criar uma incompatibilidade estrutural. Hemartrose, da mesma forma, pode resultar da lesão aos tecidos retrodiscais (p. ex., uma pancada no lado da face) ou até mesmo de uma intervenção cirúrgica.

Os quatro tipos de incompatibilidade estrutural das superfícies articulares são desvio na forma, aderências/adesões, subluxação e luxação.

Desvio na forma

Etiologia. Os desvios na forma são causados por mudanças reais na forma das superfícies articulares. Elas podem ocorrer no côndilo, na fossa e/ou no disco. As alterações na forma das superfícies ósseas podem incluir um aplainamento do côndilo ou fossa ou até mesmo uma protuberância óssea no côndilo (Figura 10.27). Mudanças na forma do disco incluem tanto o adelgaçamento das bordas quanto perfurações.

Histórico. O histórico associado às alterações de forma normalmente é uma disfunção de longa duração que pode não ter se apresentado como uma condição dolorosa. Frequentemente

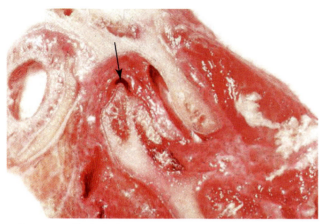

• **Figura 10.27** Espícula óssea no aspecto posterossuperior do côndilo *(seta)*. Esta alteração significativa na forma parece agredir os tecidos retrodiscais e é provável que provoque dor. (Cortesia do Dr. Terry Tanaka, San Diego, CA.)

o paciente aprendeu um padrão de movimento mandibular (engrama muscular alterado) que evita o desvio na forma e, portanto, também os sintomas dolorosos.

Características clínicas. A maioria dos desvios na forma causa disfunção em um determinado ponto do movimento. Portanto, a disfunção se torna uma observação muito reproduzível no mesmo ponto na abertura. Durante a abertura, a disfunção é observada no mesmo grau de separação mandibular do fechamento. Este é um achado significativo, já que o deslocamento do disco não se apresenta desta forma. Com o desvio na forma, também a velocidade e a força de abertura não alteram o ponto da disfunção. Com o disco deslocado, mudar a velocidade e a força de abertura pode alterar a distância interincisal do estalido.

Aderências/Adesões

Etiologia. A aderência representa uma "união" temporária das superfícies articulares e pode ocorrer entre o côndilo e o disco (espaço articular inferior) ou entre o disco e a fossa (espaço articular superior). As aderências geralmente resultam de uma sobrecarga estática prolongada nas estruturas articulares. As aderências também podem surgir da perda de lubrificação efetiva secundária a uma lesão de hipoxia/reperfusão descrita no Capítulo 8.[100-105]

As aderências são normalmente temporárias e eliminadas quando for aplicada força suficiente durante o movimento de articulação para soltá-las. No entanto, se a aderência não for solta, ela pode se tornar permanente. A condição permanente é descrita como uma adesão. As adesões são produzidas pelo desenvolvimento de tecido conjuntivo fibrótico entre as superfícies articulares da fossa ou do côndilo e o disco ou seus tecidos vizinhos. As adesões podem se desenvolver secundariamente a hemartrose ou inflamação causada por cirurgia ou macrotraumatismo.

Histórico. As aderências que se desenvolvem e são desfeitas ou liberadas durante a função podem ser diagnosticadas somente por meio do histórico. Geralmente, o paciente relata um período prolongado em que a mandíbula esteve sob efeito de sobrecarga estática da articulação (como no apertamento durante o sono). Este período foi seguido por uma sensação de limitação de abertura. Conforme o paciente tentou abrir a boca, foi sentido um estalido único e a amplitude normal do movimento retornou imediatamente. O estalido ou a sensação de travamento não retorna durante a abertura e o fechamento, a menos que a articulação seja novamente sobrecarregada de forma estática por um longo período de tempo. A aderência ocorre porque a sobrecarga estática da articulação diminui a lubrificação exsudativa (Capítulo 1). Assim que energia suficiente é exercida pelo movimento articular para liberar a aderência, a lubrificação periférica passa a atuar, e a aderência não ocorre mais, a menos que uma sobrecarga estática seja repetida. Esses pacientes normalmente relatam que, de manhã, a mandíbula parece "rígida" até que eles a estalem uma vez e, assim, o movimento normal é restaurado. Acredita-se que estas aderências, se não tratadas, possam se transformar em adesões verdadeiras.

Quando as adesões fixam permanentemente as superfícies articulares, o paciente se queixa de função reduzida, geralmente associada à limitação de abertura. Os sintomas são constantes e muito reproduzíveis. A dor pode ou não estar presente. Se a dor for um sintoma, geralmente está associada à tentativa de aumentar a abertura, o que provoca o alongamento dos ligamentos.

Características clínicas. Quando as aderências ou adesões ocorrem entre o disco e a fossa (espaço articular superior), a translação normal do complexo côndilo-disco é inibida. Portanto, o movimento do côndilo se restringe apenas à rotação (Figura 10.28). O paciente apresenta-se com uma abertura da mandíbula de apenas 25 a 30 mm. Isto é semelhante ao achado de um deslocamento de disco sem redução. A principal diferença é que, quando a articulação sofre uma pressão pela manipulação bilateral, a dor intracapsular não é provocada. Nenhuma dor é notada, pois a carga manual é aplicada ao disco que ainda está na posição correta para a carga. Com o deslocamento do disco sem redução, a carga ocorre nos tecidos retrodiscais, o que provavelmente causará dor.

Se a adesão no compartimento superior estiver presente por um longo tempo, os ligamentos colaterais do disco e capsulares anteriores podem se tornar alongados. Com isso, o côndilo pode começar a transladar para a frente, deixando o disco para trás. Quando o côndilo está para a frente, pode parecer que o disco está deslocado posteriormente. Na realidade, a condição é mais bem descrita como um disco fixo (Figura 10.29). Um disco fixo ou um deslocamento posterior do disco não é nem de perto tão comum quanto um deslocamento anterior do disco, mas certamente tem sido descrito na literatura.[106,107] É provável que a maioria dos deslocamentos posteriores do disco seja resultado de um problema de adesão no espaço articular superior.

Um disco fixo de forma crônica é caracterizado por um movimento de abertura relativamente normal com pouca ou nenhuma restrição, mas, durante o fechamento, o paciente sente uma incapacidade de levar os seus dentes novamente em oclusão. Na maioria dos casos, ele pode movimentar de leve a mandíbula excentricamente e restabelecer a oclusão normal. O desvio durante o fechamento representa o movimento condilar sobre a borda anterior do disco voltando para a zona intermediária.

Aderências ou adesões no espaço articular inferior são muito mais difíceis de serem diagnosticadas. Quando ocorre a "união" entre côndilo e disco, o movimento normal de rotação entre eles é perdido, mas a translação entre disco e fossa é normal (Figura 10.30). O resultado é que o paciente pode abrir a boca com uma distância interincisal normal, mas sente um "enrijecimento ou travamento" no trajeto de abertura máxima. É melhor que o clínico escute atentamente o paciente quando ele descreve esta sensação, pois pode ser difícil para o examinador observar.

Subluxação (hipermobilidade). Subluxação da ATM representa um movimento súbito do côndilo para a frente durante o último estágio da abertura. Conforme o côndilo se move além da crista da eminência articular, ele parece pular para a frente, para a posição de abertura máxima.

Etiologia. A subluxação ocorre na ausência de qualquer condição patológica. Ela representa um movimento articular normal como resultado de certas características anatômicas. Uma ATM cuja

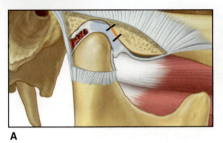 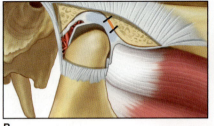 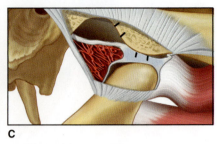

• **Figura 10.28** **A.** Aderência no espaço articular superior. **B.** A presença da aderência limita a articulação somente na rotação. **C.** Se a aderência for liberada, a translação normal pode ocorrer.

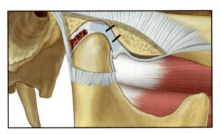 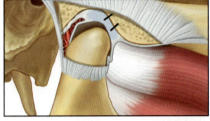 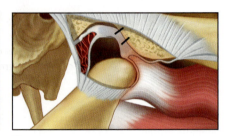

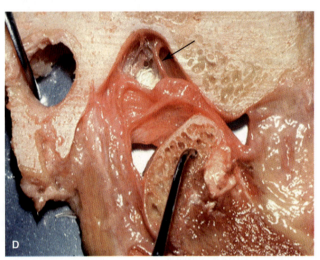

• **Figura 10.29** Deslocamento posterior do disco. **A.** Adesão permanente entre o disco e a fossa. **B.** O movimento continuado do côndilo provoca o alongamento dos ligamentos discais e capsulares anteriores, o que permite que o côndilo avance para a borda anterior do disco. **C.** Eventualmente, o côndilo passa sobre a borda anterior do disco, causando um deslocamento posterior do disco. **D.** Neste espécime, parece haver uma ligação fibrosa a partir do disco para o aspecto superior da fossa (*seta*). Esta inserção limita o movimento anterior do disco na fossa. Se o côndilo continuar a se mover anteriormente, o disco é impedido de mover-se com o côndilo. O côndilo então se move sobre a borda anterior do disco, causando um deslocamento posterior do disco. (Cortesia de Dr. Terry Tanaka, Chula Vista, CA.)

eminência articular tem um declive posterior curto e inclinado, seguido de um declive anterior mais longo, o qual geralmente é mais superior que a crista, tende a subluxar. Isto ocorre porque uma eminência íngreme exige bastante movimento rotatório do disco sobre o côndilo na medida em que este translada para fora da fossa. Frequentemente, a quantidade de movimento rotacional do disco permitida pelo ligamento capsular anterior é totalmente utilizada antes que a completa translação seja alcançada. Visto que o disco não pode rotacionar mais posteriormente, a translação remanescente do côndilo ocorre na forma de um movimento anterior do côndilo e disco como uma só unidade. Isto representa um "pulo" repentino do côndilo e disco para a frente, para a posição de translação máxima.

Histórico. O paciente que subluxa a ATM geralmente relata que a mandíbula "sai do lugar" toda vez que abre bastante a boca. Alguns pacientes relatam um estalido, mas, quando observado clinicamente, o estalido não é similar ao deslocamento do disco. O ruído articular é mais bem descrito como um "som surdo" de "golpe" ou "pancada".

Características clínicas. A subluxação pode ser observada clinicamente pedindo-se ao paciente para abrir a boca ao máximo. Durante o último estágio de abertura, o côndilo irá "pular" para a frente, deixando uma discreta depressão atrás de si. O polo lateral pode ser sentido ou observado durante este movimento. O trajeto da linha média na abertura mandibular irá desviar fora de linha média e retornar conforme o côndilo se mover sobre a eminência articular. O desvio é muito maior e muito mais próximo da posição de abertura máxima que aquele visto no distúrbio de desarranjo do disco. Normalmente, não existe dor associada ao movimento, a menos que haja um movimento repetido frequentemente (abuso). A subluxação é um fenômeno clínico reprodutível que não varia com mudanças na velocidade ou força de abertura.

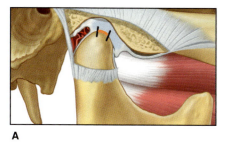 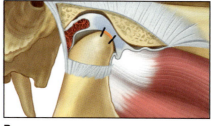 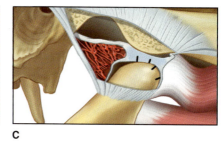

• **Figura 10.30 A.** Aderência no espaço articular inferior. **B.** Conforme a boca se abre, a translação entre o disco e a fossa pode ocorrer, mas a rotação entre o disco e o côndilo é inibida. Isto pode levar a uma sensação de rigidez e movimento irregular. **C.** Se a aderência for rompida, o movimento normal do disco retorna.

Luxação (travamento aberto)

Etiologia. A luxação representa uma hiperextensão da ATM que resulta em uma condição que trava a articulação na posição aberta, impedindo qualquer translação. Esta condição é referida clinicamente como um *travamento aberto*, visto que o paciente não consegue fechar a boca. Como a subluxação, ela pode ocorrer em qualquer ATM forçada a abrir além das restrições normais dadas pelos ligamentos. Ocorre com maior frequência em articulações com características anatômicas que produzem subluxação.

Quando o côndilo está em posição anterior máxima de translação, o disco é rotacionado na sua máxima extensão posterior em relação ao côndilo, existindo um contato firme entre o disco, o côndilo e a eminência articular. Nesta posição, uma forte força de retração da lâmina retrodiscal superior, juntamente com a falta de atividade do músculo pterigóideo lateral superior, impede o disco de ser deslocado anteriormente. O músculo pterigóideo lateral superior normalmente não se torna ativo até a fase de retorno do ciclo de fechamento. Se, por alguma razão, o músculo se tornar ativo precocemente (durante a posição de translação mais anterior), esta tração anterior pode suplantar a lâmina retrodiscal superior e o disco será tracionado através do seu espaço anterior, resultando em luxação (Figura 10.31). Essa atividade prematura do músculo pode ocorrer durante um bocejo ou quando os músculos estão em fadiga por manterem a boca aberta por muito tempo.

A luxação também pode ocorrer quando, na extensão total da translação, for aplicada uma força que force ainda mais o movimento de abertura. Visto que o disco já está na sua posição rotacional mais posterior sobre o côndilo, qualquer rotação a mais tende a levar o disco para o espaço anterior do disco. Se o movimento adicional for grande o suficiente (abertura forçada), resultará em luxação. Quando isso ocorre, o côndilo se move superiormente contra os tecidos retrodiscais, reduzindo o espaço discal e prendendo o disco anteriormente ao côndilo. A quantidade de deslocamento anterior é limitada pela lâmina retrodiscal inferior, a qual insere o disco no aspecto posterior do côndilo. Se for aplicada uma força na mandíbula na tentativa de fechar a boca sem primeiro reduzir o deslocamento, a lâmina retrodiscal inferior será alongada, causando dor. Visto que a lâmina retrodiscal superior está totalmente estendida durante a luxação, assim que o espaço discal se torna amplo o suficiente, o disco é trazido de volta para trás sobre o côndilo e o deslocamento é reduzido.

Imagens das ATMs em uma posição de travamento aberto demonstraram que o disco pode também ser encontrado posteriormente ao côndilo[108] (Figura 10.32). A posição exata do disco pode variar e certamente justifica a necessidade de mais estudos, mas, em ambos os casos, o côndilo é encontrado preso à frente da crista da eminência articular com o espaço discal em colapso, não permitindo o retorno normal do côndilo à fossa.

A descrição anterior de luxação relata a etiologia como uma consideração anatômica acompanhada por uma abertura forçada. Embora esta seja a etiologia mais provável, não é a única. Alguns pacientes apresentam um histórico de luxação não relacionado à incidência de abertura mandibular. Neste caso, o clínico deve suspeitar que uma etiologia muscular pode estar causando a luxação. Há certas distonias musculares que afetam os músculos mandibulares e podem criar uma contração muscular súbita, descontrolada e frequentemente não provocada. Se a distonia afeta os músculos da abertura de boca, ela provoca uma abertura mandibular súbita e prolongada. Especificamente, isso é denominado *distonia oromandibular de abertura de boca*. Como será descrito em capítulos posteriores, isso também pode afetar o fechamento da mandíbula, não permitindo ao paciente a abertura. É muito importante que o clínico determine se a luxação é causada pelas estruturas anatômicas articulares ou pela atividade distônica dos músculos, já que os tratamentos destas condições são muito diferentes.

Histórico. A luxação está geralmente associada a procedimentos que requerem uma abertura ampla da boca, como durante uma consulta odontológica demorada, mas também pode ocorrer após

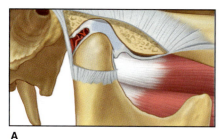 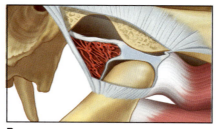 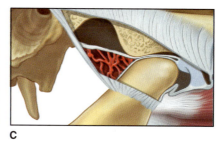

• **Figura 10.31** Luxação (com o disco deslocado anteriormente). **A.** Relacionamento normal do complexo côndilo-disco na posição de repouso articular fechada. **B.** Na posição de translação máxima. Observe que o disco rotacionou posteriormente sobre o côndilo, o máximo permitido pelo ligamento capsular anterior. **C.** Se a boca for forçada a abrir mais, o disco é puxado para a frente pelo ligamento capsular anterior através do espaço discal. Com o côndilo se movendo superiormente, o espaço discal entra em colapso, aprisionando o disco à frente.

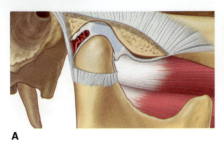 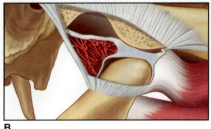 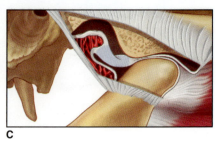

• **Figura 10.32** Luxação (com o disco deslocado posteriormente). **A.** Relacionamento normal do complexo côndilo-disco na posição de repouso articular fechada. **B.** Na posição de translação máxima. O disco rotacionou posteriormente sobre o côndilo, o máximo permitido pelo ligamento capsular anterior. **C.** Se a boca for forçada a abrir mais, o côndilo é forçado sob o disco, deslocando-o posteriormente ao côndilo. Conforme o côndilo se move superiormente, o espaço do disco entra em colapso, aprisionando o disco posteriormente.

um bocejo exagerado. O paciente relata que a boca não fecha. A dor está associada ao deslocamento, o que, normalmente, gera um grande estresse.

Características clínicas. A luxação é fácil de ser diagnosticada porque é repentina e o paciente está travado em uma posição de abertura máxima de boca (Figura 10.33). Clinicamente, os dentes anteriores geralmente estão separados, com os dentes posteriores ocluindo. O paciente não pode verbalizar o problema porque a mandíbula fica travada aberta, mas precisa comunicar sua angústia e a dor que está sendo experimentada.

Distúrbios articulares inflamatórios

Os distúrbios inflamatórios da ATM são caracterizados por uma dor profunda contínua, geralmente acentuada com a função. Visto que a dor é contínua, pode produzir efeitos excitatórios centrais secundários. Estes aparecem como dor referida, sensibilidade excessiva ao toque (alodinia) e/ou cocontração protetora aumentada. Os distúrbios articulares inflamatórios são classificados de acordo com as estruturas envolvidas: sinovite, capsulite, retrodiscite e artrite. Várias estruturas associadas também podem se tornar inflamadas.

Sinovite ou capsulite. A inflamação dos tecidos sinoviais (sinovite) e a inflamação dos ligamentos capsulares (capsulite) apresentam-se clinicamente da mesma forma; assim, um diagnóstico diferencial é muito difícil. A única maneira de as duas serem diferenciadas é por meio de artroscopia. Visto que o tratamento para ambas é idêntico, separá-las em duas condições torna-se pouco mais que um exercício acadêmico.

Etiologia. A sinovite e a capsulite normalmente surgem após um traumatismo nos tecidos, tal como o macrotraumatismo (golpe no queixo) ou o microtraumatismo (pequena compressão destes tecidos pelo deslocamento posterior do côndilo). O traumatismo também pode surgir de procedimentos com uma abertura exagerada de boca ou movimentos abusivos. Às vezes, a inflamação pode espalhar-se a partir de estruturas adjacentes.

Histórico. O histórico frequentemente inclui um episódio de traumatismo ou abuso. A dor contínua geralmente se origina na região articular e qualquer movimento que alongue os ligamentos capsulares aumenta esta dor. Visto que é uma dor profunda e ininterrupta, podem ser criados efeitos excitatórios centrais secundários.

Características clínicas. O ligamento capsular pode ser palpado pela pressão dos dedos sobre o polo lateral do côndilo. A dor causada por este procedimento indica capsulite (Figura 10.34). Uma

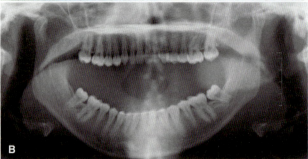

• **Figura 10.33 A.** Aparência clínica de uma luxação (travamento aberto). A paciente é incapaz de fechar a boca. **B.** Radiografia panorâmica de uma paciente que apresenta luxação da ATM. Aqui, os côndilos estão bilateralmente em posição anterior às eminências.

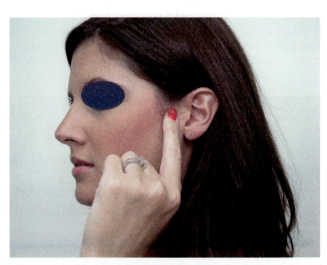

• **Figura 10.34** Distúrbio inflamatório da articulação com sensibilidade à palpação. O movimento acentua a dor.

abertura mandibular limitada secundária à dor é comum; logo é notada uma sensação terminal macia. Se estiver presente o edema da inflamação, o côndilo pode ser deslocado inferiormente, o que cria uma desoclusão dos dentes posteriores ipsilaterais.

Retrodiscite

Etiologia. A inflamação dos tecidos retrodiscais (retrodiscite) pode resultar de um macrotraumatismo, como uma pancada no queixo. Este traumatismo pode, repentinamente, forçar o côndilo posteriormente contra os tecidos retrodiscais. Quando o traumatismo causa uma lesão a estes tecidos, pode resultar em uma reação inflamatória secundária. O microtraumatismo também pode causar retrodiscite, como nas fases progressivas do deslocamento do disco ou luxação. Durante tais condições, o côndilo gradualmente invade a lâmina retrodiscal inferior e os tecidos retrodiscais. Isso gradualmente danifica estes tecidos, levando à retrodiscite (Figura 10.35).

Histórico. Um episódio de traumatismo na mandíbula ou um distúrbio de desarranjo do disco progressivo são achados comuns. A dor é constante, originária da região articular, e o movimento mandibular a acentua. O apertamento dos dentes aumenta a dor, mas morder em um palito de madeira no lado ipsilateral geralmente reduz a dor. Em virtude da dor profunda e constante, efeitos excitatórios centrais secundários são comuns.

Características clínicas. A limitação do movimento mandibular é devida à artralgia. Uma sensação terminal macia está presente, a menos que a inflamação esteja associada ao deslocamento do disco sem redução. Se os tecidos retrodiscais incharem devido à inflamação, o côndilo pode ser levemente forçado para a frente e para baixo na eminência articular. Isso cria maloclusão aguda, observada clinicamente como uma desoclusão dos dentes posteriores ipsilaterais e contatos fortes dos dentes anteriores contralaterais.

Artrite. Artrite significa inflamação das superfícies articulares. Vários tipos de artrite podem afetar a ATM. As seguintes categorias serão abordadas: osteoartrite, osteoartrose e poliartrites.

Osteoartrite e osteoartrose

Etiologia. A osteoartrite representa um processo degenerativo pelo qual as superfícies articulares ósseas do côndilo e da fossa tornam-se alteradas. Geralmente, considera-se uma resposta do organismo ao aumento da carga na articulação.[109-111] Conforme a sobrecarga continua, a superfície articular torna-se mais macia (condromalacia) e o osso subarticular começa a ser reabsorvido.[112] A degeneração progressiva eventualmente resulta em perda da camada cortical subcondral, erosão óssea e subsequente evidência radiográfica de osteoartrite.[110] Há algumas evidências de que a osteoartrite possa ser geneticamente influenciada, o que ajuda a explicar por que alguns indivíduos parecem ser mais suscetíveis que outros.[113] É importante notar que as alterações radiográficas são vistas apenas em estágios avançados da osteoartrite e podem não refletir a doença de forma precisa (Capítulo 9).

A osteoartrite geralmente é dolorosa e os sintomas são acentuados pelos movimentos mandibulares. A crepitação (ruído de atrito articular) é um achado comum neste distúrbio.[114,115] A osteoartrite pode ocorrer em qualquer momento no qual a articulação seja sobrecarregada, mas normalmente está associada ao deslocamento do disco sem redução[1116-118] ou perfuração.[119] Uma vez que o disco esteja totalmente deslocado e os tecidos retrodiscais entrem em colapso, o côndilo começa a articular diretamente com a fossa, acelerando o processo destrutivo. Com o tempo, as superfícies articulares densas fibrosas são destruídas e ocorrem alterações ósseas (Figura 10.36). Radiograficamente, as superfícies parecem estar erodidas e achatadas. Qualquer movimento destas superfícies causa dor, tornando a função mandibular muito restrita. Embora a osteoartrite esteja em uma categoria de distúrbios inflamatórios, ela não é uma condição inflamatória verdadeira. Geralmente, assim que a carga seja diminuída, a condição artrítica pode se tornar adaptativa, ainda que a morfologia óssea continue alterada. O estágio adaptativo tem sido denominado osteoartrose.[109,120,121] (Uma descrição mais detalhada da osteoartrite e osteoartrose aparece no Capítulo 13.)

A sobrecarga das superfícies articulares pode se dever aos altos níveis de atividades parafuncionais, especialmente quando as estruturas articulares não estão adequadamente alinhadas para aceitar estas forças (instabilidade ortopédica). Isso ocorre, particularmente, nos deslocamentos do disco sem redução, quando o disco não está interposto entre as superfícies articulares.

Histórico. O paciente com osteoartrite geralmente relata dor articular unilateral, agravada pelo movimento mandibular. A dor é geralmente constante, mas pode piorar no fim do dia e começo da noite. Efeitos excitatórios centrais secundários geralmente estão presentes. Visto que a osteoartrose representa uma fase adaptativa estável, o paciente não relata sintomas.

Características clínicas. A limitação de abertura mandibular é uma característica atribuída à dor articular. Uma sensação terminal macia é comum, a menos que a osteoartrite esteja associada ao deslocamento anterior do disco sem redução. A crepitação geralmente pode ser sentida ou relatada pelo paciente. O diagnóstico geralmente é confirmado por radiografias das ATMs, que revelarão

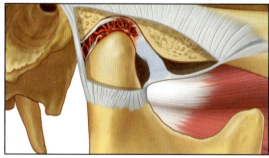

• **Figura 10.35** Colapso dos tecidos retrodiscais. Deslocamento anterior crônico do disco levou ao colapso dos tecidos retrodiscais. Uma vez que a elasticidade da lâmina retrodiscal superior é perdida, não há mecanismos de retração ou redução do deslocamento. Quando isso ocorre, o deslocamento é permanente.

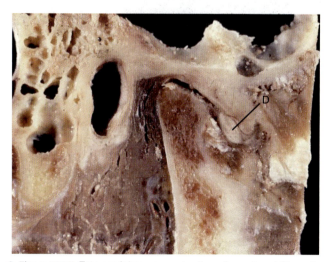

• **Figura 10.36** Este espécime apresenta alterações osteoartríticas significativas. Observa-se o achatamento da superfície articular do côndilo e da fossa. Nota-se também que o disco *(D)* está deslocado para anterior. (Cortesia de Dr. Frank Dolwick, University of Florida, Gainesville, FL.)

evidências de alterações estruturais no osso subarticular do côndilo ou da fossa (achatamento, osteófitos e erosões, como abordado no Capítulo 9; Figura 10.37). A osteoartrose é confirmada quando as alterações estruturais no osso subarticular são vistas nas radiografias, mas o paciente não relata qualquer sintoma clínico de dor.
Poliartrites. As poliartrites representam um grupo de distúrbios nas quais as superfícies articulares da articulação tornam-se inflamadas. Cada uma é identificada de acordo com os fatores etiológicos.

Artrite reumatoide. A etiologia exata deste distúrbio sistêmico afetando múltiplas articulações no corpo é desconhecida. Ela é uma inflamação das membranas sinoviais[122-126] que se estende para os tecidos conjuntivos adjacentes e as superfícies articulares, que então se tornam espessas e doloridas. Conforme se exerce força nestas superfícies, as células sinoviais liberam enzimas que danificam os tecidos articulares, especialmente a cartilagem.[127] Em casos graves, até o tecido ósseo pode ser reabsorvido, com perda significativa do suporte condilar[128] (Figura 10.38).

Embora a artrite reumatoide esteja mais comumente associada às articulações das mãos, ela também pode ocorrer nas ATMs e é quase sempre bilateral.[129,130] O histórico de queixas em múltiplas articulações é um achado diagnóstico significativo. Em casos graves, nos quais o suporte condilar foi perdido, ocorre maloclusão aguda caracterizada por contatos posteriores fortes e mordida aberta anterior[131-134] (Figura 10.39). O diagnóstico é confirmado por exames de sangue.

Artrite psoriática. A psoríase é um transtorno autoimune que afeta principalmente a pele. No entanto, até 30% de pacientes com psoríase podem desenvolver artrite associada a ela.[135-137] As causas exatas ainda não são conhecidas, porém tem sido identificada uma série de associações genéticas. Clinicamente, as articulações tornam-se dolorosas, rígidas e, às vezes, inchadas; elas também podem ficar quentes e vermelhas. Várias articulações podem estar envolvidas; portanto, deve ser feito um bom histórico. Já que este é um distúrbio reumatológico sistêmico, o paciente deve ser encaminhado a um reumatologista para avaliação e tratamento.

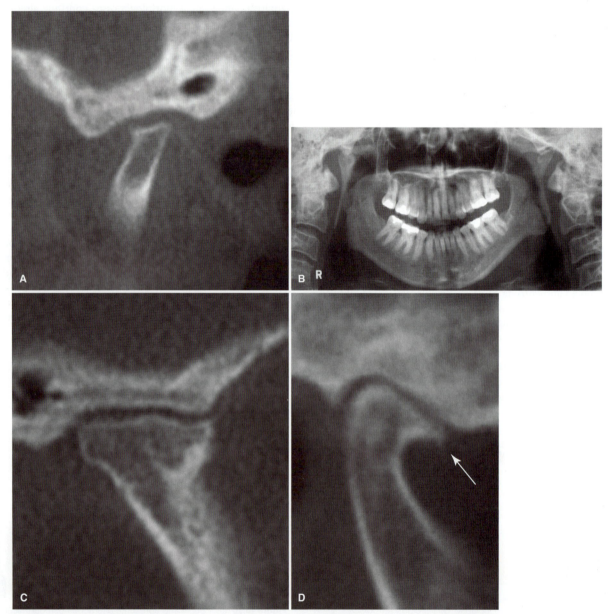

• **Figura 10.37** Evidência radiográfica de osteoartrite. **A.** Côndilo gravemente deformado resultante de osteoartrite (tomografia computadorizada de feixe cônico [TCFC]). **B.** Uma radiografia panorâmica mostra alterações condilares no lado esquerdo. **C.** Alterações osteoartríticas significativas no côndilo e fossa. **D.** A visão lateral da TCFC revela achatamento significativo, resultando em um osteófito *(seta)*.

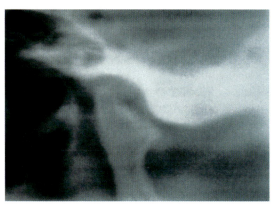

• **Figura 10.38** Tomografia lateral da articulação temporomandibular afetada pela artrite reumatoide. (Cortesia do Dr. Jay Mackman, Radiology and Dental Imaging Center of Wisconsin, Milwaukee, WI.)

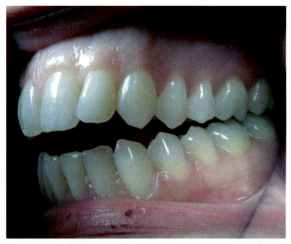

• **Figura 10.39** Maloclusão aguda desenvolvida secundariamente à perda óssea condilar grave associada à artrite reumatoide.

Hiperuricemia. Às vezes, mudanças na dieta podem levar à hiperuricemia, comumente chamada de gota.[138-142] Quando níveis altos de ácido úrico sérico persistem, os uratos podem ser precipitados no fluido sinovial das ATMs e causar hiperuricemia nestas articulações. Embora as articulações do dedão do pé sejam as mais envolvidas, as ATMs também podem ser afetadas.[143] Os sintomas são vistos, geralmente, em pessoas mais velhas, quase sempre aparecendo em ambas as articulações. As mudanças de dieta estão associadas ao aumento dos sintomas. A dor pode ou não aumentar com o movimento. Exames de sangue ou níveis de ácido úrico irão confirmar o diagnóstico.

Artrite traumática. O macrotraumatismo na mandíbula pode causar alterações nas superfícies articulares, as quais são grandes o suficiente para produzir inflamação. Geralmente, encontra-se um histórico positivo de macrotraumatismo que pode estar intimamente relacionado ao início dos sintomas. O paciente relata uma artralgia constante acentuada pelo movimento. Existe uma limitação de abertura mandibular secundária à dor. É comum uma sensação terminal macia. Maloclusão aguda pode existir se o edema estiver presente.

Artrite infecciosa. A reação inflamatória estéril das superfícies articulares pode estar associada a uma doença sistêmica ou resposta imunológica. A artrite inflamatória não estéril pode resultar de uma invasão bacteriana causada por uma ferida penetrante, por uma infecção a partir de estruturas adjacentes ou até por uma bacteriemia após infecção sistêmica. O histórico revela uma infecção local dos tecidos adjacentes ou uma ferida penetrante na articulação. A dor constante está presente e é ressaltada pelo movimento. O edema articular e a elevação da temperatura dos tecidos estão clinicamente presentes. Estudos sanguíneos e de fluido aspirado da cavidade articular podem ajudar no diagnóstico.

Distúrbios inflamatórios das estruturas associadas. Embora não diretamente relacionadas aos distúrbios articulares, algumas estruturas associadas podem também tornar-se inflamadas. É mais apropriado discutir estas condições nesta categoria. Duas estruturas que precisam ser consideradas são tendinite temporal e inflamação do ligamento estilomandibular.

Tendinite temporal

Etiologia. O músculo temporal está inserido no processo coronoide por um tendão relativamente grande. Este tendão é suscetível à inflamação da mesma forma que outros tendões (p. ex., cotovelo).[144,145] A atividade constante e prolongada do músculo temporal pode resultar em uma tendinite do temporal. Essa hiperatividade muscular pode ser secundária a bruxismo, aumento do estresse emocional ou dor profunda constante, tal como dor intracapsular.

Histórico. Em geral, os pacientes com tendinite temporal relatam uma dor contínua sentida na região da têmpora e/ou atrás dos olhos. Normalmente, é unilateral e agravada pela função mandibular.

Características clínicas. A tendinite temporal costuma produzir dor em qualquer momento em que o músculo temporal seja ativado (elevação mandibular). Nota-se uma restrição na abertura mandibular, com sensação terminal macia. A palpação intraoral do tendão do temporal produz uma dor extrema. Isso é conseguido colocando-se o dedo no ramo ascendente e movendo-o para cima o mais alto possível até a porção mais superior do processo coronoide.

Inflamação do ligamento estilomandibular. Alguns autores[146,147] sugeriram que o ligamento estilomandibular pode tornar-se inflamado, produzindo dor no ângulo da mandíbula e até irradiando superiormente para os olhos e têmporas. Embora pouca evidência científica tenha sido encontrada, não é irreal assumir que, às vezes, o ligamento pode ficar inflamado. Essa condição pode ser identificada colocando-se o dedo no ângulo da mandíbula e tentando movê-lo para dentro, no aspecto medial da mandíbula, onde o ligamento estilomandibular está inserido.

Hipomobilidade mandibular crônica

A hipomobilidade mandibular crônica é uma restrição indolor de longa duração. A dor pode aparecer somente quando uma força é usada na tentativa de abrir a boca além da limitação. A condição pode ser classificada, de acordo com a etiologia, como anquilose, contratura muscular e interferência do processo coronoide.

Anquilose

Às vezes, as superfícies intracapsulares da articulação desenvolvem adesões, as quais impedem o movimento normal. Isto é chamado *de anquilose*. Quando a anquilose está presente, a mandíbula não pode transladar da fossa, resultando em uma amplitude muito pequena de movimento. A anquilose pode resultar de uma adesão fibrosa da articulação ou mudanças fibróticas no ligamento capsular. Também é possível desenvolver uma anquilose óssea na qual o côndilo se une à fossa (Figura 10.40).

Etiologia. A origem mais comum da anquilose é o macrotraumatismo. Este traumatismo causa dano nos tecidos, resultando em uma inflamação secundária. O traumatismo ainda pode causar hemartrose ou sangramento dentro da articulação, que pode criar, por sua vez, matriz para o desenvolvimento de uma fibrose. Outra origem

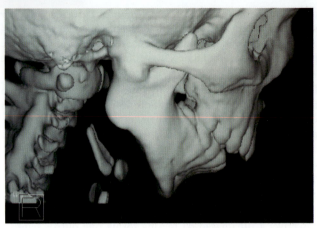

• **Figura 10.40** Exame de TC de uma anquilose óssea da ATM. (Cortesia de Dr. Joseph Van Sickels, University of Kentucky, Lexington, KY.)

comum do traumatismo é a cirurgia da ATM. A cirurgia muitas vezes produz mudanças fibróticas no ligamento capsular, restringindo o movimento mandibular. A anquilose óssea está mais comumente associada a uma infecção prévia.

Histórico. Os pacientes relatam uma lesão ou capsulite prévia, juntamente com uma limitação do movimento mandibular muito óbvia. Esta limitação de abertura esteve geralmente presente por um período considerável de tempo.

Características clínicas. O movimento é restrito em todas as posições (abertura, lateralidade, protrusão); se a anquilose for unilateral, o trajeto de deflexão na linha média é para o lado da anquilose durante a abertura. Radiografias das ATMs podem ser usadas para confirmar este achado. O côndilo não se move significativamente em protrusão ou laterotrusão para o lado contralateral: logo, não se observa diferença significativa nas duas tomadas radiográficas. A anquilose óssea também pode ser confirmada por radiografia.

Contratura muscular

Nesta discussão, o termo contratura muscular refere-se à redução clínica do comprimento funcional de um músculo sem interferir na sua habilidade de se contrair. Bell[148] descreveu dois tipos de contratura muscular: "miostática" e "miofibrótica". Pode ser difícil diferenciá-las clinicamente, mas a diferenciação é importante porque elas respondem diferentemente à terapia. Na verdade, às vezes é a terapia que confirma o diagnóstico.

Contratura miostática

Etiologia. A contratura miostática ocorre quando o músculo é impedido de alongar-se (estirar) completamente por um período prolongado. A restrição pode derivar do fato de um relaxamento completo causar dor em uma estrutura associada. Por exemplo, se a boca pode abrir apenas 25 mm sem dor na ATM, os músculos elevadores, como forma de proteção, restringirão o movimento dentro desta amplitude. Se essa situação continuar, pode resultar em contração miostática.

Histórico. O paciente relata um longo período de restrição do movimento mandibular. Ela pode ter se iniciado secundariamente a uma condição dolorosa que se resolveu.

Características clínicas. A contratura miostática é caracterizada pela limitação não dolorosa da abertura.

Contratura miofibrótica

Etiologia. A contratura miofibrótica ocorre como resultado de adesões teciduais dentro do músculo ou na sua bainha. Geralmente, segue uma condição inflamatória no tecido muscular (miosite) ou traumatismo para o músculo.

Histórico. O histórico de contratura miofibrótica revela uma lesão muscular prévia ou uma limitação prolongada na amplitude de movimento. Não há queixa de dor. Às vezes, não se está nem ciente da limitação de abertura, pois ela está presente há muito tempo.

Características clínicas. A contratura miofibrótica é caracterizada por uma limitação de abertura de boca indolor. O movimento condilar lateral não é afetado (Figura 10.41). Assim, se o diagnóstico for difícil, radiografias que mostrem movimento condilar limitado durante a abertura, mas com um movimento normal durante a excursão lateral, podem ajudar. Não há maloclusão aguda.

Interferência do processo coronoide

Etiologia. Durante a abertura, o processo coronoide passa anteroinferiormente entre o processo zigomático e a superfície lateral posterior da maxila. Se o processo coronoide for extremamente longo ou se fibrose tiver se desenvolvido nesta área, o seu movimento pode ser inibido e resultar na hipomobilidade crônica da mandíbula[149-153] (Figura 10.42). O traumatismo ou infecção na região anterior ao processo coronoide pode levar a aderências fibróticas ou união destes tecidos. A intervenção cirúrgica anterior nesta área também pode causar a interferência no processo coronoide. Em certas

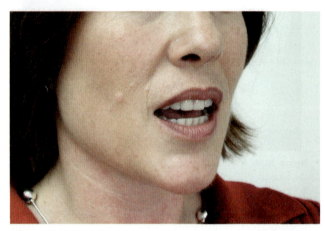

• **Figura 10.41** Contratura miofibrótica causou uma restrição permanente na abertura mandibular. O movimento restrito não é doloroso.

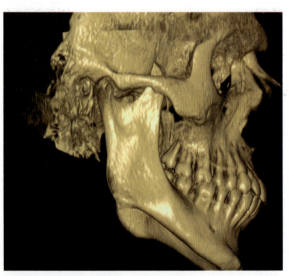

• **Figura 10.42** Esta TCFC revela um processo coronoide alongado restringindo a abertura da boca (interferência do processo coronoide). (Cortesia de Dr. Juan Carlos Orellana Tosi, Cuenca, Equador.)

condições, o processo coronoide pode se tornar alongado, o que poderia impedir seu movimento através desta área de tecidos moles. Esta condição pode estar associada à atividade crônica do músculo temporal, que puxa o processo coronoide secundariamente à atividade parafuncional. Esta atividade aumentada do músculo tem sido associada a um disco cronicamente deslocado.[154]

Histórico. Existe, geralmente, um histórico a longo prazo de uma restrição sem dor na abertura, que, em muitos casos, está relacionada ao traumatismo ou infecção desta área. Pode ter ocorrido também um prolongado deslocamento anterior do disco sem redução.

Características clínicas. A limitação é evidente em todos os movimentos, mas especialmente na protrusão. Comumente observa-se uma trajetória reta da linha média na abertura bucal, a menos que um processo coronoide esteja mais livre que o outro. Se o problema for unilateral, a abertura irá defletir a mandíbula para o mesmo lado. A tomografia computadorizada de feixe cônico (TCFC) do processo coronoide pode ser muito útil para estabelecer esse diagnóstico.

Distúrbios do crescimento

As DTMs que resultam de distúrbios do crescimento podem derivar de uma variedade de etiologias. O distúrbio do crescimento pode estar afetando os ossos ou músculos. Os distúrbios de crescimento comuns dos ossos são agenesia (ausência de crescimento), hipoplasia (crescimento insuficiente), hiperplasia (crescimento excessivo) ou neoplasia (crescimento destrutivo, descontrolado). Os distúrbios comuns de crescimento dos músculos são hipotrofia (fraqueza muscular), hipertrofia (aumento do tamanho e da força muscular) e neoplasia (crescimento destrutivo e descontrolado).

Etiologia. A deficiência ou as alterações de crescimento geralmente resulta(m) de problemas de desenvolvimento que podem estar associados ao traumatismo ou fatores genéticos. Estes distúrbios de crescimento geralmente se desenvolvem lentamente e podem induzir maloclusão grave. A atividade neoplásica que envolve as ATMs é rara, mas, se não for diagnosticada, pode tornar-se agressiva.

Histórico. Uma característica comum dos distúrbios de crescimento é que os sintomas clínicos relatados pelo paciente estão diretamente relacionados às alterações estruturais associadas. Como essas condições têm muitas vezes um progresso lento, a dor não é comum e o paciente pode desenvolver alterações funcionais que acomodam o crescimento alterado.

Características clínicas. Qualquer alteração da função ou a presença de dor é secundária às mudanças estruturais. Assimetria clínica pode ser notada e está associada à interrupção do crescimento ou desenvolvimento. As radiografias das ATMs são extremamente importantes na identificação de qualquer mudança estrutural (óssea) que ocorrer.

Resumo

Foi apresentada uma classificação para auxiliar na identificação e no diagnóstico das DTMs (Quadro 10.1). Ela não inclui todos os distúrbios que causam dor e disfunção na região da cabeça e pescoço. Doenças de origem vascular (p. ex., arterites ou enxaquecas) e origem neural (p. ex., neuralgias e neuropatias) não foram incluídas. Da mesma forma, distúrbios craniocervicais e doenças dos olhos e ouvidos não foram abordados. Esta classificação, entretanto, é útil para identificar distúrbios funcionais comuns do sistema mastigatório que se encaixam no contexto deste livro. Quando o problema do paciente não se encaixar em qualquer uma das categorias mencionadas, deve-se proceder a exames mais extensivos. O leitor é estimulado a procurar outros textos[155] sobre o tema.

Referências bibliográficas

1. Travell JG, Simons DG: *Myofascial pain and dysfunction*, Baltimore, 1983, Williams & Wilkins, pp 74–86.
2. Pizzolato P, Mannheimer W: *Histopathologic effects of local anesthetic drugs and related substances*, Springfield, IL, 1961, Charles C Thomas.
3. Burke GWJ, Fedison JR, Jones CR: Muscle degeneration produced by local anesthesia, *Va Dent J* 49:33, 1972.
4. Travell JG, Simons DG: *Myofascial pain and dysfunction. The trigger point manual*, Baltimore, 1983, Williams & Wilkins, pp 165–332.
5. Yagiela JA, Benoit PW, Buoncristiani RD, et al.: Comparison of myotoxic effects of lidocaine with epinephrine in rats and humans, *Anesth Analg* 60:471–480, 1981.
6. Ernest EA: *Temporomandibular joint and craniofacial pain*, ed 2, Montgomery, AL, 1983, Ernest Publications.
7. Laskin JL, Wallace WR, DeLeo B: Use of bupivacaine hydrochloride in oral surgery-a clinical study, *J Oral Surg* 35(1):25–29, 1977.
8. Guttu RL, Page DG, Laskin DM: Delayed healing of muscle after injection of bupivicaine and steroid, *Ann of Dent* 49:5–8, 1990.
9. Simons DG, Travell JG, Simons LS: *Travell & Simons' myofascial pain and dysfunction: a trigger point manual*, ed 2, Baltimore, MD, 1999, Williams & Wilkins.
10. Fine PG, Milano R, Hare BD: The effects of myofascial trigger point injections are naloxone reversible, *Pain* 32(1):15–20, 1988.
11. Hameroff SR, Crago BR, Blitt CD, Womble J, Kanel J: Comparison of bupivacaine, etidocaine, and saline for trigger-point therapy, *Anesth Analg* 60(10):752–755, 1981.
12. Ay S, Evcik D, Tur BS: Comparison of injection methods in myofascial pain syndrome: a randomized controlled trial, *Clin Rheumatol* 29(1):19–23, 2010.
13. Vazquez-Delgado E, Cascos-Romero J, Gay-Escoda C: Myofascial pain associated to trigger points: a literature review. Part 2: differential diagnosis and treatment, *Med Oral Patol Oral Cir Bucal* 15(4):e639–e643, 2010.
14. Scott NA, Guo B, Barton PM, Gerwin RD: Trigger point injections for chronic non-malignant musculoskeletal pain: a systematic review, *Pain Med* 10(1):54–69, 2009.
15. Hong CZ: New trends in myofascial pain syndrome, *Zhonghua Yi Xue Za Zhi (Taipei)* 65(11):501–512, 2002.
16. Schmidt BL, Pogrel MA, Necoechea M, Kearns G: The distribution of the auriculotemporal nerve around the temporomandibular joint, *Oral Surg Oral Med Oral Pathol Oral Radiol Endod* 86(2):165–168, 1998.
17. Donlon WC, Truta MP, Eversole LR: A modified auriculotemporal nerve block for regional anesthesia of the temporomandibular joint, *J Oral Maxillofac Surg* 42(8):544–545, 1984.
18. Isacsson G, Linde C, Isberg A: Subjective symptoms in patients with temporomandibular joint disk displacement versus patients with myogenic craniomandibular disorders, *J Prosthet Dent* 61(1):70–77, 1989.
19. Bush FM, Whitehill JM, Martelli MF: Pain assessment in temporomandibular disorders, *Cranio* 7(2):137–143, 1989.
20. Bell WE: *Temporomandibular disorders*, ed 2, Chicago, 1986, Year Book.
21. Griffiths RH: Report of the President's Conference on examination, diagnosis and management or temporomandibular disorders, *J Am Dental Assoc* 106:75–77, 1983.
22. Okeson J: *Orofacial pain: guidelines for classification, assessment, and management*, ed 3, Chicago, 1996, Quintessence Publishing Co.
23. de Leeuw R: *Orofacial pain: guidelines for classification, assessment, and management*, ed 4, Chicago, 2008, Quintessence Publishing Co.
24. De Leeuw R, Klasser G: *Orofacial pain: guidelines for classification, assessment, and management*, ed 5, Chicago, 2013, Quintessence Publishing Co.
25. Lund JP, Olsson KA: The importance of reflexes and their control during jaw movements, *Trends Neuro Science* 6:458–463, 1983.

26. Stohler C, Yamada Y, Ash MM: Antagonistic muscle stiffness and associated reflex behaviour in the pain-dysfunctional state, *Helv Odont Acta* 29:719–726, 1985.
27. Stohler CS, Ash MM: Excitatory response of jaw elevators associated with sudden discomfort during chewing, *J Oral Rehabil* 13(3):225–233, 1986.
28. Ashton-Miller JA, McGlashen KM, Herzenberg JE, Stohler CS: Cervical muscle myoelectric response to acute experimental sternocleidomastoid pain, *Spine* 15(10):1006–1012, 1990.
29. Lund JP, Donga R, Widmer CG, Stohler CS: The pain-adaptation model: a discussion of the relationship between chronic musculoskeletal pain and motor activity, *Can J Physiol Pharmacol* 69:683–694, 1991.
30. Smith AM: The coactivation of antagonist muscles, *Can J Physiol Pharmacol* 59:733, 1981.
31. Stohler CS: Clinical perspectives on masticatory and related muscle disorders. In Sessle BJ, Bryant PS, Dionne RA, editors: *Temporomandibular disorders and related pain conditions*, Seattle, 1995, IASP Press, pp 3–29.
32. Carlson CR, Okeson JP, Falace DA, et al.: Comparison of psychological and physiological functioning between patients with masticatory muscle pain and matched controls, *J Orofacial Pain* 7:15–22, 1993.
33. Curran SL, Carlson CR, Okeson JP: Emotional and physiologic responses to laboratory challenges: patients with temporomandibular disorders versus matched control subjects, *J Orofac Pain* 10(2):141–150, 1996.
34. De Leeuw R, Bertoli E, Schmidt JE, Carlson CR: Prevalence of post-traumatic stress disorder symptoms in orofacial pain patients, *Oral Surg Oral Med Oral Pathol Oral Radiol Endod* 99(5):558–568, 2005.
35. Lindroth JE, Schmidt JE, Carlson CR: A comparison between masticatory muscle pain patients and intracapsular pain patients on behavioral and psychosocial domains, *J Orofac Pain* 16(4):277–283, 2002.
36. Sherman JJ, Carlson CR, Wilson JF, Okeson JP, McCubbin JA: Post-traumatic stress disorder among patients with orofacial pain, *J Orofac Pain* 19(4):309–317, 2005.
37. Lous I, Sheik-Ol-Eslam A, Moller E: Postural activity in subjects with functional disorders of the chewing apparatus, *Scand J Dent Res* 78(5):404–410, 1970.
38. Sheikholeslam A, Moller E, Lous I: Postural and maximal activity in elevators of mandible before and after treatment of functional disorders, *Scand J Dent Res* 90(1):37–46, 1982.
39. Schroeder H, Siegmund H, Santibanez G, Kluge A: Causes and signs of temporomandibular joint pain and dysfunction: an electromyographical investigation, *J Oral Rehabil* 18(4):301–310, 1991.
40. Lund JP, Widmer CG, Feine JS: Validity of diagnostic and monitoring tests used for temporomandibular disorders [see comments], *J Dent Res* 74(4):1133–1143, 1995.
41. Mao J, Stein RB, Osborn JW: Fatigue in human jaw muscles: a review, *J Orofacial Pain* 7:135–142, 1993.
42. Watanabe M, Tabata T, Huh JI, et al.: Possible involvement of histamine in muscular fatigue in temporomandibular disorders: animal and human studies, *J Dent Res* 78(3):769–775, 1999.
43. Bobbert MF, Hollander AP, Huijing PA: Factors in delayed onset muscular soreness of man, *Med Sci Sports Exerc* 18(1):75–81, 1986.
44. Byrnes WC, Clarkson PM: Delayed onset muscle soreness and training, *Clin Sports Med* 5(3):605–614, 1986.
45. Christensen LV, Mohamed SE, Harrison JD: Delayed onset of masseter muscle pain in experimental tooth clenching, *J Prosthet Dent* 48(5):579–584, 1982.
46. Hikida RS, Staron RS, Hagerman FC, Sherman WM, Costill DL: Muscle fiber necrosis associated with human marathon runners, *J Neurol Sci* 59(2):185–203, 1983.
47. Schmitt HP, Bersch W, Feustel HP: Acute abdominal rhabdomyolysis after body building exercise: is there a rectus abdominus syndrome? *Muscle Nerve* 6(3):228–232, 1983.
48. Trappe TA, White F, Lambert CP, et al.: Effect of ibuprofen and acetaminophen on postexercise muscle protein synthesis, *Am J Physiol Endocrinol Metab* 282(3):E551–E556, 2002.
49. Bucci R, Lobbezoo F, Michelotti A, Orfanou C, Koutris M: Delayed-onset muscle soreness does not influence occlusal sensitivity and position sense of the mandible, *J Oral Rehabil* 44(9):655–663, 2017.
50. Mizumura K, Taguchi T: Delayed onset muscle soreness: involvement of neurotrophic factors, *J Physiol Sci* 66(1):43–52, 2016.
51. Ota H, Katanosaka K, Murase S, et al.: TRPV1 and TRPV4 play pivotal roles in delayed onset muscle soreness, *PLoS One* 8(6):e65751, 2013.
52. Mense S: Nociception from skeletal muscle in relation to clinical muscle pain, *Pain* 54(3):241–289, 1993.
53. Mense S: Considerations concerning the neurobiological basis of muscle pain, *Can J Physiol Pharmacol* 69(5):610–616, 1991.
54. Sinn DP, de Assis EA, Throckmorton GS: Mandibular excursions and maximum bite forces in patients with temporomandibular joint disorders, *J Oral Maxillofac Surg* 54(6):671–679, 1996.
55. High AS, Macgregor AJ, Tomlinson GE, Salkouskis PM: A gnathodynamometer as an objective means of pain assessment following wisdom tooth removal, *Br J Maxillofac Surg* 26(4):284–291, 1988.
56. Okeson JP: *Bell's oral and facial pain. Chapter 5*, ed 6, Chicago, IL, 2014, Quintessence Publishing Co, Inc, pp 71–91.
57. Gonzales R, Coderre TJ, Sherbourne CD, Levine JD: Postnatal development of neurogenic inflammation in the rat, *Neurosci Lett* 127(1):25–27, 1991.
58. Levine JD, Dardick SJ, Basbaum AI, Scipio E: Reflex neurogenic inflammation. I. Contribution of the peripheral nervous system to spatially remote inflammatory responses that follow injury, *J Neurosci* 5(5):1380–1386, 1985.
59. Carlson CR, Okeson JP, Falace DA, Nitz AJ, Lindroth JE: Reduction of pain and EMG activity in the masseter region by trapezius trigger point injection, *Pain* 55(3):397–400, 1993.
60. Okeson JP: *Bell's oral and facial pain. Chapter 3*, ed 7, Chicago, IL, 2014, Quintessence Publishing Co, Inc, pp 41–54.
61. Yemm R: A neurophysiological approach to the pathology and aetiology of temporomandibular dysfunction, *J Oral Rehabil* 12(4):343–353, 1985.
62. Lund JP, Widmer CG: Evaluation of the use of surface electromyography in the diagnosis, documentation, and treatment of dental patients, *J Craniomandib Disord* 3(3):125–137, 1989.
63. Lobbezoo F, Drangsholt M, Peck C, et al.: Topical review: new insights into the pathology and diagnosis of disorders of the temporomandibular joint, *J Orofac Pain* 18(3):181–191, 2004.
64. Svensson P, Graven Nielsen T: Craniofacial muscle pain: review of mechanisms and clinical manifestations, *J Orofac Pain* 15(2):117–145, 2001.
65. Kakulas BA, Adams RD: *Diseases of muscle*, ed 4, Philadelphia, 1985, Harper and Row Publishers.
66. Fricton JR, Kroening R, Haley D, Siegert R: Myofascial pain syndrome of the head and neck: a review of clinical characteristics of 164 patients, *Oral Surg Oral Med Oral Pathol* 60(6):615–623, 1985.
67. Travell JG, Rinzler SH: The myofascial genesis of pain, *Postgrad Med* 11:425–434, 1952.
68. Laskin DM: Etiology of the pain-dysfunction syndrome, *J Am Dental Assoc* 79(1):147–153, 1969.
69. Fischer AA: Documentation of myofascial trigger points, *Arch Phys Med Rehabil* 69(4):286–291, 1988.
70. Vecchiet L, Giamberardino MA, Saggini R: Myofascial pain syndromes: clinical and pathophysiological aspects, *Clin J Pain* 1(7):S16–S22, 1991.
71. Hong CZ, Simons DG: Pathophysiologic and electrophysiologic mechanisms of myofascial trigger points, *Arch Phys Med Rehabil* 79(7):863–872, 1998.
72. Simons DG, Travell J: Myofascial trigger points, a possible explanation [letter], *Pain* 10(1):106–109, 1981.

73. Mense E, Meyer H: Bradykinin-induced sensitization of high-threshold muscle receptors with slowly conducting afferent fibers, *Pain* (Suppl 1):S204, 1981.
74. Travell J: Introductory comments. In Ragan C, editor: *Connective tissues, transactions of the fifth conference*, New York, NY, 1954, Josiah Macy, Jr, pp 12–22.
75. Simons DG, Travell JG: *Myofascial pain and dysfunction: A trigger point manual*, ed 2, Baltimore, MD, 1999, Williams & Wilkins.
76. Hong CZ, Kuan TS, Chen JT, Chen SM: Referred pain elicited by palpation and by needling of myofascial trigger points: a comparison, *Arch Phys Med Rehabil* 78(9):957–960, 1997.
77. Simons DG, Travell JG: *Myofascial pain and dysfunction: a trigger point manual*, ed 2, Baltimore, MD, 1999, Williams & Wilkins, pp 64–167.
78. Simons DG, Travell JG: *Myofascial pain and dysfunction: a trigger point manual*, ed 2, Baltimore, MD, 1999, Williams & Wilkins, pp 14.
79. Moldofsky H, Scarisbrick P: Induction of neurasthenic musculoskeletal pain syndrome by selective sleep stage deprivation, *Psychosom Med* 38(1):35–44, 1976.
80. Moldofsky H, Scarisbrick P, England R, Smythe H: Musculoskeletal symptoms and non-REM sleep disturbance in patients with "fibrositis" and healthy subjects, *Psychosom Med* 37:341, 1986.
81. Bron C, Dommerholt JD: Etiology of myofascial trigger points, *Curr Pain Headache Rep* 16(5):439–444, 2012.
82. Simons DG, Travell JG, Simons LS: *Travell & Simons' myofascial pain and dysfunction: a trigger point manual*, ed 2, Baltimore, MD, 1999, Williams & Wilkins, pp 82–237.
83. Karadas O, Gul HL, Inan LE: Lidocaine injection of pericranial myofascial trigger points in the treatment of frequent episodic tension-type headache, *J Headache Pain* 14:44, 2013.
84. Schiffman E, Ohrbach R, Truelove E, et al.: Diagnostic criteria for temporomandibular disorders (DC/TMD) for clinical and research applications: recommendations of the International RDC/TMD Consortium Network and Orofacial Pain Special Interest Group, *J Oral Facial Pain Headache* 28(1):6–27, 2014.
85. Simons DG, Travell JG, Simons LS: *Travell & Simons' myofascial pain and dysfunction: a trigger point manual*, ed 2, Baltimore, MD, 1999, Williams & Wilkins, pp 55–56.
86. Benoliel R, Svensson P, Heir GM, et al.: Persistent orofacial muscle pain, *Oral Dis* 17(Suppl 1):23–41, 2011.
87. Hoheisel U, Mense S, Simons DG, Yu XM: Appearance of new receptive fields in rat dorsal horn neurons following noxious stimulation of skeletal muscle: a model for referral of muscle pain? *Neurosci Lett* 153(1):9–12, 1993.
88. Mense S: The pathogenesis of muscle pain, *Curr Pain Headache Rep* 7(6):419–425, 2003.
89. Wolfe F, Smythe HA, Yunus MB, et al.: The American College of Rheumatology 1990 criteria for the classification of fibromyalgia. Report of the Multicenter Criteria Committee. [see comments], *Arthritis Rheum* 33(2):160–172, 1990.
90. Wolfe F, Clauw DJ, Fitzcharles MA, et al.: The American College of Rheumatology preliminary diagnostic criteria for fibromyalgia and measurement of symptom severity, *Arthritis Care Res (Hoboken)* 62(5):600–610, 2010.
91. Griep EN, Boersma JW, de Kloet ER: Altered reactivity of the hypothalamic-pituitary-adrenal axis in the primary fibromyalgia syndrome [see comments], *J Rheumatol* 20:469–474, 1993.
92. Harkins SJ, Marteney JL: Extrinsic trauma: a significant precipitating factor in temporomandibular dysfunction, *J Prosthet Dent* 54(2):271–272, 1985.
93. Braun BL, DiGiovanna A, Schiffman E, et al.: A cross-sectional study of temporomandibular joint dysfunction in post-cervical trauma patients, *J Craniomandib Disord Facial Oral Pain* 6:24–31, 1992.
94. Pullinger AG, Seligman DA: TMJ osteoarthrosis: a differentiation of diagnostic subgroups by symptom history and demographics, *J Craniomandib Disord* 1(4):251–256, 1987.
95. Pullinger AG, Seligman DA: Trauma history in diagnostic groups of temporomandibular disorders, *Oral Surg Oral Med Oral Pathol* 71(5):529–534, 1991.
96. Skolnick J, Iranpour B, Westesson PL, Adair S: Prepubertal trauma and mandibular asymmetry in orthognathic surgery and orthodontic patients, *Am J Orthod Dentofacial Orthop* 105:73–77, 1994.
97. Yun PY, Kim YK: The role of facial trauma as a possible etiologic factor in temporomandibular joint disorder, *J Oral Maxillofac Surg* 63(11):1576–1583, 2005.
98. Zhang ZK, Ma XC, Gao S, Gu ZY, Fu KY: Studies on contributing factors in temporomandibular disorders, *Chin J Dent Res* 2(3–4):7–20, 1999.
99. Pullinger AG, Monteiro AA: History factors associated with symptoms of temporomandibular disorders, *J Oral Rehabil* 15(2):117–124, 1988.
100. Nitzan DW, Nitzan U, Dan P, Yedgar S: The role of hyaluronic acid in protecting surface-active phospholipids from lysis by exogenous phospholipase A(2), *Rheumatology (Oxford)* 40(3):336–340, 2001.
101. Nitzan DW: The process of lubrication impairment and its involvement in temporomandibular joint disc displacement: a theoretical concept, *J Oral Maxillofac Surg* 59(1):36–45, 2001.
102. Nitzan DW, Marmary Y: The "anchored disc phenomenon": a proposed etiology for sudden-onset, severe, and persistent closed lock of the temporomandibular joint, *J Oral Maxillofac Surg* 55(8):797–802, 1997.
103. Zardeneta G, Milam SB, Schmitz JP: Iron-dependent generation of free radicals: plausible mechanisms in the progressive deterioration of the temporomandibular joint, *J Oral Maxillofac Surg* 58(3):302–308, 2000.
104. Dan P, Nitzan DW, Dagan A, Ginsburg I, Yedgar S: H2O2 renders cells accessible to lysis by exogenous phospholipase A2: a novel mechanism for cell damage in inflammatory processes, *FEBS Lett* 383(1–2):75–78, 1996.
105. Nitzan DW: 'Friction and adhesive forces'—possible underlying causes for temporomandibular joint internal derangement, *Cells Tissues Organs* 174(1–2):6–16, 2003.
106. Blankestijn J, Boering G: Posterior dislocation of the temporomandibular disc, *Int J Oral Surg* 14(5):437–443, 1985.
107. Gallagher DM: Posterior dislocation of the temporomandibular joint meniscus: report of three cases, *J Am Dental Assoc* 113(3):411–415, 1986.
108. Kai S, Kai H, Nakayama E, et al.: Clinical symptoms of open lock position of the condyle. Relation to anterior dislocation of the temporomandibular joint, *Oral Surg Oral Med Oral Pathol* 74(2):143–148, 1992.
109. Stegenga B, de Bont L, Boering G: Osteoarthrosis as the cause of craniomandibular pain and dysfunction: a unifying concept, *J Oral Maxillofac Surg* 47(3):249–256, 1989.
110. Stegenga B, de Bont LG, Boering G, van Willigen JD: Tissue responses to degenerative changes in the temporomandibular joint: a review, *J Oral Maxillofac Surg* 49(10):1079–1088, 1991.
111. de Bont LG, Stegenga B: Pathology of temporomandibular joint internal derangement and osteoarthrosis, *Int J Oral Maxillofac Surg* 22(2):71–74, 1993.
112. Quinn JH, Stover JD: Arthroscopic management of temporomandibular joint disc perforations and associated advanced chondromalacia by discoplasty and abrasion arthroplasty: a supplemental report, *J Oral Maxillofac Surg* 56(11):1237–1239, 1998.
113. Luo S, Deng M, Long X, et al.: Association between polymorphism of MMP-1 promoter and the susceptibility to anterior disc displacement and temporomandibular joint osteoarthritis, *Arch Oral Biol* 60(11):1675–1680, 2015.
114. de Leeuw R, Boering G, Stegenga B, de Bont LG: Temporomandibular joint osteoarthrosis: clinical and radiographic characteristics 30 years after nonsurgical treatment: a preliminary report, *Cranio* 11(1):15–24, 1993.

115. de Leeuw R, Boering G, Stegenga B, de Bont LG: Clinical signs of TMJ osteoarthrosis and internal derangement 30 years after nonsurgical treatment, *J Orofac Pain* 8(1):18–24, 1994.
116. DeBont LGM, Boering G, Liem RSB, et al.: Osteoarthritis and internal derangement of the temporomandibular joint: a light microscopic study, *J Oral Maxillofac Surg* 44:634–643, 1986.
117. Mills DK, Daniel JC, Herzog S, Scapino RP: An animal model for studying mechanisms in human temporomandibular joint disc derangement, *J Oral Maxillofac Surg* 52(12):1279–1292, 1994.
118. Dimitroulis G: The prevalence of osteoarthrosis in cases of advanced internal derangement of the temporomandibular joint: a clinical, surgical and histological study, *Int J Oral Maxillofac Surg* 34(4):345–349, 2005.
119. Helmy E, Bays R, Sharawy M: Osteoarthrosis of the temporomandibular joint following experimental disc perforation in *Macaca fascicularis*, *J Oral Maxillofac Surg* 46(11):979–990, 1988.
120. Boering G: *Temporomandibular joint arthrosis: a clinical and radiographic investigation [thesis]*, Groningen, The Netherlands, 1966, University of Groningen.
121. Back K, Ahlqwist M, Hakeberg M, Dahlstrom L: Occurrence of signs of osteoarthritis/arthrosis in the temporomandibular joint on panoramic radiographs in swedish women, *Community Dent Oral Epidemiol* 45(5):478–484, 2017.
122. Carlsson GE: Arthritis and allied diseases of the temporomandibular joint. In Zarb GA, Carlsson GE, editors: *Temporomandibular joint; function and dysfunction*, St Louis, 1979, The CV Mosby Co, pp 293–304.
123. Appelgren A, Appelgren B, Kopp S, Lundeberg T, Theodorsson E: Neuropeptide in arthritic TMJ and symptoms and signs from the stomatognathic system with special consideration to rheumatoid arthritis, *J Orofacial Pain* 9(3):215–225, 1995.
124. Moore ME: Management of pain of rheumatologic origin in the head and neck, *Trans Pa Acad Ophthalmol Otolaryngol* 34(2):174–178, 1981.
125. Larheim TA, Johannessen S, Tveito L: Abnormalities of the temporomandibular joint in adults with rheumatic disease. A comparison of panoramic, transcranial and transpharyngeal radiography with tomography, *Dentomaxillofac Radiol* 17(2):109–113, 1988.
126. Donaldson KW: Rheumatoid diseases and the temporomandibular joint: a review, *Cranio* 13(4):264–269, 1995.
127. Kerby GP, Taylor SM: Enzymatic activity in human synovial fluid from rheumatoid and nonrheumatoid patients, *Proc Soc Exp Biol Med* 126:865–868, 1962.
128. Grinin VM, Smirnov AV: [The clinical x-ray variants of the osteolytic forms of rheumatoid arthritis of the temporomandibular joint], *Stomatologiia* 75(2):40–43, 1996.
129. Celiker R, Gokce-Kutsal Y, Eryilmaz M: Temporomandibular joint involvement in rheumatoid arthritis. Relationship with disease activity, *Scand J Rheumatol* 24(1):22–25, 1995.
130. Chenitz JE: Rheumatoid arthritis and its implications in temporomandibular disorders, *Cranio* 10(1):59–69, 1992.
131. Guyuron B: Facial deformity of juvenile rheumatoid arthritis, *Plast Reconstr Surg* 81(6):948–951, 1988.
132. Nordahl S, Alstergren P, Eliasson S, Kopp S: Radiographic signs of bone destruction in the arthritic temporomandibular joint with special reference to markers of disease activity, a longitudinal study, *Rheumatology (Oxford)* 40(6):691–694, 2001.
133. Pedersen TK, Jensen JJ, Melsen B, Herlin T: Resorption of the temporomandibular condylar bone according to subtypes of juvenile chronic arthritis, *J Rheumatol* 28(9):2109–2115, 2001.
134. Kobayashi R, Utsunomiya T, Yamamoto H, Nagura H: Ankylosis of the temporomandibular joint caused by rheumatoid arthritis: a pathological study and review, *J Oral Sci* 43(2):97–101, 2001.
135. Dervis E, Dervis E: The prevalence of temporomandibular disorders in patients with psoriasis with or without psoriatic arthritis, *J Oral Rehabil* 32(11):786–793, 2005.
136. Farronato G, Garagiola U, Carletti V, Cressoni P, Bellintani C: Psoriatic arthritis: temporomandibular joint involvement as the first articular phenomenon, *Quintessence Int* 41(5):395–398, 2010.
137. Crincoli V, Di Comite M, Di Bisceglie MB, Fatone L, Favia G: Temporomandibular disorders in psoriasis patients with and without psoriatic arthritis: an observational study, *Int J Med Sci* 12(4):341–348, 2015.
138. Wyngarden JB: Etiology and pathogenesis of gout. In Hollender JL, editor: *Arthritis and allied conditions*, Philadelphia, 1966, Lea & Febiger, p 899.
139. Gross BD, Williams RB, DiCosimo CJ, Williams SV: Gout and pseudogout of the temporomandibular joint, *Oral Surg Oral Med Oral Pathol* 63(5):551–554, 1987.
140. Chun HH: Temporomandibular joint gout, *JAMA* 226(3):353, 1973.
141. Tanaka TT: A rational approach to the differential diagnosis of arthritic disorders, *J Prosthet Dent* 56(6):727–731, 1986.
142. Holmes EW: Clinical gout and the pathogenesis of hyperuricemia. In McCarty DJ, editor: *Arthritis and allied conditions*, ed 10, Philadelphia, 1985, Lea and Febiger, p 500.
143. Bhattacharyya I, Chehal H, Gremillion H, Nair M: Gout of the temporomandibular joint: a review of the literature, *J Am Dent Assoc* 141(8):979–985, 2010.
144. Ernest 3rd EA, Martinez ME, Rydzewski DB, Salter EG: Photomicrographic evidence of insertion tendonosis: the etiologic factor in pain for temporal tendonitis, *J Prosthet Dent* 65(1):127–131, 1991.
145. Ernest EA: Temporal tendonitis: a painful disorder that mimics migraine headache, *J Neurol Orthopedic Surg* 8:160, 1987.
146. Ernest EA: Three disorders that frequently cause temporomandibular joint pain: internal derangement, temporal tendonitis, and Ernest syndrome, *J Neurol Orthopedic Surg* 7:189, 1987.
147. Shankland 2nd WE: Ernest syndrome as a consequence of stylomandibular ligament injury: a report of 68 patients, *J Prosthet Dent* 57(4):501–506, 1987.
148. Bell WE: *Temporomandibular disorders*, ed 3, Chicago, IL, 1990, Year Book Medical Publishers.
149. Shultz RE, Theisen FC: Bilateral coronoid hyperplasia. Report of a case, *Oral Surg Oral Med Oral Pathol* 68(1):23–26, 1989.
150. Hall RE, Orbach S, Landesberg R: Bilateral hyperplasia of the mandibular coronoid processes: a report of two cases, *Oral Surg Oral Med Oral Pathol* 67(2):141–145, 1989.
151. Munk PL, Helms CA: Coronoid process hyperplasia: CT studies, *Radiology* 171(3):783–784, 1989.
152. Loh HS, Ling SY, Lian CB, Shanmuhasuntharam P: Bilateral coronoid hyperplasia—a report with a view on its management, *J Oral Rehabil* 24(10):782–787, 1997.
153. Murakami K, Yokoe Y, Yasuda S, Tsuboi Y, Iizuka T: Prolonged mandibular hypomobility patient with a "square mandible" configuration with coronoid process and angle hyperplasia, *Cranio* 18(2):113–119, 2000.
154. Isberg A, Isacsson G, Nah KS: Mandibular coronoid process locking: a prospective study of frequency and association with internal derangement of the temporomandibular joint, *Oral Surg Oral Med Oral Pathol* 63(3):275–279, 1987.
155. Okeson JP: *Bell's oral and facial pain*, ed 7, Chicago, IL, 2014, Quintessence Publishing Co, Inc.

PARTE 3

Tratamento dos Distúrbios Funcionais do Sistema Mastigatório

Os distúrbios funcionais do sistema mastigatório podem ser tão complicados quanto o próprio sistema em si. Embora inúmeros tratamentos tenham sido defendidos, nenhum é universalmente eficaz para todos os pacientes todas as vezes. A seleção do tratamento eficaz começa com uma compreensão minuciosa do distúrbio e de sua etiologia. Uma avaliação dos diversos tipos de tratamento é essencial para o tratamento eficaz dos sintomas.

A Parte 3 consiste em seis capítulos que discutem os métodos de tratamento usados para cada distúrbio temporomandibular apresentado na Parte 2. A seleção do tratamento deve ter como base um diagnóstico preciso e uma compreensão minuciosa do distúrbio.

11
Considerações Gerais no Tratamento da Disfunção Temporomandibular

DTM é uma condição complexa e multifatorial, como também são os nossos pacientes.

JPO

Inter-relações das diversas disfunções temporomandibulares

O diagnóstico e o tratamento das disfunções temporomandibulares (DTMs) podem ser difíceis e confusos. Isso é geralmente verdadeiro principalmente porque os sintomas do paciente nem sempre se encaixam em uma classificação. Em muitos casos, diversas classificações parecem ser apropriadas porque, na realidade, o paciente está sofrendo de mais de um distúrbio. De fato, em muitos pacientes, não apenas várias condições coexistem, mas um distúrbio pode contribuir para outro. É necessário, portanto, quando mais de um distúrbio parece estar presente, tentar distinguir um distúrbio primário de um secundário. Por exemplo, um paciente se queixa de dor na articulação temporomandibular (ATM) direita, 2 semanas após uma queda que traumatizou a articulação. A dor está presente há 12 dias, mas na semana anterior foi agravada por uma diminuição na abertura da boca, associada ao desconforto muscular. O diagnóstico primário é uma lesão traumática a esta articulação, enquanto o diagnóstico secundário é uma cocontração protetora ou mialgia local vinculada ao movimento restrito da articulação dolorida. Durante o tratamento, ambos os diagnósticos devem ser considerados e devidamente tratados.

A inter-relação das diversas DTMs deve ser sempre considerada na avaliação e tratamento dos pacientes. Por vezes, é quase impossível identificar qual distúrbio precedeu o outro. Muitas vezes, a evidência para determinar tal ordem pode ser obtida somente a partir de um histórico completo. Os exemplos a seguir demonstram as inter-relações complexas entre as várias DTMs.

Um paciente que sofre de um distúrbio muscular mastigatório, como mialgia local ou dor miofascial, geralmente relata uma queixa de dor muscular. Essas condições musculares são suscetíveis a aumentar a tonicidade dos músculos elevadores, criando um aumento na pressão interarticular da articulação, que pode acentuar um distúrbio de desarranjo do disco subclínico, aumentando a possibilidade de produzir estalidos.

Distúrbio do músculo mastigatório ⟶ Distúrbio de desarranjo do disco

Outro paciente se queixa que, após um ligeiro traumatismo na maxila, um estalido começou na ATM. Se houver dor associada, uma cocontração muscular secundária pode resultar na tentativa de evitar movimentos dolorosos. Caso a cocontração muscular se prolongue, pode resultar em mialgia local. Neste exemplo, um distúrbio de desarranjo de disco criou um distúrbio do músculo mastigatório.

Distúrbio de desarranjo do disco ⟶ Distúrbio do músculo mastigatório

Quando alguns distúrbios de desarranjo de disco progridem, as superfícies ósseas da articulação podem sofrer modificações. Em outras palavras, os distúrbios de desarranjo de disco podem levar a distúrbios inflamatórios da articulação.

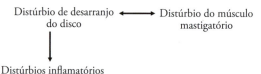

Quando os distúrbios de músculos mastigatórios persistem, os movimentos mandibulares limitados podem se prolongar e levar aos distúrbios de hipomobilidade mandibular crônica. Do mesmo modo, os distúrbios inflamatórios podem também induzir distúrbios de hipomobilidade mandibular crônica.

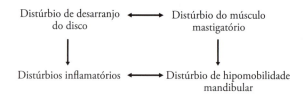

O traumatismo é outra condição que afeta todas estes distúrbios. Em qualquer estrutura do sistema mastigatório, pode tanto causar como contribuir para a maioria das outras DTMs.

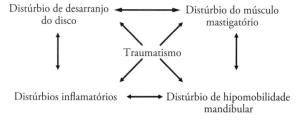

Esse diagrama retrata as complicadas inter-relações que podem existir entre as várias DTMs. Isso demonstra por que muitos pacientes têm sintomas associados a mais de um distúrbio e como estas relações podem tornar as decisões de diagnóstico e tratamento muito difíceis.

Tratamento das disfunções temporomandibulares

Os tratamentos que têm sido sugeridos para as DTMs variam enormemente ao longo de um grande espectro de modalidades. Para que o clínico possa selecionar com segurança um tratamento adequado, ele deve procurar evidências científicas para apoiar sua utilização. Este suporte científico deve ser encontrado na literatura baseada em evidências, documentando os sucessos e fracassos do tratamento descrito. Infelizmente, nem sempre este é o caso. Existem inúmeros artigos publicados que sugerem sucesso de uma variedade de opções de tratamento que não podem ser justificadas seguramente com evidências científicas. Em uma tentativa de demonstrar esta confusão, o presente autor pesquisou na literatura odontológica e desenvolveu uma lista de opções de tratamento que receberam pelo menos alguns suportes científicos. Quando a lista cresceu para 49, a busca terminou. Não se admira que os profissionais fiquem tão confusos quanto ao tratamento das DTMs.

É importante notar que a popularidade de um determinado método de tratamento pode estar regionalizada geograficamente. É altamente improvável, porém, que isso possa ser apropriado, uma vez que estudos epidemiológicos não informam a regionalização de qualquer DTM em particular. Deve-se notar, também, que a escolha do tratamento se correlaciona fortemente com a especialidade do clínico que o paciente consultou. Se o paciente procurar um ortodontista, por exemplo, é provável que o tratamento ortodôntico seja administrado. Já no caso de um cirurgião bucomaxilofacial, o mais provável é um procedimento cirúrgico. Contudo, se a busca for por um protesista, a probabilidade é a de realização de uma terapia oclusal. Não há qualquer razão para que os pacientes com problemas semelhantes recebam tratamentos diferentes em regiões distintas. Nem há, da mesma forma, qualquer motivo pelo qual os pacientes com problemas semelhantes devam ser tratados de maneira diversa por diferentes especialidades.

Outra observação interessante é que alguns tratamentos apresentados como novos e revolucionários já foram revelados à profissão antes e têm pouco ou nenhum valor. Parece que, passada uma geração, alguém redescobre um tratamento e o apresenta como novo, e os clínicos acatam essa ideia e começam a utilizá-lo em seus pacientes. Isso é, certamente, lamentável, uma vez que, como resultado, os pacientes terão que sofrer e suportar despesas adicionais, e, às vezes, submeter-se a procedimentos odontológicos irreversíveis condenados ao fracasso.

A pergunta a ser feita é como tantos tipos de terapias diferentes podem ser publicados sugerindo seu possível uso no tratamento das DTMs. Não há resposta simples para essa questão. Existem, no entanto, certas considerações que podem ajudar a explicar tal controvérsia. Algumas delas são:

1. Há falta de evidência científica adequada que relacione profundamente a terapia com os efeitos do tratamento. Embora muitos estudos tenham investigado as DTMs, a maioria apresentava falhas metodológicas. Só mais recentemente é que a odontologia começou a exigir sólidas metodologias de pesquisa com base em evidências. O ensaio clínico duplo-cego controlado é o padrão para a pesquisa clínica e estudos deste tipo são raros no campo das DTMs. A profissão deve incentivar mais essa modalidade de estudos para avançar no conhecimento da área[1]
2. Esforços de pesquisa significativos só podem começar quando há acordo sobre as categorias de diagnósticos específicas das DTMs. Como tem sido enfatizado neste texto, a tarefa mais importante do clínico é estabelecer o diagnóstico apropriado. Distúrbios distintos respondem de forma diversa a diferentes tratamentos. Por isso, é apenas com o diagnóstico correto que a terapia apropriada pode ser selecionada. Este fato torna o diagnóstico extremamente importante. No passado, muitos estudos descreviam seu grupo de tratamento como "pacientes de ATM". Esta ampla descrição não aumenta o corpo de conhecimento, uma vez que a terapia investigada pode afetar uma subcategoria, mas não outra. Para avaliar os efeitos de um tratamento em particular, estas terapias devem ser testadas em grupos de pacientes com diagnósticos comuns muito específicos. Quando o clínico avalia uma pesquisa atual, ele deve ser crítico em relação ao grupo de pacientes testados no estudo.[1] Em 1992, foi apresentada a primeira tentativa para agrupar as DTM em categorias diagnósticas comuns para pesquisa (*The Research Diagnostic Criteria*, ou RDC).[2] Essas categorias foram desenvolvidas e significativas tentativas foram feitas para validar cada uma.[3] Isso é exatamente o que se precisava para melhorar o estudo das DTMs. Embora esses critérios de diagnóstico possam separar a maioria das DTMs que não é DTM, a categorização específica do tipo de DTM não é eficaz. A razão para tal está nos muitos grupos de distúrbios musculoesqueléticos que compõem as DTMs. Na opinião do autor, o RDC não foi especificamente útil na diferenciação das subcategorias das DTMs e, portanto, pouco tem contribuído para o tratamento das DTMs. Mais recentemente, o *Diagnostic Criteria for Temporomandibular Disorders* (DC/TMD)[4] foi publicado. O DC/TMD tem se concentrado mais apropriadamente nas características clínicas que podem separar razoavelmente as DTMs comuns entre si. Esses critérios irão selecionar com mais efetividade as populações homogêneas com DTM para estudos, de modo que os efeitos do tratamento possam ser mais bem apreciados. Alguns dos subtipos de DTM têm sensibilidade e especificidade razoáveis, o que ajuda o clínico a fazer o diagnóstico correto. Outros, infelizmente, são mais difíceis de se determinar. Portanto, o clínico precisa confiar mais em suas habilidades diagnósticas clínicas
3. Alguns fatores etiológicos que contribuem para as DTMs são difíceis de controlar ou eliminar (p. ex., estresse emocional). Quando estes fatores estão presentes, os efeitos do tratamento dentário são minimizados. Métodos de tratamento mais eficazes devem ser desenvolvidos para estes fatores
4. Existem fatores levando às DTMs que ainda têm de ser identificados e que podem não ser influenciados pelos métodos de tratamento atuais. Assim, os sintomas persistem após o tratamento. Com a identificação destes fatores adicionais, a seleção e a efetividade do tratamento vão ser muito melhoradas
5. A intensidade da dor de muitos distúrbios musculoesqueléticos pode variar bastante ao longo do tempo. Em outras palavras, pode haver muita dor em alguns dias e pouca ou nenhuma dor em outros. Esta variação pode ocorrer durante meses. Como os sintomas variam, a necessidade de tratamento percebida pelo paciente pode se alterar. Normalmente, o paciente procura tratamento quando os sintomas são mais intensos. Neste momento, o dentista oferece o tratamento e os sintomas começam a diminuir. A pergunta que deve ser feita é: os sintomas do paciente diminuíram por causa do efeito terapêutico do tratamento ou eles se resolveram simplesmente porque retornaram a um nível mais baixo associado a uma flutuação natural dos sintomas? Este é um conceito muito importante e referido como "regressão à média".[5] Uma vez compreendido este conceito, pode-se ver claramente que muitos tratamentos podem parecer bem-sucedidos, quando, na verdade, não têm nenhum valor terapêutico real. Para se estudar o verdadeiro valor terapêutico de um tratamento, ele deve ser comparado, ao longo do tempo, com a ausência total de tratamento. Por isso, os ensaios clínicos controlados são necessários. Infelizmente, tais estudos são raros no campo das DTMs. O conceito de regressão à média é discutido em mais detalhes no Capítulo 15.

As Tabelas 11.1 e 11.2 mostram os resultados de um grupo de estudo a longo prazo[6-46] no tratamento de várias DTMs. Os estudos de tratamento a longo prazo fornecem informações mais precisas sobre a eficácia do tratamento. Os estudos são colocados em uma das duas categorias: as que são basicamente conservadoras fornecem uma terapia reversível e aquelas não conservadoras proporcionam uma terapia irreversível.

Quando se revisam esses dados, é preciso lembrar que os tipos de paciente, critérios para o diagnóstico e taxas de sucesso variam, sendo difícil, portanto, comparar resultados. Uma observação muito interessante, no entanto, é que as terapias conservadoras e as não conservadoras parecem apresentar taxas de sucesso semelhantes a longo prazo (70 a 85%). Embora seja provável que a população de pacientes entre estes grupos seja bastante diferente, os tratamentos conservadores e os não conservadores foram comparavelmente bem-sucedidos a longo prazo. Parece, portanto, que uma abordagem lógica para o tratamento do paciente é tentar uma terapia conservadora (reversível) em primeiro lugar e considerar a terapia não conservadora (irreversível) apenas quando o tratamento reversível não conseguiu resolver a distúrbio de forma adequada.[47,48] Essa filosofia é a base para o tratamento das DTMs, bem como qualquer outro tipo de distúrbio.

Todos os métodos de tratamento que vêm sendo utilizados para DTM podem ser normalmente categorizados em dois tipos: *tratamento definitivo* ou *terapia de suporte*. O tratamento definitivo se refere aos métodos dirigidos para o controle ou a eliminação dos fatores etiológicos que originaram o distúrbio. A terapia de suporte se relaciona com os métodos de tratamento direcionados para os sintomas que alteram, mas, muitas vezes, não afetam a etiologia.

Tratamento definitivo

A terapia definitiva é voltada diretamente para a eliminação ou alteração dos fatores etiológicos responsáveis pelo distúrbio. Por exemplo, o tratamento definitivo para o deslocamento anterior do disco articular irá restabelecer a relação côndilo-disco apropriada. Uma vez que o tratamento é direcionado para a etiologia, o diagnóstico preciso é essencial. Um diagnóstico incorreto leva a uma seleção de tratamento inadequado. A especificação do tratamento definitivo para cada DTM é discutida em capítulos posteriores. Neste capítulo, são considerados os fatores etiológicos e/ou contribuintes comuns.

Como mencionado no Capítulo 7, as DTMs são o resultado da interrupção das atividades normais do sistema mastigatório por um evento. O evento, portanto, é a etiologia. A terapia definitiva tenta eliminar o evento ou sua consequência. Eventos comuns podem incluir traumatismo local aos tecidos ou aumento do

Tabela 11.1 Estudos a longo prazo da terapia conservadora (reversível).

Autor	Diagnóstico*	Tratamento	Nº de pacientes	Anos após o tratamento	Percentual de sucesso relatado (%)
Greene e Laskin	Músculo	Exercício, medic., FT e aparelhos oclusais	135	0,5 a 8,0	76,0
Greene e Markovic	Articulação	Exercício, medic., FT e aparelhos oclusais	32	0,5 a 3,0	84,0
Carlsson e Gale	Músculo e articulação	*Biofeedback*	11	0,4 a 1,3	73,0
Carraro e Caffesse	Músculo	Aparelhos oclusais	27	0,5 a 4,0	85,0
	Articulação	Aparelhos oclusais	20	0,5 a 4,0	70,0
	Músculo e articulação	Aconselhamento, exercícios e medic.	40	0,5 a 12,0	76,0
Cohen	Músculo e articulação	Aconselhamento, exercícios e medic.	118	0,5 a 12,0	85,0
Dohrmann e Laskin	Músculo	*Biofeedback*	16	1,0	75,0
Nel	Músculo	Medic., exercício, DS e aparelhos oclusais	127	2,5	95,0
Heloe e Heiberg	Músculo	Aconselhamento, medic., aparelhos oclusais e DS	108	1,5	81,0
Wessberg *et al.*	Músculo e articulação	TENS e aparelhos oclusais	21	1,0	86,0
Green e Laskin	Músculo	*Biofeedback*, medic., relaxamento e aparelhos oclusais	175	5,0	90,0
Magnusson e Carlsson	Músculo e articulação	Aconselhamento, exercício e aparelhos oclusais	52	2,5	76,0
Wedel e Carlsson	Músculo e articulação	Exercício, aparelhos oclusais e DS	350	2,5	75,0
Strychalsky *et al.*	Músculo e articulação	Exercício e aparelhos oclusais	31	2,0 a 3,0	72,0
Okeson e Hayes	Músculo e articulação	Medic., relaxamento, aparelhos oclusais e DS	110	4,0 a 5,0	85,5
Randolph *et al.*	Músculo e articulação	Aconselhamento, aparelhos oclusais, medic., TENS e FT	110	2,0	88,0
Okeson	Articulação	Aparelhos oclusais	40	2,5	75,0
Williamson	Articulação	Aparelhos oclusais	160	0,3	89,4
Kurita	Músculo e articulação	Aparelhos oclusais	232	0,16	84,0
Sato	Articulação	Nenhum	22	1,5	68,2

*O diagnóstico estabelecido para cada população de paciente é denominado "músculo" para distúrbios musculares extracapsulares ou "articulação" para distúrbios intracapsulares. *Medic.*, medicação prescrita; *FT*, fisioterapia; *DS*, desgaste seletivo; *TENS*, estimulação nervosa elétrica transcutânea.

Tabela 11.2 Estudos a longo prazo da terapia não conservadora (irreversível).

Autor	Diagnóstico*	Tratamento	Nº de pacientes	Anos após o tratamento	Percentual de sucesso relatado (%)
Zarb e Thompson	Músculo e articulação	Aparelho oclusal, DS e reconstrução	56	2,5 a 3,0	79,0
Banks e Mackenzie	Articulação	Condilotomia	174	1,0 a 20,0	91,0
Cherry e Frew	Articulação	Condilotomia alta	55	0,4 a 4,0	70,0
Brown	Articulação	Meniscectomia	214	0,3 a 15,0	80,0
Bjornland e Larheim	Articulação	Discectomia	15	3,0	73,0
Marcianini e Ziegler	Articulação	Cirurgia da ATM	51	2,9	77,0
Merjesjo e Carlsson	Músculo e articulação	Aconselhamento, aparelho oclusal, DS e reconstrução	154	7,0	80,0
Upton et al.	Articulação	Ortodôntico e ortocirúrgico	55	2,0 a 5,0	78,0
Benson e Keith	Articulação	Plica e condilotomia alta	84	2,0	88,0
Eriksson e Westersson	Articulação	Discectomia	69	0,5 a 20,0	74,0
Silver	Articulação	Meniscectomia	224	1,0 a 20,0	85,0
Holmlund et al.	Articulação	Discectomia	21	1,0	86,0
	Articulação	Plica e condilectomia alta	68	2,5	90,0
Moses e Poker	Articulação	Artroscopia	237	0,0 a 9,0	92,0
Murakami et al.	Articulação	Artroscopia	15	3,0 a 5,0	93,3
Kirk	Articulação	Artrotomia e artroplastia	210	4,0 a 9,0	90,1
Murakami	Articulação	Artroscopia	41	5,0	70,0
Gynther	Articulação	Artroscopia	23	1,0	74,0
Summer	Articulação	Reconstrução	75	1,0 a 6,0	84,0 a 92,0
Sato	Articulação	Artrocentese e ácido HA	26	0,5	71,3
Nitzan	Articulação	Artrocentese	39	1,4	95,0
Rosenberg	Articulação	Artrocentese	90	2,5	82,0
Carvajal	Articulação	Artrocentese	26	4,0	88,0
Hall	Articulação	Condilotomia	22	3,0	94,0

*O diagnóstico estabelecido para cada população de paciente é denominado "músculo", para distúrbio muscular extracapsular ou "articulação" para distúrbio intracapsular. HA, hialurônico; ortocirúrgico, ortodôntico-cirúrgico; plica, plicatura; DS, desgaste seletivo; ATM, articulação temporomandibular.

estresse emocional. Um evento pode ser qualquer coisa que altere profundamente o estímulo sensorial para as estruturas mastigatórias (p. ex., alterações agudas na oclusão). Como visto no Capítulo 7, isso representa um mecanismo pelo qual a oclusão pode levar a determinadas DTMs (p. ex., distúrbios musculares).

O segundo efeito influenciador se dá por meio da instabilidade ortopédica. Como discutido anteriormente, a instabilidade ortopédica, por si só, não conduz necessariamente à DTM. Os problemas surgem quando a instabilidade ortopédica é combinada com as forças associadas à carga. Portanto, a instabilidade ortopédica pode contribuir para certas DTMs (p. ex., distúrbios intracapsulares). A oclusão, portanto, pode influenciar as DTMs de duas maneiras. O histórico e o exame clínicos são extremamente importantes para a compreensão do papel da oclusão na DTM. Deve-se lembrar que a mera presença de interferências oclusais não é indicativa de etiologia. Quase todos os indivíduos apresentam interferências oclusais. A condição oclusal certamente não é o fator etiológico de todas as DTMs. A condição oclusal deve ter sido profundamente alterada ou representar uma significativa instabilidade ortopédica. Quando a oclusão representa um fator etiológico, os tratamentos oclusais tornam-se as terapias definitivas.

Outra etiologia comum das DTMs é o aumento do estresse emocional. Quando essa condição é suspeitada, as terapias utilizadas para reduzir o estresse são consideradas definitivas.

Apesar de o traumatismo também poder causar DTM, ele representa muitas vezes um evento único e sua etiologia não está mais presente quando o paciente procura o tratamento. O tratamento para os tecidos afetados pelo traumatismo pode ser somente por intermédio da terapia de suporte. Por outro lado, se o traumatismo for o resultado de repetidos microtraumatismos – por exemplo, atividade funcional na presença de um deslocamento de disco – o tratamento definitivo seria qualquer terapia que estabelecesse uma situação mais favorável para o carregamento da ATM.

Como abordado no Capítulo 7, qualquer fonte de dor profunda também pode ser responsável pela DTM. Um estímulo de dor profunda pode referir dor na face, bem como causar uma cocontração muscular protetora. Quando a fonte do estímulo da dor profunda está presente, ela precisa ser eliminada de modo que a dor secundária e a resposta muscular possam ser resolvidas. A eliminação dessa dor é considerada terapia definitiva.

A última etiologia discutida no Capítulo 7 foi a atividade parafuncional. Seja ela bruxismo ou apertamento, diurno ou noturno, este tipo de atividade muscular pode ser responsável pelos sintomas de DTM. Quando a atividade parafuncional está presente, a terapia definitiva visa a eliminar esta atividade muscular.

Nesta seção, cada um dos cinco tipos de considerações etiológicas é discutido, e os tratamentos definitivos para cada um são listados. Muitas vezes, é difícil averiguar o fator etiológico mais importante que causa a DTM, especialmente na primeira consulta. Portanto, é prudente iniciar o tratamento com cautela e evitar ser muito agressivo no primeiro momento. É com esse raciocínio que é feita a afirmação: *Todo tratamento inicial deve ser conservador, reversível e não invasivo.*

Considerações da terapia definitiva para os fatores oclusais

A terapia oclusal é um tratamento direcionado a alterar a posição da mandíbula e/ou o padrão de contato oclusal dos dentes. Ela pode ser de dois tipos: reversível ou irreversível.

Terapia oclusal reversível. A terapia oclusal reversível altera a condição oclusal do paciente apenas temporariamente e é mais bem realizada com um aparelho oclusal. Trata-se de um dispositivo de resina acrílica utilizado sobre os dentes de uma arcada; a sua superfície oposta cria e altera a posição da mandíbula e o padrão de contato dos dentes (Figura 11.1).

A posição exata da mandíbula e a oclusão dependerão da etiologia do distúrbio. Quando se trata de uma atividade parafuncional, o aparelho proporciona uma posição mandibular e oclusão que se encaixam nos critérios de relações oclusais ideais (ver Capítulo 5). Dessa maneira, quando o aparelho está sendo utilizado, é estabelecido um padrão de contato oclusal em harmonia com a relação côndilo-disco-fossa ideal para o paciente. O aparelho, portanto, proporciona estabilidade ortopédica. Este tipo de aparelho é usado tanto para diminuir os sintomas associados a várias DTM,[9,49-51] como para reduzir a atividade parafuncional.[52-66] Logicamente, a estabilidade ortopédica é mantida somente enquanto o aparelho está sendo usado; assim, o tratamento é considerado reversível. Quando o aparelho é removido, as condições preexistentes retornam. Um aparelho oclusal que utiliza a posição condilar em relação cêntrica (RC) musculoesqueleticamente estável é referido como placa estabilizadora.

Terapia oclusal irreversível. A terapia oclusal irreversível é qualquer tratamento que altere permanentemente a condição oclusal e/ou a posição mandibular. Exemplos são o desgaste seletivo e procedimentos restauradores que modificam a condição oclusal (Figura 11.2). Outros exemplos são o tratamento ortodôntico e procedimentos cirúrgicos que visam alterar a oclusão e/ou a posição mandibular. Aparelhos destinados a alterar o crescimento ou reposicionar permanentemente a mandíbula também são considerados terapias oclusais irreversíveis. Esses aparelhos serão discutidos no Capítulo 15.

No tratamento de um paciente, deve-se sempre estar atento à complexidade de muitas DTMs. Muitas vezes, especialmente ao se lidar com hiperatividade muscular, é impossível ter certeza do principal fator etiológico. A terapia reversível, portanto, é sempre indicada como tratamento inicial para pacientes com DTM. O sucesso ou o fracasso do tratamento pode ser útil na determinação da necessidade de terapia oclusal irreversível subsequente. Quando um paciente responde com sucesso à terapia oclusal reversível (aparelho estabilizador), pode haver indícios de que a terapia oclusal irreversível também possa ser útil. Essa correlação é, por vezes, verdadeira, mas nem sempre ocorre. Aparelhos oclusais podem afetar a função mastigatória de diversas maneiras. Isso será discutido no Capítulo 15.

Considerações da terapia definitiva para o estresse emocional

Algumas DTMs são etiologicamente relacionadas ao estado emocional.[67-70] O estresse emocional é, certamente, um dos vários fatores psicológicos a serem considerados. O aumento dos níveis de estresse emocional pode afetar a função muscular, aumentando a atividade de repouso[71,72] (cocontração protetora), o bruxismo ou ambos. O aumento dos níveis de estresse emocional também ativa o sistema nervoso simpático que pode, por si só, ser uma fonte de dor muscular.[73,74] A ativação do sistema nervoso autônomo também pode estar associada a outros distúrbios psicofisiológicos normalmente associados à DTM, como a síndrome do intestino irritável, síndrome da tensão pré-menstrual, cistite intersticial[75,76] e fibromialgia.[77] É extremamente importante que o clínico reconheça esta relação e altere os tratamentos adequadamente. Infelizmente, o cirurgião-dentista não é, muitas vezes, bem preparado nesta área da medicina e, por isso, pode facilmente se sentir incapaz ou despreparado. Não obstante, os dentistas que tratam DTM devem ter compreensão destes problemas, de modo que, se indicado, possam fazer encaminhamentos a profissionais adequados.

A seguir há uma breve revisão dos traços de personalidade e estados emocionais que podem influenciar os sintomas de DTM. Uma revisão mais extensa está disponível em livros específicos sobre o assunto.

Traços de personalidade comuns. Os traços de personalidade são considerados características relativamente permanentes nos indivíduos. Seria significativo e útil no estabelecimento de um diagnóstico se traços particulares fossem normalmente encontrados nas DTMs. Diversos estudos[78-86] tentaram classificar os traços de personalidade comuns. Alguns[84,85] concluíram que os pacientes

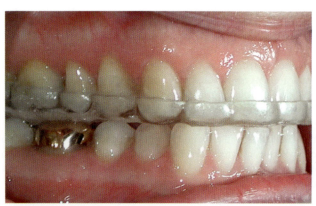

• **Figura 11.1** Aparelho oclusal superior de arcada completa, um tipo de terapia oclusal reversível.

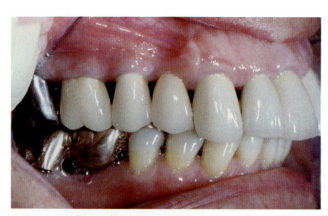

• **Figura 11.2** Reconstrução fixa completa da dentição, um tipo de terapia oclusal irreversível.

com DTM geralmente são perfeccionistas, compulsivos e dominadores. Outro estudo[87] relatou os pacientes com DTM como sendo mais introvertidos e mais neuróticos, com mais características de ansiedade.[88] Um estudo sugere que o tipo A de personalidade parece ser mais comum entre os pacientes com DTM que o tipo B.[89] Outros[78,79] descreveram estes pacientes como responsáveis e generosos. Outro estudo[83] ainda indica que eles geralmente são infelizes, insatisfeitos e autodestrutivos. Alguns autores[87] apontam que pacientes com DTM têm personalidades mais vulneráveis às condições estressantes da vida que pacientes sem DTM.

Deve-se observar que alguns estudos[90–92] apontaram não encontrar diferenças no tipo de personalidade, na resposta à doença ou nas formas de lidar com a tensão entre um grupo com DTM, um grupo de pacientes com outra dor e um grupo-controle. À medida que novos estudos são publicados, eles apenas parecem ser mais conflitantes. Portanto, a conclusão que se pode tirar é que a variação enorme nos traços de personalidade dos pacientes em uma população torna difícil determinar qualquer associação ou etiologia com as DTMs. Mesmo que uma característica de personalidade seja identificada, tentar mudá-la é extremamente difícil. Então, o dentista deve tratar a DTM no paciente que tem um traço de personalidade particular. Compreender a coexistência do traço de personalidade do paciente com DTM pode, no entanto, esclarecer a razão do sucesso ou fracasso do tratamento.

Estados emocionais comuns. Ao contrário dos traços de personalidade, o estado emocional pode ter efeito em curto e longo prazo no comportamento de um indivíduo. Quando grupos de pacientes com DTM foram estudados no que se refere aos estados emocionais comuns, alguns resultados consistentes foram relatados. Na maioria dos estudos,[71,82,93-102] altos níveis de ansiedade parecem ser comuns. Não foi determinado se essa ansiedade foi a causa dos sintomas ou se a presença dos sintomas aumentou a ansiedade. Muito provavelmente, as duas condições existiram. Outros estados emocionais relatados foram frustração, apreensão, hostilidade, raiva e medo.[81,82,84,94,103,104]

O estímulo combinado destes estados emocionais determina o nível de estresse experimentado pelo paciente. Algumas evidências[52,53,93,105-108] existem para demonstrar que os níveis mais elevados de estresse emocional podem criar um aumento da atividade parafuncional no sistema mastigatório. Esta atividade muscular aumentada pode não estar apenas associada ao apertamento e/ou bruxismo, mas também representar um aumento generalizado na tonicidade muscular.[71] Assim, uma correlação pode ser feita entre os níveis aumentados de ansiedade, medo, frustração, raiva e a hiperatividade muscular. Essa correlação também pode ser demonstrada em crianças.[86,109] É necessário, portanto, estar atento a estes estados ao se entrevistarem os pacientes. Infelizmente, no entanto, não há testes psicológicos para determinar se estes estados emocionais estão contribuindo para a hiperatividade muscular.[110,111] Além disso, nem todos os estudos encontram uma clara relação entre os níveis elevados de estresse emocional e o aumento dos níveis de atividade parafuncional.[111,112] Alguns estudos relacionaram o aumento da ansiedade com o apertamento diurno, mas não com o bruxismo noturno.[113,114]

O fato de alguns pacientes revelarem níveis mais elevados de ansiedade não significa, por si só, que um determinado paciente com um alto nível de ansiedade experimenta, necessariamente, uma hiperatividade muscular devido à ansiedade. É importante ter consciência da relação entre o estresse emocional e a hiperatividade muscular para que ela possa ser considerada na escolha de um tratamento apropriado. Se os níveis mais elevados de estresse emocional e ansiedade forem relacionados ao aumento da hiperatividade muscular, pode-se esperar, então, mais distúrbios musculares que distúrbios intracapsulares associados a estes estados emocionais. Os clínicos veem mais distúrbios musculares; daí esse fato ser aparentemente verdadeiro. Pacientes que sofrem de distúrbios musculares apresentam níveis mais elevados de estresse emocional que aqueles que sofrem de distúrbios de desarranjo de disco.[67,99,115-118]

Um dos distúrbios de ansiedade mais desafiadores que os dentistas podem encontrar é o transtorno obsessivo-compulsivo (TOC). Este transtorno demonstrou ser elevado em pacientes com DTM.[119] Estes pacientes podem ter dificuldades por causa da natureza da prática odontológica. A maioria dos pacientes tem muito pouca consciência de sua oclusão. É algo que fica quase em um nível subconsciente. Os procedimentos dentários de rotina modificam a oclusão, muitas vezes apenas ligeiramente, e os pacientes se adaptam de maneira relativamente rápida. No entanto, em pacientes obsessivo-compulsivos, as coisas podem ser diferentes. Estes pacientes focam em alterações ou discrepâncias mesmo muito pequenas e têm dificuldades de adaptação. Eles são apontados como tendo *consciência oclusal excessiva* ou como pacientes *neuróticos oclusais*. Um termo mais tecnicamente preciso pode ser *disestesia oclusal*,[120-122] significando uma condição neurológica associada a sensações alteradas desagradáveis. O desafio clínico para o dentista é determinar se a queixa é verdadeiramente procedente de um contato oclusal alto ou de um paciente com oclusão relativamente normal, mas com consciência intensificada. Da perspectiva clínica, o dentista deve refinar a oclusão a um ponto em que ela atenda aos requisitos de estabilidade ortopédica (ver Capítulo 5). Uma vez que a oclusão tenha sido determinada como estável (todos os dentes igualmente ocluindo na posição de intercuspidação), o dentista não deve mais ajustar os dentes, para evitar maiores destruições para a dentição. De fato, o ajuste oclusal pode resultar em uma perda da posição de intercuspidação estável. Essa condição é chamada de *perda da posição de intercuspidação*, que muitas vezes é inaceitável para o paciente.

Outro tipo de distúrbio de ansiedade é o transtorno de estresse pós-traumático (TEPT). Esta condição pode se desenvolver após um indivíduo ter sido exposto a qualquer evento que resulte em trauma psicológico. O evento pode envolver ameaça de morte ao próprio indivíduo ou a outra pessoa, ou ameaça à integridade física, sexual ou psicológica de si mesmo ou de terceiros. O trauma emocional supera a capacidade do indivíduo de lidar com o fato. O paciente com experiência de TEPT muitas vezes revive o trauma original por meio de *flashbacks* ou pesadelos e evita estímulos associados ao episódio. O paciente sentirá um aumento da excitação e terá dificuldade em adormecer e se manter dormindo. Esses pacientes estão frequentemente irritados e hipervigilantes. O TEPT é muitas vezes associado a um aumento generalizado da capacidade de resposta do sistema nervoso autônomo. Esta regulação positiva do sistema nervoso autônomo parece alterar a capacidade do corpo para superar novos desafios, tanto físicos como psicológicos.

Um trauma emocional comum associado a dor orofacial crônica é um histórico de abuso físico ou sexual. Estudos[123-133] relatam que os históricos de mulheres com dor facial e dor de cabeça crônica, sem resposta a terapias, apresentam uma incidência significativamente maior de abuso físico ou sexual. Se, de fato, estas experiências anteriores estão relacionadas à dor facial crônica, o dentista pode ser colocado em uma posição difícil. A maioria dos pacientes que procura o consultório odontológico para o tratamento da dor facial não estão cientes de qualquer relação com as últimas experiências emocionais traumáticas e, portanto, não relatam estas experiências ao dentista. Se o abuso físico ou sexual do passado for uma parte significativa do problema da dor crônica, o dentista pode não ter sucesso no controle da dor com terapias dentárias. Por outro lado, o dentista deve ter cuidado em abordar esse assunto devido à sensibilidade do paciente e também porque ele, provavelmente, não tem consciência da relação do abuso com o problema da dor. Quando o abuso físico ou sexual é suspeitado, muitas vezes é melhor para o dentista encaminhar o paciente a um psicólogo ou psiquiatra clínico qualificado para uma avaliação e terapia apropriada. No entanto, o dentista é capaz de auxiliar no tratamento deste paciente, instruindo-o em técnicas que ajudem na baixa regulação do sistema nervoso autônomo. Estas técnicas são apresentadas como "autorregulação física" mais adiante neste capítulo.

Outro estado emocional relacionado à DTM é a depressão.[67,83,110,134-140] Embora alguns estudos[141,142] sugiram diferente, a depressão pode desempenhar um papel significativo em certas DTMs.[143-145] Não é provável que a depressão provoque DTM, mas é muito comum que pacientes que sofrem de dor crônica apresentem depressão.[136,146-151] Quando os sintomas da DTM e da depressão coexistem, os pacientes respondem melhor a tratamentos que abordam tanto os fatores dentários quanto os depressivos.[152] Isto é verdadeiro independentemente da relação de causa e efeito. Sugere-se[153] que pacientes com distúrbio muscular mastigatório que não respondem a terapias convencionais se encaixem na categoria de depressão clínica e recebam tratamento para essa necessidade. Se isso for verdade, então seria útil prever antecipadamente o resultado do tratamento de acordo com a saúde emocional do paciente. Atualmente, no entanto, os estudos que tentaram fazê-lo não foram bem-sucedidos.[16,154-156] Tal como acontece com outros estados emocionais, nenhum teste disponível ajuda a determinar antecipadamente qual tratamento terá êxito.[157]

Ainda outra condição emocional que por vezes deve ser abordada no tratamento de um paciente com dor facial crônica é o ganho secundário. Para alguns pacientes, a experiência de dor proporciona certos benefícios. Ela pode, por exemplo, receber atenção e consolo do companheiro ou de amigos.[158,159] Ela pode, também, servir como desculpa para o trabalho ou outras obrigações desagradáveis. Embora não seja uma das principais preocupações para o tratamento da maioria dos pacientes com DTM, o ganho secundário deve ser considerado um possível fator de fracasso no tratamento crônico.[160] Quando os pacientes recebem ganhos secundários por intermédio da dor, é mais provável que os esforços de tratamento fracassem.

Quando estudos separam os pacientes com distúrbio muscular mastigatório daqueles com queixas intracapsulares, algumas diferenças parecem surgir.[67,99,161] Os pacientes com dor muscular relatam maior grau de dor e sofrimento que os pacientes com queixas intracapsulares.[118,162] Eles também relatam maior preocupação com a função corporal e com a doença. Outro estudo não mostra qualquer diferença em pacientes com dor muscular e articular em termos de estresse e ansiedade, mas observa que os pacientes com dor muscular sentem como se tivessem perdido o controle da situação de suas vidas.[72,96] Isso é apoiado por outro estudo[163] que não revela diferença na depressão autorrelatada e nos níveis de ansiedade entre pacientes com DTM e pacientes-controle; no entanto, os pacientes com DTM sentiram menor controle dos seus problemas. Talvez a sensação de estar fora de controle possa ser um fator significativo da DTM. Se isto estiver correto, ensinar aos pacientes melhores métodos de controle de suas condições de vida deve afetar significativamente o número daqueles que procuram atendimento.

Resumo dos traços de personalidade e estados emocionais. As seguintes conclusões podem ser tiradas sobre pacientes com fatores emocionais contribuindo para suas DTM:

1. Não parece haver um traço de personalidade comum neste grupo de pacientes. Em vez disso, uma variedade de características é encontrada. Não há dados de pesquisa, no entanto, que sugiram que estes pacientes sejam neuróticos ou psicóticos. Ao contrário, eles geralmente possuem uma faixa normal de traços de personalidade. Um número significativo de pacientes com DTM tem características de personalidade ou condições emocionais que dificultam o tratamento ou a maneira de lidar com as situações da vida.[115,164-167] Não há teste de personalidade que auxilie efetivamente na seleção de um tratamento apropriado para determinado paciente

2. Parece que pacientes com DTM, especialmente aqueles com condições crônicas, em geral experimentam e relatam níveis elevados de ansiedade, raiva e frustração. A presença de tais estados emocionais tende a aumentar os níveis de estresse emocional, o que pode contribuir para a DTM.[168,169] Depressão e ansiedade relacionadas a grandes acontecimentos na vida podem alterar a percepção e a tolerância dos pacientes aos sintomas, fazendo com que procurem mais cuidados.[82,170-172] Nenhuma evidência sugere, contudo, que um teste individual para os níveis destes estados emocionais será útil na seleção de um tratamento adequado.

Tipos de terapias para o estresse emocional. Quando se está tratando um paciente com sintomas de DTM, especialmente um distúrbio muscular, é preciso estar sempre ciente do estresse emocional como fator etiológico. No entanto, não há maneira de se ter certeza do papel que o estresse emocional desempenha no distúrbio. Como mencionado anteriormente, a terapia oclusal reversível pode ser útil na exclusão de outros fatores etiológicos e, assim, ajudar no diagnóstico de fatores de estresse emocional. Quando os níveis elevados de estresse emocional são suspeitos, o tratamento é direcionado para a redução destes níveis.

Muitos dentistas não se sentem confortáveis em fornecer tratamento para o estresse emocional. Isso é justificável, uma vez que a formação odontológica normalmente não fornece base adequada para tal tratamento. Além disso, os dentistas são responsáveis, em primeiro lugar, pela saúde da boca, e não o bem-estar psicológico do paciente. Entretanto, as DTMs compreendem uma área da odontologia que pode estar intimamente relacionada ao estado emocional do paciente. Os dentistas podem não estar aptos a fornecer uma terapia psicológica, mas devem estar cientes desta relação. Quando o estresse emocional é suspeito como fator etiológico, o dentista deve informar ao paciente da relação entre estresse emocional e dor. Quando a terapia psicológica é indicada, o paciente deve ser encaminhado a um terapeuta com capacitação apropriada. Em muitos casos, contudo, os pacientes estão simplesmente experimentando altos níveis de estresse emocional de suas rotinas diárias. Quando isto é suspeito, os seguintes tipos de terapia para o estresse emocional podem ser utilizados:

Educação e treinamento para sensibilização cognitiva. Muitas pessoas com dor orofacial e/ou distúrbio funcional do sistema mastigatório não estão cientes da possível relação entre seu problema e o estresse emocional. Seria surpreendente pensar de forma diferente, já que seus sintomas surgem a partir de estruturas do sistema mastigatório. Portanto, quando um paciente vai ao dentista com sintomas intimamente relacionados à hiperatividade muscular, o primeiro tratamento é informar essa pessoa sobre a relação entre o estresse emocional, a hiperatividade muscular e o problema. Uma consciência desta relação deve ser criada antes de qualquer tratamento começar.[173-175]

É importante dizer ao paciente que a maioria das DTMs é benigna e não representa distúrbio agressivo que possa ameaçar a vida de alguém. Isto não tem a intenção de reduzir a importância do sofrimento e da dor do paciente, mas apenas colocá-lo na perspectiva apropriada. Muitas vezes, os pacientes preocupados vão ao consultório odontológico sem saber a origem de sua dor e, geralmente, apenas pensando na gravidade de seu problema. A partir do momento em que compreendem o problema, a ansiedade é reduzida, o que, em muitos casos, também diminui a dor. É claro que isso deve acontecer somente quando os distúrbios mais agressivos foram adequadamente descartados.

É importante lembrar que a atividade parafuncional ocorre quase inteiramente em nível subconsciente e, portanto, os pacientes geralmente não tomam conhecimento.[176,177] Na maioria das vezes, eles negam qualquer apertamento ou bruxismo. Eles também negam comumente a presença de altos níveis de estresse em suas vidas. Deve-se ter a certeza de que o paciente compreende que o estresse emocional é uma experiência comum, cotidiana, e não um transtorno neurótico ou psicótico. Esses conceitos são novos para o paciente e, por vezes, compreendidos apenas ao longo do tempo.

O paciente deve tentar perceber e evitar qualquer contato dos dentes que não seja durante a mastigação, a deglutição e a fala. Diversas vezes, os pacientes negam a ocorrência de quaisquer contatos não funcionais até que tenham tentado, efetivamente, identificá-los. Uma vez que o paciente passa a ter conhecimento destes contatos, quando volta para a segunda consulta já possui um melhor entendimento do que está acontecendo. A maioria é capaz de identificar os contatos não funcionais dos dentes que antes não eram percebidos. O estabelecimento de uma consciência sobre contatos dentários não funcionais, hiperatividade muscular e estresse emocional é essencial para um tratamento eficaz.

Uso restritivo. A dor presente no sistema mastigatório muitas vezes limita a amplitude funcional do movimento mandibular. Quando possível, portanto, os movimentos dolorosos devem ser evitados, uma vez que frequentemente aumentam a cocontração muscular protetora. Além disso, estes movimentos também podem ampliar os sintomas do distúrbio por meio de efeitos excitatórios centrais e dor muscular cíclica.

O paciente é instruído a funcionar dentro de um limite indolor de movimento. A regra geral é: "se dói, não faça." Isso normalmente implica uma alteração na dieta. O paciente é orientado a comer alimentos mais macios, com mordidas menores e mastigação mais lenta. Uma consciência dos hábitos orais é desenvolvida e procura-se interrompê-los quando podem provocar danos.[178,179]

Embora possa parecer óbvio, todos os pacientes precisam de instrução para restringir voluntariamente a utilização da mandíbula à execução de movimentos indolores. Se não forem especificamente treinados, os pacientes podem continuar a abusar de sua mandíbula por meio da dieta e/ou hábitos orais (p. ex., goma de mascar, apertamento). Na maioria dos casos, a fixação prolongada das arcadas dentais é contraindicada porque pode resultar em contratura miostática dos músculos elevadores.

Proteção voluntária. Uma vez que o paciente tenha conhecimento dos contatos dentários não funcionais, o tratamento para a hiperatividade muscular pode começar. O paciente deve ser instruído a desocluir rapidamente os dentes toda vez que eles entrarem em contato que não seja durante a mastigação, deglutição e fala. Isso pode ser facilmente conseguido soprando-se um pouco de ar entre os lábios e os dentes, o que permite à mandíbula assumir uma posição relaxada. Os lábios podem, assim, se unir passivamente, enquanto os dentes permanecem ligeiramente afastados. A língua deve poder posicionar-se sozinha em sua posição menos ativa. A ponta da língua não deve ser forçada contra o palato atrás dos incisivos. Se estiver na posição relaxada, a língua naturalmente toca o palato, o que não tem problema, mas não deve ser aplicada força. Essa é a posição mais relaxada da mandíbula e deve ser utilizada quando o paciente não estiver mastigando, deglutindo ou falando. Essa posição de descanso não só diminui a atividade muscular e, portanto, a dor, como também minimiza a pressão intra-articular, promovendo a reparação da articulação. Este simples exercício deve ser repetido durante todos os dias até que o hábito seja alcançado, o que mantém a mandíbula em posição de repouso ao longo do dia.

Outros hábitos orais, tais como morder objetos (lápis), segurar o telefone entre o ombro e a mandíbula, mastigar gelo ou goma de mascar duras podem agravar ainda mais os sintomas de DTM. Estes hábitos devem ser identificados e interrompidos.[180,181] A atividade parafuncional que ocorre inconscientemente, em especial durante o sono, é difícil de controlar; portanto, outra terapia, como aparelho oclusal, é muitas vezes indicada.

O estresse emocional pode ser controlado até certo ponto voluntariamente. Uma vez identificados os fatores estressantes, o paciente é incentivado a evitá-los, quando possível. Por exemplo, se o estresse é aumentado durante o trânsito intenso, devem ser desenvolvidas rotas alternativas que evitarão áreas com congestionamento. Quando o estresse é causado por situações desagradáveis específicas no trabalho, estas devem ser evitadas. Como discutido no Capítulo 7, alguns tipos de estresse são positivos e ajudam a motivar o indivíduo em direção a objetivos específicos. Como Hans Selye[182] declarou, "a completa ausência de estresse é a morte". Quando os fatores estressantes não podem ser totalmente evitados, a frequência e a duração da exposição a eles devem ser reduzidas.

Terapia de relaxamento. Dois tipos de terapias de relaxamento podem ser instituídos para reduzir os níveis de estresse emocional: *substitutiva* e *ativa*.

A terapia de relaxamento substitutiva pode ser tanto uma substituição dos fatores estressantes quanto uma interposição entre eles na tentativa de diminuir seu impacto sobre o paciente. Ela é mais bem descrita como modificação comportamental e pode ser qualquer atividade apreciada pelo paciente que o retire de uma situação estressante. Os pacientes são incentivados a se afastar, quando possível, dos fatores estressantes e substituí-los por outras atividades de que gostem, como a prática de esportes, passatempos ou programas recreativos. Para alguns pacientes, isso pode incluir algum tempo de silêncio sozinhos. Este deve ser um momento agradável e uma oportunidade de esquecer o estresse. Tais atividades são consideradas mecanismos externos de liberação do estresse e levam a uma redução global do desgaste emocional experimentado pelo paciente.[183]

Os exercícios regulares também podem ser um mecanismo externo de liberação de estresse. Os pacientes devem ser incentivados a praticá-los. Obviamente, isto não será adequado para todos e, em geral, devem-se sempre considerar a saúde e a condição geral do corpo antes do início de um programa de exercício ativo.

A terapia de relaxamento ativo reduz diretamente a atividade muscular. Uma queixa muito comum dos pacientes com distúrbios funcionais é a dor e a sensibilidade muscular. A dor muscular local se origina a partir dos tecidos musculares comprometidos após um aumento na demanda da cocontração. Se um paciente puder ser treinado para relaxar os músculos sintomáticos, isto pode auxiliar na criação de uma função normal.

Treinar o paciente para relaxar os músculos reduz, efetivamente, os sintomas de duas maneiras. Em primeiro lugar, exige períodos regulares de silêncio, longe dos fatores estressantes. Essas sessões de treinamento já são, por si sós, uma terapia de relaxamento substitutiva. Em segundo lugar, tal treinamento ajuda no estabelecimento da função normal e da saúde dos tecidos musculares comprometidos. Músculos que apresentam hiperatividade crônica e, às vezes, constante tornam-se isquêmicos frequentemente, o que leva a fadiga e dor. Quando um paciente é treinado para relaxar os músculos sintomáticos voluntariamente, o fluxo sanguíneo para estes tecidos é estimulado e as substâncias metabólicas residuais que estimulam os nociceptores (receptores da dor) são eliminadas, levando, consequentemente, a uma diminuição da dor. Portanto, a terapia de relaxamento é considerada tanto um tratamento definitivo para a redução do estresse emocional como um tratamento de suporte para a redução dos sintomas musculares.

O treinamento para um paciente relaxar de forma eficaz pode ser conseguido pela utilização de várias técnicas. Uma técnica que tem sido bem pesquisada é a do relaxamento progressivo. Muitas destas técnicas são modificações do método de Jacobson,[184] desenvolvido em 1968. O paciente contrai os músculos e depois os relaxa, até que o estado relaxado possa ser sentido e mantido. O paciente é instruído a se concentrar no relaxamento das áreas periféricas (mãos e pés) e a avançar progressivamente para as áreas centrais, em direção ao abdome, tórax e face. Os resultados podem ser melhorados fazendo-se com que o paciente relaxe, de preferência deitado,[185] em um ambiente calmo e confortável, com os olhos fechados (Figura 11.3). Os procedimentos de relaxamento são lentamente explicados com uma voz calma e suave. Uma gravação de áudio dos procedimentos pode ser desenvolvida para auxiliar na técnica. O paciente ouve a gravação durante a sessão de treinamento no consultório e, depois de compreender o que está sendo realizado, leva a gravação para casa com instruções de ouvi-la pelo menos 1 vez/dia para otimizar o relaxamento dos músculos. Os sintomas musculares geralmente diminuem à medida que o indivíduo se torna mais treinado na técnica.

As técnicas de relaxamento têm se mostrado eficazes em vários estudos.[186-197] Tais exercícios parecem ser mais bem realizados por terapeutas bem capacitados, durante visitas frequentes, ajudando e incentivando os hábitos de relaxamento adequados. Embora não seja prejudicial pedir ao paciente que aprenda sozinho a técnica em casa, é menos provável que bons resultados sejam alcançados com uma mera explicação sobre os procedimentos de relaxamento.[198] Além disso, os melhores resultados são alcançados ao longo de meses de treinamento, e não apenas dias ou semanas.

Outro tipo de relaxamento progressivo utiliza uma abordagem reversa. Em vez de se pedir ao paciente que contraia os músculos e depois relaxe, os músculos são passivamente alongados e depois relaxados.[199-201] Parece que esta técnica também é eficaz no ensinamento do relaxamento progressivo e apresenta uma grande vantagem em relação à técnica de Jacobson. Pacientes com distúrbios da musculatura mastigatória frequentemente relatam dor quando solicitados a contrair seus músculos. Este aumento da dor dificulta o relaxamento. Em contrapartida, o alongamento suave dos músculos parece ajudar no relaxamento. Muitos pacientes acham esta técnica mais adequada que a técnica de Jacobson.

As técnicas de relaxamento progressivo são os métodos mais comumente utilizados na odontologia para promover relaxamento. Outros métodos de treinamento também estimulam o relaxamento, mas são usados em menor grau. Auto-hipnose, meditação e ioga promovem o relaxamento e podem ajudar a reduzir os níveis de estresse emocional, assim como os sintomas associados à hiperatividade muscular.[202-204] Essas técnicas são mais bem aprendidas e aplicadas com a ajuda de um terapeuta habilitado. A hipnose aplicada por um terapeuta capacitado também provou ser útil na redução da dor de DTM.[205-210]

Embora o relaxamento dos músculos possa parecer um procedimento simples, muitas vezes não é. Os pacientes, especialmente aqueles com dores musculares, frequentemente apresentam dificuldades em aprender a relaxar seus músculos eficazmente. Às vezes, eles podem se beneficiar do *feedback* imediato a respeito do sucesso ou fracasso de seus esforços.

Um método de se conseguir isso é com o *biofeedback*,[195,211-215] que é uma técnica que auxilia o paciente a regular as funções corporais, geralmente controladas de forma inconsciente. Essa técnica tem sido utilizada para ajudar pacientes a alterar funções como pressão sanguínea, fluxo sanguíneo e atividade das ondas cerebrais, assim como o relaxamento muscular. É realizada mediante monitoramento eletromiográfico do estado de contração ou relaxamento dos músculos, utilizando-se eletrodos de superfície posicionados sobre os músculos a serem monitorados. Entre os músculos faciais, o masseter é o mais frequentemente escolhido (Figura 11.4). Quando o relaxamento corporal completo é o objetivo, o músculo frontal é comumente monitorado.

Os eletrodos são ligados a um sistema de monitoramento que permite ao paciente observar a atividade elétrica espontânea dos músculos que estão sendo avaliados. O monitor fornece um *feedback* por meio de uma escala ou leitura digital ou até mesmo por meio

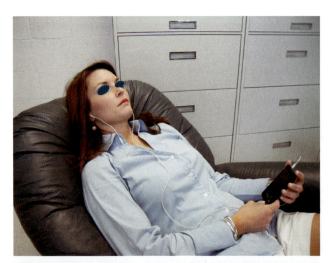

• **Figura 11.3** Procedimentos de relaxamento. Durante 20 min por dia, o paciente é aconselhado a descansar e relaxar em um ambiente confortável e tranquilo. Uma gravação em áudio da técnica de relaxamento progressivo é fornecida e auxilia a alcançar o relaxamento muscular. Isso pode ajudar muitos pacientes a diminuírem os sintomas musculares.

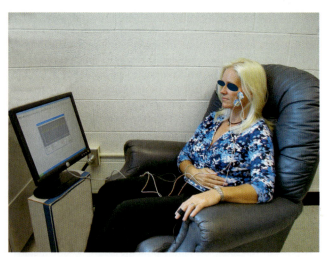

• **Figura 11.4** Treinamento de *biofeedback*. O paciente é aconselhado a assumir uma posição relaxada em um ambiente confortável e tranquilo. Os sensores EMG são conectados ao músculo masseter. Um sensor digital também pode ser utilizado para monitorar a temperatura e/ou resposta galvânica da pele. O paciente é instruído a relaxar os músculos, tanto quanto possível. O monitor do computador fornece o *feedback* imediato sobre o sucesso na redução da atividade do músculo. Após várias sessões de treinamento, o paciente torna-se consciente do relaxamento efetivo e é incentivado a alcançá-lo sem a unidade de *biofeedback*. O relaxamento efetivo dos músculos reduz os sintomas musculares.

de um mecanismo de barra de luz. A maioria das unidades de *biofeedback* também fornece *biofeedback* auditivo, que beneficia os pacientes que relaxam melhor com os olhos fechados. Quando um paciente faz o apertamento dos dentes, leituras elevadas aparecem na escala ou um alto som é ouvido. Se os músculos estiverem relaxados, estes sinais são reduzidos. O paciente tenta reduzir as leituras ou o tom. Isso pode ser conseguido por qualquer técnica de relaxamento, mas o relaxamento progressivo é incentivado, uma vez que é conseguido mais facilmente em datas posteriores, quando o instrumento de *biofeedback* não estiver disponível.

No momento em que o paciente alcança níveis baixos de atividade nos músculos, a próxima instrução é para ele se familiarizar com a sensação de relaxamento. Quando isto for alcançado e baixos níveis de atividade muscular forem devidamente detectados, o paciente pode ser mais eficaz em recuperar este estado em uma ocasião posterior, mesmo sem a ajuda do instrumento de *biofeedback*, sendo incentivado a trabalhar para alcançar este objetivo. Uma gravação da técnica de relaxamento pode auxiliar no treinamento.

Outro método para diminuir a hiperatividade muscular é o *biofeedback* negativo. Nesta técnica, os eletrodos são posicionados no masseter e ligados a um instrumento de monitoramento. Este instrumento é ligado a um dispositivo de ressonância. Um estímulo elétrico leve também pode ser usado. O limiar para o *feedback* é ajustado de tal maneira que as atividades funcionais de fala e deglutição possam ocorrer sem provocar qualquer resposta. No entanto, se houver apertamento ou bruxismo, o mecanismo de *feedback* será ativado, ouvindo-se um som alto, vibração ou estímulo elétrico. Esses dispositivos são pequenos e podem ser utilizados durante o dia e a noite. Durante o dia, quando o paciente é informado de qualquer som/ativação do instrumento indicando apertamento ou bruxismo, esta atividade deve ser interrompida imediatamente. A unidade de *feedback* traz a atividade parafuncional a um nível de consciência e, portanto, permite que ela seja mais facilmente controlada. À noite, as unidades de estímulo vibratório/elétrico podem ser mais desejáveis, já que o volume do som pode acordar o paciente. A maioria dos pacientes parece apta a ajustar seu sono e não acordar totalmente durante o estímulo da atividade parafuncional.[216] Mais uma vez, o paciente é informado de que, se for acordado pelo som, está fazendo o apertamento ou o bruxismo e deve tentar interrompê-lo. Embora o *biofeedback* negativo pareça diminuir a atividade parafuncional com sucesso,[217,218] ele aparentemente tem muito pouco efeito a longo prazo.[191,219,220] Uma vez que o *feedback* é interrompido, as atividades parafuncionais retornam. Isto é especialmente verdadeiro com o bruxismo noturno.[216]

Portanto, o *biofeedback* mais eficaz para o tratamento dos sintomas associados à atividade parafuncional parece ser o *feedback* que ajuda o paciente a aprender o relaxamento eficaz dos músculos sintomáticos.[221] É importante lembrar que o *biofeedback* é apenas um auxílio para o paciente aprender uma técnica que o ajude a aliviar os sintomas.

Considerações importantes na utilização da terapia do estresse emocional. Antes de concluir qualquer discussão sobre a terapia de estresse emocional, quatro considerações gerais devem ser mencionadas:

1. A avaliação do grau de estresse emocional na vida de um paciente é extremamente difícil. Existem muitas variações de paciente para paciente e, diversas vezes, mesmo um histórico completo não revela todos os fatores significativos. Mesmo quando muitos fatores estressantes estão presentes, a sua significância não pode ser determinada. Além disso, não é o número de fatores estressantes que um paciente está experimentando que é significativo, mas sim o impacto que exercem na saúde geral e na função do paciente

2. Quando níveis elevados de estresse emocional são suspeitos como fator etiológico contribuinte para a disfunção, uma terapia para redução do estresse deve ser iniciada. Ela deve consistir em procedimentos simples e não invasivos, como mencionado anteriormente. Nas situações em que os pacientes não respondem a esta terapia, profissionais mais qualificados em modificação comportamental e terapia psicológica devem ser consultados. Pacientes que não respondem podem estar sofrendo de distúrbios que serão mais bem tratados por outros profissionais da saúde

3. Um método eficaz para reduzir o estresse é estabelecer uma relação profissional-paciente positiva. Isso começa com a observação sobre o paciente ter procurado atendimento por estar com dor e disfunção. A dor, especialmente quando crônica, induz o estresse, o que potencializa o problema. A incerteza do paciente em relação à gravidade do problema e do tratamento adequado pode também aumentar o nível de seu desgaste emocional. O profissional deve comunicar-se de maneira calma, com uma atitude amigável e tranquilizadora, que proporcionará maior confiança. Deve-se oferecer ao paciente uma explicação completa do distúrbio e tranquilizá-lo (quando indicado) a respeito da suposta gravidade de seu problema. A maneira pela qual é desenvolvido o relacionamento profissional-paciente é extremamente importante para o resultado do tratamento (Figura 11.5). O profissional deve fazer um grande esforço para minimizar a apreensão, frustração, hostilidade, raiva e medo do paciente

4. Como o estresse emocional é um fator de difícil avaliação, ele pode facilmente se tornar um bode expiatório para o fracasso do tratamento. Muitas vezes, o clínico conclui que o estresse é um grande fator contribuinte quando o tratamento proposto por ele não resolve o problema do paciente; na verdade, ou os objetivos de tratamento não foram adequadamente alcançados ou foi estabelecido um diagnóstico incorreto. Não se pode subestimar a necessidade de um histórico e exames completos, de modo que um diagnóstico apropriado seja estabelecido. Devido às dificuldades inerentes à avaliação do estresse emocional, uma terapia emocional extensiva deve ser seriamente considerada quando todas as outras etiologias tiverem sido descartadas.

Quando um tratamento proposto falha, é importante não inferir ao paciente que isso foi culpa dele. Infelizmente, o ato de culpar o paciente comumente vem de um profissional da saúde inexperiente

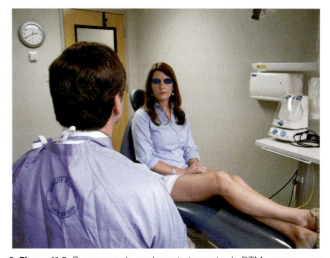

• **Figura 11.5** O sucesso de qualquer tratamento de DTM começa com uma explicação completa sobre o problema para o paciente. A relação profissional-paciente pode ser extremamente importante para o sucesso do tratamento.

que não entende todos os fatores. Isso não implica que o estresse emocional não seja um fator significativo porque ele pode ser. No entanto, a abordagem deve ser a de apresentar o estresse como um fator no início do plano de tratamento para que o paciente possa considerar a relação entre a dor, o estresse emocional e os procedimentos odontológicos que podem ser oferecidos. Se a dor não estiver sendo resolvida à medida que o tratamento progride, a importância do estresse emocional pode ser enfatizada e a terapia apropriada pode ser discutida e incentivada. Culpar o paciente pelo fracasso do tratamento pode ser emocionalmente desgastante para o paciente. A mensagem é "Ele acha que está tudo na minha cabeça". Essa nunca deve ser uma abordagem útil para um bom atendimento de saúde.

É importante ter consciência de que, quando um paciente em condição de dor se apresenta no consultório odontológico, ele pode não ser capaz de assimilar ou compreender todas as informações que lhe são oferecidas. Uma vez que o tratamento dos distúrbios de dor, muitas vezes, baseia-se fortemente na capacidade do paciente de participar de forma ativa no tratamento, o fornecimento de informações verbais pode não ser adequado. É prudente discutir os conceitos do tratamento com o paciente na clínica, mas também é muito útil fornecer informações e instruções por escrito para que ele possa levar para casa, ler e compreender plenamente. Como os pacientes costumam lembrar-se apenas de uma pequena quantidade de informações, enviar folhas de instrução para casa deles não só pode ajudá-los a compreender melhor seu problema, mas também tornar mais eficazes as recomendações do clínico. Na verdade, isso pode reduzir em muito o número de chamadas telefônicas recebidas de pacientes esquecidos. Para auxiliar o clínico, exemplos de fichas de educação dos pacientes são fornecidos no Capítulo 16. Algumas dessas fichas, que podem ser úteis com as condições discutidas nesta seção, são: Ficha de Reversão de Hábitos/Relaxamento Muscular, Ficha de Função da Mandíbula Livre de Dor e Ficha de Higiene de Cabeça, Pescoço e Ombro (ver Capítulo 16).

Considerações sobre a terapia definitiva para traumatismos

Traumatismo é um dos cinco fatores etiológicos que podem levar a uma DTM. Como discutido anteriormente, o traumatismo pode ocorrer de duas formas: macrotraumatismo e microtraumatismo. No caso do macrotraumatismo, a terapia definitiva tem pouco significado, já que o traumatismo, geralmente, não está mais presente. Uma vez que o macrotraumatismo tenha produzido uma lesão no tecido, a única terapia que ajuda na resposta do tecido é a terapia de suporte. No entanto, em situação de macrotraumatismo, medidas preventivas devem ser sempre consideradas. Quando o macrotraumatismo for provável, como, por exemplo, no caso de um indivíduo que participa de um evento esportivo,[222,223] deve-se considerar a utilização de uma proteção para as estruturas mastigatórias. Um modo simples e eficaz para minimizar a lesão associada ao macrotraumatismo é o uso de uma placa oclusal macia ou um protetor bucal. Quando este aparelho está em posição, a mandíbula se encontra estabilizada com a maxila, o que minimiza o prejuízo às estruturas mastigatórias durante um episódio de macrotraumatismo.[224-231] Os atletas devem se proteger com uma placa macia sempre que o macrotraumatismo for possível. O fato lamentável é que a maioria dos pacientes que procuram um consultório odontológico com uma lesão traumática nunca esperava receber um traumatismo. Entre os exemplos mais comuns estão queda ou acidentes de automóveis.

Por vezes, a lesão não é o resultado de um macrotraumatismo súbito, mas de pequenas quantidades de força que se repetem durante um longo período de tempo. Esta condição é referida como microtraumatismo e, quando está presente, a terapia definitiva é indicada. O microtraumatismo pode resultar de cargas repetitivas nas estruturas articulares, como no bruxismo ou apertamento em um sistema mastigatório instável ortopedicamente (Capítulo 7). Nesta condição, a terapia definitiva consistiria em desenvolver a estabilidade ortopédica nas estruturas de mastigação para que a carga possa ser tolerada. Em outra situação, o microtraumatismo pode ser resultado de uma carga funcional normal, mas que ocorre nos tecidos retrodiscais devido a um deslocamento anterior do disco. Nesse caso, a terapia definitiva seria destinada a estabelecer uma relação côndilo/disco mais favorável, que poderia aliviar a carga dos tecidos retrodiscais e transferi-la para os discos. Isto pode ser alcançado por meio da utilização de um aparelho oclusal (ver Capítulo 13).

Considerações sobre a terapia definitiva para o estímulo de dor profunda

Provavelmente, o fator etiológico mais comumente ignorado associado a uma DTM é outra fonte de estímulo de dor profunda. Com frequência, o clínico é rápido para supor que, como o paciente apresenta dor facial, o problema deve ser uma DTM. Esta suposição leva a muitas falhas no tratamento. Como discutido nos capítulos anteriores, a dor orofacial é muito complexa. Há várias estruturas na cabeça e no pescoço que podem produzir queixas de dor que imitam a DTM. Adicionando confusão, existe a dor referida (ver Capítulo 2). Como enfatizado nos capítulos anteriores, a tarefa mais crítica para o clínico é estabelecer um diagnóstico correto. Sem ele, o tratamento é fadado ao fracasso. Antes de iniciar o tratamento para uma DTM, o clínico deve se certificar de que um histórico e um exame completo suportem o diagnóstico de um tipo específico de DTM. Caso o clínico não encontre evidências de que a dor orofacial tenha sua fonte nas estruturas musculoesqueléticas do sistema mastigatório, então a verdadeira fonte deve ser localizada antes que uma terapia apropriada possa ser selecionada. Se a origem da dor não for óbvia, uma indicação a outro dentista ou outro profissional de saúde pode ajudar a estabelecer o diagnóstico.

O clínico deve lembrar que algumas DTMs podem realmente ser secundárias a outra fonte de dor profunda (Capítulo 2). Nesses pacientes, a DTM é identificada durante o histórico e o exame, mas, se tratada sem considerar a fonte do estímulo de dor profunda, o tratamento irá fracassar. O exemplo que já foi discutido envolve um paciente que sofreu lesão cervical e o estímulo de dor profunda das estruturas cervicais produz uma dor referida na face e uma cocontração protetora dos músculos mastigatórios. Se o clínico reconhece apenas a distúrbio dos músculos mastigatórios e os trata, sem relacionar este distúrbio com a dor cervical, o tratamento fracassará. No entanto, se o clínico reconhece a dor cervical e sua relação com a dor muscular mastigatória, e realiza o tratamento apropriado (p. ex., encaminhamento a um fisioterapeuta), o tratamento adequado dos músculos mastigatórios será bem-sucedido. Ambos os tratamentos fornecidos ao mesmo tempo propiciarão melhor resultado ao paciente.

É importante mencionar que, quando uma DTM secundária a outra fonte de dor é tratada adequadamente, geralmente não há necessidade de qualquer terapia odontológica de acompanhamento. A razão para isso é que a etiologia da DTM não era oclusal, mas secundária a uma fonte de dor profunda. Uma vez solucionada a fonte de dor profunda, o problema da DTM também se resolverá. No passado, muitos dentistas alterariam a oclusão do paciente. A compreensão da DTM é muito melhor agora e o clínico deve ser capaz de reconhecer que a DTM era simplesmente secundária ao estímulo de dor profunda.

Considerações sobre a terapia definitiva para a atividade parafuncional

Por muitos anos, os dentistas estavam convencidos de que o bruxismo e o apertamento dos dentes eram os fatores etiológicos que causavam a DTM. Embora isto seja verdade para alguns pacientes, não é o caso para outros. Na verdade, estudos revelam que os contatos dentários durante o sono em indivíduos saudáveis e livres de dor não são apenas comuns, mas, de fato, normais. Os contatos dentários parecem ocorrer durante os períodos de excitação do sono[232-234] e, realmente, podem ser iniciados por luzes direcionadas para a face do indivíduo que está dormindo ou por sons que o despertam parcialmente.[235] O bruxismo certamente ocorre em muitos indivíduos sem sintomas de DTM, como visto em pacientes com desgaste dentário significativo, mas sem dor.

Estudos recentes da atividade parafuncional (atividade rítmica do músculo mastigatório) observada em laboratórios do sono forneceram evidências de que alguns dos modelos acreditados há muito tempo sobre a parafunção devem, na verdade, ser reconsiderados. Por exemplo, pacientes com DTM que relatam bruxismo não apresentam mais parafunção que pacientes-controle assintomáticos.[236] Não há correlação entre a importância do desgaste dentário e a atividade de bruxismo em um laboratório do sono.[237] Não há correlação entre a quantidade de atividade de bruxismo e a dor.[237] Na verdade, os indivíduos com mais atividade de bruxismo apresentaram menos dor que o grupo com menos atividade de bruxismo.[238] A odontologia deve reavaliar e reconsiderar a relação entre o bruxismo e a DTM para melhor direcionar futuros esforços terapêuticos. Antigamente, o paciente com queixa de DTM iria para o consultório e o dentista imediatamente procuraria por algum sinal de desgaste dentário. Assim que o desgaste fosse encontrado, a dor era explicada ao dizer ao paciente que seus dentes estavam sendo desgastados. Essa conclusão muito provavelmente está incorreta. É claro que o bruxismo noturno pode contribuir para a dor, e isso parece estar mais relacionado ao bruxismo episódico causal. O bruxismo crônico possivelmente condicionou seu músculo e a dor não é um sintoma. O principal sinal para esse indivíduo é o desgaste dentário (p. ex., homem de 35 anos com desgaste dentário significativo, porém sem dor). Compreender esses achados irá mudar as estratégias de tratamento.

O mecanismo exato que desencadeia a hiperatividade muscular ainda não foi claramente descrito. Como discutido no Capítulo 7, muitos fatores, incluindo o estresse emocional, medicamentos e até mesmo, a genética, podem afetar esse nível de atividade. A influência destes fatores, no entanto, pode variar grandemente, não apenas entre os pacientes, mas também entre os tipos de atividades parafuncionais. Tal como foi afirmado no Capítulo 7, existem vários tipos de atividades parafuncionais, mas o apertamento e o bruxismo (ranger) dos dentes parecem ser os mais significativos. Eles podem ser diurnos ou noturnos.[239] As características e os fatores de controle de cada um são provavelmente diferentes. A atividade diurna pode estar mais intimamente relacionada a uma alteração aguda na condição oclusal ou a níveis elevados de estresse emocional, ou a ambos. Uma vez que a atividade diurna geralmente pode ser trazida a um nível consciente do paciente, muitas vezes ela é bem tratada com a educação do paciente e estratégias de consciência cognitiva.

A educação do paciente deve começar informando-se a ele que os dentes devem estar em contato apenas durante a mastigação, deglutição e fala. Em todos os outros momentos, a mandíbula deve estar posicionada com os dentes separados. A maioria dos pacientes desconhece seus contatos dentários e torná-los conscientes é o primeiro passo para o controle dos contatos excessivos e desnecessários. Uma vez que o paciente se torne consciente de seus contatos dentários, ele deve ser incentivado a fazer um esforço para manter os dentes afastados em todos os momentos em que estiver acordado.[240] Mais informações sobre a educação do paciente são revisadas no Capítulo 12. Para uma ficha de informação para o paciente sobre esse assunto, deve-se consultar a Ficha de Reversão de Hábitos/Relaxamento Muscular, no Capítulo 16.

O bruxismo noturno, no entanto, parece ser diferente. Ele parece não ser influenciado pelos contatos dentários,[239] mas pelos níveis de estresse emocional[89,105,241,242] e pelos padrões de sono.[232-235,243-246] Devido a essas diferenças, o bruxismo noturno responde pouco à educação do paciente, ao relaxamento e às técnicas de *biofeedback*, bem como às alterações oclusais.[247] Ele pode, em muitos casos, ser reduzido de maneira eficaz (por pelo menos curtos períodos) por terapia com aparelho oclusal.[53-55,93] Entretanto, os efeitos a longo prazo da terapia com aparelho oclusal para o bruxismo noturno, como registrado em um laboratório de sono, não são impressionantes. Na verdade, em um estudo,[248] o bruxismo noturno foi reduzido em apenas 36% dos indivíduos, enquanto 43% dos indivíduos realmente tiveram um aumento na atividade. O mecanismo por meio do qual os aparelhos oclusais afetam o bruxismo não é claro (uma explicação mais completa é fornecida no Capítulo 15).

Como as atividades parafuncionais diurnas e noturnas podem ser diferentes em natureza e origem, é importante que sejam identificadas e separadas. Muitas vezes, essa diferenciação pode ser feita mediante um histórico cuidadoso em relação ao tempo dos sintomas (p. ex., dor ao acordar com o bruxismo noturno). Identificar o tipo de atividade parafuncional presente possibilita uma seleção de tratamento mais eficaz.

Terapia de suporte

A terapia de suporte é direcionada à alteração dos sintomas do paciente e não tem qualquer efeito sobre a etiologia do distúrbio. Um exemplo simples é a administração de ácido acetilsalicílico para pacientes com dor de cabeça causada pela fome. O paciente pode sentir alívio da dor de cabeça, mas não há qualquer alteração no fator etiológico (fome) que originou o sintoma. Como muitos pacientes sofrem bastante com as DTMs, a terapia de suporte é muitas vezes extremamente útil para fornecer alívio imediato dos sintomas. Deve-se sempre lembrar, entretanto, que a terapia de suporte é apenas sintomática, e não uma substituta para a terapia definitiva. Os fatores etiológicos devem ser tratados e eliminados para que o sucesso do tratamento a longo prazo possa ser alcançado. A terapia de suporte é direcionada para a redução da dor e da disfunção. Os dois tipos de terapia de suporte são a terapia farmacológica e a fisioterapia.

Terapia farmacológica

A terapia farmacológica pode auxiliar no tratamento de alguns sintomas associados às DTMs. Os pacientes devem estar cientes de que os medicamentos não costumam oferecer uma solução ou cura para seus problemas. No entanto, a medicação em conjunto com uma fisioterapia apropriada e tratamentos definitivos pode proporcionar uma abordagem mais completa para muitos problemas.

As classes mais comuns de agentes farmacológicos utilizados para o tratamento da DTM são os analgésicos, anti-inflamatórios, relaxantes musculares, ansiolíticos, antidepressivos, anticonvulsionantes, injetáveis ou tópicos. Cada classe de medicamento é especificamente utilizada para distúrbios diferentes e o clínico que o utiliza deve estar familiarizado não apenas com as doses adequadas, mas também com as indicações, contraindicações e potenciais efeitos adversos.

O objetivo desta seção não é fornecer todas as informações necessárias para que o clínico use com segurança esses medicamentos. O objetivo, na verdade, é apresentar os principais tipos de medicamentos que podem ser úteis para as DTMs. As tabelas fornecidas a seguir oferecem algumas dosagens sugeridas e indicam como estas podem ser ajustadas de acordo com as necessidades específicas de cada paciente. Antes de o clínico prescrever uma medicação, ele deve estar familiarizado com a fármaco e saber como pode ser utilizado com segurança em cada um de seus pacientes. O clínico deve também estar atento à maneira pela qual os medicamentos são prescritos. Uma vez que muitas DTMs apresentam os sintomas de forma periódica ou cíclica, há uma tendência a se prescrever medicamentos para "tomar quando necessário". Esse tipo de tratamento pode encorajar o abuso de fármacos pelo paciente,[249-252] o que pode levar à dependência física ou psicológica. Os fármacos mais comumente usados de modo abusivo pelos pacientes são os analgésicos narcóticos e os ansiolíticos (calmantes). Eles fornecem um breve período de euforia e sensação de bem-estar, que às vezes pode se tornar uma recompensa inconsciente pela dor sofrida. O uso contínuo dos fármacos, conforme necessário, tende a gerar ciclos de dor mais frequentes e menos eficácia. A sugestão geral é de que, quando os medicamentos são indicados para DTM, eles sejam prescritos em intervalos regulares durante um período específico (p. ex., 3 vezes/dia[253] durante 10 dias). No fim deste intervalo de tempo, espera-se que o tratamento definitivo proporcione alívio dos sintomas e o medicamento já não seja necessário.

Analgésicos. Os medicamentos analgésicos afetam o processo de nocicepção; assim, eles são úteis na redução da dor do paciente. Muitas vezes, a redução da dor pode ser uma parte importante na terapia de suporte para muitas DTMs. Nos distúrbios em que o impulso de dor profunda é, na verdade, a etiologia do distúrbio (dor muscular cíclica), os analgésicos representam o tratamento definitivo. Os analgésicos são preparações opioides ou não opioides. Os analgésicos não opioides são um grupo heterogêneo de compostos que compartilham certas ações terapêuticas e efeitos colaterais. Eles são eficazes para dores leves a moderadas associadas à DTM. Um dos primeiros medicamentos de escolha para alívio da dor moderada é o paracetamol.[254] Essa medicação é geralmente bem tolerada pelo paciente, com mínimos efeitos colaterais. O ácido acetilsalicílico, que inibe a síntese de prostaglandinas, é o protótipo dos compostos analgésicos. Outro salicilato é o diflunisal. Todos os salicilatos são antipiréticos, analgésicos e anti-inflamatórios, mas há diferenças importantes em seus efeitos. Se o paciente for sensível ao ácido acetilsalicílico, o ácido acetilsalicílico não acetilado, como colino magnésio trissalicilato ou salsalato podem ser eficazes.

Outra classe de analgésicos compreende os derivados do ácido propiônico. Um exemplo é o ibuprofeno, que pode proporcionar um excelente alívio para a dor musculoesquelética. Outros exemplos são naproxeno, naproxeno sódico, cetoprofeno, oxaprozina, meloxicam, etodolaco e o diclofenaco. Os nomes genéricos e as dosagens estão na Tabela 11.3. Esses medicamentos oferecem um bom alívio da dor com, geralmente, um mínimo de efeitos adversos. Eles são relativamente baratos e alguns podem ser comprados sem receita médica. Um efeito colateral comum é a irritação gastrintestinal.[255,256] Pacientes com úlceras estomacais ou refluxo gastresofágico podem, portanto, não se adaptar a estes medicamentos. Aconselha-se informar os pacientes a tomar estes medicamentos com alimentos, de modo a reduzir a irritação gástrica. Em pacientes que relatam um bom alívio da dor, mas desconforto estomacal, um inibidor de bomba de próton (p. ex., omeprazol), pode ser adicionado para reduzir a produção de ácido no estômago.

Combinação de analgésicos. Existem diversas combinações analgésicas que podem ser úteis para pacientes com DTM. Estes produtos utilizam o princípio de que vários tipos de medicamentos podem trabalhar em conjunto para proporcionar melhor redução da dor. Um exemplo comum é um composto disponível comercialmente que oferece 400 mg de ácido acetilsalicílico e 32 mg de cafeína em uma única cápsula.

Outras combinações analgésicas são 250 mg de ácido acetilsalicílico, 250 mg de paracetamol e 65 mg de cafeína e 37,5 mg de tramadol e 325 mg de paracetamol.

É importante observar que a eficácia do medicamento analgésico varia muito de paciente para paciente. Fatores como absorção,

Tabela 11.3 Resumo dos analgésicos mais comumente utilizados para disfunção temporomandibular.

Tipo de analgésico	Nome genérico	Dose diária média	Dose diária máxima
Paracetamol	Paracetamol	325 a 1.000 mg a cada 4 h	1 g/dose 4 g/dia
Salicilatos	Ácido acetilsalicílico	325 a 650 mg a cada 4 h	4 g/dia
Salicilatos	Diflunisal	250 a 500 mg 2 vezes dia	1.500 mg/dia
Derivados do ácido propiônico	Ibuprofeno	400 a 800 mg 3 vezes/dia ou 2 vezes/dia	3.200 mg/dia
Derivados do ácido propiônico	Naproxeno	250 a 500 mg 2 vezes/dia	1.500 mg/dia de 3 a 5 dias
Derivados do ácido propiônico	Naproxeno sódico	275 a 550 mg 2 vezes/dia	1.650 mg/dia durante 3 a 5 dias
Derivados do ácido propiônico	Cetoprofeno	50 a 100 mg 3 vezes/dia	300 mg/dia durante 2 semanas
Derivados do ácido propiônico	Oxaprozina	600 a 1.200 mg/dia	1.800 mg/dia
Derivados do ácido propiônico	Meloxicam	7,5 a 15 mg/dia	15 mg/dia
Derivados do ácido propiônico	Etodolaco	300 a 500 mg 2 vezes/dia	1.000 mg/dia
Derivados do ácido propiônico	Diclofenaco	25 a 50 mg 3 vezes/dia	200 mg/dia
Combinações analgésicas	Ácido acetilsalicílico 400 mg, cafeína 32 mg Ácido acetilsalicílico 250 mg, paracetamol 250 mg, cafeína 65 mg Tramadol 37,5 mg, paracetamol 325 mg	1 a 2 comp. 3 vezes/dia 1 a 2 comp. 3 vezes/dia 2 comp. a cada 4 a 6 h	6 comp./dia 6 comp./dia 8 comp./dia
Inibidor de COX-2	Celecoxibe	100 a 200 mg 3 ou 4 vezes/dia	400 mg/dia

COX-2, ciclo-oxigenase 2.

metabolismo e taxas de excreção divergem bastante entre pacientes e podem determinar a quantidade de dor que eles estão experimentando. Portanto, se o clínico tenta uma medicação e esta não apresenta alívio da dor, ela deve ser substituída. Muitas vezes, os pacientes sabem quais medicamentos vão ajudá-los mais; por isso, eles devem ser consultados antes da prescrição.

Em raras ocasiões, analgésicos mais potentes podem ser necessários. Nesses casos, a codeína ou a hidrocodona combinada com qualquer um, tanto o salicilato como o paracetamol, pode ser útil. Os narcóticos opioides agem em receptores opiáceos específicos no sistema nervoso central e periférico. Esses fármacos têm características que deprimem o sistema nervoso central e podem causar dependência. Elas podem ser consideradas para uso a curto prazo de dor aguda moderada a grave.[257] Se tais fármacos forem necessários, eles devem ser prescritos em doses regulares durante curto período de tempo, de modo a minimizar o abuso. Os fármacos altamente viciantes (p. ex., oxicodona, sulfato de morfina e metadona) estão, geralmente, contraindicados para a dor musculoesquelética.

Um resumo dos analgésicos mais comumente utilizados no tratamento de DTM é fornecido na Tabela 11.3.

Fármacos anti-inflamatórios. Os medicamentos anti-inflamatórios são utilizados quando o clínico suspeita da presença de tecidos inflamados, tal como acontece na capsulite, retrodiscite ou osteoartrite. Esses agentes suprimem a resposta global do corpo para a irritação. Os agentes anti-inflamatórios podem ser administrados oralmente ou por injeção (consulte posteriormente nesta seção).

A principal classe de medicamentos anti-inflamatórios orais são as fármacos anti-inflamatórios não esteroidais (AINEs). Estes fármacos são eficazes para condições inflamatórias leves a moderadas e dor aguda pós-operatória.[257]

Na presença de lesão tecidual, certos mediadores químicos são liberados no local da lesão. Um desses importantes produtos químicos mediadores é a prostaglandina. Esse mediador químico excita os nociceptores locais, resultando em dor. Os AINEs trabalham inibindo a ação da ciclo-oxigenase (COX), uma enzima utilizada para sintetizar as prostaglandinas a partir do ácido araquidônico.

Os AINEs podem ser divididos em dois grupos de componentes: (1) os indóis (dos quais a indometacina é o protótipo), que incluem o sulindaco e a tolmetina sódica; e (2) os derivados do ácido propiônico com meia-vida mais curta, que já foram discutidos. Quase todos os AINEs também são bons analgésicos e foram descritos na discussão dos analgésicos, anteriormente.

Quando tomados em bases regulares, os AINEs podem ser bastante úteis no tratamento dos distúrbios articulares inflamatórios, bem como nos casos de mialgia crônica centralmente mediada. O ácido acetilsalicílico e o ibuprofeno podem também ser indicados nestes tratamentos, proporcionando um efeito analgésico. No entanto, estes fármacos muitas vezes não alcançam imediatamente bons níveis sanguíneos; quando tomados para se obterem benefícios anti-inflamatórios, portanto, eles devem ser ingeridos em horários regulares por no mínimo 2 a 3 semanas. O estado geral e a condição de saúde do paciente sempre devem ser levados em consideração antes da prescrição destes (ou de quaisquer) medicamentos. O paciente deve ser aconselhado a tomar estes medicamentos com alimentos, de modo a reduzir a irritação gástrica. Se o paciente relatar desconforto estomacal, um inibidor de bomba de próton (p. ex., omeprazol) talvez também deva ser receitado. Quando existe um histórico de doença gastrintestinal, é aconselhável consultar o médico do paciente sobre a conveniência de tal terapia medicamentosa.

Uma classe relativamente nova de AINE compreende os inibidores da COX-2. Como mencionado anteriormente, a COX é uma enzima utilizada para sintetizar prostaglandinas a partir do ácido araquidônico. Há duas vias distintas pelas quais a COX inibe a síntese de prostaglandinas: COX-1 e COX-2. A via da COX-1 está envolvida na manutenção das funções homeostáticas, incluindo a manutenção da integridade gástrica e renal. A via da COX-2 tem maiores efeitos sobre a resposta inflamatória. A maioria dos AINEs inibe ambas as vias, reduzindo tanto a inflamação como as secreções gástricas que protegem a parede do estômago. Os resultados são, muitas vezes, a redução da dor e da irritação do estômago. Os inibidores COX-2 afetam predominantemente apenas a via da COX-2, que diminui a resposta inflamatória sem alterar grandemente a função gástrica e renal.[258]

Um inibidor de COX-2 comumente utilizado é o celecoxibe.[259,260] Esta medicação não só tem a vantagem de menores efeitos colaterais gástricos, como necessita de menos administrações por dia, uma ou duas. Estudos recentes sugerem que este medicamento possa ajudar no controle da dor da DTM,[261] mas talvez não tão eficazmente como o naproxeno.[262] No entanto, pode oferecer os benefícios adicionais de menor irritação gástrica. Para uma revisão sobre os AINEs, outras fontes de referência mais completas devem ser consultadas.[257,263,264]

Os corticosteroides são potentes anti-inflamatórios que, devido aos seus efeitos colaterais, em geral não são prescritos para uso sistêmico no tratamento de DTM. A exceção é para inflamações agudas generalizadas das articulações e músculos, associadas às poliartrites. Um tipo de corticosteroide oral é a metilprednisolona. Este medicamento está disponível em uma embalagem conveniente, que proporciona ao paciente uma dose significativa no início do tratamento e, depois, uma redução da dosagem, até que a medicação seja interrompida (p. ex., 4 mg de metilprednisolona por 6 dias). Esta é a forma mais segura de utilizar os corticosteroides quando se deseja prevenir uma infecção secundária no momento em que o medicamento for retirado. Outro AINE não deve ser usado concomitante à administração deste medicamento.

Outro anti-inflamatório oral que pode ser utilizado é o trometamol cetorolaco. Este é indicado apenas para o tratamento a curto prazo de dor moderada a grave. A duração máxima do tratamento com os comprimidos não deve ser superior a 5 dias. Cetorolaco talvez deva ser selecionado para pacientes que sofram de traumatismo agudo na mandíbula. Este medicamento também está disponível para administração em formulações intravenosa e intramuscular.

Um resumo das medicações anti-inflamatórias mais comumente utilizadas no tratamento das DTM é apresentado na Tabela 11.4.

Relaxantes musculares. Os relaxantes musculares foram prescritos para pacientes com DTM por muitos anos, embora a maioria dos clínicos concorde que a sua eficácia seja mínima. Talvez isto seja compreensível quando se considera que as condições de dores musculares não estão associadas a aumentos significativos de atividade muscular (Capítulo 8). Os relaxantes musculares, em sua maioria, têm um efeito central que seda o paciente. Talvez esta sedação seja a principal explicação para as respostas positivas em alguns pacientes.

A mefenesina é o protótipo para a maioria dos relaxantes musculoesqueléticos orais; os propanodióis (p. ex., carisoprodol, metocarbamol, clorzoxazona quimicamente relacionada).[265] Experimentalmente, os relaxantes musculares deprimem, de preferência, os reflexos polissinápticos espinais mais que os reflexos monossinápticos. Estes compostos afetam a atividade neural associada aos reflexos de estiramento muscular, principalmente na área reticular lateral da ponte cerebral. As doses orais de todos esses fármacos são bem abaixo dos níveis necessários para induzir a atividade experimental de relaxamento muscular.[266] Um relaxante muscular com efeito menos central é a metaxalona. Este medicamento

Tabela 11.4	Resumo dos anti-inflamatórios mais comumente utilizados para disfunção temporomandibular.		
Tipo de anti-inflamatório	Nome genérico	Dose diária média	Dose diária máxima
Paracetamol	Paracetamol	325 a 1.000 mg a cada 4 h	1 g/dose 4 g/dia
Salicilatos	Ácido acetilsalicílico Diflunisal	325 a 650 mg a cada 4 h 250 a 500 mg 2 vezes/dia	4 g/dia 1.500 mg/dia
Derivados do ácido propiônico	Ibuprofeno Naproxeno Naproxeno sódico Cetoprofeno Oxaprozina Meloxicam Etodolaco Diclofenaco	400 a 800 mg 2 ou 3 vezes/dia 250 a 500 mg 2 vezes/dia 275 a 550 mg 2 vezes/dia 50 a 100 mg 3 vezes/dia 600 a 1.200 mg/dia 7,5 a 15 mg/dia 300 a 500 mg 2 vezes/dia 25 a 50 mg 3 vezes/dia	3.200 mg/dia 1.500 mg/dia durante 3 a 5 dias 1.650 mg/dia durante 3 a 5 dias 300 mg/dia durante 2 dias 1.800 mg/dia 15 mg/dia 1.000 mg/dia 200 mg/dia
Inibidor de COX-2	Celecoxibe	100 a 200 mg 2 ou 4 vezes/dia	400 mg/dia
Corticosteroide	Metilprednisolona	4 mg por 6 dias	Diminuição da dose diária
AINE	Trometamol cetorolaco	10 mg a cada 4 a 6 h	40 mg/dia durante não mais que 5 dias

COX-2, ciclo-oxigenase 2; *AINE*, anti-inflamatório não esteroide.

pode ser mais apropriado para pacientes que precisam trabalhar enquanto fazem uso de relaxante muscular.

Deve-se observar que, para alguns relaxantes musculares alcançarem os efeitos terapêuticos sobre os músculos da mastigação, a dose deve ser tão grande que não permite que o paciente realize suas atividades normais. Os pacientes que utilizam relaxantes musculares devem ser avisados da sedação e aconselhados a não dirigir ou manusear equipamentos pesados.

Alguns relaxantes musculares de ação central estão disponíveis em combinação com analgésicos (p. ex., carisoprodol com fenacetina e cafeína, clorzoxazona com paracetamol, citrato de orfenadrina com ácido acetilsalicílico e cafeína, metocarbamol com ácido acetilsalicílico).

Um relaxante muscular que parece proporcionar um efeito positivo em vários tipos de dores musculares, inclusive a dor devido à DTM, é a ciclobenzaprina.[267-270] Esta medicação é semelhante aos antidepressivos tricíclicos e, portanto, pode funcionar de maneira similar. Uma única dose de 5 a 10 mg antes de dormir pode reduzir a dor muscular, em especial na parte da manhã. Outra dose de 5 a 10 mg durante o dia pode ser útil para a dor, mas os pacientes muitas vezes relatam que esta dosagem os torna sonolentos para o trabalho.

Um resumo dos relaxantes musculares mais comumente utilizados no tratamento de DTM é fornecido na Tabela 11.5.

Agentes ansiolíticos. Quando se desconfia que os níveis elevados de estresse emocional possam estar contribuindo para a DTM, os agentes ansiolíticos podem ser úteis para controlar os sintomas.[271,272] Convém lembrar que os agentes ansiolíticos não eliminam o estresse, mas simplesmente alteram a percepção ou a reação do paciente em relação ao estresse. A utilização de agentes ansiolíticos, portanto, é uma terapia de suporte. Um grupo de ansiolíticos muito usado é o dos benzodiazepínicos, entre os quais o diazepam recebe maior atenção. Ele pode ser prescrito diariamente; porém, devido à potencial dependência, não deve ser usado por mais de 7 dias consecutivos. Uma única dose (2,5 a 5 mg) de diazepam é frequentemente útil na hora de dormir para relaxar os músculos e talvez diminuir a atividade parafuncional noturna.[239,273] Quando se prescreve esta única dose, a duração de seu uso pode se estender por 2 semanas.

Dois outros benzodiazepínicos que podem ser usados em certos distúrbios dos músculos mastigatórios são o clonazepam[274-276] e o alprazolam.[277] Esses agentes podem ser úteis no tratamento de sintomas agudos, especialmente aqueles relacionados à ansiedade e, possivelmente, ao bruxismo noturno. Tal como acontece com o diazepam, no entanto, os efeitos de potencial dependência e sedação contraindicam a utilização a longo prazo em condições mais crônicas.[271]

Tabela 11.5	Resumo dos relaxantes musculares mais comumente utilizados para disfunção temporomandibular.	
Nome genérico	Dose diária média	Dose diária máxima
Ciclobenzaprina	10 mg 3 vezes/dia	60 mg/dia
Metaxalona	800 mg 3 a 4 vezes/dia	2.400 mg/dia
Metocarbamol	1.000 mg 4 vezes/dia	8.000 mg/dia
Baclofeno	5 mg 3 vezes/dia, aumentando gradualmente até alcançar eficácia	80 mg/dia (retirado lentamente)
Carisoprodol	250 mg 3 vezes/dia	1.400 mg/dia, máx. 2 a 3 semanas
Clorzoxazona	250 a 500 mg 3 vezes/dia	1.500 mg/dia (750 mg, dose única máxima)

Um resumo dos agentes ansiolíticos mais comumente utilizados no tratamento de DTM encontra-se na Tabela 11.6.

Antidepressivos. Embora os antidepressivos tricíclicos tenham sido originalmente desenvolvidos para o tratamento da depressão, os inibidores seletivos da recaptação da serotonina (ISRS) foram desenvolvidos recentemente e provaram ser muito mais eficazes. Atualmente, os antidepressivos tricíclicos raramente são utilizados para a depressão. Contudo, eles encontraram um novo valor no tratamento de uma variedade de condições de dores crônicas.[272,278-286] É o caso especialmente da dor neuropática.[287] Foi demonstrado[288-296] que uma baixa dose de amitriptilina (10 mg), imediatamente antes de dormir, pode ter um efeito analgésico em casos de dor crônica, mas tem pouco efeito sobre a dor aguda.[297,298] Este efeito clínico não está relacionado a qualquer ação antidepressiva, uma vez que as doses de antidepressivos são de 10 a 20 vezes maiores. O efeito terapêutico desses fármacos parece estar relacionado a sua capacidade de aumentar a disponibilidade das aminas biogênicas serotonina e

Tabela 11.6	Resumo dos agentes ansiolíticos (benzodiazepínicos) mais comumente utilizados para disfunção temporomandibular e dor orofacial.	
Nome genérico	Dose diária média	Dose diária máxima
Diazepam	2 a 5 mg 2 vezes/dia	10 mg/dia (não mais que 14 dias)
Clonazepam	0,5 mg 3 vezes/dia	4 mg/dia (não mais que 14 dias)
Alprazolam	0,25 a 0,5 mg 3 vezes/dia	4 mg/dia (não mais que 14 dias)

Tabela 11.7	Resumo dos antidepressivos mais comumente utilizados para disfunção temporomandibular e dor orofacial.		
Classe	nome genérico	Dose diária média	Dose diária máxima
Tricíclico	Amitriptilina	10 a 20 mg antes de dormir	100 mg/dia
Tricíclico	Nortriptilina	25 a 50 mg antes de dormir	150 mg/dia
Tricíclico	Desipramina	25 a 50 mg 2 vezes/dia	300 mg/dia
ISRS	Fluoxetina	20 a 40 mg de manhã	60 mg/dia
ISRS	Paroxetina	20 a 40 mg de manhã	60 mg/dia
IRSN	Duloxetina	20 a 60 mg de manhã	120 mg/dia
IRSN	Milnaciprana	50 mg 2 vezes/dia	200 mg/dia

IRSN, inibidor de recaptação de serotonina-norepinefrina; *ISRS*, inibidor seletivo de recaptação de serotonina.

norepinefrina na junção sináptica do sistema nervoso central. Os antidepressivos tricíclicos são benéficos em doses tão baixas como 10 mg no tratamento de cefaleia do tipo tensional e dor musculoesquelética.[278,299] Eles diminuem o número de interrupções do sono, aumentam a fase IV (delta) do sono e diminuem acentuadamente o tempo gasto durante a fase do sono com movimentos rápidos dos olhos (REM). Por essas razões, eles podem ter um potencial no tratamento de certos tipos de bruxismo noturno, bem como na melhora da qualidade do sono.[300] A amitriptilina pode ser útil no tratamento de certos transtornos do sono associadas a dores musculoesqueléticas.[301-304] Também pode ser importante no tratamento de fibromialgia[305-309] (Capítulo 12).

Os inibidores seletivos da recaptação da serotonina (ISRS) e os inibidores de recaptação de serotonina-norepinefrina (IRSN) são a nova geração de antidepressivos. Esses fármacos têm demonstrado mais eficiência para o tratamento da depressão e, em alguns casos, efeitos positivos em certas condições de dor.[310,311] Por exemplo, nos casos de fibromialgia, tanto o ISRS (fluoxetina e paroxetina) como o IRSN (duloxetina e milnaciprana) têm mostrado melhora no alívio da dor, na função e na qualidade de vida.[312] Parece que a fibromialgia resulta de um mecanismo mais central que as DTMs; portanto, estes medicamentos podem não ter o mesmo efeito positivo sobre os sintomas da DTM. No entanto, a mialgia centralmente mediada tem um mecanismo semelhante ao da fibromialgia. Desde que duloxetina e milnaciprana foram aprovados para o alívio de dor da fibromialgia, estes medicamentos podem encontrar o caminho para o tratamento da mialgia crônica centralmente mediada.

Deve-se observar que o dentista utiliza estes antidepressivos para o controle da dor, não depressão. Quando a depressão está presente, o clínico deve encaminhar o paciente a um médico com formação especializada para o diagnóstico e tratamento da depressão.

Um resumo dos antidepressivos mais comumente utilizados no tratamento da DTM é mostrado na Tabela 11.7.

Medicamentos anticonvulsivantes. Os medicamentos anticonvulsivantes têm sido tradicionalmente utilizados para controlar tanto crises convulsivas simples ou complexas associadas à epilepsia. Parece que estas medicações estabilizam as membranas nervosas, tornando-as menos excitáveis e, assim, acalmando a atividade das células nervosas do cérebro associadas às crises.[313] Foi constatado que, à medida que a experiência de dor se torna prolongada, seja a partir da origem da DTM ou de outras fontes, o sistema nervoso central exibe uma sensibilização central, discutida nos capítulos anteriores. Esta sensibilização central acentua e prolonga a experiência de dor. Portanto, como a dor se torna mais crônica, o clínico pode querer usar alguns dos medicamentos anticonvulsivantes para ajudar a reduzir este mecanismo central. Esses medicamentos têm demonstrado utilidade em pacientes com fibromialgia[311] e distúrbio de dor neuropática.[314,315] Os dois anticonvulsivantes mais comumente utilizados no tratamento da dor crônica são a gabapentina e a pregabalina. Eles não são apropriados para o tratamento das dores da DTM aguda, mas podem ser considerados quando a experiência de dor se torna mais crônica e quando o paciente não responde às abordagens mais conservadoras mencionadas neste texto. À medida que as condições da dor se tornam mais crônicas, pode ser necessário consultar uma equipe para tratá-las. Uma vez que este texto não é orientado para os mecanismos centrais de dor orofacial, estes tratamentos não são discutidos aqui. O clínico interessado no tratamento de dor orofacial crônica deve consultar outros textos.[316] Os clínicos que desejam utilizar estes medicamentos devem compreender as suas indicações, contraindicações e efeitos colaterais.

Um resumo dos medicamentos anticonvulsivantes mais comumente utilizados no tratamento das DTM crônicas é oferecido na Tabela 11.8.

Medicamentos injetáveis. Existem vários medicamentos injetáveis que podem ser utilizados para auxiliar tanto no diagnóstico como no tratamento de uma variedade de DTM. O mais comum é a anestesia local. O anestésico local pode ser usado para diferenciar o verdadeiro local de origem da dor de um local de dor referida (Capítulo 10). Quando a origem da dor está presente em um músculo ou articulação, a injeção de anestésico local na origem elimina a dor, confirmando o diagnóstico.[317] As injeções de anestésicos locais podem ser realizadas nos músculos ou articulações e utilizadas como bloqueios nervosos. Anestesiar tecidos dolorosos pode fornecer informações valiosas para o clínico, que irão auxiliar no diagnóstico e tratamento. As técnicas para estas injeções são apresentadas no Capítulo 10.

Os anestésicos locais também podem ser usados como terapia efetiva para certos distúrbios.[318] Por exemplo, a injeção de anestésico local em um ponto de gatilho miofascial pode resultar em significativa redução de dor, mesmo muito tempo após o anestésico ter sido metabolizado.[319-323] O conceito e as razões para o uso de injeções no ponto de gatilho durante o tratamento da dor miofascial são discutidos no Capítulo 12.

Tabela 11.8	Resumo dos agentes anticonvulsivantes mais comumente utilizados para disfunção temporomandibular crônica e dor orofacial.	
Nome genérico	Dose diária média	Dose diária máxima
Gabapentina	300 mg antes de dormir, aumentando gradualmente até 1.800 mg/dia ou até alcançar eficácia	3.600 mg/dia
Pregabalina	150 a 300 mg/dia em 2 ou 3 doses divididas	300 mg/dia

Os anestésicos locais também podem ser utilizados no tratamento da dor das DTMs.[324] Muitas vezes, um efeito terapêutico pode ser alcançado por quebrar o ciclo da dor. Uma vez que a fonte do estímulo da dor profunda seja eliminada, mesmo temporariamente, os neurônios centrais sensibilizados têm uma oportunidade para retornar a um estado mais normal.[325] Se a dor puder ser eliminada por um período de tempo significativo, quando os estímulos nociceptivos retornam, o paciente frequentemente relata uma redução marcante na intensidade da dor.[326] Esta redução da dor pode durar horas ou até mesmo dias. Neste sentido, o anestésico local pode ter um efeito terapêutico sobre a experiência de dor.

Os dois medicamentos anestésicos locais mais comumente utilizados para uma redução de curta duração da dor nas DTMs são a lidocaína a 2% e a mepivacaína a 3%.[327] Embora o uso de procaína tenha sido sugerido para injeções em pontos de gatilho miofasciais,[328] ela já não é mais produzida em tubetes anestésicos locais e, portanto, é menos conveniente para a utilização em seringas carpule odontológicas. Para injeções intramusculares, devem ser usadas soluções sem vasoconstritor.[329] Quando uma ação mais prolongada do anestésico é indicada, a bupivacaína a 0,5% pode ser administrada.[330] Embora a bupivacaína, às vezes, possa ser indicada para dor articular (bloqueio do nervo auriculotemporal), ela não pode ser usada rotineiramente em injeções musculares devido a sua leve miotoxicidade, em comparação com a lidocaína.[331]

Quando a dor articular é secundária a um processo inflamatório, uma injeção intracapsular de hidrocortisona tem sido defendida[332-336] para o alívio da dor e dos movimentos restritos. Uma única injeção intra-articular parece ser mais útil em pacientes idosos; entretanto, menos sucesso tem sido observado[334] em pacientes com menos de 25 anos. Embora uma única injeção possa ser ocasionalmente útil, alguns estudos[337-339] relatam que injeções múltiplas podem ser prejudiciais para as estruturas da articulação e devem ser evitadas. O acompanhamento de injeções intra-articulares de corticosteroide a longo prazo para osteoartrite da ATM, no entanto, foi encorajador.[336] Foi observado que injeções de corticosteroides melhoram sintomas agudos na ATM devido à artrite reumatoide, sem sequelas adversas a longo prazo.[336] A hidrocortisona comumente utilizada nas ATMs é a betametasona. Em um modelo animal, repetidas doses de injeções de betametasona não resultaram em quaisquer efeitos adversos.[340] Mais estudos são necessários para avaliar melhor os efeitos de injeções repetidas desta medicação nas ATMs.

Outra solução injetável utilizada intracapsularmente é o hialuronato de sódio. Ele é um dos componentes básicos do fluido sinovial. A injeção de hialuronato de sódio na ATM é sugerida como tratamento de doenças articulares.[335,341] Estudos no tratamento de deslocamentos do disco com e sem redução foram inicialmente promissores.[342-346] Alguns estudos[42,347,348] relatam que a utilização de hialuronato de sódio após artrocentese da ATM pode ser útil na redução da dor (ver Capítulo 13). Embora injetar o hialuronato de sódio na ATM possa parecer lógico e dados promissores tenham sido encontrados,[349] uma revisão sistemática da literatura suscitou algumas questões sobre a sua utilidade.[350]

Outro tipo de medicamento injetável é usado para o controle da dor. Os clínicos têm esta opção, mas a maioria dos dentistas não a usa frequentemente. O trometamol cetorolaco pode ser injetado no músculo e fornece um bom alívio para a dor. Entre 30 e 60 mg é considerada uma dose típica para injeção intramuscular em adultos. Essa medicação pode proporcionar um alívio da dor relativamente rápido, em comparação com os comprimidos orais. Suas indicações apontam mais para as condições do dor aguda que as crônicas.

Medicamentos tópicos. Outro método pelo qual os medicamentos podem ser administrados é através da pele e/ou mucosa oral. Quando a medicação é por via tópica, uma porção do que é absorvido pelo tecido é levado para a área dolorosa. A vantagem do uso de medicamentos tópicos é que eles penetram apenas no local do tecido onde são aplicados, evitando, dessa maneira, quaisquer efeitos adversos sistêmicos. Quando as condições de dor têm suas origens nos tecidos locais ou próximo a eles, a medicação tópica pode ser útil. Se, no entanto, a origem das condições de dor for mais central, esta abordagem pode não ter sucesso.

Os medicamentos utilizados em uma aplicação tópica variam de acordo com o efeito desejado. Por exemplo, há inúmeros medicamentos tópicos que não necessitam de receita médica, alguns dos quais na forma de bálsamos e bandagens.

Alguns medicamentos tópicos fornecem anestésicos. Estes incluem os produtos intraorais, tais como a lidocaína gel ou sistema transdérmico de lidocaína extraoral a 5%.

Alguns medicamentos tópicos são destinados a reduzir a dor com AINE, como gel de diclofenaco sódico ou creme de ibuprofeno. A aplicação tópica de cetoprofeno tem demonstrado proporcionar maior redução de dor que um gel placebo.[351,352] Infelizmente, os dados atuais ainda não são claros a respeito da verdadeira eficácia dos AINEs.

Alguns medicamentos tópicos usam a capsaicina como seu principal ingrediente. A capsaicina é um ingrediente ativo encontrado nas pimentas. Colocar uma pimenta sobre o tecido gengival irá imediatamente provocar uma resposta significativa de dor. As características desta dor são calor e ardência. Embora uma dor significativa esteja presente, não há qualquer evidência de lesão tecidual no local da aplicação da capsaicina. Parece que a capsaicina excita uma resposta nociceptiva, ativando o receptor vaniloide-1 na sinapse do neurônio de segunda ordem.[353-355] Quando esses receptores são repetidamente ativados, o processo nociceptivo é menor. Portanto, quanto maior a estimulação pela capsaicina, menor a experiência de dor. Isso provavelmente explica o fenômeno clínico que parece estar presente em indivíduos que comem quantidades significativas de alimentos que contenham capsaicina (comidas picantes), mas que já não sentem a dor ardente. A capsaicina tópica está disponível como um analgésico comercializado sem prescrição. Existem duas concentrações: 0,025 e 0,075%. Quando utilizado, deve ser aplicado na área dolorosa pelo menos 3 vezes/dia, entre 7 e 10 dias. Os resultados não são imediatos; portanto, o paciente pode ficar desanimado e interromper o tratamento. A capsaicina pode ser misturada com a benzocaína para diminuir a experiência inicial de dor.[356,357]

Clínicas particulares e farmácias possuem uma variedade de medicamentos que podem ser combinados em formulações tópicas. Um exemplo de tal formulação para dor muscular é a combinação de cetoprofeno, ciclobenzaprina e amitriptilina. Uma formulação comercialmente disponível de carbamazepina 5%, amitriptilina 2% e lidocaína 5% em uma base de organogel de lecitina e poloxâmero foi utilizada para dor neuropática. Embora esses medicamentos tópicos causem pouco dano, são necessários mais estudos para determinar se são superiores aos placebos.

Fisioterapia

A fisioterapia representa um grupo de atividades de suporte e normalmente é instituída em conjunto com o tratamento definitivo. Ela pode ser uma parte importante do tratamento bem-sucedido de muitas DTMs.[358-360] Embora a fisioterapia tenha sido utilizada para reduzir os sintomas associados às DTMs, as evidências que suportam cada tipo específico de tratamento não estão necessariamente bem estabelecidas.[361] Como as técnicas de fisioterapia são normalmente bastantes conservadoras e reversíveis, o profissional se sente relativamente confortável em usá-las, mesmo não existindo dados baseados em evidências.[362]

A maioria das fisioterapias se enquadra em uma das duas categorias gerais: modalidades e técnicas manuais. Embora estas categorias sejam discutidas separadamente a seguir, muitas vezes funcionam melhor quando adequadamente selecionadas e combinadas para atender às necessidades específicas do paciente. A seleção da modalidade ou da técnica manual para cada paciente pode ser difícil para os dentistas, pois eles não são frequentemente capacitados nesta área de tratamento. Muitas vezes, isso pode ser resolvido por meio da comunicação direta com o fisioterapeuta (ver, a seguir, a discussão sobre a seleção de um fisioterapeuta).

Modalidades de fisioterapia. As modalidades de fisioterapia representam os tratamentos físicos que podem ser aplicados para o paciente.[363-366] Elas podem ser divididas nos seguintes tipos: termoterapia, crioterapia, ultrassom, fonoforese, iontoforese, terapia de estimulação eletrogalvânica, estimulação nervosa elétrica transcutânea (TENS) e *laser*.

Termoterapia. A termoterapia[367] utiliza o calor como um mecanismo primário e se baseia na premissa de que o calor aumenta a circulação para a área de aplicação. Embora a origem da dor muscular seja pouco clara e complexa, a maioria das teorias sustenta que a condição inicial de diminuição do fluxo sanguíneo para os tecidos é responsável pela mialgia associada à dor muscular local. A termoterapia neutraliza isso, criando uma vasodilatação nos tecidos comprometidos, levando à redução dos sintomas.

Além de a termoterapia fornecer benefícios com o aumento do fluxo sanguíneo, ela pode fornecer também benefícios na redução da dor por meio do mecanismo de controle de portão. O calor proporciona um estímulo cutâneo periférico levado pelas fibras beta-A, que podem mascarar os estímulos nociceptivos levados pelas fibras-C (Capítulo 2). Isto pode explicar melhor o alívio imediato da dor pelo calor úmido, uma vez que ele leva algum tempo para produzir uma mudança significativa no fluxo sanguíneo.

O calor na superfície é aplicado colocando-se uma toalha quente e úmida sobre a área sintomática[368] (Figura 11.6). Uma garrafa de água quente sobre a toalha vai ajudar a manter o calor. Essa combinação deve permanecer no local durante 10 a 15 min, sem nunca exceder 30 min. Uma compressa de aquecimento elétrico pode ser utilizada, mas tomando-se cuidado para não a perder de vista. Adormecer em uma compressa de aquecimento pode provocar queimaduras graves.

Crioterapia. A exemplo da termoterapia, a terapia de resfriamento provou ser um método simples e eficaz de reduzir a frequência de dor (Figura 11.7).[369] A sugestão feita[370,371] é que frio estimula o relaxamento dos músculos em espasmo, aliviando, assim, a dor associada. O gelo deve ser aplicado diretamente sobre a área afetada e com movimentos circulares, sem pressão nos tecidos. O paciente experimenta inicialmente uma sensação desconfortável, que vai rapidamente se transformar em uma sensação de queimação. A colocação contínua do gelo resulta em dor ligeira e, em seguida, entorpecimento.[372] Quando começar o entorpecimento, o gelo deve ser removido. O gelo não deve ser deixado sobre os tecidos por mais de 5 a 7 min. Após um período de aquecimento, uma segunda aplicação pode ser desejável. Acredita-se que, durante o aquecimento, haja um aumento no fluxo sanguíneo nos tecidos, que auxilia na reparação tecidual.

Um método simples de proporcionar a crioterapia é colocar um copo de isopor preenchido com água no congelador. Uma vez congelado, o recipiente é removido do congelador e seu fundo, cortado para expor o gelo. A porção com isopor pode ser usada como suporte para os dedos não ficarem gelados. Esse recipiente também pode ser colocado dentro de um saco plástico, de modo que, à medida que o gelo derreta, não molhe o paciente. Outro método conveniente para a crioterapia é utilizar sacos de legumes congelados (milho ou ervilhas). O saco pode ser facilmente moldado para a superfície a ser resfriada e mantido em posição. Quando aquecido, pode ser novamente congelado e reutilizado.

A crioterapia comum utiliza um *spray* de vapor. Dois dos *sprays* mais comuns usados são o cloreto de etila e o fluorometano. Em estudos iniciais,[370,371] o cloreto de etila foi geralmente usado, mas observou-se que ele é inflamável e depressor cardíaco quando inalado. Assim, passou-se a utilizar o fluorometano,[319] pois não apresenta estes riscos. O *spray* de vapor frio é aplicado na área desejada a uma

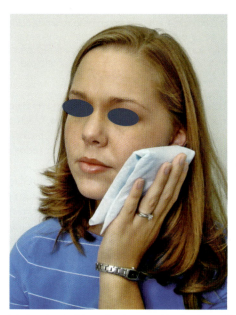

• **Figura 11.6** O calor úmido aplicado no músculo sintomático muitas vezes pode reduzir os níveis de dor e desconforto. Esta é uma compressa térmica disponível comercialmente que pode ser umedecida e aquecida em um forno de micro-ondas. Uma toalha quente e úmida também pode ser utilizada.

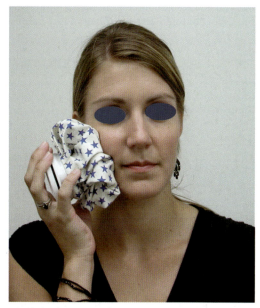

• **Figura 11.7** Crioterapia. Uma compressa de gelo é aplicada na área dolorosa por 2 a 4 min ou até que o tecido fique dormente. Retira-se o gelo, permitindo que o tecido se aqueça lentamente. Isso pode ser repetido conforme necessário. O gelo não deve ser deixado na face por mais que 5 a 7 min, pois pode resultar em lesão tecidual.

distância de 30 a 60 cm (Figura 11.8) por aproximadamente cinco segundos. Depois que o tecido for reaquecido, o procedimento pode ser repetido. Cuidados devem ser tomados para não permitir que o *spray* entre contato com os olhos, orelhas, nariz ou boca. Uma toalha pode ser utilizada para proteger estas áreas. O *spray* de vapor frio não penetra nos tecidos, como acontece com o gelo; por isso, é provável que a redução da dor esteja mais associada à estimulação das fibras nervosas cutâneas, que, por sua vez, bloqueiam as fibras de dor menores (fibras C), conforme discutido no Capítulo 2. Este tipo de redução de dor geralmente tem curta duração.

Quando a dor miofascial (ponto de gatilho) está presente, uma técnica descrita como "*spray* e alongamento" é utilizada.[319,373,374] Isso envolve a aplicação do *spray* no tecido, ao longo do músculo que apresenta o ponto de gatilho e imediatamente após o alongamento passivo do músculo. A técnica é discutida em detalhes mais adiante neste capítulo, bem como no Capítulo 12.

Terapia com ultrassom. Ultrassom é um método de produção de aumento da temperatura na interface dos tecidos e, portanto, afeta os tecidos mais profundamente que o calor da superfície[375] (Figura 11.9). O ultrassom não só aumenta o fluxo sanguíneo nos tecidos profundos, como também parece separar as fibras colágenas. Isto melhora a flexibilidade e extensibilidade dos tecidos conjuntivos.[376] A terapia de ultrassom tem se mostrado útil no tratamento dos pontos de gatilho.[377-379] Sugere-se que o calor da superfície e o ultrassom sejam utilizados em conjunto,[380,381] especialmente no tratamento de pacientes que tenham experimentado um traumatismo. Embora esta modalidade tenha sido utilizada há anos com sucesso clínico aparente, os dados sobre sua eficácia são confusos.[382]

Fonoforese. O ultrassom também tem sido usado[383-387] para administrar fármacos através da pele por um processo conhecido como *fonoforese*. Por exemplo, o creme de hidrocortisona a 10% é aplicado em uma articulação inflamada e o transdutor do ultrassom é então direcionado para a articulação. Os efeitos dos salicilatos e outros anestésicos tópicos também podem ser melhorados desta maneira.

Iontoforese. A iontoforese, assim como a fonoforese, é uma técnica através da qual certos medicamentos podem ser introduzidos nos tecidos, sem afetar outros órgãos.[388-390] Com a iontoforese, a medicação é colocada em uma compressa, posicionada sobre a área do tecido desejada (Figura 11.10). Em seguida,

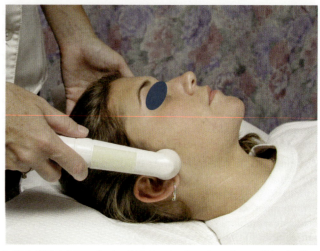

• **Figura 11.9** A terapia de ultrassom pode proporcionar alívio significativo dos sintomas para muitos pacientes. Ela aumenta a temperatura na interface dos tecidos e, assim, fornece um aquecimento profundo.

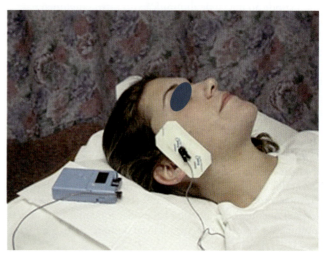

• **Figura 11.10** Esta paciente está recebendo tratamento de iontoforese. A medicação é colocada em uma compressa e, em seguida, uma corrente elétrica baixa é passada através desta compressa, conduzindo o medicamento para o interior do tecido. Os anestésicos locais e anti-inflamatórios são comumente utilizados com a iontoforese.

uma corrente elétrica de baixa intensidade, através da compressa, conduz o medicamento para dentro do tecido.[391] Os anestésicos locais e os anti-inflamatórios são os medicamentos comumente utilizados com a iontoforese.[365,380,392-394] Nem todos os estudos mostram eficiência para esta modalidade.[395,396]

Terapia de estimulação eletrogalvânica. A estimulação eletrogalvânica (EEG)[397,398] utiliza o princípio de que a estimulação elétrica de um músculo faz com que ele se contraia. A EEG usa uma corrente monofásica de alta voltagem e baixa amperagem de frequência variada. Um impulso elétrico rítmico é aplicado ao músculo, criando repetidas contrações e relaxamentos involuntários. A intensidade e a frequência destes podem ser variadas e ajudar a romper os miospasmos, e também aumentar o fluxo sanguíneo para os músculos. Ambos os efeitos levam a uma redução da dor nos tecidos musculares comprometidos. Se, no entanto, uma estimulação motora significativa ocorrer simultaneamente, esta pode prejudicar o efeito analgésico e de fato exacerbar a dor muscular aguda.[399] Considera-se que a estimulação elétrica por microcorrente aplique uma microvoltagem em uma variação

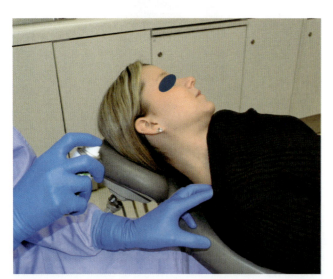

• **Figura 11.8** Crioterapia. Um *spray* de fluorometano é aplicado nas áreas dolorosas por aproximadamente cinco segundos. O músculo é suavemente alongado. Isso é repetido várias vezes durante cada consulta. Olhos, nariz e orelhas devem ser protegidos do *spray*.

semelhante à que ocorre em uma junção sináptica. Ela tem sido usada principalmente para controlar a dor. Atualmente, apenas evidências clínicas sem comprovação científica suportam o uso de estimulação eletrogalvânica no tratamento de DTMs dolorosas de origem muscular. Alguns clínicos acreditam que, uma vez reduzida a dor, a posição mandibular ideal possa ser localizada com esta estimulação e que as alterações dentárias estão então em ordem. Esse conceito é incorreto e totalmente infundado pelas evidências científicas[400] (ver Capítulo 5). Essa área necessita de investigação considerável.

Estimulação nervosa elétrica transcutânea. A estimulação nervosa elétrica transcutânea (TENS),[400-403] tal como descrito no Capítulo 2, é produzida pela estimulação contínua das fibras nervosas cutâneas em um nível indolor.[404] Quando uma unidade de TENS é colocada sobre os tecidos de uma área dolorosa, a atividade elétrica diminui a percepção de dor. A TENS utiliza uma corrente bifásica de baixa voltagem e baixa amperagem de frequência variável e é planejada, principalmente, para contraestimulação sensitiva em distúrbios dolorosos.[405-407]

Quando a intensidade de uma unidade de TENS é aumentada até o ponto de ativação das fibras motoras, ela se torna uma unidade de estimulação eletrogalvânica e não é mais utilizada para controlar a dor, e sim para relaxamento muscular, como mencionado anteriormente.[408] Atualmente, os termos TENS e estimulação eletrogalvânica são muitas vezes usados como sinônimos, criando, assim, certa confusão.

Unidades portáteis de TENS foram desenvolvidas para uso a longo prazo em pacientes com dor crônica[409] (Figura 11.11) e podem ser eficazes em várias DTM.[14,59,381,406,410-414]

Laser frio. O *laser* frio ou suave foi investigado para a cicatrização ou alívio da dor. Atualmente, não é considerada uma modalidade de fisioterapia de rotina, mas está incluído nesta seção para completar a discussão dos métodos existentes. A maioria dos estudos sobre *laser* frio relata o seu uso em condições de dor com origem musculoesquelética, reumática e neurológica.[415-425] Acredita-se que o *laser* frio acelere e síntese de colágeno, aumente a vascularização dos tecidos de cicatrização e diminua o número de microrganismos e a dor.

Vários estudos de casos foram publicados sobre a utilização da terapia com *laser* frio para a dor persistente na ATM.[358,426-432] Embora alguns estudos tenham mostrado um benefício marginal, outros não mostraram nenhum benefício maior que o placebo.[433] Para a maioria dos estudos faltam controles e amostras de tamanhos adequados. Mais investigações são necessárias antes de tornar a terapia com *laser* uma modalidade de rotina na odontologia.

Técnicas manuais. As técnicas manuais são as terapias aplicadas pelas mãos de fisioterapeutas para a redução da dor e da disfunção.[434] As técnicas manuais são divididas em três categorias: mobilização dos tecidos moles, mobilização articular e condicionamento muscular.

Mobilização dos tecidos moles. A fisioterapia pode ser útil em recuperar função e mobilidade normais para os tecidos lesionados ou doloridos. A mobilização dos tecidos mole é útil para as condições de dor muscular e realizada por meio de massagem superficial e profunda. Conforme discutido anteriormente, a estimulação leve dos nervos sensoriais cutâneos exerce uma influência inibitória sobre a dor.[404,435] Desta maneira, a massagem suave sobre os tecidos que recobrem uma área dolorosa pode, muitas vezes, reduzir a percepção de dor. O paciente pode ser instruído a realizar técnicas de automassagem e é encorajado a fazê-lo, quando necessário, para diminuir a dor. Esta técnica, juntamente com o alongamento indolor dos músculos, pode ser bastante útil na redução da dor. Essas técnicas também tornam o paciente ativamente envolvido no tratamento, o que pode dar a ele um sentimento importante de controle (Figura 11.12).

A massagem profunda pode ser mais útil que a massagem suave no restabelecimento da função muscular normal. A massagem profunda, no entanto, deve ser realizada por outro indivíduo, como um fisioterapeuta. Ela pode ajudar na mobilização dos tecidos, aumentando o fluxo sanguíneo e eliminando os pontos de gatilho.[436] De modo a aumentar a eficácia da massagem profunda,

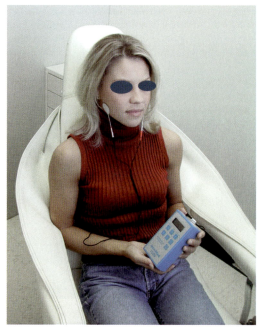

• **Figura 11.11** Estimulação nervosa elétrica transcutânea (TENS). Uma unidade de TENS portátil colocada sobre as áreas dolorosas pode proporcionar alívio dos sintomas. Isso é alcançado por meio de uma leve estimulação elétrica dos nervos sensoriais cutâneos.

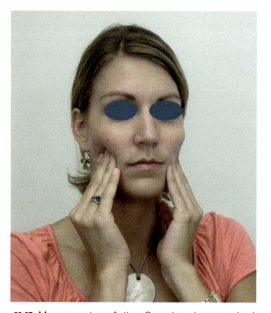

• **Figura 11.12** Massagem terapêutica. Quando a dor muscular é a principal queixa, a massagem pode ser útil. O paciente é incentivado a aplicar regularmente uma suave massagem nas áreas dolorosas ao longo do dia. Isso pode estimular os nervos sensoriais cutâneos a exercer influência inibitória sobre a dor. Se a dor aumentar, a massagem deve ser interrompida.

os pacientes devem receber 10 a 15 min de calor úmido antes de começar a massagem. O calor profundo tende a relaxar os músculos, diminuindo a dor e aumentando a eficácia do tratamento.

Mobilização da articulação. A mobilização da ATM é útil na diminuição da pressão intra-articular, bem como no aumento da amplitude do movimento articular. A distensão suave da articulação pode ajudar na redução de aderências temporárias e talvez até mesmo na mobilização do disco. Em alguns casos, a distensão da articulação é útil para tratar um deslocamento agudo do disco sem redução (ver Capítulo 13). Acredita-se que a distensão passiva iniba a atividade dos músculos que tracionam a articulação. A distensão da ATM é realizada colocando-se o polegar na boca do paciente sobre a área do segundo molar inferior, no lado a ser distendido. Com a cabeça estabilizada pelo outro lado, o polegar aplica uma força descendente no molar, enquanto os outros dedos, da mesma mão, tracionam a porção anterior da mandíbula (mento; Figura 11.13). A distensão para o relaxamento dos músculos não exige translação da articulação, mas simplesmente um alívio da posição fechada da articulação. A distensão é mantida por alguns segundos e depois liberada. Ela pode ser repetida diversas vezes. Quando a imobilidade articular é o problema, a distensão é combinada com a translação manual da articulação.

A distensão da coluna cervical também pode ser útil em alguns pacientes com queixas de dor orofacial. Ela deve ser instituída e monitorada por um especialista capacitado em função cervicoespinal. Os dentistas normalmente não são habilitados em terapia de tração cervical e, portanto, não executam este tipo de terapia. No entanto, o dentista que trata de dor orofacial pode encontrar pacientes que fazem uso da tração cervical por recomendação médica para um distúrbio cervical.

Quando a tração cervical é utilizada, é preciso ter o cuidado para não aplicar forças em excesso sobre a ATM. Alguns dispositivos de tração cervicoespinal tendem a retrair a mandíbula, aumentando a probabilidade de distúrbios de desarranjo do disco. Os pacientes que estão sendo submetidos à tração cervical ativa devem ser instruídos sobre os riscos potenciais de prejuízo para a ATM. Eles devem ser orientados a sempre manter seus dentes ocluídos durante a tração. Isto tende a estabilizar e controlar as cargas sobre as estruturas articulares. Recomenda-se, também, que o paciente adquira um aparelho macio, do tipo usado por praticantes de esportes, que pode ser utilizado durante o período de tração. Este tipo de aparelho pode proporcionar maior estabilidade, minimizando o potencial de lesão da ATM.

> **NOTA**
> Distensão leve de uma articulação normal não produz dor. Se a dor existir, o terapeuta deve suspeitar de um distúrbio articular inflamatório e interromper o processo de distensão.

Condicionamento muscular. Pacientes que apresentam sintomas de DTM muitas vezes diminuem o uso de sua mandíbula por causa da dor. Se esta situação se prolongar, os músculos podem ficar encurtados e atrofiados. O paciente deve ser instruído a autoadministrar exercícios que possam ajudar a restaurar a função e a amplitude dos movimentos normais. Existem quatro tipos de programas de exercícios que podem ser instituídos pelo fisioterapeuta ou pelo dentista: alongamento muscular passivo, alongamento muscular assistido, exercícios de resistência e treinamento postural.

Alongamento muscular passivo. O alongamento muscular passivo de músculos encurtados dolorosos pode ser eficaz no tratamento de algumas DTMs.[437,438] Este alongamento muscular compensa o comprimento do músculo encurtado, o que contribui para a diminuição do fluxo sanguíneo e o acúmulo de substâncias algogênicas, que podem ser responsáveis pela dor muscular. Geralmente, o alongamento passivo do músculo pode auxiliar no restabelecimento de comprimento e função muscular normais. O paciente deve ser instruído a abrir a boca lenta e deliberadamente até que sinta dor. A dor deve ser evitada, uma vez que pode levar à dor muscular cíclica. Às vezes é útil para pacientes experimentando dor muscular observar a sua abertura da boca em um espelho, de modo que possam fazer um trajeto reto, sem defeito ou desvios (Figura 11.14). Movimentos laterais excêntricos e protrusivos também devem ser incentivados em amplitudes indolores.

Em distúrbios intracapsulares, a abertura de boca reta pode não ser possível ou desejável. Pedir a um paciente com deslocamento de disco ou incompatibilidade estrutural para abrir a boca em

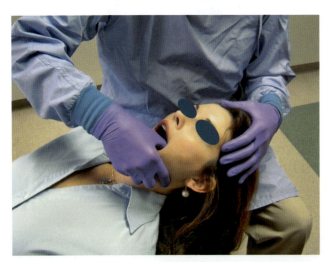

• **Figura 11.13** Distensão articular da ATM. Pode ser realizada colocando-se o polegar na boca do paciente sobre a área do segundo molar inferior, no lado a ser distendido. Enquanto o crânio é estabilizado com a outra mão, o polegar exerce uma força descendente sobre o molar.

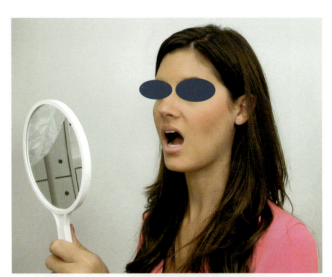

• **Figura 11.14** Exercícios passivos. Pacientes com movimentos mandibulares disfuncionais muitas vezes podem ser treinados a evitar esses movimentos simplesmente observando-se em um espelho. O paciente é incentivado a abrir a boca em uma trajetória reta. Em muitos casos, isto pode ser realizado com uma trajetória mais rotacional. Com menos translação, os distúrbios de desarranjo de disco serão evitados.

uma trajetória reta pode realmente agravar o quadro de dor. Estes pacientes devem ser orientados a abrir a boca enquanto for confortável, de maneira que cause a menor resistência possível ao distúrbio de interferência do disco. Às vezes, o paciente aprende alguns desvios na abertura da boca (memória muscular) e as tentativas para corrigir isto podem, na verdade, agravar a condição.

O alongamento muscular passivo pode realmente ser útil no treinamento de pacientes para realizar movimentos que superem determinadas disfunções intracapsulares.[439,440] Por exemplo, durante um movimento de abertura, os pacientes com estalidos na articulação frequentemente transladam o côndilo para a frente antes da rotação. Pacientes com este tipo de problema são orientados a visualizar seu movimento mandibular em um espelho e abrir com rotação, antes da translação. Mais uma vez, o diagnóstico é a chave para a seleção do tratamento adequado.

Às vezes, o alongamento passivo do músculo pode ser auxiliado pela utilização de um *spray* de vapor frio, que pode reduzir a dor, permitindo que o paciente alcance uma abertura maior da boca sem dor. Isso pode ser especialmente útil no tratamento de pontos de gatilho associados à dor miofascial (mais detalhes adiante).

Alongamento muscular assistido. O alongamento muscular assistido é utilizado quando existe a necessidade de recuperar o comprimento do músculo. O alongamento nunca deve ser súbito ou muito forte; em vez disso, ele deve ser realizado com uma força suave, intermitente, gradualmente aumentada. Os pacientes podem ajudar realizando seu próprio alongamento, uma vez que eles não vão, provavelmente, exagerar ou traumatizar os tecidos envolvidos (Figura 11.15). Quando outra pessoa ajuda com os exercícios de alongamento, o paciente deve ser orientado a comunicar qualquer desconforto. Se houver dor, a intensidade da força deve ser diminuída.

O alongamento muscular assistido é um regime importante no tratamento da dor miofascial.[437] Simons e Travell[436] descreveram uma técnica de *spray*/alongamento, mais comumente utilizada para eliminar eliminação de pontos de gatilho. A técnica usa um *spray* de fluorometano como agente analgésico antes do alongamento do músculo. O *spray* de fluorometano é aplicado sobre a área do ponto de gatilho e depois direcionado para a área de dor referida. A aplicação do *spray* é realizada e, em seguida, repetida da mesma maneira. Após três ou quatro aplicações, o músculo é alongado ativamente até seu comprimento funcional máximo.

Uma vez que o músculo tenha sido alongado, deve ser aquecido com as mãos e o procedimento é repetido 2 ou 3 vezes. Assume-se que os pontos de gatilho sejam eliminados pelo alongamento ativo dos músculos. O *spray* é utilizado apenas como um analgésico, que reduz temporariamente a dor, de modo que o músculo possa ser alongado sem dor (teoria do portão da dor).[435] Se a dor for produzida durante o alongamento, o músculo provavelmente vai se contrair, reduzindo a eficácia da técnica. A geração de dor também pode estimular a condição de dor muscular cíclica (para maiores detalhes, consultar a Ficha de Exercício para Abertura da Boca, no Capítulo 16).

Outro uso dos exercícios assistidos se dá após uma cirurgia da ATM. Muitas vezes, depois da cirurgia desenvolvem-se aderências ou os ligamentos capsulares podem se tornar fibróticos e rígidos. Isso pode restringir muito a abertura da boca. Estudos[441,442] sugerem que exercícios ativos seguindo uma artroscopia e artrotomia ajudam na obtenção de maior amplitude dos movimentos mandibulares. Exercícios assistidos também são úteis para se obter maior amplitude de movimentos em pacientes que experimentam deslocamento permanente do disco sem redução.[443-446]

Exercícios de resistência. Os exercícios de resistência[447] utilizam o conceito de relaxamento reflexo ou inibição recíproca. Quando o paciente tenta abrir a boca, são ativados os músculos abaixadores da mandíbula. Os músculos elevadores, que normalmente relaxam lentamente, impedem que a mandíbula abaixe de modo abrupto. Se os músculos abaixadores encontram resistência, a mensagem neurológica enviada aos músculos antagonistas (os elevadores) é relaxar mais plenamente. Esse conceito pode ser utilizado orientando-se o paciente a colocar os dedos sob o queixo e a abrir a boca suavemente contra a resistência (Figura 11.16A). Caso os movimentos excêntricos sejam restritos, o paciente é orientado a mover a mandíbula em uma posição excêntrica contra uma leve resistência (Figura 11.16B). Esses exercícios são repetidos 10 vezes em cada sessão, com seis sessões por dia. Se provocarem dor, devem ser interrompidos. Tais exercícios somente são úteis se a abertura restrita for secundária a uma condição muscular e não devem ser utilizados para restrições intracapsulares dolorosas. Também é importante que estes movimentos de resistência não produzam dor, o que poderia levar à dor muscular cíclica.

Exercícios isométricos (exercícios de resistência) podem ser úteis em adultos jovens com estalos recentes indolores. Foi sugerido que cargas nas estruturas articulares, nesta idade, auxiliam no fortalecimento dos ligamentos e superfícies articulares.[448] Os exercícios isométricos também fortalecem os músculos que suportam a articulação, melhorando a função e a resistência aos deslocamentos.

Treinamento postural. Embora haja evidência de que os distúrbios cervicais estejam estreitamente relacionados aos sintomas de DTM, a relação exata não está totalmente clara. Certamente, os efeitos da dor referida causados pela excitação central são grandes contribuintes (ver Capítulo 2). Alguns estudos[449,450] sugerem também que a postura da cabeça, pescoço e ombros pode contribuir para os sintomas de DTM. Embora isso possa ser lógico, as evidências científicas são fracas[451,452] e, em alguns casos, sem embasamento.[453-457] Uma postura da cabeça para a frente chamou mais a atenção. Foi descrito que, se a cabeça estiver posicionada para a frente, o paciente terá que girar a cabeça para cima para conseguir ver adequadamente. Esta posição da cabeça para a frente e rotacionada produz o alongamento dos músculos supra e infra-hióideos e ainda fecha o espaço posterior entre as vértebras atlas e áxis. Sugeriu-se que a manutenção desta posição conduz frequentemente a sintomas musculares e cervicais. Em pacientes com DTMs com dor muscular, que também tenham uma postura

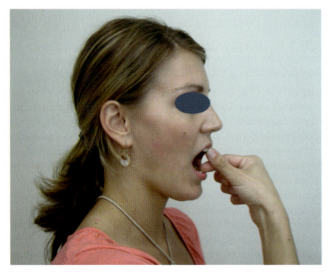

• **Figura 11.15** Exercícios de alongamento podem, muitas vezes, ser utilizados para recuperar o movimento de abertura normal. O paciente é orientado a aplicar a força de alongamento, suave e intermitentemente, ao músculo elevador com os dedos. Não deve provocar dor. Se isso ocorrer, deve-se diminuir a força ou interromper os exercícios completamente.

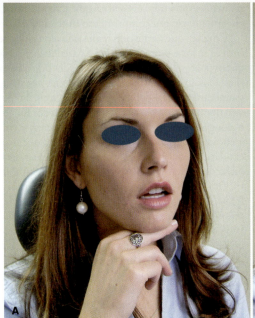 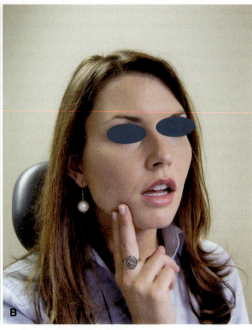

- **Figura 11.16** Exercícios de resistência utilizam o conceito de relaxamento reflexo para fornecer maior abertura mandibular. **A.** O paciente é orientado a abrir a boca contra uma resistência suave fornecida pelos dedos. Isto promoverá o relaxamento dos músculos elevadores, permitindo, assim, mais abertura da mandíbula. **B.** Quando o movimento excêntrico é limitado, pode-se pedir ao paciente que mova a mandíbula para a posição excêntrica, contra uma leve resistência dos dedos. Esses exercícios são repetidos 10 vezes em cada sessão, sendo 6 repetições/dia. Se houver dor, os exercícios devem ser interrompidos.

da cabeça para a frente, um treinamento para manter a cabeça em uma relação mais normal com os ombros pode ser útil na redução dos sintomas da DTM.[458]

Exercícios têm sido sugeridos para ajudar os pacientes a melhorar a postura cervical e da cabeça.[453,458] Como estes exercícios são simples e não invasivos, eles podem ser apresentados a todos os pacientes com posicionamento anterior da cabeça e DTM. A eficácia destes exercícios, no entanto, ainda não foi estabelecida. Estudos científicos sólidos nesta área são necessários.

> **NOTA**
> A eficácia das modalidades e técnicas manuais de fisioterapia precisa ser mais bem avaliada em ensaios clínicos controlados. A maioria destes estilos de tratamento foi desenvolvida informalmente, com pouca evidência em base científica.[361,382,443,459,460] Como a maior parte destas terapias é muito conservadora, é provável que nenhum dano seja causado. Por outro lado, em uma sociedade com consciência financeira, é necessário levar em consideração o custo-benefício do tratamento.

Seleção de um fisioterapeuta para seu paciente. A fisioterapia, assim como a odontologia, é uma atividade profissional com muitas especializações. Alguns fisioterapeutas têm interesse em dor nas costas ou lesões esportivas. O clínico deve levar isto em consideração e não apenas selecionar qualquer fisioterapeuta em uma localização conveniente de sua agenda telefônica. O clínico deve conhecer o fisioterapeuta questionando sobre seus interesses e sobre sua filosofia de tratamento. Fisioterapeutas com experiência em dor de cabeça e pescoço serão muito mais eficazes no tratamento que aqueles com interesse superficial. Estabelecer uma relação profissional com um fisioterapeuta experiente não só vai ajudar o seu paciente a receber melhor atendimento, mas também aumentará sua credibilidade aos olhos desse paciente.

Uma vez que se escolha um fisioterapeuta qualificado, ele pode ajudar na seleção de um tratamento mais adequado. Frequentemente, o dentista pode ficar hesitante em encaminhar um paciente para o fisioterapeuta, por falta de conhecimento sobre a melhor abordagem terapêutica. Um telefonema para o fisioterapeuta pode ser muito útil. Um profissional experiente, muitas vezes, sabe quais as modalidades e/ou técnicas manuais terão mais sucesso para o seu paciente. O clínico de DTM deve considerar que o fisioterapeuta oferece tratamentos que podem ser reversíveis e muito mais úteis para alguns distúrbios musculares.

É importante considerar que os distúrbios musculoesqueléticos agudos são tratados de maneira diferente dos distúrbios crônicos. A maioria dos fisioterapeutas são treinados para tratar lesões agudas ou para fornecer procedimentos para mobilizar as articulações após a cirurgia. No entanto, tratar a dor crônica com um componente central significativo, como mialgia centralmente mediada, é bem diferente. O tratamento agressivo de uma condição crônica provavelmente provocará mais dor, agravando e prolongando a condição (dor muscular cíclica). O fisioterapeuta precisa considerar isso e personalizar o tratamento para as necessidades do paciente.

Acupuntura. Outra técnica de modulação da dor, a acupuntura (ver Capítulo 2) usa o próprio sistema antinociceptor do organismo para reduzir os níveis de dor. A estimulação de certas áreas (ou pontos de acupuntura) parece causar a liberação de opioides endógenos (endorfinas e encefalinas), que reduzem as sensações dolorosas por meio da estimulação de interneurônios aferentes com estímulos abaixo do limiar de dor (Figura 11.17). Isto efetivamente bloqueia a transmissão de impulsos nocivos e, consequentemente, reduz as sensações de dor. A estimulação intermitente de cerca de dois pulsos por segundo parece ser mais eficaz na redução do desconforto ligado à disfunção mastigatória.[461] A acupuntura tem tido sucesso quando usada em alguns sintomas de DTM,[57,429,462-468] embora os pacientes pareçam preferir os tratamentos mais tradicionais.[469] Em um estudo, a acupuntura foi tão eficaz quanto um aparelho oclusal para a dor da DTM.[470] A estimulação elétrica adicionada à acupuntura (acupuntura elétrica) tem mostrado reduzir a dor mediante ativação do sistema opioide endógeno.[471,472] A acupuntura parece ser uma modalidade promissora, embora o seu mecanismo

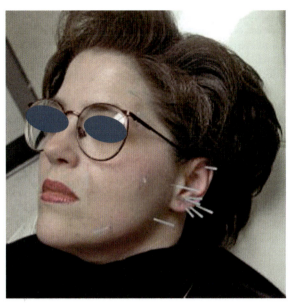

• **Figura 11.17** Agulhas de acupuntura colocadas na face podem ajudar a reduzir a dor nestas áreas. Estas agulhas são mantidas no lugar por aproximadamente 30 min, durante os quais são giradas (estimuladas) a cada 5 a 10 min.

de ação não seja bem compreendido. Outras investigações são certamente necessárias.[473-475]

Embora a acupuntura e a TENS pareçam envolver mecanismos semelhantes, há algumas evidências sugerindo que eles são fisiologicamente diferentes. A acupuntura parece utilizar endorfinas para a modulação da dor, enquanto a TENS pode não as utilizar.[476]

Conceito de autorregulação física

Quando uma DTM é aguda, a terapia imediata direcionada a uma etiologia evidente é normalmente suficiente para reduzir e eliminar, muitas vezes, os sintomas. Entretanto, quando os sintomas são mais prolongados, o tratamento torna-se mais difícil. A DTM crônica, frequentemente, não é resolvida por procedimentos odontológicos simples (p. ex., aparelho oclusal). Isto provavelmente acontece devido à presença de outros fatores significativos não fortemente relacionados à condição dentária. Alguns desses fatores talvez sejam questões psicossociais associadas a alterações características na fisiologia controlada pelo cérebro. Em um estudo interessante realizado por Phillips et al.,[169] pacientes com sintomas agudos de DTM foram avaliados psicossocialmente, mas não tratados de maneira formal. Estes indivíduos foram, então, chamados após 6 meses para determinar o estado dos seus sintomas de DTM. Phillips relatou que os indivíduos que continuaram a experimentar os sintomas de DTM eram diferentes em vários aspectos psicossociais daqueles que não apresentavam mais os sintomas. Indivíduos com DTM crônica apresentavam mais distúrbios de ansiedade e depressão que aqueles que haviam se recuperado. Também foram relatadas diferenças entre homens e mulheres. Os homens que desenvolveram DTM crônica eram mais propensos a demonstrar um transtorno de personalidade, enquanto as mulheres eram mais suscetíveis a apresentar um grau significativo de psicopatologia grave. O que é importante considerar é que alguns indivíduos podem ter certas questões psicossociais e respostas fisiológicas a estímulos inócuos que os tornam mais propensos a apresentar DTM crônica. Como mencionado em seção anterior deste capítulo, traumas emocionais anteriores podem aumentar cronicamente a regulação do sistema nervoso autônomo. Essa regulação positiva e a fisiologia perturbada podem tornar mais difíceis a recuperação do indivíduo de uma lesão recente ou o início dos sintomas, levando, assim, a uma condição crônica.[477] É por isso que, quando uma DTM se torna crônica, uma abordagem multiprofissional deve ser considerada. A equipe mínima para tratar uma DTM crônica deve ser composta de dentista, psicólogo e fisioterapeuta, ou profissionais que possuam uma combinação de habilidades de cada uma destas áreas.

Uma abordagem razoável no tratamento da DTM crônica e nas dores orofaciais deve desenvolver intervenções direcionadas às características específicas comumente observadas em pacientes com DTM crônica. O laboratório de pesquisa da University of Kentucky desenvolveu um programa[97,478] que sugere que indivíduos com dores orofaciais crônicas de origem muscular sejam distinguidos por cinco características, conforme a seguir:

- Os indivíduos relatam uma intensidade de dor significativa quando comparados a outros pacientes com dor e são também mais sensíveis a estímulos dolorosos na região do trigêmeo. Esta sensibilidade aos estímulos de dor é consistente com achados de pesquisa em outros campos da dor orofacial[479,480]
- Os pacientes com dor relatam níveis significativos de fadiga que atrapalham a função normal. Essa fadiga pode estar estreitamente relacionada à terceira e importante característica, a depressão, comum entre esses pacientes. No entanto, dados sugerem que um componente significativo da fadiga não está associado à depressão em si
- Depressão
- Os padrões respiratórios são interrompidos para que os níveis de dióxido de carbono ao fim da expiração sejam menores nesses pacientes que nos grupos-controle. Esse achado sugere que os padrões respiratórios alterados podem estar contribuindo para a "desregulação física" geral relatada por tais pacientes
- Por último, a quinta característica é que os pacientes mencionam transtornos do sono significativos que envolvem tanto a dificuldade de iniciá-lo quanto despertares contínuos. Essas cinco características representam um grupo de sintomas indicativos de "desregulação autonômica" e fornecem uma direção para a aplicação de estratégias de intervenção específicas para tratar os distúrbios fisiológicos subjacentes que podem estar contribuindo para a manutenção do distúrbio doloroso.

A seguir, é apresentado um método de tratamento para dor orofacial crônica com base em achados da pesquisa realizada por Peter Bertrand e Charles Carlson em 1993. O foco deste tratamento foi: (1) abordar a dor e a fadiga como um distúrbio fisiológico que necessita de correção; (2) tratar a desregulação autonômica; (3) alterar os padrões da disfunção respiratória; e (4) melhorar o sono. Como esta abordagem envolve a utilização de habilidades específicas para alterar os parâmetros fisiológicos, ela tem sido chamada de autorregulação física (ARF). Um manual de treinamento para ARF foi desenvolvido por Carlson e Bertrand em 1995 a fim de codificar e padronizar os procedimentos.[481] Em 1997, Bertrand e Carlson conduziram um estudo clínico randomizado controlado de uma abordagem de ARF em uma amostra clínica de pacientes com dor orofacial, no National Naval Dental Center, em Bethesda, Maryland.[482] Este ensaio randomizado incluiu, em dois grupos, 44 pacientes (com idade média de 34,6 anos) que apresentavam dor com duração de pelo menos 52 meses. Um dos grupos recebeu ARF e o outro, tratamento odontológico padrão (TOP), incluindo uma placa estabilizadora. Ambos os tratamentos resultaram em diminuição significativa da intensidade da dor e interferência da dor na vida dos pacientes após 6 semanas do início do tratamento. Aos 6 meses, no entanto, na consulta de acompanhamento, o grupo ARF relatou menos dor que o grupo TOP. A abertura máxima e confortável da boca melhorou em ambos os grupos logo no início, mas, na consulta de acompanhamento aos 6 meses, o grupo ARF apresentou melhores resultados em relação a isso. Estes estudos fornecem suporte para o uso e a avaliação contínua da abordagem ARF para o tratamento da dor orofacial.

A abordagem da ARF consiste em oito áreas de educação e treinamento. Em primeiro lugar, os pacientes são orientados com uma explicação sobre sua condição e têm a oportunidade de desenvolver uma consciência pessoal de seu problema. Em segundo lugar, são dadas aos pacientes instruções a respeito das posições de repouso das estruturas da região orofacial[483] e da importância em diminuir a ativação muscular, reconhecendo-se que as respostas musculares de cabeça e pescoço são relevantes para as tarefas específicas. Em terceiro, habilidades específicas são fornecidas para melhorar a consciência do posicionamento postural, especialmente das regiões de cabeça e pescoço. Isso é denominado *reeducação proprioceptiva*, elaborada por Carlson et al.[482] Em quarto lugar, uma habilidade para relaxar a tensão da parte superior das costas é também transmitida aos pacientes, por meio de um exercício envolvendo movimentos suaves dos grupos musculares romboides. Em quinto lugar, é fornecido aos pacientes um rápido procedimento de relaxamento progressivo que envolve o posicionamento das estruturas do corpo, juntamente com instruções para realizá-lo por pelo menos dois períodos durante as atividades diárias, com o propósito de relaxar profundamente os músculos e reduzir a tensão. Este treinamento (sexto lugar) é seguido por instruções específicas sobre a respiração diafragmática, para que os pacientes reservem regularmente um tempo para respirar com o diafragma em ritmo lento e relaxado quando os principais músculos esqueléticos do corpo não estiverem sendo utilizados na resposta a estímulos. Em sétimo lugar, os pacientes são orientados a iniciar o sono em uma posição relaxada, juntamente com outras recomendações de higiene do sono. Finalmente, os pacientes são instruídos sobre a ingestão de líquidos, nutrição e exercícios para a restauração do funcionamento normal. O programa completo de ARF é apresentado de modo a focar a compreensão da dor como um distúrbio fisiológico que é mais bem controlado por meio de repouso, nutrição, reparação dos tecidos, regulação comportamental do funcionamento autônomo e atividade apropriada. A abordagem da ARF destaca a limitação de qualquer atividade que aumente a sensação de desconforto ou dor para promover o retorno da função livre de dor.

A experiência clínica no trabalho com ARF nas duas últimas décadas sugere que se trate de um tratamento valioso para uma variedade de condições de dor orofacial. Apesar de ter sido inicialmente planejada sobretudo para distúrbios de dor muscular mastigatória, descobriu-se ser bastante útil no tratamento de vários distúrbios intracapsulares. A ARF auxilia no tratamento de distúrbios intracapsulares, permitindo o reconhecimento da atividade muscular inapropriada que pode levar à cocontração e à inibição da eficiência da difusão do fluido sinovial nas articulações previamente sobrecarregadas. Ao reduzir a carga muscular, a ARF ajuda a restabelecer a função normal com um intervalo de movimento livre de dor. Na verdade, a ARF é útil na maioria das condições de dor porque permite que o paciente obtenha o controle de várias funções fisiológicas e reverta a "desregulação" do seu sistema fisiológico. Para aqueles interessados em acrescentar esta abordagem à sua prática clínica, uma descrição mais detalhada da abordagem de ARF pode ser obtida.[481,482,484] Embora sejam necessários mais estudos clínicos para avaliar a abordagem da ARF, os dados atuais de estudos cientificamente controlados e a prática clínica indicam que os pacientes podem receber benefícios substanciais com o treinamento da ARF.

A autorregulação física é uma ferramenta poderosa para a redução de muitas condições de dor orofacial. Há dois problemas, no entanto, que precisam ser superados. Primeiro, como esses princípios são muitos simples, muitos pacientes não acreditam na sua eficiência. Na verdade, muitos clínicos provavelmente têm a mesma sensação até que constatem o sucesso que pode ser alcançado. O clínico, portanto, deve convencer o paciente de que pode conseguir melhorias na sua condição de dor se estas estratégias de tratamento forem seguidas.

O segundo problema a ser superado é que o paciente deve estar disposto a participar ativamente das estratégias de tratamento. Muitos pacientes só querem uma solução rápida; "dê-me um comprimido" ou "extraia o dente". A ARF funciona se o paciente participar ativamente e treinar. Estas estratégias só se adquirem com a prática, pois elas nem sempre vêm naturalmente. No entanto, a experiência mostra que o esforço pode ser muito gratificante.

Drs. Carlson e Bertrand gentilmente permitiram a publicação das estratégias e técnicas de tratamento de ARF, que podem ser encontradas no Capítulo 16.

Referências bibliográficas

1. Albino JEN, Committee Chairperson: The National Institutes of Health Technology Assessment Conference Statement on the Management of Temporomandibular Disorders, *J Am Dent Assoc* 127:1595–1599, 1996.
2. Truelove EL, Sommers EE, LeResche L, Dworkin SF, Von Korff M: Clinical diagnostic criteria for TMD. New classification permits multiple diagnoses see comments, *J Am Dent Assoc* 123(4):47–54, 1992.
3. Dworkin SF, Sherman J, Mancl L, et al.: Reliability, validity, and clinical utility of the research diagnostic criteria for temporomandibular disorders axis II scales: depression, nonspecific physical symptoms, and graded chronic pain, *J Orofac Pain* 16(3):207–220, 2002.
4. Schiffman E, Ohrbach R, Truelove E, et al.: Diagnostic criteria for temporomandibular disorders (DC/TMD) for clinical and research applications: recommendations of the international RDC/TMD consortium network* and orofacial pain special interest groupdagger, *J Oral Facial Pain Headache* 28(1):6–27, 2014.
5. Whitney CW, Von KM: Regression to the mean in treated versus untreated chronic pain, *Pain* 50(3):281–285, 1992.
6. Greene CS, Laskin DM: Long-term evaluation of conservative treatment for myofascial pain-dysfunction syndrome, *J Am Dent Assoc* 89(6):1365–1368, 1974.
7. Greene CS, Markovic MA: Response to nonsurgical treatment of patients with positive radiographic findings in the temporomandibular joint, *J Oral Surg* 34(8):692–697, 1976.
8. Carlsson SG, Gale EN: Biofeedback in the treatment of long-term temporomandibular joint pain: an outcome study, *Biofeedback Self Regul* 2(2):161–171, 1977.
9. Carraro JJ, Caffesse RG: Effect of occlusal splints on TMJ symptomatology, *J Prosthet Dent* 40(5):563–566, 1978.
10. Cohen SR: Follow-up evaluation of 105 patients with myofascial pain-dysfunction syndrome, *J Am Dent Assoc* 97(5):825–828, 1978.
11. Dohrmann RJ, Laskin DM: An evaluation of electromyographic biofeedback in the treatment of myofascial pain-dysfunction syndrome, *J Am Dent Assoc* 96(4):656–662, 1978.
12. Nel H: Myofascial pain-dysfunction syndrome, *J Prosthet Dent* 40(4):438–441, 1978.
13. Heloe B, Heiberg AN: A follow-up study of a group of female patients with myofascial pain-dysfunction syndrome, *Acta Odontol Scand* 38(3):129–134, 1980.

14. Wessberg GA, Carroll WL, Dinham R, Wolford LM: Transcutaneous electrical stimulation as an adjunct in the management of myofascial pain-dysfunction syndrome, *J Prosthet Dent* 45(3):307–314, 1981.
15. Greene CS, Laskin DM: Long-term evaluation of treatment for myofascial pain-dysfunction syndrome: a comparative analysis, *J Am Dent Assoc* 107(2):235–238, 1983.
16. Magnusson T, Carlsson GE: A 2 1/2-year follow-up of changes in headache and mandibular dysfunction after stomatognathic treatment, *J Prosthet Dent* 49(3):398–402, 1983.
17. Wedel A, Carlsson GE: Retrospective review of 350 patients referred to a TMJ clinic, *Community Dent Oral Epidemiol* 11(1):69–73, 1983.
18. Strychalski ID, Mohl ND, McCall Jr WD, Uthman AA: Three year follow-up TMJ patients: success rates and silent periods, *J Oral Rehabil* 11(1):71–78, 1984.
19. Okeson JP, Hayes DK: Long-term results of treatment for temporomandibular disorders: an evaluation by patients, *J Am Dent Assoc* 112(4):473–478, 1986.
20. Randolph CS, Greene CS, Moretti R, Forbes D, Perry HT: Conservative management of temporomandibular disorders: a posttreatment comparison between patients from a university clinic and from private practice, *Am J Orthod Dentofacial Orthop* 98(1):77–82, 1990.
21. Okeson JP: Long-term treatment of disk-interference disorders of the temporomandibular joint with anterior repositioning occlusal splints, *J Prosthet Dent* 60(5):611–616, 1988.
22. Williamson EH, Rosenzweig BJ: The treatment of temporomandibular disorders through repositioning splint therapy: a follow-up study, *Cranio* 16(4):222–225, 1998.
23. Kurita H, Kurashina K, Kotani A: Clinical effect of full coverage occlusal splint therapy for specific temporomandibular disorder conditions and symptoms, *J Prosthet Dent* 78(5):506–510, 1997.
24. Sato S, Kawamura H, Nagasaka H, Motegi K: The natural course of anterior disc displacement without reduction in the temporomandibular joint: follow-up at 6, 12, and 18 months, *J Oral Maxillofac Surg* 55(3):234–238, discussion 38–39, 1997.
25. Zarb GA, Thompson GW: Assessment of clinical treatment of patients with temporomandibular joint dysfunction, *J Prosthet Dent* 24(5):542–554, 1970.
26. Banks P, Mackenzie I, Condylotomy: a clinical and experimental appraisal of a surgical technique, *J Maxillofac Surg* 3(3):170–181, 1975.
27. Cherry CQ, Frew Jr A: High condylectomy for treatment of arthritis of the temporomandibular joint, *J Oral Surg* 35(4):285–288, 1977.
28. Brown WA: Internal derangement of the temporomandibular joint: review of 214 patients following meniscectomy, *Can J Surg* 23(1):30–32, 1980.
29. Bjornland T, Larheim TA: Synovectomy and diskectomy of the temporomandibular joint in patients with chronic arthritic disease compared with diskectomies in patients with internal derangement. A 3-year follow-up study, *Eur J Oral Sci* 103(1):2–7, 1995.
30. Marciani RD, Ziegler RC: Temporomandibular joint surgery: a review of fifty-one operations, *Oral Surg Oral Med Oral Pathol* 56(5):472–476, 1983.
31. Mejersjo C, Carlsson GE: Analysis of factors influencing the long-term effect of treatment of TMJ-pain dysfunction, *J Oral Rehabil* 11(3):289–297, 1984.
32. Upton LG, Scott RF, Hayward JR: Major maxillomandibular malrelations and temporomandibular joint pain-dysfunction, *J Prosthet Dent* 51(5):686–690, 1984.
33. Benson BJ, Keith DA: Patient response to surgical and nonsurgical treatment for internal derangement of the temporomandibular joint, *J Oral Maxillofac Surg* 43(10):770–777, 1985.
34. Eriksson L, Westesson PL: Results of temporomandibular joint diskectomies in Sweden 1965–85, *Swed Dent J* 11(1–2):1–9, 1987.
35. Silver CM: Long-term results of meniscectomy of the temporomandibular joint, *Cranio* 3(1):46–57, 1984.
36. Holmlund A, Gynther G, Axelsson S: Efficacy of arthroscopic lysis and lavage in patients with chronic locking of the temporomandibular joint, *Int J Oral Maxillofac Surg* 23(5):262–265, 1994.
37. Moses JJ, Poker ID: TMJ arthroscopic surgery: an analysis of 237 patients, *J Oral Maxillofac Surg* 47(8):790–794, 1989.
38. Murakami K, Moriya Y, Goto K, Segami N: Four-year follow-up study of temporomandibular joint arthroscopic surgery for advanced stage internal derangements, *J Oral Maxillofac Surg* 54(3):285–290, 1996.
39. Kirk Jr WS: Risk factors and initial surgical failures of TMJ arthrotomy and arthroplasty: a four to nine year evaluation of 303 surgical procedures, *Cranio* 16(3):154–161, 1998.
40. Murakami KI, Tsuboi Y, Bessho K, et al.: Outcome of arthroscopic surgery to the temporomandibular joint correlates with stage of internal derangement: five-year follow-up study, *Br J Oral Maxillofac Surg* 36(1):30–34, 1998.
41. Summer JD, Westesson PL: Mandibular repositioning can be effective in treatment of reducing TMJ disk displacement. A long-term clinical and MR imaging follow-up, *Cranio* 15(2):107–120, 1997.
42. Sato S, Ohta M, Ohki H, Kawamura H, Motegi K: Effect of lavage with injection of sodium hyaluronate for patients with nonreducing disk displacement of the temporomandibular joint, *Oral Surg Oral Med Oral Pathol Oral Radiol Endod* 84(3):241–244, 1997.
43. Nitzan DW, Samson B, Better H: Long-term outcome of arthrocentesis for sudden-onset, persistent, severe closed lock of the temporomandibular joint, *J Oral Maxillofac Surg* 55(2):151–157, Discussion 57–58, 1997.
44. Rosenberg I, Goss AN: The outcome of arthroscopic treatment of temporomandibular joint arthropathy, *Aust Dent J* 44(2):106–111, 1999.
45. Carvajal WA, Laskin DM: Long-term evaluation of arthrocentesis for the treatment of internal derangements of the temporomandibular joint, *J Oral Maxillofac Surg* 58(8):852–855, discussion 56–57, 2000.
46. Hall HD, Navarro EZ, Gibbs SJ: One- and three-year prospective outcome study of modified condylotomy for treatment of reducing disc displacement (see comments), *J Oral Maxillofac Surg* 58(1):7–17, discussion 18, 2000.
47. De Boever JA, Carlsson GE, Klineberg IJ: Need for occlusal therapy and prosthodontic treatment in the management of temporomandibular disorders. Part II: tooth loss and prosthodontic treatment, *J Oral Rehabil* 27(8):647–659, 2000.
48. Yatani H, Minakuchi H, Matsuka Y, Fujisawa T, Yamashita A: The long-term effect of occlusal therapy on self-administered treatment outcomes of TMD, *J Orofac Pain* 12(1):75–88, 1998.
49. Ramfjord SP, Ash MM: *Occlusion*, ed 3, Philadelphia, PA, 1983, Saunders Co.
50. Franks AST: Conservative treatment of temporomandibular joint dysfunction: a comparative study, *Dent Pract Dent Rec* 15:205–210, 1965.
51. Okeson JP, Kemper JT, Moody PM: A study of the use of occlusion splints in the treatment of acute and chronic patients with craniomandibular disorders, *J Prosthet Dent* 48(6):708–712, 1982.
52. Clark GT, Beemsterboer PL, Solberg WK, Rugh JD: Nocturnal electromyographic evaluation of myofascial pain dysfunction in patients undergoing occlusal splint therapy, *J Am Dent Assoc* 99(4):607–611, 1979.
53. Solberg WK, Clark GT, Rugh JD: Nocturnal electromyographic evaluation of bruxism patients undergoing short term splint therapy, *J Oral Rehabil* 2(3):215–223, 1975.
54. Fuchs P: The muscular activity of the chewing apparatus during night sleep. An examination of healthy subjects and patients with functional disturbances, *J Oral Rehabil* 2(1):35–48, 1975.
55. Okeson JP: The effects of hard and soft occlusal splints on nocturnal bruxism, *J Am Dent Assoc* 114(6):788–791, 1987.

56. Brown DT, Gaudet Jr EL: Outcome measurement for treated and untreated TMD patients using the TMJ scale, *Cranio* 12(4):216–222, 1994.
57. Dahlstrom L: Conservative treatment methods in craniomandibular disorder, *Swed Dent J* 16(6):217–230, 1992.
58. Yustin D, Neff P, Rieger MR, Hurst T: Characterization of 86 bruxing patients with long-term study of their management with occlusal devices and other forms of therapy, *J Orofac Pain* 7(1):54–60, 1993.
59. Linde C, Isacsson G, Jonsson BG: Outcome of 6-week treatment with transcutaneous electric nerve stimulation compared with splint on symptomatic temporomandibular joint disk displacement without reduction, *Acta Odontol Scand* 53(2):92–98, 1995.
60. Garefis P, Grigoriadou E, Zarifi A, Koidis PT: Effectiveness of conservative treatment for craniomandibular disorders: a 2-year longitudinal study, *J Orofac Pain* 8(3):309–314, 1994.
61. Wright E, Anderson G, Schulte J: A randomized clinical trial of intraoral soft splints and palliative treatment for masticatory muscle pain, *J Orofac Pain* 9(2):192–199, 1995.
62. Yap AU: Effects of stabilization appliances on nocturnal parafunctional activities in patients with and without signs of temporomandibular disorders, *J Oral Rehabil* 25(1):64–68, 1998.
63. Ekberg EC, Vallon D, Nilner M: Occlusal appliance therapy in patients with temporomandibular disorders. A double-blind controlled study in a short-term perspective, *Acta Odontol Scand* 56(2):122–128, 1998.
64. Bergstrom I, List T, Magnusson T: A follow-up study of subjective symptoms of temporomandibular disorders in patients who received acupuncture and/or interocclusal appliance therapy 18–20 years earlier, *Acta Odontol Scand* 66(2):88–92, 2008.
65. Turp JC, Jokstad A, Motschall E, et al.: Is there a superiority of multimodal as opposed to simple therapy in patients with temporomandibular disorders? A qualitative systematic review of the literature, *Clin Oral Implants Res* 18(Suppl 3):138–150, 2007.
66. Ekberg EC, Nilner M: Treatment outcome of short- and long-term appliance therapy in patients with TMD of myogenous origin and tension-type headache, *J Oral Rehabil* 33(10):713–721, 2006.
67. Kight M, Gatchel RJ, Wesley L: Temporomandibular disorders: evidence for significant overlap with psychopathology, *Health Psychol* 18(2):177–182, 1999.
68. Wexler GB, Steed PA: Psychological factors and temporomandibular outcomes, *Cranio* 16(2):72–77, 1998.
69. Licini F, Nojelli A, Segu M, Collesano V: Role of psychosocial factors in the etiology of temporomandibular disorders: relevance of a biaxial diagnosis, *Minerva Stomatol* 58(11–12):557–566, 2009.
70. Nilsson AM, Dahlstrom L: Perceived symptoms of psychological distress and salivary cortisol levels in young women with muscular or disk-related temporomandibular disorders, *Acta Odontol Scand* 68(5):284–288, 2010.
71. Carlson CR, Okeson JP, Falace DA, et al.: Comparison of psychological and physiological functioning between patients with masticatory muscle pain and matched controls, *J Orofacial Pain* 7:15–22, 1993.
72. de Leeuw J, Steenks MH, Ros WJ, et al.: Psychosocial aspects of craniomandibular dysfunction. An assessment of clinical and community findings, *J Oral Rehabil* 21(2):127–143, 1994.
73. Grassi C, Passatore M: Action of the sympathetic system on skeletal muscle, *Ital J Neurol Sci* 9(1):23–28, 1988.
74. Passatore M, Grassi C, Filippi GM: Sympathetically-induced development of tension in jaw muscles: the possible contraction of intrafusal muscle fibres, *Pflugers Arch* 405(4):297–304, 1985.
75. Korszun A, Papadopoulos E, Demitrack M, Engleberg C, Crofford L: The relationship between temporomandibular disorders and stress-associated syndromes, *Oral Surg Oral Med Oral Pathol Oral Radiol Endod* 86(4):416–420, 1998.
76. Fechir M, Schlereth T, Purat T, et al.: Patterns of sympathetic responses induced by different stress tasks, *Open Neurol J* 2:25–31, 2008.
77. Balasubramaniam R, de Leeuw R, Zhu H, et al.: Prevalence of temporomandibular disorders in fibromyalgia and failed back syndrome patients: a blinded prospective comparison study, *Oral Surg Oral Med Oral Pathol Oral Radiol Endod* 104(2):204–216, 2007.
78. Lupton DE: A preliminary investigation of the personality of female temporomandibular joint dysfunction patients, *Psychother Psychosom* 14(3):199–216, 1966.
79. Grieder A: Psychologic aspects of prosthodontics, *J Prosthet Dent* 30(5):736–744, 1973.
80. Solberg WK, Flint RT, Brantner JP: Temporomandibular joint pain and dysfunction: a clinical study of emotional and occlusal components, *J Prosthet Dent* 28(4):412–422, 1972.
81. Gross SM, Vacchiano RB: Personality correlates of patients with temporomandibular joint dysfunction, *J Prosthet Dent* 30:326–329, 1973.
82. Molin C, Edman G, Schalling D: Psychological studies of patients with mandibular pain dysfunction syndrome. 2. Tolerance for experimentally induced pain, *Sven Tandlak Tidskr* 66(1):15–23, 1973.
83. Engle GL: Primary atypical facial neuralgia, *Psychosom Med* 13:375–396, 1951.
84. Moulton R: Psychiatric considerations in maxillofacial pain, *J Am Dent Assoc* 51:408–414, 1955.
85. Lesse S: Atypical facial pain syndrome of psychogenic origin, *J Nerv Ment Dis* 124:346–351, 1956.
86. Restrepo CC, Vasquez LM, Alvarez M, Valencia I: Personality traits and temporomandibular disorders in a group of children with bruxing behaviour, *J Oral Rehabil* 35(8):585–593, 2008.
87. Southwell J, Deary IJ, Geissler P: Personality and anxiety in temporomandibular joint syndrome patients, *J Oral Rehabil* 17(3):239–243, 1990.
88. Reissmann DR, John MT, Seedorf H, Doering S, Schierz O: Temporomandibular disorder pain is related to the general disposition to be anxious, *J Oral Facial Pain Headache* 28(4):322–330, 2014.
89. Pingitore G, Chrobak V, Petrie J: The social and psychologic factors of bruxism, *J Prosthet Dent* 65(3):443–446, 1991.
90. Schnurr RF, Brooke RI, Rollman GB: Psychosocial correlates of temporomandibular joint pain and dysfunction (see comments), *Pain* 42(2):153–165, 1990.
91. Marbach JJ: The 'temporomandibular pain dysfunction syndrome' personality: fact or fiction? *J Oral Rehabil* 19(6):545–560, 1992.
92. Michelotti A, Martina R, Russo M, Romeo R: Personality characteristics of temporomandibular disorder patients using M.M.P.I., *Cranio* 16(2):119–125, 1998.
93. Solberg WK, Rugh JD: The use of bio-feedback devices in the treatment of bruxism, *J South Calif Dent Assoc* 40(9):852–853, 1972.
94. Kydd WL: Psychosomatic aspects of temporomandibular joint dysfunction, *J Am Dent Assoc* 59:31–44, 1959.
95. McCal CMJ, Szmyd L, Ritter RM: Personality characteristics in patients with temporomandibular pain and dysfunction syndrome: psychosocial, health behavior, physical illness and injury, *J Am Dent Assoc* 62:694–698, 1961.
96. Marbach JJ, Lennon MC, Dohrenwend BP: Candidate risk factors for temporomandibular pain and dysfunction syndrome: psychosocial, health behavior, physical illness and injury, *Pain* 34(2):139–151, 1988.
97. Carlson CR, Reid KI, Curran SL, et al.: Psychological and physiological parameters of masticatory muscle pain, *Pain* 76(3):297–307, 1998.
98. Madland G, Feinmann C, Newman S: Factors associated with anxiety and depression in facial arthromyalgia, *Pain* 84(2–3):225–232, 2000.
99. Glaros AG: Emotional factors in temporomandibular joint disorders, *J Indiana Dent Assoc* 79(4):20–23, 2000.
100. Mongini F, Ciccone G, Ibertis F, Negro C: Personality characteristics and accompanying symptoms in temporomandibular joint

dysfunction, headache, and facial pain, *J Orofac Pain* 14(1):52–58, 2000.
101. De Leeuw R, Bertoli E, Schmidt JE, Carlson CR: Prevalence of post-traumatic stress disorder symptoms in orofacial pain patients, *Oral Surg Oral Med Oral Pathol Oral Radiol Endod* 99(5):558–568, 2005.
102. Sherman JJ, Carlson CR, Wilson JF, Okeson JP, McCubbin JA: Post-traumatic stress disorder among patients with orofacial pain, *J Orofac Pain* 19(4):309–317, 2005.
103. Kinney RK, Gatchel RJ, Ellis E, Holt C: Major psychological disorders in chronic TMD patients: implications for successful management (see comments), *J Am Dent Assoc* 123(10):49–54, 1992.
104. Meldolesi G, Picardi A, Accivile E, Toraldo di Francia R, Biondi M: Personality and psychopathology in patients with temporomandibular joint pain-dysfunction syndrome. A controlled investigation, *Psychother Psychosom* 69(6):322–328, 2000.
105. Rugh JD, Solberg WK: Electromyographic studies of bruxist behavior before and during treatment, *J Calif Dent Assoc* 3(9):56–59, 1975.
106. Rugh JD, Solberg WK: Psychological implications in temporomandibular pain and dysfunction, *Oral Sci Rev* 7(3):3–30, 1976.
107. van Selms MK, Lobbezoo F, Wicks DJ, Hamburger HL, Naeije M: Craniomandibular pain, oral parafunctions, and psychological stress in a longitudinal case study, *J Oral Rehabil* 31(8):738–745, 2004.
108. Giraki M, Schneider C, Schafer R, et al.: Correlation between stress, stress-coping and current sleep bruxism, *Head Face Med* 6(2), 2010.
109. Al-Khotani A, Naimi-Akbar A, Gjelset M, et al.: The associations between psychosocial aspects and TMD-pain related aspects in children and adolescents, *J Headache Pain* 17:30, 2016.
110. Moss RA, Adams HE: The assessment of personality, anxiety and depression in mandibular pain dysfunction subjects, *J Oral Rehabil* 11(3):233–235, 1984.
111. Pierce CJ, Chrisman K, Bennett ME, Close JM: Stress, anticipatory stress, and psychologic measures related to sleep bruxism, *J Orofac Pain* 9(1):51–56, 1995.
112. Watanabe T, Ichikawa K, Clark GT: Bruxism levels and daily behaviors: 3 weeks of measurement and correlation, *J Orofac Pain* 17(1):65–73, 2003.
113. Manfredini D, Lobbezoo F: Role of psychosocial factors in the etiology of bruxism, *J Orofac Pain* 23(2):153–166, 2009.
114. Michelotti A, Cioffi I, Festa P, Scala G, Farella M: Oral parafunctions as risk factors for diagnostic TMD subgroups, *J Oral Rehabil* 37(3):157–162, 2010.
115. Eversole LR, Stone CE, Matheson D, Kaplan H: Psychometric profiles and facial pain, *Oral Surg Oral Med Oral Pathol* 60(3):269–274, 1985.
116. Pierce CJ, Gale EN: Prediction of outcome for bruxing treatment, *J Dent Res* 65(Special issue):233, (abstract #574), 1986.
117. Lindroth JE, Schmidt JE, Carlson CR: A comparison between masticatory muscle pain patients and intracapsular pain patients on behavioral and psychosocial domains, *J Orofac Pain* 16(4):277–283, 2002.
118. Tournavitis A, Tortopidis D, Fountoulakis K, Menexes G, Koidis P: Psychopathologic profiles of TMD patients with different pain locations, *Int J Prosthodont* 30(3):251–257, 2017.
119. Baggi L, Rubino IA, Zanna V, Martignoni M: Personality disorders and regulative styles of patients with temporo- mandibular joint pain dysfunction syndrome, *Percept Mot Skills* 80(1):267–273, 1995.
120. Clark GT, Minakuchi H, Lotaif AC: Orofacial pain and sensory disorders in the elderly, *Dent Clin North Am* 49(2):343–362, 2005.
121. Reeves 2nd JL, Merrill RL: Diagnostic and treatment challenges in occlusal dysesthesia, *J Calif Dent Assoc* 35(3):198–207, 2007.
122. Okeson JP: *Bell's oral and facial pain*, ed 6, Chicago, IL, 2014, Quintessence Publishing Co, Inc, pp 435–501 (chapter 18).
123. Wurtele SK, Kaplan GM, Keairnes M: Childhood sexual abuse among chronic pain patients, *Clin J Pain* 6(2):110–113, 1990.
124. Domino JV, Haber JD: Prior physical and sexual abuse in women with chronic headache: clinical correlates, *Headache* 27(6):310–314, 1987.
125. Curran SL, Sherman JJ, Cunningham LL, et al.: Physical and sexual abuse among orofacial pain patients: linkages with pain and psychologic distress, *J Orofac Pain* 9(4):340–346, 1995.
126. Toomey TC, Hernandez JT, Gittelman DF, Hulka JF: Relationship of sexual and physical abuse to pain and psychological assessment variables in chronic pelvic pain patients, *Pain* 53:105–109, 1993.
127. Haber JD, Roos C: Effects of spouse abuse and/or sexual abuse in the development and maintenance of chronic pain in women, *Adv Pain Res Ther* 9:889–894, 1985.
128. Riley 3rd JL, Robinson ME, Kvaal SA, Gremillion HA: Effects of physical and sexual abuse in facial pain: direct or mediated? *Cranio* 16(4):259–266, 1998.
129. Campbell LC, Riley 3rd JL, Kashikar Zuck S, Gremillion H, Robinson ME: Somatic, affective, and pain characteristics of chronic TMD patients with sexual versus physical abuse histories, *J Orofac Pain* 14(2):112–119, 2000.
130. Fillingim RB, Maixner W, Sigurdsson A, Kincaid S: Sexual and physical abuse history in subjects with temporomandibular disorders: relationship to clinical variables, pain sensitivity, and psychologic factors, *J Orofac Pain* 11(1):48–57, 1997.
131. McTeague LM, Lang PJ, Laplante MC, et al.: Aversive imagery in posttraumatic stress disorder: trauma recurrence, comorbidity, and physiological reactivity, *Biol Psychiatry* 67(4):346–356, 2010.
132. Jovanovic T, Blanding NQ, Norrholm SD, et al.: Childhood abuse is associated with increased startle reactivity in adulthood, *Depress Anxiety* 26(11):1018–1026, 2009.
133. Pole N, Neylan TC, Otte C, et al.: Associations between childhood trauma and emotion-modulated psychophysiological responses to startling sounds: a study of police cadets, *J Abnorm Psychol* 116(2): 352–361, 2007.
134. Fine EW: Psychological factors associated with non-organic temporomandibular joint pain dysfunction syndrome, *Br Dent J* 131(9):402–404, 1971.
135. Haley WE, Turner JA, Romano JM: Depression in chronic pain patients: relation to pain, activity, and sex differences, *Pain* 23(4):337–343, 1985.
136. Bassett DL, Gerke DC, Goss AN: Psychological factors in temporomandibular joint dysfunction: depression, *Aust Prosthodont J* 4:41–45, 1990.
137. Rugh JD, Woods BJ, Dahlstrom L: Temporomandibular disorders: assessment of psychological factors, *Adv Dent Res* 7(2):127–136, 1993.
138. Magni G, Moreschi C, Rigatti-Luchini S, Merskey H: Prospective study on the relationship between depressive symptoms and chronic musculoskeletal pain, *Pain* 56(3):289–297, 1994.
139. Auerbach SM, Laskin DM, Frantsve LM, Orr T: Depression, pain, exposure to stressful life events, and long-term outcomes in temporomandibular disorder patients, *J Oral Maxillofac Surg* 59(6):628–633, 2001.
140. Giannakopoulos NN, Keller L, Rammelsberg P, Kronmuller KT, Schmitter M: Anxiety and depression in patients with chronic temporomandibular pain and in controls, *J Dent* 38(5): 369–376, 2010.
141. Marbach JJ, Lund P: Depression, anhedonia and anxiety in temporomandibular joint and other facial pain syndromes, *Pain* 11(1):73–84, 1981.
142. Olson RE, Schwartz RA: Depression in patients with myofascial pain-dysfunction syndrome, *J Dent Res* 56(Special issue):160, (abstract #434), 1977.
143. Shibuya T, Kino K, Sugisaki M, et al.: Comparison of occlusal discomfort in patients with temporomandibular disorders between myofascial pain and disc displacement, *J Med Dent Sci* 56(4):139–147, 2009.

144. Gungormus Z, Erciyas K: Evaluation of the relationship between anxiety and depression and bruxism, *J Int Med Res* 37(2):547–550, 2009.
145. Manfredini D, Marini M, Pavan C, Pavan L, Guarda-Nardini L: Psychosocial profiles of painful TMD patients, *J Oral Rehabil* 36(3):193–198, 2009.
146. Tauschke E, Merskey H, Helmes E: Psychological defence mechanisms in patients with pain, *Pain* 40(2):161–170, 1990.
147. Gamsa A: Is emotional disturbance a precipitator or a consequence of chronic pain? *Pain* 42(2):183–195, 1990.
148. Magni G, Marchetti M, Moreschi C, Merskey H, Luchini SR: Chronic musculoskeletal pain and depressive symptoms in the national health and nutrition examination I. Epidemiologic follow-up study, *Pain* 53:163–168, 1993.
149. Von KM, Le RL, Dworkin SF: First onset of common pain symptoms: a prospective study of depression as a risk factor, *Pain* 55(2):251–258, 1993.
150. Yap AU, Dworkin SF, Chua EK, et al.: Prevalence of temporomandibular disorder subtypes, psychologic distress, and psychosocial dysfunction in Asian patients, *J Orofac Pain* 17(1):21–28, 2003.
151. Manfredini D, di Poggio AB, Romagnoli M, Dell'Osso L, Bosco M: Mood spectrum in patients with different painful temporomandibular disorders, *Cranio* 22(3):234–240, 2004.
152. Tversky J, Reade PC, Gerschman JA, Holwill BJ, Wright J: Role of depressive illness in the outcome of treatment of temporomandibular joint pain-dysfunction syndrome, *Oral Surg Oral Med Oral Pathol* 71(6):696–699, 1991.
153. Gessel AH: Electromygraphic biofeedback and tricyclic antidepressants in myofascial pain-dysfunction syndrome: psychological predictors of outcome, *J Am Dent Assoc* 91(5):1048–1052, 1975.
154. Schwartz RA, Greene CS, Laskin DM: Personality characteristics of patients with myofascial pain-dysfunction (MPD) syndrome unresponsive to conventional therapy, *J Dent Res* 58(5):1435–1439, 1979.
155. Millstein-Prentky S, Olson RE: Predictability of treatment outcome in patients with myofascial pain-dysfunction (MPD) syndrome, *J Dent Res* 58(4):1341–1346, 1979.
156. Dworkin SF: Benign chronic orofacial pain. Clinical criteria and therapeutic approaches, *Postgrad Med* 74(3):239–242, 1983. 45, 47-8.
157. Schulte J, Anderson G, Hathaway KM: Psychometric profile and related pain characteristics of temporomandibular disorders patients, *J Orofac Pain* 7(3):247–253, 1993.
158. Romano JM, Turner JA, Friedman LS, et al.: Sequential analysis of chronic pain behaviors and spouse responses, *J Consult Clin Psychol* 60:777–782, 1992.
159. Stenger EM: Chronic back pain: view from a psychiatrist's office, *Clin J Pain* 8(3):242–246, 1992.
160. Burgess JA, Dworkin SF: Litigation and post-traumatic TMD: how patients report treatment outcome, *J Am Dent Assoc* 124:105–110, 1993.
161. de Leeuw J, Ros WJ, Steenks MH, et al.: Multidimensional evaluation of craniomandibular dysfunction. II: pain assessment, *J Oral Rehabil* 21(5):515–532, 1994.
162. McCreary CP, Clark GT, Merril RL, et al.: Psychological distress and diagnostic subgroups of temporomandibular disorder patients, *Pain* 44:29–34, 1991.
163. Stockstill JW, Callahan CD: Personality hardiness, anxiety, and depression as constructs of interest in the study of temporomandibular disorders, *J Craniomandib Disord* 5(2):129–134, 1991.
164. Rugh JD, Solberg WK: Psychological implications in temporomandibular pain and dysfunction. In Zarb GA, Carlsson GE, editors: *Temporomandibular joint function and dysfunction*, Copenhagen, 1979, Munksgard, pp 239–268.
165. Duinkerke AS, Luteijn F, Bouman TK, de Jong HP: Relations between TMJ pain dysfunction syndrome (PDS) and some psychologic and biographic variables, *Community Dent Oral Epidemiol* 13(3):185–189, 1985.
166. Suvinen TI, Hanes KR, Reade PC: Outcome of therapy in the conservative management of temporomandibular pain dysfunction disorder, *J Oral Rehabil* 24(10):718–724, 1997.
167. Epker J, Gatchel RJ: Coping profile differences in the biopsychosocial functioning of patients with temporomandibular disorder, *Psychosom Med* 62(1):69–75, 2000.
168. Hagberg C, Hagberg M, Kopp S: Musculoskeletal symptoms and psychosocial factors among patients with craniomandibular disorders, *Acta Odontol Scand* 52(3):170–177, 1994.
169. Phillips JM, Gatchel RJ, Wesley AL, Ellis 3rd E: Clinical implications of sex in acute temporomandibular disorders, *J Am Dent Assoc* 132(1):49–57, 2001.
170. Malow RM, Olson RE, Greene CS: Myofascial pain dysfunction syndrome: A psychophysiological disorder. In Golden C, Alcaparras S, Strider F, Graber B, editors: *Applied techniques in behavioral medicine*, New York, NY, 1981, Grune and Stratton, pp 101–133.
171. Melzack R: Neurophysiological foundations of pain. In Sternback RA, editor: *The psychology of pain*, ed 2, New York, NY, 1986, Raven Press, pp 1–25.
172. Rugh JD: Psychological components of pain, *Dent Clin North Am* 31:579–594, 1987.
173. Glaros AG, Burton E: Parafunctional clenching, pain, and effort in temporomandibular disorders, *J Behav Med* 27(1):91–100, 2004.
174. Glaros AG, Tabacchi KN, Glass EG: Effect of parafunctional clenching on TMD pain, *J Orofac Pain* 12(2):145–152, 1998.
175. Zielinsky L: Counseling and cognitive behavior therapy as a part of integrated treatment for TMJ dysfunction and chronic orofacial pain, *Rev Cubana Estomatol* 26(1–2):39–56, 1989.
176. van der Meulen MJ, Lobbezoo F, Aartman IH, Naeije M: Self-reported oral parafunctions and pain intensity in temporomandibular disorder patients, *J Orofac Pain* 20(1):31–35, 2006.
177. Montero J, Gomez-Polo C: Personality traits and dental anxiety in self-reported bruxism. A cross-sectional study, *J Dent* 65:45–50, 2017.
178. Aggarwal VR, Tickle M, Javidi H, Peters S: Reviewing the evidence: can cognitive behavioral therapy improve outcomes for patients with chronic orofacial pain? *J Orofac Pain* 24(2):163–171, 2010.
179. Gardea MA, Gatchel RJ, Mishra KD: Long-term efficacy of biobehavioral treatment of temporomandibular disorders, *J Behav Med* 24(4):341–359, 2001.
180. Gramling SE, Neblett J, Grayson R, Townsend D: Temporomandibular disorder: efficacy of an oral habit reversal treatment program, *J Behav Ther Exp Psychiatry* 27(3):245–255, 1996.
181. Gavish A, Halachmi M, Winocur E, Gazit E: Oral habits and their association with signs and symptoms of temporomandibular disorders in adolescent girls, *J Oral Rehabil* 27(1):22–32, 2000.
182. Selye H: *Stress without distress*, ed 1, Philadelphia, PA, 1974, JB Lippincott Co.
183. Oakley ME, McCreary CP, Clark GT, et al.: A cognitive-behavioral approach to temporomandibular dysfunction treatment failures: a controlled comparison, *J Orofac Pain* 8(4):397–401, 1994.
184. Jacobson E: *Progressive relaxation*, Chicago, IL, 1968, University of Chicago Press.
185. Moller E, Sheik-Ol-Eslam A, Lous I: Deliberate relaxation of the temporal and masseter muscles in subjects with functional disorders of the chewing apparatus, *Scand J Dent Res* 79(7):478–482, 1971.
186. Gessel AH, Alderman MM: Management of myofascial pain dysfunction syndrome of the temporomandibular joint by tension control training, *Psychosomatics* 12(5):302–309, 1971.
187. Goldberg G: The psychological, physiological and hypnotic approach to bruxism in the treatment of periodontal disease, *J Am Soc Psychosom Dent Med* 20(3):75–91, 1973.
188. Reading A, Raw M: The treatment of mandibular dysfunction pain. Possible application of psychological methods, *Br Dent J* 140(6):201–205, 1976.

189. Blanchard F, Andrasik F, Evans D, et al.: Behavioral treatment of 250 chronic headache patients: a clinical replication series, *Behavioral Therapy* 16:308–327, 1985.
190. Larsson B, Melin L: Chronic headaches in adolescents: treatment in a school setting with relaxation training as compared with information-contact and self-registration, *Pain* 25(3):325–336, 1986.
191. Dahlstrom L, Carlsson SG: Treatment of mandibular dysfunction: the clinical usefulness of biofeedback in relation to splint therapy, *J Oral Rehabil* 11(3):277–284, 1984.
192. Lacroix JM, Clarke MA, Bock JC, Doxey NC: Muscle-contraction headaches in multiple-pain patients: treatment under worsening baseline conditions, *Arch Phys Med Rehabil* 67(1):14–18, 1986.
193. Hijzen TH, Slangen JL, van Houweligen HC: Subjective, clinical and EMG effects of biofeedback and splint treatment, *J Oral Rehabil* 13(6):529–539, 1986.
194. Raft D, Toomey T, Gregg JM: Behavior modification and haloperidol in chronic facial pain, *South Med J* 72(2):155–159, 1979.
195. Erlandson Jr PM, Poppen R: Electromyographic biofeedback and rest position training of masticatory muscles in myofascial pain-dysfunction patients, *J Prosthet Dent* 62(3):335–338, 1989.
196. Riley 3rd JL, Myers CD, Currie TP, et al.: Self-care behaviors associated with myofascial temporomandibular disorder pain, *J Orofac Pain* 21(3):194–202, 2007.
197. Nestoriuc Y, Rief W, Martin A: Meta-analysis of biofeedback for tension-type headache: efficacy, specificity, and treatment moderators, *J Consult Clin Psychol* 76(3):379–396, 2008.
198. Okeson JP, Moody PM, Kemper JT, Haley JV: Evaluation of occlusal splint therapy and relaxation procedures in patients with temporomandibular disorders, *J Am Dent Assoc* 107(3):420–424, 1983.
199. Carlson CR, Ventrella MA, Sturgis ET: Relaxation training through muscle stretching procedures: a pilot case, *J Behav Ther Exp Psychiatry* 18(2):121–126, 1987.
200. Carlson CR, Collins Jr FL, Nitz AJ, Sturgis ET, Rogers JL: Muscle stretching as an alternative relaxation training procedure, *J Behav Ther Exp Psychiatry* 21(1):29–38, 1990.
201. Carlson CR, Okeson JP, Falace DA, Nitz AJ, Anderson D: Stretch-based relaxation and the reduction of EMG activity among masticatory muscle pain patients, *J Craniomandib Disord* 5(3):205–212, 1991.
202. Shaw RM, Dettmar DM: Monitoring behavioural stress control using a craniomandibular index, *Aust Dent J* 35(2):147–151, 1990.
203. Manns A, Zuazola RV, Sirhan RM, Quiroz M, Rocabado M: Relationship between the tonic elevator mandibular activity and the vertical dimension during the states of vigilance and hypnosis, *Cranio* 8(2):163–170, 1990.
204. Gerschman J, Burrows G, Reade P: Hypnotherapy in the treatment of oro-facial pain, *Aust Dent J* 23(6):492–496, 1978.
205. Simon EP, Lewis DM: Medical hypnosis for temporomandibular disorders: treatment efficacy and medical utilization outcome, *Oral Surg Oral Med Oral Pathol Oral Radiol Endod* 90(1):54–63, 2000.
206. Stam HJ, McGrath PA, Brooke RI, Cosier F: Hypnotizability and the treatment of chronic facial pain, *Int J Clin Exp Hypn* 34(3):182–191, 1986.
207. Dubin LL: The use of hypnosis for temporomandibular joint (TMJ), *Psychiatr Med* 10(4):99–103, 1992.
208. Abrahamsen R, Zachariae R, Svensson P: Effect of hypnosis on oral function and psychological factors in temporomandibular disorders patients, *J Oral Rehabil* 36(8):556–570, 2009.
209. Zhang Y, Montoya L, Ebrahim S, et al.: Hypnosis/Relaxation therapy for temporomandibular disorders: a systematic review and meta-analysis of randomized controlled trials, *J Oral Facial Pain Headache* 29(2):115–125, 2015.
210. Ferrando M, Galdon MJ, Dura E, et al.: Enhancing the efficacy of treatment for temporomandibular patients with muscular diagnosis through cognitive-behavioral intervention, including hypnosis: a randomized study, *Oral Surg Oral Med Oral Pathol Oral Radiol* 113(1):81–89, 2012.
211. Flor H, Birbaumer N: Comparison of the efficacy of electromyographic biofeedback, cognitive-behavioral therapy, and conservative medical interventions in the treatment of chronic musculoskeletal pain, *J Consult Clin Psychol* 61(4):653–658, 1993.
212. Santoro F, Maiorana C, Campiotti A: Neuromuscular relaxation and CCMDP. Biofeedback and TENS. 4, *Dent Cadmos* 57(18):88–89, 1989.
213. Crider AB, Glaros AG: A meta-analysis of EMG biofeedback treatment of temporomandibular disorders, *J Orofac Pain* 13(1):29–37, 1999.
214. Mishra KD, Gatchel RJ, Gardea MA: The relative efficacy of three cognitive-behavioral treatment approaches to temporomandibular disorders, *J Behav Med* 23(3):293–309, 2000.
215. Grazzi L, Bussone G: Effect of biofeedback treatment on sympathetic function in common migraine and tension-type headache, *Cephalalgia* 13(3):197–200, 1993.
216. Jadidi F, Norregaard O, Baad-Hansen L, Arendt-Nielsen L, Svensson P: Assessment of sleep parameters during contingent electrical stimulation in subjects with jaw muscle activity during sleep: a polysomnographic study, *Eur J Oral Sci* 119(3):211–218, 2011.
217. Jadidi F, Castrillon E, Svensson P: Effect of conditioning electrical stimuli on temporalis electromyographic activity during sleep, *J Oral Rehabil* 35(3):171–183, 2008.
218. Nishigawa K, Kondo K, Takeuchi H, Clark GT: Contingent electrical lip stimulation for sleep bruxism: a pilot study, *J Prosthet Dent* 89(4):412–417, 2003.
219. Funch DP, Gale EN: Factors associated with nocturnal bruxism and its treatment, *J Behav Med* 3(4):385–397, 1980.
220. Cassisi JE, McGlynn FD, Belles DR: EMG-activated feedback alarms for the treatment of nocturnal bruxism: current status and future directions, *Biofeedback Self Regul* 12(1):13–30, 1987.
221. Crider A, Glaros AG, Gevirtz RN: Efficacy of biofeedback-based treatments for temporomandibular disorders, *Appl Psychophysiol Biofeedback* 30(4):333–345, 2005.
222. Lee Knight CT, Harrison EL, Price CJ: Dental injuries at the 1989 Canada games: an epidemiological study, *J Can Dent Assoc* 58(10):810–815, 1992.
223. Singh GD, Maher GJ, Padilla RR: Customized mandibular orthotics in the prevention of concussion/mild traumatic brain injury in football players: a preliminary study, *Dent Traumatol* 25(5):515–521, 2009.
224. Garon MW, Merkle A, Wright JT: Mouth protectors and oral trauma: a study of adolescent football players, *J Am Dent Assoc* 112(5):663–665, 1986.
225. Seals Jr RR, Morrow RM, Kuebker WA, Farney WD: An evaluation of mouthguard programs in Texas high school football, *J Am Dent Assoc* 110(6):904–909, 1985.
226. Geary JL, Clifford TJ, Kinirons MJ: Occlusal accommodation and mouthguards for prevention of orofacial trauma, *Oral Health Prev Dent* 7(1):55–59, 2009.
227. Chatterjee M, Hilton I: A comparison of the attitudes and beliefs of professional rugby players from one club and parents of children playing rugby at an adjacent amateur club to the wearing of mouthguards, *Prim Dent Care* 14(3):111–116, 2007.
228. Green JI: The Role of mouthguards in preventing and reducing sports-related trauma, *Prim Dent J* 6(2):27–34, 2017.
229. Afrashtehfar KI, Chung J: Mouthguard use may reduce dentofacial injuries in field hockey players, *Evid Based Dent* 18(2):48–49, 2017.
230. Gould TE, Piland SG, Caswell SV, et al.: National athletic trainers' association position statement: preventing and managing sport-related dental and oral injuries, *J Athl Train* 51(10):821–839, 2016.
231. Winters J, DeMont R: Role of mouthguards in reducing mild traumatic brain injury/concussion incidence in high school football athletes, *Gen Dent* 62(3):34–38, 2014.

232. Okeson JP, Phillips BA, Berry DT, et al.: Nocturnal bruxing events in healthy geriatric subjects, *J Oral Rehabil* 17(5):411–418, 1990.
233. Okeson JP, Phillips BA, Berry DT, Cook YR, Cabelka JF: Nocturnal bruxing events in subjects with sleep-disordered breathing and control subjects, *J Craniomandib Disord* 5(4):258–264, 1991.
234. Okeson JP, Phillips BA, Berry DT, Baldwin RM: Nocturnal bruxing events: a report of normative data and cardiovascular response, *J Oral Rehabil* 21(6):623–630, 1994.
235. Satoh T, Harada Y: Electrophysiological study on toothgrinding during sleep, *Electroencephalogr, Clin Neurophysiol* 35(3):267–275, 1973.
236. Raphael KG, Sirois DA, Janal MN, et al.: Sleep bruxism and myofascial temporomandibular disorders: a laboratory-based polysomnographic investigation, *J Am Dent Assoc* 143(11):1223–1231, 2012.
237. Lavigne GJ, Khoury S, Abe S, Yamaguchi T, Raphael K: Bruxism physiology and pathology: an overview for clinicians, *J Oral Rehabil* 35(7):476–494, 2008.
238. Rompre PH, Daigle-Landry D, Guitard F, Montplaisir JY, Lavigne GJ: Identification of a sleep bruxism subgroup with a higher risk of pain, *J Dent Res* 86(9):837–842, 2007.
239. Rugh JD, Robbins JW: Oral Habits Disorders. In Ingersoll B, editor: *Behavioral aspects in dentistry*, New York, NY, 1982, Appleton-Century-Crofts, pp 179–202.
240. Turk DC, Rudy TE, Kubinski JA, Zaki HS, Greco CM: Dysfunctional patients with temporomandibular disorders: evaluating the efficacy of a tailored treatment protocol, *J Consult Clin Psychol* 64(1):139–146, 1996.
241. Clarke NG: Occlusion and myofascial pain dysfunction: is there a relationship? *J Am Dent Assoc* 104(4):443–446, 1982.
242. Hicks RA, Conti P: Nocturnal bruxism and self reports of stress-related symptoms, *Percept Mot Skills* 72(3 Pt 2):1182, 1991.
243. Clarke NG, Townsend GC: Distribution of nocturnal bruxing patterns in man, *J Oral Rehabil* 11(6):529–534, 1984.
244. Lavigne GI, Montplaisir JY: Bruxism: Epidemiology, diagnosis, pathophysiology, and pharmacology. In Fricton JR, Dubner RB, editors: *Orofacial pain and temporomandibular disorders*, New York, NY, 1995, Raven Press, pp 387–404.
245. Miguel AV, Montplaisir J, Rompre PH, Lund JP, Lavigne GJ: Bruxism and other orofacial movements during sleep, *J Craniomandib Disord* 6(1):71–81, 1992.
246. Westrup DA, Keller SR, Nellis TA, Hicks RA: Arousability and bruxism in male and female college students, *Percept Mot Skills* 75(3 Pt 1):796–798, 1992.
247. Bailey JO, Rugh JD: Effects of occlusal adjustment on bruxism as monitored by nocturnal EMG recordings, *J Dent Res* 59(special issue):317, 1980.
248. Sjoholm T, Kauko T, Kemppainen P, Rauhala E: Long-term use of occlusal appliance has impact on sleep structure, *J Oral Rehabil* 41(11):795–800, 2014.
249. Fordyce WE: *Behavior methods for chronic pain and illness*, St Louis, MO, 1976, The CV Mosby Co.
250. Black RG: The chronic pain syndrome, *Surg Clin North Am* 55(4):999–1011, 1975.
251. Turk DC, Brody MC: Chronic opioid therapy for persistent noncancer pain: panacea or oxymoron? *Am Pain Soc Bull* 1:4–7, 1993.
252. Fordyce WE: On opioids and treatment targets, *Am Pain Soc Bull* 1:1–13, 1991.
253. McMahon FG, Arndt Jr WF, Newton JJ, Montgomery PA, Perhach JL: clinical experience with flupirtine in the U.S, *Postgrad Med J* 63(Suppl 3):81–85, 1987.
254. Abbadie C, Besson JM: Chronic treatments with aspirin or acetaminophen reduce both the development of polyarthritis and Fos-like immunoreactivity in rat lumbar spinal cord, *Pain* 57(1):45–54, 1994.
255. Garcia RLA, Jick H: Risk of upper gastrointestinal bleeding and perforation associated with individual non-steroidal anti-inflammatory drugs (published erratum appears in, *Lancet* 343(8904):1048, 1994, *Lancet* 343(8900):769–772, 1994.
256. Langman MJ, Weil J, Wainwright P, et al.: Risks of bleeding peptic ulcer associated with individual non-steroidal anti-inflammatory drugs (see comments) (published erratum appears in, *Lancet* 343(8908):1302, 1994, *Lancet* 343(8905):1075–1078, 1994.
257. Hargreaves KM, Troullos ES, Dionne RA: Pharmacologic rationale for the treatment of acute pain, *Dent Clin North Am* 31:675–694, 1987.
258. Cicconetti A, Bartoli A, Ripari F, Ripari A: COX-2 selective inhibitors: a literature review of analgesic efficacy and safety in oral-maxillofacial surgery, *Oral Surg Oral Med Oral Pathol Oral Radiol Endod* 97(2):139–146, 2004.
259. Garner S, Fidan D, Frankish R, et al.: Celecoxib for rheumatoid arthritis, *Cochrane Database Syst Rev* 4:CD003831, 2002.
260. Straube S, Derry S, McQuay HJ, Moore RA: Effect of preoperative Cox-II-selective NSAIDs (coxibs) on postoperative outcomes: a systematic review of randomized studies, *Acta Anaesthesiol Scand* 49(5):601–613, 2005.
261. Quinn JH, Kent JH, Moise A, Lukiw WJ: Cyclooxygenase-2 in synovial tissue and fluid of dysfunctional temporomandibular joints with internal derangement, *J Oral Maxillofac Surg* 58(11):1229–1232, 2000.
262. Ta LE, Dionne RA: Treatment of painful temporomandibular joints with a cyclooxygenase-2 inhibitor: a randomized placebo-controlled comparison of celecoxib to naproxen, *Pain* 111(1–2):13–21, 2004.
263. Ekberg EC, Kopp S, Akerman S: Diclofenac sodium as an alternative treatment of temporomandibular joint pain, *Acta Odontol Scand* 54(3):154–159, 1996.
264. Dionne RA, Berthold CW: Therapeutic uses of non-steroidal anti-inflammatory drugs in dentistry, *Crit Rev Oral Biol Med* 12(4):315–330, 2001.
265. Stanko JR: Review of oral skeletal muscle relaxants for the craniomandibular disorder (CMD) practitioner, *Cranio* 8:234–243, 1990.
266. Tseng TC, Wang SC: Locus of action of centrally acting muscle relaxants, diazepam and tybamate, *J Pharmacol Exp Ther* 178(2):350–360, 1971.
267. Borenstein DG, Lacks S, Wiesel SW: Cyclobenzaprine and naproxen versus naproxen alone in the treatment of acute low back pain and muscle spasm, *Clin Ther* 12(2):125–131, 1990.
268. Reynolds WJ, Moldofsky H, Saskin P, Lue FA: The effects of cyclobenzaprine on sleep physiology and symptoms in patients with fibromyalgia, *J Rheumatol* 18(3):452–454, 1991.
269. Hamaty D, Valentine JL, Howard R, et al.: The plasma endorphin, prostaglandin and catecholamine profile of patients with fibrositis treated with cyclobenzaprine and placebo: a 5-month study, *J Rheumatol* 19(Suppl):164–168, 1989.
270. Herman CR, Schiffman EL, Look JO, Rindal DB: The effectiveness of adding pharmacologic treatment with clonazepam or cyclobenzaprine to patient education and self-care for the treatment of jaw pain upon awakening: a randomized clinical trial, *J Orofac Pain* 16(1):64–70, 2002.
271. Dellemijn PL, Fields HL: Do benzodiazepines have a role in chronic pain management? *Pain* 57(2):137–152, 1994.
272. Denucci DJ, Dionne RA, Dubner R: Identifying a neurobiologic basis for drug therapy in TMDs, *J Am Dent Assoc* 127(5):581–593, 1996.
273. Rugh JD, Harlan J: Nocturnal bruxism and temporomandibular disorders. In Jankovic J, Tolosa E, editors: *Facial dyskinesias*, New York, NY, Raven Press, 1988, pp 329–341.
274. Harkins S, Linford J, Cohen J, Kramer T, Cueva L: Administration of clonazepam in the treatment of TMD and associated myofascial pain: a double-blind pilot study, *J Craniomandib Disord* 5(3):179–186, 1991.
275. McQuay H, Carroll D, Jadad AR, Wiffen P, Moore A: Anticonvulsant drugs for management of pain: a systematic review, *Brit Med J* 311(7012):1047–1052, 1995.

276. Wiffen P, McQuay H, Carroll D, Jadad A, Moore A: Anticonvulsant drugs for acute and chronic pain, *Cochrane Database Syst Rev* (2) Cd001133, 2000.
277. Nemcovsky CE, Gross MD: A comparative study of the stereognathic ability between patients with myofascial pain dysfunction syndrome and a control group, *Cranio* 9(1):35–38, 1991.
278. Kreisberg MK: Tricyclic antidepressants: analgesic effect and indications in orofacial pain, *J Craniomandib Disord* 2(4):171–177, 1988.
279. Lascelles RG: Atypical facial pain and depression, *Br J Psychiatry* 112(488):651–659, 1966.
280. Brown RS, Bottomley WK: Utilization and mechanism of action of tricyclic antidepressants in the treatment of chronic facial pain: a review of the literature, *Anesth Prog* 37(5):223–229, 1990.
281. Philipp M, Fickinger M: Psychotropic drugs in the management of chronic pain syndromes, *Pharmacopsychiatry* 26(6):221–234, 1993.
282. Ward N, Bokan JA, Phillips M, et al.: Antidepressants in concomitant chronic back pain and depression: doxepin and desipramine compared, *J Clin Psychiatry* 45(3 Pt 2):54–59, 1984.
283. Dionne RA: Pharmacologic treatments for temporomandibular disorders, *Oral Surg Oral Med Oral Pathol Oral Radiol Endod* 83(1):134–142, 1997.
284. Brazeau GA, Gremillion HA, Widmer CG, et al.: The role of pharmacy in the management of patients with temporomandibular disorders and orofacial pain, *J Am Pharm Assoc (Wash)* 38(3):354–361, 1998.
285. Pettengill CA, Reisner-Keller L: The use of tricyclic antidepressants for the control of chronic orofacial pain, *Cranio* 15(1):53–56, 1997.
286. Plesh O, Curtis D, Levine J, McCall Jr WD: Amitriptyline treatment of chronic pain in patients with temporomandibular disorders, *J Oral Rehabil* 27(10):834–841, 2000.
287. Saarto T, Wiffen PJ: Antidepressants for neuropathic pain, *Cochrane Database Syst Rev* 3: CD005454, 2005.
288. Sharav Y, Singer E, Schmidt E, Dionne RA, Dubner R: The analgesic effect of amitriptyline on chronic facial pain, *Pain* 31(2):199–209, 1987.
289. Fields HL: Pain II: new approaches to management, *Ann Neurol* 9(2):101–106, 1981.
290. Spiegel K, Kalb R, Pasternak GW: Analgesic activity of tricyclic antidepressants, *Ann Neurol* 13(4):462–465, 1983.
291. Zitman FG, Linssen AC, Edelbroek PM, Stijnen T: Low dose amitriptyline in chronic pain: the gain is modest, *Pain* 42(1):35–42, 1990.
292. Benoliel R, Eliav E, Elishoov H, Sharav Y: Diagnosis and treatment of persistent pain after trauma to the head and neck, *J Oral Maxillofac Surg* 52(11):1138–1147, 1994.
293. Egbunike IG, Chaffee BJ: Antidepressants in the management of chronic pain syndromes, *ADv Pain REs Therapy* 10:262–270, 1990.
294. Tura B, Tura SM: The analgesic effect of tricyclic antidepressants, *Brain Res* 518(1–2):19–22, 1990.
295. Rizzatti-Barbosa CM, Nogueira MT, de Andrade ED, Ambrosano GM, de Barbosa JR: Clinical evaluation of amitriptyline for the control of chronic pain caused by temporomandibular joint disorders, *Cranio* 21(3):221–225, 2003.
296. Zakrzewska JM: Diagnosis and management of non-dental orofacial pain, *Dent Update* 34(3):134–136, 2007, 38–9.
297. Kerrick JM, Fine PG, Lipman AG, Love G: Low-dose amitriptyline as an adjunct to opioids for postoperative orthopedic pain: a placebo-controlled trial, *Pain* 52(3):325–330, 1993.
298. Harris M: Medical versus surgical management of temporomandibular joint pain and dysfunction, *Br J Oral Maxillofac Surg* 25(2):113–120, 1987.
299. Moja PL, Cusi C, Sterzi RR, Canepari C: Selective serotonin reuptake inhibitors (SSRIs) for preventing migraine and tension-type headaches, *Cochrane Database Syst Rev* 3: CD002919, 2005.
300. Ware JC: Tricyclic antidepressants in the treatment of insomnia, *J Clin Psychiatry* 44(9 Pt 2):25–28, 1983.
301. Wilke WS, Mackenzie AH: Proposed pathogenesis of fibrositis, *Cleve Clin Q* 52(2):147–154, 1985.
302. Treadwell BL: Fibromyalgia or the fibrositis syndrome: a new look, *N Z Med J* 94(698):457–459, 1981.
303. Moldofsky H, Scarisbrick P, England R, Smythe H: Musculoskeletal symptoms and non-REM sleep disturbance in patients with fibrositis syndrome and healthy subjects, *Psychosom Med* 37(4):341–351, 1975.
304. Moldofsky H, Scarisbrick P: Induction of neurasthenic musculoskeletal pain syndrome by selective sleep stage deprivation, *Psychosom Med* 38(1):35–44, 1976.
305. Carette S, McCain GA, Bell DA, Fam AG: Evaluation of amitriptyline in primary fibrositis. A double-blind, placebo-controlled study, *Arthritis Rheum* 29(5):655–659, 1986.
306. Goldenberg DL, Felson DT, Dinerman H: A randomized, controlled trial of amitriptyline and naproxen in the treatment of patients with fibromyalgia, *Arthritis Rheum* 29(11):1371–1377, 1986.
307. Wolfe F: The clinical syndrome of fibrositis, *Am J Med* 81(3A):7–14, 1986.
308. Goldenberg DL: A review of the role of tricyclic medications in the treatment of fibromyalgia syndrome, *J Rheumatol* 19(Suppl):137–139, 1989.
309. Gendreau RM, Thorn MD, Gendreau JF, et al.: Efficacy of milnacipran in patients with fibromyalgia, *J Rheumatol* 32(10):1975–1985, 2005.
310. Finnerup NB: Is duloxetine useful for central neuropathic pain? *Pain* 152(2):243–244, 2011.
311. Roskell NS, Beard SM, Zhao Y, Le TK: A meta-analysis of pain response in the treatment of fibromyalgia, *Pain Pract* 11(6):516–527, 2011.
312. Lee YC, Chen PP: A review of SSRIs and SNRIs in neuropathic pain, *Expert Opin Pharmacother* 11(17):2813–2825, 2010.
313. Taylor CP, Gee NS, Su TZ, et al.: A summary of mechanistic hypotheses of gabapentin pharmacology, *Epilepsy Res* 29(3):233–249, 1998.
314. Ifuku M, Iseki M, Hidaka I, et al.: Replacement of gabapentin with pregabalin in postherpetic neuralgia therapy, *Pain Med* 12(7):1112–1116, 2011.
315. Moore RA, Wiffen PJ, Derry S, McQuay HJ: Gabapentin for chronic neuropathic pain and fibromyalgia in adults, *Cochrane Database Syst Rev* 3: CD007938, 2011.
316. Okeson JP: *Bell's oral and facial pain*, ed 7, Chicago, IL, 2014, Quintessence Publishing Co, Inc.
317. Okeson JP: *Bell's oral and facial pain*. ed 7, Chicago, IL, 2014, Quintessence Publishing Co, Inc, pp 249–285, (chapter 12).
318. Tremont-Lukats IW, Challapalli V, McNicol ED, Lau J, Carr DB: Systemic administration of local anesthetics to relieve neuropathic pain: a systematic review and meta-analysis, *Anesth Analg* 101(6):1738–1749, 2005.
319. Simons DG, Travell JG, Simons LS: *Travell & Simons' myofascial pain and dysfunction: a trigger point manual*, ed 2, Baltimore, MD, 1999, Williams & Wilkins.
320. Fine PG, Milano R, Hare BD: The effects of myofascial trigger point injections are naloxone reversible, *Pain* 32(1):15–20, 1988.
321. Hameroff SR, Crago BR, Blitt CD, Womble J, Kanel J: Comparison of bupivacaine, etidocaine, and saline for trigger-point therapy, *Anesth Analg* 60(10):752–755, 1981.
322. Graboski CL, Gray DS, Burnham RS: Botulinum toxin A versus bupivacaine trigger point injections for the treatment of myofascial pain syndrome: a randomised double blind crossover study, *Pain* 118(1–2):170–175, 2005.
323. Kamanli A, Kaya A, Ardicoglu O, et al.: Comparison of lidocaine injection, botulinum toxin injection, and dry needling to trigger points in myofascial pain syndrome, *Rheumatol Int* 25(8):604–611, 2005.
324. Danzig W, May S, McNeill C, Miller A: Effect of an anesthetic injected into the temporomandibular joint space in patients with TMD, *J Craniomandib Disord* 6(4):288–295, 1992.

325. Gracely RH, Lynch SA, Bennett GJ, Miller A: Painful neuropathy: altered central processing maintained dynamically by peripheral input (published erratum appears in, *Pain* 52(2):251–253, 1993), (see comments), *Pain* 51(2):175–194, 1992.
326. Black RG, Bonica JJ: Analgesic blocks, *Postgrad Med* 53(6):105–110, 1973.
327. Ernest EA: *Temporomandibular joint and craniofacial pain*, ed 2, Montgomery, AL, 1983, Ernest Publications.
328. Travell J: Temporomandibular joint pain referred from muscles of the head and neck, *J Prosthet Dent* 10:745–763, 1960.
329. Bell WE: *Temporomandibular disorders: classification, diagnosis and management*, ed 3, Chicago, IL, 1990, Year Book.
330. Laskin JL, Wallace WR, DeLeo B: Use of bupivacaine hydrochloride in oral surgery-a clinical study, *J Oral Surg* 35(1):25–29, 1977.
331. Guttu RL, Page DG, Laskin DM: Delayed healing of muscle after injection of bupivacaine and steroid, *Ann of Dent* 49:5–8, 1990.
332. Henny FA: Intra-articular injection of hydrocortisone into the temporomandibular joint, *J Oral Surg* 12:314–319, 1954.
333. Toller PA: Osteoarthrosis of the mandibular condyle, *Br Dent J* 134(6):223–231, 1973.
334. Toller P: Non-surgical treatment of dysfunctions of the temporomandibular joint, *Oral Sci Rev* 7:70–85, 1976.
335. Kopp S, Carlsson GE, Haraldson T, Wenneberg B: Long-term effect of intra-articular injections of sodium hyaluronate and corticosteroid on temporomandibular joint arthritis, *J Oral Maxillofac Surg* 45(11):929–935, 1987.
336. Wenneberg B, Kopp S, Grondahl HG: Long-term effect of intra-articular injections of a glucocorticosteroid into the TMJ: a clinical and radiographic 8-year follow-up, *J Craniomandib Disord* 5(1):11–18, 1991.
337. Poswillo D: Experimental investigation of the effects of intra-articular hydrocortisone and high condylectomy on the mandibular condyle, *Oral Surg Oral Med Oral Pathol* 30(2):161–173, 1970.
338. Zarb GA, Spech JE: The treatment of mandibular dysfunction. In Zarb GA, Carlsson GE, editors: *Temporomandibular joint: function and dysfunction*, St Louis MO, 1979, The CV Mosby Co (chapter 12).
339. Schindler C, Paessler L, Eckelt U, Kirch W: Severe temporomandibular dysfunction and joint destruction after intra-articular injection of triamcinolone, *J Oral Pathol Med* 34(3):184–186, 2005.
340. Sewall SR, Ryan DE, Kwon PH, Oyen OJ: The effects of intra-articular deposition of betamethasone in the goat temporomandibular joint, *J Oral Maxillofac Surg* 53(12):1435–1439, discussion 40, 1995.
341. Kopp S, Wenneberg B, Haraldson T, Carlsson GE: The short-term effect of intra-articular injections of sodium hyaluronate and corticosteroid on temporomandibular joint pain and dysfunction, *J Oral Maxillofac Surg* 43(6):429–435, 1985.
342. Bertolami CN, Gay T, Clark GT, et al.: Use of sodium hyaluronate in treating temporomandibular joint disorders: a randomized, double-blind, placebo-controlled clinical trial, *J Oral Maxillofac Surg* 51(3):232–242, 1993.
343. Alpaslan C, Bilgihan A, Alpaslan GH, et al.: Effect of arthrocentesis and sodium hyaluronate injection on nitrite, nitrate, and thiobarbituric acid-reactive substance levels in the synovial fluid, *Oral Surg Oral Med Oral Pathol Oral Radiol Endod* 89(6):686–690, 2000.
344. Hirota W: Intra-articular injection of hyaluronic acid reduces total amounts of leukotriene C4, 6-keto-prostaglandin $F_1\alpha$, prostaglandin $F_2\alpha$ and interleukin-1β in synovial fluid of patients with internal derangement in disorders of the temporomandibular joint, *Br J Oral Maxillofac Surg* 36(1):35–38, 1998.
345. Long X, Chen G, Cheng AH, et al.: A randomized controlled trial of superior and inferior temporomandibular joint space injection with hyaluronic acid in treatment of anterior disc displacement without reduction, *J Oral Maxillofac Surg* 67(2):357–361, 2009.
346. Basterzi Y, Sari A, Demirkan F, Unal S, Arslan E: Intraarticular hyaluronic acid injection for the treatment of reducing and nonreducing disc displacement of the temporomandibular joint, *Ann Plast Surg* 62(3):265–267, 2009.
347. Sato S, Sakamoto M, Kawamura H, Motegi K: Disc position and morphology in patients with nonreducing disc displacement treated by injection of sodium hyaluronate, *Int J Oral Maxillofac Surg* 28(4):253–257, 1999.
348. Alpaslan GH, Alpaslan C: Efficacy of temporomandibular joint arthrocentesis with and without injection of sodium hyaluronate in treatment of internal derangements, *J Oral Maxillofac Surg* 59(6):613–618, 2001.
349. Guarda-Nardini L, Tito R, Staffieri A, Beltrame A: Treatment of patients with arthrosis of the temporomandibular joint by infiltration of sodium hyaluronate: a preliminary study, *Eur Arch Otorhinolaryngol* 259(5):279–284, 2002.
350. Manfredini D, Piccotti F, Guarda-Nardini L: Hyaluronic acid in the treatment of TMJ disorders: a systematic review of the literature, *Cranio* 28(3):166–176, 2010.
351. Svensson P, Houe L, Arendt-Nielsen L: Effect of systemic versus topical nonsteroidal anti-inflammatory drugs on postexercise jaw-muscle soreness: a placebo-controlled study, *J Orofac Pain* 11(4):353–362, 1997.
352. Airaksinen O, Venalainen J, Pietilainen T: Ketoprofen 2.5% gel versus placebo gel in the treatment of acute soft tissue injuries, *Int J Clin Pharmacol Ther Toxicol* 31(11):561–563, 1993.
353. Wadachi R, Hargreaves KM: Trigeminal nociceptors express TLR-4 and CD14: a mechanism for pain due to infection, *J Dent Res* 85(1):49–53, 2006.
354. Srbely JZ, Dickey JP, Bent LR, Lee D, Lowerison M: Capsaicin-induced central sensitization evokes segmental increases in trigger point sensitivity in humans, *J Pain* 11(7):636–643, 2010.
355. Planells-Cases R, Garcia-Sanz N, Morenilla-Palao C, Ferrer-Montiel A: Functional aspects and mechanisms of TRPV1 involvement in neurogenic inflammation that leads to thermal hyperalgesia, *Pflugers Arch* 451(1):151–159, 2005.
356. Epstein JB, Marcoe JH: Topical application of capsaicin for treatment of oral neuropathic pain and trigeminal neuralgia, *Oral Surg Oral Med Oral Pathol* 77(2):135–140, 1994.
357. Hersh EV, Pertes RA, Ochs HA: Topical capsaicin-pharmacology and potential role in the treatment of temporomandibular pain, *J Clin Dent* 5(2):54–59, 1994.
358. Gray RJ, Quayle AA, Hall CA, Schofield MA: Physiotherapy in the treatment of temporomandibular joint disorders: a comparative study of four treatment methods, *Br Dent J* 176(7):257–261, 1994.
359. Heinrich SD, Sharps CH: Lower extremity torsional deformities in children: a prospective comparison of two treatment modalities, *Orthopedics* 14(6):655–659, 1991.
360. Di Fabio RP: Physical therapy for patients with TMD: a descriptive study of treatment, disability, and health status, *J Orofac Pain* 12(2):124–135, 1998.
361. McNeely ML, Armijo Olivo S, Magee DJ: A systematic review of the effectiveness of physical therapy interventions for temporomandibular disorders, *Phys Ther* 86(5):710–725, 2006.
362. Rashid A, Matthews NS, Cowgill H: Physiotherapy in the management of disorders of the temporomandibular joint--perceived effectiveness and access to services: a national United Kingdom survey, *Br J Oral Maxillofac Surg* 51(1):52–57, 2013.
363. Hall LJ: Physical therapy treatment results for 178 patients with temporomandibular joint syndrome, *Am J Otol* 5(3):183–196, 1984.
364. Heinrich S: The role of physical therapy in craniofacial pain disorders: an adjunct to dental pain management, *Cranio* 9(1):71–75, 1991.
365. Murphy GJ: Physical medicine modalities and trigger point injections in the management of temporomandibular disorders and assessing treatment outcome, *Oral Surg Oral Med Oral Pathol Oral Radiol Endod* 83(1):118–122, 1997.
366. Butts R, Dunning J, Pavkovich R, Mettille J, Mourad F: Conservative management of temporomandibular dysfunction: a literature review with implications for clinical practice guidelines

(Narrative review part 2), *J Bodyw Mov Ther* 21(3):541–548, 2017.
367. Furlan RM, Giovanardi RS, Britto AT, Oliveira e Britto DB: The use of superficial heat for treatment of temporomandibular disorders: an integrative review, *Codas* 27(2):207–212, 2015.
368. Nelson SJ, Ash Jr MM: An evaluation of a moist heating pad for the treatment of TMJ/muscle pain dysfunction, *Cranio* 6(4):355–359, 1988.
369. Burgess JA, Sommers EE, Truelove EL, Dworkin SF: Short-term effect of two therapeutic methods on myofascial pain and dysfunction of the masticatory system, *J Prosthet Dent* 60(5):606–610, 1988.
370. Schwartz LL: Ethyl chloride treatment of limited painful mandibular movement, *J Am Dent Assoc* 48:497–507, 1954.
371. Travell J: Ethyl chloride spray for painful muscle spasms, *Arch Phys Med Rehabil* 33:291–298, 1952.
372. Satlerthwaite JR: Ice massage, *Pain Mgt* 2(116), 1989.
373. Travell JG, Rinzler SH: The myofascial genesis of pain, *Postgrad Med* 11:425–434, 1952.
374. Jaeger B, Reeves JL: Quantification of changes in myofascial trigger point sensitivity with the pressure algometer following passive stretch, *Pain* 27(2):203–210, 1986.
375. Esposito CJ, Veal SJ, Farman AG: Alleviation of myofascial pain with ultrasonic therapy, *J Prosthet Dent* 51(1):106–108, 1984.
376. Griffin JE, Karselis TC: *Physical agents for physical therapists*, ed 2, Springfield, IL, 1982, Charles C. Thomas Publisher.
377. Draper DO, Mahaffey C, Kaiser D, Eggett D, Jarmin J: Thermal ultrasound decreases tissue stiffness of trigger points in upper trapezius muscles, *Physiother Theory Pract* 26(3):167–172, 2010.
378. Srbely JZ, Dickey JP: Randomized controlled study of the antinociceptive effect of ultrasound on trigger point sensitivity: novel applications in myofascial therapy? *Clin Rehabil* 21(5):411–417, 2007.
379. Srbely JZ, Dickey JP, Lowerison M, et al.: Stimulation of myofascial trigger points with ultrasound induces segmental antinociceptive effects: a randomized controlled study, *Pain* 139(2):260–266, 2008.
380. Kahn J: Iontophoresis and ultrasound for postsurgical temporomandibular trismus and paresthesia, *Phys Ther* 60(3):307–308, 1980.
381. Phero JC, Raj PP, McDonald JS: Transcutaneous electrical nerve stimulation and myoneural injection therapy for management of chronic myofascial pain, *Dent Clin North Am* 31:703–723, 1987.
382. van der Windt DA, van der Heijden GJ, van den Berg SG, et al.: Ultrasound therapy for musculoskeletal disorders: a systematic review, *Pain* 81(3):257–271, 1999.
383. Kleinkort JA, Wood F: Phonophoresis with 1 percent versus 10 percent hydrocortisone, *Phys Ther* 55:1320–1324, 1975.
384. Cameron MH, Monroe LG: Relative transmission of ultrasound by media customarily used for phonophoresis (see comments), *Phys Ther* 72(2):142–148, 1992.
385. Shin SM, Choi JK: Effect of indomethacin phonophoresis on the relief of temporomandibular joint pain, *Cranio* 15(4):345–348, 1997.
386. Klaiman MD, Shrader JA, Danoff JV, et al.: Phonophoresis versus ultrasound in the treatment of common musculoskeletal conditions, *Med Sci Sports Exerc* 30(9):1349–1355, 1998.
387. Silveira PC, Victor EG, Schefer D, et al.: Effects of therapeutic pulsed ultrasound and dimethylsulfoxide (DMSO) phonophoresis on parameters of oxidative stress in traumatized muscle, *Ultrasound Med Biol* 36(1):44–50, 2010.
388. Banta CA: A prospective, nonrandomized study of iontophoresis, wrist splinting, and antiinflammatory medication in the treatment of early-mild carpal tunnel syndrome, *J Occup Med* 36(2):166–168, 1994.
389. Kahn J: Iontophoresis and ultrasound for postsurgical temporomandibular tissues and paresthesis, *Phys Ther* 60:307–308, 1980.
390. Dixit N, Bali V, Baboota S, Ahuja A, Ali J: Iontophoresis—an approach for controlled drug delivery: a review, *Curr Drug Deliv* 4(1):1–10, 2007.
391. Lark MR, Gangarosa LP, Sr: Iontophoresis: an effective modality for the treatment of inflammatory disorders of the temporomandibular joint and myofascial pain, *Cranio* 8(2):108–119, 1990.
392. Gangarosa LP: *Iontophoresis in dental practice*, Chicago, IL, 1983, Quintessence Publishing Co., Inc.
393. Braun BL: Treatment of an acute anterior disk displacement in the temporomandibular joint A case report, *Phys Ther* 67(8):1234–1236, 1987.
394. Schiffman EL, Braun BL, Lindgren BR: Temporomandibular joint iontophoresis: a double-blind randomized clinical trial, *J Orofac Pain* 10(2):157–165, 1996.
395. Reid KI, Dionne RA, Sicard-Rosenbaum L, Lord D, Dubner RA: Evaluation of iontophoretically applied dexamethasone for painful pathologic temporomandibular joints, *Oral Surg Oral Med Oral Pathol* 77(6):605–609, 1994.
396. Jain R, Jain E, Dass AG, et al.: Evaluation of transdermal steroids for trapeziometacarpal arthritis, *J Hand Surg Am* 35(6):921–927, 2010.
397. Jankelson B, Swain CW: Physiological aspects of masticatory muscle stimulation: the myomonitor, *Quintessence Int* 3(12):57–62, 1972.
398. Murphy GJ: Electrical physical therapy in treating TMJ patients, *J Craniomandib Pract* 1(2):67–73, 1983.
399. Mohl ND, Ohrbach RK, Crow HC, Gross AJ: Devises for the diagnosis and treatment of temporomandibular disorders. Part III. Thermography, ultrasound, electrical stimulation and EMG biofeedback, *J Prosthet Dent* 63:472–477, 1990.
400. Payne JA: The effects of electrogalvanic stimulation therapy on masticatory muscle dysfunction as determined by the pantronic reproducibility index, *J Oral Rehabil* 21(1):95–102, 1994.
401. Kane K, Taub A: A history of local electrical analgesia, *Pain* 1(2):125–138, 1975.
402. Long DM, Hagfors N: Electrical stimulation in the nervous system: the current status of electrical stimulation of the nervous system for relief of pain, *Pain* 1(2):109–123, 1975.
403. Sternback RH, Ignelzi RJ, Deems LM, Timmermans G: Transcutaneous electrical analgesia: a follow-up analysis, *Pain* 2:35–41, 1976.
404. Wall PD: The gate control theory of pain mechanisms: a reexamination and restatement, *Brain* 101:1–18, 1978.
405. Dubner R: Neurophysiology of pain, *Dent Clin North Am* 22(1):11–30, 1978.
406. Moystad A, Krogstad BS, Larheim TA: Transcutaneous nerve stimulation in a group of patients with rheumatic disease involving the temporomandibular joint, *J Prosthet Dent* 64(5):596–600, 1990.
407. Marchand S, Charest J, Jinxue L, et al.: Is TENS purely a placebo effect? A controlled study on chronic low back pain, *Pain* 54:99–106, 1993.
408. Ferreira AP, Costa DR, Oliveira AI, et al.: Short-term transcutaneous electrical nerve stimulation reduces pain and improves the masticatory muscle activity in temporomandibular disorder patients: a randomized controlled trial, *J Appl Oral Sci* 25(2):112–120, 2017.
409. Jay GW, Brunson J, Branson SJ: The effectiveness of physical therapy in the treatment of chronic daily headaches, *Headache* 29(3):156–162, 1989.
410. Lapeer GL: High-intensity transcutaneous nerve stimulation at the Hoku acupuncture point for relief of muscular headache pain. Literature review and clinical trial, *Cranio* 4(2):164–171, 1986.
411. Black RR: Use of transcutaneous electrical nerve stimulation in dentistry, *J Am Dent Assoc* 113(4):649–652, 1986.
412. Ghia JN, Mao W, Toomey TC, Gregg JM: Acupuncture and chronic pain mechanisms, *Pain* 2(3):285–299, 1976.
413. Graff-Radford SB, Reeves JL, Baker RL, Chiu D: Effects of transcutaneous electrical nerve stimulation on myofascial pain and trigger point sensitivity, *Pain* 37(1):1–5, 1989.
414. dos Santos Jr J: Supportive conservative therapies for temporomandibular disorders, *Dent Clin North Am* 39(2):459–477, 1995.
415. Kleinkort JA, Foley R: Laser acupuncture. Its use in physical therapy, *Am J Acupuncture* 12:51, 1984.

416. Snyder-Mackler L, Bork CE: Effect of helium-neon laser irradiation on peripheral sensory nerve latency, *Phys Ther* 68(2):223–225, 1988.
417. Walker J: Relief from chronic pain by low power laser irradiation, *Neurosci Lett* 43(2–3):339–344, 1983.
418. Bliddal H, Hellesen C, Ditlevsen P, Asselberghs J, Lyager L: Soft-laser therapy of rheumatoid arthritis, *Scand, J Rheumatol* 16(4):225–228, 1987.
419. Roynesdal AK, Bjornland T, Barkvoll P, Haanaes HR: The effect of soft-laser application on postoperative pain and swelling. A double-blind, crossover study, *Int J Oral Maxillofac Surg* 22(4):242–245, 1993.
420. Hall G, Anneroth G, Schennings T, Zetterqvist L, Ryden H: Effect of low level energy laser irradiation on wound healing. An experimental study in rats, *Swed Dent J* 18(1–2):29–34, 1994.
421. Gam AN, Thorsen H, Lonnberg F: The effect of low-level laser therapy on musculoskeletal pain: a meta-analysis, *Pain* 52:63–66, 1993.
422. Bertolucci LE, Grey T: Clinical analysis of mid-laser versus placebo treatment of arthralgic TMJ degenerative joints, *Cranio* 13(1):26–29, 1995.
423. Bertolucci LE, Grey T: Clinical comparative study of microcurrent electrical stimulation to mid-laser and placebo treatment in degenerative joint disease of the temporomandibular joint, *Cranio* 13(2):116–120, 1995.
424. Nunez SC, Garcez AS, Suzuki SS, Ribeiro MS: Management of mouth opening in patients with temporomandibular disorders through low-level laser therapy and transcutaneous electrical neural stimulation, *Photomed Laser Surg* 24(1):45–49, 2006.
425. Ilbuldu E, Cakmak A, Disci R, Aydin R: Comparison of laser, dry needling, and placebo laser treatments in myofascial pain syndrome, *Photomed Laser Surg* 22(4):306–311, 2004.
426. Hanson TL: Infrared laser in the treatment of craniomandibular arthrogenous pain, *J Prosthet Dent* 61:614–617, 1989.
427. Palano D, Martelli M: A clinical statistical investigation of laser effect in the treatment of pain and dysfunction of the temporomandibular joint (TMJ), *Medical Laser Report* 21(2), 1985.
428. Bezuur NJ, Habets LL, Hansson TL: The effect of therapeutic laser treatment in patients with craniomandibular disorders, *J Craniomandib Disord* 2(2):83–86, 1988.
429. Wang K: A report of 22 cases of temporomandibular joint dysfunction syndrome treated with acupuncture and laser radiation, *J Tradit Chin Med* 12(2):116–118, 1992.
430. Conti PC: Low level laser therapy in the treatment of temporomandibular disorders (TMD): a double-blind pilot study, *Cranio* 15(2):144–149, 1997.
431. Marini I, Gatto MR, Bonetti GA: Effects of superpulsed low-level laser therapy on temporomandibular joint pain, *Clin J Pain* 26(7):611–616, 2010.
432. Seifi M, Ebadifar A, Kabiri S, et al.: Comparative effectiveness of low level laser therapy and transcutaneous electric nerve stimulation on temporomandibular joint disorders, *J Lasers Med Sci* 8(Suppl 1):S27–S31, 2017.
433. Magri LV, Carvalho VA, Rodrigues FC, Bataglion C, Leite-Panissi CR: Effectiveness of low-level laser therapy on pain intensity, pressure pain threshold, and SF-MPQ indexes of women with myofascial pain, *Lasers Med Sci* 32(2):419–428, 2017.
434. van Grootel RJ, Buchner R, Wismeijer D, van der Glas HW: Towards an optimal therapy strategy for myogenous TMD, physiotherapy compared with occlusal splint therapy in an RCT with therapy-and-patient-specific treatment durations, *BMC Musculoskelet Disord* 18(1):76, 2017.
435. Melzack R, Wall PD: Pain mechanisms: a new theory, *Science* 150:971–979, 1965.
436. Simons DG, Travell JG, Simons LS: *Travell & Simons' myofascial pain and dysfunction: a trigger point manual*, ed 2, Baltimore, MD, 1999, Williams & Wilkins.
437. Magnusson T, Syren M: Therapeutic jaw exercises and interocclusal appliance therapy. A comparison between two common treatments of temporomandibular disorders, *Swed Dent J* 23(1):27–37, 1999.
438. Maloney GE, Mehta N, Forgione AG, et al.: Effect of a passive jaw motion device on pain and range of motion in TMD patients not responding to flat plane intraoral appliances, *Cranio* 20(1):55–66, 2002.
439. Nicolakis P, Erdogmus B, Kopf A, et al.: Exercise therapy for craniomandibular disorders, *Arch Phys Med Rehabil* 81(9):1137–1142, 2000.
440. Haketa T, Kino K, Sugisaki M, Takaoka M, Ohta T: Randomized clinical trial of treatment for TMJ disc displacement, *J Dent Res* 89(11):1259–1263, 2010.
441. Wilk BR, McCain JP: Rehabilitation of the temporomandibular joint after arthroscopic surgery, *Oral Surg Oral Med Oral Pathol Oral Radiol Endod* 73(5):531–536, 1992.
442. Austin BD, Shupe SM: The role of physical therapy in recovery after temporomandibular joint surgery, *J Oral Maxillofac Surg* 51(5):495–498, 1993.
443. Kropmans TJ, Dijkstra PU, Stegenga B, de Bont LG: Therapeutic outcome assessment in permanent temporomandibular joint disc displacement, *J Oral Rehabil* 26(5):357–363, 1999.
444. Casares G, Benito C, de la Hoz JL: Treatment of TMJ static disk with arthroscopic lysis and lavage: a comparison between MRI arthroscopic findings and clinical results, *Cranio* 17(1):49–57, 1999.
445. Chung SC, Kim HS: The effect of the stabilization splint on the TMJ closed lock, *Cranio* 11(2):95–101, 1993.
446. Nicolakis P, Erdogmus B, Kopf A, et al.: Effectiveness of exercise therapy in patients with internal derangement of the temporomandibular joint, *J Oral Rehabil* 28(12):1158–1164, 2001.
447. Chayes CM, Schwartz LL: Management of mandibular dysfunction: general and specific considerations. In Schwartz LL, Chayes CM, editors: *Facial pain and mandibular dysfunction*, Philadelphia, PA, 1968, WB Saunders Co (chapter 21).
448. Gage JP: Collagen biosynthesis related to temporomandibular joint clicking in childhood, *J Prosthet Dent* 53(5):714–717, 1985.
449. Rocabado M: Diagnosis and treatment of abnormal craniocervical and craniomandibular mechanics. In Solberg WK, Clark GT, editors: *Abnormal jaw mechanics*, Chicago, IL, 1984, Quintessence Publishing Co, pp 141–159.
450. Darnell MW: A proposed chronology of events for forward head posture, *J Craniomandib Pract* 1(4):49–54, 1983.
451. Lee WY, Okeson JP, Lindroth J: The relationship between forward head posture and temporomandibular disorders, *J Orofac Pain* 9(2):161–167, 1995.
452. Komiyama O, Kawara M, Arai M, Asano T, Kobayashi K: Posture correction as part of behavioural therapy in treatment of myofascial pain with limited opening, *J Oral Rehabil* 26(5):428–435, 1999.
453. Clark GT, Green EM, Dornan MR, Flack VF: Craniocervical dysfunction levels in a patient sample from a temporomandibular joint clinic, *J Am Dent Assoc* 115(2):251–256, 1987.
454. Darlow LA, Pesco J, Greenberg MS: The relationship of posture to myofascial pain dysfunction syndrome, *J Am Dent Assoc* 114(1):73–75, 1987.
455. Munhoz WC, Marques AP, de Siqueira JT: Evaluation of body posture in individuals with internal temporomandibular joint derangement, *Cranio* 23(4):269–277, 2005.
456. Faulin EF, Guedes CG, Feltrin PP, Joffiley CM: Association between temporomandibular disorders and abnormal head postures, *Braz Oral Res* 29, 2015.
457. Munhoz WC, Marques AP: Body posture evaluations in subjects with internal temporomandibular joint derangement, *Cranio* 27(4):231–242, 2009.
458. Wright EF, Domenech MA, Fischer Jr JR: Usefulness of posture training for patients with temporomandibular disorders (see comments), *J Am Dent Assoc* 131(2):202–210, 2000.
459. Feine JS, Lund JP: An assessment of the efficacy of physical therapy and physical modalities for the control of chronic musculoskeletal pain, *Pain* 71(1):5–23, 1997.

460. Feine JS, Widmer CG, Lund JP: Physical therapy: a critique (see comments), *Oral Surg Oral Med Oral Pathol Oral Radiol Endod* 83(1):123–127, 1997.
461. Raustia AM, Pohjola RT: Acupuncture compared with stomatognathic treatment for TMJ dysfunction. Part III: effect of treatment on mobility, *J Prosthet Dent* 56(5):616–623, 1986.
462. Fernandes AC, Duarte Moura DM, Da Silva LGD, De Almeida EO, Barbosa GAS: Acupuncture in temporomandibular disorder myofascial pain treatment: a systematic review, *J Oral Facial Pain Headache* 31(3):225–232, 2017.
463. Johansson A, Wenneberg B, Wagersten C, Haraldson T: Acupuncture in treatment of facial muscular pain, *Acta. Odontol. Scand.* 49(3):153–158, 1991.
464. Elsharkawy TM, Ali NM: Evaluation of acupuncture and occlusal splint therapy in the treatment of temporomandibular joint disorders (In Process Citation), *Egypt Dent J* 41(3):1227–1232, 1995.
465. Goddard G: Short term pain reduction with acupuncture treatment for chronic orofacial pain patients, *Med Sci Monit* 11(2):CR71–CR74, 2005.
466. Shen YF, Younger J, Goddard G, Mackey S: Randomized clinical trial of acupuncture for myofascial pain of the jaw muscles, *J Orofac Pain* 23(4):353–359, 2009.
467. Simma I, Gleditsch JM, Simma L, Piehslinger E: Immediate effects of microsystem acupuncture in patients with oromyofacial pain and craniomandibular disorders (CMD): a double-blind, placebo-controlled trial, *Br Dent J* 207(12):E26, 2009.
468. Smith P, Mosscrop D, Davies S, Sloan P, Al-Ani Z: The efficacy of acupuncture in the treatment of temporomandibular joint myofascial pain: a randomised controlled trial, *J Dent* 35(3):259–267, 2007.
469. List T, Helkimo M, Karlsson R: Pressure pain thresholds in patients with craniomandibular disorders before and after treatment with acupuncture and occlusal splint therapy: a controlled clinical study, *J Orofac Pain* 7:275–282, 1993.
470. Turp JC, Komine F, Hugger AP: Efficacy of stabilization splints for the management of patients with masticatory muscle pain: a qualitative systematic review, *Clin Oral Investig* 8(4):179–195, 2004.
471. Almeida RT, Duarte ID: Nitric oxide/cGMP pathway mediates orofacial antinociception induced by electroacupuncture at the St36 acupoint, *Brain Res* 1188:54–60, 2008.
472. Almeida RT, Perez AC, Francischi JN, Castro MS, Duarte ID: Opioidergic orofacial antinociception induced by electroacupuncture at acupoint St36, *Braz J Med Biol Res* 41(7):621–626, 2008.
473. Turp JC: Limited evidence that acupuncture is effective for treating temporomandibular disorders, *Evid Based Dent* 12(3):89, 2011.
474. Rosted P: The use of acupuncture in dentistry: a review of the scientific validity of published papers, *Oral Dis* 4(2):100–104, 1998.
475. Jung A, Shin BC, Lee MS, Sim H, Ernst E: Acupuncture for treating temporomandibular joint disorders: a systematic review and meta-analysis of randomized, sham-controlled trials, *J Dent* 39(5):341–350, 2011.
476. Hansson P, Ekblom A, Thomsson M, Fjellner B: Influence of naloxone on relief of acute oro-facial pain by transcutaneous electrical nerve stimulation (TENS) or vibration, *Pain* 24(3):323–329, 1986.
477. Solberg Nes L, Carlson CR, Crofford LJ, de Leeuw R, Segerstrom SC: Self-regulatory deficits in fibromyalgia and temporomandibular disorders, *Pain* 151(1):37–44, 2010.
478. Curran SL, Carlson CR, Okeson JP: Emotional and physiologic responses to laboratory challenges: patients with temporomandibular disorders versus matched control subjects, *J Orofac Pain* 10(2):141–150, 1996.
479. Maixner W, Fillingim R, Booker D, Sigurdsson A: Sensitivity of patients with painful temporomandibular disorders to experimentally evoked pain, *Pain* 63(3):341–351, 1995.
480. Svensson P, Arendt-Nielsen L, Nielsen H, Larsen JK: Effect of chronic and experimental jaw muscle pain on pain-pressure thresholds and stimulus-response curves, *J Orofac Pain* 9(4):347–356, 1995.
481. Carlson CR, Bertrand P: *Self-regulation training manual*, Lexington, KY, 1995, University Press.
482. Carlson C, Bertrand P, Ehrlich A, Maxwell A, Burton RG: Physical self-regulation training for the management of temporomandibular disorders, *J Orofacial Pain* 15:47–55, 2001.
483. Carlson CR, Sherman JJ, Studts JL, Bertrand PM: The effects of tongue position on mandibular muscle activity, *J Orofac Pain* 11(4):291–297, 1997.
484. Bertrand PM: *The Management of facial pain*, American Association of Oral and Maxillofacial Surgery Knowledge Update Series, 2002.

12
Tratamento dos Distúrbios dos Músculos Mastigatórios

A dor dos músculos mastigatórios é o sintoma mais comum da DTM. Então, por que tantos clínicos a chamam de "ATM" quando as articulações não são a origem do problema?

JPO

Este é o primeiro de três capítulos que abordam o tratamento das várias disfunções temporomandibulares (DTMs). Um capítulo é dedicado a cada um dos principais distúrbios. Em cada capítulo, as subclasses individuais estão brevemente resumidas de acordo com a etiologia, o histórico e os achados clínicos (uma descrição mais detalhada é encontrada nos Capítulos 8 e 10). Após esta revisão, as terapias definitivas e de suporte apropriadas são discutidas e um algoritmo clínico é apresentado para ajudar o clínico. Finalmente, ao fim de cada capítulo, são apresentados vários relatos de casos clínicos.

A queixa predominante dos pacientes com distúrbios dos músculos mastigatórios é a mialgia. Ela é frequentemente relatada como de início repentino e recorrente. A dor se origina nos músculos, e, portanto, qualquer restrição do movimento mandibular é causada por uma dor muscular extracapsular. Nem todos os distúrbios dos músculos mastigatórios são clinicamente iguais. Como discutido no Capítulo 8, existem pelo menos cinco tipos. A capacidade de diferenciá-los é importante, porque o tratamento de cada um deles é diferente (Figura 12.1). Os cinco tipos são cocontração protetora (imobilização muscular), mialgia local, dor miofascial (ponto de gatilho), miospasmo e mialgia crônica centralmente mediada. Dois outros tipos também serão discutidos neste capítulo: os distúrbios motores centralmente mediados e a fibromialgia. As primeiras três condições (cocontração protetora, mialgia local e dor miofascial) são comumente observadas no consultório odontológico. As outras três são vistas com menos frequência, mas devem ser reconhecidas para que não sejam tratadas de maneira inadequada.

Alguns distúrbios musculares aparecem e se desenvolvem em um período relativamente curto (cocontração e mialgia local). Quando não resolvidas, podem resultar em mais distúrbios de dor crônica. Distúrbios crônicos dos músculos mastigatórios tornam-se mais complicados e o tratamento geralmente é diverso daqueles dos problemas agudos. Com o tempo, o sistema nervoso central (SNC) pode desempenhar uma função importante na manutenção do distúrbio muscular (dor miofascial, miospasmo, mialgia centralmente mediada e distúrbios motores centralmente mediados). Portanto, é importante que o clínico seja capaz de distinguir distúrbios musculares agudos de distúrbios crônicos para que a terapia adequada possa ser aplicada. A fibromialgia é um distúrbio miálgico crônico que se apresenta como um problema de dor musculoesquelética sistêmica que deve ser reconhecido pelo dentista e é mais bem controlado por meio do encaminhamento ao médico apropriado.

Cocontração protetora (imobilização muscular)

A cocontração protetora é a resposta inicial de um músculo a um estímulo sensitivo ou proprioceptivo alterado ou lesão (ou ameaça de lesão). Essa resposta tem sido denominada *imobilização muscular protetora*[1] ou *coativação*.[2] Tal condição tem sido demonstrada por

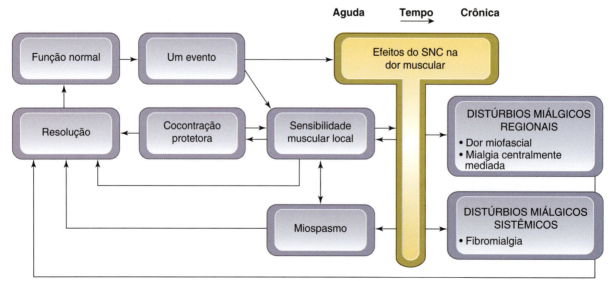

• **Figura 12.1** Modelo da musculatura mastigatória. Os cinco tipos de distúrbios de dor muscular discutidos neste capítulo são destacados. É importante determinar com sucesso o tipo de dor muscular do paciente, uma vez que todas são controladas de maneiras diferentes. *SNC*, sistema nervoso central.

diversos pesquisadores.[3-7] A cocontração é um fenômeno comum e pode ser observada durante várias atividades funcionais normais, tais como o travamento do braço ao se tentar realizar uma tarefa com os dedos.[2] Na presença de dor ou estímulo sensitivo alterado, grupos de músculos antagonistas parecem atuar disparadamente durante o movimento em uma tentativa de proteger a parte danificada. Assim, a dor sentida no sistema mastigatório pode produzir uma cocontração protetora dos músculos mastigatórios.[3] Clinicamente, isso resulta em aumento da atividade dos músculos abaixadores da mandíbula durante o fechamento da boca, assim como em aumento na atividade dos músculos elevadores durante a abertura de boca. Deve ser lembrado que a cocontração protetora não é uma condição patológica, mas sim uma resposta fisiológica normal do sistema musculoesqueleticamente estável.[7]

Etiologia

Os seguintes eventos são responsáveis pela cocontração protetora:
1. Estímulo sensitivo ou proprioceptivo alterado
2. Presença de um estímulo constante de dor profunda
3. Aumento do estresse emocional.

Histórico

A chave para identificação da cocontração protetora é que ela ocorre imediatamente após um evento, e, por isso, o histórico é muito importante. A cocontração protetora permanece somente por poucos dias. Se não for resolvida, é provável que ocorra mialgia local. O histórico irá revelar uma das seguintes opções:
1. Alteração recente nas estruturas locais
2. Fonte recente de dor profunda constante
3. Aumento recente no estresse emocional.

Características clínicas

As seguintes características clínicas estão presentes na cocontração protetora:
1. Disfunção estrutural: diminuição da amplitude de movimento, mas o paciente pode alcançar uma amplitude relativamente normal quando lhe é pedido que o faça
2. Dor mínima ao repouso
3. Aumento da dor durante a função
4. Sensação de fraqueza muscular.

Tratamento definitivo

Essencialmente, o clínico tem de saber que a cocontração protetora é uma resposta normal do SNC; por conseguinte, não há indicação para se tratar a condição muscular propriamente dita. O tratamento deve ser direcionado para a razão da cocontração. Quando ela resulta de um traumatismo, o tratamento definitivo não é indicado, uma vez que o fator etiológico não está mais presente (Figura 12.2).

Quando a cocontração é resultado, porém, da colocação de uma restauração mal ajustada, o tratamento definitivo consiste no ajuste da restauração para que ela se adapte à oclusão existente. A alteração da condição oclusal para eliminar a cocontração é direcionada somente para a restauração deficiente, e não para toda a dentição. Uma vez ajustada a restauração, a condição oclusal retorna ao estado preexistente, aliviando os sintomas (Figura 12.3).

Já se a cocontração derivar de uma fonte de dor profunda, essa dor deve ser adequadamente controlada (Figura 12.4). Mas,

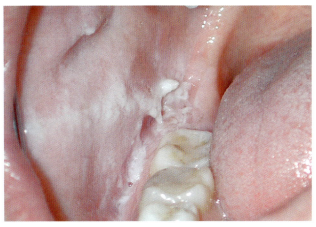

• **Figura 12.2** Este paciente mordia a bochecha, causando lesão aguda no tecido e dor. Essa dor levou a uma cocontração protetora. Foi iniciada terapia de suporte apropriada para minimizar a dor com o passar do tempo. Os sintomas de cocontração se resolveram com a redução da dor.

se a etiologia for um aumento no estresse emocional, devem ser instituídas técnicas adequadas de controle do estresse, tais como a autorregulação física (ARF).

Terapia de suporte

Quando a etiologia da cocontração protetora é uma lesão tecidual, a terapia de suporte é normalmente o único tipo de tratamento disponível. Ela começa com a orientação do paciente para restringir o uso da mandíbula a limites indolores. Uma dieta pastosa pode ser recomendada até que a dor diminua. Pode ser indicada, também, uma medicação analgésica por curto período (anti-inflamatórios não esteroidais [AINEs]). Técnicas simples de autorregulação física (Capítulo 11) podem, igualmente, ser iniciadas. Entretanto, de modo geral, exercícios musculares e outras terapias físicas não são indicados. A cocontração é geralmente de curta duração; se os fatores etiológicos forem controlados, os sintomas irão desaparecer em alguns dias.

Fichas de informação ao paciente são incluídas no Capítulo 16 para auxiliar o paciente com essas terapias de suporte.

Mialgia local (mialgia não inflamatória)

A mialgia local é um distúrbio doloroso primário de origem muscular, não inflamatória. Frequentemente, é a primeira resposta dos tecidos musculares à continuidade da cocontração protetora e, portanto, a dor muscular aguda mais comum na prática da odontologia. Embora a cocontração represente uma resposta muscular induzida pelo SNC, a mialgia local representa uma alteração no meio local dos tecidos musculares. Ela se apresenta como a resposta inicial ao uso exagerado, entendida como fadiga.

Etiologia

As seguintes condições levam à mialgia local:
1. Cocontração protetora prolongada secundária a uma alteração recente nas estruturas locais
2. Uma fonte contínua de dor constante e profunda (dor muscular cíclica)
3. Traumatismo tecidual local ou uso não rotineiro do músculo (mialgia local de início tardio)
4. Níveis aumentados de estresse emocional.

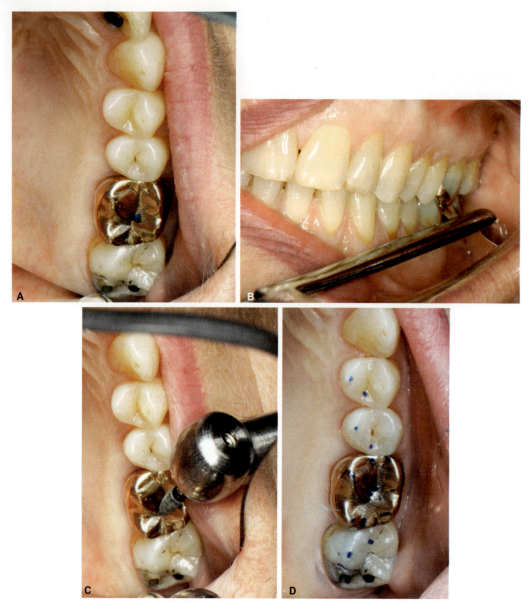

• **Figura 12.3** A introdução de um contato oclusal pesado pode iniciar uma cocontração protetora. **A.** Nota-se que o profissional deixou uma nova coroa em supraoclusão. **B.** O papel articular pode ser usado para identificar o contato pesado na coroa. **C.** O contato alto é cuidadosamente ajustado para ocluir simultaneamente com os dentes adjacentes na arcada. **D.** Agora, a marcação revela que todos os contatos originais estão de volta em oclusão. O papel articular é novamente usado para demonstrar que agora os contatos existem em todos os dentes do quadrante.

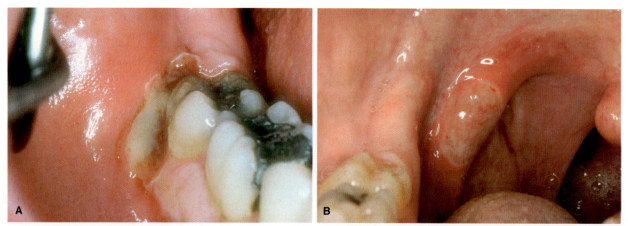

• **Figura 12.4** Qualquer fonte aguda de dor profunda pode causar cocontração protetora. **A.** O terceiro molar em erupção criou esta pericoronite, que produzia dor e limitava a abertura da boca. **B.** Uma grande e dolorida úlcera aftosa na área tonsilar produzia a cocontração protetora e limitava a abertura da boca. (Cortesia do Dr. Douglas Damm, University of Kentucky, Lexington, KY.)

Histórico

O histórico relatado por um paciente com mialgia local incluirá uma das seguintes informações:

1. A dor começou várias horas/dias após um evento associado à cocontração protetora
2. A dor começou secundariamente a outra fonte de dor profunda
3. A dor começou associada à lesão tecidual (injeção, grande abertura de boca ou uso não rotineiro do músculo no qual a dor pode ser tardia)
4. Um episódio recente de aumento do estresse emocional.

Características clínicas

A mialgia local se apresenta com as seguintes características clínicas:

1. Disfunção estrutural: há uma diminuição acentuada na velocidade e amplitude de movimento da mandíbula. A amplitude total de movimento não pode ser obtida
2. Dor mínima no repouso
3. Aumento da dor durante a função
4. Fraqueza muscular real presente[8]
5. Sensibilidade local quando os músculos envolvidos são palpados.

Tratamento definitivo

Como a mialgia local produz dor profunda que, frequentemente, gera uma cocontração protetora secundária, a dor muscular cíclica comumente se desenvolve com o tempo. O objetivo primário no tratamento da mialgia local é, portanto, diminuir o estímulo sensitivo (como a dor) para o SNC (Figura 12.5). Essa diminuição no estímulo sensitivo é adquirida com os seguintes passos:

1. Eliminação de qualquer estímulo sensitivo ou proprioceptivo alterado que esteja presente
2. Eliminação de qualquer fonte presente de dor profunda (dentária ou outra)
3. Fornecimento de educação e informação ao paciente sobre o autotratamento (autorregulação física). As quatro áreas seguintes devem ser enfatizadas:
   a. O paciente deve ser aconselhado a restringir o uso da mandíbula a limites indolores. No momento em que o uso da mandíbula causar dor, a cocontração pode ser restabelecida. Portanto, o paciente deve ser instruído a não abrir a boca a ponto de sentir dor. Uma dieta pastosa, com pequenas porções e mastigação lenta, deve ser encorajada.
   b. O paciente deve ser estimulado a movimentar a mandíbula dentro de limites indolores para que os proprioceptores e os mecanoceptores no sistema musculoesquelético sejam estimulados. Essa atividade parece estimular o retorno à função muscular normal.[9] Portanto, o uso cuidadoso e ponderado do músculo pode promover a solução da mialgia local. O paciente deve ser incentivado a usar os músculos, mas apenas dentro dos limites indolores. A ausência completa de atividade muscular não é apropriada para pacientes que apresentam mialgia local.
   c. O paciente deve ser orientado a reduzir qualquer contato dentário não funcional. Isso se inicia solicitando ao paciente que se torne mais consciente dos momentos em que os dentes estão em contato; em seguida desenvolva técnicas para eliminar esses contatos (consciência cognitiva).[10-12] O paciente é instruído a manter os lábios juntos e os dentes separados. A maioria dos pacientes pode desenvolver as habilidades necessárias para alcançar a desoclusão voluntária dos dentes propositalmente durante o dia.
   d. O paciente deve se tornar consciente da relação entre aumento de estresse emocional e condição de dor muscular. Quando o estresse emocional parece ser um contribuinte significativo para a mialgia local, as técnicas que o reduzem e promovem o relaxamento devem ser encorajadas.[12,13]
4. Embora os pacientes possam frequentemente controlar os contatos dentários durante o dia, a maioria tem pouco controle sobre os contatos dentários noturnos.[14] Quando se suspeita de apertamento ou bruxismo noturno (dor de manhã cedo), é apropriado confeccionar uma placa oclusal para uso noturno.[15-20] A placa oclusal é um aparelho de acrílico que se encaixa nos dentes de uma arcada e possibilita contato oclusal preciso com a arcada oposta (Figura 12.6). Uma placa estabilizadora em relação cêntrica (RC) possibilitará contatos oclusais equilibrados quando os côndilos se encontram em sua posição anterossuperior posicionados sob os discos articulares contra as vertentes posteriores das eminências articulares (musculoesqueleticamente estável). As guias de desoclusão em movimentos excêntricos é estabelecida somente nos caninos. O paciente é instruído a usar a placa à noite, durante o sono, e ocasionalmente durante o dia se esta ajudar a reduzir a dor. Foi demonstrado que o uso desse tipo de aparelho para mialgia local durante parte do dia é mais eficaz na redução da dor muscular que o uso em tempo integral.[21,22] Sua confecção é discutida no Capítulo 15.

   A placa oclusal é defendida pelos dentistas há anos e existem dados que sugerem que ela possa ser útil na redução dos distúrbios de dor muscular mastigatória.[20,23-26] No entanto, como a profissão demanda mais estudos fundamentados em evidências, aprendemos que a placa oclusal pode não ser tão útil quanto era pensado inicialmente.[27-29] Precisamos incentivar mais ensaios clínicos controlados para compreender melhor os efeitos desses aparelhos oclusais nos sintomas da DTM. Contudo, sendo o aparelho de estabilização bem fabricado uma terapia reversível com poucos efeitos negativos, ele pode ser considerado no tratamento de mialgia local
5. Se essas terapias discutidas fracassarem em resolver a condição dolorosa, o clínico pode considerar o uso de analgésicos leves. Este é considerado um tratamento definitivo se a dor muscular cíclica estiver presente. Um analgésico leve como ácido acetilsalicílico, paracetamol ou um AINEs (ibuprofeno) pode ser útil. O paciente deve ser encorajado a fazer uso da medicação regularmente para que toda a dor seja controlada. Se o paciente o fizer apenas ocasionalmente, o efeito cíclico do estímulo da dor profunda pode não cessar. O paciente deve ser instruído a usar a medicação a cada 4 ou 6 h durante 5 a 7 dias para que a dor seja eliminada e o ciclo, quebrado. Após esse período, o paciente não deve necessitar mais da medicação.

Terapia de suporte

A terapia de suporte para a mialgia local é direcionada à redução da dor e restauração da função muscular normal. Na maioria dos casos, a dor pode ser facilmente controlada por meio dos tratamentos definitivos discutidos anteriormente.

Por muitos anos, os relaxantes musculares foram usados para essa dor muscular.[30] No entanto, observamos que eles não parecem ter um grande efeito nessa dor.[31,32] Eles podem relaxar centralmente e sedar o paciente, o que pode trazer certos benefícios, mas nem sempre são úteis. Tais medicamentos não são úteis porque os músculos não estão sendo realmente contraídos com a mialgia local (não há leitura elevada no eletromiograma [EMG]; ver Capítulo 8). Portanto, eles devem ser usados com cautela e, quando usados, o paciente deve ser avisado da possível sonolência (evitar dirigir automóveis).

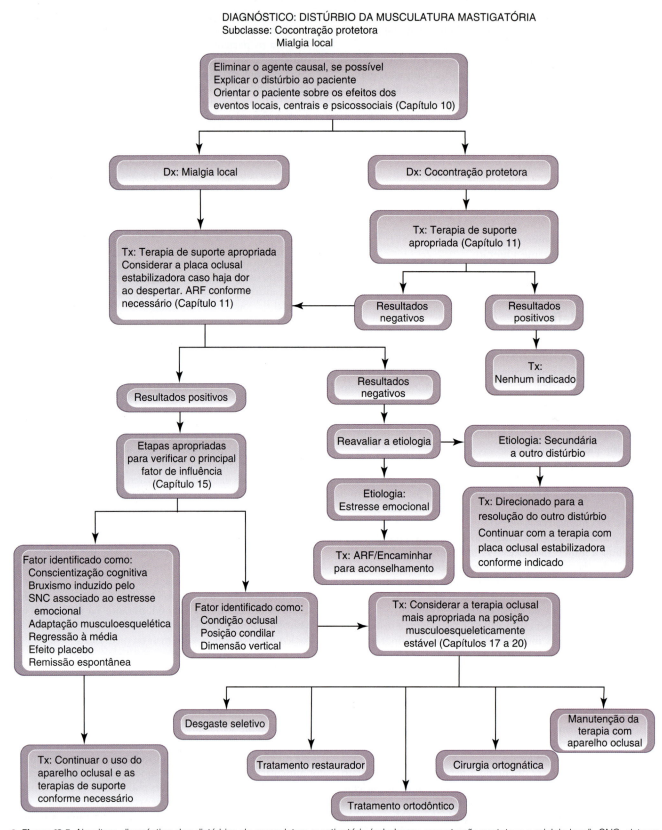

• **Figura 12.5** Algoritmo diagnóstico dos distúrbios da musculatura mastigatória (subclasse: cocontração protetora e mialgia local). *SNC*, sistema nervoso central; *Dx*, diagnóstico; *ARF*, autorregulação física; *Tx*, tratamento.

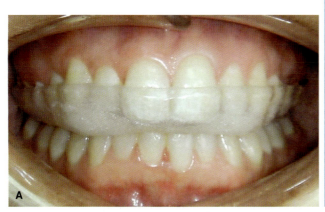 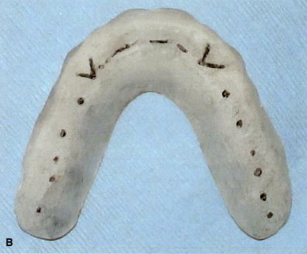

• **Figura 12.6 A.** Placa oclusal estabilizadora. **B.** Os contatos oclusais foram marcados. Na posição condilar musculoesqueleticamente estável (RC) há contatos bem distribuídos e simultâneos em todos os dentes posteriores (pontas de cúspide contatando as superfícies planas). As guias de desoclusão são fornecidas pelos caninos.

Técnicas de fisioterapia manual, tais como o alongamento muscular passivo e a massagem leve, também podem ser úteis. A terapia de relaxamento também pode ajudar se houver suspeita de aumento do estresse emocional.

A mialgia local deve responder à terapia em 1 a 3 semanas. Quando essa terapia não for eficaz, o clínico deve considerar a possibilidade de um diagnóstico errado. Se a reavaliação da condição dolorosa reforçar um distúrbio dos músculos mastigatórios, um distúrbio miálgico mais complicado deve ser considerado.

> **NOTA**
>
> As quatro condições musculares a seguir (miospasmo, dor miofascial, mialgia crônica centralmente mediada e fibromialgia) são influenciadas por atividades dentro do SNC. O reconhecimento do clínico a respeito do papel do SNC é importante sob o ponto de vista terapêutico. O miospasmo é um distúrbio agudo local, enquanto a dor miofascial e a mialgia crônica centralmente mediada são distúrbios regionais de caráter mais crônico. A fibromialgia é um distúrbio doloroso crônico sistêmico (global).
>
> As fichas de informação ao paciente são apresentadas no Capítulo 16. Elas podem ser fornecidas quando o paciente sai da clínica, para melhorar sua compreensão do problema. Essas fichas ainda oferecem informações que podem ajudar os pacientes a se cuidarem.

Miospasmos (mialgia de contração tônica)

O miospasmo é uma contração muscular tônica, involuntária e induzida pelo SNC, frequentemente associado a condições metabólicas locais dentro dos tecidos musculares. Embora esta condição possa certamente afetar os músculos da mastigação, ela não é tão comum como se pensava anteriormente.

Etiologia

As seguintes condições são fatores etiológicos do miospasmo:
1. Estímulo contínuo de dor profunda
2. Fatores metabólicos locais dentro dos tecidos musculares associados à fadiga ou ao uso demasiado[33]
3. Mecanismos idiopáticos de miospasmo.[34]

Histórico

O paciente relata um início súbito de restrição do movimento mandibular, geralmente acompanhado de rigidez muscular.

Características clínicas

As seguintes características clínicas estão associadas ao miospasmo:
1. Disfunção estrutural: existe uma restrição marcante na amplitude do movimento mandibular de acordo com o(s) músculo(s) envolvido(s). A maloclusão é comum
2. Há dor em repouso
3. A dor é aumentada durante a função
4. O músculo afetado é firme e dolorido à palpação
5. Sensação generalizada de rigidez muscular significativa.

Tratamento definitivo

Dois tratamentos são sugeridos para miospasmos agudos. O primeiro é direcionado à redução imediata do espasmo propriamente dito, enquanto o outro é direcionado à etiologia (Figura 12.7).

1. Os miospasmos são tratados de forma mais adequada por meio da redução da dor e, então, pelo alongamento ou estiramento passivo do músculo envolvido. A redução da dor pode ser alcançada por meio de massagem manual (Figura 12.8), *spray* de vapor frio, gel, ou até mesmo injeção de anestésico local no músculo em espasmo. Uma vez reduzida a dor, o músculo é passivamente estirado em seu comprimento total. Se for usada injeção (frequentemente a maneira mais eficaz de cessar um espasmo persistente), recomenda-se a lidocaína a 2% sem vasoconstritor
2. Quando fatores etiológicos óbvios estão presentes (*i. e.*, estímulo de dor profunda), tentativas de eliminá-los devem ser feitas para diminuir a probabilidade de miospasmos recorrentes. Quando os miospasmos forem secundários à fadiga e ao uso excessivo (exercício prolongado), o paciente é aconselhado a descansar o(s) músculo(s) e restabelecer o equilíbrio eletrolítico normal.

Ocasionalmente, os miospasmos podem ocorrer repetidamente sem fatores etiológicos identificáveis. Quando isto afeta o mesmo músculo, a condição pode, de fato, representar uma distonia oromandi-

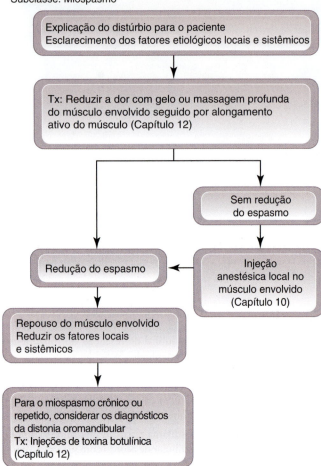

- **Figura 12.7** Algoritmo diagnóstico dos distúrbios da musculatura mastigatória (subclasse: miospasmo). *Tx*, Tratamento.

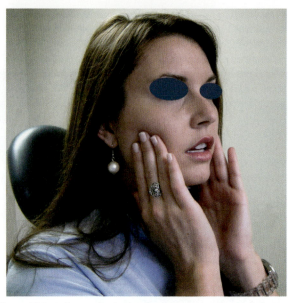

- **Figura 12.8** A dor resultante de miospasmos agudos pode frequentemente ser reduzida com massagem suave dos músculos. Esse efeito é produzido primariamente por uma alteração no estímulo sensitivo.

bular. Distonias são contrações espasmódicas, repetidas e incontroláveis dos músculos; tais condições são supostamente de etiologia central. As distonias são controladas de maneira diferente dos miospasmos agudos e ocasionais e serão discutidas em uma seção separada no fim deste capítulo ("Distúrbios motores centralmente gerados").

Terapia de suporte

Frequentemente, técnicas de fisioterapia são a chave do controle dos miospasmos. A mobilização dos tecidos moles, tal como massagem profunda, e o alongamento passivo são os dois tratamentos imediatos mais importantes. Uma vez reduzido o miospasmo, outras fisioterapias, como exercícios de condicionamento muscular e técnicas de relaxamento, podem ser úteis no tratamento de fatores locais e sistêmicos. A terapia farmacológica não é normalmente indicada devido ao estado agudo da condição.

Dor miofascial (mialgia do ponto de gatilho)

A dor miofascial é uma condição dolorosa regional de origem muscular, caracterizada por áreas locais de faixas de tecido muscular firme e hipersensível conhecidas como pontos de gatilho.[35] Essa condição é também denominada dor miofascial de ponto de gatilho. A presença de efeitos excitatórios centrais é comum neste distúrbio miálgico. O efeito mais comum é a dor referida, frequentemente descrita pelo paciente como uma dor de cabeça do tipo tensional.

Etiologia

Ainda que este distúrbio não tenha sido totalmente compreendido, os seguintes fatores etiológicos têm sido relatados para a dor miofascial:

1. Fonte contínua de estímulo doloroso profundo[36,37]
2. Níveis aumentados de estresse emocional[38,39]
3. Presença de transtornos do sono[40,41]
4. Fatores locais que influenciam a atividade muscular, tais como hábitos, postura, tensão muscular ou até mesmo friagem
5. Fatores sistêmicos, como nutrição inadequada,[42] condicionamento físico deficiente, fadiga[36] e infecções virais[43]
6. Mecanismo de ponto de gatilho idiopático.

Histórico

A queixa principal do paciente é frequentemente focada na dor heterotópica, e não na origem real de dor (os pontos de gatilho). Portanto, o paciente irá direcionar o clínico para a dor de cabeça (do tipo tensional) ou a cocontração protetora. Se o clínico não for cuidadoso, ele provavelmente direcionará o tratamento às dores secundárias, o que obviamente não funcionará. O profissional deve ter conhecimento e habilidades de diagnóstico necessários para identificar a fonte primária da dor, para que, então, o tratamento adequado possa ser selecionado.

Características clínicas

Um indivíduo que sofre de dor miofascial revelará normalmente as seguintes características clínicas:

1. Disfunção estrutural: pode haver uma leve diminuição na velocidade e amplitude do movimento mandibular, dependendo da localização e da intensidade dos pontos de gatilho. Esta disfunção estrutural leve é secundária aos efeitos inibitórios da dor (cocontração protetora)
2. Dor heterotópica sentida mesmo em repouso
3. Pode haver aumento da dor durante a função
4. Presença de faixas tensas de músculo com ponto de gatilho, que, quando provocadas, intensificam a dor heterotópica.

Tratamento definitivo

O tratamento para a dor miofascial é direcionado à eliminação ou à redução dos fatores etiológicos (Figura 12.9). O clínico pode alcançar esse objetivo com o seguinte protocolo de tratamento:

1. Eliminação apropriada de qualquer fonte de estímulo de dor profunda presente, de acordo com sua etiologia
2. Redução dos fatores locais e sistêmicos que contribuem para a dor miofascial. Este tratamento é individualizado para as necessidades do paciente. Por exemplo: se o estresse emocional é uma parte importante do distúrbio, técnicas de controle do estresse são indicadas. Quando a postura ou a posição de trabalho contribuem para a dor miofascial, esforços devem ser direcionados para a melhoria destas condições. Técnicas de autorregulação física (Capítulo 11) são muito úteis no controle da dor miofascial
3. Se houver suspeita de um transtorno do sono, uma avaliação apropriada e um correto encaminhamento deverão ser feitos. Frequentemente, baixas doses de um antidepressivo tricíclico, entre 10 e 20 mg de amitriptilina antes de dormir, podem ajudar (ver Capítulo 11)
4. Uma das considerações mais importantes no controle da dor miofascial é o tratamento e a eliminação dos pontos de gatilho. Isso é alcançado pelo alongamento indolor do músculo que contém os pontos de gatilho. As técnicas a seguir podem ser usadas para alcançar esse objetivo.

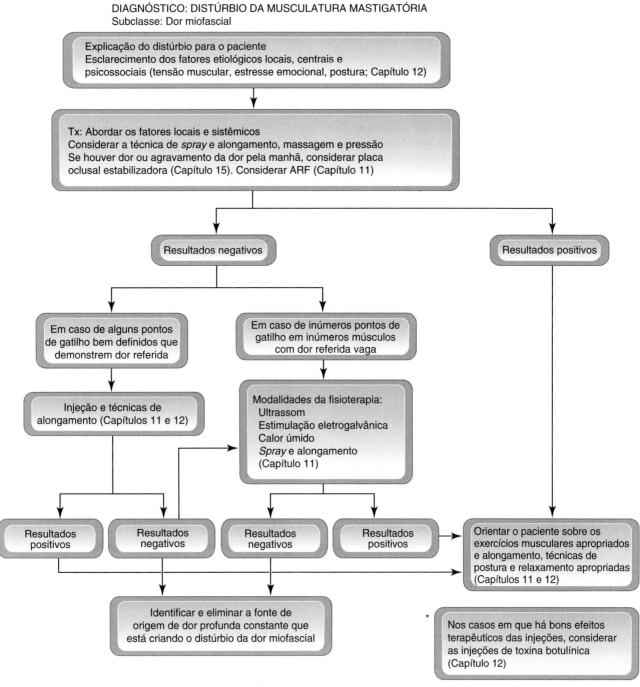

• **Figura 12.9** Algoritmo diagnóstico dos distúrbios da musculatura mastigatória (subclasse: dor miofascial). *Tx*, Tratamento.

Spray e alongamento

Um dos métodos mais comuns e conservadores de eliminação de pontos de gatilho é a técnica de *spray* e alongamento.[44-46] Ela consiste em aplicar *spray* frio (fluorometano) no tecido que cobre o músculo com o ponto de gatilho e depois alongar ativamente o músculo. O *spray* gelado provoca um disparo de estimulação nervosa cutânea que reduz temporariamente a percepção da dor na área (ver Capítulo 2). Após a aplicação do *spray* sobre o tecido, o músculo é alongado em todo o seu comprimento de maneira indolor (Figura 12.10). O *spray* gelado é aplicado a uma distância de aproximadamente 45 cm e na direção dos sintomas relatados. O alongamento passivo do músculo deve ser realizado sem provocar dor. Se houver dor, provavelmente ocorrerá uma cocontração protetora, resultando em mais atividade muscular (dor muscular cíclica). A técnica precisa para cada músculo foi descrita por Simons e Travell.[47] Este texto deve ser uma parte essencial do arsenal de qualquer clínico que trate de dor miofascial.

Pressão e massagem

Em algumas circunstâncias, a massagem ou manipulação de um ponto de gatilho pode resultar em sua eliminação. Deve-se ter o cuidado, contudo, de não produzir dor. Foi demonstrado[44,48,49] que a aplicação de pressão sobre um ponto de gatilho é também uma técnica eficaz. A pressão é aumentada até uma sensação leve de dor e mantida por 30 a 60 s. Se a técnica produzir muita dor, deverá ser interrompida, uma vez que a dor pode reforçar a dor muscular cíclica.

Ultrassom e estimulação eletrogalvânica

Modalidades de fisioterapia, tais como o ultrassom e a estimulação eletrogalvânica (EEG), às vezes podem ser úteis no controle dos pontos de gatilho.[50] O ultrassom produz calor profundo na área do ponto de gatilho, causando relaxamento muscular local.[51] A EEG de baixa voltagem pode ser usada para estimular ou vibrar os músculos de maneira rítmica. Essa terapia leva à redução da atividade muscular e estimula o relaxamento muscular.[52,53] Embora haja pouca pesquisa para verificar a eficácia dessas técnicas, elas são geralmente conservadoras e podem ser úteis.

Injeção e alongamento

Outro método eficaz de eliminação de um ponto de gatilho é o uso das técnicas de injeção (Figura 12.11). Em geral, é injetado anestésico local e depois o músculo pode ser alongado de maneira indolor.[54-56] Embora o anestésico seja útil na redução da dor,[57] ele aparentemente não é o fator decisivo na eliminação do ponto de gatilho.[58,59] Mais propriamente, o rompimento mecânico do ponto de gatilho pela agulha parece fornecer o efeito terapêutico.

O anestésico local é utilizado por duas razões. Primeiramente, ele elimina a dor imediata, permitindo o alongamento completo e indolor do músculo. Em segundo lugar, é diagnóstico; em outras palavras, uma vez anestesiado o ponto de gatilho, não somente a dor local é reduzida, como também é eliminada a dor referida. Assim, o clínico pode obter informação valiosa a respeito da fonte da dor referida. Por exemplo: a injeção anestésica de um ponto de gatilho no músculo esternocleidomastóideo irá imediatamente eliminar uma dor de cabeça referida na região das têmporas e permitir que a verdadeira fonte da dor de cabeça seja identificada. A eliminação imediata da dor está relacionada à interrupção dos efeitos excitatórios centrais produzidos pela dor profunda (o ponto de gatilho). Essa supressão da dor pode estar, em parte, relacionada ao sistema das endorfinas.[60]

Quando injeções de anestésico local são indicadas, a procaína a 1% parece ser a menos miotóxica. Entretanto, essa medicação não é mais produzida em tubetes para uso odontológico; portanto, quando uma seringa odontológica é utilizada, a lidocaína a 2% é apropriada. Vasoconstritor não deve ser usado para injeções musculares. Anestésico local de longa duração, como a bupivacaína, não é indicado para injeções musculares devido ao risco associado de aumento na miotoxicidade, especialmente quando este agente é utilizado com esteroides.[61] Somente uma pequena quantidade de lidocaína é necessária para tratar um ponto de gatilho. Apenas um tubete é suficiente para aplicar a injeção em dois ou até mesmo três pontos de gatilho, dependendo do tamanho do músculo a ser injetado. A metade de um tubete é indicada para um ponto de gatilho no trapézio; menos de um terço é adequado para um ponto de gatilho no temporal.

Injeções em pontos de gatilho podem ser um tratamento apropriado para dor miofascial quando se observa que as injeções fornecem ao paciente alívio prolongado, mesmo após o término do efeito anestésico. Injeções repetidas podem ser indicadas se o período de alívio da dor tornar-se mais longo entre cada injeção. Se as injeções nos pontos de gatilho fracassarem em fornecer alívio da dor, não há motivo para se repetir o procedimento.

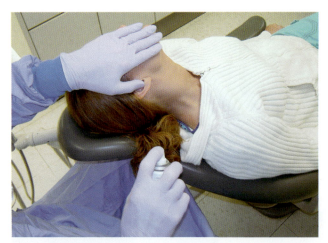

• **Figura 12.10** Técnica de *spray* e alongamento. O *spray* gelado é aplicado no trapézio superior e nos músculos cervicais para eliminar os pontos de gatilho miofasciais. Olhos, nariz, boca e ouvidos são protegidos. Imediatamente após o *spray*, os músculos são alongados de forma indolor.

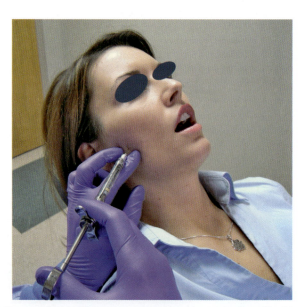

• **Figura 12.11** Injeção no ponto de gatilho. Um ponto de gatilho é localizado no masseter, aprisionado entre os dedos, e recebe injeção com uma agulha curta de calibre 27.

Assim como em qualquer injeção, as quatro regras descritas no Capítulo 10 devem sempre ser seguidas. As considerações anatômicas e a técnica de injeção para cada músculo são descritas por Simons e Travell[54] e o seu livro deve ser consultado por clínicos interessados em tratar a dor miofascial com injeções nos pontos de gatilho.

Terapia de suporte

Como já discutido, diversas modalidades de fisioterapia e técnicas manuais são usadas para tratar a dor miofascial. Tais técnicas estão listadas nos tratamentos definitivos porque elas são direcionadas à real eliminação dos pontos de gatilho. As mais importantes são as técnicas de mobilização dos tecidos moles e a do condicionamento muscular.

A terapia farmacológica, como, por exemplo, o tratamento com um relaxante muscular, pode ser útil, mas geralmente não elimina os pontos de gatilho. Uma medicação como a ciclobenzaprina, 10 mg antes de dormir, pode frequentemente reduzir a dor, mas os pontos de gatilho ainda necessitarão de tratamento, conforme discutido anteriormente. Os relaxantes musculares ajudam a converter um ponto de gatilho ativo em latente ou inativo, mas não necessariamente o eliminam. Os analgésicos também podem ser úteis na interrupção do efeito cíclico da dor.

A postura é outro possível contribuinte para a dor miofascial.[35] Músculos mantidos em um comprimento encurtado tendem a desenvolver pontos de gatilho com mais frequência que outros. O alongamento diário até o seu comprimento total pode ser benéfico para manter os músculos livres de dor. Isso é especialmente válido na região do pescoço e ombros. O exercício regular deve ser sempre encorajado.[36,62,63]

Fichas de informação ao paciente são apresentadas no Capítulo 16. Elas podem ser fornecidas quando o paciente sai da clínica, para melhorar sua compreensão do problema. Essas fichas também oferecem informações que podem ajudar os pacientes a se cuidarem.

Mialgia centralmente mediada (miosite crônica)

A mialgia centralmente mediada é um distúrbio doloroso muscular crônico, contínuo, que se origina predominantemente a partir dos efeitos do SNC sentidos perifericamente nos tecidos musculares. Esse distúrbio se apresenta clinicamente com sintomas similares a uma condição inflamatória do tecido muscular e, por isso, é às vezes chamado de miosite.

Etiologia

A etiologia da mialgia centralmente mediada é, como o nome sugere, o SNC, e não as estruturas normalmente associadas do sistema mastigatório. À medida que o SNC se torna exposto a um estímulo nociceptivo prolongado, as vias do tronco encefálico podem se alterar funcionalmente. Tal fato pode resultar em um efeito antidrômico nos neurônios periféricos aferentes. Em outras palavras, os neurônios que normalmente só conduzem informação da periferia para o SNC podem, agora, passar a conduzir informação do SNC para os tecidos periféricos. Isso provavelmente se dá por intermédio do sistema de transporte axonal[64] e, quando ocorre, os neurônios aferentes na periferia podem liberar neurotransmissores nociceptivos como a substância P e a bradicinina, que, em resposta, causam nocicepção e dor nos tecidos periféricos. Esse processo é denominado *inflamação neurogênica*.[65-70]

O importante conceito a ser lembrado é o de que a dor muscular do paciente com mialgia crônica centralmente mediada não pode ser tratada por meio do controle do próprio tecido muscular doloroso. O controle deve ser direcionado aos mecanismos centrais, uma ideia que pode parecer estranha aos dentistas.

A mialgia crônica centralmente mediada pode ser causada por um estímulo prolongado de dor muscular associado à mialgia local ou dor miofascial. Em outras palavras, quanto mais tempo durar a queixa de dor miofascial do paciente, maior a probabilidade de ocorrer uma mialgia crônica centralmente mediada. Contudo, também é possível que outros mecanismos centrais desempenhem um papel significativo na etiologia da mialgia centralmente mediada, como a supersensibilização crônica do sistema nervoso autônomo, a exposição crônica ao estresse emocional ou outras fontes de estímulo de dor profunda (Figura 12.12).

Histórico

O paciente relata uma condição de dor miogênica constante, primária, geralmente associada a um histórico prolongado de queixas musculares (meses ou até anos).

Características clínicas

As seis características clínicas seguintes são comuns na mialgia centralmente mediada:

1. Disfunção estrutural: pacientes com mialgia centralmente mediada apresentam uma diminuição significativa na velocidade e amplitude do movimento mandibular
2. Há dor significativa no repouso
3. A dor aumenta durante a função
4. Sensação generalizada de rigidez muscular
5. Dor significativa à palpação muscular
6. À medida que a mialgia crônica centralmente mediada se torna prolongada, a falta de uso do músculo por causa da dor pode induzir atrofia muscular e/ou contratura miostática ou miofibrótica.

Tratamento definitivo

O clínico deve reconhecer inicialmente a condição de mialgia crônica centralmente mediada porque o resultado da terapia não será tão imediato quanto o tratamento da mialgia local. A inflamação neurogênica do tecido muscular e a sensibilização central crônica que a produziu frequentemente levam tempo para se resolver. Quando o diagnóstico de mialgia crônica centralmente mediada é confirmado, o clínico deve discutir com o paciente os resultados esperados e a duração do período necessário para a recuperação. O paciente deve ser informado de que a diminuição dos sintomas é inicialmente lenta e não significativa. Os pacientes devem estar conscientes disso para que não tenham decepções no decorrer do tratamento. À medida que os fatores etiológicos são controlados, a inflamação neurogênica desaparecerá e os sintomas irão gradativamente diminuir.

Assim como na mialgia local, quatro estratégias gerais de tratamento são seguidas para o paciente com mialgia crônica centralmente mediada. Embora similares em alguns aspectos, elas não são idênticas. De fato, a terapia para a mialgia local irá frequentemente agravar a mialgia crônica centralmente mediada (Figura 12.13). Sendo assim, se o clínico estiver tratando a mialgia local e os sintomas se tornarem mais intensos, é provável que a condição seja realmente uma mialgia crônica centralmente mediada. O seguinte esquema deve então ser utilizado:

1. Restringir o uso da mandíbula a limites indolores. A utilização de músculos dolorosos somente agrava a condição. O paciente deve manter a mandíbula tão imóvel quanto necessário para

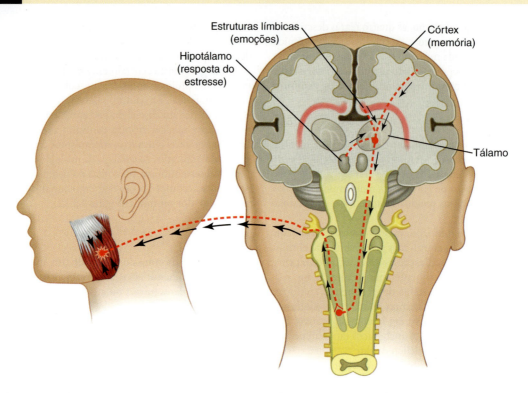

• **Figura 12.12** Mialgia centralmente mediada. Alguns distúrbios musculares têm sua origem no SNC, embora a dor seja sentida perifericamente nos músculos. Esta ilustração demonstra como a ativação central do hipotálamo, de estruturas límbicas e do córtex pode se combinar para produzir um efeito antidrômico para os tecidos musculares. Quando isso ocorre, a chave para o sucesso do controle está em cessar esse mecanismo central e não alterar as estruturas periféricas (dentes, músculos ou articulações). *Linha tracejada vermelha*: neurônio ativo; *setas*: direção dos impulsos neurais; *estrela vermelha*: localização da dor.

reduzir a dor. Inicia-se uma dieta pastosa, em pequenas porções, associada a uma mastigação lenta. Pode haver indicação de dieta líquida, se a dor funcional não puder ser controlada. Quando a dieta líquida é necessária, deve ser mantida por um tempo que permita a redução da dor, de forma que o paciente possa retornar à dieta pastosa já sem dor

2. Evitar exercícios e/ou injeções. Como o músculo se encontra neurogenicamente inflamado, qualquer movimento aumenta a dor. O paciente deve relaxar os músculos o máximo possível. As injeções de anestésico local devem ser evitadas, pois traumatizam os tecidos já inflamados. Embora o bloqueio anestésico local dos músculos que apresentam a mialgia crônica centralmente mediada possa inicialmente reduzir a dor, frequentemente ocorre um aumento acentuado da dor após o anestésico ser metabolizado. Essa característica clínica deve ajudar a confirmar o diagnóstico

3. Desocluir os dentes. Assim como na mialgia local, o controle da mialgia crônica centralmente mediada é auxiliado pela desoclusão dos dentes tanto voluntária como involuntariamente. A desoclusão voluntária é alcançada pelas técnicas de autorregulação física discutidas no Capítulo 11. A desoclusão involuntária (bruxismo noturno) é conseguida por meio de placas oclusais, da mesma maneira que na mialgia local (ver Capítulo 15)

4. Iniciar a administração de uma medicação anti-inflamatória. Como o tecido muscular local está inflamado, é apropriado prescrever um anti-inflamatório. Um AINE, como o ibuprofeno, é uma boa opção e deve ser administrado regularmente (400 a 600 mg, 4 vezes/dia) durante 2 semanas para que os níveis sanguíneos fiquem suficientemente elevados, alcançando um efeito clínico. Doses irregulares usadas "conforme a necessidade" não chegarão ao efeito desejado. Além do potencial efeito anti-inflamatório está o efeito analgésico. Desse modo, os AINEs podem auxiliar na redução da dor muscular cíclica que pode propagar a mialgia crônica centralmente mediada. Conforme discutido anteriormente, o paciente deve ser questionado a respeito de qualquer histórico de queixas gástricas e monitorado em relação aos sintomas gástricos durante o curso da terapia. Se esses sintomas estiverem presentes, um inibidor COX-2 deve ser considerado (ver Capítulo 11)

5. Considerar o tratamento do sono. Como em outras condições de dor centralmente mediada, a qualidade do sono do paciente pode ser afetada negativamente. Quando isso ocorre, baixas doses de um antidepressivo tricíclico, como 10 mg de amitriptilina antes de dormir, podem ajudar a reduzir os sintomas[71-73] (ver Capítulo 11). Parece que o mecanismo está relacionado ou à melhora na qualidade do sono[71,72,74] ou ao efeito positivo sobre o sistema inibidor descendente. A ciclobenzaprina, 10 mg ao deitar-se, também pode ser útil para facilitar o sono e reduzir a dor[75-77]

6. Uma vez que o SNC cumpre uma função importante nesse tipo de condição de dor, é provável que os neurônios centrais se tornem sensibilizados. Portanto, o tratamento orientado à redução dessa sensibilização central pode ser útil. O paciente deve ser orientado sobre o fato de que o SNC é um grande componente da condição. Normalmente, os pacientes não estão cientes dessa relação. Portanto, as técnicas de autorregulação física podem ser bem úteis na restauração do sistema nervoso autonômico suprarregulado para os seus níveis normais. Essa fisiologia interna é a única sob o controle do paciente, e não do clínico. É por isso que o paciente precisa compreender e trabalhar na mudança de comportamento que irá regular negativamente o sistema nervoso autonômico. Você pode dizer ao paciente que ele precisa acalmar seu SNC "de dentro para fora". Os profissionais normalmente trabalham "de fora para dentro",

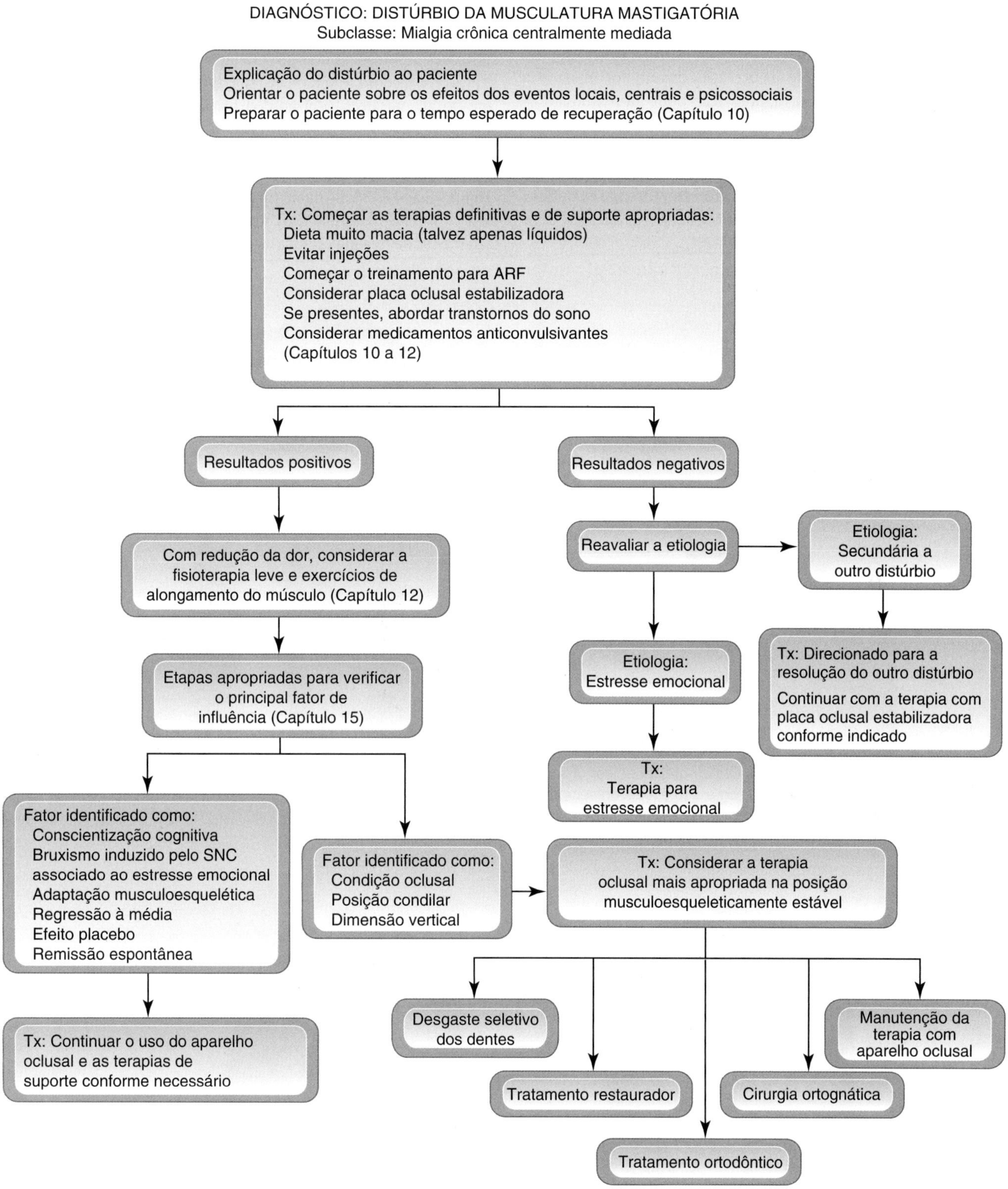

CAPÍTULO 12 Tratamento dos Distúrbios dos Músculos Mastigatórios

DIAGNÓSTICO: DISTÚRBIO DA MUSCULATURA MASTIGATÓRIA
Subclasse: Mialgia crônica centralmente mediada

- Explicação do distúrbio ao paciente
- Orientar o paciente sobre os efeitos dos eventos locais, centrais e psicossociais
- Preparar o paciente para o tempo esperado de recuperação (Capítulo 10)

Tx: Começar as terapias definitivas e de suporte apropriadas:
- Dieta muito macia (talvez apenas líquidos)
- Evitar injeções
- Começar o treinamento para ARF
- Considerar placa oclusal estabilizadora
- Se presentes, abordar transtornos do sono
- Considerar medicamentos anticonvulsivantes
(Capítulos 10 a 12)

Resultados positivos

Com redução da dor, considerar a fisioterapia leve e exercícios de alongamento do músculo (Capítulo 12)

Etapas apropriadas para verificar o principal fator de influência (Capítulo 15)

Fator identificado como:
- Conscientização cognitiva
- Bruxismo induzido pelo SNC associado ao estresse emocional
- Adaptação musculoesquelética
- Regressão à média
- Efeito placebo
- Remissão espontânea

Tx: Continuar o uso do aparelho oclusal e as terapias de suporte conforme necessário

Resultados negativos

Reavaliar a etiologia

Etiologia: Secundária a outro distúrbio

Tx: Direcionado para a resolução do outro distúrbio
Continuar com a terapia com placa oclusal estabilizadora conforme indicado

Etiologia: Estresse emocional

Tx: Terapia para estresse emocional

Fator identificado como:
- Condição oclusal
- Posição condilar
- Dimensão vertical

Tx: Considerar a terapia oclusal mais apropriada na posição musculoesqueleticamente estável

- Desgaste seletivo dos dentes
- Tratamento restaurador
- Cirurgia ortognática
- Tratamento ortodôntico
- Manutenção da terapia com aparelho oclusal

• **Figura 12.13** Algoritmo diagnóstico dos distúrbios da musculatura mastigatória (subclasse: mialgia crônica centralmente mediada). *SNC*, sistema nervoso central; *ARF*, autorregulação física; *Tx*, tratamento.

o que, no geral, não aborda os principais fatores contribuintes relacionados à mialgia centralmente mediada. Com isso em mente, o paciente se torna o terapeuta mais importante, e não o clínico. Nós, profissionais, não estamos acostumados a esse conceito. Nós queremos controle completo do tratamento, como os dentistas normalmente querem, e eliminar o distúrbio. Esse geralmente não é o caso com a mialgia centralmente mediada. Portanto, terapias como alinhamento da respiração, meditação, ioga, *mindfulness* e até mesmo auto-hipnose podem ter um papel no tratamento da mialgia centralmente mediada.

O clínico pode considerar medicamentos anticonvulsivantes como gabapentina ou pregabalina (ver Capítulo 11). Esses medicamentos também podem ajudar no sono, uma vez que um de seus efeitos colaterais comuns é a sonolência.

Terapia de suporte

Precocemente no tratamento da mialgia crônica centralmente mediada, as modalidades de fisioterapia devem ser utilizadas com cautela porque qualquer manipulação pode aumentar a dor. Às vezes, o calor úmido pode ser útil (Figura 12.14). Em outros pacientes, o gelo parece ser mais útil. Os pacientes irão claramente relatar o que é melhor para eles. Com o início da diminuição dos sintomas, a terapia com ultrassom e o alongamento suave podem ser iniciados. Se a dor aumentar, a intensidade da terapia deve diminuir.

Como o tratamento da mialgia crônica centralmente mediada geralmente leva tempo, duas condições podem se desenvolver: alterações hipotróficas no músculo (atrofia) e contratura miostática. Elas ocorrem como resultado da falta de uso dos músculos elevadores (temporal, masseter, pterigóideo medial). Com a resolução dos sintomas agudos, a atividade dos músculos deve ser iniciada lentamente. Alguns exercícios isométricos leves dos maxilares serão eficazes para aumentar a força e a movimentação dos músculos (Figura 12.15). O alongamento passivo também é útil na recuperação do comprimento original dos músculos elevadores (Capítulo 11). O tratamento da mialgia crônica centralmente mediada é um processo

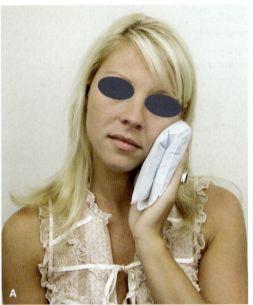
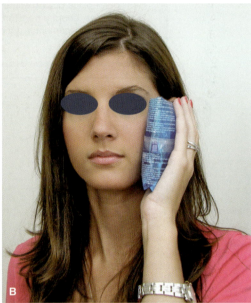

● **Figura 12.14** A aplicação de calor úmido ou gelo pode ser útil na mialgia crônica centralmente mediada. **A.** Uma compressa de calor úmido é aplicada sobre o masseter por 15 a 20 min e isso é repetido sempre que necessário durante o dia. **B.** Quando o calor não é eficaz, pode-se tentar o gelo. Uma compressa de gelo é colocada sobre o músculo sintomático até que o tecido fique dormente (não mais que 5 min). Deixa-se então o músculo reaquecer. Se isso resultar em diminuição da dor, o procedimento pode ser repetido.

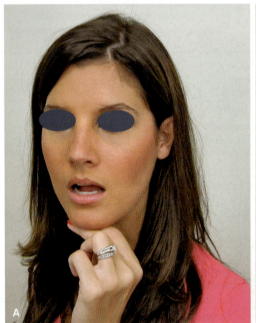
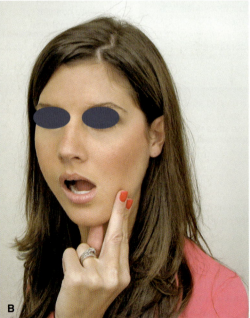

● **Figura 12.15** Exercícios mandibulares isométricos leves são úteis para aumentar a força dos músculos hipotróficos. **A.** O objetivo é resistir levemente ao movimento de abertura de boca. **B.** O paciente move a mandíbula lateralmente enquanto resiste ao movimento com os dedos. Isso é feito por 3 a 5 s em movimentos de abertura, lateralidade direita e esquerda e protrusão. Os exercícios são repetidos durante o dia.

lento e não pode ser apressado. Se a fisioterapia for introduzida muito rapidamente, a condição pode piorar.

As fichas de informação ao paciente são fornecidas no Capítulo 16. Elas podem ser oferecidas quando o paciente sai da clínica, para melhorar sua compreensão do problema. Essas fichas também fornecem informações que podem ajudar os pacientes a se cuidarem.

Fibromialgia (fibrosite)

A fibromialgia é um distúrbio doloroso musculoesquelético crônico global.[78] De acordo com um relato consensual anterior,[79] é um distúrbio doloroso musculoesqueleticamente difuso no qual há sensibilidade em 11 ou mais dos 18 locais específicos predeterminados ao longo do corpo. Em 2010, o American College of Rheumatology[80] revisou os critérios da fibromialgia; eles estão incluídos a seguir. A fibromialgia não é um distúrbio doloroso mastigatório e, portanto, deve ser reconhecido e encaminhado para uma equipe médica adequada.

Etiologia

A etiologia da fibromialgia não está clara. Ela está provavelmente relacionada a uma alteração no processamento do impulso periférico (musculoesquelético) pelo SNC. O sistema inibidor descendente,[81] o eixo hipotálamo-hipófise-suprarrenal (HHS)[82] e o sistema imune estão envolvidos.[83-89] Outros fatores como genética,[90,91] deficiência do hormônio de crescimento,[92] deficiências no sistema de opioides endógenos,[88,93,94] traumatismos físicos ou traumas emocionais anteriores[95] também foram associados. Embora a etiologia da fibromialgia seja provavelmente diferente dos distúrbios dolorosos dos músculos mastigatórios, essas duas condições coexistem em muitos pacientes crônicos.[96-107]

Histórico

Pacientes que apresentam fibromialgia relatam queixas de dor musculoesquelética crônica e disseminada nos quatro quadrantes do corpo, presentes por 3 meses ou mais. A dor deve estar presente acima e abaixo da cintura e nos lados direito e esquerdo. O paciente se queixará de dor artrálgica sem evidência de qualquer distúrbio articular. Transtornos do sono são um achado comum, juntamente com uma condição física sedentária e depressão clínica.[108-112]

Características clínicas

Os pacientes que sofrem de fibromialgia relatam dor disseminada por todo o corpo. Algumas das características clínicas típicas são:

1. Disfunção estrutural. Se os músculos mastigatórios estiverem envolvidos, há diminuição significativa na velocidade e amplitude do movimento mandibular
2. No repouso, existe uma dor disseminada de origem muscular que flutua com o tempo. Os atuais critérios estabelecidos pelo American College of Rheumatology (ACR)[80,113] utilizam variáveis diagnósticas do índice de dor generalizada (IDG) e as escalas categóricas para os sintomas cognitivos, problemas de sono, fadiga e vários sintomas somáticos. As escalas categóricas foram resumidas para criar a escala de gravidade dos sintomas (EGS). O comitê do ACR combinou a EGS com o IDG para definir a fibromialgia como os pacientes que têm IDG maior ou igual a 7 e EGS maior ou igual a 5. Um segundo critério inclui pacientes com IDG entre 3 e 6 e EGS maior ou igual a 9. Esses novos critérios atuais foram criados para substituir os antigos[79] de pelo menos 11 dos 18 pontos sensíveis predeterminados ao longo de três dos quatro quadrantes do corpo. Esses pontos sensíveis não produzem dor heterotópica quando palpados. Tal achado representa uma diferença clínica fundamental entre a fibromialgia e a dor miofascial (pontos de gatilho com dor referida)
3. A dor aumenta com a utilização dos músculos envolvidos
4. Os pacientes com fibromialgia relatam uma sensação generalizada de fraqueza muscular. Eles também normalmente relatam fadiga crônica generalizada
5. Pacientes com fibromialgia geralmente não apresentam um bom condicionamento físico. Como a função muscular aumenta a dor, eles frequentemente evitam exercícios. Isso ajuda a perpetuar a condição, uma vez que o sedentarismo pode ser um fator predisponente na fibromialgia.

Tratamento definitivo

Como o conhecimento da fibromialgia é limitado, o tratamento deve ser conservador e direcionado aos fatores etiológicos e perpetuantes. O clínico deve lembrar que a fibromialgia não é um distúrbio primário dos músculos mastigatórios. Portanto, o dentista não deve assumir a função do terapeuta principal. Em vez disso, ele deve ser capaz de reconhecer a fibromialgia e fazer o encaminhamento adequado. Quando sintomas mastigatórios importantes estiverem presentes, o dentista deve controlá-los juntamente com uma equipe de profissionais de saúde. Outros profissionais de saúde que podem ajudar no controle do problema são os da área de reumatologia, medicina de reabilitação, psicologia e fisioterapia.[113,114] Os seguintes tratamentos gerais devem ser considerados:

1. Quando também existirem outros distúrbios dos músculos mastigatórios, a terapia deve ser direcionada a ele
2. Quando as condições perpetuantes discutidas no Capítulo 8 estiverem presentes, elas devem ser abordadas de forma adequada
3. Os AINEs parecem apresentar algum benefício na redução dos sintomas da fibromialgia e devem ser administrados da mesma maneira como na mialgia crônica centralmente mediada
4. Se um transtorno do sono for identificado, ele deve ser tratado. Como ocorre na mialgia crônica centralmente mediada, baixas doses de um antidepressivo tricíclico, como 10 a 50 mg de amitriptilina na hora de dormir, podem ser úteis na redução dos sintomas associados à fibromialgia.[71-73] Parece que o mecanismo está relacionado ou à melhora na qualidade do sono[71,72,74] ou ao efeito positivo sobre o sistema inibidor descendente. A ciclobenzaprina, 10 mg ao deitar-se, também pode ser útil para facilitar o sono e reduzir a dor[75-77]
5. Embora os pontos sensíveis e os pontos de gatilho sejam considerados diferentes, existem evidências que sugerem que o tratamento com fisioterapia suave e injeções do ponto de gatilho podem ser úteis para alguns pacientes de fibromialgia[115]
6. Como o SNC cumpre uma função importante na fibromialgia, as terapias orientadas à redução do sistema nervoso autonômico supersensibilizado podem ser úteis. O clínico deve considerar alguns dos medicamentos anticonvulsivantes, como gabapentina ou pregabalina[116-120] (ver Capítulo 11). Esses medicamentos também podem facilitar o sono, uma vez que um de seus efeitos colaterais comuns é a sonolência. Outro fármaco que tem ganhado apoio para a fibromialgia é a duloxetina[121]
7. Conforme citado anteriormente, os pacientes com fibromialgia sentem tanta dor que frequentemente evitam a atividade física. Ainda assim, o estilo de vida sedentário não ajuda na recuperação. Na verdade, estudos[122-127] sugerem que a atividade física leve pode ajudar a reduzir a dor. Foi mostrado que o exercício leve pode fortalecer o sistema inibitório descendente, reduzindo a

dor em pacientes fibromiálgicos.[81] Esses pacientes, portanto, devem ser incentivados a iniciar e manter um programa de exercícios regulares. Esse programa deve ser personalizado para o paciente, começando lentamente e sem estabelecer metas que não sejam razoáveis

8. Uma vez que a depressão é comorbidade comum na fibromialgia,[108-110,128] o clínico deve estar ciente desse fato e avaliar se o paciente tem depressão. Quando identificada, o paciente deve ser tratado adequadamente. É ideal que a equipe de profissionais que trata a fibromialgia inclua um psicólogo ou psiquiatra e esse profissional seja encarregado de controlar a depressão. Os clínicos do tratamento devem entender que a depressão sempre leva a uma ideia suicida e que, por consequência, podem perder os pacientes. Na verdade, o controle da depressão é mais eficiente e previsível que o da fibromialgia; portanto, essa condição deve ser imediatamente reconhecida e controlada.

Terapia de suporte

As modalidades de fisioterapia e técnicas manuais podem ser úteis para pacientes com fibromialgia. Técnicas como calor úmido, massagem leve, alongamento passivo e treinamento de relaxamento podem ser as de maior utilidade. Além disso, o condicionamento muscular pode ser uma parte importante do tratamento. Um programa de exercício geral leve e bem-controlado, tal como caminhada ou natação executadas de forma suave, pode ser muito útil na diminuição da dor muscular associada à fibromialgia.[62,129] Como citado anteriormente, deve-se ter o cuidado de desenvolver um programa individual para cada paciente.

Distúrbios motores centralmente gerados

Várias condições que afetam os músculos mastigatórios são fortemente influenciadas ou verdadeiramente geradas pelo SNC. Estas condições incluem o bruxismo relacionado ao sono, o apertamento dentário diurno e as distonias oromandibulares. O bruxismo e o apertamento dentário foram referidos neste livro como atividades parafuncionais que produzem hiperatividade muscular. Para a discussão nesta seção eles são separados, uma vez que as estratégias de tratamento são diferentes. Essas condições são comumente observadas na prática odontológica. As distonias oromandibulares, embora não muito comuns, devem ser reconhecidas pelo clínico para que os pacientes que sofrem dessas condições frequentemente debilitantes possam ser controlados da maneira apropriada. O princípio a ser compreendido é que a etiologia desses distúrbios se origina no SNC; portanto, sua cura é muito difícil e, em alguns casos, impossível. Portanto, as estratégias de controle frequentemente são as terapias de suporte.

Bruxismo do sono

O bruxismo é uma atividade parafuncional comumente associada ao sono. Ele é o ato de ranger os dentes, geralmente em posições excêntricas repetidas. Portanto, o desgaste dos dentes é comum no bruxismo relacionado ao sono. Obviamente, certa atividade relacionada ao sono pode ser simplesmente o apertamento dentário e, nesse caso, o desgaste do dente pode não ser evidente. Nos estudos do sono, ambas as atividades podem ocorrer e contribuir para o início da dor muscular e/ou outras DTMs. O fenômeno da atividade parafuncional relacionada ao sono foi detalhadamente descrito no Capítulo 7.

Antigamente, acreditava-se em odontologia que a maloclusão causava o bruxismo noturno.[130-137] No entanto, estudos bem controlados[138,139] sugerem que a condição oclusal exerça pouca influência sobre a atividade muscular noturna. Os níveis de estresse emocional parecem ter maior influência,[140,141] assim como outros fatores.[142] Todavia, tem sido repetidamente demonstrado[15,16,140-148] que as placas oclusais diminuem o nível de atividade muscular noturna, pelo menos a curto prazo. Entretanto, em um estudo de laboratório do sono[28] o bruxismo noturno foi reduzido em apenas 36% dos indivíduos, enquanto 43% deles realmente tiveram um aumento na atividade, e 21% permaneceram inalterados. Ficou óbvio que a atividade do bruxismo e sua relação com a dor muscular são bem mais complexos do que foi pensado originalmente.

A maioria dos dados que utilizamos na odontologia para explicar a dor muscular veio do que entendemos sobre oclusão e função mastigatória. Em outras palavras, utiliza-se o conhecimento odontológico para explicar a dor muscular. Isso, na verdade, pode ter levado a direções inapropriadas. Quando o paciente chegava no consultório, o dentista rotineiramente examinava sua boca. Assim que o desgaste dentário fosse notado, a explicação para a dor era, muito provavelmente, bruxismo. Se o paciente dissesse que não tinha bruxismo, o dentista geralmente responderia: "Ele/ela tem bruxismo, só não percebeu porque estava dormindo."[149] Assim, tradicionalmente, os dentistas ouviriam a queixa de dor e diretamente faziam a conexão com o desgaste dentário, que, muitas vezes, era associado à maloclusão. Deve-se considerar que essa resposta não é baseada em dados, mas, na verdade, em conceitos que foram passados ao longo do tempo. Há muitas fontes de dor, e o desgaste dentário é muito comum, sobretudo quando se envelhece. Portanto, parece razoável buscar por estudos com base em evidências para compreender melhor a relação entre o bruxismo, o desgaste dentário e a dor muscular.

Alguns desses dados baseados em evidências vieram de registros reais da atividade muscular mastigatória durante o sono dos pacientes em um laboratório do sono (polissonografia). Embora uma a duas noites em um laboratório do sono não revelem uma vida inteira de atividade muscular mandibular, ajudam a esclarecer alguns benefícios dentários tradicionais. Por exemplo, a maioria dos dentistas acredita que os pacientes com DTM relatam mais bruxismo que os pacientes sem a disfunção. Esse conceito tem se mostrado verdadeiro.[150] Todavia, em um laboratório do sono, os pacientes com DTM e os controles demonstram o mesmo número de eventos de bruxismo por hora.[150] É razoável assumir que a quantidade de desgaste dentário estaria altamente relacionada à quantidade de atividade de bruxismo vista no laboratório de sono. No entanto, foi observado que isso não é verdade.[151] Os indivíduos com desgaste dentário significativo parecem ter o mesmo nível de bruxismo que aqueles com menos desgaste dentário. É claro que um indivíduo com mais desgaste dentário provavelmente range os dentes por períodos mais longos, o que não pode ser estudado com várias noites de observação em um laboratório do sono. Outro achado interessante é que não há correlação entre a quantidade de atividade de bruxismo e a dor.[151] Na realidade, os indivíduos que têm mais bruxismo têm menos dor. Os indivíduos com menos atividade de bruxismo possivelmente têm músculos que não foram condicionados para esse exercício, o que resulta em mais dor. Isso foi corroborado pelo conceito da sensibilidade muscular local de início tardio,[152,153] discutido anteriormente. Talvez isso explique por que alguns homens de meia-idade revelam desgaste dentário grave sem dor.

Originalmente, pensava-se que as placas oclusais fossem eficazes em reduzir o bruxismo e a dor muscular por proporcionarem de imediato uma condição oclusal ideal e, quando utilizadas, removiam a maloclusão como etiologia. Essa lógica sugeriu que, quando uma placa oclusal levava à diminuição dos sintomas musculares, os tipos de maloclusão eram a causa e o desgaste seletivo dos dentes era indicado para corrigir a condição de forma permanente. O desgaste seletivo, no entanto, não diminui o bruxismo.[139,154] A razão pela qual as placas oclusais diminuem os sintomas da DTM é muito mais complicada. Existem pelo menos outros oito fatores que podem ser responsáveis por essa redução dos sintomas; esses fatores serão discutidos em detalhes no Capítulo 15.

Achados como esses exigem que nós exploremos mais essa relação interessante, e muitas vezes incompreendida, entre o bruxismo e a dor muscular. O modelo de dor da musculatura mastigatória apresentado neste livro é uma tentativa de incorporar mais informações baseadas em evidências e como essas informações precisam ser refletidas nas estratégias de tratamento.

Considerações sobre o controle do bruxismo relacionado ao sono

Atualmente, não existem tratamentos conhecidos para a eliminação permanente do bruxismo. Embora as placas oclusais possam reduzir os efeitos nocivos do desgaste dos dentes e ajudar a reduzir a dor musculoesquelética, elas não curam o bruxismo[155] (Figura 12.16). Na maioria dos casos, mesmo depois de um tratamento a longo prazo com a placa oclusal, o bruxismo retorna quando a placa é removida.[14]

Um conceito que pode explicar o efeito de uma placa oclusal na atividade do bruxismo relaciona-se ao fato de que a placa fornece um estímulo sensorial periférico alterado ao SNC, que ativa um mecanismo de *feedback* negativo que cessa a atividade muscular intensa. Em outras palavras, a placa pode ajudar a manter um limiar mais adequado para a atividade reflexa protetora do sistema neuromuscular.[156] Quando uma atividade reflexa normal está presente, é pouco provável que as forças do bruxismo aumentem a níveis capazes de provocar um colapso estrutural e sintomas.

Embora esse estímulo sensorial alterado pareça ajudar a reduzir o bruxismo para alguns pacientes, ele não parece promover um efeito permanente. Na verdade, esse efeito parece diminuir ao longo do tempo. Talvez o SNC perceba isso como uma ameaça cada vez menor ao longo do tempo e se acomode ao estímulo sensorial alterado. Em outras palavras, quanto mais tempo a placa for usada, menos provavelmente esse reflexo inibitório irá reduzir o bruxismo. Isso é demonstrado ao se observarem facetas de desgaste

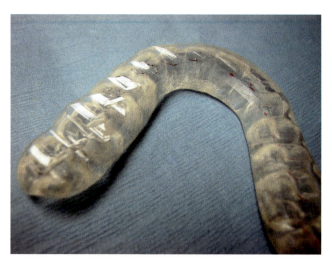

• **Figura 12.16** Embora as placas oclusais possam ajudar reduzir a dor muscular, nem sempre elas impedem o paciente de ranger os dentes. Esta placa é usada todas as noites por um paciente com bruxismo. As áreas brilhantes são reflexos da luz de áreas altamente polidas nas laterais dos contatos dentários durante o bruxismo.

nas placas oclusais. Com isso em mente, deve-se questionar por quanto tempo o paciente deve usar o aparelho. Se houver suspeita de bruxismo, os pacientes não devem usar suas placas o dia inteiro. Isso apenas irá levar a uma acomodação mais rápida que resultará em um retorno mais rápido do bruxismo. A sugestão deve ser para usar o aparelho apenas durante o sono e, talvez, em noites alternadas. Na verdade, em um estudo, usar a placa oclusal apenas uma vez por semana foi mais eficaz que todas as noites.[157]

Em um estudo,[158] foi demonstrado que 1 mg de clonazepam antes de dormir foi superior ao placebo na redução do bruxismo. Existem algumas indicações[159] de que uma dosagem muito baixa de um antidepressivo tricíclico (p. ex., 10 a 20 mg de amitriptilina por noite) antes de dormir pode alterar o ciclo do sono e diminuir a dor muscular matutina. A amitriptilina[160,161] e a ciclobenzaprina[162] parecem reduzir os sintomas, mas o efeito pode não estar diretamente relacionado à redução do bruxismo.

Como a cura do bruxismo relacionado ao sono é desconhecida, o dentista deve sempre utilizar uma terapia reversível e conservadora. A placa oclusal estabilizadora é uma dessas modalidades (seus efeitos específicos sobre o sistema mastigatório serão considerados em detalhes no Capítulo 15).

Apertamento diurno dos dentes

O apertamento é uma atividade parafuncional associada ao carregamento dos dentes em uma relação estática e frequentemente ocorre enquanto o paciente está acordado. Essa atividade pode representar um hábito ou até mesmo uma resposta subconsciente às situações estressantes.[163] Às vezes, é possível observar um indivíduo lendo ou escrevendo e ver seu músculo masseter se contraindo repetidamente. Se a atividade for trazida à atenção do paciente, ele frequentemente nega. Isso é meramente um reflexo de como essa atividade pode ser subconsciente. Os pacientes que sofrem um estímulo de dor profunda parecem apertar mais os dentes.

Diversos estudos mostraram que os pacientes com dor muscular mastigatória têm atividade EMG em repouso mais alta que os controles.[164] A dor muscular no início da manhã parece estar relacionada, em parte, a esse aumento da tonicidade dos músculos mastigatórios.[165,166] Talvez os pacientes que apresentam tanto alta atividade EMG em repouso quanto em bruxismo/apertamento sejam aqueles mais vulneráveis à dor no início da manhã.

Frequentemente, os pacientes se tornam cientes da atividade de apertamento somente depois que a dor muscular se inicia. A quantidade de força aplicada aos dentes durante o apertamento diurno dos dentes é muito menor que a associada ao bruxismo relacionado ao sono (ver Capítulo 7). Portanto, seria esperado menos dano (desgaste dos dentes, mobilidade e fraturas dentárias). No entanto, a dor muscular pode resultar da contração constante sem períodos de repouso.[167]

Considerações sobre o controle do apertamento diurno dos dentes

O controle do apertamento diurno dos dentes é bem diferente do bruxismo relacionado ao sono. O objetivo do tratamento, em primeiro lugar, é criar a consciência do paciente para essa atividade. Esse é o conceito da consciência cognitiva (Capítulo 11). Os pacientes devem se tornar cientes da atividade antes que possam controlá-la. Eles devem perceber que estão fazendo o apertamento em momentos em que não precisam de contatos dos dentes. Uma frase simples para o paciente seria: "Não deixe seus dentes encostarem, a menos que esteja mastigando ou engolindo." A resposta inicial da maioria dos pacientes é: "Eu não faço isso." Peça ao paciente para começar a pensar a respeito e, nos próximos dias, veja se ele se flagra contatando os dentes em momentos desnecessários. Frequentemente, os pacientes voltam ao consultório dizendo que não sabiam o quanto apertam seus dentes. Depois que essa consciência cognitiva for estabelecida, o paciente deve ser instruído – sempre que se flagrar contatando os dentes enquanto não estiver engolindo ou mastigando – a relaxar os lábios e soprar um pouco de ar entre eles, permitindo que os músculos da mandíbula relaxem. Assim, o paciente assume a posição postural em que a língua repousa no assoalho da boca e os dentes ficam separados.[168] Essa é uma excelente posição de repouso, reduzindo a atividade muscular e a carga das articulações. A conservação dessa posição pode ser muito importante para reduzir e/ou eliminar a dor muscular associada ao apertamento.[169] Em um estudo,[170] foi demonstrado que essa técnica é, na verdade, mais eficiente que a placa oclusal para reduzir a dor muscular. Os conceitos gerais da autorregulação física (ARF) apresentados no Capítulo 11 são muito úteis para promover o relaxamento muscular e a redução da dor. Uma ficha de instruções para ajudar o paciente a dominar essas técnicas está incluída no Capítulo 16.

Distonias oromandibulares

Por definição, o termo *distonia* significa "tonicidade muscular desordenada".[171] Clinicamente, isso é observado como uma contração muscular repentina e descontrolada. Uma contração única e prolongada é referida como miospasmo, que já foi discutido. Contudo, quando o miospasmo se repete de forma descontrolada, é considerado uma distonia. Alguns pacientes sofrem de distonias generalizadas envolvendo muitos grupos musculares. Quando a distonia envolve somente músculos ou grupos musculares específicos, a condição é chamada de distonia focal. A distonia oromandibular é uma distonia focal na qual ocorrem espasmos repetidos ou prolongados dos músculos mastigatórios, faciais ou linguais, resultando em movimentos mandibulares involuntários e frequentemente dolorosos de abertura, fechamento, deflexão, protrusão ou uma combinação dessas ações.[172-175]

Estima-se que a distonia oromandibular afete aproximadamente 6,9 a cada 100.000 pessoas nos EUA.[176] Alguns estudos sugerem que a distonia oromandibular afeta mais mulheres que homens, com média de idade de início dos sintomas entre 31 e 58 anos.[177-179] Embora evidências indiquem que a predisposição genética possa ser um fator em alguns pacientes,[173,180,181] na maioria dos casos a etiologia é desconhecida. A distonia oromandibular provavelmente é causada por um mecanismo central do cérebro/tronco encefálico que provoca a contração dos músculos envolvidos.[182] É comum que os pacientes relatem o momento exato do início do primeiro episódio de distonia oromandibular. Nos estudos de Tan e Jankovic,[177] a maioria dos casos provou ter uma etiologia idiopática, representando 63% dos casos relatados. Outras possíveis etiologias incluem indução por fármacos (22,8%),[183] indução periférica (9,3%), pós-anoxia (2,5%), distúrbios neurodegenerativos associados (1,8%), lesão na cabeça (0,8%),[177] traumatismo[184] e até mesmo manifestação subsequente a um tratamento dentário.[185,186]

As características clínicas da distonia oromandibular são classificadas de acordo com os músculos afetados. Os músculos envolvidos podem ser os músculos da mastigação, da expressão facial[187] e/ou da língua. Os pacientes podem se apresentar com a mandíbula aberta, fechada, defletida, retraída ou uma combinação dessas distonias (Figura 12.17). Os movimentos mandibulares descontrolados ou involuntários podem ser repetitivos e/ou prolongados.[177] De modo similar, os espasmos distônicos podem resultar em contrações nasais, caretas faciais, lábios franzidos, sucção dos lábios ou estalos dos lábios, mastigação, bruxismo, discinesia lingual, retrações dos cantos da boca e contrações do platisma.[173,188-190] Outros sintomas associados podem incluir dificuldade de mastigação, disartria, disfagia, disfonia, dificuldade respiratória e alteração na vocalização, dependendo dos músculos envolvidos. Os pacientes frequentemente relatam, como fatores de gatilho ou de exacerbação, estresse emocional, depressão, luz brilhante, assistir à televisão, dirigir, ler, falar, rezar, fadiga e mastigação.[172-174,179,191] Em um caso relatado, as alterações no nível de estrogênio durante a menstruação pareceram desencadear os episódios.[192] Os pacientes costumam relatar que aprenderam certos "truques sensoriais" que ajudam a reduzir a distonia, tais como dormir, relaxar, falar, cantar, sussurrar, morder o lábio, posicionar a língua, deglutir, mascar chiclete e, em alguns casos, usar bebidas alcoólicas.[179,193,194]

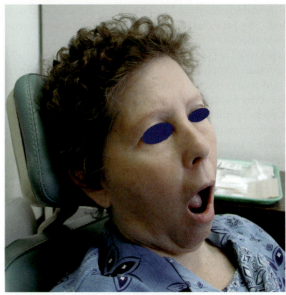

● **Figura 12.17** Esta paciente apresenta distonia oromandibular de abertura de boca. Ela se apresentou à clínica com a boca bem aberta e sem poder fechá-la. Ela permaneceu nessa posição por 36 h.

Considerações sobre o controle das distonias oromandibulares

No momento, não existe uma cura conhecida para a distonia oromandibular. As estratégias de tratamento são variadas e mais eficazes quando focam a causa fundamental e/ou os fatores de gatilho.[195] Vários fármacos são geralmente tentados como terapia de primeira linha para a distonia oromandibular, mas, embora alguns deles beneficiem alguns indivíduos, nenhum é universalmente eficaz.[196,197] Não existe informação baseada em evidências a respeito da eficácia das diferentes opções de terapia farmacológica que estão sendo aplicadas atualmente para as distonias.[198] As medicações são prescritas nos estágios iniciais e podem apresentar alguns efeitos sobre o controle dos movimentos distônicos. A atual falta de conhecimento da precisa fisiopatologia das distonias torna difícil a terapia farmacológica específica. A terapia farmacológica sistêmica beneficia aproximadamente um terço dos pacientes e consiste em uma ampla variedade de medicamentos, incluindo colinérgicos, benzodiazepínicos, fármacos antiparkinsonianos, anticonvulsivantes, baclofeno, carbamazepina e lítio.[199] Além desses fármacos, tem sido relatado que a gabapentina reduz os sintomas em mais de um terço dos pacientes.[200] Embora a utilização da maioria dos medicamentos orais apresente taxas reduzidas de sucesso, observou-se que os medicamentos anticolinérgicos foram as medicações orais mais eficazes para o tratamento da distonia.[201]

Injeções de toxina botulínica são atualmente a base do tratamento para a maioria das distonias focais.[177,187,202-204] Foi demonstrado que as injeções da toxina botulínica, especificamente toxina onabotulínica A, melhoram regularmente a qualidade da vida do paciente com distonia.[205-207] A toxina onabotulínica A é uma neurotoxina que, quando injetada em um músculo, causa um bloqueio pré-sináptico da liberação da acetilcolina na placa motora terminal.[208] O resultado é um músculo que não pode mais se contrair (paralisia). Geralmente, o processo demora 1 a 2 semanas para que o efeito seja clinicamente notado. Quando isso ocorre, as extremidades das placas neuromotoras reagem com um brotamento colateral de axônios que restaura a condição preexistente. Normalmente, a atividade da placa motora é totalmente restaurada em 3 a 4 meses. Em outras palavras, evidências indicam que os efeitos da toxina onabotulínica A nos músculos são completamente reversíveis.

Diversos estudos confirmaram uma taxa de sucesso de 90 a 95% em relação ao uso de injeção de toxina onabotulínica A em pacientes com distonia oromandibular.[208] No entanto, como o efeito da toxina onabotulínica A só dura 3 a 4 meses, as injeções devem ser repetidas. Isto pode ser um problema, já que as neurotoxinas botulínicas podem ser imunogênicas.[209] A incidência de resistência à toxina onabotulínica A mediada por anticorpos, conforme determinado por testes de mortalidade em ratos, é relatada entre 3 e 10% e aceita-se que seja de aproximadamente 5%. O único sintoma aparente do desenvolvimento de anticorpos é a falta de resposta a futuras injeções. Todavia, têm sido raros os relatos de pacientes com distonia oromandibular que se tornaram imunorresistentes quando tratados com toxina onabotulínica A. Em uma série de 86 pacientes com distonia cervical e craniana, apenas um paciente com distonia oromandibular (DO) mostrou ser positivo ao teste para anticorpos contra a toxina onabotulínica A.[210]

Quando se trata a distonia oromandibular focal, o primeiro procedimento é identificar o(s) músculo(s) específico(s) que está(estão) produzindo a condição. Nas distonias de fechamento de boca, os músculos envolvidos são os músculos elevadores, como o masseter e o temporal. Esses são de fácil identificação pela simples palpação. O pterigóideo medial também pode estar envolvido nas distonias de fechamento de boca e, neste caso, é mais difícil de identificar a origem. Nas distonias de abertura de boca, os músculos pterigóideos laterais inferiores estão frequentemente envolvidos. Em pacientes com distonia unilateral do músculo pterigóideo lateral, a mandíbula desloca-se lateralmente para o lado oposto do músculo atingido. A identificação precisa do(s) músculo(s) envolvido(s) é importante para assegurar que a toxina onabotulínica A seja injetada no músculo correto.

Uma vez identificados os músculos distônicos específicos, pode-se injetar a toxina onabotulínica A. As mesmas regras para a injeção de anestésico local discutidas no Capítulo 10 são apropriadas para a injeção da toxina onabotulínica A. Esta é injetada usando-se uma agulha curta de calibre 30, tal qual a usada para injeção de tuberculina. A localização e a facilidade de acesso tornam o masseter e o temporal os músculos de aplicação mais fácil.[211] Aproximadamente 25 unidades de toxina onabotulínica A são geralmente suficientes para cada um desses músculos. O maior número de placas motoras terminais é encontrado na porção média do músculo (na metade da distância entre a inserção e a origem). Portanto, essa área deve receber cerca de 40 a 50% das unidades destinadas de toxina onabotulínica A em diferentes aplicações, devendo o remanescente ser distribuído nas outras porções do corpo do músculo.

Às vezes, os músculos-alvo são difíceis de serem localizados e palpados (p. ex., os músculos pterigóideos lateral inferior e medial). Embora o dentista deva saber com precisão a localização desses músculos, fica difícil saber, ao aplicar a injeção, a localização exata da ponta da agulha. Assim, quando esses músculos precisarem receber injeção, agulhas guiadas por EMG devem ser utilizadas. Essa técnica pode verificar se a toxina onabotulínica A está sendo depositada no músculo correto (Figura 12.18).

Nos casos graves de distonias oromandibulares que não respondem às injeções de toxina onabotulínica A, o controle cirúrgico pode ter que ser considerado. Tipicamente, a cirurgia é uma miotomia do músculo responsável.[212-214]

Outros usos das injeções de toxina onabotulínica A

A toxina onabotulínica A pode, certamente, fornecer resultados excelentes no tratamento da distonia oromandibular. Entretanto, à medida que observamos mais amplamente seus efeitos clínicos, torna-se óbvio que outros distúrbios também podem ser beneficiados pelo seu uso. Na área das DTMs, alguns distúrbios dolorosos musculares crônicos podem ser bons candidatos às injeções de toxina onabotulínica A. Contudo, a toxina onabotulínica A não é, com certeza, a primeira opção de tratamento para a maioria dos distúrbios dolorosos dos músculos mastigatórios. Deve-se sempre lembrar que a toxina onabotulínica A não relaxa permanentemente os músculos e, dessa forma, não é considerada uma terapia definitiva. Em qualquer momento que o clínico possa eliminar a etiologia do distúrbio doloroso, isso deve ser feito. Essa é a maneira mais apropriada e efetiva de controlar qualquer distúrbio. Portanto, as condições miálgicas agudas, tais como a cocontração protetora e a mialgia local, não são candidatas às injeções de toxina onabotulínica A. Até mesmo a dor miofascial deve ser primeiramente controlada pelas técnicas descritas anteriormente neste capítulo. No entanto, nos casos em que a dor muscular persistir mesmo após as terapias iniciais terem sido tentadas, a utilização da toxina onabotulínica A

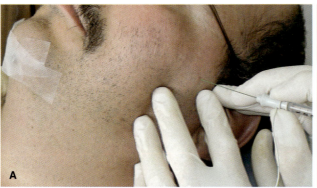 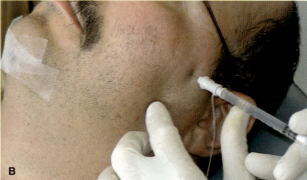

• **Figura 12.18** **A.** Técnica para injeção de toxina botulínica no músculo pterigóideo lateral inferior. Há um eletrodo no mento e um fio preso à agulha para que a atividade EMG possa ser monitorada na ponta da agulha. **B.** Quando a agulha é colocada na profundidade apropriada, pede-se ao paciente que empurre contra a resistência fornecida pelo operador. Se a agulha estiver adequadamente posicionada no músculo pterigóideo lateral inferior, a EMG irá aumentar no monitor. Uma vez verificada a posição correta, a toxina botulínica é injetada.

pode ser considerada. Existe um apoio crescente para o controle da dor miofascial crônica com injeções de toxina onabotulínica A.[215-229] Alguns estudos, contudo, revelam que as injeções de toxina onabotulínica A não são mais eficazes que as de placebo.[230,231]

Há também um crescente suporte para o uso da toxina onabotulínica A no controle da cefaleia refratária.[232-236] De fato, há evidências para o uso da toxina onabotulínica A tanto para enxaqueca[237-239] quanto para cefaleia do tipo tensional.[240] Mas nem todos os estudos são tão positivos.[241] Pode-se questionar como o relaxamento muscular teria um efeito positivo sobre a cefaleia. Evidências recentes sugerem que a toxina botulínica apresenta mais efeitos biológicos além do relaxamento muscular. Sugeriu-se que a toxina onabotulínica A pode reduzir a inflamação neurogênica[242,243] nos tecidos periféricos, assim como apresentar efeitos centrais no gânglio da raiz dorsal e no tronco encefálico. Com essa evidência, o uso da toxina onabotulínica A está causando certo impacto no tratamento de distúrbios de dor neuropática.[236,244-247] Existem evidências de que a toxina onabotulínica A injetada na zona de gatilho dos pacientes com neuralgia trigeminal possa reduzir esse tipo de dor neuropática.[248,249]

A toxina onabotulínica A ainda foi sugerida no tratamento do bruxismo crônico. Dados iniciais indicam que injeções da toxina onabotulínica A no músculo masseter reduzem o número de episódios de bruxismo relacionado ao sono.[250] Uma vez que a toxina onabotulínica A enfraquece temporariamente os músculos, também pode ser usada para reduzir o tamanho de músculos masseteres hipertróficos quando a estética for uma preocupação (Figura 12.19). Embora casos individuais sejam relatados, ainda não existem ensaios clínicos bem-controlados sobre a utilização da toxina botulínica no tratamento da hipertrofia muscular.[251]

Em resumo, a injeção de toxina onabotulínica A nos músculos mostra alguns resultados promissores. Ela não é a primeira linha de tratamento por não ser uma terapia definitiva. Além disso, a toxina onabotulínica A é relativamente cara e pode não ser uma opção de tratamento viável para todos os pacientes. Entretanto, nos casos de dor muscular crônica repetitiva, cefaleias refratárias e até mesmo alguns distúrbios dolorosos neuropáticos, ela deve ser considerada.

◆ Relatos de caso

◆ Caso 1

Histórico. Um vendedor de 41 anos de idade foi ao consultório odontológico reclamando de dor no masseter e no temporal direitos há 2 dias, que havia se iniciado logo após a colocação de uma restauração de amálgama. A dor aumentava com o uso da mandíbula e era quase eliminada quando ele simplesmente não movia a boca.

Exame. O exame clínico revelou sensibilidade no músculo temporal direito (grau 1) e dor no masseter direito (grau 2). A distância interincisal máxima confortável era de 32 mm, com abertura máxima de 52 mm. O exame da articulação temporomandibular (ATM) não revelou dor ou sensibilidade. Foi observado um estalo na articulação direita quando a abertura alcançava 24 mm. Era assintomático e o paciente relatou estar presente por 15 anos. O exame oclusal revelou uma dentição natural completa, com restaurações em bom estado. Com exceção de um ponto brilhante em uma restauração recente, não foram observados outros achados clínicos significativos.

Diagnóstico. Cocontração protetora secundária à colocação de uma restauração alta.

Tratamento. A restauração de amálgama foi ajustada de modo a contatar de maneira uniforme e simultânea os dentes adjacentes e vizinhos. O paciente foi instruído a limitar o movimento a amplitudes indolores até que a dor cessasse. Ele também foi orientado a retornar ao consultório em 3 dias e, se a dor piorasse, telefonar imediatamente. Quando retornou, a dor havia desaparecido e nenhum sintoma permanecia.

◆ Caso 2

Histórico. Uma estudante universitária de 19 anos compareceu ao consultório odontológico queixando-se de dor muscular generalizada no lado esquerdo da face. A dor era acentuada com a mastigação e já durava quase 1 semana. Discutindo o problema, ela revelou que esse tipo de dor já esteve presente em outras três ocasiões, 2, 6 e 8 meses atrás. Ela relatou não ter observado qualquer alteração na oclusão, mas sentiu que a dor limitava sua abertura de boca. Maiores questionamentos revelaram que cada um dos três episódios de dor, assim como o episódio atual, era concomitante às provas da faculdade.

Exame. O exame clínico revelou sensibilidade no masseter direito e esquerdo (grau 1) e músculo temporal esquerdo (grau 1). A manipulação funcional do pterigóideo lateral inferior esquerdo provocou um desconforto significativo (grau 3). Sua distância interincisal confortável foi medida em 22 mm. Sua abertura máxima de boca era de 33 mm, mas com dor, e a abertura passiva pelo clínico alcançou 45 mm (sensação terminal macia). O exame da ATM foi negativo para dor ou ruídos. Nenhum outro achado significativo apareceu durante o exame clínico.

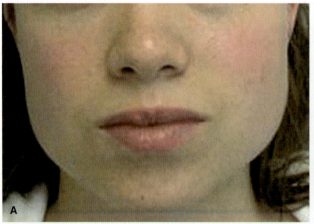 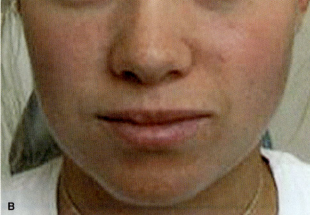

● **Figura 12.19** A toxina botulínica pode ser usada para músculos hipertróficos com efeito estético indesejável. **A.** Esta é uma mulher de 22 anos com o hábito de bruxismo, que resultou na hipertrofia do músculo masseter esquerdo. **B.** Esta é a mesma paciente 3 meses após as injeções de toxina botulínica. Nota-se a redução acentuada no tamanho do músculo masseter esquerdo.

Diagnóstico. Mialgia local secundária ao aumento de estresse emocional associado às provas da faculdade.

Tratamento. A paciente foi conscientizada da relação entre estresse emocional, atividade parafuncional e os sintomas que estava apresentando. Ela foi orientada a restringir o movimento mandibular a limites indolores e, quando possível, controlar a atividade parafuncional. Foram dadas instruções para o emprego das técnicas de autorregulação física, a serem aplicadas durante o dia. Uma placa estabilizadora foi confeccionada e a paciente foi instruída a usá-la à noite durante o sono. Ela retornou em 1 semana para reavaliação e uma redução significativa da dor foi relatada. As técnicas de autorregulação física foram reforçadas e a placa foi levemente ajustada para fornecer contatos oclusais estáveis em uma relação ortopedicamente estável. Quando a paciente retornou após 3 semanas, os sintomas não estavam mais presentes. Não havia indicação para qualquer terapia dentária nesse problema.

❖ Caso 3

Histórico. Um professor de ciências de 38 anos de idade veio ao consultório odontológico com queixa de abertura de boca limitada e dor facial no lado esquerdo. Essa condição esteve presente por 10 dias. O histórico revelou que os sintomas começaram logo após uma consulta odontológica na qual ele recebeu uma injeção de anestésico local. Em 6 h após a injeção, o lado ficou muito dolorido, o que limitou sua capacidade de abrir a boca de maneira confortável. Ele não procurou tratamento na ocasião e, desde então, os sintomas pioraram lentamente. A dor era bem mais forte no início da manhã.

Exame. O exame clínico revelou dor no músculo pterigóideo medial esquerdo (grau 2). Os músculos temporais direito e esquerdo estavam sensíveis à palpação (grau 1). A abertura máxima confortável foi medida em 26 mm. O exame da ATM foi negativo para dor ou disfunção. Nenhum sinal foi encontrado no local da aplicação do anestésico local. A radiografia panorâmica não apresentava alterações. Não havia outros achados clínicos significativos.

Diagnóstico. Mialgia local secundária a uma cocontração protetora associada ao traumatismo pós-injeção.

Tratamento. Como não havia evidência de inflamação no local da injeção, nenhum tratamento foi indicado para aquela área. Era aparente que o traumatismo pós-injeção havia sido resolvido e a mialgia local tornou-se autoperpetuante (dor muscular cíclica). A mialgia local foi tratada com uma placa estabilizadora durante o sono para o bruxismo, acompanhada de instruções para restrição do uso mandibular. Foi administrado uso regular de ibuprofeno (400 mg 3 vezes/dia). Também foram iniciadas massagem e termoterapia. Após 1 semana, o paciente retornou e relatou um alívio de 60% dos sintomas. O mesmo tratamento foi continuado e exercícios suaves foram acrescentados para melhorar a amplitude de movimento da abertura. Quando o paciente retornou em 1 semana, os sintomas haviam desaparecido.

❖ Caso 4

Histórico. Uma dona de casa de 36 anos de idade veio ao consultório odontológico com um histórico de dor originado há 3 semanas nos músculos do lado direito da face. A dor era relativamente constante. Ela relatou que havia apresentado episódios recorrentes de dor similar, mas nunca tão forte ou com tanta duração. O histórico não revelou traumatismo, mas os sintomas estavam comumente relacionados ao estresse associado à criação de seus dois filhos pequenos. A dor era bem mais forte ao acordar.

Exame. O exame clínico revelou sensibilidade generalizada na palpação dos músculos temporal direito (grau 1) e esternocleidomastóideo (grau 1), além de dor intensa no masseter direito (grau 3). A abertura máxima de boca confortável era de somente 18 mm, com dor significativa quando se tentava abrir mais. O exame da ATM não revelou dor ou disfunção. Durante o exame oclusal, foi notado que ambos os primeiros molares inferiores haviam sido extraídos e os segundos molares haviam se movido para o espaço existente, causando um desvio lateral da mandíbula da posição musculoesqueleticamente estável dos côndilos (RC) para a posição de máxima intercuspidação. Nenhum outro achado significativo apareceu no exame clínico.

Diagnóstico. Mialgia crônica centralmente mediada secundária à mialgia local prolongada. A atividade parafuncional era um fator contribuinte provavelmente associado ao estresse emocional.

Tratamento. A paciente foi conscientizada da relação entre seu estresse emocional, atividade parafuncional e os sintomas. Ela também foi informada de que sua condição oclusal não era estável e podia estar contribuindo para suas queixas. Foram dadas instruções sobre autorregulação física. Uma placa oclusal estabilizadora foi confeccionada para uso noturno e a paciente foi instruída a reduzir o contato entre os dentes (apertamento) durante o dia. A terapia de estresse emocional foi estabelecida por um psicólogo. Ela foi encaminhada para a fisioterapia com ultrassom 3 vezes/semana. Após 2 semanas, os sintomas estavam 50% resolvidos. Na terceira semana, foram instituídos exercícios passivos para recuperação da abertura máxima confortável de boca. Na sexta semana, quase todos os sintomas estavam resolvidos e foram adicionados exercícios de alongamento assistido para ajudar na recuperação da amplitude normal de movimento. Após 10 semanas, a paciente estava totalmente livre dos sintomas. Os exercícios de alongamento passivo e assistido foram mantidos até que a abertura normal de boca fosse alcançada.

Após a resolução de todos os sintomas, a importância da condição oclusal foi discutida com a paciente. Ela foi aconselhada a considerar a reposição dos molares ausentes para que as arcadas dentárias pudessem ser estabilizadas e a condição oclusal melhorasse. Foi destacado que a realização desse tratamento não poderia garantir que os sintomas não iriam retornar, mas esperava-se que uma melhor estabilidade diminuísse a probabilidade de tal recidiva. A paciente foi lembrada sobre os fatores de estresse emocional e como o estresse isolado poderia levar ao retorno dos sintomas. Outras vantagens da reposição dentária foram discutidas e a paciente escolheu aceitar o tratamento. Os segundos molares direito e esquerdo foram verticalizados ortodonticamente e colocaram-se implantes e coroas nas áreas dos primeiros molares ausentes. A condição oclusal foi estabelecida para fornecer contatos uniformes e simultâneos nos dentes restaurados quando os côndilos estivessem na posição musculoesqueleticamente estável (RC). Existiam contatos laterotrusivos adequados nos dentes anteriores para desocluir os dentes posteriores durante os movimentos excêntricos. As consultas de acompanhamento após 1 e 2 anos não revelaram recidiva dos sintomas.

❖ Caso 5

Histórico. Uma secretária de 27 anos de idade compareceu ao consultório odontológico queixando-se de rigidez muscular dos maxilares e cefaleia constante. A cefaleia estava localizada bilateralmente nas têmporas. Ela estava presente há 4 meses e parecia piorar no fim da tarde, depois de a paciente ter trabalhado no computador o dia inteiro. A rigidez muscular dos maxilares aumentava com a mastigação, mas não parecia agravar a dor de cabeça. Contudo,

os movimentos do pescoço e a presença de tensão nos ombros aumentavam a cefaleia.
Exame. O exame clínico revelou uma abertura de boca confortável de 24 mm, com o máximo de 39 mm. Também havia uma amplitude normal de movimentos excêntricos. Dor ou ruído articular não foi observado. Havia sensibilidade bilateral nos masseteres (grau 1). Embora a cefaleia fosse sentida nas regiões temporais, os músculos temporais não estavam sensíveis à palpação. A palpação da região posterior do pescoço e músculo trapézio revelou múltiplos pontos de gatilho. Pressão aplicada nesses pontos acentuava a dor de cabeça na área temporal. Nenhum outro achado significativo apareceu no exame clínico.
Diagnóstico. Dor miofascial na região cervical posterior e músculo trapézio com dor referida (cefaleia do tipo tensional) para a região temporal, juntamente com uma cocontração secundária e mialgia local nos músculos masseter.
Tratamento. Foi dada à paciente uma explicação sobre a dor miofascial e suas causas comuns. Ela foi informada da relação entre dor miofascial e estresse emocional. Os possíveis efeitos da postura durante o trabalho no computador também foram discutidos e sugestões foram oferecidas para melhorar sua ergonomia. Foram fornecidas, também, instruções sobre autorregulação física. Foi aplicado *spray* e realizado o alongamento nos pontos de gatilho do trapézio e músculos posteriores do pescoço. A paciente foi então liberada, recebendo a recomendação de aplicar calor úmido e fazer alongamento passivo nos músculos do pescoço e ombros. Ela retornou 1 semana depois e relatou redução significativa da cefaleia. Sua abertura de boca confortável era agora de 35 mm, com a amplitude máxima de 44 mm. Embora a maioria dos pontos de gatilho tivesse desaparecido, um ponto de gatilho ativo foi encontrado no trapézio esquerdo, o qual, quando palpado, aumentava sua dor de cabeça. Nesse ponto de gatilho foi injetado 1 mℓ de lidocaína a 2% (sem vasoconstritor) e o músculo foi alongado. A injeção eliminou imediatamente a queixa de cefaleia residual. A paciente retornou ao consultório após 1 semana e não relatou mais dor de cabeça. Ela foi encorajada a continuar monitorando sua ergonomia no trabalho e a manter as técnicas de autorregulação física.

◆ Caso 6

Histórico. Um homem de 27 anos de idade compareceu ao consultório odontológico em caráter de urgência queixando-se de que não conseguia "morder os dentes juntos". Ele relatou que não conseguia abrir muito a boca e que sua mandíbula parecia estar puxando para a esquerda. Essa condição estava presente desde que ele havia acordado, há 2 h. Ele relatou somente uma dor leve quando a mandíbula estava em repouso, mas, quando tentava ocluir seus dentes com força, a dor aumentava muito no lado direito. Não havia histórico de traumatismo.
Exame. O exame revelou maloclusão aguda significativa, na qual a mandíbula estava posicionada aproximadamente 10 mm para a esquerda. Havia mordida aberta posterior de 2 a 3 mm no lado direito, com contato forte no canino esquerdo durante o fechamento. Ele conseguia abrir a boca de maneira confortável somente 30 mm e notava-se uma deflexão para a esquerda. A manipulação funcional revelou dor no lado direito quando forçado contra resistência. Não foram observados dor ou ruídos significativos na articulação. A radiografia panorâmica não apresentava alterações. Não havia outros achados clínicos importantes.
Diagnóstico. Miospasmo agudo do músculo pterigóideo lateral inferior direito.
Tratamento. Foi aplicado gelo no lado direito da face sobre a área do músculo pterigóideo lateral, seguido por manipulação suave da mandíbula para a oclusão apropriada (alongamento suave do músculo pterigóideo lateral inferior direito). Isso pareceu não melhorar o estado do paciente. Injetou-se, então, 1 mℓ de lidocaína a 2% (sem epinefrina) no músculo pterigóideo lateral inferior direito. Após 5 min, seu estado melhorou e a oclusão normal foi restabelecida. O paciente foi instruído a minimizar a função mandibular durante 2 a 3 dias e instituir uma dieta pastosa. O paciente também foi orientado a telefonar imediatamente se a condição retornasse. Ele voltou para um cuidado odontológico de rotina 2 meses mais tarde e não relatou retorno dos sintomas.

◆ Caso 7

Histórico. Uma mulher de 45 anos de idade compareceu ao consultório odontológico com queixa de cefaleia. Ela sentia dor em toda a cabeça e disse que ela estava presente há mais de 2 meses. Era capaz de trabalhar, mas a dor reduzia sua eficiência. Essa dor era bilateral e irradiava para cima e para o pescoço.

Maiores questionamentos revelaram queixas musculares nos ombros, costas e pernas. Ela relatou sono de baixa qualidade e nível muito baixo de energia. O problema da dor tinha diminuído muito a sua qualidade de vida e ela se sentia deprimida. Não havia histórico de traumatismo ou alterações dentárias recentes.
Exame. O exame clínico revelou diversos locais com sensibilidade dolorosa na região da cabeça e do pescoço. A palpação das áreas mais sensíveis não agravava ou aumentava a dor de cabeça. A amplitude do movimento mandibular estava um pouco limitada (38 mm) e não foram notados ruídos ou dores articulares. Sua condição oclusal era estável na posição musculoesqueleticamente estável da mandíbula. A radiografia panorâmica não apresentava alterações.
Diagnóstico. Diagnóstico preliminar de fibromialgia com sintomas mastigatórios secundários.
Tratamento. O diagnóstico preliminar foi explicado à paciente. Ela foi então encaminhada a um reumatologista, que confirmou fibromialgia. Tratamentos mastigatórios não foram indicados naquele momento. Sob os cuidados do reumatologista, a paciente foi tratada com AINEs, amitriptilina (25 mg à noite), e fisioterapia. Ela foi encorajada a aumentar o nível de exercício lentamente e aconselhada a um tratamento psicológico devido à condição de dor crônica. Como seu histórico relatava aumento de dor na musculatura mastigatória pela manhã, secundária ao bruxismo, uma placa oclusal estabilizadora foi confeccionada para uso noturno. Em 4 semanas, a paciente relatou redução de 50% dos sintomas. Durante os 6 meses seguintes, continuou com os mesmos tratamentos e relatou diminuição gradual dos sintomas. Ela mencionou períodos de remissão, assim como exacerbações. O atendimento continuado da paciente foi monitorado pelo reumatologista.

◆ Caso 8

Histórico. Uma mulher de 37 anos de idade procurou a clínica com queixa de episódios espontâneos e repetidos de abertura de boca. Esses episódios começaram há 4 anos e tornaram-se mais frequentes nos últimos 6 meses. A paciente disse que, durante um episódio, ficou com a boca "aberta e travada" por horas. Como resultado, ia rotineiramente à emergência do hospital para ser sedada e ter a boca fechada. Ela esteve em vários dentistas relatando o problema; na verdade, foi submetida à cirurgia bilateral da ATM (eminectomia) há 2 anos. Essa cirurgia forneceu alívio por somente 2 meses, mas depois o problema retornou. No momento, os episódios são recorrentes a cada 2 a 3 semanas e estão associados a dor significativa. Entre os episódios, ela trabalha normalmente sem dor. Mais recentemente, seu dentista a estava tratando com diazepam e bloqueando os maxilares com fio de aço por 2 a 3 semanas durante os episódios. A paciente nos foi encaminhada pelo seu dentista atual para uma avaliação.

Exame. A visita inicial da paciente ocorreu entre episódios de travamento. Portanto, não houve achados incomuns no exame. O exame dos nervos cranianos estava dentro dos limites normais, assim como a avaliação cervical. A palpação dos músculos da cabeça e do pescoço não revelou qualquer dor ou sensibilidade. A mandíbula mostrava amplitude normal do movimento, embora a paciente estivesse relutante em abrir a boca completamente devido aos episódios passados. Uma relação oclusal ideal foi observada na posição musculoesqueleticamente estável. A radiografia panorâmica não mostrava alterações, exceto por eminências articulares rasas, provavelmente causadas pela cirurgia. Bráquetes ortodônticos estavam presentes nos dentes posteriores para serem usados no bloqueio dos maxilares durante os episódios.

Diagnóstico. Distonia oromandibular de abertura de boca (pelo histórico).

Tratamento. A paciente foi informada do diagnóstico e lhe foram explicadas a etiologia e as opções de tratamento. Administrou-se gabapentina como tentativa de evitar episódios futuros. Ela foi instruída a retornar à clínica se houvesse recorrência de um episódio. A paciente não apresentou episódios durante 1 mês, mas depois retornou à clínica com dor e sofrimento, apresentando travamento aberto da boca (luxação). Imediatamente foram administradas injeções nos músculos pterigóideos laterais direito e esquerdo com lidocaína a 2% (sem vasoconstritor). Após 5 min, a dor diminuiu em 75%. Nesse momento, foi possível fechar a boca forçosamente e os dentes foram bloqueados com a utilização de fios através de bráquetes ortodônticos. A paciente foi dispensada com prescrição de ciclobenzaprina e medicação analgésica. Uma semana depois, ela voltou e relatou que a sensação de "puxão" havia praticamente desaparecido e que estava relativamente confortável. Durante esta consulta, foram injetadas 30 unidades de toxina onabotulínica A em cada pterigóideo lateral usando-se uma agulha guiada por EMG. A paciente foi dispensada com os dentes ainda bloqueados. Uma semana depois, ela retornou e o bloqueio intermaxilar foi removido. Solicitou-se à paciente, então, que voltasse após 3 meses para uma reavaliação ou no caso de a sensação de travamento reaparecer. Após 3 meses, a paciente retornou e não relatou episódios de travamento. Ela estava feliz porque esse tinha sido o período mais longo livre de episódios em mais de 1 ano. Ela observou que, durante a última semana, sentiu alguns "espasmos ou puxões" na área dos músculos pterigóideos laterais. Nesse momento, as injeções de toxina onabotulínica A foram repetidas. A paciente foi liberada e agendada para uma nova consulta de reavaliação em 4 meses. Foi solicitado a ela que procurasse imediatamente a clínica se qualquer sintoma retornasse. A partir de então, ela regressou à clínica a cada 3 a 4 meses para repetir as injeções de toxina onabotulínica A.

Referências bibliográficas

1. Bell WE: *Temporomandibular disorders*, ed 3, Chicago, IL, 1990, Year Book Medical Publishers.
2. Smith AM: The coactivation of antagonist muscles, *Can J Physiol Pharmacol* 59:733, 1981.
3. Lund JP, Olsson KA: The importance of reflexes and their control during jaw movements, *Trends Neuro Science* 6:458–463, 1983.
4. Finger M, Stohler CS, Ash Jr MM: : The effect of acrylic bite plane splints and their vertical dimension on jaw muscle silent period in healthy young adults, *J Oral Rehabil* 12(5):381–388, 1985.
5. Ashton-Miller JA, McGlashen KM, Herzenberg JE, Stohler CS: Cervical muscle myoelectric response to acute experimental sternocleidomastoid pain, *Spine* 15(10):1006–1012, 1990.
6. Stohler CS: Clinical perspectives on masticatory and related muscle disorders. In Sessle BJ, Bryant PS, Dionne RA, editors: *Temporomandibular disorders and related pain conditions*, Seattle, WA, 1995, IASP Press, pp 3–29.
7. Lund JP, Donga R, Widmer CG, Stohler CS: The pain-adaptation model: a discussion of the relationship between chronic musculoskeletal pain and motor activity, *Can J Physiol Pharmacol* 69:683–694, 1991.
8. Tzakis MG, Dahlstrom L, Haraldson T: Evaluation of masticatory funciton before and after treatment in patients with craniomandibular disorders, *J Orofac Pain* 6:267–272, 1992.
9. Bell WE: *Temporomandibular disorders: classification, diagnosis and management*, ed 3, Chicago, IL, 1990, Year Book.
10. Rosen JC: Self-monitoring in the treatment of diurnal bruxism, *J Behav Ther Exp Psychiatry* 12(4):347–350, 1981.
11. Bornstein PH, Hamilton SB, Bornstein MT: Self-monitoring procedures. In Ciminero AR, Calhoun KS, Aams HE, editors: *Handbook of behavioral assessment*, New York, NY, 1986, John Wiley and Sons, pp 176–222.
12. Carlson CR, Bertrand PM, Ehrlich AD, Maxwell AW, Burton RG: Physical self-regulation training for the management of temporomandibular disorders, *J Craniomandib Disord Orofac Pain* 15(1):47–55, 2001.
13. Turk DC, Zaki HS, Rudy TE: Effects of intraoral appliance and biofeedback/stress management alone and in combination in treating pain and depression in patients with temporomandibular disorders, *J Prosthet Dent* 70(2):158–164, 1993.
14. Pierce CJ, Gale EN: A comparison of different treatments for nocturnal bruxism, *J Dent Res* 67(3):597–601, 1988.
15. Solberg WK, Clark GT, Rugh JD: Nocturnal electromyographic evaluation of bruxism patients undergoing short term splint therapy, *J Oral Rehabil* 2(3):215–223, 1975.
16. Clark GT, Beemsterboer PL, Solberg WK, Rugh JD: Nocturnal electromyographic evaluation of myofascial pain dysfunction in patients undergoing occlusal splint therapy, *J Am Dent Assoc* 99(4):607–611, 1979.
17. Yap: Effects of stabilization appliances on nocturnal parafunctional activities in patients with and without signs of temporomandibular disorders, *J Oral Rehabil* 25(1):64–68, 1998.
18. Kurita H, Kurashina K, Kotani A: Clinical effect of full coverage occlusal splint therapy for specific temporomandibular disorder conditions and symptoms, *J Prosthet Dent* 78(5):506–510, 1997.
19. Kreiner M, Betancor E, Clark G: Occlusal stabilization appliances: evidence of their efficacy, *J Am Dent Assoc* 132:700–777, 2001.
20. Ekberg E, Nilner M: Treatment outcome of appliance therapy in temporomandibular disorder patients with myofascial pain after 6 and 12 months, *Acta Odontol Scand* 62(6):343–349, 2004.
21. Wilkinson T, Hansson TL, McNeill C, Marcel T: A comparison of the success of 24-hour occlusal splint therapy versus nocturnal occlusal splint therapy in reducing craniomandibular disorders, *J Craniomandib Disord Orofac Pain* 6:64, 1992.
22. Singh PK, Alvi HA, Singh BP, et al.: Evaluation of various treatment modalities in sleep bruxism, *J Prosthet Dent* 114(3):426–431, 2015.
23. Kuttila M, Le Bell Y, Savolainen-Niemi E, Kuttila S, Alanen P: Efficiency of occlusal appliance therapy in secondary otalgia and temporomandibular disorders, *Acta Odontol Scand* 60(4):248–254, 2002.
24. Ekberg E, Nilner M: A 6- and 12-month follow-up of appliance therapy in TMD patients: a follow-up of a controlled trial, *Int J Prosthodont* 15(6):564–570, 2002.
25. Ekberg E, Vallon D, Nilner M: The efficacy of appliance therapy in patients with temporomandibular disorders of mainly

25. myogenous origin. A randomized, controlled, short-term trial, *J Orofac Pain* 17(2):133–139, 2003.
26. Forssell H, Kalso E, Koskela P, et al.: Occlusal treatments in temporomandibular disorders: a qualitative systematic review of randomized controlled trials, *Pain* 83(3):549–560, 1999.
27. Al-Ani MZ, Davies SJ, Gray RJ, Sloan P, Glenny AM: Stabilisation splint therapy for temporomandibular pain dysfunction syndrome, *Cochrane Database Syst Rev* 1:CD002778, 2004.
28. Sjoholm T, Kauko T, Kemppainen P, Rauhala E: Long-term use of occlusal appliance has impact on sleep structure, *J Oral Rehabil* 41(11):795–800, 2014.
29. Wassell RW, Adams N, Kelly PJ: Treatment of temporomandibular disorders by stabilising splints in general dental practice: results after initial treatment, *Br Dent J* 197(1):35–41, discussion 31, quiz 50–51, 2004.
30. VanHelder WP: Medical treatment of muscle soreness [editorial; comment], *Can J Sport Sci* 17(1):74, 1992.
31. Cairns BE: Pathophysiology of TMD pain—basic mechanisms and their implications for pharmacotherapy, *J Oral Rehabil* 37(6):391–410, 2010.
32. Hersh EV, Balasubramaniam R, Pinto A: Pharmacologic management of temporomandibular disorders, *Oral Maxillofac Surg Clin North Am* 20(2):197–210, vi, 2008.
33. Kakulas BA, Adams RD: *Diseases of muscle*, ed 4, Philadelphia, PA, 1985, Harper and Row Publishers.
34. Mense S: Nociception from skeletal muscle in relation to clinical muscle pain, *Pain* 54(3):241–289, 1993.
35. Simons DG, Travell JG, Simons LS: *Travell & Simons' myofascial pain and dysfunction: a trigger point manual*, ed 2, Baltimore, MD, 1999, Williams & Wilkins.
36. Simons DG, Travell JG, Simons LS: *Travell & Simons' myofascial pain and dysfunction: a trigger point manual*, ed 2, Baltimore, MD, 1999, Williams & Wilkins.
37. Sarlani E, Grace EG, Reynolds MA, Greenspan JD: Evidence for up-regulated central nociceptive processing in patients with masticatory myofascial pain, *J Orofac Pain* 18(1):41–55, 2004.
38. Deleted in Review
39. Younger JW, Shen YF, Goddard G, Mackey SC: Chronic myofascial temporomandibular pain is associated with neural abnormalities in the trigeminal and limbic systems, *Pain* 149(2):222–228, 2010.
40. Deleted in Review
41. Moldofsky H, Scarisbrick P: Induction of neurasthenic musculoskeletal pain syndrome by selective sleep stage deprivation, *Psychosom Med* 38(1):35–44, 1976.
42. Deleted in Review
43. Deleted in Review
44. Deleted in Review
45. Jaeger B, Reeves JL: Quantification of changes in myofascial trigger point sensitivity with the pressure algometer following passive stretch, *Pain* 27(2):203–210, 1986.
46. Vazquez-Delgado E, Cascos-Romero J, Gay-Escoda C: Myofascial pain associated to trigger points: a literature review. Part 2: differential diagnosis and treatment, *Med Oral Patol Oral Cir Bucal* 15(4):e639–e643, 2010.
47. Deleted in Review
48. Hains G, Descarreaux M, Hains F: Chronic shoulder pain of myofascial origin: a randomized clinical trial using ischemic compression therapy, *J Manipulative Physiol Ther* 33(5):362–369, 2010.
49. Montanez-Aguilera FJ, Valtuena-Gimeno N, Pecos-Martin D, et al.: Changes in a patient with neck pain after application of ischemic compression as a trigger point therapy, *J Back Musculoskelet Rehabil* 23(2):101–104, 2010.
50. Ay S, Dogan SK, Evcik D, Baser OC: Comparison the efficacy of phonophoresis and ultrasound therapy in myofascial pain syndrome, *Rheumatol Int*, 2010.
51. Zohn DA, Mennell JM: *Musculoskeletal pain: diagnosis and physical treatment*, Boston, 1976, Little, Brown & Co.
52. Bonica JJ: Management of myofascial pain syndromes in general practice, *Jama* 164:732–738, 1957.
53. Kamyszek G, Ketcham R, Garcia Jr R, Radke J: Electromyographic evidence of reduced muscle activity when ULF-TENS is applied to the Vth and VIIth cranial nerves, *Cranio* 19(3):162–168, 2001.
54. Simons DG, Travell JG, Simons LS: *Travell & Simons' myofascial pain and dysfunction: a trigger point manual*, ed 2, Baltimore, MD, 1999, Williams & Wilkins.
55. Pippa P, Allegra A, Cirillo L, Doni L, Rivituso C: Fibromyalgia and trigger points, *Minerva, Anestesiol* 60(5):281–283, 1994.
56. Ay S, Evcik D, Tur BS: Comparison of injection methods in myofascial pain syndrome: a randomized controlled trial, *Clin Rheumatol* 29(1):19–23, 2010.
57. Carlson CR, Okeson JP, Falace DA, Nitz AJ, Lindroth JE: Reduction of pain and EMG activity in the masseter region by trapezius trigger point injection, *Pain* 55(3):397–400, 1993.
58. Hong CZ: Lidocaine injection versus dry needling to myofascial trigger point. The importance of the local twitch response, *Am J Phys Med Rehabil* 73(4):256–263, 1994.
59. Scicchitano J, Rounsefell B, Pilowsky I: Baseline correlates of the response to the treatment of chronic localized myofascial pain syndrome by injection of local anaesthetic, *J Psychosom Res* 40(1):75–85, 1996.
60. Fine PG, Milano R, Hare BD: The effects of myofascial trigger point injections are naloxone reversible, *Pain* 32(1):15–20, 1988.
61. Guttu RL, Page DG, Laskin DM: Delayed healing of muscle after injection of bupivicaine and steroid, *Ann of Dent* 49:5–8, 1990.
62. McCain GA: Role of physical fitness training in fibrosis/fibromyalgia syndromes, *Am J Med* 81(Suppl 3A):73–77, 1986.
63. Zeno E, Griffin J, Boyd C, Oladehin A, Kasser R: The effects of a home exercise program on pain and perceived dysfunction in a woman with TMD: a case study, *Cranio* 19(4):279–288, 2001.
64. Okeson JP: *Bell's oral and facial pain*, ed 7, Chicago, IL, 2014, Quintessence Publishing Co, Inc, pp 71–91.
65. Bowsher D: Neurogenic pain syndromes and their management, *Br Med Bull* 47(3):644–666, 1991.
66. LaMotte RH, Shain CN, Simone DA, Tsai EF: Neurogenic hyperalgesia: psychophysical studies of underlying mechanisms, *J Neurophysiol* 66(1):190–211, 1991.
67. Sessle BJ: The neural basis of temporomandibular joint and masticatory muscle pain, *J Orofac Pain* 13(4):238–245, 1999.
68. Simone DA, Sorkin LS, Oh U, et al.: Neurogenic hyperalgesia: central neural correlates in responses of spinothalamic tract neurons, *J Neurophysiol* 66(1):228–246, 1991.
69. Wong JK, Haas DA, Hu JW: Local anesthesia does not block mustard-oil-induced temporomandibular inflammation, *Anesth Analg* 92(4):1035–1040, 2001.
70. Arendt-Nielsen L, Graven-Nielsen T: Muscle pain: sensory implications and interaction with motor control, *Clin J Pain* 24(4):291–298, 2008.
71. Carette S, McCain GA, Bell DA, Fam AG: Evaluation of amitriptyline in primary fibrositis. A double-blind, placebo-controlled study, *Arthritis. Rheum* 29(5):655–659, 1986.
72. Goldenberg DL, Felson DT, Dinerman H: A randomized, controlled trial of amitriptyline and naproxen in the treatment of patients with fibromyalgia, *Arthritis Rheum* 29(11):1371–1377, 1986.
73. Crofford LJ: Meta-analysis of antidepressants in fibromyalgia, *Curr Rheumatol Rep* 3(2):115, 2001.
74. Goldenberg DL: A review of the role of tricyclic medications in the treatment of fibromyalgia syndrome, *J Rheumatol Suppl* 19:137–139, 1989.
75. Reynolds WJ, Moldofsky H, Saskin P, Lue FA: The effects of cyclobenzaprine on sleep physiology and symptoms in patients with fibromyalgia, *J Rheumatol* 18(3):452–454, 1991.
76. Hamaty D, Valentine JL, Howard R, et al.: The plasma endorphin, prostaglandin and catecholamine profile of patients with

fibrositis treated with cyclobenzaprine and placebo: a 5-month study, *J Rheumatol Suppl* 19:164–168, 1989.
77. Tofferi JK, Jackson JL, O'Malley PG: Treatment of fibromyalgia with cyclobenzaprine: a meta-analysis, *Arthritis Rheum* 51(1):9–13, 2004.
78. McCain GA, Scudds RA: The concept of primary fibromyalgia (fibrositis): clinical value, relation and significance to other chronic musculoskeletal pain syndromes, *Pain* 33:273–387, 1988.
79. Wolfe F, Smythe HA, Yunus MB, et al.: The American College of Rheumatology 1990 Criteria for the Classification of Fibromyalgia. Report of the Multicenter Criteria Committee (see comments), *Arthritis Rheum* 33(2):160–172, 1990.
80. Wolfe F, Clauw DJ, Fitzcharles MA, et al.: The American College of Rheumatology preliminary diagnostic criteria for fibromyalgia and measurement of symptom severity, *Arthritis Care Res (Hoboken)* 62(5):600–610, 2010.
81. Ellingson LD, Stegner AJ, Schwabacher IJ, Koltyn KF, Cook DB: Exercise strengthens central nervous system modulation of pain in fibromyalgia, *Brain Sci* 6(1), 2016.
82. Rizzi M, Radovanovic D, Santus P, et al.: Influence of autonomic nervous system dysfunction in the genesis of sleep disorders in fibromyalgia patients, *Clin Exp Rheumatol* 35 Suppl 105(3):74–80, 2017.
83. Korszun A, Young EA, Singer K, et al.: Basal circadian cortisol secretion in women with temporomandibular disorders, *J Dent Res* 81(4):279–283, 2002.
84. McLean SA, Williams DA, Harris RE, et al.: Momentary relationship between cortisol secretion and symptoms in patients with fibromyalgia, *Arthritis Rheum* 52(11):3660–3669, 2005.
85. Crofford LJ, Demitrack MA: Evidence that abnormalities of central neurohormonal systems are key to understanding fibromyalgia and chronic fatigue syndrome, *Rheum Dis Clin North Am* 22(2):267–284, 1996.
86. Crofford LJ, Pillemer SR, Kalogeras KT, et al.: Hypothalamic-pituitary-adrenal axis perturbations in patients with fibromyalgia, *Arthritis Rheum* 37(11):1583–1592, 1994.
87. McBeth J, Chiu YH, Silman AJ, et al.: Hypothalamic-pituitary-adrenal stress axis function and the relationship with chronic widespread pain and its antecedents, *Arthritis Res Ther* 7(5):R992–R1000, 2005.
88. Nishiyori M, Nagai J, Nakazawa T, Ueda H: Absence of morphine analgesia and its underlying descending serotonergic activation in an experimental mouse model of fibromyalgia, *Neurosci Lett* 472(3):184–187, 2010.
89. Metyas S, Rezk T, Arkfeld D, Leptich T: Autoinflammation and immunomodulation in inflammatory fibromyalgia syndrome- a review, *Curr Rheumatol Rev* 13(2):98–102, 2017.
90. Finan PH, Zautra AJ, Davis MC, et al.: Genetic influences on the dynamics of pain and affect in fibromyalgia, *Health Psychol* 29(2):134–142, 2010.
91. Park DJ, Lee SS: New insights into the genetics of fibromyalgia, *Korean J Intern Med* 32(6):984–995, 2017.
92. Cuatrecasas G, Gonzalez MJ, Alegre C, et al.: High prevalence of growth hormone deficiency in severe fibromyalgia syndromes, *J Clin Endocrinol Metab* 95(9):4331–4337, 2010.
93. Geenen R, Bijlsma JW: Deviations in the endocrine system and brain of patients with fibromyalgia: cause or consequence of pain and associated features? *Ann N Y Acad Sci* 1193:98–110, 2010.
94. Gerhardt A, Eich W, Treede RD, Tesarz J: Conditioned pain modulation in patients with nonspecific chronic back pain with chronic local pain, chronic widespread pain, and fibromyalgia, *Pain* 158(3):430–439, 2017.
95. Haviland MG, Morton KR, Oda K, Fraser GE: Traumatic experiences, major life stressors, and self-reporting a physician-given fibromyalgia diagnosis, *Psychiatry Res* 177(3):335–341, 2010.
96. Cimino R, Michelotti A, Stradi R, Farinaro C: Comparison of clinical and psychologic features of fibromyalgia and masticatory myofascial pain, *J Orofac Pain* 12(1):35–41, 1998.
97. Dao TT, Reynolds WJ, Tenenbaum HC: Comorbidity between myofascial pain of the masticatory muscles and fibromyalgia, *J Orofac Pain* 11(3):232–241, 1997.
98. Goldenberg DL: Fibromyalgia, chronic fatigue syndrome, and myofascial pain syndrome, *Curr Opin Rheumatol* 5(2):199–208, 1993.
99. Hedenberg Magnusson B, Ernberg M, Kopp S: Symptoms and signs of temporomandibular disorders in patients with fibromyalgia and local myalgia of the temporomandibular system. A comparative study, *Acta Odontol Scand* 55(6):344–349, 1997.
100. Hedenberg Magnusson B, Ernberg M, Kopp S: Presence of orofacial pain and temporomandibular disorder in fibromyalgia. A study by questionnaire, *Swed Dent J* 23(5-6):185–192, 1999.
101. Hedenberg-Magnusson B, Ernberg M, Kopp S: Symptoms and signs of temporomandibular disorders in patients with fibromyalgia and local myalgia of the temporomandibular system. A comparative study, *Acta Odontol Scand* 55(6):344–349, 1997.
102. Plesh O, Wolfe F, Lane N: The relationship between fibromyalgia and temporomandibular disorders: prevalence and symptom severity, *J Rheumatol* 23(11):1948–1952, 1996.
103. Yunus MB, Kalyan-Raman UP, Kalyan-Raman K: Primary fibromyalgia syndrome and myofascial pain syndrome: clinical features and muscle pathology, *Arch Phys Med Rehabil* 69(6):451–454, 1989.
104. Rhodus NL, Fricton J, Carlson P, Messner R: Oral symptoms associated with fibromyalgia syndrome, *J Rheumatol* 30(8):1841–1845, 2003.
105. Manfredini D, Tognini F, Montagnani G, et al.: Comparison of masticatory dysfunction in temporomandibular disorders and fibromyalgia, *Minerva Stomatol* 53(11-12):641–650, 2004.
106. Moreno-Fernandez AM, Jimenez-Castellanos E, Iglesias-Linares A, et al.: Fibromyalgia syndrome and temporomandibular disorders with muscular pain. A review, *Mod Rheumatol* 27(2):210–216, 2017.
107. Fujarra FJ, Kaziyama HH, Siqueira SR, et al.: Temporomandibular disorders in fibromyalgia patients: are there different pain onset? *Arq Neuropsiquiatr* 74(3):195–200, 2016.
108. Gormsen L, Rosenberg R, Bach FW, Jensen TS: Depression, anxiety, health-related quality of life and pain in patients with chronic fibromyalgia and neuropathic pain, *Eur J Pain* 14(2), 2010. 127 e1–e8.
109. Ross RL, Jones KD, Ward RL, Wood LJ, Bennett RM: Atypical depression is more common than melancholic in fibromyalgia: an observational cohort study, *BMC Musculoskelet Disord* 11:120, 2010.
110. Wilke WS, Gota CE, Muzina DJ: Fibromyalgia and bipolar disorder: a potential problem? *Bipolar Disord* 12(5):514–520, 2010.
111. Wu YL, Chang LY, Lee HC, Fang SC, Tsai PS: Sleep disturbances in fibromyalgia: a meta-analysis of case-control studies, *J Psychosom Res* 96:89–97, 2017.
112. Alves B, Zakka TM, Teixeira MJ, et al.: Depression, sexuality and fibromyalgia syndrome: clinical findings and correlation to hematological parameters, *Arq Neuropsiquiatr* 74(11):863–868, 2016.
113. Bennett RM, Friend R, Marcus D, et al.: Criteria for the diagnosis of fibromyalgia: validation of the modified 2010 preliminary american college of rheumatology criteria and the development of alternative criteria, *Arthritis Care Res (Hoboken)* 66(9):1364–1373, 2014.
114. Bennett RB, Campbell S, Burckhardt C, et al.: A multidisciplinary approach to fibromyalgia management, *J Musculoskelet Med* 8:21, 1991.
115. Affaitati G, Costantini R, Fabrizio A, et al.: Effects of treatment of peripheral pain generators in fibromyalgia patients, *Eur J Pain* 15(1):61–69, 2011.
116. Arnold L, Mease P, Silverman S: Pregabalin: an alpha2-delta (alpha2-delta) ligand for the management of fibromyalgia, *Am J Manag Care* 16(Suppl 5):S138–143, 2010.
117. Emir B, Murphy TK, Petersel DL, Whalen E: Treatment response to pregabalin in fibromyalgia pain: effect of patient baseline

characteristics, *Expert Opin Pharmacother* 11(14):2275–2280, 2010.
118. Roskell NS, Beard SM, Zhao Y, Le TK: A meta-analysis of pain response in the treatment of fibromyalgia, *Pain Pract* 11(6):516–527, 2011.
119. Tzellos TG, Toulis KA, Goulis DG, et al.: Gabapentin and pregabalin in the treatment of fibromyalgia: a systematic review and a meta-analysis, *J Clin Pharm Ther* 35(6):639–656, 2010.
120. Silverman SL, Backonja M, Pauer L, et al.: Effect of baseline characteristics on the pain response to pregabalin in fibromyalgia patients with comorbid depression, *Pain Med* 19(3):419–428, 2018.
121. Kim SC, Landon JE, Solomon DH: Clinical characteristics and medication uses among fibromyalgia patients newly prescribed amitriptyline, duloxetine, gabapentin, or pregabalin, *Arthritis Care Res (Hoboken)* 65(11):1813–1819, 2013.
122. Ang DC, Kaleth AS, Bigatti S, et al.: Research to Encourage Exercise for Fibromyalgia (REEF): use of motivational interviewing design and method, *Contemp Clin Trials* 32(1):59–68, 2011.
123. Gowans SE: Fibromyalgia: increased regular physical activity as 'exercise' in fibromyalgia, *Nat Rev Rheumatol* 6(9):499–500, 2010.
124. Hauser W, Klose P, Langhorst J, et al.: Efficacy of different types of aerobic exercise in fibromyalgia syndrome: a systematic review and meta-analysis of randomised controlled trials, *Arthritis Res Ther* 12(3):R79, 2010.
125. Mannerkorpi K, Nordeman L, Cider A, Jonsson G: Does moderate-to-high intensity Nordic walking improve functional capacity and pain in fibromyalgia? A prospective randomized controlled trial, *Arthritis Res Ther* 12(5):R189, 2010.
126. Sanudo B, Galiano D, Carrasco L, et al.: Aerobic exercise versus combined exercise therapy in women with fibromyalgia syndrome: a randomized controlled trial, *Arch Phys Med Rehabil* 91(12):1838–1843, 2010.
127. Bidonde J, Busch AJ, Schachter CL, et al.: Aerobic exercise training for adults with fibromyalgia, *Cochrane Database Syst Rev* 6:CD012700, 2017.
128. Del Pozo-Cruz J, Alfonso-Rosa RM, Castillo-Cuerva A, et al.: Depression symptoms are associated with key health outcomes in women with fibromyalgia: a cross-sectional study, *Int J Rheum Dis* 20(7):798–808, 2017.
129. Granges G, Littlejohn GO: A comparative study of clinical signs in fibromyalgia/fibrositis syndrome, healthy and exercising subjects, *J Rheumatol* 20:344–351, 1993.
130. Ramfjord SP: Dysfunctional temporomandibular joint and muscle pain, *J Prosthet Dentist* 11:353–362, 1961.
131. Ramfjord S: Bruxism: a clinical and electromyographic study, *J Am Dent Assoc* 62:21–28, 1961.
132. Randow K, Carlsson K, Edlund J, Oberg T: The effect of an occlusal interference on the masticatory system, An experimental investigation, *Odontol Rev* 27(4):245–256, 1976.
133. Arnold M: Bruxism and the occlusion, *Dent Clin North Am* 25(3):395–407, 1981.
134. Ramfjord SP, Ash MM: *Occlusion*, ed 3, Philadelphia, PA, 1983, Saunders Co.
135. Graf H: Bruxism. *Dent Clin North Am* 13(3):659–665, 1969.
136. Shore NA: *Occlusal equilibration and temporomandibular joint dysfunction*, Philadelphia, PA,1959, JB Lippincott Co.
137. Posselt U: The temporomandibular joint syndrome and occlusion, *J Prosthet Dentist* 25(4):432–438, 1971.
138. Rugh JD, Barghi N, Drago CJ: Experimental occlusal discrepancies and nocturnal bruxism, *J Prosthet Dentist* 51(4):548–553, 1984.
139. Bailey JO, Rugh JD: Effects of occlusal adjustment on bruxism as monitored by nocturnal EMG recordings, *J Dent Res* 59(Special issue):317, 1980.
140. Rugh JD, Solberg WK: Electromyographic studies of bruxist behavior before and during treatment, *J Calif Dent Assoc* 3(9):56–59, 1975.
141. Solberg WK, Flint RT, Brantner JP: Temporomandibular joint pain and dysfunction: a clinical study of emotional and occlusal components, *J Prosthet Dentist* 28(4):412–422, 1972.
142. Bertazzo-Silveira E, Kruger CM, Porto De Toledo I, et al.: Association between sleep bruxism and alcohol, caffeine, tobacco, and drug abuse: a systematic review, *J Am Dent Assoc* 147(11):859–866.e4, 2016.
143. Franks AST: Conservative treatment of temporomandibular joint dysfunction: a comparative study, *Dent Pract Dent Rec* 15:205–210, 1965.
144. Okeson JP, Moody PM, Kemper JT, Haley JV: Evaluation of occlusal splint therapy and relaxation procedures in patients with temporomandibular disorders, *J Am Dent Assoc* 107(3):420–424, 1983.
145. Okeson JP, Kemper JT, Moody PM: A study of the use of occlusion splints in the treatment of acute and chronic patients with craniomandibular disorders, *J Prosthet Dentist* 48(6):708–712, 1982.
146. Okeson JP: The effects of hard and soft occlusal splints on nocturnal bruxism, *J Am Dent Assoc* 114(6):788–791, 1987.
147. Fuchs P: The muscular activity of the chewing apparatus during night sleep. An examination of healthy subjects and patients with functional disturbances, *J Oral Rehabil* 2(1):35–48, 1975.
148. Sheikholeslam A, Holmgren K, Riise C: A clinical and electromyographic study of the long-term effects of an occlusal splint on the temporal and masseter muscles in patients with functional disorders and nocturnal bruxism, *J Oral Rehabil* 13(2):137–145, 1986.
149. Raphael KG, Janal MN, Sirois DA, et al.: Validity of self-reported sleep bruxism among myofascial temporomandibular disorder patients and controls, *J Oral Rehabil* 42(10):751–758, 2015.
150. Raphael KG, Sirois DA, Janal MN, et al.: Sleep bruxism and myofascial temporomandibular disorders: a laboratory-based polysomnographic investigation, *J Am Dent Assoc* 143(11):1223–1231, 2012.
151. Lavigne GJ, Khoury S, Abe S, Yamaguchi T, Raphael K: Bruxism physiology and pathology: an overview for clinicians, *J Oral Rehabil* 35(7):476–494, 2008.
152. Brandner CR, Warmington SA: Delayed onset muscle soreness and perceived exertion following blood flow restriction exercise, *J Strength Cond Res*, 2017.
153. Delcour L, Dallaudiere B, Omoumi P, et al.: Delayed onset muscle soreness, *JBR-BTR* 97(5):313, 2014.
154. Tsukiyama Y, Baba K, Clark GT: An evidence-based assessment of occlusal adjustment as a treatment for temporomandibular disorders, *J Prosthet Dent* 86(1):57–66, 2001.
155. Holmgren K, Sheikholeslam A, Riise C: Effect of a full-arch maxillary occlusal splint on parafunctional activity during sleep in patients with nocturnal bruxism and signs and symptoms of craniomandibular disorders, *J Prosthet Dentist* 69:293–297, 1993.
156. Hiyama S, Ono T, Ishiwata Y, Kato Y, Kuroda T: First night effect of an interocclusal appliance on nocturnal masticatory muscle activity, *J Oral Rehabil* 30(2):139–145, 2003.
157. Matsumoto H, Tsukiyama Y, Kuwatsuru R, Koyano K: The effect of intermittent use of occlusal splint devices on sleep bruxism: a 4-week observation with a portable electromyographic recording device, *J Oral Rehabil* 42(4):251–258, 2015.
158. Saletu A, Parapatics S, Saletu B, et al.: On the pharmacotherapy of sleep bruxism: placebo-controlled polysomnographic and psychometric studies with clonazepam, *Neuropsychobiology* 51(4):214–225, 2005.
159. Clarke NG, Townsend GC, Carey SE: Bruxing patterns in man during sleep, *J Oral Rehabil* 11(2):123–127, 1983.
160. Rizzatti-Barbosa CM, Nogueira MT, de Andrade ED, Ambrosano GM, de Barbosa JR: Clinical evaluation of amitriptyline for the control of chronic pain caused by temporomandibular joint disorders, *Cranio* 21(3):221–225, 2003.
161. Plesh O, Curtis D, Levine J, McCall Jr WD: Amitriptyline treatment of chronic pain in patients with temporomandibular disorders, *J Oral Rehabil* 27(10):834–841, 2000.

162. Herman CR, Schiffman EL, Look JO, Rindal DB: The effectiveness of adding pharmacologic treatment with clonazepam or cyclobenzaprine to patient education and self-care for the treatment of jaw pain upon awakening: a randomized clinical trial, *J Orofac Pain* 16(1):64–70, 2002.
163. Glaros AG, Williams K, Lausten L: The role of parafunctions, emotions and stress in predicting facial pain, *J Am Dent Assoc* 136(4):451–458, 2005.
164. Raphael KG, Janal MN, Sirois DA, et al.: Masticatory muscle sleep background electromyographic activity is elevated in myofascial temporomandibular disorder patients, *J Oral Rehabil* 40(12):883–891, 2013.
165. Schmitter M, Kares-Vrincianu A, Kares H, Bermejo JL, Schindler HJ: Sleep-associated aspects of myofascial pain in the orofacial area among temporomandibular disorder patients and controls, *Sleep Med* 16(9):1056–1061, 2015.
166. Lavigne GJ, Sessle BJ: The neurobiology of orofacial pain and sleep and their interactions, *J Dent Res* 95(10):1109–1116, 2016.
167. Glaros AG, Forbes M, Shanker J, Glass EG: Effect of parafunctional clenching on temporomandibular disorder pain and proprioceptive awareness, *Cranio* 18(3):198–204, 2000.
168. Carlson CR, Sherman JJ, Studts JL, Bertrand PM: The effects of tongue position on mandibular muscle activity, *J Orofac Pain* 11(4):291–297, 1997.
169. Glaros AG, Kim-Weroha N, Lausten L, Franklin KL: Comparison of habit reversal and a behaviorally-modified dental treatment for temporomandibular disorders: a pilot investigation, *Appl Psychophysiol Biofeedback* 32(3-4):149–154, 2007.
170. Carlson C, Bertrand P, Ehrlich A, Maxwell A, Burton RG: Physical self-regulation training for the management of temporomandibular disorders, *J Orofacial Pain* 15:47–55, 2001.
171. Anderson DM: *Dorland's illustrated medical dictionary*, ed 29, Philadelphia, PA, 1994, WB Saunders Co.
172. Tolosa E, Marti MJ: Blepharospasm-oromandibular dystonia syndrome (Meige's syndrome): clinical aspects, *Adv Neurol* 49:73–84, 1988.
173. Jankovic J: Etiology and differential diagnosis of blepharospasm and oromandibular dystonia, *Adv Neurol* 49:103–116, 1988.
174. Cardoso F, Jankovic J: Peripherally induced tremor and parkinsonism, *Arch Neurol* 52(3):263–270, 1995.
175. Miyaoka T, Miura S, Seno H, Inagaki T, Horiguchi J: Jaw-opening dystonia (Brueghel's syndrome) associated with cavum septi pellucidi and verga's ventricle—a case report, *Eur J Neurol* 10(6):727–729, 2003.
176. Nutt JG, Muenter MD, Aronson A, Kurland LT, Melton 3rd LJ: Epidemiology of focal and generalized dystonia in rochester, minnesota, *Mov Disord* 3(3):188–194, 1988.
177. Tan EK, Jankovic J: Botulinum toxin A in patients with oromandibular dystonia: long-term follow-up, *Neurology* 53(9):2102–2107, 1999.
178. Bakke M, Werdelin LM, Dalager T, et al.: Reduced jaw opening from paradoxical activity of mandibular elevator muscles treated with botulinum toxin, *Eur J Neurol* 10(6):695–699, 2003.
179. Sankhla C, Jankovic J, Duane D: Variability of the immunologic and clinical response in dystonic patients immunoresistant to botulinum toxin injections, *Mov Disord* 13(1):150–154, 1998.
180. Waddy HM, Fletcher NA, Harding AE, Marsden CD: A genetic study of idiopathic focal dystonias, *Ann Neurol* 29(3):320–324, 1991.
181. Blomstedt P, Hariz MI, Tisch S, et al.: A family with a hereditary form of torsion dystonia from northern Sweden treated with bilateral pallidal deep brain stimulation, *Mov Disord* 24(16):2415–2419, 2009.
182. Balasubramaniam R, Ram S: Orofacial movement disorders, *Oral Maxillofac Surg Clin North Am* 20(2):273–285, vii, 2008.
183. Mondet L, Radoube F, Gras V, Masmoudi K: Cefixime-induced oromandibular dystonia in an adult: a case report, *Curr Drug Saf*, 2017.
184. Pedemonte C, Perez Gutierrez H, Gonzalez E, Vargas I, Lazo D: Use of onabotulinumtoxinA in post-traumatic oromandibular dystonia, *J Oral Maxillofac Surg* 73(1):152–157, 2015.
185. Thorburn DN, Lee KH: Oromandibular dystonia following dental treatment: case reports and discussion, *N Z Dent J* 105(1):18–21, 2009.
186. Maestre-Ferrin L, Burguera JA, Penarrocha-Diago M: Oromandibular dystonia: a dental approach, *Med Oral Patol Oral Cir Bucal* 15(1), e25–e27, 2010.
187. Behari M, Singh KK, Seshadri S, Prasad K, Ahuja GK: Botulinum toxin A in blepharospasm and hemifacial spasm, *J Assoc Physicians India* 42(3):205–208, 1994.
188. Tan EK, Jankovic J: Tardive and idiopathic oromandibular dystonia: a clinical comparison, *J Neurol Neurosurg Psychiatry* 68(2):186–190, 2000.
189. Singer C, Papapetropoulos S: A comparison of jaw-closing and jaw-opening idiopathic oromandibular dystonia, *Parkinsonism Relat Disord* 12(2):115–118, 2006.
190. Esper CD, Freeman A, Factor SA: Lingual protrusion dystonia: frequency, etiology and botulinum toxin therapy, *Parkinsonism Relat Disord* 16(7):438–441, 2010.
191. Gray AR, Barker GR: Idiopathic blepharospasm-oromandibular dystonia syndrome (Meige's syndrome) presenting as chronic temporomandibular joint dislocation, *Br J Oral Maxillofac Surg* 29(2):97–99, 1991.
192. Michelotti A, Silva R, Paduano S, Cimino R, Farella M: Oromandibular dystonia and hormonal factors: twelve years follow-up of a case report, *J Oral Rehabil* 36(12):916–921, 2009.
193. Evans BK, Jankovic J: Tuberous sclerosis and chorea, *Ann Neurol* 13(1):106–107, 1983.
194. Yoshida K: Sensory trick splint as a multimodal therapy for oromandibular dystonia, *J Prosthodont Res*, 2017.
195. Goetz CG, Horn SS: Treatment of tremor and dystonia, *Neurol Clin* 19(1):129–144, 2001. vi-vii.
196. Vazquez-Delgado E, Okeson JP: Treatment of inferior lateral pterygoid muscle dystonia with zolpidem tartrate, botulinum toxin injections, and physical self-regulation procedures: a case report, *Cranio* 22(4):325–329, 2004.
197. Martinez-Ramirez D, Paz-Gomez V, Rodriguez RL: Response to zolpidem in oromandibular dystonia: a case report, *Parkinsonism Relat Disord* 21(2):154–155, 2015.
198. Balash Y, Giladi N: Efficacy of pharmacological treatment of dystonia: evidence-based review including meta-analysis of the effect of botulinum toxin and other cure options, *Eur J Neurol* 11(6):361–370, 2004.
199. Goldman JG, Comella CL: Treatment of dystonia, *Clin Neuropharmacol* 26(2):102–108, 2003.
200. Wessberg G: Management of oromandibular dystonia, *Hawaii Dent J* 34(6):15–16, 2003.
201. Bressman SB: Dystonia update, *Clin Neuropharmacol* 23(5):239–251, 2000.
202. Jankovic J, Orman J: Botulinum A toxin for cranial-cervical dystonia: a double-blind, placebo-controlled study, *Neurology* 37(4):616–623, 1987.
203. Poungvarin N, Devahastin V, Chaisevikul R, Prayoonwiwat N, Viriyavejakul A: Botulinum A toxin treatment for blepharospasm and Meige syndrome: report of 100 patients, *J Med Assoc Thai* 80(1):1–8, 1997.
204. Teemul TA, Patel R, Kanatas A, Carter LM: Management of oromandibular dystonia with botulinum A toxin: a series of cases, *Br J Oral Maxillofac Surg* 54(10):1080–1084, 2016.
205. Braun T, Gurkov R, Hempel JM, Berghaus A, Krause E: Patient benefit from treatment with botulinum neurotoxin A for functional indications in otorhinolaryngology, *Eur Arch Otorhinolaryngol* 267(12):1963–1967, 2010.
206. Charous SJ, Comella CL, Fan W: Jaw-opening dystonia: quality of life after botulinum toxin injections, *Ear Nose Throat J* 90(2):E9–E12, 2011.
207. Nastasi L, Mostile G, Nicoletti A, et al.: Effect of botulinum toxin treatment on quality of life in patients with isolated lingual

dystonia and oromandibular dystonia affecting the tongue, *J Neurol* 263(9):1702–1708, 2016.
208. Jankovic J, Brin MF: Therapeutic uses of botulinum toxin, *N Engl J Med* 324(17):1186–1194, 1991.
209. Zuber M, Sebald M, Bathien N, de Recondo J, Rondot P: Botulinum antibodies in dystonic patients treated with type A botulinum toxin: frequency and significance, *Neurology* 43(9):1715–1718, 1993.
210. Jankovic J, Schwartz K: Response and immunoresistance to botulinum toxin injections, *Neurology* 45(9):1743–1746, 1995.
211. Clark GT: The management of oromandibular motor disorders and facial spasms with injections of botulinum toxin, *Phys Med Rehabil Clin N Am* 14(4):727–748, 2003.
212. Dimitroulis G: Surgical management of persistent oromandibular dystonia of the temporalis muscle, *Int J Oral Maxillofac Surg* 40(2):222–224, 2011.
213. Balasubramaniam R, Rasmussen J, Carlson LW, Van Sickels JE, Okeson JP: Oromandibular dystonia revisited: a review and a unique case, *J Oral Maxillofac Surg* 66(2):379–386, 2008.
214. Yoshida K: Surgical intervention for oromandibular dystonia-related limited mouth opening: long-term follow-up, *J Craniomaxillofac Surg* 45(1):56–62, 2017.
215. Gobel H, Heinze A, Reichel G, Hefter H, Benecke R: Efficacy and safety of a single botulinum type A toxin complex treatment (Dysport®) for the relief of upper back myofascial pain syndrome: results from a randomized double-blind placebo-controlled multicentre study, *Pain*, 2006.
216. Kamanli A, Kaya A, Ardicoglu O, et al.: Comparison of lidocaine injection, botulinum toxin injection, and dry needling to trigger points in myofascial pain syndrome, *Rheumatol Int* 25(8):604–611, 2005.
217. Royal MA: Botulinum toxins in pain management, *Phys Med Rehabil Clin N Am* 14(4):805–820, 2003.
218. Lang AM: A preliminary comparison of the efficacy and tolerability of botulinum toxin serotypes A and B in the treatment of myofascial pain syndrome: a retrospective, open-label chart review, *Clin Ther* 25(8):2268–2278, 2003.
219. De Andres J, Cerda-Olmedo G, Valia JC, et al.: Use of botulinum toxin in the treatment of chronic myofascial pain, *Clin J Pain* 19(4):269–275, 2003.
220. Lang AM: Botulinum toxin type A therapy in chronic pain disorders, *Arch Phys Med Rehabil* 84(3 Suppl 1):S69–S73, quiz S74-S75, 2003.
221. Porta M: A comparative trial of botulinum toxin type A and methylprednisolone for the treatment of myofascial pain syndrome and pain from chronic muscle spasm, *Pain* 85(1–2):101–105, 2000.
222. Cheshire WP, Abashian SW, Mann JD: Botulinum toxin in the treatment of myofascial pain syndrome, *Pain* 59(1):65–69, 1994.
223. Freund B, Schwartz M, Symington JM: The use of botulinum toxin for the treatment of temporomandibular disorders: preliminary findings, *J Oral Maxillofac Surg* 57(8):916–920, 1999.
224. Freund B, Schwartz M, Symington JM: Botulinum toxin: new treatment for temporomandibular disorders, *Br J Oral Maxillofac Surg* 38(5):466–471, 2000.
225. Daelen B, Thorwirth V, Koch A: Treatment of recurrent dislocation of the temporomandibular joint with type A botulinum toxin, *Int J Oral Maxillofac Surg* 26(6):458–460, 1997.
226. Ivanhoe CB, Lai JM, Francisco GE: Bruxism after brain injury: successful treatment with botulinum toxin-A, *Arch Phys Med Rehabil* 78(11):1272–1273, 1997.
227. Moore AP, Wood GD: The medical management of masseteric hypertrophy with botulinum toxin type A, *Br J Oral Maxillofac Surg* 32(1):26–28, 1994.
228. Moore AP, Wood GD: Medical treatment of recurrent temporomandibular joint dislocation using botulinum toxin A, *Br Dent J* 183(11-12):415–417, 1997.
229. Sankhla C, Lai EC, Jankovic J: Peripherally induced oromandibular dystonia, *J Neurol Neurosurg Psychiatry* 65(5):722–728, 1998.
230. Ojala T, Arokoski JP, Partanen J: The effect of small doses of botulinum toxin a on neck-shoulder myofascial pain syndrome: a double-blind, randomized, and controlled crossover trial, *Clin J Pain* 22(1):90–96, 2006.
231. Graboski CL, Gray DS, Burnham RS: Botulinum toxin A versus bupivacaine trigger point injections for the treatment of myofascial pain syndrome: a randomised double blind crossover study, *Pain* 118(1-2):170–175, 2005.
232. Raj PP: Botulinum toxin therapy in pain management, *Anesthesiol Clin North America* 21(4):715–731, 2003s.
233. Aoki KR: Evidence for antinociceptive activity of botulinum toxin type A in pain management, *Headache* 43(Suppl 1):S9–S15, 2003.
234. Gobel H: Botulinum toxin in migraine prophylaxis, *J Neurol* 251(Suppl 1):I8–11, 2004.
235. Gobel H, Heinze A, Heinze-Kuhn K, Jost WH: Evidence-based medicine: botulinum toxin A in migraine and tension-type headache, *J Neurol* 248(Suppl 1):34–38, 2001.
236. Qerama E, Fuglsang-Frederiksen A, Jensen TS: The role of botulinum toxin in management of pain: an evidence-based review, *Curr Opin Anaesthesiol* 23(5):602–610, 2010.
237. Binder WJ, Brin MF, Blitzer A, Schoenrock LD, Pogoda JM: Botulinum toxin type A (BOTOX) for treatment of migraine headaches: an open-label study, *Otolaryngol Head Neck Surg* 123(6):669–676, 2000.
238. Silberstein S, Mathew N, Saper J, Jenkins S: Botulinum toxin type A as a migraine preventive treatment. For the BOTOX migraine clinical research group, *Headache* 40(6):445–450, 2000.
239. Smuts JA, Schultz D, Barnard A: Mechanism of action of botulinum toxin type A in migraine prevention: a pilot study, *Headache* 44(8):801–805, 2004.
240. Dodick DW, Mauskop A, Elkind AH, et al.: Botulinum toxin type a for the prophylaxis of chronic daily headache: subgroup analysis of patients not receiving other prophylactic medications: a randomized double-blind, placebo-controlled study, *Headache* 45(4):315–324, 2005.
241. Rollnik JD, Dengler R: Botulinum toxin (DYSPORT) in tension-type headaches, *Acta Neurochir Suppl* 79:123–126, 2002.
242. Mense S: Neurobiological basis for the use of botulinum toxin in pain therapy, *J Neurol* 251(Suppl 1):I1–I17, 2004.
243. Argoff CE: A focused review on the use of botulinum toxins for neuropathic pain, *Clin J Pain* 18(Suppl 6):S177–S181, 2002.
244. Liu HT, Tsai SK, Kao MC, Hu JS: Botulinum toxin A relieved neuropathic pain in a case of post-herpetic neuralgia, *Pain Med* 7(1):89–91, 2006.
245. Evidente VG, Adler CH: An update on the neurologic applications of botulinum toxins, *Curr Neurol Neurosci Rep* 10(5):338–344, 2010.
246. Marinelli S, Luvisetto S, Cobianchi S, et al.: Botulinum neurotoxin type A counteracts neuropathic pain and facilitates functional recovery after peripheral nerve injury in animal models, *Neuroscience* 171(1):316–328, 2010.
247. Pickett A: Re-engineering clostridial neurotoxins for the treatment of chronic pain: current status and future prospects, *BioDrugs* 24(3):173–182, 2010.
248. Ngeow WC, Nair R: Injection of botulinum toxin type A (BOTOX) into trigger zone of trigeminal neuralgia as a means to control pain, *Oral Surg Oral Med Oral Pathol Oral Radiol Endod* 109(3):e47–e50, 2010.
249. Bohluli B, Motamedi MH, Bagheri SC, et al.: Use of botulinum toxin A for drug-refractory trigeminal neuralgia: preliminary report, *Oral Surg Oral Med Oral Pathol Oral Radiol Endod* 111(1):47–50, 2011.
250. Lee SJ, McCall Jr WD, Kim YK, Chung SC, Chung JW: Effect of botulinum toxin injection on nocturnal bruxism: a randomized controlled trial, *Am J Phys Med Rehabil* 89(1):16–23, 2010.
251. Al-Muharraqi MA, Fedorowicz Z, Al Bareeq J, Al Bareeq R, Nasser M: Botulinum toxin for masseter hypertrophy, *Cochrane Database Syst Rev* (1)CD007510, 2009.

13
Tratamentos de Distúrbios da Articulação Temporomandibular

Distúrbios da articulação intracapsular; a parte mecânica da DTM.
JPO

Este capítulo discutirá o controle dos distúrbios capsulares e intracapsulares da articulação temporomandibular (ATM). Cada subdivisão dessa categoria é discutida desde os sintomas iniciais leves de deslocamento do disco até os distúrbios inflamatórios mais graves e de difícil controle. O correto tratamento de distúrbios de desarranjo do disco é baseado em dois fatores: realização de um diagnóstico correto e compreensão do curso natural da doença. Ênfase já foi dada ao estabelecimento do diagnóstico correto. Cada categoria dos distúrbios da ATM representa uma condição clínica tratada de maneira particular. Um diagnóstico incorreto leva a um controle inadequado e, consequentemente, à falha no tratamento.

O sucesso do controle dos distúrbios intracapsulares da articulação também é baseado na compreensão do clínico a respeito do curso natural do distúrbio. No Capítulo 8, foi apresentada uma descrição progressiva de distúrbios de desarranjo de disco. À medida que a morfologia do disco se torna mais alterada e os ligamentos mais alongados, o disco se torna progressivamente deslocado e, eventualmente, inteiramente à frente do côndilo (deslocado). Uma vez que o disco fica deslocado, o côndilo começa a funcionar sobre os tecidos retrodiscais. Esses tecidos começam a se deteriorar, levando à osteoartrite ou doença articular degenerativa. Embora essa sequência seja clinicamente evidente, ela não é o resultado de todos os distúrbios intracapsulares.

Estudos epidemiológicos revelam que ruídos assintomáticos nas articulações são muito comuns. Muitos estudos[1-11] indicam que os ruídos da ATM são detectados em 25 a 35% da população em geral. Isso levanta uma questão interessante: se nem todos os ruídos da articulação são progressivos, quais ruídos devem ser tratados? Em minha opinião, somente os ruídos articulares associados à dor devem ser motivos de tratamento. A dor, nesse caso, deve ser de origem intracapsular. Em outras palavras, pacientes que apresentam dor muscular extracapsular e um estalido indolor não devem ser tratados para distúrbio de desarranjo de disco. Esse tratamento irá fracassar, pois não aborda a fonte de dor. Tal conceito será discutido posteriormente neste capítulo, baseado na literatura.

As disfunções temporomandibulares (DTMs) são uma categoria ampla que surge das estruturas capsulares e intracapsulares. Essa categoria está dividida em três subcategorias: desarranjos do complexo côndilo-disco, incompatibilidade estrutural das superfícies articulares e distúrbios inflamatórios.

Desarranjo do complexo côndilo-disco

Esta primeira categoria pode ser dividida em duas subcategorias para efeito de tratamento: deslocamentos do disco/deslocamento do disco com redução e deslocamentos do disco sem redução.

Deslocamentos do disco com redução e deslocamentos do disco com travamento aberto

Os deslocamentos do disco com redução e os deslocamentos do disco com travamento aberto representam os estágios iniciais dos distúrbios de desarranjo de disco (Figuras 13.1 e 13.2). Os sinais e sintomas clínicos estão relacionados a alterações ou desarranjos do complexo côndilo-disco.

Etiologia

Os distúrbios de desarranjo do disco resultam do alongamento dos ligamentos capsular e discal, juntamente com o afinamento do disco articular. Tais modificações comumente derivam tanto de macro quanto microtraumatismos. O macrotraumatismo é frequentemente relatado no histórico, enquanto o microtraumatismo pode passar despercebido pelo paciente. São fontes comuns de microtraumatismo as lesões de hipoxia-reperfusão,[12-16] bruxismo[17] e instabilidade ortopédica (Figura 13.3). Alguns estudos[18-21] sugerem que a maloclusão Classe II Divisão 2 está comumente associada à instabilidade ortopédica e, portanto, seria um fator etiológico relacionado aos distúrbios de desarranjo de disco (Figura 13.4). Como nem todos os estudos[22-33] apoiam essa relação (ver Capítulo 7), outros fatores devem ser considerados. Conforme discutido anteriormente, a instabilidade ortopédica somada à carga sobre a articulação parecem estar associadas como fatores etiológicos em alguns distúrbios de desarranjo de disco.

Outro conceito que deve ser avaliado é o de que talvez o distúrbio realmente se inicie em nível celular e então progrida para as alterações macroscópicas observadas clinicamente. Em outras palavras, extraordinariamente, uma carga prolongada e pesada sobre os tecidos articulares excede a capacidade funcional desses tecidos e inicia o colapso (lesão de hipoxia-reperfusão). Quando a limitação funcional é excedida, as fibrilas colágenas tornam-se fragmentadas, resultando em diminuição da rigidez da rede de colágeno. Isso

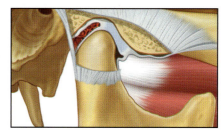

• **Figura 13.1** Disco deslocado anteriormente. A borda posterior do disco se tornou mais fina e a lâmina retrodiscal inferior (assim como o ligamento colateral lateral, não mostrado) foi alongada. O disco está deslocado anteriormente, resultando na articulação do côndilo com a borda posterior do disco, em vez da zona intermediária.

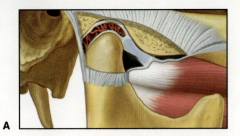

podem ocorrer. Regiões de formação fibrilar podem começar a se desenvolver, resultando em asperezas na superfície articular.[36] Isso altera as características friccionais da superfície e pode levar a uma adesão das superfícies articulares, causando alterações na mecânica do movimento côndilo-disco. Adesões continuadas (aderências) e/ou asperezas levam a tensões nos ligamentos discais durante os movimentos e, eventualmente, a um deslocamento do disco.[37] Nessa situação, o microtraumatismo é a causa responsável pelo deslocamento.

Histórico

Quando o macrotraumatismo é a etiologia, o paciente irá frequentemente relatar um evento que precipitou o distúrbio, tal como um acidente automobilístico ou uma pancada no rosto.[38-47] Um bom histórico irá frequentemente revelar achados sutis de apertamento e/ou bruxismo. O paciente também irá relatar a presença de ruídos nas articulações e pode até relatar uma sensação de travamento durante a abertura de boca. A presença de dor associada a essa disfunção é importante.

Características clínicas

O exame clínico revela uma amplitude relativamente normal de movimento, com ocorrência de restrição somente associada à dor. O movimento discal pode ser sentido por meio da palpação das articulações durante a abertura e o fechamento. Desvios durante a abertura são comuns.

Tratamento definitivo

O tratamento definitivo para um deslocamento do disco é o restabelecimento de uma relação côndilo-disco normal. Embora isto possa parecer relativamente fácil, provou-se não ser. Durante os últimos 40 anos, a atitude dos dentistas em relação ao controle dos distúrbios de desarranjo de disco mudou bastante. No início dos anos 1970, Farrar[48] introduziu o conceito da placa de posicionamento anterior (Figura 13.5). Essa placa fornece uma relação oclusal que requer que a mandíbula seja mantida em uma posição anterior. A placa posiciona a mandíbula ligeiramente protraída na tentativa de restabelecer uma relação côndilo-disco normal. Isso é geralmente alcançado clinicamente pelo monitoramento dos ruídos articulares. É selecionada a menor distância anterior da mandíbula que elimine os ruídos articulares.

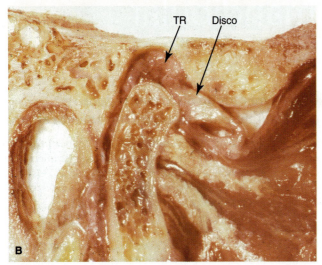

• **Figura 13.2 A.** Disco deslocado anteriormente sem redução. A borda posterior do disco foi afinada e os ligamentos foram alongados, permitindo que o disco fosse deslocado através do espaço discal. O côndilo agora se articula com os tecidos retrodiscais (TR). **B.** Esta peça anatômica representa um disco anteriormente deslocado. (Cortesia de Dr. Terry Tanaka, Chula Vista, CA.)

permite que o gel de proteoglicanas e água se intumesça e escoe para o espaço articular, levando a um amolecimento da superfície articular. Esse amolecimento é denominado condromalacia.[34,35] Os estágios iniciais da condromalacia são reversíveis se a carga excessiva for reduzida. Se, contudo, a carga continuar a exceder a capacidade dos tecidos articulares, alterações irreversíveis

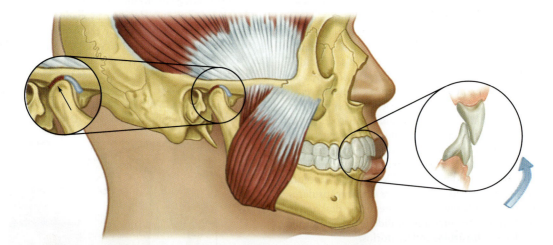

• **Figura 13.3** Quando existe instabilidade ortopédica, a sobrecarga das estruturas mastigatórias pelos músculos elevadores pode deslocar um côndilo de sua posição musculoesqueleticamente estável na fossa. Este desenho representa contatos oclusais anteriores fortes que impedem a oclusão dos dentes posteriores na posição alerta de alimentação. Quando as estruturas são carregadas, os músculos elevadores forçam os dentes posteriores à oclusão, resultando em um desvio posterior do côndilo a partir da posição musculoesqueleticamente estável. A presença desta condição é considerada um fator de risco para o desenvolvimento de um deslocamento do disco, uma vez que pode conduzir ao alongamento da lâmina inferior retrodiscal e ligamento discal, bem como ao afinamento da borda posterior do disco (ver Capítulo 7).

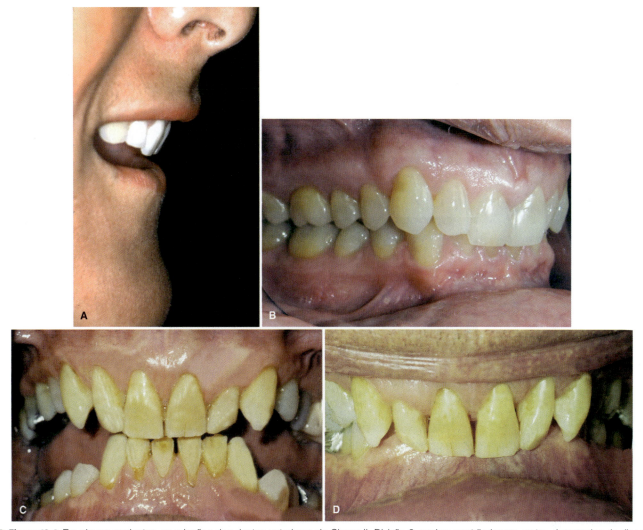

● **Figura 13.4** Em alguns pacientes, as relações dos dentes anteriores de Classe II, Divisão 2, podem contribuir para certos desarranjos de disco, especialmente se a condição oclusal estiver muito carregada (p. ex., bruxismo ou macrotraumatismo). **A.** Inclinação lingual dos incisivos centrais superiores. **B.** Mordida profunda e relação dentária anterior estreita. **C.** Mordida significativamente profunda, boca aberta. **D.** Mesmo paciente com oclusão dos dentes.

Embora a eliminação dos estalidos nem sempre represente sucesso na redução do disco,[49] é um bom ponto de referência clínica para o início da terapia. Autores anteriores recomendavam o uso da artrografia,[49] tomografia computadorizada[50] e, mais recentemente da ressonância magnética[51,52] para auxiliar no estabelecimento da relação côndilo-disco ideal para a confecção da placa. Embora haja pouca dúvida de que essas técnicas sejam mais precisas, a maioria dos profissionais praticamente não as considera práticas para uso rotineiro.

A ideia por trás da placa de posicionamento anterior era reposicionar o côndilo de volta no disco ("recaptura do disco"). Foi originalmente sugerido que esta placa fosse usada 24 h por dia, de 3 a 6 meses. Embora tal placa ainda seja útil no controle de certos distúrbios de desarranjo de disco, a maneira de sua utilização foi alterada significativamente após os resultados de estudos a longo prazo. O uso preciso é discutido posteriormente nesta seção, enquanto a sua confecção é descrita no Capítulo 15.

Quando aparelhos de posicionamento anteriores foram usados pela primeira vez, descobriu-se que eles eram imediatamente úteis na redução dos sintomas de dores articulares por melhorar a relação côndilo-disco, o que reduziria a carga sobre os tecidos retrodiscais. Quando o aparelho diminuía os sintomas com sucesso, uma grande questão relativa ao tratamento veio à tona: "E depois?" Alguns dentistas acreditavam que a mandíbula deveria ser permanentemente mantida nesta posição para a frente. Eram sugeridos procedimentos dentários que estabelecessem uma condição oclusal que mantivesse a mandíbula nessa posição terapêutica.[53,54] Alcançar esse objetivo nunca foi um procedimento dentário simples, motivando o surgimento de perguntas sobre a estabilidade da articulação nessa posição.[55] Outros sentiam que, uma vez reparados os ligamentos discais, a mandíbula deveria retornar a uma posição musculoesqueleticamente estável e o disco permaneceria na posição apropriada (recapturado). Embora uma abordagem seja mais conservadora que a outra, nenhuma pode ser sustentada por dados a longo prazo.

Em estudos a curto prazo,[39,51,56-62] a placa de posicionamento anterior provou ser muito mais eficaz na redução de sintomas intracapsulares que uma placa oclusal estabilizadora tradicional. Isso, obviamente, levou profissionais a acreditarem que o retorno do disco à sua posição apropriada em relação ao côndilo era uma parte essencial do tratamento. A maior percepção da pertinência de uma modalidade de tratamento, entretanto, é obtida a partir de estudos a longo prazo. Quarenta pacientes com vários desarranjos do complexo côndilo-disco foram avaliados[58] dois anos e meio após a terapia de posicionamento anterior e procedimentos de retorno gradual. Nenhum deles passou por qualquer alteração oclusal. Foi relatado que 66% dos pacientes ainda apresentavam

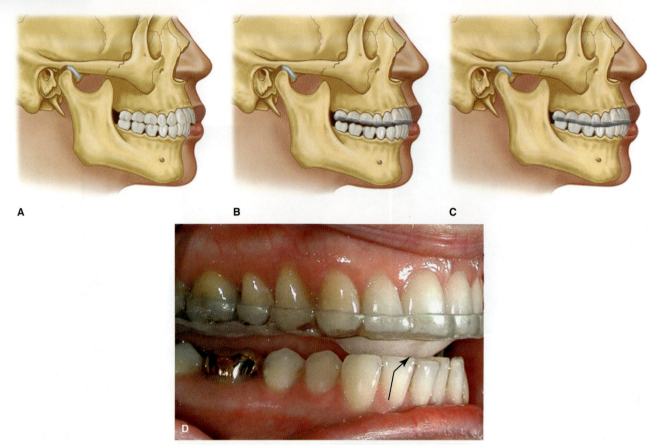

• **Figura 13.5 A.** Na posição articular fechada de repouso, o disco foi deslocado anteriormente do côndilo. **B.** Uma placa oclusal maxilar foi confeccionada para criar uma condição oclusal que requer que a mandíbula se mova ligeiramente para a frente. **C.** Observa-se que quando a placa está em posição e os dentes estão em oclusão, o côndilo é reposicionado no disco em uma relação côndilo-disco mais normal. **D.** Quando a boca está fechada, os dentes anteriores contatam a rampa-guia e a mandíbula é trazida para a frente (*seta*) para a posição terapêutica que mantém o disco em uma relação mais normal com o côndilo. Esse aparelho é chamado de placa de posicionamento anterior.

ruídos articulares, mas somente 25% ainda apresentavam alguma dor. Se, nesse estudo, o critério para o sucesso fosse a eliminação da dor e dos ruídos articulares, então o sucesso somente teria sido alcançado em 28% dos pacientes. Entretanto, se a presença de ruídos articulares assintomáticos não for um sinal de fracasso do tratamento, então a taxa de sucesso das placas de posicionamento anterior sobe para 75%. Outros estudos a longo prazo[39,63,64] relataram achados similares. A questão que surge, portanto, é o significado clínico relativo dos ruídos articulares assintomáticos.

Conforme já afirmado, os ruídos articulares são muito comuns na população geral. Na maioria dos casos,[10,65-71] eles não parecem estar relacionados à dor ou à diminuição da mobilidade articular. Se articulações que apresentassem estalidos sempre progredissem para distúrbios mais sérios, então isso deveria ser uma indicação de que toda articulação que apresentasse ruídos deveria ser tratada. A presença de ruídos articulares que não se alteram com o passar do tempo, contudo, indica que estruturas podem frequentemente se adaptar a relações funcionais aquém do ideal. Para se compreender a necessidade de tratamento, torna-se imprescindível comparar estudos a longo prazo de ruídos articulares não tratados.

Greene et al.[72] relataram um estudo com 100 pacientes com ruídos articulares que foram reavaliados 5,2 anos após terapia conservadora para distúrbios dos músculos mastigatórios. Do total, 38% não tinham ruídos articulares; sendo que destes, apenas um (1%) tinha dores articulares aumentadas. Em um estudo semelhante, Okeson e Hayes[73] relataram o acompanhamento de 84 pacientes com ruídos na ATM reavaliados 4,5 anos após receberem terapia conservadora para distúrbios dos músculos mastigatórios. Nenhum desses pacientes foi tratado devido ao ruído articular. Ao fim desse estudo, uma porcentagem similar de 38% não apresentou mais ruídos articulares; contudo, 7,1% acreditavam que seus sintomas haviam aumentado. Em um estudo de Bush e Carter,[74] 35 estudantes iniciando a faculdade de odontologia apresentavam ruídos articulares, mas somente 11 (31%) continuaram apresentando o ruído após 3,2 anos, no momento da graduação. Nesse estudo também foi observado que, dos 65 estudantes que não apresentavam ruídos articulares, 43 (ou 66%) se formaram apresentando ruídos articulares.

Em um outro estudo bastante interessante de Magnusson et al.,[75] ruídos articulares foram relatados em uma população de 15 anos de idade e, depois, novamente na mesma população aos 20 anos. Dos 35 voluntários com 15 anos de idade que inicialmente apresentavam ruídos, 16 (ou 46%) não os tinha aos 20 anos. Os voluntários não receberam qualquer tipo de tratamento. Além disso, dos 38 indivíduos inicialmente sem ruídos articulares, 19 (ou 50%) os apresentavam aos 20 anos. Esse estudo, portanto, implica que um jovem de 15 anos com ruídos na ATM tem uma chance de 46% de que o ruído desapareça sem tratamento aos 20 anos. Entretanto, esse estudo também sugere que, caso um jovem de 15 anos não tenha ruídos na ATM aos 15 anos, existe uma chance de 50% de que irá tê-los aos 20 anos. Os autores concluem que os ruídos articulares vêm e vão e que, muitas vezes, não estão relacionados a sintomas mastigatórios mais importantes. Exames de acompanhamento após 10 e 20 anos nessa mesma população por Magnusson et al. continuam a revelar a ausência de relação significativa entre os ruídos articulares e dor ou disfunção.[70,76]

Em um estudo similar, Kononen et al.[11] observaram longitudinalmente 128 adultos jovens por 9 anos nas idades de 14, 15, 18 e 23 anos. Eles relataram que, embora o estalido tenha aumentado significativamente com a idade, de 11% para 34%, não havia um padrão previsível. Além disso, somente 2% dos indivíduos mostraram achados consistentes durante os períodos de avaliação. Não foi encontrada relação entre estalidos e progressão para o travamento ou luxação da mandíbula.

Um estudo significativo a longo prazo feito por de Leeuw et al.[77] observou que, 30 anos após o tratamento não cirúrgico de distúrbios intracapsulares, os ruídos articulares persistiram em 54% dos pacientes. Embora esses achados revelem que os ruídos articulares permanecem em muitos pacientes, nenhum deles apresentou qualquer desconforto ou disfunção pela sua condição articular. Esse estudo, como os outros citados aqui, sugerem que os ruídos articulares, normalmente, não estão relacionados a dor ou a uma disfunção significativa da ATM. Esse grupo de pesquisa[78,79] também observou que alterações ósseas a longo prazo no côndilo estavam comumente associadas ao deslocamento do disco sem redução e não tão comumente associadas ao deslocamento do disco com redução. Todavia, mesmo nos pacientes com alterações significativas na morfologia condilar (osteoartrose), era insignificante a ocorrência de dor e disfunção.[80]

Estudos como estes trazem à tona a ideia de que nem todos os ruídos articulares são progressivos e necessitam de tratamento. Diversos estudos[9,11,63,81-83] relatam que a progressão dos distúrbios intracapsulares determinada por ruídos articulares somente ocorre em 7 a 9% dos pacientes com ruídos. Em outro estudo, a progressão para o travamento da articulação era rara.[84] Parece, contudo, que se o distúrbio de desarranjo do disco resultar em travamento, a chance de progressão do distúrbio é muito maior.[85]

Para que o profissional possa recomendar com segurança o tratamento de ruídos da ATM, ele deve, primeiro, compreender a taxa de sucesso de tal tratamento. Estudos a longo prazo revelam alguma informação esclarecedora. Adler[86] forneceu a 10 pacientes com distúrbios de desarranjo de disco uma placa de posicionamento anterior e observou que ela eliminou os ruídos articulares. Após um certo tempo, cinco receberam próteses fixas na posição terapêutica e cinco passaram pelo retorno gradual à sua condição oclusal original. Ambos os grupos mostraram uma recidiva de 40% dos ruídos articulares. No estudo de Moloney e Howard,[39] 43% dos pacientes que receberam próteses fixas apresentaram retorno dos ruídos articulares. Tallents et al.[87] observaram resultados semelhantes com coberturas oclusais fixas (overlays). Quando se utilizou terapia ortodôntica, 50% dos pacientes apresentaram retorno do estalido.[39,88] Mesmo com procedimentos cirúrgicos, foi observado[89,90] que, em 30 a 58% das vezes, o estalido retorna em 2 a 4 anos. Todos os estudos mencionados sugerem que, mesmo quando o tratamento é direcionado à eliminação dos ruídos da ATM, a taxa de sucesso não é muito favorável.

Os estudos a longo prazo revelam que as placas de posicionamento anterior não são tão eficazes para disfunção articular como se pensava. Ainda assim, elas parecem ser úteis na redução dos sintomas dolorosos associados aos deslocamentos de disco com redução em 75% dos pacientes. Os ruídos articulares parecem ser muito mais resistentes à terapia e nem sempre indicam um distúrbio progressivo. Esses estudos nos dão uma visão de como a articulação responde à terapia de posicionamento anterior. Em muitos pacientes, o avanço da mandíbula para a frente durante um certo período evita que o côndilo se articule com os tecidos retrodiscais altamente vascularizados e inervados. Essa é a provável explicação para a redução quase imediata da dor intracapsular. Durante o posicionamento anterior, os tecidos retrodiscais sofrem alterações adaptativas e reparadoras. Estes tecidos podem se tornar fibróticos e avasculares.[20,64,91-101] Isso é demonstrado nas peças anatômicas representadas nas Figuras 13.6 e 13.7, assim como nos achados histológicos na Figura 13.8.

Sabe-se agora que os discos não são recapturados permanentemente pelas placas de posicionamento anterior.[102-104] Pelo contrário, à medida que o côndilo retorna para a fossa, ele se move posteriormente para articular nos tecidos retrodiscais adaptativos. Se esses tecidos

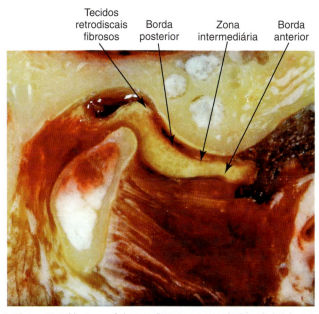

• **Figura 13.6** Neste espécime, o disco tornou-se deslocado totalmente para anterior. Observa-se a localização da borda anterior, da zona intermediária e da borda posterior do disco. Uma vez que o disco está anteriormente deslocado, o côndilo está se articulando com os tecidos retrodiscais. Esse tecido retrodiscal parece ter se tornado fibrótico, permitindo função sem dor. (Cortesia de Dr. Per-Lennart Westesson, University of Rochester, Rochester, NY.)

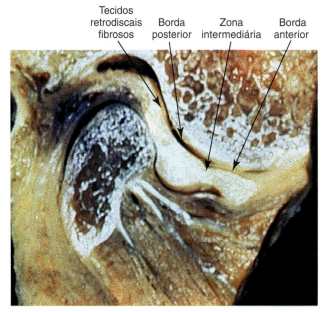

• **Figura 13.7** Esta é uma peça de necropsia de uma mulher de 28 anos com o disco totalmente deslocado. Observa-se também que o tecido retrodiscal se tornou fibrótico, permitindo a função sem dor. (Cortesia de Dr. William Solberg, UCLA, Los Angeles, CA.)

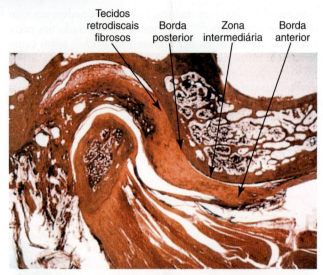

• **Figura 13.8** Este é um corte histológico em seção sagital de uma articulação temporomandibular com um disco deslocado anteriormente. O tecido retrodiscal tornou-se fibroso. Isso representa a adaptação natural desse tecido secundariamente à carga. (Cortesia de Dra. Carol Bibb, UCLA, Los Angeles, CA.)

estiverem adequadamente adaptados, pode ocorrer carga sem dor. O côndilo agora funciona nos tecidos retrodiscais recém-formados, embora o disco esteja ainda deslocado anteriormente. O resultado é uma articulação sem dor que pode continuar a apresentar estalido com o movimento condilar (Figura 13.9). Houve um tempo em que os dentistas acreditavam que a presença de ruídos articulares significava insucesso no tratamento. Estudos forneceram à odontologia uma nova visão de sucesso e de fracasso. Os dentistas, assim como os colegas ortopedistas, aprenderam a aceitar que, uma vez que as estruturas articulares sejam alteradas, é provável que persista alguma disfunção. O controle da dor, permitindo que as estruturas articulares se adaptem, parece ser a função mais importante do terapeuta.

Alguns estudos a longo prazo[54,87,105] sustentam o conceito de que a alteração permanente da condição oclusal pode ter sucesso no controle da maioria dos principais sintomas. Esse tratamento, contudo, requer uma quantidade considerável de terapia dentária e sua necessidade é questionada quando a adaptação natural parece funcionar bem para a maioria dos pacientes. A reconstrução dentária ou o tratamento ortodôntico devem ser reservados *apenas* para aqueles pacientes que apresentam uma instabilidade ortopédica significativa.

O uso contínuo da terapia da placa de posicionamento anterior apresenta consequências. Certa porcentagem dos pacientes que utilizam essas placas pode desenvolver mordida aberta posterior. Esta mordida é inicialmente o resultado de uma contratura miostática reversível do músculo pterigóideo lateral inferior. Quando essa condição ocorre, um alongamento gradual do músculo pode ser alcançado convertendo-se a placa de posicionamento anterior em uma placa oclusal estabilizadora que permita que os côndilos reassumam a posição musculoesqueleticamente estável. Isso também pode ser alcançado pela diminuição gradual do uso da placa. A sequência de tratamento para conquistar esse objetivo é fornecida na Figura 13.10.

O grau da contratura miostática que se desenvolve é provavelmente proporcional ao tempo de uso da placa. Conforme já mencionado, quando essas placas foram inicialmente introduzidas, sugeriu-se que fossem usadas 24 h/dia de 3 a 6 meses. Por causa disso, o desenvolvimento de mordida aberta posterior era comum. O pensamento atual é reduzir o período de uso da placa para limitar os efeitos adversos sobre a condição oclusal. Para a maioria dos pacientes, o uso em tempo integral não é necessário para reduzir os sintomas. O paciente deve ser estimulado a usar a placa somente à noite para proteger os tecidos retrodiscais de sobrecarga relacionada ao bruxismo noturno. Durante o dia, o paciente não deve usar a placa para que se permita que a mandíbula retorne à sua posição normal, musculoesqueleticamente estável. Na maioria dos casos, isso permitirá uma carga controlada sobre o tecido retrodiscal durante o dia, o que vai aumentar a resposta fibrótica dos tecidos retrodiscais. Se os sintomas puderem ser adequadamente controlados sem o uso diurno, evita-se a contratura miostática. Essa técnica é apropriada para a maioria dos pacientes; entretanto, se existir uma instabilidade ortopédica significativa, os sintomas podem não ser controlados.

Se os sintomas persistirem somente com o uso noturno, o paciente pode necessitar do uso da placa com mais frequência. O uso diurno pode ser necessário por algumas semanas. Tão logo o paciente se torne assintomático, o uso da placa deve ser gradualmente reduzido. Se a redução acarretar retorno dos sintomas, duas explicações possíveis devem ser consideradas. A primeira e mais comum é que o tempo permitido para a reparação do tecido não foi suficiente. Nesta circunstância, a placa de posicionamento anterior deve então ser reinstituída e mais tempo deve ser dado à adaptação tecidual. Esse tempo adicional deve permitir uma adaptação mais completa. Eventualmente, o uso da placa de posicionamento anterior deve ser eliminado, sem o retorno da dor.

Quando tentativas repetidas de eliminar a placa fracassam em controlar os sintomas, deve-se suspeitar de instabilidade ortopédica. Quando isso ocorre, a placa de posicionamento anterior deve ser convertida em uma placa oclusal estabilizadora, que irá permitir que o côndilo retorne à posição musculoesqueleticamente estável. Uma vez que os côndilos se encontrem nessa posição, a condição oclusal

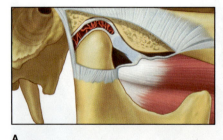
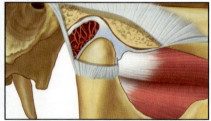
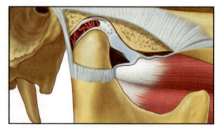

A   B   C

• **Figura 13.9** **A.** Disco deslocado anteriormente, com o côndilo se articulando nos tecidos retrodiscais, produzindo dor. **B.** Uma placa de posicionamento anterior é colocada na boca para trazer o côndilo para a frente dos tecidos retrodiscais e do disco. Essa relação diminui a carga dos tecidos retrodiscais, o que reduz a dor. **C.** Uma vez adaptados os tecidos, a placa é removida, permitindo que o côndilo assuma a posição musculoesqueleticamente estável original. O côndilo agora trabalha sobre os tecidos fibróticos adaptados, resultando em uma articulação funcionalmente indolor. Mas, devido ao deslocamento do disco, o estalido pode ainda estar presente.

CAPÍTULO 13 Tratamentos de Distúrbios da Articulação Temporomandibular

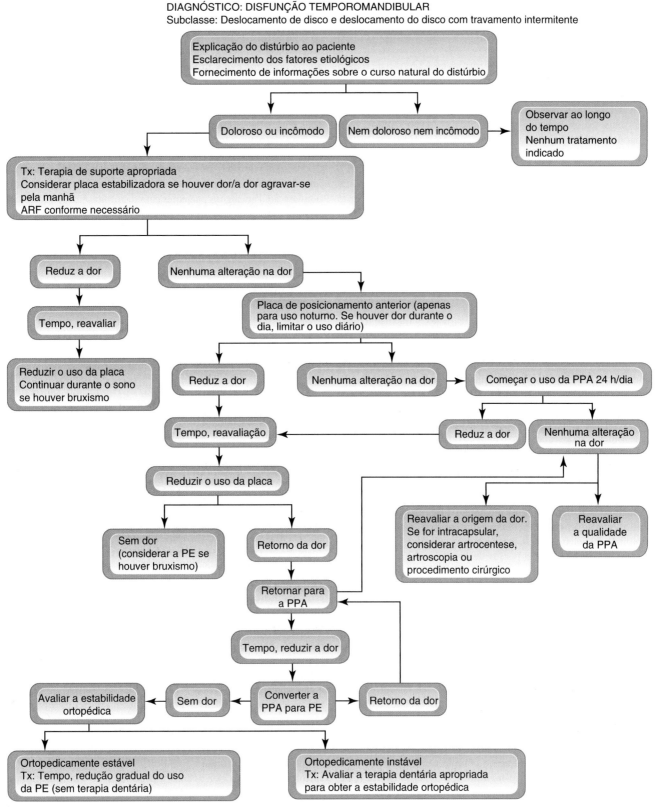

• **Figura 13.10** Algoritmo diagnóstico para disfunção temporomandibular (subclasse: desarranjo do complexo côndilo-disco – deslocamento de disco com redução). *Tx*, tratamento; *ARF*, autorregulação física; *PPA*, placa de posicionamento anterior; *PE*, placa estabilizadora.

deve ser avaliada em relação à estabilidade ortopédica. Esse processo de avaliação é discutido com mais detalhes nos próximos capítulos.

Diversos fatores determinam o tempo de utilização de uma placa. Eles se referem à quantidade de tempo necessária para que os tecidos retrodiscais se adaptem adequadamente. Quando o principal fator etiológico é o macrotraumatismo, a extensão e o sucesso da terapia de uso da placa dependem de quatro condições:

1. Grau de agudez da lesão: O tratamento administrado logo após a injúria é mais provável de dar certo que aquele que foi postergado por meses

2. Extensão da lesão. Obviamente, pequenas lesões serão reparadas com maior sucesso e rapidez que as extensas. O clínico pode usar esta informação para preparar o paciente quanto ao tempo necessário para o tratamento
3. Idade e saúde do paciente. As estruturas da ATM são de reparo relativamente lento, especialmente quando comparadas aos tecidos mais vascularizados. Em geral, pacientes mais jovens cicatrizam mais rapidamente e de forma mais adequada que os mais velhos
4. Saúde geral do paciente. Pacientes comprometidos por outros problemas de saúde podem não ser bons candidatos ao reparo. A presença de condições como artrite sistêmica (p. ex., artrite reumatoide), diabetes ou imunodeficiências pode frequentemente comprometer a capacidade de reparo e adaptação do paciente e, assim, um tempo maior pode ser necessário para o sucesso da terapia.

Os pacientes devem ser tratados individualmente de acordo com suas circunstâncias particulares. Como regra geral, o terapeuta deve ter em mente que poucas complicações acontecem quando a placa é usada por curtos períodos.

Em alguns pacientes, mordida aberta posterior pode ocorrer mesmo após o uso cuidadoso da placa. Nesses pacientes, o côndilo não retorna à sua posição pré-tratamento na fossa. A razão para o fenômeno não é bem documentada. Uma explicação é o desenvolvimento de uma contratura miofibrótica do músculo pterigóideo lateral inferior. Tal condição cria um encurtamento permanente do músculo. A contratura miofibrótica pode ocorrer secundariamente a uma inflamação ou a um traumatismo real dos tecidos musculares. Uma segunda explicação possível é a formação de grande espessamento nos tecidos retrodiscais, o que impediria o assentamento completo do côndilo na fossa. Outra possibilidade são as alterações ósseas reais que ocorrem nas fossas e/ou no côndilo que se desenvolvem secundariamente à carga a longo prazo nessa posição avançada. Há uma necessidade definitiva de explorar o motivo pelo qual os côndilos, às vezes, não retornam às suas posições originais após a terapia do posicionamento anterior. Compreender essas questões forneceria melhores estratégias de tratamento para minimizar esse efeito de tratamento indesejável.

Uma quarta explicação para o desenvolvimento de mordida aberta posterior é uma instabilidade ortopédica preexistente, conforme o que acabou de ser discutido. Talvez a posição oclusal pré-terapia não permitisse que o côndilo assentasse na posição musculoesqueleticamente estável. Uma vez colocada a placa, os dentes em contato com a placa determinam a posição condilar. A placa inicialmente posicionou o côndilo anteriormente e, depois, o posicionou gradualmente de volta a uma posição condilar estável na fossa. Para um paciente que se apresenta com uma relação instável preexistente entre a posição oclusal e a posição condilar, a remoção da placa pode permitir que o côndilo assente em uma posição musculoesqueleticamente mais estável. Nessa posição, os dentes podem não ocluir de forma estável na posição pré-placa. Para esse paciente, o retorno gradual por meio da placa permite que a relação entre o côndilo e a fossa, e não a de oclusão, determine a posição mandibular. Se ao paciente fosse permitida a função imediata sem a placa, os músculos elevadores iriam, provavelmente, levar os dentes em oclusão, redeslocando o côndilo da relação estável na fossa, e o distúrbio de desarranjo do disco retornaria. Quando existe tal condição, a terapia dentária é indicada para assegurar uma posição oclusal estável na posição articular estável (estabilidade ortopédica). O objetivo dessa terapia é não deixar o côndilo localizado abaixo da inclinação posterior da eminência articular, mas permitir com que ele assente em uma posição musculoesqueleticamente estável que esteja em harmonia com uma posição oclusal estável.

Nenhuma das quatro explicações anteriores é sustentada por documentação científica. São necessários estudos para determinar a causa da mordida aberta posterior secundária à terapia de posicionamento anterior a longo prazo. Também é importante notar que a mordida aberta posterior não é uma regra geral, e sim uma exceção, e que ela geralmente só passa a ser um problema se o paciente faz uso de uma placa de posicionamento anterior de maneira contínua e por um período prolongado. Na experiência dos autores, a maioria dos pacientes pode retornar com sucesso à sua posição oclusal original.

Está claro que a terapia com placa de posicionamento anterior pode ser eficaz na redução dos sintomas associados a certos distúrbios de desarranjo de disco; no entanto, a instabilidade dentária pode ser uma consequência. Este tipo de terapia deve, portanto, ser usado com ponderação. Para alguns pacientes com distúrbios, uma placa oclusal estabilizadora pode reduzir os sintomas,[57,106] provavelmente porque a diminuição da atividade muscular (bruxismo ou apertamento) reduz as forças aplicadas sobre os tecidos retrodiscais. Quando uma placa oclusal estabilizadora reduz os sintomas, ela deve ser usada no lugar de uma placa de posicionamento anterior, uma vez que raramente leva a alterações oclusais irreversíveis. Quando é necessária uma placa de posicionamento anterior, o paciente deve ser avisado que a terapia dentária pode ser importante após seu uso. Embora isso não seja muito comum, o paciente deve estar bem informado a respeito das possíveis complicações.

Deve ser notado que, uma vez que os tecidos retrodiscais tenham se adaptado e os sintomas de dor tenham sido resolvidos, o disco não está em sua posição original; ele ainda está deslocado. Entretanto, na maioria dos pacientes, os dentes ocluirão, ajustando-se à posição musculoesqueleticamente estável. Alguns dentistas podem estar desconfortáveis com o conceito de que o disco não está em sua posição original (normal). Ao se estudar o curso natural destas doenças, pode-se concluir que esta é a forma como a natureza adapta esta articulação. Isso explica por que entre 26 e 38% das imagens de ressonância magnética (RM) em indivíduos normais revelam algum deslocamento de disco assintomático.[107-114] Se o deslocamento do disco for leve e gradual, o processo de adaptação pode ocorrer na ausência de dor e disfunção. Uma vez que a natureza tenha adaptado esta articulação, os dentistas devem estar confortáveis com este conceito, mesmo quando procedimentos restauradores forem indicados. Os procedimentos restauradores devem ser concluídos em uma posição musculoesqueleticamente estável, com a posição do disco adaptado. A posição musculoesqueleticamente estável é determinada pela função muscular, não pela posição do disco.

Resumo do tratamento definitivo do deslocamento de disco com redução. O objetivo lógico do tratamento definitivo do deslocamento de disco com redução é a diminuição da dor intracapsular, e não a recaptura do disco. A placa oclusal estabilizadora deve ser usada sempre que possível por minimizar os efeitos adversos a longo prazo. Quando tal placa não é eficaz, deve-se confeccionar uma placa de posicionamento anterior. O paciente deve ser inicialmente instruído a usar a placa sempre à noite durante o sono, e, durante o dia, somente quando for necessário para reduzir os sintomas. Esse uso por apenas um período do dia minimiza as alterações oclusais adversas. O paciente só deve ser encorajado a usar mais a placa se este for o único meio de controlar a dor. Com a resolução dos sintomas, o paciente é orientado a diminuir o uso da placa. Com as alterações adaptativas, a maioria dos pacientes pode reduzir gradualmente o uso da placa, sem necessidade de qualquer alteração dentária. Essas alterações adaptativas podem demorar de 8 a 10 semanas ou até mais.

Quando a eliminação da placa produz o retorno dos sintomas, duas explicações devem ser consideradas. Primeiro, o processo adaptativo não está suficientemente completo para permitir que os tecidos retrodiscais alterados aceitem as forças funcionais do côndilo. Quando este for o caso, deve-se permitir que o paciente utilize a placa por mais tempo visando à adaptação. A segunda explicação para o retorno da dor se dá pela ausência de estabilidade ortopédica, com a remoção da placa trazendo de volta a instabilidade ortopédica preexistente. Quando uma instabilidade ortopédica está presente, a terapia dentária para corrigir esta condição pode ser considerada. Essa é a única condição que requer uma terapia dentária e, na opinião dos autores, raramente ocorre. Uma sequência desse tratamento é apresentada na Figura 13.10.

Terapia de suporte

O paciente deve ser informado e educado sobre o mecanismo do distúrbio e do processo adaptativo, essencial ao sucesso do tratamento. O paciente também deve ser encorajado a diminuir a carga sobre a articulação sempre que possível. Dieta mais macia, mastigação mais lenta e em pequenas porções devem ser estimuladas. Deve-se pedir ao paciente que não estale a articulação, se possível. Se houver suspeita de inflamação, um anti-inflamatório não esteroide (AINE) deve ser prescrito. Pode ser aplicado calor úmido ou gelo se o paciente considerar útil. Exercícios ativos geralmente não são úteis, uma vez que causam movimentos articulares que frequentemente aumentam a dor. Movimentos mandibulares passivos podem ajudar e, às vezes, o alongamento por meio da manipulação por um fisioterapeuta auxilia na cicatrização.

Muito embora esta seja um distúrbio intracapsular, as técnicas de autorregulação física (ARF) devem auxiliar na recuperação do paciente. Este deveria ser alertado a não permitir que os dentes se encostem, a não ser que esteja mastigando, engolindo ou falando (princípios apresentados como ARF no Capítulo 11). Essas técnicas reduzem a carga sobre a articulação e geralmente subsensibilizam o sistema nervoso central (SNC). Elas ajudam na redução da dor e melhoram a capacidade de colaboração do paciente.

As fichas de informações sobre o paciente estão disponíveis no Capítulo 16. Elas podem ser fornecidas ao paciente quando ele sai da clínica, de forma a aumentar seu entendimento sobre o problema. Essas fichas também oferecem informações que podem ajudar os pacientes a se ajudarem.

Deslocamento do disco sem redução

O deslocamento de disco sem redução é uma condição clínica na qual o disco está totalmente deslocado, mais frequentemente anteromedialmente ao côndilo, e não retorna à posição normal com o movimento condilar.

Etiologia

O macro e microtraumatismo são as causas mais comuns de deslocamento de disco sem redução.

Histórico

Os pacientes frequentemente relatam o início exato deste distúrbio. Ocorre uma alteração repentina da extensão do movimento mandibular, muito evidente para o paciente. O histórico pode revelar um aumento gradativo nos sintomas intracapsulares (estalidos ou travamento) anteriores ao deslocamento. Na maioria das vezes, os ruídos na articulação já não estão mais presentes acompanhando o deslocamento de disco sem redução.

Características clínicas

Exames revelam abertura mandibular limitada (25 a 30 mm), com uma pequena deflexão para o lado ipsilateral durante a abertura máxima. Existe um movimento excêntrico para o lado ipsilateral e um movimento excêntrico restrito para o lado contralateral.

Tratamento definitivo

Como discutido anteriormente, com os deslocamentos de disco com redução, a placa de posicionamento anterior restabelece terapeuticamente a relação côndilo-disco normal. Contudo, fabricar uma placa de posicionamento anterior para um paciente com um deslocamento do disco sem redução somente irá agravar a condição por forçar o disco ainda mais para a frente. Portanto, uma placa de posicionamento anterior é *contraindicada* para esse paciente. Aqueles que apresentam deslocamento do disco sem redução (Figura 13.11) devem ser tratados de maneira diferente.

Quando a condição de deslocamento do disco sem redução for aguda, a terapia inicial deve incluir uma tentativa de reduzir ou recapturar o disco por meio da manipulação. Essa manipulação pode ter muito sucesso em pacientes que apresentam o primeiro episódio de travamento. Nesses casos, há uma grande probabilidade de os tecidos estarem saudáveis e o disco não ter alterações morfológicas. Se o disco manteve sua forma original (mais fino na zona intermediária e mais espesso nas regiões anterior e posterior), há esperança de que, se estiver reposicionado, terá alguma capacidade de se manter em sua posição habitual. No entanto, uma vez que o disco tenha perdido sua morfologia habitual (totalmente plano), as chances de mantê-lo no lugar tornam-se remotas. Pacientes com um longo histórico de travamentos abertos têm probabilidade de apresentarem discos e ligamentos com alterações, tornando ainda mais difícil para o dentista reduzir o disco e manter a posição adequada. Como regra geral, quando os pacientes relatam uma situação de travamento por 1 semana ou menos, geralmente a manipulação é bem-sucedida. Quanto mais antigo for o relato de travamento do paciente, menor a chance de sucesso.

Técnica para manipulação. O sucesso da manipulação para a redução de um disco completamente deslocado dependerá de três fatores. O primeiro é o nível de dor do paciente. Se o paciente estiver com dor, o músculo elevador não possibilitará uma distração adequada da ATM. É interessante observar que os pacientes que experimentam um deslocamento do disco agudo sem redução normalmente não sentem dor, a menos que eles tentem abrir bem a boca, o que comprime os tecidos deslocados. Quando a boca é fechada ou fica em repouso, a dor geralmente não é um sintoma. Se houver dor, será necessário controlá-la antes de se tentar a manipulação. Em segundo lugar, o espaço do disco tem de ser *aumentado* de modo que ele possa ser reposicionado no côndilo. Quando a atividade dos músculos elevadores estiver aumentada, a pressão intra-articular será maior, dificultando ainda mais a redução do disco. O paciente precisa ser orientado a relaxar e a evitar o fechamento forçado da boca. O terceiro fator é que o côndilo deve estar na *posição de translação anterior máxima*. A única estrutura capaz de produzir uma força posterior ou retratora do disco é a lâmina retrodiscal superior; para que esse tecido seja eficaz, o côndilo deve estar na posição mais anterior.

A primeira tentativa de reduzir o disco deve partir do próprio paciente, de modo a tentar uma autorredução do deslocamento. Com os dentes ligeiramente desocluídos, pede-se ao paciente que mova a mandíbula para o lado contralateral ao do deslocamento o mais longe possível. A partir dessa posição excêntrica, a boca é aberta ao máximo. Se o paciente não obtiver sucesso inicialmente, ele deve tentar esse procedimento várias vezes. Se o paciente for incapaz de reduzir o disco, a manipulação é indicada. O polegar é posicionado na boca do paciente sobre o segundo molar inferior do lado afetado. Os dedos são colocados no bordo inferior da mandíbula, anteriormente à posição do polegar (Figura 13.12). Aplica-se, então, uma força firme para baixo, mas controlada sobre o molar, ao mesmo tempo que se aplica uma força para cima com os dedos localizados na região inferior do mento (queixo). A mão

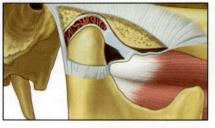
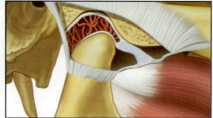
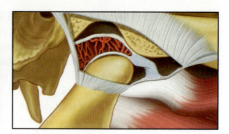

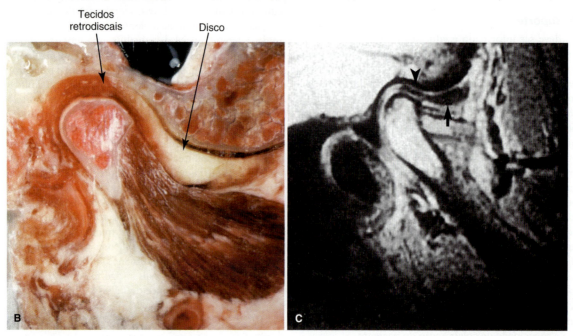

• **Figura 13.11 A.** Deslocamento anterior do disco sem redução. **B.** Um espécime com um deslocamento de disco. Nota-se como o côndilo está funcionando nos tecidos vascularizados retrodiscais. **C.** Uma ressonância magnética da mesma ATM. As setas demonstram o disco deslocado. (Cortesia de Dr. Per-Lennart Westesson, University of Rochester, Rochester, NY.)

oposta ajuda a estabilizar a cabeça acima da articulação que está sendo tracionada. Enquanto a articulação está sendo tracionada, pede-se ao paciente para ajudar protraindo levemente a mandíbula, o que promove uma translação do côndilo para baixo e para a frente da fossa. Também pode ser útil trazer a mandíbula para o lado contralateral durante o procedimento de manipulação, uma vez que o disco provavelmente está deslocado anteriormente e medialmente e um movimento contralateral do côndilo irá facilitar o seu retorno.

Quando se alcança a amplitude total da excursão laterotrusiva, solicita-se ao paciente que relaxe enquanto uma força de tração constante à articulação é aplicada por 20 a 30 s. O clínico precisa ter certeza de que sobrecarga não será aplicada sobre a articulação não envolvida. Certamente, ninguém desejaria lesar uma articulação saudável ao tentar melhorar a condição da outra articulação. O clínico deve sempre perguntar ao paciente se ele está sentindo qualquer desconforto na articulação não envolvida. Se houver desconforto, o procedimento deve ser imediatamente interrompido e iniciado novamente com a força direcionada de forma apropriada. A manipulação adequada da ATM não deve colocar em risco a articulação sadia.

Uma vez aplicada a força de tração durante 20 a 30 s, esta força é descontinuada e os dedos são removidos da boca. Solicita-se ao paciente para fechar levemente a boca até a posição de topo a topo dos dentes anteriores. Após relaxar por alguns segundos, o paciente deve abrir bem a boca e retornar à posição anterior (e não à máxima intercuspidação). Se o disco foi reduzido com sucesso, o paciente será capaz de abrir a boca ao máximo (sem restrições). Quando isso ocorre, é provável que o disco tenha sido reduzido e um aparelho de posicionamento anterior é imediatamente colocado para prevenir o apertamento dos dentes posteriores, o que provavelmente redeslocaria o disco. Neste ponto, o paciente tem uma relação côndilo-disco normal e deve ser tratado da mesma maneira que um paciente com deslocamento de disco com redução com apenas uma exceção.

Quando se reduz um deslocamento agudo de disco sem redução, é aconselhável que o paciente use a placa de posicionamento anterior de modo contínuo nos primeiros 2 a 4 dias, antes de iniciar o uso somente noturno. A razão é que o disco deslocado pode ter sido deformado durante o deslocamento, o que pode permitir que ele seja redeslocado com maior facilidade. A manutenção da placa de posicionamento anterior por alguns dias pode ajudar o disco a reassumir sua forma original (mais fino na zona intermediária e mais espesso anterior e posteriormente). Se a morfologia normal estiver presente, o disco terá maior probabilidade de ser mantido na sua posição normal. Contudo, se o disco perdeu permanentemente sua morfologia normal, será difícil manter a sua posição. Esta é a razão pela qual as manipulações para os deslocamentos de disco somente são tentadas nas condições agudas, quando ainda houver probabilidade de a morfologia normal do disco existir.

Se o disco não for reduzido com sucesso, podem ser feitas uma segunda e, possivelmente, uma terceira tentativa. O fracasso na redução do disco pode indicar uma disfunção na lâmina retrodiscal superior ou perda generalizada da morfologia do disco. Quando esses tecidos estiverem alterados, o deslocamento do disco é geralmente permanente.

CAPÍTULO 13 Tratamentos de Distúrbios da Articulação Temporomandibular   331

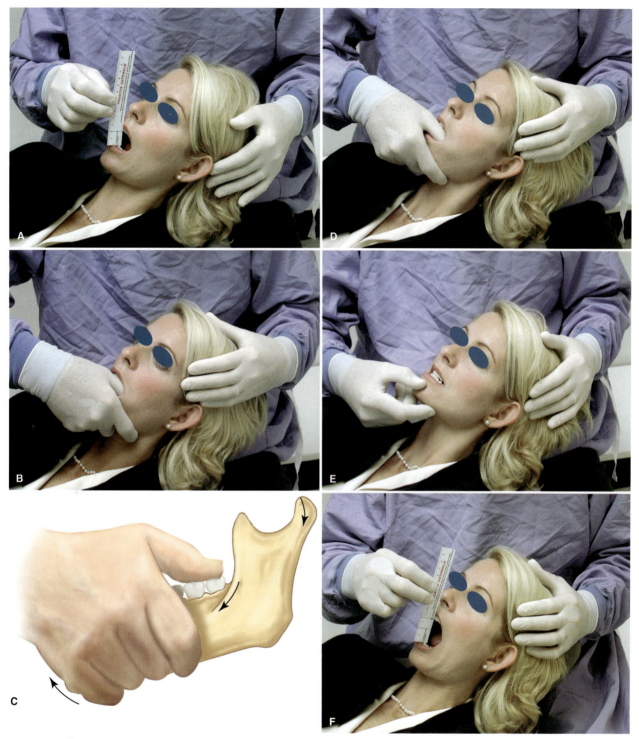

• **Figura 13.12** Técnica manual de redução de disco. **A.** A paciente se apresenta com um deslocamento de disco agudo sem redução na articulação temporomandibular esquerda (travamento fechado). Existe uma abertura máxima de apenas 23 mm. **B.** O polegar direito do profissional é posicionado intraoralmente sobre o segundo molar inferior esquerdo da paciente e a mandíbula é apreendida. Com a mão esquerda estabilizando o crânio, aplica-se uma força leve, mas firme, para baixo na região do molar e para cima no queixo para tracionar a articulação. **C.** As setas demonstram os vetores de força apropriados para uma tração eficaz da articulação. **D.** Uma vez que a articulação tenha sido tracionada, ela é trazida para a frente e para a direita, permitindo que o côndilo se mova para a área do disco deslocado. Quando tal posição é alcançada, uma força constante é aplicada durante 30 a 40 s enquanto a paciente relaxa. **E.** Após a tração, o polegar é removido e pede-se à paciente que oclua nos dentes anteriores, mantendo a mandíbula em uma posição ligeiramente protraída. **F.** Após um momento de repouso da paciente, ela é instruída a abrir a boca ao máximo. Se o disco tiver sido reduzido, será possível uma amplitude normal de movimento (48 mm).

Se o disco estiver permanentemente deslocado, que tipos de tratamento são indicados? Tal pergunta tem sido feita por muitos anos. Houve um tempo em que se pensou que o disco precisava estar em sua posição apropriada para existir saúde. Portanto, quando o disco não podia ser reduzido à sua posição adequada, um reparo cirúrgico da articulação parecia ser necessário. Após anos estudando essa condição, aprendeu-se que a cirurgia pode não ser necessária para a maioria dos pacientes. Estudos[84,113,115-127] revelaram que, com o passar do tempo, muitos pacientes alcançaram uma função articular relativamente normal, mesmo com o disco permanentemente deslocados sem redução. Com esses estudos em mente, parece apropriado seguir uma abordagem mais conservadora que estimule a adaptação dos tecidos retrodiscais.[64,128] Pacientes com deslocamento permanente do disco sem redução devem receber uma placa oclusal estabilizadora, que irá reduzir as forças sobre os tecidos retrodiscais, especialmente se o bruxismo do sono estiver presente.[106,129] Somente quando esta conduta e as terapias de suporte fracassarem em reduzir a dor é que os procedimentos cirúrgicos devem ser considerados. (As indicações para procedimentos mais agressivos são discutidas mais adiante, neste capítulo.)

Terapia de suporte

A terapia de suporte para o deslocamento permanente do disco sem redução deve começar pela orientação do paciente em relação à sua condição. Devido à restrição de amplitude na abertura de boca, muitos pacientes tentam forçar para abrir mais suas bocas. Se muita força for feita, ela irá agravar a irritação dos tecidos intracapsulares, produzindo mais dor. Os pacientes devem ser orientados a não abrir muito a boca, especialmente logo após o deslocamento de disco sem redução. Com o tempo e a adaptação do tecido, eles serão capazes de retornar a um intervalo mais normal do movimento (geralmente maior que 40 mm).[116-121,123] O regresso a uma amplitude mais normal de abertura da boca é parte do curso natural deste distúrbio, embora o disco mantenha a sua posição deslocada para a frente. Exercícios leves e controlados da mandíbula podem ser úteis na recuperação de uma abertura de boca normal,[130-133] mas deve-se tomar cuidado para que não sejam muito agressivos, uma vez que isto poderia levar a mais lesões no tecido. O paciente deve ser informado de que a melhora leva tempo; às vezes 1 ano ou mais para que se alcance a amplitude total.

Também deve ser solicitado ao paciente que diminua as mordidas fortes, que não faça uso de chicletes e procure evitar qualquer coisa que agrave a condição. Se houver dor, pode ser aplicado calor ou gelo. Os AINEs são indicados para dor e inflamação. A tração articular e a fonoforese sobre a região da articulação podem ser úteis. Proporcionar ao paciente os aspectos básicos da autorregulação física pode ser importante também na fase de recuperação (ver Capítulo 11). As fichas de informações educativas estão disponíveis no Capítulo 16 para auxiliar o paciente em sua recuperação.

Considerações cirúrgicas para os distúrbios de desarranjo do côndilo-disco. Os deslocamentos com e sem redução se desenvolvem a partir de alterações na integridade estrutural do complexo côndilo-disco. Um tratamento definitivo que pode ser considerado para tais desarranjos é a correção cirúrgica. O objetivo da cirurgia é retornar o disco para uma relação de função normal com o côndilo. Embora essa abordagem pareça lógica, ela também é muito agressiva. Portanto, a cirurgia somente deve ser considerada quando a terapia conservadora não cirúrgica fracassar em resolver adequadamente os sintomas e/ou houver progressão do distúrbio e tiver sido determinado corretamente que a fonte da dor se encontra dentro das estruturas intracapsulares. O paciente deve ser informado sobre os prováveis resultados da cirurgia e os riscos médicos. Ele deve ponderar esses fatores em relação à sua qualidade de vida. A decisão de se submeter à cirurgia deve ser tomada pelo paciente somente depois de receber toda a informação necessária.

Nos casos de deslocamento de disco sem redução, uma única agulha pode ser introduzida na articulação e o fluido pode ser forçado para dentro do espaço na tentativa de liberar as superfícies articulares. Essa técnica é chamada de *bombeamento da articulação* e pode aumentar o sucesso da manipulação para travamento fechado.[134-139]

Quando as indicações mostram que o profissional deve ser mais agressivo no tratamento do distúrbio de desarranjo do disco, o primeiro procedimento a ser considerado é a artrocentese. Nesse procedimento, duas agulhas são inseridas dentro da articulação, permitindo a utilização de solução salina estéril para lavar a articulação.[140] Esse procedimento é muito conservador e estudos sugerem que ele tem sido útil na redução dos sintomas em um número significativo de pacientes.[141-151] A lavagem supostamente elimina muitas das substâncias algogênicas e mediadores secundários inflamatórios que produzem a dor.[152] Os efeitos a longo prazo da artrocentese são positivos na manutenção do paciente relativamente livre de dor.[146,147,150,153,154] É certamente o "procedimento cirúrgico" mais conservador que pode ser oferecido e, por isso, possui um papel importante no controle dos distúrbios intracapsulares.

Durante a artrocentese, é comum a injeção de esteroide na articulação ao final do procedimento. Alguns cirurgiões também sugerem a colocação de hialuronato de sódio na articulação.[137,155-157] Embora isso possa apresentar algum benefício, são necessários estudos adicionais para que se determine, a longo prazo, a vantagem da utilização dessa opção terapêutica.[158]

A artrocentese também se mostrou útil, a curto prazo, no alívio dos sintomas da artrite reumatoide.[159] Doze pacientes com artrite reumatoide submetidos à artrocentese melhoraram estatisticamente 6 semanas após o procedimento em relação à dor e à disfunção.

Outra abordagem cirúrgica relativamente conservadora para o tratamento desses distúrbios intracapsulares é a artroscopia. Nessa técnica, um artroscópio é inserido no espaço articular superior e as estruturas articulares são visualizadas em um monitor. As aderências articulares podem ser identificadas e eliminadas, e a articulação pode ser significativamente mobilizada. Esse procedimento parece obter bastante sucesso na redução dos sintomas e na melhoria da amplitude do movimento.[144,148,150,153,160-176] É importante ressaltar que a artroscopia não corrige a posição do disco, mas melhora a sua mobilidade, o que provavelmente vem a ser a chave do sucesso do tratamento.[177-180]

Ocasionalmente, a articulação deve ser aberta para procedimentos reparadores. A cirurgia aberta da articulação é geralmente chamada de *artrotomia*. Pode ser realizada uma variedade de procedimentos de artrotomia. Quando um disco está deslocado, o procedimento cirúrgico mais conservador é o *reparo discal* ou *plicação*.[181-186] Durante o procedimento de plicação, uma parte do tecido retrodiscal e da lâmina inferior é removida, e o disco é retraído posteriormente e mantido por suturas.

Dificuldades podem surgir se o disco estiver danificado e não puder mais ser mantido em função na articulação. Então, a escolha passa a ser sua remoção ou substituição. A remoção do disco é denominada *discectomia* (às vezes, meniscectomia).[187-191] Ela estabelece uma articulação osso a osso, na qual é muito provável que ocorram algumas alterações artríticas. Contudo, essas alterações podem não produzir dor.[191-193] Outra opção seria a remoção e reposição do disco, com a colocação de um substituto. Logo no início, implantes de disco eram sugeridos, inclusive o Silastic® médico,[194] que apresentava sucesso limitado.[195] Nos anos 1980, os implantes discais Proplast-Teflon® foram utilizados, mas surgiram problemas consideráveis com a desintegração do material e a ocorrência de reação inflamatória.[196-199] Retalhos cutâneos[200-206] da fáscia temporal,[207] tecido adiposo[208-210] e enxertos de cartilagem auricular[211-213] também foram usados. Infelizmente, a odontologia ainda não encontrou um substituto permanente adequado para o disco articular, de modo que, quando a remoção é necessária, normalmente ocorre um comprometimento significativo da função. A abordagem predominante atualmente é simplesmente remover o disco (discectomia) e permitir que o processo natural de adaptação restaure a função articular. Isso parece ser uma alternativa melhor que repor o disco com algo que possa, de fato, comprometer o processo natural de adaptação.

A cirurgia da ATM nunca deve ser realizada sem considerar seriamente suas consequências. Não se pode esperar que qualquer articulação penetrada cirurgicamente funcione novamente como uma articulação normal. Algumas cicatrizes, que restringem o movimento mandibular, quase sempre se formam. Há também alto grau de aderência pós-cirúrgica, provavelmente secundária à hemartrose.[214,215] Além disso, os riscos de danos ao nervo facial não podem ser ignorados. Por esses riscos serem grandes, a cirurgia deve ser reservada somente para pacientes que não respondem adequadamente às terapias mais conservadoras. Isso representa, provavelmente, menos de 5% das pessoas que buscam tratamento para distúrbios intracapsulares.[128]

Um resumo das considerações do tratamento para um deslocamento do disco sem redução é dado na Figura 13.13.

Incompatibilidade estrutural das superfícies articulares

A incompatibilidade estrutural das superfícies articulares pode surgir a partir de qualquer problema que altere o funcionamento normal da articulação. Pode ser um traumatismo, um processo patológico ou meramente algo relacionado à abertura excessiva de boca.

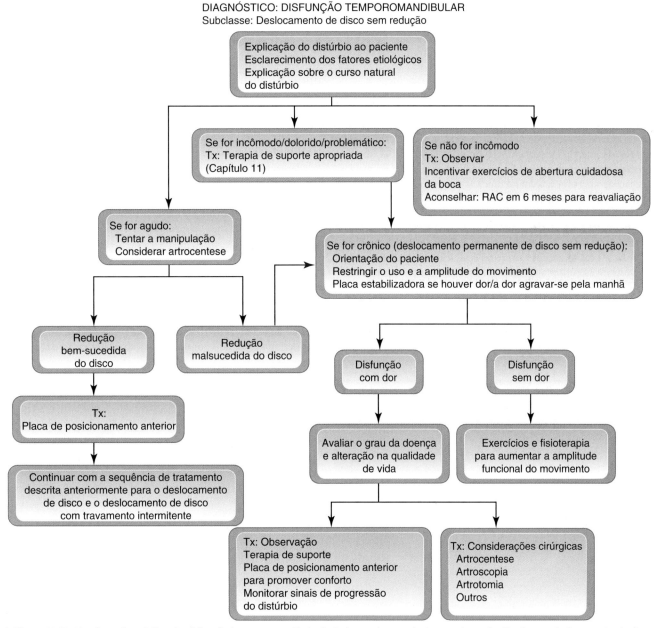

• **Figura 13.13** Algoritmo diagnóstico de disfunção temporomandibular (subclasse: desarranjo do complexo côndilo-disco – deslocamento de disco sem redução). *Tx*, tratamento; *RAC*, retorno à clínica.

Em alguns casos, é a pressão intra-articular estática excessiva; em outros, são alterações nas superfícies ósseas (p. ex., uma espícula) ou no disco articular (uma perfuração) que impedem a função normal (Figura 13.14). Esses distúrbios são caracterizados por desvios no padrão de movimento, repetitivos e difíceis de serem evitados.

Existem quatro tipos de incompatibilidade estrutural das superfícies articulares: desvio na forma, aderências/adesões, subluxação e luxação.

Desvio na forma

O desvio na forma inclui um grupo de distúrbios causados por alterações na superfície lisa da articulação e do disco. Essas alterações produzem mudança na trajetória normal do movimento condilar.

Etiologia

A etiologia da maioria dos desvios na forma é o traumatismo. Ele pode ter sido repentino ou um traumatismo sutil associado ao microtraumatismo. Certamente, a carga sobre as estruturas ósseas causa alterações na forma.

Histórico

Os pacientes frequentemente relatam um longo histórico relacionado a esses distúrbios. Muitos desses distúrbios não são dolorosos e, portanto, podem passar despercebidos pelo paciente.

Características clínicas

Um paciente com desvio na forma do côndilo, fossa ou disco normalmente mostra uma alteração repetida no trajeto dos movimentos de abertura e fechamento de boca. Quando se observa um estalido ou desvio na abertura, ele sempre ocorre na mesma posição de abertura e fechamento. Os desvios na forma podem ou não ser dolorosos.

Tratamento definitivo

Uma vez que a causa do desvio na forma de uma superfície articular é uma alteração estrutural real, a abordagem definitiva é devolver à estrutura alterada a sua forma normal. Isso pode ser conseguido por meio de um procedimento cirúrgico. No caso de incompatibilidade óssea, as estruturas são alisadas e arredondadas (artroplastia). Se o disco estiver perfurado ou deformado, são feitas tentativas de repará-lo (discoplastia). Considerando-se que a cirurgia é um procedimento relativamente agressivo, ela somente deve ser cogitada quando a dor e a disfunção forem incontroláveis. A maioria dos desvios na forma pode ser controlada por intermédio de terapias de suporte.

Terapia de suporte

Na maioria dos casos, os sintomas associados aos desvios na forma podem ser adequadamente controlados educando-se o paciente. Este deve ser orientado, quando possível, a aprender uma maneira de abrir a boca e mastigar que evite ou minimize a disfunção. Abertura ponderada e mastigação lenta podem se tornar hábitos se o paciente trabalhar para tal objetivo. Em alguns casos, a pressão intra-articular excessiva associada ao bruxismo pode acentuar a disfunção vinculada aos desvios na forma. Se este for o caso, uma placa oclusal estabilizadora pode ser útil para diminuir a hiperatividade muscular. Entretanto, a placa é usada somente se houver suspeita de hiperatividade muscular. Se houver dor associada, analgésicos podem ser necessários para prevenir o desenvolvimento de efeitos excitatórios centrais secundários.

Um resumo das considerações sobre o tratamento para um desvio na forma é dado na Figura 13.15.

Aderências/adesões

Aderências representam uma fixação temporária das superfícies articulares durante os movimentos normais da articulação. As adesões são mais permanentes e causadas pela união fibrosa das superfícies articulares. Aderências e adesões podem ocorrer entre o disco e o côndilo ou entre o disco e a fossa.

Etiologia

As aderências comumente resultam de uma carga estática prolongada das estruturas articulares. Se a aderência for mantida, pode-se desenvolver a condição mais permanente de adesão.[216] As adesões também podem ocorrer secundariamente à hemartrose causada por macrotraumatismo ou cirurgia.[214]

Histórico

As aderências que se desenvolvem ocasionalmente, mas são desfeitas ou liberadas durante a função, podem ser diagnosticadas somente através do histórico. Geralmente, o paciente relata um período prolongado em que a mandíbula esteve sob o efeito de sobrecarga estática da articulação (como no apertamento durante o sono). Esse período é seguido por uma sensação de limitação da abertura

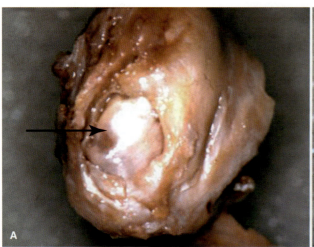
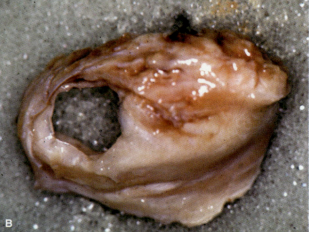

• **Figura 13.14 A.** Esta peça anatômica mostra o côndilo e o disco juntos. A perfuração no disco expõe o polo lateral do côndilo (*seta*). **B.** O disco foi removido do côndilo para que a perfuração possa ser visualizada mais facilmente. (Cortesia de Dr. L.R. Bean, University of Kentucky, Lexington.)

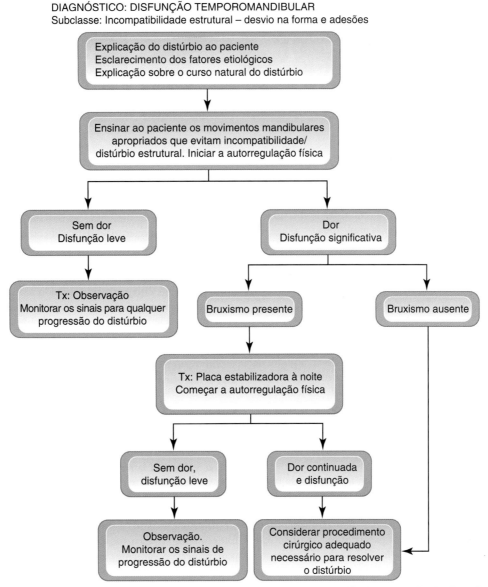

• **Figura 13.15** Algoritmo diagnóstico para disfunção temporomandibular (subclasse: incompatibilidade estrutural – desvio na forma e adesões). *Tx,* tratamento.

de boca. Quando o paciente tenta abri-la, sente um único estalo e uma amplitude normal de movimento imediatamente retorna. O estalo ou a sensação de travamento não retorna durante a abertura e o fechamento, a menos que a articulação sofra novamente uma carga estática por um período prolongado. Esses pacientes normalmente relatam que, de manhã, a mandíbula parece "rígida" até que estale uma vez e, assim, o movimento normal é restaurado.

Pacientes com adesões frequentemente relatam uma restrição na amplitude do movimento de abertura. O grau de restrição está relacionado à localização da adesão. As adesões apresentam-se clinicamente como aderências, mas o movimento normalmente não libera a restrição.

Características clínicas

As aderências apresentam-se como restrição temporária na abertura de boca até que ocorra um estalo, enquanto as adesões se mostram uma limitação mais permanente de abertura de boca. O grau de restrição depende da localização da adesão. Se a adesão afetar somente uma articulação, o movimento de abertura desviará para o lado ipsilateral. Quando as adesões são permanentes, a disfunção pode ser grande. Adesões na cavidade articular inferior causam um movimento repentino de translação durante a abertura. Adesões na cavidade articular superior restringem o movimento de rotação, limitando o paciente a 25 ou 30 mm de abertura. Durante a abertura de boca, adesões entre o disco e a fossa tenderão a forçar o côndilo através da borda anterior do disco. Conforme o disco vai ficando mais fino e os ligamentos capsulares anterior e colaterais vão ficando alongados, o côndilo se move sobre o disco e em direção à inserção do músculo pterigóideo lateral superior. Nesses casos, o disco se desloca posteriormente (Figura 13.16). A possibilidade de um deslocamento posterior do disco tem sido debatida há algum tempo. Não existe evidência que sustente esta possibilidade.[217,218] Entretanto, ela é muito menos comum que o deslocamento anterior e mais provável de estar relacionada a adesões entre o disco e a fossa. Talvez um termo mais apropriado para essa condição seja *disco fixo*, já que o disco não se move quando o côndilo translada para a frente. Conforme mencionado no Capítulo 10, um deslocamento posterior irá apresentar sintomas clínicos totalmente diferentes do deslocamento anterior. No deslocamento posterior do disco, o paciente geralmente abre a boca normalmente, mas apresenta dificuldade em fechá-la e no retorno à oclusão.

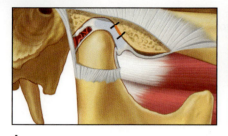 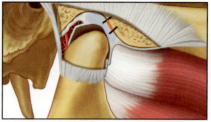 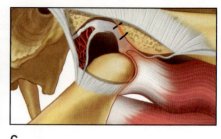

- **Figura 13.16** A a C. Deslocamento posterior do disco secundário a uma adesão entre a superfície superior do disco e a fossa (disco fixo).

Os sintomas associados às adesões são constantes e muito repetitivos. A dor pode ou não estar presente. Se a dor for um sintoma, ela é normalmente associada a tentativas de abertura de boca, durante as quais os ligamentos são alongados.

Tratamento definitivo

Uma vez que as aderências estão associadas à carga estática prolongada das superfícies articulares, a terapia definitiva é direcionada à diminuição da carga nessas estruturas. A carga pode estar relacionada ao apertamento tanto diurno quanto noturno. O apertamento diurno é mais facilmente controlado pelo paciente por meio da conscientização e das técnicas de autorregulação física (ver Capítulo 11). Quando se suspeita de apertamento noturno ou bruxismo, indica-se uma placa oclusal estabilizadora para diminuição da hiperatividade muscular. Em alguns casos, as superfícies articulares podem estar rugosas ou com abrasão, levando a uma condição que pode promover o desenvolvimento de aderências. A placa oclusal estabilizadora frequentemente muda a relação entre essas superfícies, diminuindo a probabilidade de aderências.

Quando as adesões estiverem presentes, a liberação da união fibrosa é o único tratamento definitivo. Isso pode geralmente ser conseguido através da cirurgia artroscópica[174,219-225] (Figura 13.17). Não somente a cirurgia libera as adesões, mas também, como previamente discutido, a solução usada para irrigação da articulação durante o procedimento auxilia na diminuição dos sintomas.

É importante observar que, como a cirurgia é relativamente agressiva, o tratamento definitivo para as adesões somente deve ser realizado quando necessário. Os distúrbios de adesão que não causam dor e que produzem apenas pequena disfunção são tratados de forma mais apropriada por meio da terapia de suporte.

Terapia de suporte

A restrição de alguns problemas de adesão pode ser melhorada com alongamento passivo, ultrassom e tração da articulação (Figura 13.18). Esses tipos de tratamento tendem a liberar as uniões fibrosas, permitindo maior liberdade de movimento. No entanto, deve-se ter cautela para não ser muito agressivo na técnica de alongamento, já que pode ocorrer laceração dos tecidos, gerando inflamação e dor. Em muitas circunstâncias, quando a dor e a disfunção são mínimas, orientar o paciente é o tratamento mais apropriado. Fazer com que o paciente limite a abertura de boca e aprenda padrões apropriados de movimento que não agravem as adesões pode levar ao funcionamento normal (Figura 13.19).

Um resumo das considerações sobre o tratamento para um desvio na forma é apresentado na Figura 13.15.

Subluxação

A subluxação – ou hipermobilidade, como às vezes é chamada – ocorre quando o côndilo se move anteriormente à crista da eminência articular. Ela não é uma condição patológica, mas reflete uma variação da forma anatômica da fossa.

Etiologia

Conforme afirmado, a subluxação é geralmente causada pela forma anatômica da fossa. Pacientes que apresentam uma vertente posterior excessivamente curta e inclinada da eminência articular, associada a uma vertente anterior mais longa e plana, parecem apresentar maior tendência à subluxação.[226] Esta ocorre quando o disco sofre rotação máxima sobre o côndilo antes da completa translação do complexo côndilo-disco. O último movimento do côndilo se torna um salto repentino para a frente, deixando uma depressão pré-auricular clinicamente perceptível.

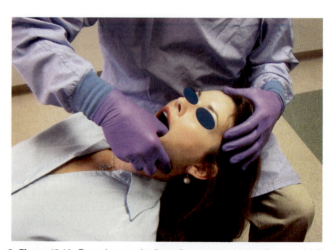

- **Figura 13.17** Vista artroscópica de uma adesão entre o disco e a fossa. (Cortesia de Dr. Terry Tanaka, Chula Vista, CA.)

- **Figura 13.18** Quando as adesões são recentes, a tração e a mobilização da articulação podem algumas vezes ser úteis para rompê-las.

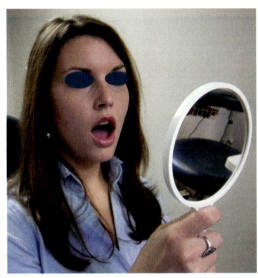

• **Figura 13.19** Algumas vezes, o paciente pode ser treinado a abrir a boca de maneira que minimize ou elimine a disfunção associada ao distúrbio de desarranjo de disco. A utilização do espelho ajuda a guiar a direção reta com mínima translação. Em alguns casos, uma borda reta é útil para se observar a linha média durante a abertura.

Histórico
O paciente relata uma sensação de travamento toda vez que abre muito a boca. É capaz de retornar à posição de boca fechada, mas frequentemente reporta um pouco de dificuldade.

Características clínicas
Durante o estágio final da máxima abertura de boca, pode-se observar o côndilo saltando repentinamente para a frente com uma sensação de "golpe surdo". Isso não é relatado como uma sensação discreta de estalo.

Tratamento definitivo
O único tratamento definitivo para a subluxação é a alteração cirúrgica da própria articulação. Isso pode ser realizado por meio de uma eminectomia,[227-230] que reduz o declive da eminência articular e, assim, diminui a quantidade de rotação posterior do disco no côndilo durante a translação completa. Na maioria dos casos, contudo, um procedimento cirúrgico é muito agressivo para os sintomas apresentados pelo paciente. Portanto, deve-se direcionar todo o esforço para a terapia de suporte na tentativa de eliminar o distúrbio ou, pelo menos, reduzir os sintomas a níveis toleráveis.

Terapia de suporte
A terapia de suporte começa pela educação do paciente a respeito da causa e dos movimentos que provocam a interferência. O paciente deve aprender a restringir a abertura de boca de modo a não alcançar o ponto de translação que inicia a interferência. Quando a interferência não puder ser voluntariamente resolvida, recomenda-se um dispositivo intraoral (Figura 13.20) para a restrição do movimento.[231] O dispositivo é utilizado como tentativa de desenvolver uma contratura mioestática dos músculos elevadores, limitando a abertura de boca até o ponto de subluxação. Ele é usado continuamente por 2 meses e depois removido, permitindo que a contratura limite a abertura.

Luxação
Esta condição é comumente chamada de *travamento aberto*, já que a boca do paciente se abre e ele não consegue fechá-la (reduzir). Pode ocorrer após longos procedimentos com a boca amplamente aberta, como em uma consulta odontológica. Na luxação, os côndilos e os discos são frequentemente deslocados para fora de suas posições normais. A luxação pode ocorrer em uma articulação ou em ambas as articulações ao mesmo tempo.

Etiologia
Quando a boca abre em sua extensão máxima, o côndilo é transladado para seu limite anterior. Nessa posição, o disco é rotacionado para a sua posição mais posterior sobre o côndilo. Se o côndilo se mover além desse limite, o disco pode ser forçado através do espaço discal e ficar preso nessa posição anterior. Quando isso ocorre, espaço discal colapsa como resultado do movimento superior do côndilo contra a eminência articular (Figura 13.21A a C). Essa mesma luxação também pode ocorrer se o pterigóideo lateral superior se contrair durante a extensão total da translação, puxando o disco para o espaço discal anterior. Quando ocorre uma luxação, a lâmina retrodiscal superior é incapaz de retrair o disco devido ao colapso do espaço discal anterior. A redução espontânea é então agravada quando os músculos elevadores se contraem, uma vez que essa atividade aumenta a pressão intra-articular e, consequentemente, diminui o espaço discal. A redução se torna ainda mais improvável quando o pterigóideo lateral superior ou inferior sofre miospasmo, o que traciona o disco e o côndilo anteriormente.

A luxação da ATM pode ocorrer em qualquer articulação caso o côndilo seja trazido anteriormente à crista da eminência. Embora tenha sido descrito que o disco é forçado anteriormente ao côndilo, também foi demonstrado que o disco pode estar aprisionado posteriormente ao côndilo[232] (Figura 13.21D a F). Em qualquer uma dessas condições, o côndilo fica aprisionado à frente da eminência, resultando na incapacidade do paciente fechar a boca.

Apesar de uma luxação comumente ocorrer secundariamente a uma experiência de ampla abertura de boca, ele também pode ser causado por uma súbita contração do pterigóideo lateral inferior ou dos músculos infra-hióides. Essa atividade pode resultar de um espasmo ou cãibra. Isso foi discutido nos capítulos anteriores. Tal condição é relativamente rara e não deve ser confundida com as considerações anatômicas previamente mencionadas. Em alguns indivíduos, a luxação torna-se espontânea e não provocado secundariamente a uma contração muscular não controlada. Isso pode estar associado à distonia oromandibular que tem sua origem no SNC. É muito importante diferenciar a luxação da distonia, uma vez que o tratamento é bem diferente. Uma grande cirurgia para alterar a anatomia da ATM não irá eliminar a luxação repetida causada por uma distonia. Esses pacientes são mais adequadamente tratados com injeções de toxina onabotulínica A nos músculos pterigóideo lateral inferior (ver Capítulo 12).

Histórico
O paciente apresenta-se com a boca aberta e não consegue fechá-la. A condição pode ter ocorrido imediatamente após um movimento de ampla abertura, como um bocejo ou um procedimento odontológico. Uma vez que o paciente não consegue fechar a boca, ele se encontra geralmente muito angustiado.

Alguns pacientes podem relatar um travamento súbito e não provocado, que se repete várias vezes por semana ou até diariamente. Esta ocorrência é significativa para a distonia oromandibular.

Características clínicas
O paciente permanece na condição de boca aberta. A dor comumente está presente secundariamente às tentativas do paciente de fechar a boca (Figura 13.22A).

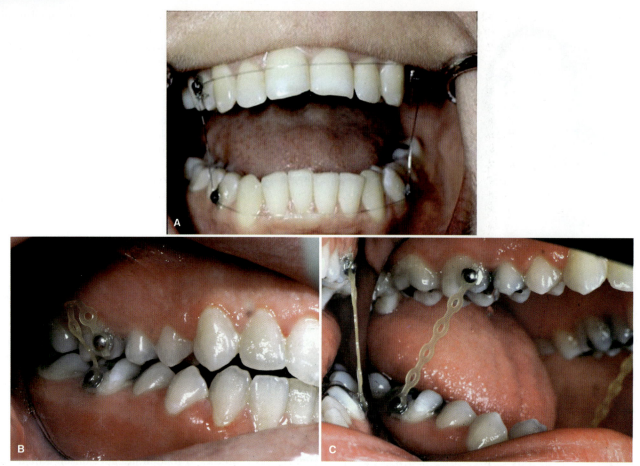

- **Figura 13.20** Diversos aparelhos intraorais utilizados para restringir a abertura da boca. **A.** Tubos ortodônticos são colados nos caninos e um fio de náilon é passado e amarrado. A linha limita a abertura de boca logo antes da luxação. Se o paciente abrir mais, a linha torna-se tensa, restringindo até a distância desejada. Esse aparelho é usado durante 2 meses para se alcançar uma contratura miostática dos músculos elevadores. Quando ele é removido, a abertura máxima não chega ao ponto de subluxação. **B.** Outro método de restrição da abertura de boca utiliza elásticos ortodônticos interarcadas presos a botões colados nos dentes. **C.** À medida que o paciente tenta abrir a boca, os elásticos resistem ao movimento, restringindo a abertura.

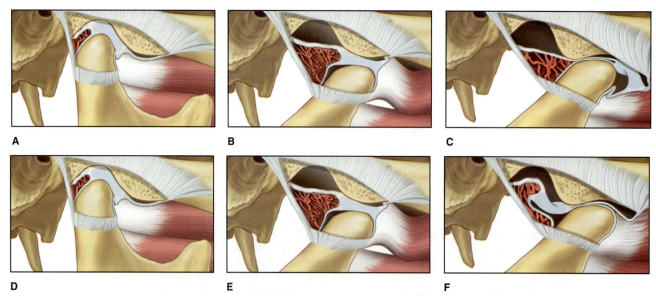

- **Figura 13.21** **A** a **C.** Luxação da articulação temporomandibular resulta em um "travamento aberto", com o disco deslocado anteriormente ao côndilo. **D** a **F.** Representação de uma luxação com o disco deslocado posteriormente ao côndilo.

CAPÍTULO 13   Tratamentos de Distúrbios da Articulação Temporomandibular   339

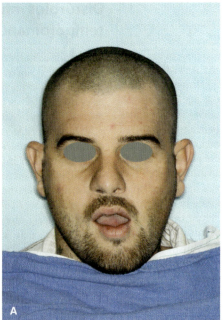

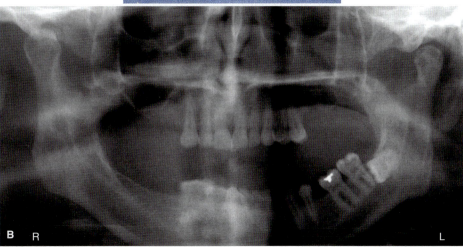

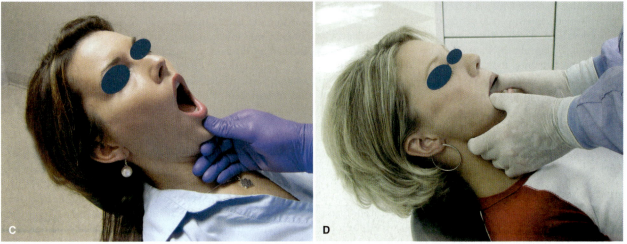

• **Figura 13.22** Redução de uma luxação espontânea. **A.** Quadro clínico de um paciente experimentando uma luxação da articulação temporomandibular do lado direito (travamento aberto). **B.** A radiografia panorâmica revela que o côndilo direito do paciente está luxado à frente da eminência. **C.** Durante a ocasião, uma leve pressão posterior enquanto o paciente abre bem a boca (como em um bocejo) pode, às vezes, reduzir a luxação. **D.** Luxações podem ser reduzidas enrolando-se os polegares em gaze e posicionando-os intraoralmente sobre os segundos molares. Uma força para baixo é aplicada sobre os molares, enquanto uma força para cima é aplicada na região anterior da boca (mento). O efeito é a tração de ambos os côndilos e o aumento do espaço discal. Tão logo o espaço discal se encontre largo o suficiente para permitir que o côndilo passe sobre a eminência, a luxação irá diminuir. A mandíbula não deve ser forçada para trás ou a boca forçada a fechar. Uma vez que é comum uma redução súbita, uma gaze é posicionada para proteger os polegares de uma mordida. (**A** e **B**, Cortesia de Dr. Larry Cunningham, University of Kentucky, Lexington.)

Tratamento definitivo

O tratamento definitivo é direcionado para o aumento do espaço discal, o que permite que a lâmina retrodiscal superior retraia o disco. Outras funções musculares, contudo, não podem ser ignoradas. Como a mandíbula se encontra travada nesse distúrbio, o paciente pode estar bastante angustiado e geralmente tende a contrair os elevadores para tentar fechar a boca de maneira normal. Essa atividade agrava a luxação. Quando tentativas são realizadas para reduzir a luxação, o paciente deve abrir bem a boca como se estivesse bocejando. Isso irá ativar os depressores da mandíbula e inibir os elevadores. Ao mesmo tempo, uma leve pressão posterior aplicada ao mento irá, algumas vezes, reduzir uma luxação (ver Figura 13.22B). Se não funcionar, os polegares devem ser colocados sobre os molares inferiores e uma força para baixo deve ser exercida à medida que o paciente boceja (ver Figura 13.22C). Isso geralmente fornece espaço suficiente para recaptura da posição normal do disco/côndilo na fossa.

Como existe certo grau de tensão nos tecidos, a redução é geralmente acompanhada de um fechamento súbito da boca. Para proteger os polegares, é aconselhável envolvê-los em gaze. Se, ainda assim, a luxação não for reduzida, é provável que haja um miospasmo do pterigóideo lateral inferior, evitando o posicionamento posterior do côndilo. Quando isso ocorre, é recomendada injeção de anestésico local sem vasoconstritor no pterigóideo lateral, na tentativa de eliminar os miospasmos e promover o relaxamento. Se os elevadores parecerem estar em miospasmo, os anestésicos locais também são úteis.

Quando a luxação se torna crônica ou recorrente e se determina que a relação anatômica do côndilo com a fossa é um fator etiológico, o tratamento definitivo tradicional tem sido a abordagem cirúrgica para alterar a anatomia. Normalmente, opta-se pela eminectomia.[230,233-235]

Quando as considerações anatômicas são responsáveis pela ocorrência dessa condição, obtém-se grande índice de sucesso com a redução cirúrgica. Entretanto, quando a luxação é produzida por contração muscular, a intervenção cirúrgica deve ser evitada por não estar direcionada à etiologia. Ao contrário, a terapia deve ser direcionada à redução da atividade muscular. Quando repetidos episódios de travamento estão associados à distonia oromandibular, o tratamento mais apropriado é o uso de toxina botulínica. Injetada no músculo distônico, ela pode reduzir essa condição por 3 a 4 meses. Tipicamente, a melhor abordagem é injetar a toxina onabotulínica A nos músculos pterigóideos laterais inferiores bilateralmente, usando-se um guia eletromiográfico. Em muitos casos, esse é um meio seguro e eficaz de reduzir ou até eliminar a luxação do côndilo.[236-238] O paciente deve ser reavaliado após 3 ou 4 meses para se determinar se há alguma recidiva do problema. Esse parece ser o tempo necessário para que o músculo se recupere da toxina onabotulínica A e volte ao normal. Se os sintomas retornarem, injeções repetidas podem ser consideradas.

Terapia de suporte

O método mais eficaz de se tratar a luxação é a prevenção. Ela se inicia com a mesma terapia de suporte descrita para a subluxação, uma vez que esta é frequentemente a precursora da luxação. Quando uma luxação é recorrente, deve-se ensinar ao paciente a técnica de redução. Assim como na subluxação, alguns deslocamentos crônicos recorrentes podem ser tratados definitivamente por meio de procedimento cirúrgico. Entretanto, a cirurgia somente é considerada após o fracasso da terapia de suporte em eliminar ou reduzir o problema.[239]

Um resumo das considerações sobre o tratamento para subluxação e luxação é mostrado na Figura 13.23.

Distúrbios inflamatórios da articulação temporomandibular

Os distúrbios inflamatórios da ATM são geralmente caracterizados por dor contínua na região articular, frequentemente acentuada pela função. Uma vez que a dor é constante, ela também pode resultar em efeitos excitatórios centrais secundários, tais como dor muscular cíclica, hiperalgesia e dor referida. Esses efeitos podem complicar os esforços do examinador ao estabelecer o diagnóstico primário, podendo levar à seleção inapropriada do tratamento. Em outras palavras, o paciente tratado para dor muscular local, sendo esta secundária a um distúrbio inflamatório, não irá responder completamente até que a condição inflamatória seja controlada.

Embora algumas condições inflamatórias sejam facilmente identificadas pelo histórico e pelo exame, muitas não são. As condições inflamatórias das estruturas articulares frequentemente ocorrem com outros distúrbios inflamatórios ou secundariamente a eles. As quatro categorias de distúrbios inflamatórios são sinovite, capsulite, retrodiscite e as artrite. Existem, também, algumas condições inflamatórias que envolvem as estruturas associadas que serão discutidas nesta seção. Os distúrbios inflamatórios são discutidos separadamente para os casos nos quais pode ser estabelecido um diagnóstico específico. Quando se observa uma condição inflamatória geral, mas as estruturas exatas envolvidas são difíceis de serem identificadas, é indicada uma combinação desses tratamentos.

Sinovite e capsulite

As condições de sinovite a capsulite são discutidas juntas, uma vez que não há uma maneira simples de diferenciá-las clinicamente. Elas só podem ser distinguidas pela visualização dos tecidos através de artroscopia ou artrotomia. Além disso, como o tratamento conservador é o mesmo para ambas, é apropriado discuti-las em conjunto.

Etiologia

A etiologia da capsulite e da sinovite é tanto o traumatismo quanto a disseminação de uma infecção de uma estrutura adjacente. Se houver uma infecção, ela deve ser tratada por meio de suporte médico apropriado, tal como medicação antibiótica. Este texto não discute esse tipo de terapia. A maioria das condições inflamatórias na articulação é secundária ao macro ou microtraumatismo aos tecidos dentro da articulação.[152,240,241] Isso representa uma inflamação estéril e, nesse caso, antibióticos não são indicados.

Histórico

O achado mais significativo na capsulite e na sinovite é o histórico de macrotraumatismo. O traumatismo, como uma pancada no queixo recebida durante um acidente ou queda, é comum. Até mesmo uma pancada contra a parede ou um impacto acidental no queixo pode levar à capsulite traumática. O traumatismo provavelmente causa lesão do ligamento capsular quando os dentes não estão ocluídos.

Características clínicas

Quando há uma capsulite ou sinovite, qualquer movimento que alongue o ligamento capsular irá acentuar a dor. Esta é relatada diretamente na frente do ouvido, ficando a face lateral do côndilo geralmente sensível à palpação. Uma vez que se trata de condição inflamatória, a dor geralmente é constante e ampliada devido aos movimentos da mandíbula.

CAPÍTULO 13 Tratamentos de Distúrbios da Articulação Temporomandibular

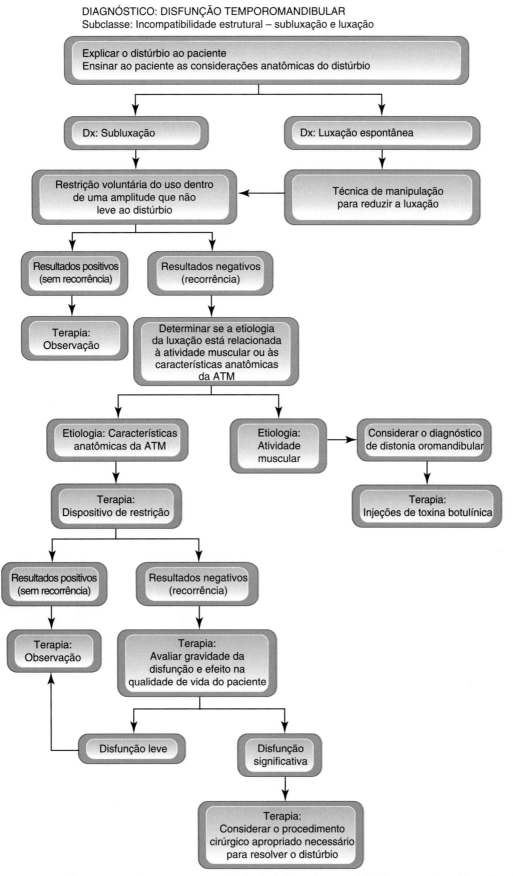

• **Figura 13.23** Algoritmo diagnóstico para disfunção temporomandibular (subclasse: incompatibilidade estrutural – subluxação e luxação). *ATM*, articulação temporomandibular; *Dx*: diagnóstico.

Tratamento definitivo

Quando a etiologia da capsulite ou da sinovite é o macrotraumatismo, a condição é autolimitante, já que o traumatismo não está mais presente. Por causa disso, não está indicado um tratamento definitivo para a condição inflamatória. Obviamente, quando a recidiva do traumatismo for possível, são feitos esforços para proteger a articulação de qualquer lesão futura (p. ex., utilização de protetores esportivos). Quando a sinovite estiver presente secundariamente a um microtraumatismo associado a um desarranjo de disco, este deve ser tratado.

Terapia de suporte

O paciente é instruído a restringir todos os movimentos mandibulares a limites indolores. São recomendados dieta pastosa, movimentos lentos e mordidas em pequenas porções. Para os pacientes que se queixam de dor constante, devem ser prescritos analgésicos leves, como um AINE. A termoterapia da região articular também é útil, sendo o paciente instruído a aplicar calor úmido durante 10 a 15 min, 4 ou 5 vezes/dia.[242,243] A terapia com ultrassom pode ser igualmente útil para esses distúrbios e é instituída de 2 a 4 vezes/semana. Existem casos em que, quando há lesão traumática aguda, uma única injeção de corticosteroide nos tecidos capsulares poderá será útil.[244,245] Entretanto, injeções repetidas são contraindicadas[246] (ver Capítulo 11). Em algumas circunstâncias, pode coexistir hiperatividade muscular com capsulite ou sinovite. Conforme já mencionado, a hiperatividade muscular pode afetar o resultado do distúrbio inflamatório. Portanto, quando se suspeita dessa ocorrência, deve-se iniciar a terapia apropriada (ver Capítulo 11).

Retrodiscite

Uma condição inflamatória dos tecidos retrodiscais é referida como *retrodiscite*. Trata-se de um distúrbio intracapsular relativamente comum (Figura 13.24).

Etiologia

A retrodiscite geralmente é causada por traumatismo. Dois tipos diferentes de traumatismo devem ser considerados: extrínseco e intrínseco. O traumatismo extrínseco é gerado por um movimento súbito do côndilo em direção aos tecidos retrodiscais. Quando se recebe uma pancada no queixo, os côndilos normalmente são forçados posteriormente em direção aos tecidos retrodiscais. O deslocamento posterior total é impedido por ambas as porções, oblíqua externa e horizontal interna, do ligamento temporomandibular. Esse ligamento é tão eficaz que um golpe forte geralmente fratura o colo de o côndilo, em vez de deslocá-lo posteriormente. No entanto, tanto no traumatismo grave quanto no leve, existe a possibilidade do côndilo ser momentaneamente forçado em direção aos tecidos retrodiscais. Esses tecidos frequentemente respondem ao traumatismo com inflamação, o que pode levar ao edema. O edema dos tecidos retrodiscais pode forçar o côndilo anteriormente, resultando em uma maloclusão aguda[247] (Figura 13.25). Quando existe tal condição, o paciente se queixa de incapacidade de morder com os dentes posteriores no lado ipsilateral e, se for aplicada força, há aumento da dor na articulação afetada. Ocasionalmente, o traumatismo aos tecidos retrodiscais causará hemartrose. Essa é uma complicação séria na retrodiscite e pode levar a adesões e/ou anquilose da articulação.[248]

A retrodiscite causada por um traumatismo intrínseco é um problema diferente. O traumatismo intrínseco aos tecidos retrodiscais é provável de ocorrer quando um deslocamento anterior do disco está presente. À medida que o disco se torna posicionado mais anteriormente, o côndilo assume uma posição na borda posterior do disco, assim como nos tecidos retrodiscais (Figura 13.26). Em muitas ocasiões, esses tecidos não são capazes de suportar as forças do côndilo e o traumatismo intrínseco causa inflamação.

A retrodiscite causada por qualquer uma dessas etiologias provavelmente apresentará as mesmas características clínicas. Isso é um problema, já que o tratamento é diferente. O histórico, portanto, é extremamente importante na determinação da terapia apropriada.

Histórico

Os pacientes que apresentam retrodiscite causada por traumatismo extrínseco irão relatar o incidente no histórico. Geralmente, eles sabem exatamente o que produziu a condição dolorosa, o que é importante, uma vez que a etiologia não está mais presente.

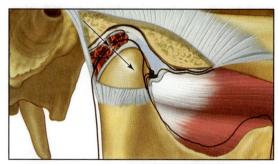

• **Figura 13.25** Retrodiscite. O traumatismo aos tecidos retrodiscais pode levar a um edema. Com o edema dos tecidos, o côndilo pode ser deslocado anterior e inferiormente. Isso resulta em maloclusão aguda, que se apresenta clinicamente como a falta de contatos dentários posteriores no lado ipsilateral.

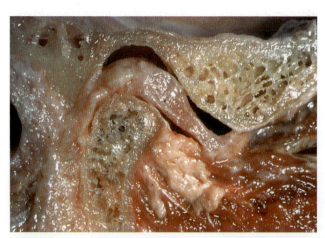

• **Figura 13.24** Nesta peça anatômica, o disco está deslocado anteriormente, permitindo que o côndilo sobrecarregue os tecidos retrodiscais. Esses tecidos são altamente vascularizados e inervados. Isso pode levar à retrodiscite. (Cortesia de Dr. Terry Tanaka, Chula Vista, CA.)

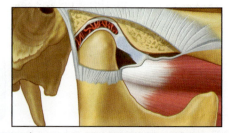

• **Figura 13.26** À medida que o disco se torna mais deslocado anteriormente, o côndilo repousa mais sobre a borda posterior do disco e tecidos retrodiscais.

Os pacientes com retrodiscite causada por traumatismo intrínseco irão relatar um histórico mais sutil, com um início gradual do problema doloroso. Eles provavelmente também relatarão o início progressivo da condição (i. e., estalidos, travamento). É importante observar este aspecto, uma vez que, neste caso, a etiologia da doença está ainda presente.

Características clínicas

A retrodiscite produz uma dor pré-auricular constante acentuada pelo movimento mandibular. O apertamento dos dentes geralmente aumenta a dor. Se os tecidos se tornarem edemaciados, pode ocorrer a perda de contato oclusal posterior no lado ipsilateral.

Uma vez que o tratamento de retrodiscite difere de acordo com a etiologia, esses transtornos são discutidos separadamente.

Tratamento definitivo para a retrodiscite por traumatismo extrínseco

Uma vez que o fator etiológico de macrotraumatismo geralmente não está mais presente, não há um tratamento definitivo indicado. Assim, a terapia de suporte para estabelecer as condições ideais à cicatrização geralmente é o tratamento mais efetivo. Quando houver probabilidade de recidiva do traumatismo, deve-se ter o cuidado de proteger a articulação.

Terapia de suporte para a retrodiscite por traumatismo extrínseco

A terapia de suporte começa com a observação cuidadosa da condição oclusal. Se não houver evidência de maloclusão aguda, analgésicos são prescritos para dor e o paciente é instruído a restringir os movimentos a limites indolores e a iniciar uma dieta pastosa. Para diminuir a probabilidade de anquilose, contudo, encoraja-se algum movimento. Ultrassom e termoterapia geralmente são úteis na redução da dor. Se esta persistir por várias semanas, pode ser usada uma única injeção intracapsular de corticosteroide em casos isolados de traumatismo, mas injeções repetidas são contraindicadas.[246] Com a resolução dos sintomas, estimula-se o restabelecimento do movimento mandibular normal.

Quando houver maloclusão aguda, o apertamento dos dentes pode agravar ainda mais a condição dos tecidos retrodiscais inflamados. Uma placa oclusal estabilizadora deve ser confeccionada para fornecer estabilidade oclusal enquanto os tecidos se reparam. Essa placa irá diminuir a carga sobre os tecidos retrodiscais. Ela deve ser ajustada regularmente à medida que os tecidos retrodiscais retornam ao normal (consulte a última seção deste capítulo).

Tratamento definitivo para a retrodiscite por traumatismo intrínseco

Ao contrário do traumatismo extrínseco, o traumatismo intrínseco frequentemente permanece e continua a causar lesão aos tecidos. O tratamento definitivo, portanto, é direcionado à eliminação da condição traumática. Quando a retrodiscite é o resultado de um deslocamento anterior de disco com redução, o tratamento é voltado ao restabelecimento da relação côndilo-disco adequada. Utiliza-se uma placa de posicionamento anterior para reposicionar o côndilo fora dos tecidos retrodiscais e no disco. Isso frequentemente alivia a dor imediatamente. A placa geralmente é usada à noite, permitindo à mandíbula assumir uma relação normal na fossa durante o dia. A partir desse ponto, segue-se a sequência de tratamento para deslocamento anterior do disco com redução (como descrito anteriormente neste capítulo).

Terapia de suporte para a retrodiscite por traumatismo intrínseco

A terapia de suporte é iniciada com a restrição voluntária do uso da mandíbula a limites indolores. São prescritos analgésicos quando a dor não é resolvida com a placa de posicionamento anterior. A termoterapia e o ultrassom podem ser úteis no controle dos sintomas. Uma vez que a condição inflamatória é frequentemente crônica, a injeção intra-articular de corticosteroides geralmente não é indicada.

Um resumo das considerações sobre o tratamento para capsulite, retrodiscite e traumatismo agudo para a ATM aparece na Figura 13.27.

Artrite

Artrite significa inflamação das superfícies articulares. Vários tipos de artrites podem afetar a ATM. De longe, a mais comum é a osteoartrite. Outras condições artríticas menos comuns, mas ainda importantes e que afetam a ATM, são a artrite traumática, a artrite infecciosa, a artrite reumatoide, a hiperuricemia, a artrite psoriática e a espondilite anquilosante. Cada uma delas é brevemente discutida abaixo. Para uma descrição mais completa, outros livros médicos devem ser consultados.

Osteoartrite

A osteoartrite é uma das artrites mais comuns que afetam a ATM. Portanto, o clínico deve compreender este distúrbio e sua progressão natural. A osteoartrite também tem sido chamada de doença articular degenerativa.

Etiologia. O fator etiológico mais comum, que tanto causa como contribui para a osteoartrite, é a sobrecarga das estruturas articulares. Isso pode ocorrer quando as superfícies articulares estão comprometidas por deslocamento do disco e retrodiscite. Parece que tal condição não é uma resposta inflamatória verdadeira. Em vez disso, ela é uma condição não inflamatória, na qual as superfícies articulares e seu osso subjacente se deterioram. A causa precisa é desconhecida, mas acredita-se[34,37,249-252] que seja causada por uma sobrecarga mecânica da articulação. Conforme mencionado em capítulos anteriores, a sobrecarga das superfícies articulares é normal para todas as articulações sinoviais. Na verdade, é esta carga que permite que os nutrientes entrem nas células e os resíduos da fibrocartilagem saiam. Tal carga mantém a saúde dos tecidos articulares. No entanto, deve haver um equilíbrio entre o carregamento saudável e a sobrecarga. Quando a fibrocartilagem é exposta a uma carga muito grande, especialmente por muito tempo, a destruição das células pode ocorrer. Uma carga excessiva pode decompor as proteoglicanas e o colágeno, responsáveis pela manutenção da matriz extracelular. A água é então perdida e as citocinas entram em cena. A matriz pode, em seguida, entrar em colapso, o que resulta no carregamento do osso subarticular. Citocinas adicionais invadem a área em conjunto com os mediadores inflamatórios e uma condição artrítica se desenvolve. Quando as alterações ósseas estão ativas, a condição é frequentemente dolorosa e chamada de *osteoartrite*.

Quando é possível identificar a causa da osteoartrite, a condição é referida como *osteoartrite secundária*. Por exemplo: um deslocamento de disco sem redução pode produzir uma condição de osteoartrite secundária. Quando não é possível determinar a causa da condição artrítica, ela é referida como *osteoartrite primária*.

Histórico. O paciente com osteoartrite geralmente relata dor articular unilateral agravada pelo movimento mandibular. A dor é geralmente constante, mas costuma piorar no final da tarde ou anoitecer. Efeitos excitatórios centrais secundários estão frequentemente presentes.

Características clínicas. A abertura mandibular limitada é característica devido à dor articular. Uma sensação terminal macia é comum, a menos que a osteoartrite esteja associada ao deslocamento anterior do disco sem redução. A crepitação pode ser sentida ou relatada pelo paciente. A palpação lateral do côndilo aumenta a dor, assim como a

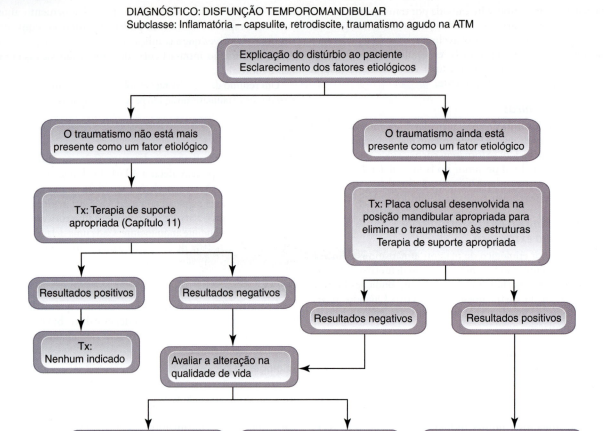

• **Figura 13.27** Algoritmo diagnóstico para disfunção temporomandibular (subclasse: distúrbios inflamatórios da ATM – capsulite e sinovite, retrodiscite, artrite traumática). *Tx*, tratamento.

carga manual da articulação (ver Capítulo 10). O diagnóstico geralmente é confirmado por radiografias da ATM, que revelarão evidências de alterações estruturais no osso subarticular do côndilo ou da fossa (achatamento, osteófitos, erosões; ver Capítulo 9; Figura 13.28). Deve-se considerar que um paciente pode apresentar os sintomas até 6 meses antes de desmineralização óssea suficiente para ser vista radiograficamente. Portanto, nos casos iniciais de osteoartrite, as radiografias podem parecer normais e inúteis na confirmação do diagnóstico.

Algumas vezes, quando a osteoartrite é significativa, pode haver uma considerável perda de suporte ósseo. Quando isso ocorre, a superfície articular do côndilo pode se reabsorver, resultando em uma perda de suporte do côndilo. Se ambos os côndilos forem afetados, a perda de suporte causará uma rotação posterior da mandíbula, resultando em fortes contatos entre os dentes posteriores e uma mordida aberta anterior (Figura 13.29).

Tratamento definitivo. Uma vez que a sobrecarga mecânica das estruturas articulares é o principal fator etiológico, o tratamento deve visar à diminuição desta carga. Se a etiologia está relacionada a um deslocamento de disco com redução, uma tentativa deverá ser feita para a correção da relação côndilo-disco (com terapia do aparelho de posicionamento anterior). Infelizmente, a osteoartrite está geralmente associada a desarranjos crônicos; assim, as placas de posicionamento nem sempre são úteis.

Quando se suspeita de hiperatividade muscular, indica-se uma placa oclusal estabilizadora para diminuir a carga. Se essa placa acentuar a dor articular, um posicionamento ligeiramente anterior em uma posição condilar indolor pode ser necessário. O paciente é instruído a usar a placa durante o sono. Durante o dia, contudo, é também necessária a conscientização da atividade parafuncional, com tentativas voluntárias de controlá-la. Qualquer hábito oral que provoque dor na articulação deve ser identificado e desestimulado. As técnicas de autorregulação física também podem ser muito úteis e devem ser iniciadas. Se o paciente sentir alívio com a utilização da placa durante todo o dia, o seu uso deve ser incentivado.

Terapia de suporte. Antes de iniciar a terapia para osteoartrite, o clínico deve compreender o curso natural desse distúrbio. Na maioria dos casos, a osteoartrite é autolimitante.[78-80,249,253-256] À medida que as estruturas articulares se tornam menos sobrecarregadas, seja pelo tratamento definitivo ou por processos de remodelação natural, os sintomas diminuem. Estudos a longo prazo de distúrbios de desarranjo de disco e osteoartrite[257] sugerem que a maioria dos pacientes parece atravessar três estágios, cada um composto de duas fases.

O primeiro estágio inclui as fases de estalidos da articulação e rigidez ao se realizar movimentação (a dor pode ou não estar presente). O segundo estágio inclui restrição de movimento (travamento) e dor. O terceiro estágio inclui uma fase na qual há uma diminuição da dor, mas os ruídos articulares estão presentes, seguida por uma segunda fase na qual há um retorno à amplitude normal de movimento sem dor com a redução dos ruídos articulares. Os pacientes parecem seguir esse curso da osteoartrite mesmo sem tratamento. Parece que aproximadamente 80% dos pacientes

CAPÍTULO 13 Tratamentos de Distúrbios da Articulação Temporomandibular 345

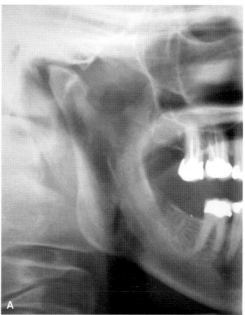

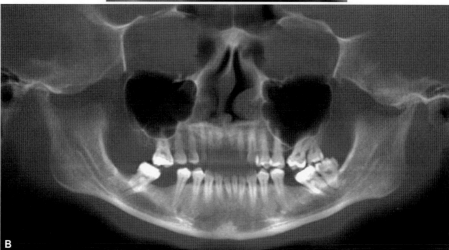

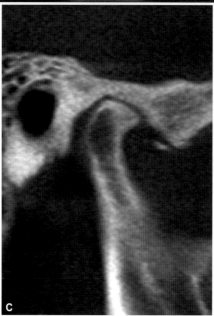

• **Figura 13.28** **A.** Radiografia panorâmica mostrando as mudanças na ATM direita (vista transcraniana). Tanto o côndilo como a fossa foram significativamente afetados, com superfícies articulares aplainadas e presença de um osteófito. **B.** Radiografia panorâmica, mostrando alterações osteoartríticas significativas no côndilo esquerdo. **C** e **A.** TC de feixe cônico. Estas imagens mostram a alteração na forma, a perda de espaço articular e o osteófito.

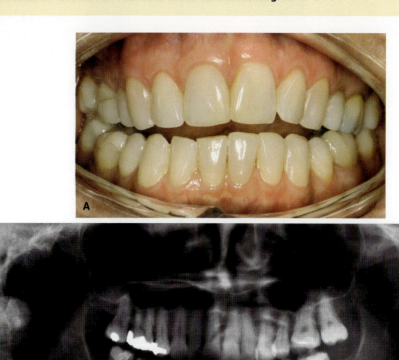
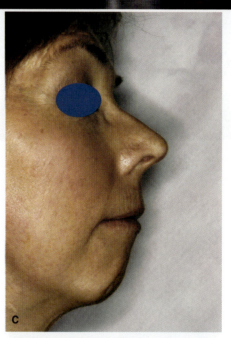

• **Figura 13.29 A.** Osteoartrite pode levar à perda significativa de osso subarticular no côndilo. Uma vez que isso acontece, os côndilos podem colapsar nas fossas, provocando um movimento de rotação posterior da mandíbula. Isso resulta em contatos dentários posteriores fortes e mordida aberta anterior. **B.** A radiografia panorâmica revela mudanças osteoartríticas significativas em ambos os côndilos. **C.** O perfil da paciente mostra a significativa perda do suporte posterior condilar.

progridem ao longo desses estágios, com 60% mostrando as manifestações clínicas de cada uma das seis fases.

A compreensão de que esse tipo de artrite é normalmente autolimitante afeta o tipo de tratamento indicado. Certamente, não há indicação de rotina para terapia agressiva. A terapia de suporte, conservadora, é tudo o que se indica para a maioria dos pacientes. Alguns clínicos já até questionaram: se o distúrbio é autolimitante, por que tratá-lo? Estudos[258] mostram que o tratamento conservador é certamente indicado para a maioria dos pacientes porque ele provavelmente reduz os sintomas mais rapidamente e talvez acelere o processo adaptativo.

A terapia de suporte para a osteoartrite começa com uma explicação do processo da doença ao paciente. Deve-se reafirmar que a condição normalmente percorre um curso de degeneração e posterior reparo. Os sintomas geralmente seguem uma curva padrão em forma sinusoide, tornando-se mais acentuados nos primeiros 4 a 7 meses, estabilizando-se por volta dos 8 a 9 meses e, finalmente diminuindo a partir dos 10 a 12 meses. Juntamente com a confecção de uma placa em uma posição mandibular confortável, são prescritas medicações analgésicas e agentes anti-inflamatórios para diminuir a resposta inflamatória geral. O paciente é instruído a restringir o movimento a limites indolores. É instituída uma dieta pastosa. A termoterapia é geralmente útil na redução dos sintomas. Exercícios musculares passivos dentro dos limites indolores são estimulados para reduzir a probabilidade de contratura miostática ou miofibrótica dos músculos elevadores, assim como manter a função da articulação. Uma vez que a condição inflamatória é crônica, as injeções intracapsulares de corticosteroides são contraindicadas.

Na maioria dos casos, a osteoartrite é controlada com sucesso utilizando-se essa terapia de suporte e a passagem do tempo. Entretanto, alguns pacientes apresentam sintomas tão graves que não podem ser controlados com essa técnica. Quando os sintomas permanecem intoleráveis após 1 ou 2 meses de terapia de suporte, uma única injeção de corticosteroide na articulação envolvida é indicada na tentativa de controlar os sintomas.[259] Se isso falhar, a intervenção cirúrgica deverá ser considerada.

Nesse caso, após a resolução dos sintomas associados à osteoartrite, as sequelas do distúrbio podem ter de ser tratadas. Se a osteoartrite for unilateral e grave, uma quantidade significativa de osso subarticular pode ter sido perdida. Essa condição tem sido referida como *reabsorção condilar idiopática*.[260-262] Nestes casos, a perda óssea é normalmente rápida, resultando em uma perda súbita de suporte posterior do côndilo envolvido. A mandíbula pode, assim, desviar para o lado ipsilateral. Os dentes posteriores nesse lado então se tornam o fulcro da mandíbula à medida que ela desvia. O resultado são contatos oclusais mais fortes no lado ipsilateral e uma mordida aberta posterior no lado contralateral (Figuras 13.30 a 13.32). Essa condição é relativamente rara, mas, quando ocorre, os efeitos sobre a oclusão podem ser dramáticos e devastadores. Uma população comum para essa condição são mulheres jovens, o que será discutido na próxima seção.

Quando as alterações ósseas estão ativas, a condição é chamada de osteoartrite. À medida que ocorre a remodelação, a condição pode se tornar estável, ainda que a morfologia óssea permaneça alterada. Essa condição é chamada de *osteoartrose*.

A osteoartrose é considerada o ponto final da osteoartrite. Alguns se referem a isso como a fase de esgotamento de adaptação dos ligamentos. Uma vez que a condição inflamatória é resolvida, a dor é reduzida e as estruturas comuns completam a sua adaptação. Muitas vezes, a superfície articular óssea parece ser mais espessa; é denominada *osso esclerótico*. As superfícies articulares mantêm sua forma anormal, mas tornam-se assintomáticas. Muitas vezes, isto recebe o nome de *remodelação óssea*. Essa é a maneira pela qual a natureza tem de se adaptar às demandas funcionais do sistema. Se a demanda funcional exceder a adaptabilidade, a osteoartrite é iniciada. Quando o processo adaptativo alcança as demandas funcionais, a osteoartrose permanece.

Quando essas alterações artríticas ocorrem frequentemente, as superfícies articulares não são tão suaves quanto na articulação normal. Desta forma, o paciente pode, muitas vezes, se queixar de ruídos na articulação, chamado de crepitação. A crepitação é um achado frequente como ponto final de condições artríticas e pode não estar associada à dor.

Uma vez que a osteoartrose representa um processo adaptativo, terapia não é indicada para esta condição. No passado, alguns profissionais faziam radiografias das ATMs e, ao visualizar alterações ósseas, sugeriam tratamentos para essas alterações. Na ausência de sintomas clínicos (i. e., dor articular), o tratamento é contraindicado. O tratamento talvez deva ser considerado apenas se as alterações ósseas no côndilo forem significativas o suficiente para alterar a condição oclusal. Se uma instabilidade ortopédica tiver se desenvolvido, a terapia dentária pode ter de ser considerada. Isso, entretanto, é bastante raro.

Um resumo das considerações sobre o tratamento para osteoartrite é apresentado na Figura 13.33. As fichas de informações educativas estão disponíveis no Capítulo 16 para auxiliar o paciente em sua recuperação.

Reabsorção condilar idiopática

Reabsorção condilar idiopática da ATM é uma condição caracterizada por reabsorção progressiva dos côndilos, sem causa conhecida. Ela também tem sido referida como condilose idiopática,[260,263,264] atrofia condilar,[260] reabsorção condilar agressiva,[263] reabsorção condilar progressiva,[260,263] e, como muitas vezes ocorre em mulheres jovens, síndrome da líder de torcida.[265] Essa forma de reabsorção condilar parece ser diferente da osteoartrite mais comum que foi descrita anteriormente. Essa condição parece ocorrer mais frequentemente em mulheres jovens (proporção 9:1), resultando em perda de suporte condilar causando maloclusão significativa.

Etiologia. A causa exata da reabsorção condilar idiopática é desconhecida, como descrito pelo seu nome. No entanto, parece haver alguns fatores comuns que podem estar associados. A reabsorção condilar idiopática foi relatada após alterações na carga articular secundária ao traumatismo articular, desarranjos articulares internos, terapia ortodôntica, cirurgia ortognática e terapia oclusal.[266] Como muitos pacientes estão expostos a essas alterações, parece lógico supor que deve haver outros fatores contribuindo para essa condição. Em um estudo interessante, 25 de 27 mulheres jovens com reabsorção condilar idiopática mostraram níveis anormalmente baixos de soro 17beta-estradiol no meio do ciclo,[267] sugerindo que o estrogênio pode ser um fator. Embora a evidência ainda não esteja clara, identificar fatores como esse seria útil para a compreensão dessa condição, e esperamos que leve a melhores soluções de tratamento.

Histórico. O histórico comum é uma mulher de 13 a 18 anos de idade relatar dor pré-auricular bilateral e alterações associadas em sua oclusão. As alterações condilares bilaterais são mais comuns,[268] mas há casos de reabsorção unilateral (ver Figura 13.31). A alteração na mordida está associada a apenas o contato com os dentes posteriores. Pode haver um histórico de traumatismo, terapia ortodôntica ou cirurgia ortognática como um evento estimulante. No entanto, um evento estimulante nem sempre é óbvio. Normalmente, há pouco efeito na variação do movimento mandibular, mas a dor é associada à função maxilar. Mastigar pode ser difícil em função dos contatos dentários limitados.

Características clínicas. À medida que os côndilos reabsorvem progressivamente, a carga pelos músculos elevadores faz a articulação entrar em colapso, produzindo contatos pesados nos molares. Uma vez que esta reabsorção é muito mais rápida que na osteoartrite, a oclusão não pode adaptar-se, o que resulta em uma mordida aberta anterior. A amplitude de movimento mandibular é, muitas vezes, relativamente normal e os ruídos articulares podem estar presentes. No entanto, os sons não são distintos na abertura e fechamento, como é visto com o deslocamento do disco. À medida que a doença progride, a crepitação é comum.

As evidências radiográficas são uma característica importante e os achados são muitas vezes diferentes da osteoartrite.[263] Na osteoartrite, a perda de osso ocorre predominantemente nas superfícies superiores anteriores dos côndilos. Com a reabsorção condilar idiopática, a reabsorção não ocorre apenas nos aspectos anterossuperiores, mas

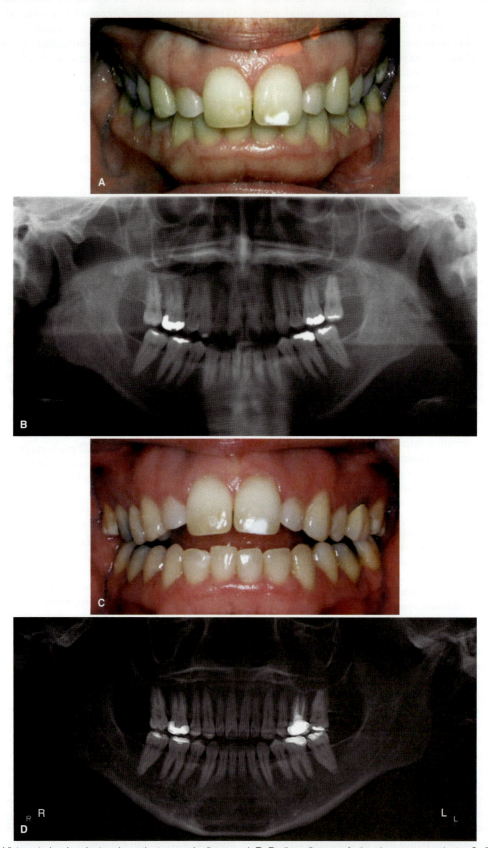

• **Figura 13.30 A.** Vista anterior dos dentes do paciente em relação normal. **B.** Radiografia panorâmica do mesmo paciente. **C.** O mesmo paciente, 4 anos depois. Nota-se que foi desenvolvida uma mordida aberta anterior. **D.** Esta radiografia panorâmica revela mudanças osteoartríticas significativas, especialmente na ATM esquerda. As alterações resultaram em perda de suporte condilar, levando à mordida aberta anterior. (Cortesia de Dr. Steve Burke, Centerville, OH.)

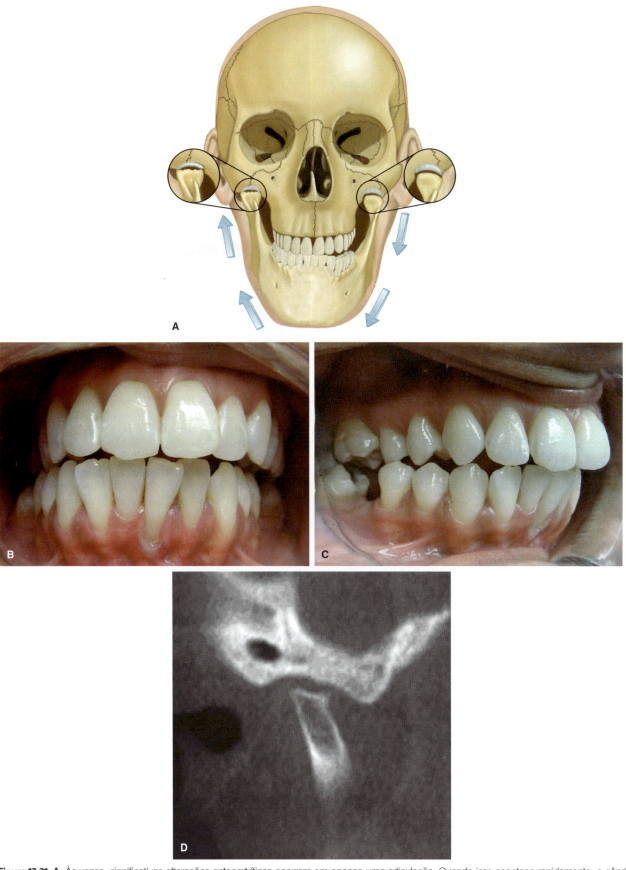

• **Figura 13.31 A.** Às vezes, significativas alterações osteoartríticas ocorrem em apenas uma articulação. Quando isso acontece rapidamente, o côndilo afetado pode colapsar, o que resulta em um deslocamento da mandíbula para esse lado. Isso é conhecido como reabsorção condilar idiopática. **B.** Neste paciente, houve um desvio da linha média para a esquerda. Tal mudança é evidente, mesmo nas relações dos arcos posteriores. A reabsorção condilar idiopática foi isolada ao côndilo esquerdo do paciente. **C.** A perda de suporte condilar no côndilo esquerdo causou um deslocamento para a esquerda, de modo que apenas o segundo molar esquerdo está em contato. **D.** Uma TC de feixe cônico do côndilo esquerdo mostra as alterações degenerativas.

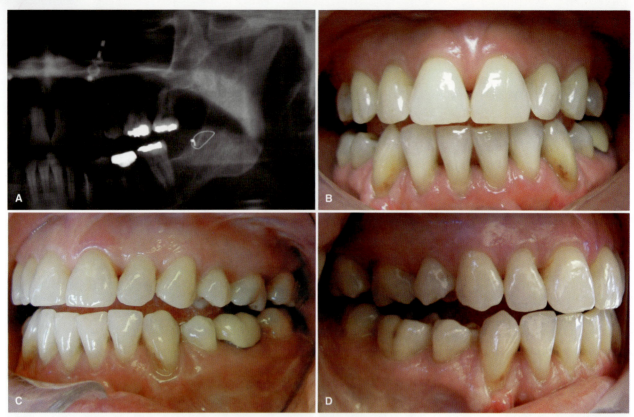

• **Figura 13.32** **A.** Esta radiografia revela a reabsorção condilar idiopática do côndilo esquerdo. A maior parte da perda óssea ocorreu em um período de 3 meses. **B.** Como consequência dessa rápida e significativa perda óssea, a mandíbula se moveu para o lado esquerdo, onde somente os segundos molares esquerdos se contatam. **C.** Conforme os músculos masseter e temporal do lado esquerdo se contraem, a mandíbula é deslocada para a esquerda, de modo que apenas os segundos molares entrem em contato com o lado afetado. **D.** O contato pesado no segundo molar, acompanhado pela atividade do músculo elevador, causou uma mordida aberta posterior no lado direito do paciente.

também pode ocorrer em todos os três lados (anterior, superior e posterior) simultaneamente.[269,270] A presença da perda de volume a partir do aspecto posterior, sobretudo porque não é uma área sujeita à carga, deve fazer o clínico suspeitar de uma reabsorção condilar não causada por osteoartrite (Figura 13.34).

Tratamento definitivo. Como a causa da reabsorção condilar idiopática é desconhecida, não há tratamento definitivo disponível. Espera-se que, à medida que os fatores etiológicos forem identificados, novas estratégias de tratamento sejam desenvolvidas para tratar essa condição bem antes da destruição e maloclusão resultantes ocorrerem.

Terapia de suporte. Parece que a evolução natural da reabsorção condilar idiopática segue uma trajetória semelhante à da osteoartrite, passando por uma fase destrutiva ativa e, em seguida, parece esgotar-se, deixando os tecidos em um estado adaptativo, porém morfologicamente alterado. As diferenças são que a osteoartrite ocorre com mais frequência em pacientes idosos e em um ritmo mais lento. Isso permite que as alterações adaptativas ocorram sem perturbação significativa da oclusão. A reabsorção condilar idiopática acomete mais frequentemente mulheres jovens, ocorre de maneira mais rápida e, muitas vezes, leva a grandes maloclusões. Como as etiologias únicas ainda são desconhecidas, o clínico deve ser cauteloso quando oferecer correção dentária da maloclusão resultante.

É importante que o dentista não identifique a mordida aberta anterior, supondo que essa seja a razão para a dor, e comece um plano de tratamento dentário agressivo para corrigir a maloclusão (ortodontia ou cirurgia ortognática). Se a reabsorção estiver ativa, a oclusão corrigida não será estável e a mordida aberta anterior irá reaparecer. Portanto, antes que qualquer tratamento dentário definitivo seja considerado para corrigir a maloclusão, o dentista deve ter muita certeza de que os côndilos estão estáveis. Nada é mais desanimador para o paciente, e para o clínico, que investir tempo, estruturas e dinheiro para a estabilização da oclusão enquanto os côndilos continuam a reabsorver.

A pergunta importante que ainda não foi adequadamente respondida é quanto tempo leva para o processo de reabsorção parar e o côndilo se tornar estável? Parece que o tempo pode variar muito de acordo com a carga da articulação, a quantidade de instabilidade oclusal, a capacidade de cura do paciente (adaptabilidade) e os fatores biológicos que são desconhecidos no momento. Certamente, isso é muito mais que 1 mês. Talvez de 6 a 18 meses seja uma suposição mais razoável. O paciente (e os pais, se for o caso) precisa ser orientado sobre o distúrbio de modo que eles sejam informados sobre o seu curso natural, considerações de tempo de tratamento e que todas as perguntas serão respondidas.

É importante que a condição dos côndilos seja avaliada e acompanhada cuidadosamente ao longo do tempo. Portanto, a obtenção de uma tomografia computadorizada de feixe cônico (TCFC) quando a condição for identificada é importante não só para estabelecer o diagnóstico, mas também para avaliar as alterações ao longo do tempo. Essa imagem pode ser comparada às imagens de acompanhamento para determinar a progressão ou adaptação das estruturas.

O principal objetivo da terapia inicial para o tratamento da reabsorção condilar idiopática é reduzir a carga à articulação, permitindo o tempo para que o(s) côndilo(s) se adapte(m) ou

CAPÍTULO 13 Tratamentos de Distúrbios da Articulação Temporomandibular

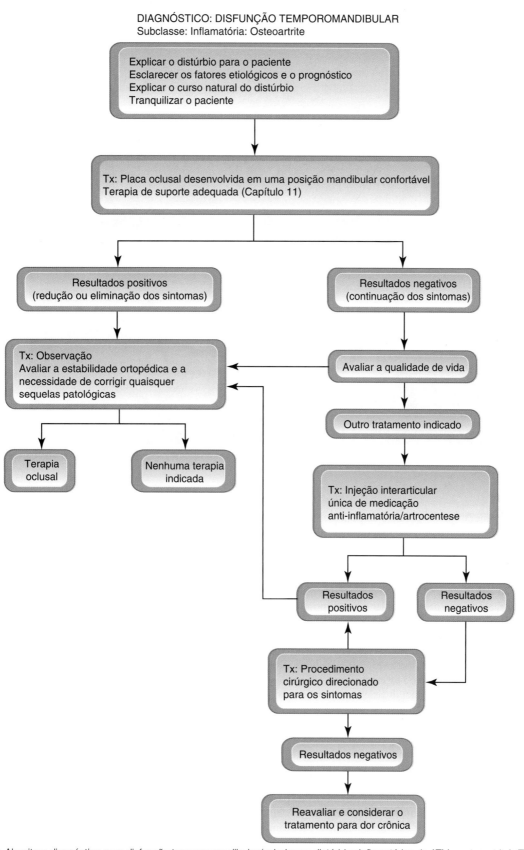

• **Figura 13.33** Algoritmo diagnóstico para disfunção temporomandibular (subclasse: distúrbios inflamatórios da ATM – osteoartrite). *Tx*, tratamento.

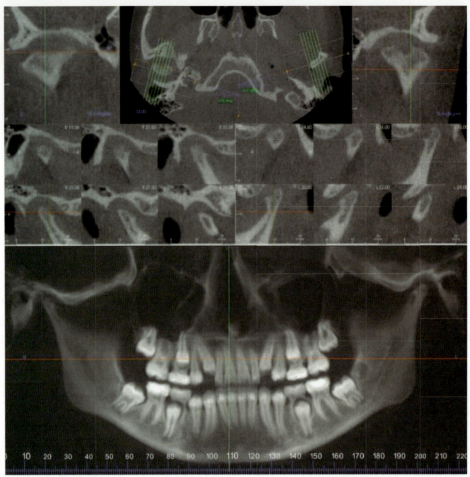

• **Figura 13.34** Esta é uma TCFC de uma menina de 13 anos de idade com reabsorção condilar idiopática. Observa-se a perda significativa de osso condilar.

"esgote(m)". Isso começa com a orientação do paciente em relação à função maxilar apropriada, como mastigar alimentos mais macios, dar pequenas mordidas e mastigação mais lenta. O paciente é orientado nas técnicas ARF descritas no Capítulo 11. Um aparelho de estabilização oclusal rígido deve ser fabricado para o paciente reduzir a carga das articulações. O aparelho deve ser especialmente usado à noite durante o sono para controlar o bruxismo noturno que pode sobrecarregar as articulações. Se o paciente puder controlar as atividades diurnas, ele pode não ser necessário durante o dia.

Tem sido sugerido um protocolo para o tratamento médico da reabsorção condilar idiopática.[271] O conceito é fornecer medicamentos que irão incentivar o metabolismo e a formação óssea. Os autores do artigo sugerem o seguinte regime: doxiciclina administrada a uma dose de 50 mg 2 vezes/dia, 20 mg de piroxicam diariamente, consumo diário de 2,6 a 7,1 g de ácidos graxos ômega-3, 600 mg de cálcio 2 vezes/dia, um multivitamínico com vitaminas C e E, e 4.000 unidades de vitamina D por dia. Eles também sugerem que uma estatina seja incluída neste regime. Para mais informações sobre a justificativa para esse tratamento médico, revise o artigo. Embora essas abordagens sejam lógicas, no momento não há dados para apoiar a eficácia desse protocolo nem de qualquer outro.[272] Mais documentação é necessária, pois os fatores etiológicos precisam ser melhor compreendidos.

É importante monitorar o progresso do paciente ao longo dos próximos 6 a 12 meses quanto a sinais de adaptação ou de qualquer reabsorção condilar continuada. Duas características clínicas devem ser monitoradas: a dor e a estabilidade articular.

Enquanto essas terapias de suporte são aplicadas, espera-se que a condição inflamatória seja resolvida e que a dor seja eliminada. Isso é um bom sinal subjetivo de adaptação, mas não é uma evidência clínica suficiente para avançar com a correção da maloclusão. Evidências de estabilidade articular também são necessárias. Isso pode ser realizado por meio da observação do aparelho de estabilização oclusal ao longo do tempo. Cada vez que o paciente retorna à clínica, os contatos oclusais no aparelho são verificados quanto à consistência. Quando o aparelho é verificado, se apenas os dentes posteriores ocluírem, é possível que a reabsorção ainda continue. Em cada visita, o aparelho deve ser ajustado para entrar em contato completo com a arcada. Com o tempo, quando os côndilos ficarem estáveis, o aparelho irá revelar repetidamente os contatos dentários de toda a arcada, sem necessidade de ajustes. Assim que o paciente for avaliado por vários meses sem alterações nos contatos oclusais, pode-se supor que os côndilos já não estão mais se alterando.

A ausência de dor e a estabilidade oclusal repetida são sinais animadores de que as articulações ficaram estáveis. Entretanto, isso precisa ser verificado com um exame de imagem. Uma TCFC de acompanhamento pode ser útil para confirmar as alterações adaptativas do côndilo. Espera-se observar que as superfícies articulares se tornaram mais lisas e consistentes. Uma cintigrafia óssea (ver Capítulo 9) pode ser considerada para avaliar qualquer atividade metabólica continuada nos côndilos.[268]

Uma vez que tenha sido determinado que as articulações estejam estáveis, as considerações dentárias para corrigir a maloclusão podem começar. O tratamento dentário de escolha depende da gravidade da maloclusão e do desejo do paciente para corrigi-la. Se a maloclusão for ínfima, o paciente pode optar por apenas aceitar o inconveniente. Em muitos casos, no entanto, a maloclusão é significativa e a função adequada não pode ser alcançada. Nesses casos, procedimentos ortodônticos, e até mesmo cirurgia ortognática, podem ser necessários. Condilectomia e reconstruções com enxerto costocondral também podem ser consideradas.[268] Até próteses articulares artificiais completas foram sugeridas.[273]

Considerando que a etiologia da reabsorção condilar idiopática é desconhecida, não é possível garantir ao paciente que o distúrbio não irá reaparecer. A recorrência da dor e da maloclusão não é comum com o protocolo anteriormente descrito sendo mantido, mas não é impossível. O paciente precisa ser informado dessa possibilidade. A única forma de garantir que não haverá nenhuma reabsorção condilar é substituir os côndilos por articulações artificiais. Contudo, este procedimento cirúrgico apresenta grandes riscos e efeitos adversos. É importante informar ao paciente todas as opções, discutindo todos os benefícios e riscos. O paciente bem orientado deve tomar a decisão final sobre o melhor tratamento para ele.

Artrite reumatoide

A artrite reumatoide é um distúrbio sistêmico crônico de etiologia desconhecida. Esta condição produz uma sinovite inflamatória persistente, que leva à destruição das superfícies articulares e osso subarticular.[274-279] Está provavelmente relacionada a um distúrbio autoimune associado a um forte fator genético.[280] Cerca de 50% dos pacientes com artrite reumatoide irão relatar problemas na ATM.[281] Aproximadamente 80% dos pacientes reumáticos com esta condição são soropositivos para o fator reumatoide.[282] Embora não seja conclusivo, esse teste é útil na identificação da artrite reumatoide. Em um estudo radiográfico,[283] dois terços dos pacientes com artrite reumatoide demonstraram alterações erosivas nas ATMs. Pode haver alguma ligação com o início dos sintomas reumatoides e eventos estressantes, como o transtorno de estresse pós-traumático (TEPT).[284]

Tratamento definitivo. Uma vez que a etiologia da artrite reumatoide é desconhecida, não há qualquer tratamento definitivo, apesar de existirem medicamentos destinados a reduzir a resposta inflamatória autoimune. Devido aos possíveis efeitos adversos, esses medicamentos devem ser administrados pelo reumatologista.[285]

Terapia de suporte. A terapia de suporte para a artrite reumatoide é direcionada à redução da dor. Às vezes, uma placa oclusal estabilizadora pode diminuir as forças sobre as superfícies articulares e, assim, diminuir a dor. Isso é especialmente útil quando se suspeita de apertamento ou bruxismo. A artrocentese e os procedimentos artroscópicos podem ser úteis nos sintomas agudos associados à artrite reumatoide.[159,171]

A oclusão dos pacientes com artrite reumatoide deve ser atentamente monitorada, uma vez que a perda acentuada de suporte condilar pode causar grandes alterações oclusais. Um achado comum na artrite reumatoide avançada são os contatos oclusais posteriores mais fortes com o desenvolvimento de uma mordida aberta anterior,[286] que pode comprometer bastante a função do paciente[287] (Figura 13.35). Como a artrite reumatoide geralmente afeta ambas as articulações, a mordida aberta frequentemente é bilateral. A melhoria da oclusão é sempre uma possibilidade, mas o clínico deve ter consciência de que a artrite reumatoide não tem uma etiologia conhecida e frequentemente atravessa períodos de remissão para depois se tornar ativa novamente. Durante um período de remissão, o clínico pode sugerir a restauração da condição oclusal para uma relação ortopedicamente mais estável. Contudo, em algum momento futuro, há uma grande possibilidade de que a

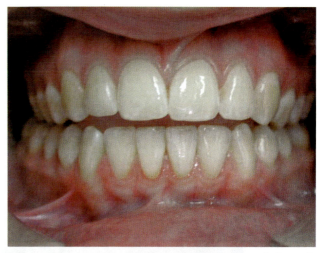

• **Figura 13.35** A artrite reumatoide comumente causa perda óssea significativa e relativamente rápida do osso articular de ambos os côndilos. Com essa perda de suporte posterior para a mandíbula, os dentes posteriores começam a apresentar contatos mais fortes. Esses dentes agem como fulcros através dos quais a mandíbula rotaciona, causando colapso posterior e abertura anterior. O resultado é uma mordida aberta anterior.

condição eventualmente se torne novamente ativa e que mais osso seja perdido. Isso torna o tratamento permanente da maloclusão arriscado e imprevisível (Figura 13.36).

Artrite traumática

Quando o côndilo sofre um macrotraumatismo repentino, uma condição artrítica secundária pode ocorrer.[288,289] Essa condição artrítica traumática pode provocar perda súbita de osso subarticular, levando a uma alteração na condição oclusal.[290] Uma condição similar denominada *necrose avascular* tem sido relatada no quadril, mas até o momento ela ainda não foi bem documentada na ATM.

Tratamento definitivo. Uma vez que o traumatismo pesado é a causa mais comum da artrite traumática, um tratamento definitivo não é possível. O traumatismo não está mais presente. Quando se espera um traumatismo futuro, a mandíbula deve ser protegida (p. ex., protetor bucal para atividades esportivas).

Terapia de suporte. A terapia de suporte começa com repouso. Deve-se diminuir a função mandibular, com a instituição de uma dieta pastosa (pequenas porções e mastigação lenta). Anti-inflamatórios não esteroidais são administrados para reduzir a inflamação. O calor úmido é frequentemente útil. Se os sintomas não forem resolvidos em tempo razoável (7 a 10 dias), pode ser indicada fisioterapia (ultrassom). Uma placa oclusal estabilizadora é indicada se houver aumento da dor durante a oclusão dentária ou se o bruxismo estiver presente.

Embora rara, uma alteração da relação oclusal pode ocorrer quando se perde suporte ósseo significativo. Quando isso ocorre, a terapia dentária pode ser indicada para melhorar a estabilidade ortopédica. A terapia dentária não deve ser iniciada antes da resolução de todos os sintomas. O mapeamento ósseo pode ser útil na determinação da quantidade de atividade óssea na articulação envolvida.

Artrite infecciosa

Ocasionalmente, uma infecção bacteriana pode invadir a ATM.[291,292] A causa mais provável dela é um traumatismo, tal como uma ferida a partir de uma perfuração. Também é possível a disseminação de uma infecção a partir de estruturas adjacentes.

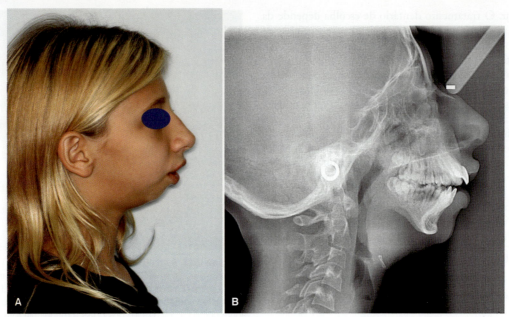

• **Figura 13.36** A artrite reumatoide juvenil pode afetar o côndilo em desenvolvimento. **A.** Esta paciente demonstra uma perda de suporte condilar secundária à artrite reumatoide. **B.** Imagem cefalométrica da paciente. (Cortesia de Dr. Larry Cunningham, University of Kentucky, Lexington, KY.)

Tratamento definitivo. O tratamento definitivo para uma artrite infecciosa é iniciar terapia apropriada com antibióticos para eliminar o organismo invasor. Se a infecção foi disseminada a partir de uma estrutura adjacente, a fonte original da infecção deve ser tratada.

Terapia de suporte. Não se deve enfatizar a terapia de suporte, uma vez que ela desempenha somente uma pequena função no controle do distúrbio. Após o controle da infecção, a terapia de suporte pode ser considerada e deve ser direcionada à manutenção ou ao aumento da amplitude normal de movimento mandibular para evitar fibrose ou adesões pós-infecção. Exercícios passivos e ultrassom podem ser úteis.

Um resumo das considerações sobre tratamento para a artrite infecciosa é apresentado na Figura 13.37.

Artrite psoriásica

A artrite psoriásica é uma condição inflamatória que afeta aproximadamente 6% dos pacientes com psoríase.[293-298] Como a psoríase ocorre em somente 1,2% da população geral, esta não é

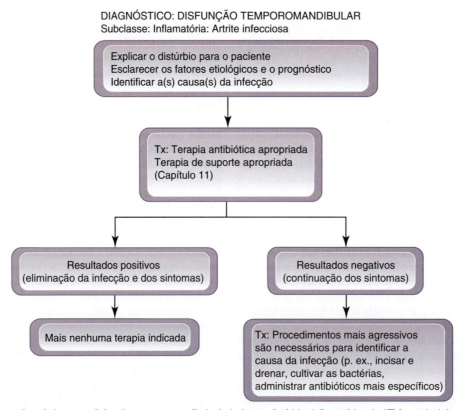

• **Figura 13.37** Algoritmo diagnóstico para disfunção temporomandibular (subclasse: distúrbios inflamatórios da ATM – artrite infecciosa). *Tx*, tratamento.

uma artrite comum da ATM.[299] Pacientes normalmente relatam um histórico de lesões cutâneas causadas pela psoríase, o que ajuda no estabelecimento do diagnóstico. Embora este distúrbio possa se parecer clinicamente com a artrite reumatoide, testes sorológicos para fatores reumatoides (FR) são negativos. As alterações radiográficas associadas à osteoartrose são comuns.[300]

Tratamento definitivo. Devido à etiologia desconhecida da psoríase e da artrite psoriásica, não há tratamento definitivo disponível.

Terapia de suporte. Uma vez que esta condição é um distúrbio sistêmico, o tratamento principal deve ser conduzido por um reumatologista. Quando a ATM está envolvida, algumas terapias de suporte podem ser utilizadas. Frequentemente, os AINEs são úteis. Fisioterapia suave para manter a mobilidade articular é importante, uma vez que a hipomobilidade é uma consequência frequente deste distúrbio. Neste caso, o calor úmido e a terapia com ultrassom podem reduzir os sintomas e aumentar a mobilidade articular.

Hiperuricemia

A hiperuricemia, ou gota, é uma condição artrítica na qual um aumento da concentração de ácido úrico precipita cristais de urato (urato monossódico monoidratado) em certas articulações. As extremidades distais são mais comumente afetadas, sendo o dedão do pé envolvido em 90% dos casos.[301] A gota é primariamente uma condição de homens adultos, que acomete as mulheres somente em 5% dos casos relatados.[293,302] Um fator genético parece estar envolvido no distúrbio. Um teste laboratorial sanguíneo pode ser utilizado para diagnosticar a hiperuricemia.

Tratamento definitivo. Uma vez que o aumento no nível sérico de ácido úrico é o responsável pelos sintomas da gota, o tratamento definitivo é direcionado à redução desse nível. O método mais eficaz pode ser meramente a eliminação de certos alimentos da dieta. Entretanto, como se trata de um problema sistêmico, a gota é geralmente controlada pelo médico do paciente.[303]

Terapia de suporte. Não existe terapia de suporte para gota. O médico do paciente irá tratá-lo de acordo com os fundamentos da profissão.[304,305]

Espondilite anquilosante

Doença inflamatória crônica de causa desconhecida, a espondilite anquilosante afeta primariamente a coluna vertebral. A ATM é envolvida somente em 4% dos casos e tal condição afeta apenas 1% da população geral; portanto, é bastante rara. Ela é mais comum em homens que em mulheres e produz uma rigidez generalizada nas articulações envolvidas. O clínico deve suspeitar de espondilite anquilosante quando um paciente apresenta uma articulação hipomóvel, dolorosa, sem histórico de traumatismo e com queixas de dores no pescoço ou nas costas.[306-310]

Tratamento definitivo. Uma vez que a etiologia da espondilite anquilosante é desconhecida, não há tratamento definitivo no momento.

Terapia de suporte. Uma vez que esta condição é um distúrbio sistêmico, o tratamento principal deve ser conduzido por um reumatologista. Assim como no caso da artrite psoriásica, se a articulação temporomandibular estiver envolvida, algumas terapias de suporte podem ser utilizadas. Frequentemente, os AINEs são úteis. Fisioterapia suave para melhorar a mobilidade articular é indicada, mas deve-se ter cuidado para que não seja agressiva e não venha a aumentar os sintomas. Em alguns casos, calor úmido e terapia com ultrassom também podem ser utilizados.

Distúrbios inflamatórios de estruturas associadas

As estruturas associadas do sistema mastigatório podem inflamar, gerando sintomas dolorosos. Duas delas são os tendões e os ligamentos. A inflamação de ambos está normalmente associada a forças crônicas de alongamento ou de tração. Músculos hiperativos são uma causa frequente de inflamações tendinosas e ligamentares. Há duas condições que as produzem: tendinite temporal e inflamação do ligamento estilomandibular.

Tendinite temporal

O grande músculo temporal em forma de leque insere-se inferiormente no processo coronoide. A hiperatividade crônica deste músculo pode criar uma tendinite (semelhante ao cotovelo de tenista).[311-314] A condição é caracterizada por dor durante a função (mastigação ou bocejo). Outra queixa comum é dor retro-orbital. A palpação intraoral da inserção do ligamento no processo coronoide causa dor significativa; o bloqueio anestésico local dessa área elimina a dor.

Tratamento definitivo. O tratamento definitivo prioriza o repouso muscular. Uma placa oclusal estabilizadora pode ser usada se houver suspeita de apertamento ou bruxismo. A instituição de técnicas de autorregulação física pode ser útil para relaxar o músculo.

Terapia de suporte. Os sintomas dolorosos de uma tendinite temporal devem ser controlados com analgésicos para que qualquer efeito excitatório central seja minimizado. Medicações anti-inflamatórias também são aconselháveis. A fisioterapia (p. ex., ultrassom) pode ser útil e, neste caso, uma injeção de corticosteroide no tendão seguida de repouso será eficaz.

Inflamação do ligamento estilomandibular

A inflamação do ligamento estilomandibular foi descrita por Ernest et al.[312] O principal sintoma é a dor no ângulo da mandíbula, que se irradia para cima em direção ao ouvido e à articulação. A protrusão da mandíbula parece agravar a dor, uma vez que este movimento alonga o ligamento. Uma injeção de anestésico local na região reduzirá significativamente a queixa do paciente.

Tratamento definitivo. Assim como na tendinite temporal, o repouso é o tratamento apropriado. A instituição de técnicas de autorregulação física pode ser útil para relaxar o músculo. Uma placa oclusal estabilizadora provavelmente não terá um efeito positivo, a menos que o paciente relate uma associação entre a dor e a atividade parafuncional.

Terapia de suporte. A terapia de suporte consiste na utilização de analgésicos e medicações anti-inflamatórias. O ultrassom também pode ser de alguma utilidade. Quando os sintomas são persistentes, uma injeção de anestésico local ou corticosteroide na inserção do ligamento no ângulo da mandíbula pode ajudar a resolver a condição.[315]

Considerações gerais quando se trata traumatismo agudo na articulação temporomandibular

Pacientes que apresentam traumatismo agudo na articulação temporomandibular são controlados de maneira diferente daqueles com condições crônicas. É importante que o exame inicial avalie qualquer dano ao tecido mole e duro. Lesão ao tecido duro, como fratura maxilar ou mandibular, incluindo fratura condilar, irá geralmente produzir maloclusão aguda significativa, assim como uma trajetória de abertura de boca alterada (deflexão). Devem ser feitas radiografias após traumatismo significativo para se determinarem os danos às estruturas ósseas e aos dentes. As fraturas dos ossos ou dentes devem ser imediatamente identificadas para que o tratamento apropriado seja iniciado.

Uma vez que os tecidos duros tenham sido examinados e inicialmente controlados, os tecidos moles da articulação devem ser avaliados. A complexidade do tratamento de lesões de tecidos moles aumenta gradativamente em função da gravidade dos sintomas. Se não existir alteração significativa na amplitude de movimento e houver pouca dor, o paciente simplesmente é orientado a diminuir o uso da mandíbula, iniciar uma dieta pastosa e geralmente repousar o maxilar por 2 semanas. Os pacientes devem ser orientados a não mascar chicletes e a reduzir as atividades parafuncionais, quando possível. São instruídos a retornar ao consultório se houver qualquer aumento na dor e é marcada uma consulta de reavaliação após 2 semanas.

Pacientes com dor significativa e diminuição acentuada na amplitude de movimento devem ser atenciosamente avaliados para qualquer maloclusão aguda. Se esta não for observada, o tratamento deve incluir analgésicos leves para dor e fisioterapia no local de dor. Nas primeiras 24 a 36 h após o traumatismo, pode-se colocar gelo repetidamente sobre a articulação durante 5 min em intervalos de 15 min. Após 1 ou 2 dias, o gelo é interrompido e deve-se aplicar calor úmido repetidamente durante o dia. A função deve ser restringida a limites indolores para não iniciar efeitos excitatórios centrais.

Pacientes que apresentam dor significativa e maloclusão aguda talvez devam receber tratamento adicional. Conforme discutido, o traumatismo agudo aos tecidos retrodiscais pode levar a um edema, o que desloca temporariamente o côndilo ligeiramente à frente da posição musculoesqueleticamente estável. Isso produz uma desoclusão dos dentes posteriores ipsilaterais. Quando o paciente tenta ocluir os dentes posteriores, a dor surge à medida que se aplica força sobre os tecidos retrodiscais doloridos. Uma placa oclusal estabilizadora seria apropriada para tal paciente com o objetivo de impedir que o côndilo exerça carga sobre os tecidos retrodiscais durante a cicatrização. Isso é especialmente válido se houver bruxismo. A placa oclusal estabilizadora é confeccionada em uma posição de fechamento confortável para o paciente, e não necessariamente na posição condilar musculoesqueleticamente estável. Com a resolução dos sintomas agudos, os tecidos retrodiscais retornarão ao normal, permitindo que o côndilo retome a posição musculoesqueleticamente estável. À medida que isso ocorre, o clínico deverá ajustar a placa para obtenção de uma adaptação adequada.

Com a resolução da dor, o paciente deve ser reavaliado em relação a qualquer sintoma residual. O movimento articular deve ser reiniciado o mais cedo possível para evitar adesões fibrosas. Alterações residuais no complexo côndilo-disco devem ser avaliadas. Se um distúrbio de desarranjo de disco estiver presente, deve-se tratá-lo como descrito anteriormente.

◆ Relatos de casos

◆ Caso 1

Histórico. Um corretor de seguros de 27 anos de idade procurou o consultório odontológico queixando-se de um estalido na ATM direita durante a abertura da boca. Ele relatou que o ruído articular iniciou-se 2 dias após a remoção dos terceiros molares (sob anestesia geral), 3 semanas antes. Houve uma dor relativamente leve (avaliada em 3 de 10), mas o paciente apresentava função normal. A dor não era agravada pela função da mandíbula.

Exame. O estalido único ocorria na ATM direita em uma distância interincisal de 4 mm de abertura imediatamente após apertamento. O exame dos músculos e da articulação não revelou qualquer dor ou sensibilidade, exceto quando a abertura de boca alcançava o ponto do estalido. Nesse momento, ele sentia uma leve dor. Quando mordia um palito de madeira entre os dentes posteriores, o ruído era eliminado. O exame oclusal revelou uma dentição saudável, sem ausências de dentes ou cáries. Houve um deslize de 0,5 mm entre relação cêntrica (RC) e posição de intercuspidação (PIC) com guia anterior. Uma radiografia panorâmica revelou cicatrização normal dos locais de extração dos terceiros molares e nenhuma outra anormalidade. Nenhum outro achado significativo foi encontrado no exame clínico.

Diagnóstico. Deslocamento de disco com redução secundária ao traumatismo agudo ocorrido durante a intubação ou extração dos terceiros molares.

Tratamento. Uma placa de posicionamento anterior, que aumentou a dimensão vertical em 1 mm e reposicionou a mandíbula aproximadamente 1 mm anteriormente, foi confeccionada. Nessa posição, o estalido desaparecia. O paciente foi instruído a usar a placa à noite durante o sono e, durante o dia, somente se necessário para reduzir a dor. Após 8 semanas, o paciente relatou que o estalido havia quase desaparecido e ocorria somente durante a mastigação intensa. O paciente foi informado de que esse estalido residual poderia ter estado sempre presente. Ele pareceu não se preocupar. O uso da placa foi reduzido gradativamente. Na consulta regular de acompanhamento após 6 meses, o paciente não relatou mais a dor e sentia o estalido apenas ocasionalmente.

◆ Caso 2

Histórico. Uma secretária de 32 anos de idade queixava-se de sensibilidade e ruídos na ATM direita. Ela também informou rigidez muscular generalizada na face, com sensibilidade ocasional. A intensidade da sua dor variou de 2 a 4 em 10. As queixas articulares estiveram presentes durante 4 dias e eram recorrentes a cada 2 meses. O histórico não revelou traumatismo ou tratamento prévio aos episódios anteriores. Parecia haver uma relação entre a recidiva dos sintomas articulares e uma carga de trabalho estressante associada a prazos de fechamento em meses alternados.

Exame. O exame clínico revelou um estalido único na ATM direita aos 3 mm de abertura. A articulação estava sensível à palpação (grau 1). A articulação esquerda estava assintomática. O exame também revelou que os músculos masseter direito e temporais direito e esquerdo estavam sensíveis (grau 1). O masseter esquerdo, esternocleidomastóideo esquerdo e músculos posteriores do pescoço estavam doloridos (grau 2). O músculo pterigóideo lateral direito também estava dolorido à manipulação funcional (grau 2). O exame oclusal revelou uma dentição saudável, com desgaste moderado dos caninos e dentes posteriores. Não havia ausência de dentes ou cáries; nem doença periodontal significativa. A radiografia panorâmica estava dentro dos limites normais. Não foi observado outro achado significativo ao exame clínico.

Diagnóstico. Primário: deslocamento de disco com redução; secundário: mialgia local.

Ambos os diagnósticos estavam relacionados à atividade parafuncional associada ao aumento do estresse emocional.

Tratamento. A relação da carga de trabalho intensa, estresse emocional e atividade parafuncional, assim como os sintomas, foram discutidos com a paciente. Foram sugeridos padrões de trabalho alternados para aliviar os picos de carga no ambiente profissional. Foram iniciadas técnicas de autorregulação física e a paciente foi instruída a gastar pelo menos 20 min/dia desenvolvendo tais habilidades. Um aparelho de estabilização oclusal foi fabricado e eliminou o ruído da articulação. A paciente foi instruída a usar a placa enquanto dormia e, durante o dia, apenas se necessário para diminuir a dor. Após 1 semana, ela relatou cerca de 50% de redução dos sintomas. Depois de 2 semanas, os sintomas haviam diminuído para apenas 2 em 10 na escala de dor. Uma semana mais tarde, todos os sintomas já haviam desaparecido. A paciente parou de usar a placa, mas continuou a desenvolver as habilidades de autorregulação física. Ela deveria usar essas habilidades para reduzir os sintomas, caso os sintomas retornassem em algum momento no futuro. Se os sintomas não fossem imediatamente reduzidos, a terapia com a placa deveria ser restabelecida. Durante a consulta regular de acompanhamento após 6 meses, a paciente relatou dois episódios, que foram controlados com sucesso por meio das habilidades de autorregulação física. A paciente relatou ruídos articulares ocasionais, porém, sem a presença de dor.

◆ Caso 3

Histórico. Uma dona de casa de 42 anos de idade procurou o consultório odontológico com dor e ruídos na ATM esquerda. Associada aos sintomas, havia uma dor muscular ocasional. O seu nível de dor era de cerca de 5 em uma escala de 10, com variações até 8. Os sintomas começaram há cerca de 10 meses e tinham se tornado progressivamente piores. Ela comentou que não conseguia mais abrir a boca sem "estalar" a articulação esquerda. Era incapaz de associar qualquer evento específico ao início dos sintomas. Contudo, quando bocejava, a dor e o estalo aumentavam por várias horas.

Exame. O exame clínico revelou um estalido recíproco na ATM esquerda. O estalido inicial ocorreu a 10 mm da abertura e o de fechamento, a 5 mm. A espessura mínima de dois palitos de madeira entre os dentes posteriores eliminou os ruídos articulares. A ATM esquerda estava sensível à palpação (grau 1), especialmente durante os movimentos que acentuavam os ruídos. A articulação direita estava assintomática. Não houve qualquer achado inesperado na radiografia panorâmica em relação à forma e ao contorno gerais das ATMs. O exame clínico revelou sensibilidade muscular nos masseteres direito e esquerdo, temporal esquerdo e esternocleidomastóideo esquerdo (todos com grau 1). O músculo pterigóideo lateral esquerdo estava dolorido à manipulação funcional (grau 2). O exame oclusal revelou uma dentição saudável, sem qualquer sinal de doença dentária. Nenhum outro achado significativo foi identificado ao exame clínico.

Diagnóstico. Deslocamento do disco com redução na ATM esquerda.

Tratamento. Foi confeccionada uma placa de posicionamento anterior que posicionou a mandíbula anteriormente o suficiente para eliminar o estalido recíproco na ATM esquerda. A paciente foi instruída a usar a placa enquanto dormia e, durante o dia, somente se preciso para o alívio da dor. Ela também foi orientada a restringir os movimentos mandibulares a limites indolores. A paciente foi orientada a tomar 600 mg de ibuprofeno 3 vezes/dia, durante as refeições, por 1 semana, e depois voltar para a clínica. Ela retornou após 1 semana relatando que a articulação não havia mais "estalado", mas precisava usar a placa por um período de tempo considerável durante o dia. Ela foi orientada a usar a placa apenas à noite. Após 9 semanas de terapia, ela não relatou mais dor articular, embora houvesse um estalido residual. Após 3 meses, o estalido havia diminuído, mas ainda estava presente. Ela foi informada de que esse ruído articular provavelmente era permanente, mas que provavelmente a dor não deveria retornar. Ela foi instruída a usar a placa somente à noite e entrar em contato se a dor retornasse.

◆ Caso 4

Histórico. Um trabalhador de uma fábrica, de 48 anos de idade, apresentou-se no consultório odontológico com queixa de ruídos na ATM direita. O estalido estava presente há 15 anos e nunca havia causado qualquer dor ou desconforto. Ele decidiu procurar o consultório depois de ler um artigo no jornal descrevendo o tratamento para esse problema.

Exame. O exame clínico revelou um estalido único na ATM direita aos 31 mm de abertura de boca sem dor ou sensibilidade associada. O estalido não podia ser eliminado com a colocação de dois palitos de madeira bilateralmente entre os dentes posteriores. Uma radiografia panorâmica revelou que não havia quaisquer modificações ósseas incomuns. O exame clínico para dor muscular foi negativo. O exame oclusal revelou uma dentição natural completa na arcada superior, estando todos os dentes em boas condições. Três molares ausentes na arcada inferior haviam sido adequadamente reabilitados por meio de uma prótese parcial removível dentossuportada. Havia um desvio anterior de 1,5 mm entre a RC e a PIC. Um desgaste dentário leve a moderado era evidente nos dentes anteriores e posteriores. Não foi observado outro achado significativo no histórico ou ao exame clínico.

Diagnóstico. Deslocamento de disco com redução cronicamente adaptado.

Tratamento. O histórico e o exame revelaram que esse deslocamento era crônico e assintomático. Não havia indícios de um distúrbio progressivo. Na verdade, havia evidência de que os tecidos articulares haviam se adaptado fisiologicamente à condição. Nenhum tratamento definitivo foi, portanto, indicado para esse paciente. Ele foi orientado sobre a causa do estalido e dispensado com a instrução de que, se os ruídos articulares se alterassem ou se tornassem dolorosos, ele retornasse para avaliação.

◆ Caso 5

Histórico. Uma operadora de telefonia de 27 anos de idade reclamou de travamento da mandíbula. Ela relatou que, durante os últimos 2,5 meses, sua ATM direita estava fazendo sons e que, de vez em quando, sentia como se ela fosse ficar "presa.". Ela afirmou que, desde o dia anterior, após um episódio de apertamento, não conseguiu abrir a boca completamente. Sua mandíbula agora estava travada e os sons não eram mais presentes. Essa era a primeira vez que sua mandíbula havia realmente travado. Ela relatava pouca dor (1/10), a não ser quando tentava abrir bem a boca (5/10). Naquele momento, havia dor à frente do ouvido direito.

Exame. O exame clínico revelou sensibilidade na ATM direita (grau 1) e nenhum sintoma associado à articulação esquerda. Não havia ruídos nas articulações. A abertura interincisal máxima da paciente era de 28 mm, com uma sensação terminal rígida. Ela apresentava uma amplitude normal de movimento lateral para o lado direito (12 mm), mas o movimento lateral esquerdo estava limitado a 4 mm e gerava dor no lado direito. O exame clínico dos músculos foi negativo, exceto por uma sensibilidade no masseter direito (grau 1). A paciente apresentava uma dentição natural completa e em bom estado. Embora a condição oclusal parecesse clinicamente normal, a paciente reclamava que "os dentes de trás pareciam não morder direito". Uma radiografia panorâmica estava dentro dos parâmetros normais, com a anatomia da ATM preservada. Não foi observado outro achado significativo no exame clínico.

Diagnóstico. Deslocamento de disco sem redução secundário à atividade parafuncional.

Tratamento. Foi dada uma explicação sobre o distúrbio e o tratamento apropriado à paciente. Uma vez que o deslocamento de disco havia ocorrido somente há 2 dias, foi feita uma tentativa de reposição manual do disco. A manipulação foi feita com sucesso, mas, logo após o fechamento, o deslocamento de disco ocorreu novamente. Foi confeccionada, então, uma placa de posicionamento anterior, posicionando a mandíbula aproximadamente a 3 mm anteriormente à PIC. A mandíbula foi manipulada mais uma vez e o disco de novo reduzido com sucesso. A placa foi imediatamente posicionada e a paciente fechou a boca na posição anterior conforme determinado pela placa. Movimentos repetidos de abertura e fechamento de boca nessa posição não deslocaram o disco. A paciente foi então instruída a usar a placa de modo contínuo por 2 a 3 dias, removendo-a somente para higiene oral. Após esse período, foi dito à paciente para passar a remover a placa durante 1 a 2 h diárias, aumentando 1 a 2 h a cada dia, até que ela fosse usada somente durante o período noturno. A paciente foi reagendada para retornar ao consultório após 1 semana para uma consulta de acompanhamento.

Quando a paciente retornou, 1 semana depois, ela relatou que a mandíbula não havia mais travado, mas ainda sentia um pouco de dor muscular. Os músculos temporal e masseter estavam sensíveis bilateralmente (grau 1). Foram prescritos analgésicos, juntamente com técnicas simples de autorregulação física. A paciente foi instruída a continuar reduzindo o uso da placa até usá-la somente durante a noite, permitindo que a mandíbula assumisse a sua posição pré-deslocamento. Após 2 semanas, ela relatou uma sensação de conforto, sem recidiva do deslocamento. Durante as 4 semanas seguintes, a articulação não travou, mas a paciente afirmou que a ATM direita estava "rígida" e que ela estava consciente de estar novamente fazendo apertamento. Ela relacionou o fato ao estresse no trabalho. A placa foi convertida em uma placa oclusal estabilizadora para bruxismo noturno. Foi dito a ela que deveria usar a placa durante o sono, mas que também poderia usá-la durante o dia em momentos de grande estresse e atividade parafuncional diurna. Foram fornecidas e explicadas estratégias de autorregulação física.

Na consulta após 1 ano, a paciente relatou estar usando a placa ocasionalmente quando seus músculos ou articulação começavam a ficar rígidos. Não havia recidiva do travamento articular. A paciente relatou uma redução geral do problema desde que trocou de trabalho, há 3 meses.

◆ Caso 6

Histórico. Um executivo de 31 anos de idade procurou o consultório odontológico queixando-se de rigidez (dor 1/10) e estalido ocasional da ATM esquerda. Os sintomas começaram logo após a instalação de uma prótese parcial fixa de seis elementos na região anterior da maxila, 6 dias antes. Ele afirmou que sua oclusão nunca foi confortável, mas agora os sintomas articulares estavam tornando a função mais difícil. Não havia histórico prévio desse tipo de problema ou de algum desconforto articular.

Exame. O exame clínico revelou sensibilidade nos músculos temporais esquerdos e direitos e no masseter esquerdo (grau 1). A área do pterigóideo lateral esquerdo também estava dolorida à manipulação funcional (grau 2). O exame também revelou sensibilidade na ATM esquerda (grau 1) e um único estalido nessa articulação aos 4 mm de abertura. O exame oclusal revelou contatos oclusais posteriores relativamente estáveis e guia anterior adequada quando o paciente foi examinado na posição reclinada na cadeira odontológica. Contudo, quando o paciente foi colocado em posição vertical (posição alerta de alimentação), contatos oclusais mais fortes estavam presentes na prótese parcial fixa anterior recém-colocada, que impossibilitava contatos oclusais posteriores estáveis. Esses contatos se encontravam nas vertentes das fossas linguais das coroas superiores, que forçavam a mandíbula para uma posição mais posterior. Não havia sintomas na articulação direita. As radiografias não revelaram achados funcionais incomuns ou alterações das superfícies articulares. Não foi observado outro achado significativo no histórico ou no exame clínico.

Diagnóstico. Deslocamento de disco com redução secundário ao contato oclusal forte que deslocava a mandíbula posteriormente.

Tratamento. Os contatos oclusais fortes na nova prótese fixa de seis elementos foram reduzidos até o restabelecimento de contatos oclusais posteriores estáveis. A oclusão foi ajustada para ocluir principalmente nos dentes posteriores e apenas levemente nos dentes anteriores na posição ereta. As guias de desoclusão excêntricas foram reavaliadas e levemente ajustadas para assegurar a desoclusão dos dentes posteriores durante os movimentos excêntricos. O paciente foi orientado a retornar ao consultório após 1 semana para uma avaliação. Nessa visita, ele relatou que, no dia seguinte, o estalido, juntamente com quase toda a sensibilidade muscular, havia desaparecido. Não havia recidiva do distúrbio na consulta de acompanhamento após 6 meses.

◆ Caso 7

Histórico. Um vendedor de 42 anos de idade procurou o consultório odontológico para a restauração de vários dentes posteriores. Imediatamente após a remoção do lençol de borracha, o paciente não conseguiu fechar a boca. Ele tentou repetidamente fechar a boca e, a cada fracasso, aumentavam o desconforto e a frustração. Ele havia relatado anteriormente que, quando abria muito a boca, a articulação normalmente hesitava e pulava para a frente, mas não havia dor associada a esse movimento ou qualquer histórico prévio de travamento.

Exame. O exame clínico revelou que a mandíbula parecia estar posicionada anteriormente e aberta, com uma separação interincisal de aproximadamente 35 mm. O exame oclusal revelou que os dentes posteriores estavam relativamente próximos aos antagonistas, enquanto os anteriores, não. Os movimentos excêntricos eram praticamente impossíveis de serem executados.

Diagnóstico. Luxação secundária a uma abertura de boca exagerada durante uma consulta odontológica longa.

Tratamento. Primeiro foi solicitado ao paciente que abrisse ainda mais a boca, enquanto se aplicava uma pressão leve no queixo em direção posterior. Essa manipulação não resolveu o deslocamento. Os polegares do dentista foram enrolados em gaze e os demais dedos foram usados para segurar a mandíbula. Força firme, mas controlada, foi aplicada sobre os segundos molares, levando o côndilo para longe da fossa. Logo que esta força de distração inferior foi aplicada, a mandíbula imediatamente reduziu-se e a oclusão foi restabelecida. O paciente foi acalmado com uma explicação sobre o problema. Uma vez que havia relatado um histórico de subluxação, ele foi instruído a manter a função normal dentro de limites que não causassem essa condição. Todos os procedimentos envolvendo abertura ampla da boca deveriam ser desencorajados, quando possível. Foi sugerido cortar os alimentos em pedaços pequenos, que exigissem abertura mínima. Foi solicitado ao paciente que retornasse ao consultório em caso de recidiva. Nenhuma recidiva foi relatada nas consultas de acompanhamento após 6 meses e 1 ano.

◆ Caso 8

Histórico. Um estudante do ensino médio de 17 anos de idade apresentou-se no consultório odontológico com dor intensa na ATM esquerda. Ele esteve envolvido em um acidente de carro

4 dias antes e sua cabeça havia batido no painel do carro. Ele sofreu vários cortes na bochecha, ao redor dos olhos e no queixo. Ele foi atendido em um hospital de emergência para tratamento desses ferimentos e liberado em seguida. Um dia após o acidente, sua ATM esquerda estava sensível e foi aos poucos se tornando mais dolorida a cada dia. No momento da consulta, a dor era constante, em uma intensidade de 7/10, e se acentuava com o movimento mandibular. Ele não havia apresentado sintomas nessa articulação antes do acidente.

Exame. O exame clínico revelou uma articulação esquerda extremamente dolorosa (grau 3). A articulação direita estava assintomática. Não existia ruído ou edema perceptível na região da articulação. A distância interincisal sem dor ao abrir a boca era de apenas 22 mm. A abertura máxima era de 45 mm. O exame muscular mostrou sensibilidade no masseter esquerdo e nos temporais direito e esquerdo (grau 1). O exame intraoral revelou uma dentição completa e saudável, sem doença dentária evidente. Nenhuma evidência de traumatismo estava presente em qualquer dente. A condição oclusal encontrava-se dentro dos limites normais e o paciente relatou que podia morder com seus dentes posteriores sem sentir dor. Radiografias panorâmica e posteroanterior (PA) não identificaram qualquer evidência de fratura condilar. Não foi observado outro achado significativo no histórico ou exame clínico.

Diagnóstico. Capsulite secundária ao traumatismo extrínseco.

Tratamento. O paciente foi instruído a restringir todos os movimentos mandibulares a limites indolores e se alimentar apenas com dieta pastosa. Analgésicos administrados de maneira regular foram prescritos para controlar a dor. Ele foi encorajado a aplicar calor úmido na área articular dolorida por 10 a 15 min, 4 a 6 vezes/dia. Uma vez que não havia evidência de atividade parafuncional, a terapia com placa não foi instituída. Foi solicitado ao paciente que retornasse em 3 dias, quando ele relatou que a dor havia diminuído, mas ainda estava presente em um nível significativo (4/10). Ele comentou que o calor ajudava consideravelmente. O paciente foi encaminhado a um fisioterapeuta, que fez uso do ultrassom 3 vezes/semana durante 2 semanas. Depois de 1 semana, o paciente relatou que a maior parte da dor havia sido resolvida (1/10). Após mais 1 semana de terapia, ele não apresentava mais dor e era capaz de reassumir a função normal. Durante as consultas de acompanhamento, ele relatou que não havia recidiva dos sintomas.

◆ Caso 9

Histórico. Uma estudante universitária de 23 anos de idade relatou dor intensa na ATM direita que havia começado 2 dias antes, após uma queda da bicicleta na qual ela bateu o queixo na calçada. A paciente relatou que a intensidade da dor era de 5/10 e que aumentava quando ela movimentava a mandíbula. Ela também afirmou que sua mordida havia mudado e que qualquer tentativa de forçar a volta dos dentes para a mordida antiga era muito dolorosa. Ela não havia histórico prévio de qualquer tipo de dor nessa articulação. Contudo, já havia ouvido ruídos na articulação esquerda.

Exame. O exame clínico revelou dor na ATM direita (grau 2) e nenhuma sensibilidade na esquerda (grau 1). Não havia ruídos notáveis em qualquer uma das articulações. A máxima abertura interincisal confortável foi de 17 mm, com uma abertura máxima de 41 mm. O exame muscular revelou alguma sensibilidade do temporal direito (grau 1). O exame oclusal apontou uma dentição relativamente saudável, com restaurações em bom estado. Não havia dentes ausentes e o suporte posterior parecia estar estável. A dor aumentava na ATM direita com a manipulação para a posição musculoesqueleticamente estável. Quando se pedia à paciente que apertasse os dentes posteriores, a dor aumentava significativamente. Quando se colocava um palito de madeira entre os dentes posteriores no lado direito, o apertamento não causava dor. Contudo, quando o palito de madeira era colocado no lado esquerdo e se solicitava à paciente que fizesse o apertamento, ela sentia uma dor significativa na área da ATM direita. Uma tomografia computadorizada de feixe cônico não revelou qualquer evidência de fratura do côndilo e as superfícies subarticulares pareciam normais. Não foi observado outro achado significativo no histórico ou exame clínico.

Diagnóstico. Retrodiscite secundária ao traumatismo extrínseco.

Tratamento. A paciente foi instruída a restringir todos os movimentos mandibulares a limites indolores e a iniciar uma dieta pastosa. Foram sugeridos analgésicos para controlar a dor. A termoterapia foi instituída 4 a 6 vezes/dia. A paciente retornou 5 dias depois, relatando que a dor ainda estava presente (4/10) e mais grave ao acordar pela manhã (8/10). O exame da musculatura e articulações revelou, então, que outros músculos se tornaram sensíveis à palpação: os masseteres esquerdo e direito, o temporal direito, o occipital e o esternocleidomastóideo direito (todos com grau 1). Foi considerado naquele momento que a atividade parafuncional era um fator coexistente e estava influenciando a evolução da retrodiscite.

Confeccionou-se uma placa oclusal em posição mandibular confortável e a paciente foi orientada a usá-la durante o sono ou em qualquer momento em que notasse apertamento ou bruxismo. Foram fornecidas técnicas de autorregulação física à paciente e ela foi encorajada a utilizá-las diariamente. Um tratamento com AINEs (600 mg de ibuprofeno 3 vezes/dia) com horários regulados também foi iniciado. A paciente retornou em 1 semana e relatou redução de 50% dos sintomas. Manteve-se a mesma terapia e, após 1 semana, ela não apresentava mais sintomas. A paciente foi encorajada a continuar usando a placa à noite por mais 4 semanas para promover a completa cicatrização dos tecidos retrodiscais. Após esse período, a terapia com placa não foi mais necessária. A paciente não relatou recidiva dos sintomas durante a consulta de acompanhamento, 1 ano depois.

◆ Caso 10

Histórico. Uma dona de casa de 34 anos de idade foi ao consultório odontológico com dor na ATM direita. Ela relatou que essa articulação vinha apresentando estalidos há vários anos, mas há aproximadamente 2 meses ficou "travada". No consultório, ela não conseguia abrir completamente a boca. A paciente relatou que inicialmente não havia dor, a menos que tentasse forçar a abertura de boca. Durante o último mês, ela havia observado o aumento da dor (4/10).

Exame. O exame clínico mostrou uma abertura máxima interincisal confortável de 25 mm e uma abertura máxima de 27 mm. A paciente foi capaz de movimentar a mandíbula normalmente na direção lateral direita, mas o movimento foi gravemente restringido na lateralidade esquerda. O exame muscular mostrou sensibilidade nos músculos temporais direito e esquerdo e masseteres direito e esquerdo (grau 1). O exame oclusal, por sua vez, revelou diversos dentes posteriores ausentes, com considerável inclinação dos molares e pré-molares remanescentes. Os dentes anteriores apresentavam sinais de contatos oclusais fortes. Quando era solicitado para que a paciente apertasse os dentes posteriores, a dor na articulação direita aparecia. O ato de morder um palito de madeira não acentuava a dor, mas sim a aliviava. Radiografias panorâmicas em posição de abertura e fechamento revelaram movimento limitado da articulação direita. As superfícies articulares de ambas as articulações pareciam normais. Não foi observado outro achado significativo no histórico ou exame clínico.

Diagnóstico. Deslocamento anterior do disco sem redução da ATM direita com retrodiscite associada.

Tratamento. Inicialmente, foi confeccionada uma placa oclusal estabilizadora, mas logo constatou-se que esta não era capaz de reduzir a dor da ATM associada ao apertamento. A placa foi então convertida em uma de posicionamento anterior, capaz de trazer o côndilo ligeiramente para a frente, liberando os tecidos retrodiscais (somente 1 a 2 mm para a frente). Isso eliminou quase imediatamente a dor da paciente. Após 8 semanas de uso da placa à noite e ocasionalmente de dia, ela relatou que os sintomas desapareceram. Foi solicitado nesse momento à paciente que reduzisse o uso da placa, mas, quando ela o fez, a dor retornou do lado direito (3/10). A placa foi convertida novamente, agora para uma do tipo estabilizador, sendo a paciente instruída a utilizá-la à noite e, durante o dia, conforme a necessidade de controle da dor. Nas 4 semanas seguintes, ela não relatou dor, mas tinha que usar a placa durante a maior parte do tempo. A posição musculoesqueleticamente estável foi localizada por meio da técnica de manipulação bilateral, o que não revelou instabilidade ortopédica. Após outras 4 semanas de terapia com a placa, a paciente ainda relatava a necessidade de usar a placa toda noite. As considerações e opções de tratamento foram explicadas à paciente e optou-se pela artrocentese. Esta foi realizada e, durante as 3 semanas seguintes, a paciente relatou redução significativa da dor. No decorrer do ano seguinte, a paciente relatou dois episódios de sensibilidade articular, resolvidos com dieta pastosa, técnicas de autorregulação física e uso noturno da placa.

◆ Caso 11

Histórico. Uma professora universitária de 47 anos de idade veio ao consultório odontológico queixando-se de dor crônica na ATM direita. Ela era capaz de localizar a dor posicionando seu dedo sobre a região distal do côndilo direito. A dor estava presente há 6 semanas e parecia piorar cada vez mais (5/10). Nunca ficava ausente, embora apresentando menor intensidade pela manhã, e se agravava ao longo do dia. A paciente tinha consciência de um ruído na ATM direita. O movimento acentuava a dor. Na anamnese, descobriu-se que a ATM direita havia ficado "travada" há 9 ou 10 meses e somente recentemente a paciente havia começado a recuperar uma abertura de boca mais normal. Ela comentou que sua abertura máxima ainda estava limitada comparada à que apresentava há 1 ano.

Exame. O exame clínico revelou dor na ATM direita (grau 2), acentuada com o movimento (grau 3). A articulação esquerda estava levemente sensível à palpação durante a função (grau 1). A paciente sentia dor aos 20 mm de abertura interincisal, mas podia abrir até 36 mm. Durante a abertura, havia um desvio da linha média para o lado direito. Notava-se uma crepitação definida na ATM direita. O exame da musculatura revelou sensibilidade dos masseteres esquerdo e direito, temporais esquerdo e direito e esternocleidomastóideo esquerdo (grau 1). O exame oclusal, por sua vez, mostrou um molar ausente em cada quadrante posterior, reabilitado por meio de prótese parcial fixa. A prótese havia sido originalmente confeccionada para desenvolver a RC coincidente com a PIC. Entretanto, foi observado que, na posição ereta (alerta de alimentação), os dentes anteriores apresentavam um contato mais forte que os posteriores. Estabeleceu-se, então, uma guia adequada para os dentes anteriores durante o movimento excêntrico. As próteses parciais fixas estavam presentes por pouco mais de 1 ano. Uma radiografia panorâmica revelou uma alteração nas superfícies subarticulares no côndilo direito consistente com osteoartrite. Uma tomografia computadorizada de feixe cônico confirmou a presença de alterações osteoartríticas no côndilo direito. Não foi relatado antecedente de qualquer condição artrítica sistêmica e nenhum outro achado significativo estava evidente no histórico ou no exame oclusal.

Diagnóstico. Primário: osteoartrite secundária a deslocamento anterior funcional do disco sem redução; secundário: cocontração protetora e mialgia local secundária à dor articular crônica.

Tratamento. A paciente foi informada da causa e do prognóstico da osteoartrite. Foi dito a ela que a doença frequentemente é autolimitante, mas que o curso dos sintomas pode durar de 8 a 12 meses. Enfatizou-se que a terapia conservadora geralmente obtém sucesso no controle da dor e ajuda a limitar o processo inflamatório.

Foi confeccionada uma placa oclusal estabilizadora que teve seu conforto testado. Na posição alerta de alimentação, ela aliviava as forças sobre os dentes anteriores. Enquanto usava a placa, a paciente podia fazer apertamento sem sentir dor. Ela devia usá-la durante o sono e, de dia, caso necessário aliviar a dor. A paciente também foi instruída a restringir o movimento mandibular a limites indolores e iniciar uma dieta pastosa. A paciente foi instruída sobre as técnicas de autorregulação física e ela foi encorajada e utilizá-las diariamente. Foram prescritas medicações analgésica e anti-inflamatória para uso regular durante 4 semanas. Foi recomendada, ainda, termoterapia várias vezes ao dia.

Uma vez que se suspeitava dos contatos dentários anteriores fortes na posição alerta de alimentação como fator etiológico que levava ao deslocamento do disco sem redução, estes contatos foram reduzidos, o que permitiu que os dentes posteriores ocluíssem de maneira adequada. A paciente retornou após 1 semana, relatando uma diminuição considerável na dor (agora em 2/10). A mesma terapia foi continuada, e ela iniciou os exercícios passivos dentro de limites indolores para manter uma amplitude normal de movimento. A paciente queixava-se de uma amplitude muito limitada de movimento indolor, mas foi esclarecido que, com o tempo, isso mudaria. A terapia prosseguiu por 1 mês e ela retornou ao consultório. Em sua volta, havia somente dor ocasional e geralmente associada a movimentos extensos. A paciente foi encorajada a manter o tratamento, e este foi continuado. Após 6 meses, ela não apresentava mais dor e havia recuperado uma abertura de boca confortável de 39 mm.

Um ano após a consulta inicial, uma segunda radiografia panorâmica revelou que a forma do côndilo continuava a mesma da radiografia pré-tratamento. Como os sintomas haviam diminuído 6 meses antes, supôs-se que o côndilo havia sofrido uma remodelação progressiva para uma fase de osteoartrose.

◆ Caso 12

Histórico. Um comerciante de 55 anos de idade procurou o consultório odontológico reclamando de dor bilateral na ATM (6/10) relativamente constante por 2 semanas e acentuada pelo movimento. Ele só conseguia realizar abertura indolor de 11 mm, mas sua abertura máxima era de 42 mm. Na anamnese, foi identificado que esse tipo de dor havia surgido há 1 ano e desapareceu sem tratamento. Não havia histórico de traumatismo, mas, quando perguntado sobre outras condições artríticas, o paciente comentou que seu dedão direito e os dedos esquerdos também haviam se tornado doloridos. Isso correspondeu aos episódios prévios de dor.

Exame. O exame clínico revelou dor bilateral da ATM durante os movimentos (grau 2). A ATM direita apresentava-se ligeiramente avermelhada e quente. O exame muscular não apontou qualquer sensibilidade significativa. Já o exame oclusal mostrou uma dentição natural completa em estado relativamente bom, com um desvio de 1,5 mm entre a RC e a PIC. Existia uma relação de mordida cruzada na área de pré-molares esquerdos. A radiografia panorâmica evidenciou superfícies subarticulares e amplitude de movimento normais.

Solicitaram-se testes sanguíneos para os níveis de ácido úrico e os resultados confirmaram hiperuricemia.
Diagnóstico. Hiperuricemia (gota).
Tratamento. O paciente foi encaminhado ao seu médico para tratamento sistêmico da condição.

Referências bibliográficas

1. Rieder CE, Martinoff JT, Wilcox SA: The prevalence of mandibular dysfunction. Part I: sex and age distribution of related signs and symptoms, *J Prosthet Dent* 50(1):81–88, 1983.
2. De Laat A, Steenberghe DV: Occlusal relationships and temporomandibular joint dysfunction. I. Epidemiologic findings, *J Prosthet Dent* 54:835–842, 1985.
3. Gazit E, Lieberman M, Eini R, et al.: Prevalence of mandibular dysfunction in 10–18 year old Israeli schoolchildren, *J Oral Rehabil* 11(4):307–317, 1984.
4. Swanljung O, Rantanen T: Functional disorders of the masticatory system in southwest Finland, *Community Dent Oral Epidemiol* 7(3):177–182, 1979.
5. Osterberg T, Carlsson GE: Symptoms and signs of mandibular dysfunction in 70-year-old men and women in Gothenburg, Sweden, *Community Dent Oral Epidemiol* 7(6):315–321, 1979.
6. Solberg WK, Woo MW, Houston JB: Prevalence of mandibular dysfunction in young adults, *J Am Dent Assoc* 98(1):25–34, 1979.
7. Keeling SD, McGorray S, Wheeler TT, et al.: Risk factors associated with temporomandibular joint sounds in children 6 to 12 years of age, *Am J Orthod Dentofacial Orthop* 105(3):279–287, 1994.
8. de Kanter RJAM, Truin GJ, Burgersdijk RCW, et al.: Prevalence in the Dutch adult population and a meta-analysis of signs and symptoms of temporomandibular disorder, *J Dent Res* 72:1509–1518, 1993.
9. Salonen L, Hellden L, Carlsson GE: Prevalence of signs and symptoms of dysfunction in the masticatory system: an epidemiologic study in an adult Swedish population, *J Craniomandib Disord* 4(4):241–250, 1990.
10. Spruijt RJ, Wabeke KB: An extended replication study of dental factors associated with temporomandibular joint sounds, *J Prosthet Dent* 75(4):388–392, 1996.
11. Kononen M, Waltimo A, Nystrom M: Does clicking in adolescence lead to painful temporomandibular joint locking? *Lancet* 347(9008):1080–1081, 1996.
12. Milam SB, Zardeneta G, Schmitz JP: Oxidative stress and degenerative temporomandibular joint disease: a proposed hypothesis, *J Oral Maxillofac Surg* 56(2):214–223, 1998.
13. Nitzan DW: The process of lubrication impairment and its involvement in temporomandibular joint disc displacement: a theoretical concept, *J Oral Maxillofac Surg* 59(1):36–45, 2001.
14. Nitzan DW, Nitzan U, Dan P, Yedgar S: The role of hyaluronic acid in protecting surface-active phospholipids from lysis by exogenous phospholipase A(2), *Rheumatology (Oxford)* 40(3):336–340, 2001.
15. Nitzan DW, Marmary Y: The "anchored disc phenomenon": a proposed etiology for sudden-onset, severe, and persistent closed lock of the temporomandibular joint, *J Oral Maxillofac Surg* 55(8):797–802, discussion 2–3, 1997.
16. Yamaguchi A, Tojyo I, Yoshida H, Fujita S: Role of hypoxia and interleukin-1beta in gene expressions of matrix metalloproteinases in temporomandibular joint disc cells, *Arch Oral Biol* 50(1):81–87, 2005.
17. Israel HA, Diamond B, Saed Nejad F, Ratcliffe A: The relationship between parafunctional masticatory activity and arthroscopically diagnosed temporomandibular joint pathology, *J Oral Maxillofac Surg* 57(9):1034–1039, 1999.
18. Wright Jr WJ: Temporomandibular disorders: occurrence of specific diagnoses and response to conservative management, *Clinical observations Cranio* 4(2):150–155, 1986.
19. Seligman DA, Pullinger AG: Association of occlusal variables among refined TM patient diagnostic groups, *J Craniomandib Disord* 3(4):227–236, 1989.
20. Solberg WK, Bibb CA, Nordstrom BB, Hansson TL: Malocclusion associated with temporomandibular joint changes in young adults at autopsy, *Am J Orthod* 89(4):326–330, 1986.
21. Tsolka P, Walter JD, Wilson RF, Preiskel HW: Occlusal variables, bruxism and temporomandibular disorders: a clinical and kinesiographic assessment, *J Oral Rehabil* 22(12):849–856, 1995.
22. Williamson EH, Simmons MD: Mandibular asymmetry and its relation to pain dysfunction, *Am J Orthod* 76(6):612–617, 1979.
23. DeBoever JA, Adriaens PA: Occlusal relationship in patients with pain-dysfunction symptoms in the temporomandibular joint, *J Oral Rehabil* 10:1–7, 1983.
24. Brandt D: Temporomandibular disorders and their association with morphologic malocclusion in children. In Carlson DS, McNamara JA, Ribbens KA, editors: *Developmental aspects of temporomandibular joint disorders*, Ann Arbor, MI, 1985, University of Michigan Press, p 279.
25. Thilander B: Temporomandibular joint problems in children. In Carlson DS, McNamara JA, Ribbens KA, editors: *Developmental aspects of temporomandibular joint disorders*, Ann Arbor, MI, 1985, University of Michigan Press, p 89.
26. Bernal M, Tsamtsouris A: Signs and symptoms of temporomandibular joint dysfunction in 3 to 5 year old children, *J Pedod* 10(2):127–140, 1986.
27. Nilner M: Functional disturbances and diseases of the stomatognathic system. A cross-sectional study, *J Pedod* 10(3):211–238, 1986.
28. Stringert HG, Worms FW: Variations in skeletal and dental patterns in patients with structural and functional alterations of the temporomandibular joint: a preliminary report, *Am J Orthod* 89(4):285–297, 1986.
29. Gunn SM, Woolfolk MW, Faja BW: Malocclusion and TMJ symptoms in migrant children, *J Craniomandib Disord* 2(4):196–200, 1988.
30. Dworkin SF, Huggins KH, LeResche L, et al.: Epidemiology of signs and symptoms in temporomandibular disorders: clinical signs in cases and controls, *J Am Dent Assoc* 120(3):273–281, 1990.
31. Glaros AG, Brockman DL, Acherman RJ: Impact of overbite on indicators of temporomandibular joint dysfunction, *Cranio* 10:277, 1992.
32. McNamara Jr JA, Seligman DA, Okeson JP: Occlusion, Orthodontic treatment, and temporomandibular disorders: a review, *J Orofac Pain* 9:73–90, 1995.
33. Hirsch C, John MT, Drangsholt MT, Mancl LA: Relationship between overbite/overjet and clicking or crepitus of the temporomandibular joint, *J Orofac Pain* 19(3):218–225, 2005.
34. Stegenga B, de Bont LG, Boering G, van Willigen JD: Tissue responses to degenerative changes in the temporomandibular joint: a review, *J Oral Maxillofac Surg* 49(10):1079–1088, 1991.
35. Martin-Granizo R, Correa-Munoz DC: Chondromalacia as pathological finding in arthroscopy of the temporomandibular joint: a retrospective study, *J Craniomaxillofac Surg* 46(1):82–89, 2018.
36. Dijkgraaf LC, de Bont LG, Boering G, Liem RS: The structure, biochemistry, and metabolism of osteoarthritic cartilage: a review of the literature, *J Oral Maxillofac Surg* 53(10):1182–1192, 1995.
37. Stegenga B: *Temporomandibular joint osteoarthrosis and internal derangement: Diagnostic and therapeutic outcome assessment. Groningen*, The Netherlands, 1991, Drukkerij Van Denderen BV.
38. Harkins SJ, Marteney JL: Extrinsic trauma: a significant precipitating factor in temporomandibular dysfunction, *J Prosthet Dent* 54(2):271–272, 1985.
39. Moloney F, Howard JA: Internal derangements of the temporomandibular joint. III. Anterior repositioning splint therapy, *Aust Dent J* 31(1):30–39, 1986.

40. Weinberg S, Lapointe H: Cervical extension-flexion injury (whiplash) and internal derangement of the temporomandibular joint, *J Oral Maxillofac Surg* 45(8):653–656, 1987.
41. Pullinger AG, Seligman DA: Trauma history in diagnostic groups of temporomandibular disorders, *Oral Surg Oral Med Oral Pathol* 71(5):529–534, 1991.
42. Westling L, Carlsson GE, Helkimo M: Background factors in craniomandibular disorders with special reference to general joint hypermobility, parafunction, and trauma, *J Craniomandib Disord* 4(2):89–98, 1990.
43. Pullinger AG, Seligman DA: Association of TMJ subgroups with general trauma and MVA, *J Dent Res* 67:403, 1988.
44. Pullinger AG, Monteriro AA: History factors associated with symptoms of temporomandibular disorders, *J Oral Rehabil* 15:117, 1988.
45. Bakland LK, Christiansen EL, Strutz JM: Frequency of dental and traumatic events in the etiology of temporomandibular disorders, *Endod Dent Traumatol* 4(4):182–185, 1988.
46. Steed PA: Etiological factors and temporomandibular treatment outcomes: the effects of trauma and psychological dysfunction, *Funct Orthod* 14(4):17–20, 1997. 22.
47. Kolbinson DA, Epstein JB, Senthilselvan A, Burgess JA: A comparison of TMD patients with or without prior motor vehicle accident involvement: initial signs, symptoms, and diagnostic characteristics, *J Orofac Pain* 11(3):206–214, 1997.
48. Farrar WB: Differentiation of temporomandibular joint dysfunction to simplify treatment, *J Prosthet Dent* 28(6):629–636, 1972.
49. Tallents RH, Katzberg RW, Miller TL, et al.: Arthrographically assisted splint therapy: painful clicking with a nonreducing meniscus, *Oral Surg Oral Med Oral Pathol* 61(1):2–4, 1986.
50. Raustia AM, Pyhtinen J: Direct sagittal computed tomography as a diagnostic aid in the treatment of an anteriorly displaced temporomandibular joint disk by splint therapy, *Cranio* 5(3):240–245, 1987.
51. Simmons 3rd HC, Gibbs SJ: Recapture of temporomandibular joint disks using anterior repositioning appliances: an MRI study, *Cranio* 13(4):227–237, 1995.
52. Liu MQ, Lei J, Han JH, Yap AU, Fu KY: Metrical analysis of disc-condyle relation with different splint treatment positions in patients with TMJ disc displacement, *J Appl Oral Sci* 25(5):483–489, 2017.
53. Summer JD, Westesson PL: Mandibular repositioning can be effective in treatment of reducing TMJ disk displacement. A long-term clinical and MR imaging follow-up, *Cranio* 15(2):107–120, 1997.
54. Simmons 3rd HC, Gibbs SJ: Anterior repositioning appliance therapy for TMJ disorders: specific symptoms relieved and relationship to disk status on MRI, *Cranio* 23(2):89–99, 2005.
55. Joondeph DR: Long-term stability of mandibular orthopedic repositioning, *Angle Orthod* 69(3):201–209, 1999.
56. Anderson GC, Schulte JK, Goodkind RJ: Comparative study of two treatment methods for internal derangement of the temporomandibular joint, *J Prosthet Dent* 53(3):392–397, 1985.
57. Lundh H, Westesson PL, Kopp S, Tillstrom B: Anterior repositioning splint in the treatment of temporomandibular joints with reciprocal clicking: comparison with a flat occlusal splint and an untreated control group, *Oral Surg Oral Med Oral Pathol* 60(2):131–136, 1985.
58. Okeson JP: Long-term treatment of disk-interference disorders of the temporomandibular joint with anterior repositioning occlusal splints, *J Prosthet Dent* 60(5):611–616, 1988.
59. Lundh H, Westesson PL, Jisander S, Eriksson L: Disk-repositioning onlays in the treatment of temporomandibular joint disk displacement: comparison with a flat occlusal splint and with no treatment, *Oral Surg Oral Med Oral Pathol* 66(2):155–162, 1988.
60. Davies SJ, Gray RJ: The pattern of splint usage in the management of two common temporomandibular disorders. Part I: the anterior repositioning splint in the treatment of disc displacement with reduction, *Br Dent J* 183(6):199–203, 1997.
61. Williamson EH, Rosenzweig BJ: The treatment of temporomandibular disorders through repositioning splint therapy: a follow-up study, *Cranio* 16(4):222–225, 1998.
62. Tecco S, Festa F, Salini V, Epifania E, D'Attilio M: Treatment of joint pain and joint noises associated with a recent TMJ internal derangement: a comparison of an anterior repositioning splint, a full-arch maxillary stabilization splint, and an untreated control group, *Cranio* 22(3):209–219, 2004.
63. Lundh H, Westesson PL, Kopp S: A three-year follow-up of patients with reciprocal temporomandibular joint clicking (see comments), *Oral Surg Oral Med Oral Pathol* 63(5):530–533, 1987.
64. Schiffman EL, Ahmad M, Hollender L, et al.: Longitudinal stability of common TMJ structural disorders, *J Dent Res* 96(3):270–276, 2017.
65. Vincent SD, Lilly GE: Incidence and characterization of temporomandibular joint sounds in adults, *J Am Dent Assoc* 116(2):203–206, 1988.
66. Heikinheimo K, Salmi K, Myllarniemi S, Kirveskari P: Symptoms of craniomandibular disorder in a sample of Finnish adolescents at the ages of 12 and 15 years, *Eur J Orthod* 11(4):325–331, 1989.
67. Tallents RH, Katzberg RW, Murphy W, Proskin H: Magnetic resonance imaging findings in asymptomatic volunteers and symptomatic patients with temporomandibular disorders, *J Prosthet Dent* 75(5):529–533, 1996.
68. Dibbets JM, van der Weele LT: Signs and symptoms of temporomandibular disorder (TMD) and craniofacial form, *Am J Orthod Dentofacial Orthop* 110(1):73–78, 1996.
69. Sato S, Goto S, Nasu F, Motegi K: Natural course of disc displacement with reduction of the temporomandibular joint: changes in clinical signs and symptoms, *J Oral Maxillofac Surg* 61(1):32–34, 2003.
70. Magnusson T, Egermark I, Carlsson GE: A longitudinal epidemiologic study of signs and symptoms of temporomandibular disorders from 15 to 35 years of age, *J Orofac Pain* 14(4):310–319, 2000.
71. Magnusson T, Egermarki I, Carlsson GE: A prospective investigation over two decades on signs and symptoms of temporomandibular disorders and associated variables. A final summary, *Acta Odontol Scand* 63(2):99–109, 2005.
72. Greene CS, et al.: Long-term outcome of TMJ clicking in 100 MPD patients, *J Dent Res* 61(Special issue):218, (abstract #359), 1982.
73. Okeson JP, Hayes DK: Long-term results of treatment for temporomandibular disorders: an evaluation by patients, *J Am Dent Assoc* 112(4):473–478, 1986.
74. Bush FM, Carter WH: TMJ clicking and facial pain, *J Dent Res* 62(Special issue):304, (abstract #1217), 1983.
75. Magnusson T: Five-year longitudinal study of signs and symptoms of mandibular dysfunction in adolescents, *Cranio* 4(4):338–344, 1986.
76. Magnusson T, Carlsson GE, Egermark I: Changes in clinical signs of craniomandibular disorders from the age of 15 to 25 years, *J Orofac Pain* 8(2):207–215, 1994.
77. de Leeuw R, Boering G, Stegenga B, de Bont LG: Clinical signs of TMJ osteoarthrosis and internal derangement 30 years after nonsurgical treatment, *J Orofac Pain* 8(1):18–24, 1994.
78. de Leeuw R, Boering G, Stegenga B, de Bont LG: Symptoms of temporomandibular joint osteoarthrosis and internal derangement 30 years after non-surgical treatment, *Cranio* 13(2):81–88, 1995.
79. de Leeuw R, Boering G, Stegenga B, de Bont LG: Radiographic signs of temporomandibular joint osteoarthrosis and internal derangement 30 years after nonsurgical treatment, *Oral Surg Oral Med Oral Pathol Oral Radiol Endod* 79(3):382–392, 1995.
80. Schmitter M, Wacker K, Pritsch M, et al.: Preliminary longitudinal report on symptom outcomes in symptomatic and asymptomatic women with imaging evidence of temporomandibular joint arthritic changes, *Int J Prosthodont* 23(6):544–551, 2010.

81. Randolph CS, Greene CS, Moretti R, Forbes D, Perry HT: Conservative management of temporomandibular disorders: a posttreatment comparison between patients from a university clinic and from private practice, *Am J Orthod Dentofacial Orthop* 98(1):77–82, 1990.
82. Greene CS, Laskin DM: Long-term evaluation of treatment for myofascial pain-dysfunction syndrome: a comparative analysis, *J Am Dent Assoc* 107(2):235–238, 1983.
83. Greene CS, Laskin DM: Long-term status of TMJ clicking in patients with myofascial pain and dysfunction (published erratum appears in *J Am Dent Assoc* 117(5):558, 1988) (see comments), *J Am Dent Assoc* 117(3):461–465, 1988.
84. Kalaykova S, Lobbezoo F, Naeije M: Two-year natural course of anterior disc displacement with reduction, *J Orofac Pain* 24(4):373–378, 2010.
85. Brooke RI, Grainger RM: Long-term prognosis for the clicking jaw, *Oral Surg Oral Med Oral Pathol* 65(6):668–670, 1988.
86. Adler RC: A comparison of long-term post-management results of condylar-repositioned patients, *J Dent Res* 65(Special issue):339, (abstract #1528), 1986.
87. Tallents RH, Katzberg R, Macher DJ, Roberts CA, Sanchez-Woodworth R: Use of protrusive splint therapy in anterior disk displacement of the temporomandibular joint: a 1 to 3 year follow-up, *J Prosthet Dent* 63:336–341.
88. Butterworth JC, Deardorff WW: Passive eruption in the treatment of craniomandibular dysfunction: a posttreatment study of 151 patients, *J Prosthet Dent* 67(4):525–534, 1992.
89. Dolwick MF, et al.: Symptomatology in TMJ surgical patients: a long-term follow-up, *J Dent Res* 66(Special issue):96, (abstract #1185), 1987.
90. Montgomery MT, Gordon SM, Van Sickels JE, Harms SE: Changes in signs and symptoms following temporomandibular joint disc repositioning surgery, *J Oral Maxillofac Surg* 50:320, 1992.
91. Solberg WK, et al.: The temporomandibular joint in young adults at autopsy: a morphologic classification and evaluation, *J Oral Rehabil* 12:303, 1985.
92. Akerman S, Kopp S, Rohlin M: Histological changes in temporomandibular joints from elderly individuals. An autopsy study, *Acta Odontol Scand* 44(4):231–239, 1986.
93. Isberg A, Isacsson G, Johansson AS, Larson O: Hyperplastic soft-tissue formation in the temporomandibular joint associated with internal derangement. A radiographic and histologic study, *Oral Surg Oral Med Oral Pathol* 61(1):32–38, 1986.
94. Hall MB, Brown RW, Baughman RA: Histologic appearance of the bilaminar zone in internal derangement of the temporomandibular joint, *Oral Surg Oral Med Oral Pathol* 58(4):375–381, 1984.
95. Scapino RP: Histopathology associated with malposition of the human temporomandibular joint disc, *Oral Surg Oral Med Oral Pathol* 55(4):382–397, 1983.
96. Salo L, Raustia A, Pernu H, Virtanen K: Internal derangement of the temporomandibular joint: a histochemical study, *J Oral Maxillofac Surg* 49(2):171–176, 1991.
97. Blaustein DI, Scapino RP: Remodeling of the temporomandibular joint disk and posterior attachment in disk displacement specimens in relation to glycosaminoglycan content, *Plast Reconstr Surg* 78(6):756–764, 1986.
98. Pereira Jr FJ, Lundh H, Westesson PL, Carlsson LE: Clinical findings related to morphologic changes in TMJ autopsy specimens, *Oral Surg Oral Med Oral Pathol* 78(3):288–295, 1994.
99. Pereira Jr FJ, Lundh H, Westesson PL: Morphologic changes in the temporomandibular joint in different age groups. An autopsy investigation, *Oral Surg Oral Med Oral Pathol* 78(3):279–287, 1994.
100. Pereira FJ, Lundh H, Eriksson L, Westesson PL: Microscopic changes in the retrodiscal tissues of painful temporomandibular joints, *J Oral Maxillofac Surg* 54(4):461–468, 1996.
101. Pereira Jr JF, Lundh H, Westesson PL: Age-related changes of the retrodiscal tissues in the temporomandibular joint, *J Oral Maxillofac Surg* 54(1):55–61, 1996.
102. Kirk Jr WS: Magnetic resonance imaging and tomographic evaluation of occlusal appliance treatment for advanced internal derangement of the temporomandibular joint, *J Oral Maxillofac Surg* 49(1):9–12, 1991.
103. Choi BH, Yoo JH, Lee WY: Comparison of magnetic resonance imaging before and after nonsurgical treatment of closed lock, *Oral Surg Oral Med Oral Pathol* 78(3):301–305, 1994.
104. Chen CW, Boulton JL, Gage JP: Effects of splint therapy in TMJ dysfunction: a study using magnetic resonance imaging, *Aust Dent J* 40(2):71–78, 1995.
105. Lundh H, Westesson PL: Long-term follow-up after occlusal treatment to correct abnormal temporomandibular joint disk position, *Oral Surg Oral Med Oral Pathol* 67(1):2–10, 1989.
106. Schmitter M, Zahran M, Duc JM, Henschel V, Rammelsberg P: Conservative therapy in patients with anterior disc displacement without reduction using 2 common splints: a randomized clinical trial, *J Oral Maxillofac Surg* 63(9):1295–1303, 2005.
107. Moore JB, Choe KA, Burke RH, DiStefano GR: Coronal and sagittal TMJ meniscus position in asymptomatic subjects by MRI, *J Oral Maxillofac Surg* 47(Suppl 1):75–76, 1989.
108. Hatala M, Westesson PL, Tallents RH, Katzberg RW: TMJ disc displacement in asymptomatic volunteers detected by MR imaging (abstract), *J Dent Res* 70(Special issue):278, 1991.
109. Tallents RH, Hatala MP, Hutta J, et al.: Temporomandibular joint sounds in normal volunteers, *J Dent Res* 70(Special issue):371, 1991.
110. Kircos LT, Ortendahl DA, Mark AS, Arakawa M: Magnetic resonance imaging of the TMJ disc in asymptomatic volunteers, *J Oral Maxillofac Surg* 45(10):852–854, 1987.
111. Katzberg RW, Westesson PL, Tallents RH, Drake CM: Anatomic disorders of the temporomandibular joint disc in asymptomatic subjects, *J Oral Maxillofac Surg* 54:147–153, 1996.
112. Katzberg RW, Westesson PL, Tallents RH, Drake CM: Orthodontics and temporomandibular joint internal derangement, *Am J Orthod Dentofacial Orthop* 109(5):515–520, 1996.
113. Tasaki MM, Westesson PL, Isberg AM, Ren YF, Tallents RH: Classification and prevalence of temporomandibular joint disk displacement in patients and symptom-free volunteers, *Am J Orthod Dentofacial Orthop* 109(3):249–262, 1996.
114. Ribeiro RF, Tallents RH, Katzberg RW, et al.: The prevalence of disc displacement in symptomatic and asymptomatic volunteers aged 6 to 25 years, *J Orofac Pain* 11(1):37–47, 1997.
115. Lundh H, Westesson PL, Eriksson L, Brooks SL: Temporomandibular joint disk displacement without reduction. Treatment with flat occlusal splint versus no treatment, *Oral Surg Oral Med Oral Pathol* 73(6):655–658, 1992.
116. Vichaichalermvong S, Nilner M, Panmekiate S, Petersson A: Clinical follow-up of patients with different disc positions, *J Orofac Pain* 7:61–67, 1993.
117. Chung SC, Kim HS: The effect of the stabilization split on the TMJ closed lock, *Cranio* 11:95–101, 1993.
118. Kai S, Kai H, Tabata O, Shiratsuchi Y, Ohishi M: Long-term outcomes of nonsurgical treatment in nonreducing anteriorly displaced disk of the temporomandibular joint, *Oral Surg Oral Med Oral Pathol Oral Radiol Endod* 85(3):258–267, 1998.
119. Kurita K, Westesson PL, Yuasa H, et al.: Natural course of untreated symptomatic temporomandibular joint disc displacement without reduction, *J Dent Res* 77(2):361–365, 1998.
120. Sato S, Takahashi K, Kawamura H, Motegi K: The natural course of nonreducing disk displacement of the temporomandibular joint: changes in condylar mobility and radiographic alterations at one-year follow up, *Int J Oral Maxillofac Surg* 27(3):173–177, 1998.
121. Sato S, Goto S, Kawamura H, Motegi K: The natural course of nonreducing disc displacement of the TMJ: relationship of clinical findings at initial visit to outcome after 12 months without treatment, *J Orofac Pain* 11(4):315–320, 1997.

122. Sato S, Kawamura H, Nagasaka H, Motegi K: The natural course of anterior disc displacement without reduction in the temporomandibular joint: follow-up at 6, 12, and 18 months, *J Oral Maxillofac Surg* 55(3):234–238, discussion 38–39, 1997.
123. Sato S, Kawamura H: Natural course of non-reducing disc displacement of the temporomandibular joint: changes in electromyographic activity during chewing movement, *J Oral Rehabil* 32(3):159–165, 2005.
124. Minakuchi H, Kuboki T, Maekawa K, Matsuka Y, Yatani H: Self-reported remission, difficulty, and satisfaction with nonsurgical therapy used to treat anterior disc displacement without reduction, *Oral Surg Oral Med Oral Pathol Oral Radiol Endod* 98(4):435–440, 2004.
125. Imirzalioglu P, Biler N, Agildere AM: Clinical and radiological follow-up results of patients with untreated TMJ closed lock, *J Oral Rehabil* 32(5):326–331, 2005.
126. Schiffman EL, Look JO, Hodges JS, et al.: Randomized effectiveness study of four therapeutic strategies for TMJ closed lock, *J Dent Res* 86(1):58–63, 2007.
127. Zhuo Z, Cai XY: Radiological follow-up results of untreated anterior disc displacement without reduction in adults, *Int J Oral Maxillofac Surg* 45(3):308–312, 2016.
128. Al-Baghdadi M, Durham J, Araujo-Soares V, et al.: TMJ disc displacement without reduction management: a systematic review, *J Dent Res* 93(suppl 7):37S–51S, 2014.
129. Manfredini D: No significant differences between conservative interventions and surgical interventions for TMJ disc displacement without reduction, *Evid Based Dent* 15(3):90–91, 2014.
130. Nicolakis P, Erdogmus B, Kopf A, et al.: Effectiveness of exercise therapy in patients with internal derangement of the temporomandibular joint, *J Oral Rehabil* 28(12):1158–1164, 2001.
131. Cleland J, Palmer J: Effectiveness of manual physical therapy, therapeutic exercise, and patient education on bilateral disc displacement without reduction of the temporomandibular joint: a single-case design, *J Orthop Sports Phys Ther* 34(9):535–548, 2004.
132. Ismail F, Demling A, Hessling K, Fink M, Stiesch-Scholz M: Short-term efficacy of physical therapy compared to splint therapy in treatment of arthrogenous TMD, *J Oral Rehabil* 34(11):807–813, 2007.
133. Haketa T, Kino K, Sugisaki M, Takaoka M, Ohta T: Randomized clinical trial of treatment for TMJ disc displacement, *J Dent Res* 89(11):1259–1263, 2010.
134. Murakami KI, Iizuka T, Matsuki M, Ono T: Recapturing the persistent anteriorly displaced disk by mandibular manipulation after pumping and hydraulic pressure to the upper joint cavity of the temporomandibular joint, *Cranio* 5(1):17–24, 1987.
135. Totsuka Y: Treatment of closed lock by mandibular manipulation assisted by hydraulic pressure in the upper cavity of the temporomandibular joint, *Oral Maxillofacial Surg Clin* 1:111, 1989.
136. Emshoff R, Rudisch A, Bosch R, Gassner R: Effect of arthrocentesis and hydraulic distension on the temporomandibular joint disk position, *Oral Surg Oral Med Oral Pathol Oral Radiol Endod* 89(3):271–277, 2000.
137. Sato S, Oguri S, Yamaguchi K, Kawamura H, Motegi K: Pumping injection of sodium hyaluronate for patients with non-reducing disc displacement of the temporomandibular joint: two year follow-up, *J Craniomaxillofac Surg* 29(2):89–93, 2001.
138. Emshoff R: Clinical factors affecting the outcome of arthrocentesis and hydraulic distension of the temporomandibular joint, *Oral Surg Oral Med Oral Pathol Oral Radiol Endod* 100(4):409–414, 2005.
139. Emshoff R, Rudisch A: Determining predictor variables for treatment outcomes of arthrocentesis and hydraulic distention of the temporomandibular joint, *J Oral Maxillofac Surg* 62(7):816–823, 2004.
140. Senturk MF, Yazici T, Gulsen U: Techniques and modifications for TMJ arthrocentesis: a literature review, *Cranio* 1–9, 2017.
141. Nitzan DW, Dolwick MF, Martinez GA: Temporomandibular joint arthrocentesis: a simplified treatment for severe, limited mouth opening, *J Oral Maxillofac Surg* 49:1163–1167, 1991.
142. Dembo J, Okeson JP, Kirkwood C, Falace DA: Long-term effects of temporomandibular joint lavage, *J Dent Res* 252, 1993.
143. Murakami K, Hosaka H, Moriya Y, Segami N, Iizuka T: Short-term treatment outcome study for the management of temporomandibular joint closed lock. A comparison of arthrocentesis to nonsurgical therapy and arthroscopic lysis and lavage, *Oral Surg Oral Med Oral Pathol Oral Radiol Endod* 80(3):253–257, 1995.
144. Fridrich KL, Wise JM, Zeitler DL: Prospective comparison of arthroscopy and arthrocentesis for temporomandibular joint disorders, *J Oral Maxillofac Surg* 54(7):816–820, 1996.
145. Cascone P, Spallaccia F, Rivaroli A: Arthrocentesis of the temporomandibular joint. Long-term results, *Minerva Stomatol* 47(4):149–157, 1998.
146. Nitzan DW, Samson B, Better H: Long-term outcome of arthrocentesis for sudden-onset, persistent, severe closed lock of the temporomandibular joint, *J Oral Maxillofac Surg* 55(2):151–157, discussion 57–58, 1997.
147. Carvajal WA, Laskin DM: Long-term evaluation of arthrocentesis for the treatment of internal derangements of the temporomandibular joint, *J Oral Maxillofac Surg* 58(8):852–855, discussion 56–57, 2000.
148. Goudot P, Jaquinet AR, Hugonnet S, Haefliger W, Richter M: Improvement of pain and function after arthroscopy and arthrocentesis of the temporomandibular joint: a comparative study, *J Craniomaxillofac Surg* 28(1):39–43, 2000.
149. Sakamoto I, Yoda T, Tsukahara H, Imai H, Enomoto S: Comparison of the effectiveness of arthrocentesis in acute and chronic closed lock: analysis of clinical and arthroscopic findings, *Cranio* 18(4):264–271, 2000.
150. Sanroman JF: Closed lock (MRI fixed disc): a comparison of arthrocentesis and arthroscopy, *Int J Oral Maxillofac Surg* 33(4):344–348, 2004.
151. Gouveia MV, Barbalho JC, Pereira Junior ED, Nascimento MM, Vasconcelos BC: Effectiveness and satisfaction evaluation of patients submitted to TMJ arthrocenthesis: a case series, *Braz Oral Res* 29:50, 2015.
152. Chang H, Israel H: Analysis of inflammatory mediators in temporomandibular joint synovial fluid lavage samples of symptomatic patients and asymptomatic controls, *J Oral Maxillofac Surg* 63(6):761–765, 2005.
153. Reston JT, Turkelson CM: Meta-analysis of surgical treatments for temporomandibular articular disorders, *J Oral Maxillofac Surg* 61(1):3–10, discussion 10–12, 2003.
154. Chandrashekhar VK, Kenchappa U, Chinnannavar SN, Singh S: Arthrocentesis a minimally invasive method for TMJ disc disorders—a prospective study, *J Clin Diagn Res* 9(10):ZC59–ZC62, 2015.
155. Alpaslan GH, Alpaslan C: Efficacy of temporomandibular joint arthrocentesis with and without injection of sodium hyaluronate in treatment of internal derangements, *J Oral Maxillofac Surg* 59(6):613–618, discussion 18–19, 2001.
156. Morey-Mas MA, Caubet-Biayna J, Varela-Sende L, Iriarte-Ortabe JI: Sodium hyaluronate improves outcomes after arthroscopic lysis and lavage in patients with Wilkes stage III and IV disease, *J Oral Maxillofac Surg* 68(5):1069–1074, 2010.
157. Giraddi GB, Siddaraju A, Kumar A, Jain T: Comparison between betamethasone and sodium hyaluronate combination with betamethasone alone after arthrocentesis in the treatment of internal derangement of TMJ-using single puncture technique: a preliminary study, *J Maxillofac Oral Surg* 14(2):403–409, 2015.
158. Manfredini D, Piccotti F, Guarda-Nardini L: Hyaluronic acid in the treatment of TMJ disorders: a systematic review of the literature, *Cranio* 28(3):166–176, 2010.
159. Trieger N, Hoffman CH, Rodriguez E: The effect of arthrocentesis of the temporomandibular joint in patients with rheumatoid arthritis, *J Oral Maxillofac Surg* 57(5):537–540, 1999.

160. Carls FR, Engelke W, Locher MC, Sailer HF: Complications following arthroscopy of the temporomandibular joint: analysis covering a 10-year period (451 arthroscopies), *J Craniomaxillofac Surg* 24(1):12–15, 1996.
161. Nitzan DW, Dolwick MF, Heft MW: Arthroscopic lavage and lysis of the temporomandibular joint: a change in perspective, *J Oral Maxillofac Surg* 48(8):798–801, 1990.
162. Montgomery MT, Van SJE, Harms SE, Thrash WJ: Arthroscopic TMJ surgery: effects on signs, symptoms, and disc position, *J Oral Maxillofac Surg* 47(12):1263–1271, 1989.
163. Montgomery MT, Van Sickels JE, Harms SE: Success of temporomandibular joint arthroscopy in disk displacement with and without reduction, *Oral Surg Oral Med Oral Pathol* 71(6):651–659, 1991.
164. Davis CL, Kaminishi RM, Marshall MW: Arthroscopic surgery for treatment of closed lock, *J Oral Maxillofac Surg* 49(7):704–707, 1991.
165. Clark GT, Moody DG, Sanders B: Arthroscopic treatment of temporomandibular joint locking resulting from disc derangement: two-year results, *J Oral Maxillofac Surg* 49(2):157–164, 1991.
166. White RD: Retrospective analysis of 100 consecutive surgical arthroscopies of the temporomandibular joint, *J Oral Maxillofac Surg* 47(10):1014–1021, 1989.
167. McCain JP, Sanders B, Koslin MG, et al.: Temporomandibular joint arthroscopy: a 6-year multicenter retrospective study of 4,831 joints [published erratum appears in *J Oral Maxillofac Surg* 50(12):1349, 1992], *J Oral Maxillofac Surg* 50(9):926–930, 1992.
168. Stegenga B, de Bont LG, Dijkstra PU, Boering G: Short-term outcome of arthroscopic surgery of temporomandibular joint osteoarthrosis and internal derangement: a randomized controlled clinical trial, *Br J Maxillofac Surg* 31(1):3–14, 1993.
169. Murakami K, Moriya Y, Goto K, Segami N: Four-year follow-up study of temporomandibular joint arthroscopic surgery for advanced stage internal derangements, *J Oral Maxillofac Surg* 54(3):285–290, 1996.
170. Murakami KI, Tsuboi Y, Bessho K, et al.: Outcome of arthroscopic surgery to the temporomandibular joint correlates with stage of internal derangement: five-year follow-up study, *Br J Oral Maxillofac Surg* 36(1):30–34, 1998.
171. Gynther GW, Holmlund AB: Efficacy of arthroscopic lysis and lavage in patients with temporomandibular joint symptoms associated with generalized osteoarthritis or rheumatoid arthritis, *J Oral Maxillofac Surg* 56(2):147–151, discussion 52, 1998.
172. Kurita K, Goss AN, Ogi N, Toyama M: Correlation between preoperative mouth opening and surgical outcome after arthroscopic lysis and lavage in patients with disc displacement without reduction, *J Oral Maxillofac Surg* 56(12):1394–1397, discussion 97–98, 1998.
173. Sorel B, Piecuch JF: Long-term evaluation following temporomandibular joint arthroscopy with lysis and lavage, *Int J Oral Maxillofac Surg* 29(4):259–263, 2000.
174. Smolka W, Iizuka T: Arthroscopic lysis and lavage in different stages of internal derangement of the temporomandibular joint: correlation of preoperative staging to arthroscopic findings and treatment outcome, *J Oral Maxillofac Surg* 63(4):471–478, 2005.
175. Leibur E, Jagur O, Muursepp P, Veede L, Voog-Oras U: Long-term evaluation of arthroscopic surgery with lysis and lavage of temporomandibular joint disorders, *J Craniomaxillofac Surg* 38(8):615–620, 2010.
176. Breik O, Devrukhkar V, Dimitroulis G: Temporomandibular joint (TMJ) arthroscopic lysis and lavage: outcomes and rate of progression to open surgery, *J Craniomaxillofac Surg* 44(12):1988–1995, 2016.
177. Moses JJ, Sartoris D, Glass R, Tanaka T, Poker I: The effect of arthroscopic surgical lysis and lavage of the superior joint space on TMJ disc position and mobility, *J Oral Maxillofac Surg* 47(7):674–678, 1989.
178. Perrott DH, Alborzi A, Kaban LB, Helms CA: A prospective evaluation of the effectiveness of temporomandibular joint arthroscopy, *J Oral Maxillofac Surg* 48(10):1029–1032, 1990.
179. Gabler MJ, Greene CS, Palacios E, Perry HT: Effect of arthroscopic temporomandibular joint surgery on articular disk position, *J Craniomandib Disord* 3(4):191–202, 1989.
180. Moses JJ, Topper DC: A functional approach to the treatment of temporomandibular joint internal derangement, *J Craniomandib Disord* 5(1):19–27, 1991.
181. Dolwick MF, Sanders B: *TMJ internal derangement and arthrosis*, St Louis, 1985, The CV Mosby Co.
182. Benson BJ, Keith DA: Patient response to surgical and nonsurgical treatment for internal derangement of the temporomandibular joint, *J Oral Maxillofac Surg* 43(10):770–777, 1985.
183. McCarty WL, Farrar WB: Surgery for internal derangements of the temporomandibular joint, *J Prosthet Dent* 42(2):191–196, 1979.
184. Anderson DM, Sinclair PM, McBride KM: A clinical evaluation of temporomandibular joint disk plication surgery, *Am J Orthod Dentofacial Orthop* 100:156–162, 1991.
185. Dolwick MF: Disc preservation surgery for the treatment of internal derangements of the temporomandibular joint, *J Oral Maxillofac Surg* 59(9):1047–1050, 2001.
186. Vasconcelos BC, Porto GG, Bessa-Nogueira RV: Condylar disk plication for temporomandibular joint internal derangement treatment: surgical technique and results, *Med Oral Patol Oral Cir Bucal* 10(Suppl 2):E133–E138, 2005.
187. Eriksson L, Westesson PL: Long-term evaluation of meniscectomy of the temporomandibular joint, *J Oral Maxillofac Surg* 43(4):263–269, 1985.
188. Brown WA: Internal derangement of the temporomandibular joint: review of 214 patients following meniscectomy, *Can J Surg* 23(1):30–32, 1980.
189. Silver CM: Long-term results of meniscectomy of the temporomandibular joint, *Cranio* 3(1):46–57, 1984.
190. Tolvanen M, Oikarinen VJ, Wolf J: A 30-year follow-up study of temporomandibular joint meniscectomies: a report on five patients, *Br J Maxillofac Surg* 26(4):311–316, 1988.
191. Nyberg J, Adell R, Svensson B: Temporomandibular joint discectomy for treatment of unilateral internal derangements—a 5 year follow-up evaluation, *Int J Oral Maxillofac Surg* 33(1):8–12, 2004.
192. Holmlund AB, Gynther G, Axelsson S: Diskectomy in treatment of internal derangement of the temporomandibular joint. Follow-up at 1, 3, and 5 years, *Oral Surg Oral Med Oral Pathol* 76(3):266–271, 1993.
193. Takaku S, Toyoda T: Long-term evaluation of discectomy of the temporomandibular joint, *J Oral Maxillofac Surg* 52(7):722–726, 1994.
194. Kalamchi S, Walker RV: Silastic implant as a part of temporomandibular joint arthroplasty. Evaluation of its efficacy, *Br J Maxillofac Surg* 25(3):227–236, 1987.
195. Westesson PL, Eriksson L, Lindstrom C: Destructive lesions of the mandibular condyle following diskectomy with temporary silicone implant, *Oral Surg Oral Med Oral Pathol* 63(2):143–150, 1987.
196. Heffez L, Mafee MF, Rosenberg H, Langer B: CT evaluation of TMJ disc replacement with a Proplast-Teflon laminate, *J Oral Maxillofac Surg* 45(8):657–665, 1987.
197. Wagner JD, Mosby EL: Assessment of Proplast-Teflon disc replacements (published erratum appears in *J Oral Maxillofac Surg* 49(2):220, 1992) (see comments), *J Oral Maxillofac Surg* 48(11):1140–1144, 1990.
198. Kaplan PA, Ruskin JD, Tu HK, Knibbe MA: Erosive arthritis of the temporomandibular joint caused by Teflon-Proplast implants: plain film features, *AJR, Am J Roentgenol* 151(2):337–339, 1988.
199. Valentine Jr JD, Reiman BE, Beuttenmuller EA, Donovan MG: Light and electron microscopic evaluation of Proplast II TMJ disc

199. implants (see comments), *J Oral Maxillofac Surg* 47(7):689–696, 1989.
200. Tucker MR, Jacoway JR, White Jr RP: Autogenous dermal grafts for repair of temporomandibular joint disc perforations, *J Oral Maxillofac Surg* 44(10):781–789, 1986.
201. Zetz MR, Irby WB: Repair of the adult temporomandibular joint meniscus with an autogenous dermal graft, *J Oral Maxillofac Surg* 42(3):167–171, 1984.
202. Meyer RA: The autogenous dermal graft in temporomandibular joint disc surgery, *J Oral Maxillofac Surg* 46(11):948–954, 1988.
203. Spagnoli D, Kent JN: Multicenter evaluation of temporomandibular joint Proplast-Teflon disk implant, *Oral Surg Oral Med Oral Pathol* 74(4):411–421, 1992.
204. Trumpy IG, Lyberg T: Surgical treatment of internal derangement of the temporomandibular joint: long-term evaluation of three techniques, *J Oral Maxillofac Surg* 53(7):740–746, discussion 46–47, 1995.
205. Henry CH, Wolford LM: Treatment outcomes for temporomandibular joint reconstruction after Proplast-Teflon implant failure, *J Oral Maxillofac Surg* 51(4):352–358, discussion 59–60, 1993.
206. Dimitroulis G: The use of dermis grafts after discectomy for internal derangement of the temporomandibular joint, *J Oral Maxillofac Surg* 63(2):173–178, 2005.
207. Umeda H, Kaban LB, Pogrel MA, Stern M: Long-term viability of the temporalis muscle/fascia flap used for temporomandibular joint reconstruction, *J Oral Maxillofac Surg* 51(5):530–533, discussion 34, 1993.
208. Dimitroulis G: The interpositional dermis-fat graft in the management of temporomandibular joint ankylosis, *Int J Oral Maxillofac Surg* 33(8):755–760, 2004.
209. Wolford LM, Karras SC: Autologous fat transplantation around temporomandibular joint total joint prostheses: preliminary treatment outcomes, *J Oral Maxillofac Surg* 55(3):245–251, discussion 51–52, 1997.
210. Dimitroulis G: A critical review of interpositional grafts following temporomandibular joint discectomy with an overview of the dermis-fat graft, *Int J Oral Maxillofac Surg*, 2010.
211. Ioannides C, Freihofer HPM: Replacement of the damaged interarticular disc of the TMJ, *J Craniomaxillofac Surg* 16:273–278, 1988.
212. Tucker MR, Kennady MC, Jacoway JR: Autogenous auricular cartilage implantation following discectomy in the primate temporomandibular joint, *J Oral Maxillofac Surg* 48(1):38–44, 1990.
213. Armstrong JW, Heit JM, Edwards RC: Autogenous conchal cartilage as a replacement after a diskectomy, *Oral Surg Oral Med and Oral Pathol* 73:269, 1992.
214. Hall MB, Baughman R, Ruskin J, Thompson DA: Healing following meniscoplasty, eminectomy, and high condylectomy in the monkey temporomandibular joint, *J Oral Maxillofac Surg* 44(3):177–182, 1986.
215. Bernasconi G, Marchetti C, Reguzzoni M, Baciliero U: Synovia hyperplasia and calcification in the human TMJ disk: a clinical, surgical, and histologic study, *Oral Surg Oral Med Oral Pathol Oral Radiol Endod* 84(3):245–252, 1997.
216. Murakami K, Segami N, Moriya Y, Iizuka T: Correlation between pain and dysfunction and intra-articular adhesions in patients with internal derangement of the temporomandibular joint, *J Oral Maxillofac Surg* 50(7):705–708, 1992.
217. Gallagher DM: Posterior dislocation of the temporomandibular joint meniscus: report of three cases, *J Am Dent Assoc* 113(3):411–415, 1986.
218. Blankestijn J, Boering G: Posterior dislocation of the temporomandibular disc, *Int J Oral Surg* 14(5):437–443, 1985.
219. Sanders B: Arthroscopic surgery of the temporomandibular joint: treatment of internal derangement with persistent closed lock, *Oral Surg Oral Med Oral Pathol* 62(4):361–372, 1986.
220. Murakami KI, Lizuka T, Matsuki M, Ono T: Diagnostic arthroscopy of the TMJ: differential diagnoses in patients with limited jaw opening, *Cranio* 4(2):117–126, 1986.
221. Hellsing G, Holmlund A, Nordenram A, Wredmark T: Arthroscopy of the temporomandibular joint. Examination of 2 patients with suspected disk derangement, *Int J Oral Surg* 13(1):69–74, 1984.
222. Nuelle DG, Alpern MC, Ufema JW: Arthroscopic surgery of the temporomandibular joint, *Angle Orthod* 56(2):118–142, 1986.
223. Hori M, Okaue M, Harada D, et al.: Releasing severe adhesions around the eminence and the synovial portion of the TMJ: a clinical study of combined treatment using hydraulic lavage, arthroscopic surgery and rehabilitative therapy, *J Oral Sci* 41(2):61–66, 1999.
224. Miyamoto H, Sakashita H, Miyata M, et al.: Arthroscopic management of temporomandibular closed lock, *Aust Dent J* 43(5):301–304, 1998.
225. Hall HD, Indresano AT, Kirk WS, Dietrich MS: Prospective multicenter comparison of 4 temporomandibular joint operations, *J Oral Maxillofac Surg* 63(8):1174–1179, 2005.
226. Bell WE: *Temporomandibular disorders*, ed 3, Chicago, IL, 1990, Year Book Medical Publishers.
227. Oatis Jr GW, Baker DA: The bilateral eminectomy as definitive treatment. A review of 44 patients, *Int J Oral Surg* 13(4):294–298, 1984.
228. Undt G, Kermer C, Rasse M: Treatment of recurrent mandibular dislocation, part II: eminectomy, *Int J Oral Maxillofac Surg* 26(2):98–102, 1997.
229. Holmlund AB, Gynther GW, Kardel R, Axelsson SE: Surgical treatment of temporomandibular joint luxation, *Swed Dent J* 23(4):127–132, 1999.
230. Williamson RA, McNamara D, McAuliffe W: True eminectomy for internal derangement of the temporomandibular joint, *Br J Oral Maxillofac Surg* 38(5):554–560, 2000.
231. Bell WE: *Temporomandibular disorders: classification, diagnosis and management*, ed 3, Chicago, 1990, Year Book.
232. Kai S, Kai H, Nakayama E, et al.: Clinical symptoms of open lock position of the condyle. Relation to anterior dislocation of the temporomandibular joint, *Oral Surg Oral Med Oral Pathol* 74(2):143–148, 1992.
233. Pogrel MA: Articular eminectomy for recurrent dislocation, *Br J Maxillofac Surg* 25(3):237–243, 1987.
234. Helman J, Laufer D, Minkov B, Gutman D: Eminectomy as surgical treatment for chronic mandibular dislocations, *Int J Oral Surg* 13(6):486–489, 1984.
235. Puelacher WC, Waldhart E: Miniplate eminoplasty: a new surgical treatment for TMJ-dislocation, *J Craniomaxillofac Surg* 21(4):176–178.
236. Daelen B, Koch A, Thorwirth V: Botulinum toxin treatment of neurogenic dislocation of the temporomandibular joint, *Mund Kiefer Gesichtschir* 2(Suppl 1):S125–S129, 1998.
237. Daelen B, Thorwirth V, Koch A: Treatment of recurrent dislocation of the temporomandibular joint with type A botulinum toxin, *Int J Oral Maxillofac Surg* 26(6):458–460, 1997.
238. Moore AP, Wood GD: Medical treatment of recurrent temporomandibular joint dislocation using botulinum toxin A, *Br Dent J* 183(11-12):415–417, 1997.
239. Balasubramaniam R, Rasmussen J, Carlson LW, Van Sickels JE, Okeson JP: Oromandibular dystonia revisited: a review and a unique case, *J Oral Maxillofac Surg* 66(2):379–386, 2008.
240. Murakami K, Segami N, Fujimura K, Iizuka T: Correlation between pain and synovitis in patients with internal derangement of the temporomandibular joint, *J Oral Maxillofac Surg* 49(11):1159–1161, 1991.
241. Dimitroulis G: The prevalence of osteoarthrosis in cases of advanced internal derangement of the temporomandibular joint: a clinical, surgical and histological study, *Int J Oral Maxillofac Surg* 34(4):345–349, 2005.
242. Zarb GA, Speck JE: The treatment of mandibular dysfunction. In Zarb GA, Carlsson GE, editors: *Temporomandibular joint; function and dysfunction*, St Louis, 1979, The CV Mosby Co, p 382.
243. Gray RJ, Quayle AA, Hall CA, Schofield MA: Physiotherapy in the treatment of temporomandibular joint disorders: a comparative

244. Toller P: Non-surgical treatment of dysfunctions of the temporomandibular joint, *Oral Sci Rev* 7:70–85, 1976.
245. Alstergren P, Appelgren A, Appelgren B, et al.: The effect on joint fluid concentration of neuropeptide Y by intra-articular injection of glucocorticoid in temporomandibular joint arthritis, *Acta Odontol Scand* 54(1):1–7, 1996.
246. Schindler C, Paessler L, Eckelt U, Kirch W: Severe temporomandibular dysfunction and joint destruction after intra-articular injection of triamcinolone, *J Oral Pathol Med* 34(3):184–186, 2005.
247. Marinho LH, McLoughlin PM: Lateral open bite resulting from acute temporomandibular joint effusion, *Br J Maxillofac Surg* 32(2):127–128, 1994.
248. Schobel G, Millesi W, Walzke IM, et al.: Ankylosis of the temporomandibular joint, *Oral Surg Oral Med Oral Pathol* 74(7–14), 1992.
249. Stegenga B, de Bont L, Boering G: Osteoarthrosis as the cause of craniomandibular pain and dysfunction: a unifying concept, *J Oral Maxillofac Surg* 47(3):249–256, 1989.
250. de Bont LG, Stegenga B: Pathology of temporomandibular joint internal derangement and osteoarthrosis, *Int J Oral Maxillofac Surg* 22(2):71–74, 1993.
251. Bollet AJ: An essay on the biology of osteoarthritis, *Arthritis Rheum* 12(2):152–163, 1969.
252. Radin EL, Paul IL, Rose RM: Role of mechanical factors in pathogenesis of primary osteoarthritis, *Lancet* 1(749):519–522, 1972.
253. Rasmussen OC: Temporomandibular arthropathy. Clinical, radiologic, and therapeutic aspects, with emphasis on diagnosis, *Int J Oral Surg* 12(6):365–397, 1983.
254. Nickerson JW, Boering G: Natural course of osteoarthrosis as it relates to internal derangement of the temporomandibular joint. In Merrill RG, editor: *Oral Maxillofacial Surgical Clinics of North America*, Philadelphia, PA, 1989, WB Saunders Comp, pp 27–45.
255. Boering G, Stegenga B, de Bont LG: Temporomandibular joint osteoarthrosis and internal derangement. Part I: clinical course and initial treatment, *Int Dent J* 40(6):339–346, 1990.
256. de Leeuw JR, Steenks MH, Ros WJ, et al.: Assessment of treatment outcome in patients with craniomandibular dysfunction, *J Oral Rehabil* 21(6):655–666, 1994.
257. Rasmussen OC: Clinical findings during the course of temporomandibular arthropathy, *Scand J Dent Res* 89(3):283–288, 1981.
258. Mejersjo C: Therapeutic and prognostic considerations in TMJ osteoarthrosis: a literature review and a long-term study in 11 subjects, *Cranio* 5(1):69–78, 1987.
259. Kopp S, Wenneberg B, Haraldson T, Carlsson GE: The short-term effect of intra-articular injections of sodium hyaluronate and corticosteroid on temporomandibular joint pain and dysfunction, *J Oral Maxillofac Surg* 43(6):429–435, 1985.
260. Wolford LM, Cardenas L: Idiopathic condylar resorption: diagnosis, treatment protocol, and outcomes, *Am J Orthod Dentofacial Orthop* 116(6):667–677, 1999.
261. Arnett GW, Milam SB, Gottesman L: Progressive mandibular retrusion—idiopathic condylar resorption. Part II, *Am J Orthod Dentofacial Orthop* 110(2):117–127, 1996.
262. Arnett GW, Milam SB, Gottesman L: Progressive mandibular retrusion—idiopathic condylar resorption. Part I, *Am J Orthod Dentofacial Orthop* 110(1):8–15, 1996.
263. Sansare K, Raghav M, Mallya SM, Karjodkar F: Management-related outcomes and radiographic findings of idiopathic condylar resorption: a systematic review, *Int J Oral Maxillofac Surg* 44(2):209–216, 2015.
264. Young A: Idiopathic condylar resorption: the current understanding in diagnosis and treatment, *J Indian Prosthodont Soc* 17(2):128–135, 2017.
265. Wolford LM: Idiopathic condylar resorption of the temporomandibular joint in teenage girls (cheerleaders syndrome), *Proc (Bayl Univ Med Cent)* 14(3):246–252, 2001.
266. Mehra P, Nadershah M, Chigurupati R: Is alloplastic temporomandibular joint reconstruction a viable option in the surgical management of adult patients with idiopathic condylar resorption? *J Oral Maxillofac Surg* 74(10):2044–2054, 2016.
267. Gunson MJ, Arnett GW, Formby B, et al.: Oral contraceptive pill use and abnormal menstrual cycles in women with severe condylar resorption: a case for low serum 17beta-estradiol as a major factor in progressive condylar resorption, *Am J Orthod Dentofacial Orthop* 136(6):772–779, 2009.
268. Troulis MJ, Tayebaty FT, Papadaki M, Williams WB, Kaban LB: Condylectomy and costochondral graft reconstruction for treatment of active idiopathic condylar resorption, *J Oral Maxillofac Surg* 66(1):65–72, 2008.
269. Merkx MA, Van Damme PA: Condylar resorption after orthognathic surgery. Evaluation of treatment in 8 patients, *J Craniomaxillofac Surg* 22(1):53–58, 1994.
270. Hoppenreijs TJ, Stoelinga PJ, Grace KL, Robben CM: Long-term evaluation of patients with progressive condylar resorption following orthognathic surgery, *Int J Oral Maxillofac Surg* 28(6):411–418, 1999.
271. Gunson MJ, Arnett GW, Milam SB: Pathophysiology and pharmacologic control of osseous mandibular condylar resorption, *J Oral Maxillofac Surg* 70(8):1918–1934, 2012.
272. Nicolielo LFP, Jacobs R, Ali Albdour E, et al.: Is oestrogen associated with mandibular condylar resorption? A systematic review, *Int J Oral Maxillofac Surg* 46(11):1394–1402, 2017.
273. Mercuri LG: A rationale for total alloplastic temporomandibular joint reconstruction in the management of idiopathic/progressive condylar resorption, *J Oral Maxillofac Surg* 65(8):1600–1609, 2007.
274. Appelgren A, Appelgren B, Kopp S, Lundeberg T, Theodorsson E: Neuropeptide in arthritc TMJ and symptoms and signs from the stomatognathic system with special consideration to rheumatoid arthritis, *J Orofac Pain* 9(3):215–225, 1995.
275. Zide MF, Carlton DM, Kent JN: Rheumatoid disease and related arthropathies. I. Systemic findings, medical therapy, and peripheral joint surgery, *Oral Surg Oral Med Oral Pathol* 61(2):119–125, 1986.
276. Seymour R, Crouse V, Irby W: Temporomandibular ankylosis secondary to rheumatoid arthritis, *Oral Surg Oral Med Oral Pathol* 40:584–589, 1975.
277. Koh ET, Yap AU, Koh CK, et al.: Temporomandibular disorders in rheumatoid arthritis, *J Rheumatol* 26(9):1918–1922, 1999.
278. Helenius LM, Hallikainen D, Helenius I, et al.: Clinical and radiographic findings of the temporomandibular joint in patients with various rheumatic diseases. A case-control study, *Oral Surg Oral Med Oral Pathol Oral Radiol Endod* 99(4):455–463, 2005.
279. Atsu SS, Ayhan-Ardic F: Temporomandibular disorders seen in rheumatology practices: a review, *Rheumatol Int* 26(9):781–787, 2006.
280. Germain BF, Vasey FB, Espinoza LR: Early recognition of rheumatoid arthritis, *Compr Ther* 5(8):16–22, 1979.
281. Tabeling HJ, Dolwick MF: Rheumatoid arthritis: diagnosis and treatment, *Fla Dent J* 56(1):16–18, 1985.
282. Braunwald E, Isselbacher KJ, et al.: *Harrison's principles of internal medicine*, ed 11, New York, NY, 1987, McGraw-Hill.
283. Akerman S, Jonsson K, Kopp S, Petersson A, Rohlin M: Radiologic changes in temporomandibular, hand, and foot joints of patients with rheumatoid arthritis, *Oral Surg Oral Med Oral Pathol* 72(2):245–250, 1991.
284. Boscarino JA, Forsberg CW, Goldberg J: A twin study of the association between PTSD symptoms and rheumatoid arthritis, *Psychosom Med* 72(5):481–486, 2010.
285. Knevel R, Schoels M, Huizinga TW, et al.: Current evidence for a strategic approach to the management of rheumatoid arthritis with disease-modifying antirheumatic drugs: a systematic literature review informing the EULAR recommendations for the

286. Marini I, Vecchiet F, Spiazzi L, Capurso U: Stomatognathic function in juvenile rheumatoid arthritis and in developmental openbite subjects, *ASDC J Dent Child* 66(1):30–35, 1999. 12.
287. Harper RP, Brown CM, Triplett MM, Villasenor A, Gatchel RJ: Masticatory function in patients with juvenile rheumatoid arthritis, *Pediatr Dent* 22(3):200–206, 2000.
288. Mayne JG, Hatch GS: Arthritis of the temporomandibular joint, *J Am Dent Assoc* 79(1):125–130, 1969.
289. Pinals RS: Traumatic arthritis and allied conditions. In McCarty DJ, editor: *Arthritis and allied conditions—a textbook of rheumatology*, ed 10, Philadelphia, 1985, Lea and Febiger.
290. Schellhas KP, Piper MA, Omlie MR: Facial skeleton remodeling due to temporomandibular joint degeneration: an imaging study of 100 patients, *AJNR Am J Neuroradiol* 11(3):541–551, 1990.
291. Leighty SM, Spach DH, Myall RW, Burns JL: Septic arthritis of the temporomandibular joint: review of the literature and report of two cases in children, *Int J Oral Maxillofac Surg* 22(5):292–297, 1993.
292. Jeon HS, Hong SP, Cho BO, et al.: Hematogenous infection of the human temporomandibular joint, *Oral Surg Oral Med Oral Pathol Oral Radiol Endod* 99(2):E11–E17, 2005.
293. Koorbusch GF, Zeitler DL, Fotos PG, Doss JB: Psoriatic arthritis of the temporomandibular joints with ankylosis. Literature review and case reports, *Oral Surg Oral Med Oral Pathol* 71(3):267–274, 1991.
294. Wilson AW, Brown JS, Ord RA: Psoriatic arthropathy of the temporomandibular joint, *Oral Surg Oral Med Oral Pathol* 70(5):555–558, 1990.
295. Ulmansky M, Michelle R, Azaz B: Oral psoriasis: report of six new cases, *J Oral Pathol Med* 24(1):42–45, 1995.
296. Zhu JF, Kaminski MJ, Pulitzer DR, Hu J, Thomas HF: Psoriasis: pathophysiology and oral manifestations, *Oral Dis* 2(2):135–144, 1996.
297. Dervis E, Dervis E: The prevalence of temporomandibular disorders in patients with psoriasis with or without psoriatic arthritis, *J Oral Rehabil* 32(11):786–793, 2005.
298. Crincoli V, Di Comite M, Di Bisceglie MB, Fatone L, Favia G: Temporomandibular disorders in psoriasis patients with and without psoriatic arthritis: an observational study, *Int J Med Sci* 12(4): 341–348, 2015.
299. Farronato G, Garagiola U, Carletti V, Cressoni P, Bellintani C: Psoriatic arthritis: temporomandibular joint involvement as the first articular phenomenon, *Quintessence Int* 41(5):395–398, 2010.
300. Kononen M, Wolf J, Kilpinen E, Melartin E: Radiographic signs in the temporomandibular and hand joints in patients with psoriatic arthritis, *Acta Odontol Scand* 49(4):191–196, 1991.
301. Holmes EW: Clinical gout and the pathogenesis of hyperuricemia. In McCarty DJ, editor: *Arthritis and allied conditions*, 10 ed, Philadelphia, 1985, Lea and Febiger, p 500.
302. Kurihara K, Mizuseki K, Saiki T, et al.: Tophaceous pseudo-gout of the temporomandibular joint: report of a case, *Pathol Int* 47(8): 578–580, 1997.
303. Whelton A: Current and future therapeutic options for the management of gout, *Am J Ther* 17(4):402–417, 2010.
304. Barthelemy I, Karanas Y, Sannajust JP, Emering C, Mondie JM: Gout of the temporomandibular joint: pitfalls in diagnosis, *J Craniomaxillofac Surg* 29(5):307–310, 2001.
305. Zychowicz ME, Pope RS, Graser E: The current state of care in gout: addressing the need for better understanding of an ancient disease, *J Am Acad Nurse Pract* 22(Suppl 1):623–636, 2010.
306. Ramos-Remus C, Perez-Rocha O, Ludwig RN, et al.: Magnetic resonance changes in the temporomandibular joint in ankylosing spondylitis, *J Rheumatol* 24(1):123–127, 1997.
307. Ramos-Remus C, Major P, Gomez-Vargas A, et al.: Temporomandibular joint osseous morphology in a consecutive sample of ankylosing spondylitis patients, *Ann Rheum Dis* 56(2):103–107, 1997.
308. Major P, Ramos Remus C, Suarez Almazor ME, et al.: Magnetic resonance imaging and clinical assessment of temporomandibular joint pathology in ankylosing spondylitis, *J Rheumatol* 26(3):616–621, 1999.
309. Ramos Remus C, Perez Rocha O, Ludwig RN, et al.: Magnetic resonance changes in the temporomandibular joint in ankylosing spondylitis, *J Rheumatol* 24(1):123–127, 1997.
310. Chow TK, Ng WL, Tam CK, Kung N: Bilateral ankylosis of temporomandibular joint secondary to ankylosing spondylitis in a male Chinese, *Scand J Rheumatol* 26(2):133–134, 1997.
311. Ernest EA: Temporal tendonitis: A painful disorder that mimics migraine headache, *J Neurol and Ortho Surg* 8(160), 1987.
312. Ernest EA, et al.: Three disorders that frequently cause temporomandibular joint pain: internal derangement, temporal tendonitis, and Ernest syndrome, *J Neurol and Ortho Surg* 7:189, 1987.
313. Ernest 3rd EA, Martinez ME, Rydzewski DB, Salter EG: Photomicrographic evidence of insertion tendonosis: the etiologic factor in pain for temporal tendonitis, *J Prosthet Dent* 65(1):127–131, 1991.
314. Shankland 2nd WE: Common causes of nondental facial pain, *Gen Dent* 45(3):246–253, 1997; quiz 63–64.
315. Shankland 2nd WE: Ernest syndrome as a consequence of stylomandibular ligament injury: a report of 68 patients, *J Prosthet Dent* 57(4):501–506, 1987.

14
Tratamento da Hipomobilidade Mandibular Crônica e dos Distúrbios do Crescimento

Embora raras, nunca se esqueça das outras possibilidades.

JPO

Os dois capítulos anteriores abordaram as categorias mais comuns de disfunção temporomandibular (DTM) observadas na prática geral da odontologia. Este capítulo trata das duas categorias restantes, hipomobilidade mandibular crônica e distúrbios de crescimento. Embora tais distúrbios ocorram com menos frequência que os outros, é igualmente importante que eles sejam adequadamente controlados por meio de terapias definitivas e de suporte.

Hipomobilidade mandibular crônica

A característica predominante deste distúrbio é a incapacidade do paciente de abrir a boca em uma amplitude normal. A hipomobilidade mandibular crônica é raramente acompanhada por sintomas dolorosos ou alterações destrutivas progressivas. Portanto, a decisão para se iniciar um tratamento deve ser cuidadosamente considerada. Quando o movimento mandibular é tão limitado que prejudica significativamente a função, o tratamento é indicado. Quando há dor associada à hipomobilidade crônica, ela geralmente se origina de uma reação inflamatória secundária ao movimento além do limite do paciente. Isso pode ocorrer como resultado de tentativas do paciente para abrir a boca além do limite ou de traumatismo extrínseco que força a mandíbula além do limite. Quando sintomas inflamatórios estão presentes, o tratamento para resolução da inflamação é indicado. Entretanto, quando um paciente apresenta hipomobilidade mandibular crônica e ainda é capaz de exercer função normal sem dor, a melhor terapia, frequentemente, é não realizar tratamento algum. A terapia de suporte pode, algumas vezes, ser útil, mas a terapia definitiva geralmente é contraindicada.

A hipomobilidade mandibular crônica é subdividida em três categorias, de acordo com a etiologia: anquilose, contratura muscular e interferência do processo coronoide.

Anquilose

Por definição, anquilose significa imobilidade anormal de uma articulação. Os dois tipos básicos de anquilose são diferenciados pelos tecidos que limitam a mobilidade: fibrosa e óssea. A anquilose fibrosa é mais comum e pode ocorrer entre o côndilo e o disco ou entre o disco e a fossa. A anquilose óssea da articulação temporomandibular (ATM) ocorreria entre o côndilo e a fossa e, assim, o disco deveria estar ausente do espaço discal antes da anquilose. As anquiloses ósseas são raras e representam um distúrbio mais crônico e extenso (Figura 14.1). Uma vez que a etiologia e o tratamento das anquiloses fibrosas e ósseas são semelhantes, elas são discutidas juntas.

Etiologia. A etiologia mais comum de anquilose é a hemartrose (sangramento dentro da articulação) secundária ao macrotraumatismo.[1-4] A anquilose fibrosa representa uma progressão continuada de adesões articulares (ver Capítulo 13) que, gradativamente, cria uma limitação significativa no movimento articular. A inflamação

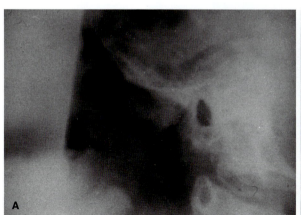 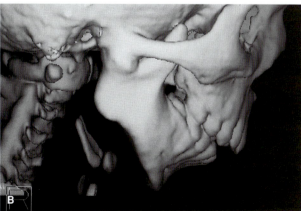

• **Figura 14.1 A.** Anquilose óssea. Um osso denso circunda toda a estrutura articular. **B.** A tomografia computadorizada com reconstrução tridimensional do côndilo de um paciente de 3 anos de idade revela uma anquilose óssea completa. (Cortesia de Dr. Joseph Van Sickles, University of Kentucky, Lexington, KY.)

crônica agrava o distúrbio, levando ao desenvolvimento de mais tecido fibroso. Quando as estruturas ósseas se tornam envolvidas, a anquilose óssea é mais provável.

Histórico. Os pacientes relatam abertura de boca limitada, sem qualquer dor. O paciente está ciente de que essa condição está presente há muito tempo e pode até nem perceber que ela representa um problema significativo.

Características clínicas. Em muitos casos de anquilose, o côndilo ainda pode rotacionar, sugerindo adesões no espaço articular superior. Quando isso ocorre, o movimento pode ainda ser possível no espaço inferior da articulação, entre o côndilo e a superfície inferior do disco. Dessa maneira, o paciente pode ser capaz de abrir aproximadamente 25 mm entre os incisivos. O exame clínico mostra uma amplitude relativamente normal de movimento lateral para o lado afetado, mas um movimento restrito para o lado não afetado (Figura 14.2). Durante a abertura de boca, há uma deflexão para o lado ipsilateral. Nenhum movimento condilar é percebido ou visualizado em radiografias. Quando a anquilose é óssea, ela pode frequentemente ser visualizada em uma radiografia ou tomografia computadorizada de feixe cônico (TCFC).

Tratamento definitivo. Uma vez que o paciente geralmente apresenta algum movimento (embora limitado), o tratamento definitivo pode não estar indicado. Se a função estiver inadequada ou a limitação for intolerável, a cirurgia é o único tratamento definitivo disponível.[5] A cirurgia artroscópica é o procedimento cirúrgico menos agressivo e, portanto, deveria ser considerada. Infelizmente, muitas articulações anquilosadas estão muito aderidas para serem liberadas por meio de artroscopia, sendo necessário considerar outros procedimentos cirúrgicos.[2,4,6-14] Quando o tratamento cirúrgico é indicado, é importante lembrar que os músculos elevadores provavelmente encontram-se em um estado de contração miostática e devem ser adequadamente tratados após a resolução da anquilose.

Terapia de suporte. Como a anquilose normalmente é assintomática, em geral não se indica terapia de suporte. Contudo, se a mandíbula for forçada além de seu limite (p. ex., traumatismo), pode ocorrer lesão a esses tecidos. Se isso resultar em dor e inflamação, a terapia de suporte deve ser indicada e consiste em restrição voluntária do movimento a limites indolores. Analgésicos, juntamente com terapia de calor profundo, também podem ser utilizados.

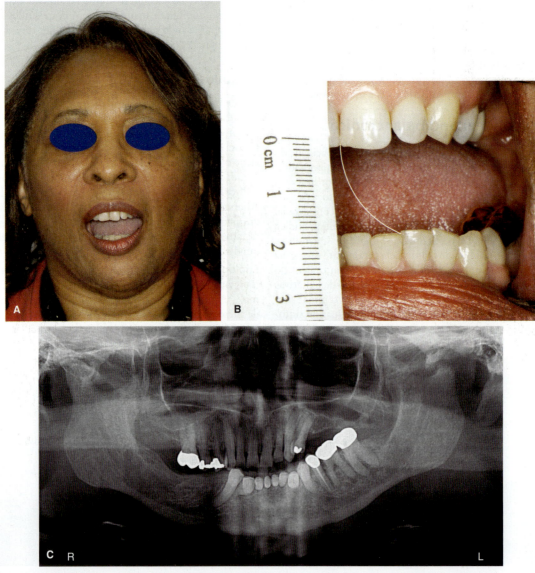

• **Figura 14.2** **A.** Abertura limitada secundária a uma anquilose fibrótica da ATM esquerda. **B.** A abertura máxima da paciente era menor que 20 mm, com significativa deflexão para o lado ipsilateral. **C.** Nesta radiografia panorâmica, há anquilose fibrótica da ATM esquerda. (Cortesia do Dr. Larry Cunningham, University of Kentucky, Lexington, KY.)

Fibrose capsular

Outra causa de hipomobilidade mandibular relacionada a alterações fibróticas é a fibrose capsular. O ligamento capsular que circunda a articulação temporomandibular é parcialmente responsável pela limitação da amplitude normal do movimento articular. Caso o ligamento se torne fibrótico, seus tecidos podem se enrijecer ou se tornar restritos e o movimento do côndilo dentro da articulação também fica restrito, criando uma condição de hipomobilidade mandibular crônica. A fibrose capsular é geralmente o resultado de uma inflamação, que pode ser secundária à inflamação de tecidos adjacentes, porém é mais comumente causada por traumatismo. O traumatismo pode ser uma força extrínseca (p. ex., uma pancada na face), um procedimento cirúrgico ou uma força intrínseca associada ao uso excessivo da mandíbula.

Tratamento definitivo. Devido a duas considerações, o tratamento definitivo para a fibrose capsular é quase sempre contraindicado. Primeiro, a fibrose capsular geralmente só restringe a amplitude dos movimentos mandibulares finais e não chega a ser um grande problema funcional para o paciente.

Segundo, como as alterações são fibróticas, a terapia consiste em procedimento cirúrgico. Contudo, a cirurgia é um dos fatores etiológicos que podem causar esse distúrbio. Por causa disso, um procedimento cirúrgico para liberar as restrições fibrosas deve ser avaliado com muita cautela, visto que ele pode levar à fibrose adicional durante a cicatrização.

Quando a restrição é um problema funcional, pode-se tentar a fisioterapia. O ultrassom nos tecidos pode fornecer calor profundo, o que pode ajudar a soltar os tecidos. Essa terapia, imediatamente seguida pelo movimento manual (distração) da articulação, pode ajudar a proporcionar maior mobilidade. Esse tipo de terapia é relativamente inócuo e, portanto, pode ser tentado. Hipomobilidades agudas respondem melhor que as mais crônicas.

Terapia de suporte. Uma vez que a fibrose capsular é normalmente assintomática, a terapia de suporte não é indicada. Nos casos em que a mandíbula é forçada além do limite capsular (i. e., traumatismo), os sintomas podem aparecer. Eles estão frequentemente relacionados à reação inflamatória dos tecidos traumatizados. Quando existe essa condição, o paciente é tratado com a mesma terapia de suporte indicada para capsulite.

Contratura muscular

A definição de contratura é o encurtamento indolor do comprimento funcional do músculo. Existem dois tipos distintos de contratura: a miostática e a miofibrótica. A contratura dos músculos elevadores pode produzir hipomobilidade mandibular crônica.

Contratura miostática

Etiologia. A contratura miostática ocorre quando o músculo é impedido de alongar-se (estirar-se) completamente por um período prolongado. A restrição pode ser resultado de uma condição dolorosa que limita o alongamento completo funcional do músculo. Sendo assim, a contratura miostática é frequentemente secundária a outro distúrbio. Pensa-se que o alongamento completo do músculo é importante para manter o seu comprimento funcional. Durante o alongamento total, os órgãos tendinosos de Golgi são estimulados e reflexamente referem este estímulo de volta para os fusos musculares, o que estabelece o comprimento funcional do músculo. Tem sido sugerido que o ato de bocejar é importante na manutenção do comprimento adequado dos músculos elevadores.

Se a mandíbula estiver fraturada e tiver de ser fixada junto à maxila por 6 a 8 semanas, os músculos elevadores podem não se alongar inteiramente. Trata-se de uma fonte comum de contratura miostática dos músculos elevadores. Uma vez que a fratura esteja curada e os fios sejam removidos, a boca não vai abrir no seu limite normal de mais de 40 mm imediatamente. Em vez disso, pode abrir apenas cerca de 15 a 20 mm. No entanto, se o paciente cuidadosamente auxiliar no movimento de abertura, uma amplitude normal de movimento pode gradualmente ser alcançada. Isso resulta do estiramento passivo ou alongamento do músculo. Quando o músculo é alongado fisicamente, os órgãos tendinosos de Golgi são estimulados e o *feedback* para o fuso muscular é permitir que haja mais alongamento. Isto é conhecido como reflexo de estiramento inverso e está presente em todos os sistemas musculoesqueléticos (ver Capítulo 2). Tal técnica é a base para o tratamento definitivo de contratura miostática e está descrita, adiante, com mais detalhes.

Outra condição clínica que pode levar a uma contratura miostática surge quando um paciente usa continuamente uma placa de posicionamento anterior. Um equipamento desse tipo não vai permitir um completo alongamento do músculo pterigóideo lateral inferior. Portanto, uma contratura miostática que evita que o côndilo retorne imediatamente à posição musculoesqueleticamente estável pode se desenvolver. Quando isso ocorrer e o paciente remover a placa, os dentes posteriores não irão ocluir (mordida aberta posterior). Este era um efeito adverso comum quando as placas de posicionamento anterior eram utilizadas 24 h/dia. No entanto, quando esses aparelhos são usados apenas em tempo parcial, como sugerido neste texto, o músculo tem a oportunidade de se alongar plenamente e mordidas abertas posteriores raramente são observadas.

Histórico. O paciente relata um histórico longo de movimentos restritos da mandíbula, que podem ter começado secundariamente a uma condição de dor, mas que agora está resolvida.

Características clínicas. A contratura miostática é caracterizada por limitação indolor da abertura de boca ou outros movimentos da mandíbula, dependendo do músculo envolvido.

Tratamento definitivo. É importante observar que o fator etiológico original que criou a contratura miostática deve ser identificado. Se essa condição ainda existir, ela deve ser eliminada antes do tratamento efetivo da contratura. Uma vez eliminada a causa original, o tratamento definitivo é direcionado ao alongamento gradual dos músculos envolvidos. Esse alongamento é uma tentativa de restabelecer o comprimento original de repouso dos músculos e deve ser feito lentamente durante muitos dias ou semanas. Se houver dor, pode ocorrer uma cocontração protetora e o tratamento irá fracassar. O comprimento de repouso dos músculos pode ser restabelecido por dois tipos de exercícios: alongamento passivo e abertura resistente.

Alongamento passivo. O alongamento passivo dos músculos elevadores é alcançado quando o paciente abre a boca até o seu limite máximo de movimento e depois gentilmente alonga além do limite. O alongamento deve ser leve e transitório para não traumatizar os tecidos musculares e iniciar dor ou uma reação inflamatória.[15,16] Às vezes, é possível auxiliar o alongamento colocando-se os dedos entre os dentes e iniciando o alongamento à medida que o paciente relaxa (Figura 14.3). Esse alongamento momentâneo vai excitar o órgão tendinoso de Golgi reflexamente, fazendo com que o fuso neuromuscular relaxe o músculo. Cuidados devem ser tomados para não alongar demais o músculo. Esses exercícios de alongamento passivo são realizados cinco ou seis vezes ao longo do dia. Cada série deve ser composta de um alongamento, que é mantido durante 1 a 2 s e repetido 4 vezes. O alongamento não deve ser tão forte que produza dor. A aplicação de muita força pode criar uma reação inflamatória nos tecidos que estão sendo alongados, que irá comprometer o resultado. Os resultados desses exercícios não serão vistos imediatamente, mas somente em dias e, por vezes, até mesmo semanas depois. O paciente deve ser informado de que esse processo pode levar algum tempo e encorajado a persistir.

Exercícios de abertura contra resistência. Os exercícios de abertura contra resistência se aproveitam do sistema de reflexo neurológico para auxiliar no relaxamento dos músculos elevadores. Esses músculos e os abaixadores funcionam de acordo com a inibição recíproca. Em outras palavras, para elevar a mandíbula, os músculos elevadores devem estar contraídos ao mesmo tempo e na mesma extensão que os abaixadores se encontram relaxados. O reflexo de estiramento neurológico ajuda a controlar essa atividade. Quando existe mialgia local em um dos grupos musculares, o alongamento completo do músculo fica mais difícil. Um *feedback* neurológico pode ser usado para ajudar a alcançar o relaxamento. Isso é alcançado iniciando-se uma leve contração dos grupos de músculos antagonistas. Quando os músculos elevadores não relaxarem adequadamente, a contração dos abaixadores fornecida pela resistência à abertura alimenta o estímulo neurológico para os músculos elevadores relaxarem. Isso tem sido chamado de *relaxamento reflexo*.[17]

Os exercícios de abertura contra resistência são realizados instruindo-se o paciente a colocar os dedos sob o mento. Tenta-se, então, abrir a boca contra resistência (Figura 14.4). Os exercícios de abertura contra resistência consistem em 10 repetições, 2 a 3 vezes/dia. A força de resistência fornecida pelos dedos é suave e não deve induzir sintomas dolorosos. O alongamento passivo dos músculos elevadores é realizado tanto antes quanto depois de cada série de exercícios de resistência. Quando estão presentes restrições laterais, os exercícios de resistência lateral também podem ser usados de maneira similar, mas são indicados com menor frequência (Figura 14.5).

Quando os exercícios passivos e contra resistência são adequadamente empregados em um paciente com hipomobilidade mandibular, não surgem sintomas dolorosos. Qualquer dor que se desenvolver é normalmente associada a uma reação inflamatória nos tecidos. A dor, portanto, significa muita intensidade com

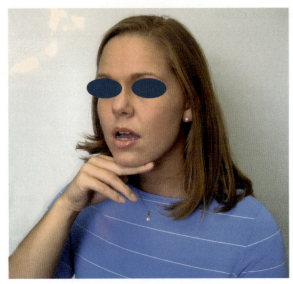

• **Figura 14.4** Exercício de abertura contra resistência. A boca é aberta contra a resistência dos dedos.

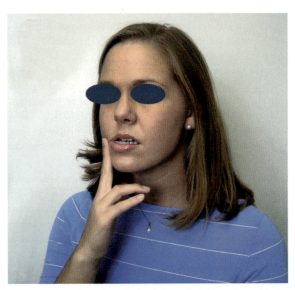

• **Figura 14.5** Exercício de resistência lateral. A boca é movida lateralmente contra a resistência dos dedos.

muita velocidade, e deve dizer ao paciente e ao profissional para diminuírem a força e, às vezes, o número de repetições realizadas. O tratamento eficaz pode levar semanas e não deve ser apressado.

Terapia de suporte. Uma vez que o tratamento definitivo não deve gerar sintomas, a terapia de suporte é pouco útil no tratamento da contratura miostática ou de qualquer outra hipomobilidade mandibular. Quando ocorrem sintomas, os analgésicos podem ser úteis e devem ser administrados juntamente com uma diminuição na intensidade do programa de exercícios. A termoterapia e o ultrassom também podem ser úteis.

Contratura miofibrótica

Etiologia. A contratura miofibrótica ocorre como resultado de adesões teciduais excessivas no interior do músculo ou de sua fáscia. Essas adesões fibróticas de tecido impedem que as fibras musculares deslizem sobre si mesmas, evitando, assim, o alongamento completo do músculo. As etiologias comuns da contratura miofibrótica são miosite e traumatismo aos tecidos musculares.

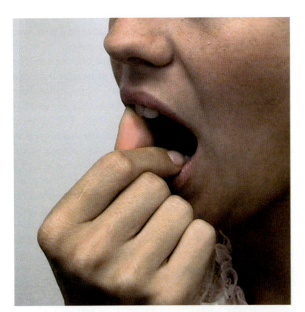

• **Figura 14.3** Exercício de alongamento passivo. Com a mandíbula aberta até o ponto de limitação, os dedos são colocados entre os dentes. Uma força transitória leve é aplicada para alongar os músculos elevadores. Esse exercício não deve desencadear dor.

Histórico. O histórico de contratura miofibrótica revela uma lesão muscular prévia ou uma limitação prolongada na amplitude de movimento. Não há dor. Às vezes, o paciente não terá nem consciência da limitação de abertura por ela estar presente há tanto tempo.

Características clínicas. A contratura miofibrótica é caracterizada por limitação indolor da abertura de boca. O movimento condilar lateral geralmente não é afetado. Assim, se o diagnóstico for difícil, radiografias que mostrem movimento condilar limitado durante a abertura, mas com um movimento normal durante a excursão lateral, podem ajudar. Não há maloclusão aguda.

Tratamento definitivo. Na contratura miofibrótica, os tecidos musculares podem relaxar, mas o comprimento muscular não aumenta. A contratura miofibrótica é, portanto, permanente. Pode-se conseguir um pouco de alongamento do músculo através de tração elástica contínua. Isso é conseguido por meio de um crescimento linear do músculo e é lento e limitado pela saúde e adaptabilidade do tecido muscular.[15] Geralmente, o tratamento definitivo é o desbridamento cirúrgico dos músculos envolvidos. Se a intervenção cirúrgica for indicada, deve ser observado que a função dos músculos não envolvidos também foi cronicamente restringida e, provavelmente, os músculos se encontram em um estado de contração miostática. Quando uma contratura miofibrótica for solucionada por cirurgia, a terapia para o músculo envolvido e para os músculos elevadores remanescentes deverá ser instituída. Deve-se considerar que músculos cirurgicamente debridados estão frequentemente sujeitos, com o tempo, à reinserção de suas fibras. Se a amplitude de movimento puder ser mantida por meio de exercícios passivos, espera-se que a restrição não retorne.

Terapia de suporte. Uma vez que a contratura miofibrótica é raramente associada a sintomas dolorosos, a terapia de suporte não é indicada. Quando surgem sintomas, o mesmo tipo de terapia previamente sugerido para a contratura miostática é instituído.

> **NOTA**
> É frequentemente difícil determinar, por histórico e exame, se a contratura muscular é miostática ou miofibrótica. Em muitos casos, a chave para o diagnóstico está no tratamento. Quando o tratamento leva à recuperação do comprimento muscular, a contratura miostática é confirmada. Se o tratamento causar somente sintomas repetidos, sem alcançar aumento do comprimento muscular, provavelmente se trata de contratura miofibrótica.

Bloqueio coronoide

Durante a abertura de boca, o processo coronoide passa anteroinferiormente entre o arco zigomático e a superfície lateral da maxila. Se essa via estiver impedida, ele não irá deslizar suavemente e a boca não abrirá completamente.

Etiologia. A interferência do processo coronoide é geralmente devido ao alongamento do processo coronoide (Figura 14.6) ou à invasão de tecido fibroso.[18-22] Como essas condições são crônicas, a dor geralmente não está presente; é por essa razão que a interferência do processo coronoide é considerada um distúrbio de hipomobilidade. A primeira condição, o alongamento do processo coronoide,[23,24] pode ser resultado de hiperatividade temporal crônica (devido à inserção temporal no processo coronoide). Já foi sugerido[25] que o alongamento do processo coronoide pode estar associado aos deslocamentos de disco.

A segunda condição, fibrose tecidual, pode ser o resultado de um incidente traumático ou infecção prévia.[21] Quando os tecidos anteriores e inferiores ao processo coronoide se tornam fibróticos, o processo coronoide pode não ser capaz de se mover livremente entre a maxila e o arco zigomático. O traumatismo pode resultar de um procedimento cirúrgico na área que levou à formação de uma cicatriz ou de uma fratura mandibular ou maxilar tratada com reduções zigomáticas que levaram ao desenvolvimento de tecido fibroso na área. Um arco zigomático fraturado, deslocado medialmente no espaço ocupado pelo processo coronoide, também pode impedir o movimento de abertura. Há algumas evidências de que em vez do comprimento, a distância entre o processo coronoide e a face interna da parte frontal do osso zigomático pode ser o real motivo da limitação da abertura da boca.[26]

Histórico. Existe uma restrição sem dor na abertura que, em muitos casos, está relacionada a traumatismo ou infecção desta área. Pode ter ocorrido também um deslocamento anterior do disco prolongado.

Características clínicas. A limitação é evidente em todos os movimentos, mas, principalmente, durante a protrusão mandibular. Comumente observa-se uma trajetória reta de abertura bucal, a menos que um processo coronoide esteja mais livre que o outro. Se o problema for unilateral, a abertura vai defletir a mandíbula para o mesmo lado da restrição. Uma TC pode ser útil no diagnóstico diferencial (Figura 14.6B).[27-29]

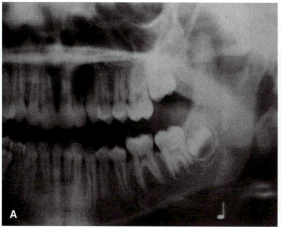
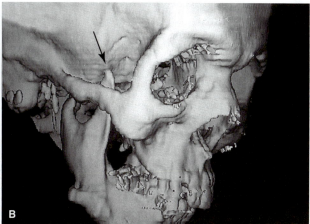

• **Figura 14.6** **A.** Esta radiografia mostra um processo coronoide extremamente longo (*seta*). O comprimento do processo coronoide limita a abertura mandibular, resultando em uma condição de hipomobilidade crônica. **B.** Essa reconstrução tridimensional de uma TC revela um processo coronoide muito longo que limitava a abertura de boca.

Tratamento definitivo. O tratamento definitivo para a interferência do processo coronoide é a modificação do tecido responsável. Em alguns casos, ultrassom seguido de alongamento passivo moderado vai ajudar a mobilizar as estruturas. Um verdadeiro tratamento definitivo é a operação que ou encurta o processo coronoide, ou elimina a obstrução do tecido (aquele que for a causa; Figura 14.7).[30-34] Uma vez que a condição é geralmente indolor, a intervenção cirúrgica é geralmente contraindicada devido à sua agressividade. Um procedimento cirúrgico também pode gerar o mesmo processo que se está tentando eliminar (fibrose). Portanto, ele só deve ser considerado se a função estiver gravemente comprometida.

Terapia de suporte. Como a interferência do processo coronoide normalmente é assintomática, a terapia de suporte não é indicada. Se a mandíbula for forçada a abrir além da restrição, podem surgir sintomas geralmente relacionados à reação inflamatória dos tecidos traumatizados. Se inflamação estiver presente, o paciente é tratado com a mesma terapia de suporte indicada para tendinite.

Distúrbios de crescimento

Os distúrbios de crescimento do sistema mastigatório podem ser divididos em duas amplas categorias, de acordo com os tecidos envolvidos: distúrbios ósseos e distúrbios musculares.

Distúrbios ósseos congênitos e de desenvolvimento

Os distúrbios de crescimento comuns dos ossos são agenesia (ausência de crescimento), hipoplasia (crescimento insuficiente), hiperplasia (crescimento excessivo) ou neoplasia (crescimento destrutivo, descontrolado).

Etiologia. A etiologia dos distúrbios de crescimento não é completamente compreendida. O traumatismo, em muitos casos, é um fator contribuinte e, especialmente em uma articulação jovem, pode levar à hipoplasia daquele côndilo, resultando em um desvio ou padrão de crescimento assimétrico (Figura 14.8).[35-40] Isso acaba por causar mudança assimétrica da mandíbula, com maloclusão associada[41] (Figuras 14.9 e 14.10). Um padrão de crescimento assimétrico também pode ser consequência do desenvolvimento precoce de artrite reumatoide.[42,43] Em outras circunstâncias, o traumatismo[44] pode causar uma reação hiperplásica, resultando em supercrescimento do osso.[45,46] Isso é comumente visto no local de uma fratura antiga. Algumas atividades hipoplásicas e hiperplásicas estão relacionadas a atividades inerentes ao crescimento (Figuras 14.10 a 14.13) e a desequilíbrios hormonais (p. ex., acromegalia; Figura 14.14). Infelizmente, muitos fatores etiológicos das neoplasias, especialmente as metástases, ainda precisam ser identificados (Figura 14.15).

Histórico. Uma característica comum dos distúrbios de crescimento ósseo é que os sintomas clínicos relatados pelo paciente estão diretamente relacionados às alterações estruturais associadas. Uma vez que esses distúrbios geralmente produzem alterações lentas, a dor não está presente e os pacientes comumente alteram a função para acomodar as alterações.

Características clínicas. Qualquer alteração da função ou a presença de dor é secundária às alterações estruturais. A assimetria clínica pode ser notada e está associada a, e é indicativa de, uma interrupção do crescimento ou desenvolvimento. As radiografias da ATM, assim como as tomografias computadorizadas, são extremamente importantes na identificação das alterações estruturais (ósseas) que ocorreram.

Tratamento definitivo. O tratamento definitivo para os distúrbios de crescimento ósseo deve ser planejado especificamente para a condição do paciente. Uma vez que o tratamento definitivo para esses distúrbios não se encaixa no contexto deste livro, outras fontes mais detalhadas devem ser consultadas.[47,48] De maneira geral, o tratamento é indicado para restaurar a função, enquanto minimiza o traumatismo às estruturas associadas. A saúde e o bem-estar do paciente ao longo da vida devem ser sempre considerados. A atividade neoplásica precisa ser exaustivamente investigada e tratada (Figura 14.15).[49-52]

Terapia de suporte. Uma vez que a maioria dos distúrbios de crescimento ósseo não está associada a dor ou disfunção, a terapia de suporte não é necessária. Se ocorrer dor ou disfunção, o tratamento é realizado de acordo com o problema identificado (p. ex., mialgia local, desarranjo de disco, inflamação). Os estágios mais avançados das neoplasias podem resultar em sintomas (Figura 14.16). Quando uma neoplasia for identificada, a terapia de suporte não deve ser utilizada para não mascarar os sintomas. Um tratamento mais definitivo está indicado e o paciente deve ser encaminhado a médicos especialistas ou dentistas apropriados.

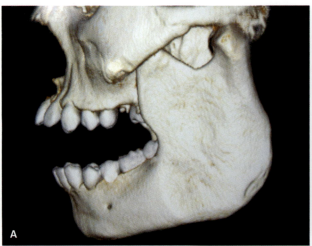 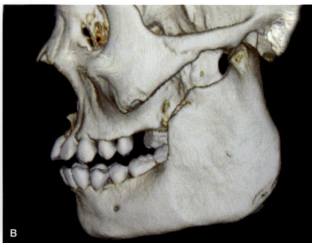

• **Figura 14.7** O tratamento definitivo para interferência do processo coronoide é a redução cirúrgica desse processo. **A.** Imagem de TC pré-operatória de um processo coronoide alongado **B.** Imagem de TC pós-cirúrgica do processo coronoide reduzido.

CAPÍTULO 14 Tratamento da Hipomobilidade Mandibular Crônica e dos Distúrbios do Crescimento 375

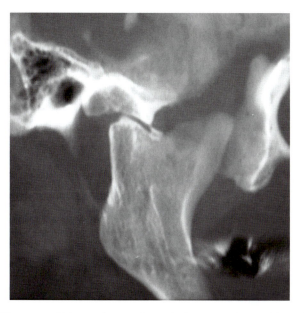

• **Figura 14.8** O traumatismo pode produzir um crescimento hiperplásico do tecido ósseo. Essa ATM havia sido submetida a vários procedimentos cirúrgicos e o osso reagiu ao traumatismo com crescimento. Observa-se o crescimento significativo na fossa.

Distúrbios musculares sistêmicos congênitos e de desenvolvimento

Existem muitos tipos de distúrbios musculares sistêmicos. Alguns deles parecem ser associados geneticamente, enquanto outros são mais relacionados com o desenvolvimento. No entanto, muitas destas condições não são bem compreendidas. Distúrbios musculares podem ser divididos em três grandes categorias: hipotróficos (enfraquecimento do músculo), hipertróficos (superdesenvolvimento) e neoplásicos (crescimento descontrolado destrutivo).

Etiologia. Muitas etiologias parecem estar associadas aos distúrbios de fraqueza muscular. Distrofia muscular é um grupo de doenças hereditárias caracterizadas por enfraquecimento progressivo dos músculos. Algumas destas doenças estão associadas a problemas com a junção neuromuscular (p. ex., miastenia *gravis*). Outros distúrbios são atribuídos a atrofias musculares espinais (p. ex., esclerose lateral amiotrófica ou doença dos neurônios motores).[53] Ainda, outras doenças que levam a fraqueza muscular estão vinculadas a condições desmielinizantes (p. ex., esclerose múltipla).[54]

Alterações hipertróficas nos tecidos musculares são mais frequentemente associadas ao uso excessivo do músculo. Nas estruturas da mastigação, geralmente são derivadas de bruxismo profundo e prolongado. A identificação da etiologia dos distúrbios musculares neoplásicos necessita de mais investigação.

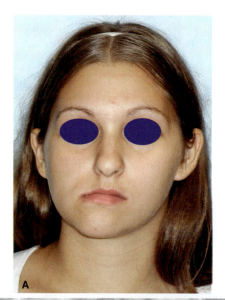

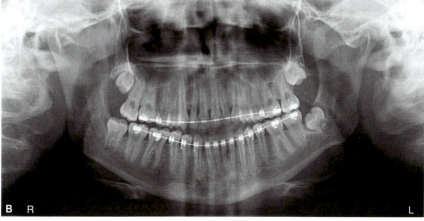

• **Figura 14.9** Hiperplasia unilateral do côndilo esquerdo. **A.** Há um deslocamento acentuado da mandíbula para a direita. **B.** Radiografia panorâmica demonstrando hiperplasia do côndilo esquerdo e ramo mandibular. (*continua*)

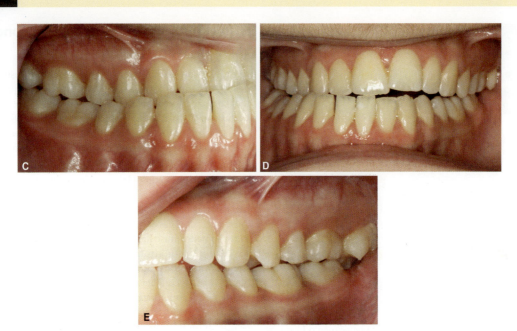

- **Figura 14.9** (*continuação*) **C.** Oclusão posterior direita com mordida cruzada, devido ao crescimento mandibular esquerdo. **D.** Vista anterior revelando o deslocamento da mandíbula para a direita, devido ao crescimento mandibular esquerdo. **E.** A oclusão posterior esquerda manteve a sua relação vestibulolingual normal. (Cortesia de Dr. Larry Cunningham, University of Kentucky, Lexington, KY.)

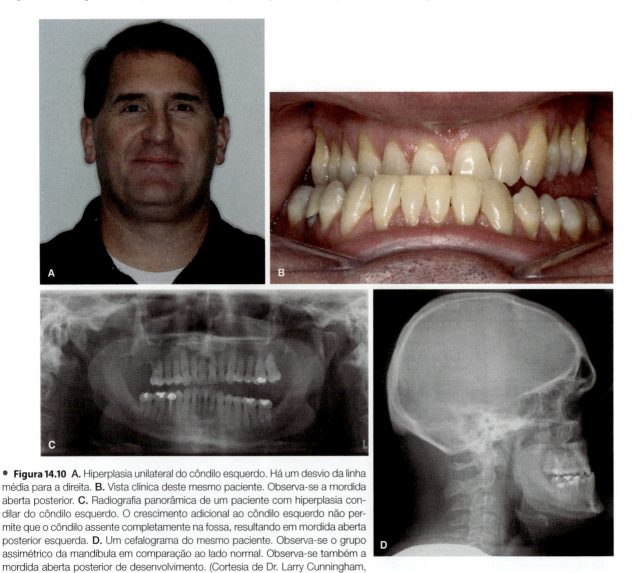

- **Figura 14.10** **A.** Hiperplasia unilateral do côndilo esquerdo. Há um desvio da linha média para a direita. **B.** Vista clínica deste mesmo paciente. Observa-se a mordida aberta posterior. **C.** Radiografia panorâmica de um paciente com hiperplasia condilar do côndilo esquerdo. O crescimento adicional ao côndilo esquerdo não permite que o côndilo assente completamente na fossa, resultando em mordida aberta posterior esquerda. **D.** Um cefalograma do mesmo paciente. Observa-se o grupo assimétrico da mandíbula em comparação ao lado normal. Observa-se também a mordida aberta posterior de desenvolvimento. (Cortesia de Dr. Larry Cunningham, University of Kentucky, Lexington, KY.)

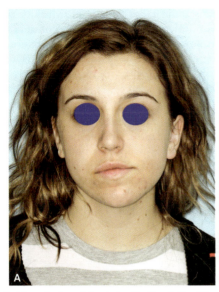
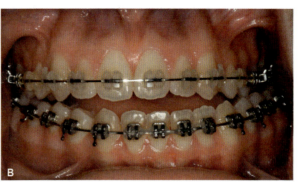

• **Figura 14.11 A.** Hiperplasia unilateral do côndilo direito. Há um desvio da linha média para a esquerda. **B.** Vista intraoral. A mordida aberta e a mordida cruzada posterior do lado esquerdo são devidas ao crescimento da mandíbula para a direita. (Cortesia de Dr. Larry Cunningham, University of Kentucky, Lexington, KY.)

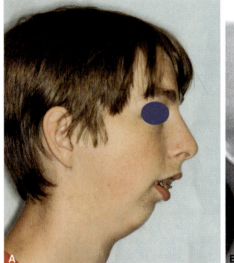
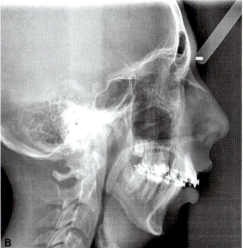

• **Figura 14.12 A.** Hipoplasia bilateral dos côndilos. A falta de crescimento significativo na mandíbula resultou em um perfil de Classe II. **B.** Imagem cefalométrica do mesmo paciente.

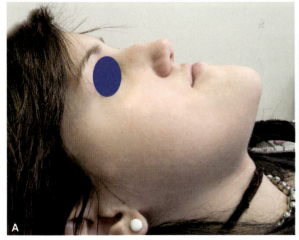
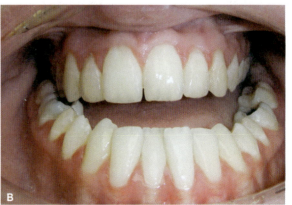

• **Figura 14.13 A.** Crescimento incomum da mandíbula para anterior e para a frente. **B.** O padrão de crescimento para a frente e para a esquerda do côndilo resultou em um contato oclusal único do segundo molar direito. (Cortesia de Dr. Joseph Van Sickles, University of Kentucky, Lexington, KY.)

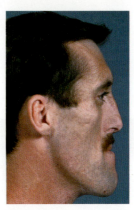

• **Figura 14.14** Acromegalia. A proeminência da mandíbula resultante do crescimento contínuo leva a maloclusão de classe III. (De Proffit WR, White RP, Sarver DM. Contemporary Treatment of Dentofacial Deformity. St Louis: Mosby; 2007.)

Histórico. Uma característica comum da hipotrofia muscular é a sensação de fraqueza muscular. Pacientes com alterações musculares hipertróficas raramente relatam qualquer sintoma e, em geral, estão preocupados apenas com a estética (masseteres volumosos). Uma vez que esses distúrbios geralmente produzem alterações lentas, os pacientes comumente se acomodam a eles e não tomam conhecimento do distúrbio.

Características clínicas. As características clínicas dos distúrbios musculares sistêmicos estão relacionadas ao problema específico apresentado. A hipotrofia frequentemente é difícil de ser reconhecida. A hipertrofia pode ser observada por meio dos músculos masseteres volumosos (Figura 14.17), mas pode ser mais difícil para o paciente aceitar esta situação como normal. Uma amplitude normal de movimento mandibular provavelmente estará presente em todas essas condições musculares.

Tratamento definitivo. O tratamento definitivo para os distúrbios de crescimento muscular deve ser planejado especificamente para a condição do paciente. Uma vez que o tratamento definitivo para esses distúrbios não se encaixa no contexto deste livro, outras fontes mais detalhadas devem ser consultadas.[55,56] De maneira geral, o tratamento é indicado para restaurar a função, enquanto minimiza o traumatismo às estruturas associadas. A saúde e o bem-estar do paciente ao longo da vida devem ser sempre considerados. Quando a hipertrofia está presente como resultado do bruxismo, uma placa miorrelaxante deve ser indicada. Músculos masseteres e temporais aumentados podem ser reduzidos com injeções de toxina botulínica (ver Capítulo 12); contudo, se a atividade de bruxismo continuar, o aumento pode retornar. A neoplasia precisa ser exaustivamente investigada e tratada.

Terapia de suporte. Uma vez que a maioria dos distúrbios musculares sistêmicos não está associada a dor ou disfunção, a terapia de suporte não está indicada. Se ocorrer dor ou disfunção, o tratamento é realizado de acordo com o problema identificado (p. ex., mialgia local, desarranjo de disco, inflamação). Os estágios mais avançados das neoplasias podem resultar em sintomas. Quando a neoplasia for identificada, a terapia de suporte não deve ser utilizada para não mascarar os sintomas. Um tratamento definitivo está indicado e o paciente deve ser encaminhado a médicos especialistas ou dentistas apropriados.

❖ Relatos de casos

❖ Caso 1

Histórico. Um vendedor de 32 anos de idade procurou o consultório odontológico com a queixa principal de incapacidade de abrir completamente a boca. Esse sintoma teve início 5 semanas antes, 1 dia após uma consulta odontológica na qual ele recebeu uma injeção de anestésico local. Ele relatou que o local da injeção havia se tornado tão sensível que estava difícil abrir a boca sem sentir dor. A dor havia desaparecido após 1 semana sem tratamento, mas a restrição na abertura de boca permaneceu. Quando o paciente procurou o consultório, ele não apresentava dor, mas ainda estava com limitação de abertura.

Exame. O exame clínico revelou ausência de dor, sensibilidade ou ruídos em ambas as articulações. A abertura interincisal máxima era de 34 mm, e ele não sentia dor nesse limite. Ambos os movimentos laterais pareciam estar somente um pouco restritos. O exame muscular foi negativo. O exame oclusal demonstrou uma dentição natural completa com vários dentes necessitando de restauração. Havia um deslize anterior e superior de 2 mm da posição de relação cêntrica (RC) para a de intercuspidação (PIC). Moderado desgaste dentário era aparente nos dentes anteriores. Todos os outros achados oclusais estavam dentro dos limites normais. Um exame completo do local da injeção não identificou qualquer sinal ou sintoma de inflamação. Uma radiografia panorâmica realizada na posição de boca aberta revelou superfícies subarticulares normais com restrições funcionais bilaterais. Não foi observado outro achado significativo no histórico ou ao exame clínico.

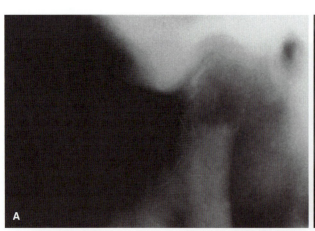
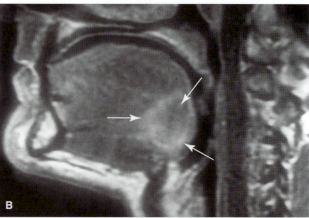

• **Figura 14.15 A.** Neoplasia do côndilo esquerdo, adenocarcinoma metastático. O paciente se reportou à clínica devido à dor periauricular. **B.** Tumor neoplásico (carcinoma de células escamosas) na região posterior da língua (*setas*), apresentando-se como dor de DTM e limitação de abertura da boca. (Cortesia de Dr. D. Damm, University of Kentucky, Lexington, KY.).

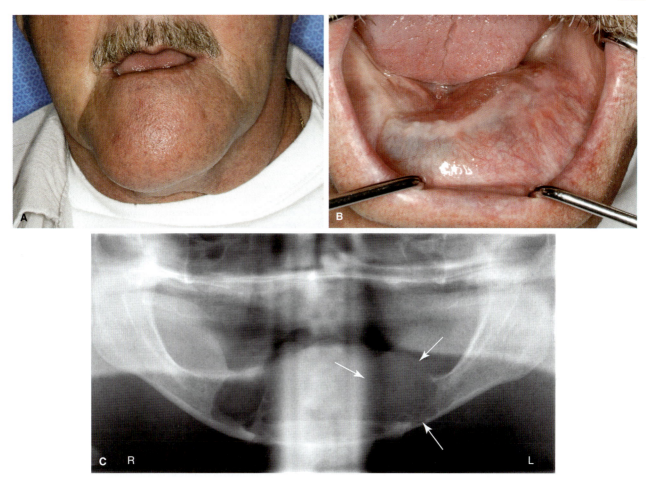

● **Figura 14.16 A.** Este paciente foi ao consultório com dor mandibular. Observa-se inchaço em seu mento. **B.** Vista intraoral da arcada inferior. **C.** Esta radiografia panorâmica revela ameloblastoma muito extenso. (Cortesia de Dr. Larry Cunningham, University of Kentucky, Lexington, KY.)

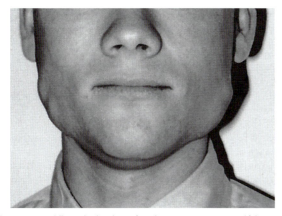

● **Figura 14.17** Hiperplasia do músculo masseter secundária ao bruxismo crônico.

Diagnóstico. Contratura miostática dos músculos elevadores secundária a traumatismo pela injeção e/ou infecção pós-injeção (geralmente chamada de *trismo*).

Tratamento. O histórico sugeriu que a dor associada a uma inflamação pós-injeção foi responsável pela contratura miostática. O exame minucioso do local da injeção não revelou qualquer sinal de inflamação. Suspeitou-se que o fator etiológico havia sido resolvido independentemente de tratamento. Exercícios musculares passivos e alongamento dos músculos elevadores foram instituídos para aumentar gradativamente o comprimento muscular. O paciente foi instruído a realizar esses exercícios 4 a 5 vezes por dia e, se surgisse dor, diminuir a frequência e a força utilizada. Após 1 semana, o paciente apresentava a abertura interincisal máxima de 36 mm. Ele estava satisfeito com esse progresso. Exercícios de abertura contra resistência foram adicionados aos exercícios de alongamento passivo e deveriam ser feitos ao mesmo tempo a cada dia. Na semana seguinte, o paciente já podia abrir 38 mm, mas se queixava de um pouco de sensibilidade nos músculos. Ele foi então instruído a reduzir a força empregada nos exercícios contra resistência e de alongamento até que não sentisse mais dor. Na outra semana, os sintomas haviam desaparecido e a abertura medida foi de 38 mm.

Nas 3 semanas seguintes, a abertura interincisal alcançou 44 mm sem dor. Os exercícios foram interrompidos na quinta semana. Na consulta de acompanhamento de 6 meses, a abertura interincisal máxima era de 46 mm.

◆ Caso 2

Histórico. Um policial de 27 anos de idade apresentava restrição do movimento mandibular. Ele relatou que a restrição parecia se originar da ATM esquerda. Seus sintomas haviam começado 6 meses antes, quando ele recebeu um golpe no lado direito do mento. Naquele momento, suspeitou-se de uma fratura de mandíbula, mas não foi confirmada pela imagem radiográfica. O paciente foi tratado por meio de bloqueio maxilomandibular por 4 semanas. Após a remoção do bloqueio, ele relatou sensibilidade na ATM esquerda que era acentuada pelo movimento (dor em 3, em uma

escala de 10). Duas semanas depois, a limitação continuava, mas permaneceu assintomática nos 5 meses seguintes. O paciente foi informado de que a limitação iria melhorar lentamente; uma vez que isso não ocorreu, ele decidiu procurar tratamento. Quando questionado, revelou não ter maiores problemas durante a função.
Exame. O exame clínico não revelou dor ou sensibilidade em qualquer articulação. Durante a abertura, havia uma deflexão óbvia da linha média da mandíbula para o lado esquerdo. A observação e a palpação revelaram movimento do côndilo direito durante a abertura, mas não se observava movimento na articulação esquerda. O paciente podia realizar excursão lateral esquerda de 7 mm, mas apenas de 2 mm para a direita. A abertura máxima era de 26 mm. O exame clínico para sensibilidade e dor muscular foi negativo. O exame oclusal demonstrou uma prótese parcial fixa anterior, confeccionada para repor dois dentes perdidos durante o mesmo incidente. Não havia diferença entre RC e PIC. A guia de função em grupo estava presente bilateralmente. Uma radiografia panorâmica e TC de feixe cônico mostraram que as superfícies subarticulares estavam normais. A ATM direita mostrava leve limitação do movimento funcional, enquanto a esquerda não mostrava movimento algum. Não foi observado outro achado significativo tanto no histórico quanto no exame clínico.
Diagnóstico. Anquilose fibrótica da articulação esquerda secundária à hemartrose relacionada ao traumatismo.
Tratamento. A natureza do distúrbio foi explicada ao paciente, a quem foi dito que o único tratamento definitivo seria a cirurgia. Após avaliação e discussão da condição de disfunção mínima do paciente, não foi aconselhada a realização de tratamento algum naquele momento.

◆ Caso 3

Histórico. Um carteiro aposentado de 66 anos de idade procurou o consultório odontológico com dor na ATM esquerda; ele relatou que ela estava constante há 3 semanas. Ele relatou uma incapacidade em comer bem por causa da dor (4/10) e ressaltou que isso estava contribuindo com a piora da sua saúde. O histórico apresentou ruídos articulares assintomáticos crônicos e dor apenas recentemente.
Exame. O exame clínico revelou dor na articulação esquerda (grau 2), com a articulação direita assintomática. Foi observada uma amplitude normal de movimento mandibular (44 mm de abertura e excursões laterais de 8 mm), embora a dor tenha aumentado de 4/10 para 7/10 com o movimento. O exame dos músculos revelou dor no masseter e temporal direitos (grau 2). O temporal esquerdo também estava sensível (grau 1). O exame oclusal revelou uma boca edêntula, com prótese total com 4 anos de uso que parecia ter restabelecido adequadamente a dimensão vertical e fornecido uma relação oclusal estável. As radiografias panorâmicas demonstraram uma área de intensa erosão na região posterior do côndilo esquerdo. Foi imediatamente solicitada uma TC de feixes cônicos, que demonstrou mais claramente a presença de uma lesão aparentemente cística que havia causado erosão na região posterior do côndilo. O paciente foi imediatamente encaminhado a um cirurgião para avaliação dos achados radiográficos. Foi realizada uma biopsia cirúrgica do tecido ósseo para análise.
Diagnóstico. Adenocarcinoma metastático.
Tratamento. O exame médico adicional revelou uma grande lesão no pulmão esquerdo. Suspeitou-se que este era o local primário do tumor a partir do qual ocorreu a lesão na ATM esquerda. O paciente foi submetido à cirurgia radical para remover ambas as lesões e iniciou tratamento quimioterápico.

Referências bibliográficas

1. Guthua SW, Maina DM, Kahugu M: Management of post-traumatic temporomandibular joint ankylosis in children: case report, *East Afr Med J* 72(7):471–475, 1995.
2. Guven O: A clinical study on temporomandibular joint ankylosis, *Auris Nasus Larynx* 27(1):27–33, 2000.
3. Ferretti C, Bryant R, Becker P, et al.: Temporomandibular joint morphology following post-traumatic ankylosis in 26 patients, *Int J Oral Maxillofac Surg* 34(4):376–381, 2005.
4. Vasconcelos BC, Bessa-Nogueira RV, Cypriano RV: Treatment of temporomandibular joint ankylosis by gap arthroplasty, *Med Oral Patol Oral Cir Bucal* 11(1):E66–E69, 2006.
5. Kirk Jr WS, Farrar JH: Early surgical correction of unilateral TMJ ankylosis and improvement in mandibular symmetry with use of an orthodontic functional appliance—a case report, *Cranio* 11(4):308–311, 1993.
6. Nitzan DW, Bar-Ziv J, Shteyer A: Surgical management of temporomandibular joint ankylosis type III by retaining the displaced condyle and disc, *J Oral Maxillofac Surg* 56(10):1133–1138, discussion 39, 1998.
7. Ko EW, Huang CS, Chen YR: Temporomandibular joint reconstruction in children using costochondral grafts, *J Oral Maxillofac Surg* 57(7):789–798, 1999.
8. Mercuri LG: Considering total temporomandibular joint replacement, *Cranio* 17(1):44–48, 1999.
9. Sawhney CP: Bony ankylosis of the temporomandibular joint: follow-up of 70 patients treated with arthroplasty and acrylic spacer interposition, *Plast Reconstr Surg* 77(1):29–40, 1986.
10. Long X, Li X, Cheng Y, et al.: Preservation of disc for treatment of traumatic temporomandibular joint ankylosis, *J Oral Maxillofac Surg* 63(7):897–902, 2005.
11. Tanrikulu R, Erol B, Gorgun B, et al.: The contribution to success of various methods of treatment of temporomandibular joint ankylosis (a statistical study containing 24 cases), *Turk J Pediatr* 47(3):261–265, 2005.
12. Rajurkar SG, Makwana R, Ranadive P, et al.: Use of temporalis fascia flap in the treatment of temporomandibular joint ankylosis: a clinical audit of 5 years, *Contemp Clin Dent* 8(3):347–351, 2017.
13. Xu F, Jiang L, Man C: A comparative study of different surgical methods in the treatment of traumatic temporomandibular joint ankylosis, *Int J Oral Maxillofac Surg* 46(2):198–203, 2017.
14. Hu W, Thadani S, Mukul SK, et al.: Autogeneous coronoid process as free graft for reconstruction of mandibular condyle in patients with temporomandibular ankylosis, *Oral Maxillofac Surg* 18(3):313–323, 2014.
15. Bell WE: *Temporomandibular disorders: classification, diagnosis and management*, ed 3, Chicago, 1990, Year Book.
16. Ylinen JJ, Takala EP, Nykanen MJ, et al.: Effects of twelve-month strength training subsequent to twelve-month stretching exercise in treatment of chronic neck pain, *J Strength Cond Res* 20(2):304–308, 2006.
17. Schwartz L: *Disorders of the temporomandibular joint*, Philadelphia, 1959, WB Saunders Co.
18. Hicks JL, Iverson PH: Bilateral coronoid hyperplasia: an important cause of restricted mandibular motion, *Northwest Dent* 72(4):21–24, 1993.
19. Smyth AG, Wake MJ: Recurrent bilateral coronoid hyperplasia: an unusual case, *Br J Oral Maxillofac Surg* 32(2):100–104, 1994.
20. Freihofer HP: Restricted opening of the mouth with an extra-articular cause in children, *J Craniomaxillofac Surg* 19(7):289–298, 1991.
21. Lucaya J, Herrera M, Vera J: Unilateral hyperplasia of the coronoid process in a child: a cause of restricted opening of the mouth, *Radiology* 144(3):528, 1982.
22. Kai S, Hijiya T, Yamane K, et al.: Open-mouth locking caused by unilateral elongated coronoid process: report of case, *J Oral Maxillofac Surg* 55(11):1305–1308, 1997.

23. Hall RE, Orbach S, Landesberg R: Bilateral hyperplasia of the mandibular coronoid processes: a report of two cases, *Oral Surg Oral Med Oral Pathol* 67(2):141–145, 1989.
24. Isberg AM, McNamara Jr JA, Carlson DS, et al.: Coronoid process elongation in rhesus monkeys (*Macaca mulatta*) after experimentally induced mandibular hypomobility. A cephalometric and histologic study, *Oral Surg Oral Med Oral Pathol Oral Radiol Endod* 70:704–710, 1990.
25. Isberg A, Isacsson G, Nah KS: Mandibular coronoid process locking: a prospective study of frequency and association with internal derangement of the temporomandibular joint, *Oral Surg Oral Med Oral Pathol* 63(3):275–279, 1987.
26. Ilguy M, Kursoglu P, Ilguy D: Three cases of elongated mandibular coronoid process with different presentations, *Iran J Radiol* 11(1):e4031, 2014.
27. Munk PL, Helms CA: Coronoid process hyperplasia: CT studies, *Radiology* 171(3):783–784, 1989.
28. Tucker MR, Guilford WB, Thomas PM: Versatility of CT scanning for evaluation of mandibular hypomobilities, *J Maxillofac Surg* 14(2):89–92, 1986.
29. Kavin T, John R, Venkataraman SS: The role of three-dimensional computed tomography in the evaluation of temporomandibular joint ankylosis, *J Pharm Bioallied Sci* 4(Suppl 2):S217–S220, 2012.
30. Gerbino G, Bianchi SD, Bernardi M, et al.: Hyperplasia of the mandibular coronoid process: long-term follow-up after coronoidotomy, *J Craniomaxillofac Surg* 25(3):169–173, 1997.
31. Loh HS, Ling SY, Lian CB, et al.: Bilateral coronoid hyperplasia—a report with a view on its management, *J Oral Rehabil* 24(10):782–787, 1997.
32. Capote A, Rodriguez FJ, Blasco A, et al.: Jacob's disease associated with temporomandibular joint dysfunction: a case report, *Med Oral Patol Oral Cir Bucal* 10(3):210–214, 2005.
33. Talmi YP, Horowitz Z, Yahalom R, et al.: Coronoidectomy in maxillary swing for reducing the incidence and severity of trismus—a reminder, *J Craniomaxillofac Surg* 32(1):19–20, 2004.
34. Fernandez Ferro M, Fernandez Sanroman J, Sandoval Gutierrez J, et al.: Treatment of bilateral hyperplasia of the coronoid process of the mandible. Presentation of a case and review of the literature, *Med Oral Patol Oral Cir Bucal* 13(9):E595–E598, 2008.
35. Jerrell RG, Fuselier B, Mahan P: Acquired condylar hypoplasia: report of case, *ASDC J Dent Child* 58(2):147–153, 1991.
36. Germane N, Rubenstein L: The effects of forceps delivery on facial growth, *Pediatr Dent* 11(3):193–197, 1989.
37. Berger SS, Stewart RE: Mandibular hypoplasia secondary to perinatal trauma: report of case, *J Oral Surg* 35(7):578–582, 1977.
38. Obiechina AE, Arotiba JT, Fasola AO: Ankylosis of the temporomandibular joint as a complication of forceps delivery: report of a case, *West Afr J Med* 18(2):144–146, 1999.
39. Oztan HY, Ulusal BG, Aytemiz C: The role of trauma on temporomandibular joint ankylosis and mandibular growth retardation: an experimental study, *J Craniofac Surg* 15(2):274–282, discussion 82, 2004.
40. Defabianis P: The importance of early recognition of condylar fractures in children: a study of 2 cases, *J Orofac Pain* 18(3):253–260, 2004.
41. Guyuron B: Facial deformity of juvenile rheumatoid arthritis, *Plast Reconstr Surg* 81(6):948–951, 1988.
42. Kjellberg H, Fasth A, Kiliaridis S, et al.: Craniofacial structure in children with juvenile chronic arthritis (JCA) compared with healthy children with ideal or postnormal occlusion, *Am J Orthod Dentofacial Orthop* 107(1):67–78, 1995.
43. Stabrun AE: Impaired mandibular growth and micrognathic development in children with juvenile rheumatoid arthritis. A longitudinal study of lateral cephalographs, *Eur J Orthod* 13(6):423–434, 1991.
44. McGuirt WF, Salisbury 3rd PL: Mandibular fractures. Their effect on growth and dentition, *Arch Otolaryngol Head Neck Surg* 113(3):257–261, 1987.
45. Jacobsen PU, Lund K: Unilateral overgrowth and remodeling processes after fracture of the mandibular condyle. A longitudinal radiographic study, *Scand J Dent Res* 80(1):68–74, 1972.
46. Ferguson MW, Whitlock RI: An unusual case of acquired unilateral condylar hypoplasia, *British Journal of Maxillofacial Surgery* 16(2):156–162, 1978.
47. Miloro M: *Principles of oral and maxillofacial surgery*, ed 2, Hamilton, ON, 2004, BB Decker Inc.
48. Fonseca R, Walker R, Betts N, et al.: *Oral and maxillofacial trauma*, ed 3, Philadelphia, PA, 2005, Elsevier/Saunders.
49. Butler JH: Myofascial pain dysfunction syndrome involving tumor metastasis. Case report, *J Periodontol* 46(5):309–311, 1975.
50. Weinberg S, Katsikeris N, Pharoah M: Osteoblastoma of the mandibular condyle: review of the literature and report of a case, *J Oral Maxillofac Surg* 45(4):350–355, 1987.
51. White DK, Chen S, Mohnac AM, et al.: Odontogenic myxoma. A clinical and ultrastructural study, *Oral Surg Oral Med Oral Pathol* 39(6):901–917, 1975.
52. Trumpy IG, Lyberg T: In vivo deterioration of proplast-teflon temporomandibular joint interpositional implants: a scanning electron microscopic and energy-dispersive X-ray analysis, *J Oral Maxillofac Surg* 51(6):624–629, 1993.
53. Johnson IP, Longone P: Commentary: amyotrophic lateral sclerosis and myasthenia gravis overlap syndrome: a review of two cases and the associated literature, *Front Neurol* 8:356, 2017.
54. Huisman E, Papadimitropoulou K, Jarrett J, et al.: Systematic literature review and network meta-analysis in highly active relapsing-remitting multiple sclerosis and rapidly evolving severe multiple sclerosis, *BMJ Open* 7(3):e013430, 2017.
55. Braunwald E, Isselbacher KJ, et al.: *Harrison's principles of internal medicine*, ed 11, New York, NY, 1987, McGraw-Hill.
56. Karpati G, Hilton-Jones D, Bushby K, et al.: *Disorders of voluntary muscle*, ed 8, Cambridge University Press, 2010.

15
Terapia com Placa Oclusal

Placa oclusal: um complemento para o tratamento da DTM.

JPO

A placa oclusal é um aparelho removível, geralmente confeccionado de resina acrílica dura, que se encaixa sobre as superfícies oclusais e incisais dos dentes em uma arcada, criando contato oclusal preciso com os dentes da arcada oposta (Figura 15.1). É comumente referida como *protetor noturno*, *dispositivo interoclusal* ou mesmo *aparelho ortopédico (órtese)*.

As placas oclusais têm diversos usos, um deles para introduzir temporariamente uma condição oclusal estável que pode alterar a entrada sensorial periférica para o sistema nervoso central (SNC). As placas oclusais também podem oferecer uma condição oclusal que permite que os côndilos assumam sua posição articular mais ortopedicamente estável. Elas são utilizadas para proteger os dentes e as estruturas de suporte de forças anormais que possam criar colapso e/ou desgaste dentário.

Considerações gerais

A terapia com placa apresenta diversos aspectos favoráveis que a tornam útil no tratamento de muitos distúrbios que envolvem disfunções temporomandibulares (DTMs). Como a etiologia e as inter-relações de muitas DTMs são frequentemente complexas, a terapia inicial deve, geralmente, ser reversível e não invasiva. As placas oclusais podem oferecer tal terapia, enquanto melhoram temporariamente as relações funcionais do sistema mastigatório. Quando uma placa oclusal é especificamente planejada para alterar o fator etiológico causal das DTMs, ainda que temporariamente, os sintomas também são alterados. Nesse sentido, a placa se torna uma ferramenta diagnóstica. Deve-se ter cuidado, contudo, para não simplificar demais essa relação. Conforme será discutido adiante neste capítulo, uma placa pode afetar os sintomas do paciente de diversas maneiras. Quando ela os reduz, é extremamente importante que a relação de causa e efeito seja identificada antes do início da terapia irreversível. Essas considerações são necessárias para assegurar que o tratamento mais extenso produza sucesso a longo prazo. As placas oclusais são igualmente úteis na eliminação de certos fatores etiológicos. Quando se suspeita que a maloclusão esteja contribuindo para uma DTM, a terapia com a placa oclusal pode rápida e reversivelmente introduzir uma condição oclusal mais desejável. Se isso não afetar os sintomas, provavelmente a maloclusão não é um fator etiológico e certamente a necessidade de terapia oclusal irreversível deve ser questionada.

Outra característica favorável da terapia com placa oclusal no tratamento das DTMs é que ela é útil na redução dos sintomas.[1-6] Uma análise crítica extensa e inicial da literatura[7,8] revelou que sua eficácia se encontra entre 70 e 90%. Entretanto, um artigo mais recente usando a Base de Dados da Cochrane de Revisões Sistemáticas relatou que as placas oclusais não apresentam um efeito potente ou confiável sobre os sintomas de DTMs.[9] Provavelmente, isso é reflexo da limitação dos métodos de pesquisa comumente utilizados nos estudos anteriores. O mecanismo exato pelo qual muitas placas podem reduzir os sintomas de DTM tem sido debatido e é inconclusivo até o momento.[10-12] A odontologia deve fornecer melhores dados baseados em evidências para melhor compreensão da função das placas nas DTMs. O que é evidente é que elas geralmente são uma modalidade reversível não invasiva e podem auxiliar no tratamento dos sintomas de muitas DTMs. Por causa disso, são frequentemente indicadas nos tratamentos iniciais e em alguns tratamentos a longo prazo de muitas DTMs.[13,14]

O sucesso ou fracasso da terapia com placa oclusal depende da seleção, confecção e ajuste da placa e da cooperação do paciente.

Seleção apropriada da placa

Diversos tipos de placa são utilizados na odontologia. Cada um tem o objetivo de produzir efeito sobre um fator etiológico específico. Para selecionar a placa apropriada para um paciente, deve-se, primeiramente, identificar o principal fator etiológico que contribui para a causa do distúrbio. A placa que melhor produz o melhor efeito sobre tal fator deve então ser selecionada. Nenhuma placa é útil para todas as DTMs. Na verdade, algumas DTMs não respondem de maneira alguma à terapia com placa. Mais uma vez, um histórico completo, o exame e o diagnóstico são essenciais.

Confecção e ajuste da placa

Uma vez selecionada a placa apropriada, ela deve ser confeccionada e ajustada de tal modo que os objetivos do tratamento sejam alcançados. Deve-se ter o cuidado de confeccionar uma placa que seja compatível com os tecidos moles e forneça a exata alteração na função necessária para eliminar a causa. Uma placa ajustada de maneira inadequada não somente irá reduzir os efeitos do tratamento, como também poderá introduzir dúvida tanto no paciente quanto no dentista em relação ao diagnóstico e ao futuro tratamento.

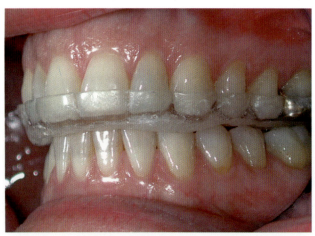

Figura 15.1 Placa oclusal superior.

Cooperação do paciente

Como a terapia com placa é reversível, ela somente é eficaz quando o paciente estiver usando a placa. Os pacientes devem ser instruídos em relação ao uso apropriado. Algumas placas requerem uso extensivo, enquanto outras requerem uso apenas em parte do dia. Pacientes que não respondem de maneira favorável a essa terapia devem ser questionados sobre sua colaboração em relação ao uso indicado da placa. Uma placa adequadamente selecionada e precisamente ajustada não será capaz de reduzir os sintomas em um paciente que não a utiliza corretamente.

Tipos de placas oclusais

Muitos tipos de placas oclusais têm sido sugeridos para o tratamento das DTMs. As duas mais usadas são a placa oclusal estabilizadora e a placa de posicionamento anterior. A placa oclusal estabilizadora algumas vezes é denominada *placa miorrelaxante*, porque é primariamente destinada a reduzir a dor muscular.[1,2,14,15] Já a placa de posicionamento anterior é às vezes chamada de *placa de reposicionamento ortopédico*, uma vez que seu objetivo é alterar a posição da mandíbula em relação ao crânio. Outros tipos de placas oclusais são o plano de mordida anterior, o plano de mordida posterior, a placa pivotante e a placa macia ou resiliente. A descrição de cada placa e os objetivos de tratamento de cada uma são revisados a seguir, bem como as indicações de uso.

Como a placa oclusal estabilizadora e a de posicionamento anterior são as mais importantes no tratamento das DTMs, a técnica de confecção de cada uma é apresentada.

Placa oclusal estabilizadora

Descrição e objetivos do tratamento

A placa oclusal estabilizadora é geralmente confeccionada para a arcada superior e fornece uma relação oclusal considerada ideal para o paciente (ver Capítulo 5). Quando ela está em posição, os côndilos se encontram em sua posição musculoesqueleticamente mais estável no momento em que os dentes apresentam contatos simultâneos e uniformes. A desoclusão canina durante o movimento excêntrico também é estabelecida. O objetivo do tratamento com a placa oclusal estabilizadora é eliminar qualquer instabilidade ortopédica entre a posição oclusal e a articular, removendo, assim, essa instabilidade como fator etiológico da DTM (ver Capítulo 7).

Indicações

A placa oclusal estabilizadora costuma ser usada para tratar distúrbios musculares dolorosos.[1,2,14] Estudos[16-21] demonstraram que seu uso pode diminuir a atividade parafuncional que frequentemente acompanha os períodos de estresse. Portanto, quando um paciente apresenta uma DTM relacionada à hiperatividade muscular, como o bruxismo, uma placa oclusal estabilizadora deve ser considerada.[22] Estudos mais recentes são menos convincentes em relação ao mecanismo preciso pelo qual as placas oclusais auxiliam na redução dos sintomas de DTM, mas a maioria dos autores ainda recomenda seu uso.[1,2,12,14,23,24] O paciente com mialgia local ou mialgia crônica centralmente mediada, da mesma forma, pode ser um bom candidato a esse tipo de placa. As placas oclusais estabilizadoras também são úteis para pacientes que apresentam retrodiscite secundária ao traumatismo. A placa oclusal estabilizadora pode ajudar a minimizar as forças[25] que danificam os tecidos, permitindo uma cicatrização mais eficaz.

Técnica de confecção simplificada

A placa oclusal estabilizadora acrílica de arco inteiro pode ser usada em qualquer arcada, mas a colocação na maxila apresenta algumas vantagens. A placa superior é geralmente mais estável e cobre mais tecido, o que a torna mais retentiva e com menor probabilidade de quebra. Ela é também mais versátil, permitindo que os contatos antagonistas sejam obtidos em todas as relações esqueléticas e de molar. Nos pacientes Classes II e III, por exemplo, a obtenção de contato e guia anteriores é frequentemente difícil com uma placa inferior. A placa superior fornece maior estabilidade, já que todos os contatos mandibulares estão em superfícies planas. Isso pode não ser possível com uma placa inferior, especialmente na região anterior. Outra vantagem da placa superior é a capacidade de certas características de auxiliar na localização da posição musculoesqueleticamente estável dos côndilos na fossa. Conforme discutido a seguir, uma placa inferior não oferece todas essas vantagens. As principais vantagens da placa inferior são a facilidade para falar com ela em uso e, para alguns pacientes, o fato de ser menos visível (logo, mais estética). Contudo, tais vantagens estão presentes apenas se o paciente precisar usar a placa durante o dia (discutido a seguir).

Muitos métodos têm sido sugeridos para a confecção de placas oclusais. Um deles, frequentemente utilizado, começa com a montagem de modelos de gesso em articulador. É feito o preenchimento das áreas retentivas da arcada superior e, em seguida, a placa é encerada. O modelo encerado é incluído em mufla, injeta-se resina acrílica termopolimerizável e a placa é, então, ajustada para adaptação final na boca.[26-29] Outra técnica comum utiliza modelos de gesso montados e resina acrílica autopolimerizável.[30] Faz-se o preenchimento das áreas retentivas dos dentes da arcada superior, aplica-se uma solução isolante nos modelos e delimita-se o contorno desejado da placa com cera em bastão. O monômero e o polímero acrílico são pulverizados sobre o modelo maxilar e a oclusão é determinada ocluindo-se o modelo mandibular na resina acrílica preparada. São determinadas as guias de desoclusão e a espessura da placa oclusal por meio da utilização de um pino-guia anterior e mesa-guia previamente ajustada (ver Capítulo 20).

No futuro, provavelmente haverá opções com a odontologia digital, em que as imagens (fotos) das arcadas serão tiradas (escaneadas), e o computador projetará e confeccionará a placa. Na impressão desta edição, essas opções já estavam disponíveis; no entanto, a captura da relação oclusal precisa e da dinâmica do movimento mandibular não havia sido aperfeiçoada. Portanto, a placa que é produzida digitalmente possivelmente irá precisar de ajustes significativos quando for levada à boca do paciente. Esses ajustes serão necessários para alcançar as metas do tratamento descritas para a placa oclusal estabilizadora.

A seção seguinte descreve uma técnica de confecção de placa oclusal mais simplificada. Assim como em outras técnicas,[31-35] ela não requer montagem de modelos de gesso em articulador. A posição exata da mandíbula é determinada por meio da ação direta dos músculos, minimizando, assim, as imperfeições da montagem de modelos em articulador. A placa finalizada também pode ser instalada na mesma consulta em que foi feita a moldagem. Contudo, deve-se sempre lembrar que a maneira pela qual uma placa é confeccionada não é importante na resolução dos sintomas. A técnica é importante somente para o dentista. A resolução dos sintomas é dependente de como a placa se aproxima dos objetivos do tratamento. Independentemente da técnica utilizada, é de responsabilidade do dentista garantir que, antes da saída do paciente do consultório, a placa seja corretamente ajustada para alcançar os critérios ideais de estabilidade ortopédica revisados no Capítulo 5. Essa técnica é apresentada como um método simples de obtenção desses objetivos de tratamento.

Confecção da placa. A confecção de uma placa oclusal superior envolve diversas etapas.

Efetua-se a moldagem da arcada superior com alginato. Ela não deve apresentar bolhas nem defeitos nos dentes e palato. Realiza-se o vazamento de gesso adequado (preferencialmente tipo pedra) imediatamente. Não é necessário inverter o molde preenchido na bancada, uma vez que não há necessidade de uma base ampla. Quando ocorrer a presa do gesso, o modelo é removido do molde. Ele deve estar livre de bolhas ou defeitos.

O excesso de gesso na superfície vestibular dos dentes é desgastado em um recortador de gesso até o fundo do vestíbulo. Com um aparelho de pressão a vácuo (Figura 15.2A), uma placa de 2 mm de espessura de resina dura transparente é adaptada no modelo (Figura 15.2B). Algumas empresas oferecem uma placa dupla face de resina com um lado macio para os dentes e outro duro, no qual é determinada a oclusão. Deve-se considerar esse produto (que tem 2,5 mm de espessura) porque ele oferece uma boa retenção e conforto para o paciente, enquanto ainda permite a determinação de um padrão de contato oclusal preciso.

O contorno da placa é então cortado no modelo com um disco montado em mandril. O corte é feito no nível da papila interdental na superfície vestibular. A área palatina posterior é cortada com um disco ao longo de uma linha reta, que conecta as faces distais de cada segundo molar (Figura 15.3).

A placa oclusal de resina adaptada é removida do modelo de gesso. Um torno com uma ponta de borracha dura pode ser usado para eliminar os excessos de resina na área palatina (Figura 15.4).

A borda lingual da placa se estende 10 a 12 mm além da borda gengival dos dentes para a porção palatina da arcada. Uma broca grande para resina acrílica é usada para alisar qualquer rugosidade das bordas. A borda vestibular da placa termina entre os terços incisal e médio dos dentes anteriores (a borda em torno dos dentes pode ser levemente mais longa). É mais seguro deixar a borda um pouco mais longa neste momento. Se a placa oclusal não assentar completamente na boca, as bordas são cuidadosamente encurtadas até que se obtenha o encaixe adequado.

Uma pequena quantidade de resina acrílica autopolimerizável transparente é misturada em um pote *dappen*. À medida que ela se torna mais espessa, é adicionada à superfície oclusal da porção anterior da placa (Figura 15.5A). Essa resina acrílica vai agir como um *stop* anterior. Ele apresenta aproximadamente 4 mm de largura e deve se estender à região onde um incisivo central inferior irá contatar (Figura 15.5B).

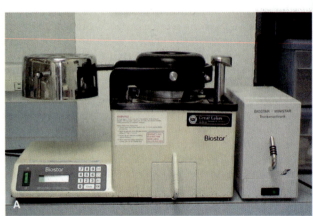
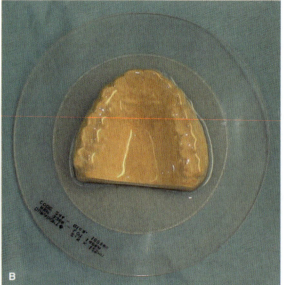

• **Figura 15.2** **A.** Uma placa de resina com espessura de 2 a 2,5 mm é adaptada ao modelo de gesso com um adaptador de pressão (Biostar, Great Lakes Orthodontics Products, Tonawanda, NY). **B.** Placa de resina adaptada no modelo.

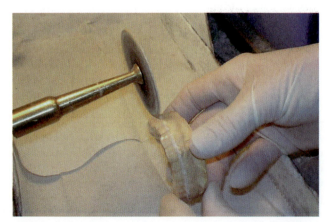
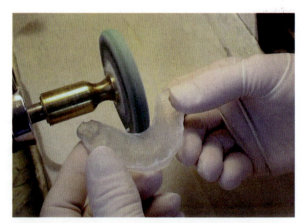

• **Figura 15.3** A estrutura da placa superior é cortada do modelo com um disco apropriado.

• **Figura 15.4** O excesso de resina acrílica que cobre o tecido palatino é removido com um disco rígido de borracha montado em torno.

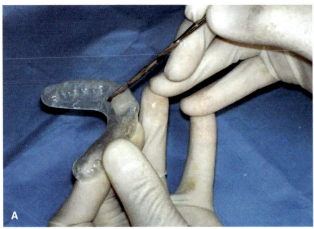
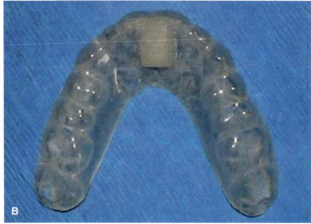

• **Figura 15.5 A.** Uma pequena quantidade de resina autopolimerizável é adicionada à porção anterior da placa, como um *stop* para os incisivos inferiores. A área deste *stop* é de aproximadamente 4 a 6 mm. **B.** Visualização oclusal do *stop* anterior posicionado na placa.

Adaptação da placa nos dentes superiores. A placa oclusal é então avaliada na boca (Figura 15.6). Ela deve estar bem encaixada nos dentes superiores, oferecendo retenção e estabilidade adequadas. O movimento do lábio e da língua não deve deslocá-la. Pressão aplicada a qualquer parte da placa não deve causar inclinação ou deslocamento. Se as bordas da placa estiverem próximas à junção dos terços médio e incisal na face vestibular dos dentes, existirá retenção adequada.

Se a placa não assentar completamente, ela deve ser cuidadosamente aquecida fora da boca com um secador de cabelo e reassentada sobre os dentes. Isso ajudará a conseguir um bom encaixe. Deve-se ter o cuidado de não superaquecer o plástico, pois toda a forma pode ser perdida.

Ocasionalmente, quando a resina não se adapta bem aos dentes ou a retenção é deficiente, a placa oclusal pode ser reembasada com resina acrílica incolor autopolimerizável. Isso só pode ser conseguido quando se usam placas acrílicas rígidas. Quando se usa uma placa dupla face (com um lado macio e o outro rígido), o reembasamento não é possível. Antes de se iniciar o procedimento de reembasamento, o paciente é examinado para se checar a existência de alguma restauração acrílica (p. ex., coroas provisórias). Procedimento:

1. Qualquer restauração de resina acrílica deve ser bem lubrificada com vaselina para evitar a união com a resina nova
2. O procedimento de reembasamento é realizado misturando-se uma pequena quantidade de resina acrílica autopolimerizável em um pote *dappen*. Adiciona-se o monômero no interior da placa oclusal para auxiliar na união da resina. Um a dois milímetros da resina preparada são colocados na placa. A resina acrílica preparada deve ser seca com uma seringa de ar e, quando se tornar pegajosa, o paciente umedece os dentes superiores. A placa é então assentada sobre os dentes. O paciente não deve mordê-la
3. Qualquer excesso de resina é removido das áreas vestibulares interproximais
4. À medida que a resina polimeriza, a placa é removida e recolocada várias vezes para evitar que a resina acrílica fique presa nas áreas retentivas
5. Quando a resina se tornar quente, a placa é removida para polimerizar fora da boca. Os dentes do paciente são imediatamente inspecionados e limpos para remoção de qualquer resíduo de resina acrílica que possa ter sido deixado. Após a polimerização, a placa é inspecionada e remove-se qualquer borda cortante ou excesso ao redor das bordas. Quando a placa é recolocada nos dentes, espera-se que a retenção e a estabilidade agora sejam evidentes.

Quando a placa oclusal estiver adequadamente adaptada nos dentes superiores, a oclusão é determinada e refinada.

Localização da posição musculoesqueleticamente estável. Para que a placa oclusal estabilizadora tenha eficácia ideal, os côndilos devem estar localizados em sua posição musculoesqueleticamente mais estável, que é a relação cêntrica (RC). Duas técnicas são amplamente usadas para se achar a RC.

A primeira utiliza uma técnica de manipulação manual bilateral descrita no Capítulo 9. Também foi apontado que, quando os côndilos estão assentados na posição musculoesqueleticamente estável na ATM normal, os discos são interpostos adequadamente entre os côndilos e as fossas articulares. Se um disco estiver funcionalmente mal posicionado ou deslocado, a técnica de manipulação mandibular irá assentar aquele côndilo nos tecidos retrodiscais. Quando a manipulação mandibular produz dor na articulação, deve-se suspeitar de um distúrbio intracapsular e a estabilidade dessa posição deve ser questionada. O tratamento deve ser direcionado à fonte dessa dor intracapsular. Uma placa de posicionamento anterior pode ser a terapia mais apropriada.

Uma segunda técnica utiliza um *stop* posicionado na região anterior da placa, sendo os músculos usados para localizar a posição musculoesqueleticamente estável dos côndilos (essa técnica utiliza os mesmos princípios empregados com as tiras calibradoras, como

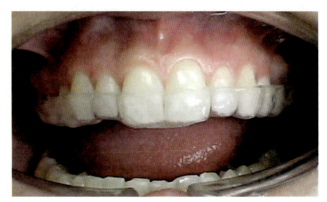

• **Figura 15.6** A placa é colocada nos dentes superiores e avaliada quanto à adaptação adequada. Ela deve se encaixar de maneira confortável, fornecendo retenção apropriada sem báscula.

descrito no Capítulo 9). Em uma posição reclinada, pede-se ao paciente que oclua os dentes posteriores, o que causa o contato de somente um incisivo inferior no *stop* anterior da placa. O *stop* deve fornecer uma espessura que mantenha os dentes anteriores separados cerca de 3 a 5 mm. Isso resultará na separação de apenas 1 a 3 mm dos dentes posteriores. Os dentes posteriores inferiores não devem entrar em contato com qualquer parte da placa. Se isso ocorrer, a placa deve ser afinada para eliminar esses contatos.

O contato no *stop* anterior é marcado com carbono e ajustado de modo a fornecer um *stop* perpendicular ao longo eixo do dente inferior que está sendo contatado. É importante observar que não deve ocorrer angulação no contato, porque ela tenderá a desviar a posição mandibular. Se houver uma inclinação distal no *stop*, o apertamento vai forçar a mandíbula posteriormente (de maneira retrusiva) à posição musculoesqueleticamente estável (Figura 15.7). Esse *stop* anterior não deve causar uma força retrusiva na mandíbula. Da mesma forma, o *stop* anterior não deve ser inclinado mesialmente e criar um desvio anterior da mandíbula, porque o apertamento tenderá a reposicionar o côndilo para a frente, afastado da posição musculoesqueleticamente estável (Figura 15.8). Quando o *stop* anterior é plano e o paciente oclui os dentes posteriores, a tração dos principais músculos elevadores irá assentar os côndilos na posição mais superoanterior na base das vertentes posteriores das eminências articulares[36] (Figura 15.9).

Em ambas as técnicas, é importante informar bem o paciente sobre a posição mandibular precisa. Como o *stop* anterior é plano, o paciente pode protrair a mandíbula, fechando em uma posição anterior à musculoesqueleticamente estável. Isso é evitado pedindo-se ao paciente para tentar ocluir sobre os dentes posteriores. Além disso, quando o paciente estiver reclinado na cadeira odontológica, a gravidade tende a posicionar a mandíbula posteriormente. Em alguns casos, é útil pedir ao paciente para colocar a ponta da língua na região posterior do palato mole enquanto fecha lentamente a boca.

Provavelmente, o método mais confiável e reproduzível de se achar a posição musculoesqueleticamente estável dos côndilos é usar ambas as técnicas simultaneamente. Com a placa em posição e o paciente reclinado, o profissional deve primeiramente localizar a posição musculoesqueleticamente estável com a técnica de manipulação bilateral, trazendo os dentes mais próximos uns dos outros e pedindo para que o paciente aproxime rapidamente os dentes posteriores. Após alguns fechamentos, o contato marcado no *stop* anterior deve se tornar reproduzível, refletindo a localização da posição mandibular estável (Figura 15.10).

Ajuste da oclusão. Uma vez localizada a posição de RC, o paciente deve se familiarizar com ela por meio do uso da placa por alguns minutos. São dadas instruções para que se bata de leve no *stop* anterior. Isso é útil para induzir o sistema de controle neuromuscular, que coordena as atividades musculares relacionadas às condições oclusais existentes. Como o *stop* anterior elimina as condições oclusais existentes, qualquer traço de memória muscular associado à proteção neuromuscular será eliminado, promovendo, assim, a estabilização e permitindo um assentamento mais completo dos côndilos em sua posição musculoesqueleticamente estável. Quando existir um distúrbio dos músculos mastigatórios ou for difícil localizar a posição reproduzível de RC, pode ser útil deixar o paciente usar a placa somente com o *stop* anterior por 24 h antes de se terminá-la. Entretanto, embora este procedimento às vezes seja útil na redução dos sintomas, existem algumas desvantagens que são discutidas em uma seção posterior.

Quando a posição musculoesqueleticamente estável foi cuidadosamente localizada pelo paciente (com ou sem a manipulação), a placa é removida da boca e adiciona-se resina acrílica autopolimerizável nas regiões anterior e posterior remanescentes da superfície oclusal (Figura 15.11). Deve-se adicionar resina suficiente para mostrar as endentações de cada dente inferior, enquanto mais resina é adicionada na região vestibular anterior para os caninos inferiores realizarem a futura rampa que servirá de guia.

Antes de se retornar a placa à boca, é importante que todo o monômero livre seja eliminado da resina com uma seringa de ar. Uma vez eliminado, a placa é enxaguada em água morna.

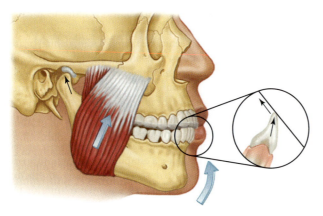

• **Figura 15.7** Se o *stop* fornecer uma inclinação distal, o fechamento da mandíbula tenderá a desviá-la posteriormente, para fora da posição musculoesqueleticamente mais estável.

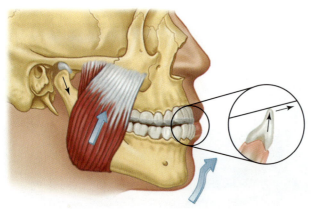

• **Figura 15.8** Se o *stop* anterior fornecer uma inclinação mesial, o fechamento da mandíbula tenderá a desviá-la anteriormente, para fora da posição musculoesqueleticamente mais estável.

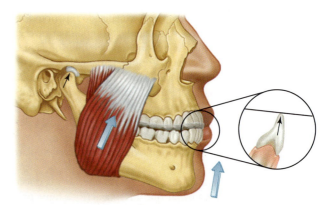

• **Figura 15.9** Quando o *stop* anterior for plano e perpendicular ao longo eixo do incisivo inferior, ele não criará alterações de posição da mandíbula. Quando a boca estiver fechada, a tração funcional dos principais músculos elevadores assentará os côndilos em sua posição mais superoanterior na fossa, repousando contra as vertentes posteriores das eminências articulares (musculoesqueleticamente estável).

A placa então volta para a boca e é completamente assentada nos dentes maxilares. A seguir, um procedimento de manipulação bilateral é realizado. Quando o profissional acredita que os côndilos se encontram adequadamente posicionados, pede-se ao paciente que oclua os dentes posteriores na resina acrílica. Os dentes inferiores devem afundar na resina até que os incisivos contatem o *stop* anterior (Figura 15.12). Após cinco a seis segundos, o paciente é instruído a abrir a boca e a placa é removida. A superfície oclusal da placa é visualizada para se ter certeza de que todos os dentes inferiores fizeram suas endentações na resina acrílica e há resina suficiente para que os caninos possam, mais à frente, realizar a guia de desoclusão. A placa pode ser recolocada na boca diversas vezes, repetindo-se a posição musculoesqueleticamente estável a cada vez até que a resina acrílica se torne firme e mantenha sua forma. Então, a placa é removida para a sua polimerização final.

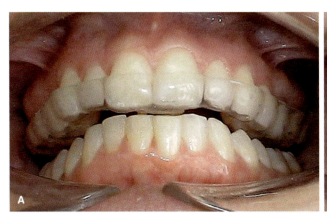
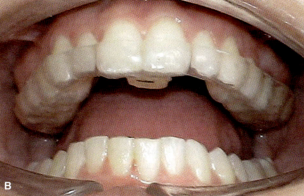

• **Figura 15.10 A.** Contato dos incisivos inferiores no *stop* anterior. Nenhum outro contato está presente. **B.** O contato anterior é marcado com papel-carbono e conferido, para que esteja plano e perpendicular ao longo eixo do incisivo inferior.

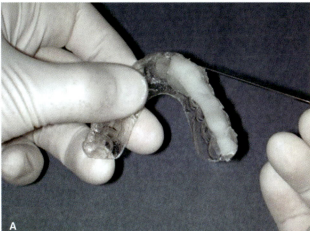
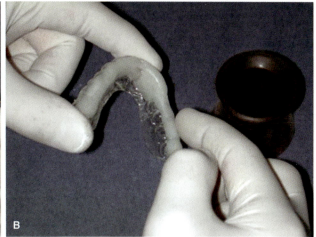

• **Figura 15.11 A.** Adiciona-se resina autopolimerizável à superfície oclusal da placa. **B.** Todas as áreas de oclusão, exceto o contato no *stop* anterior, devem ser cobertas. Uma pequena quantidade de resina adicional é colocada vestibularmente às regiões do canino para auxiliar a guia de desoclusão futura. A resina preparada é seca com uma seringa de ar e depois enxaguada em água morna antes de ser colocada na boca do paciente.

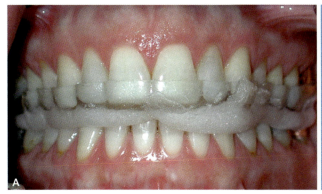
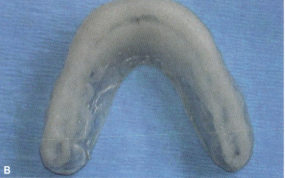

• **Figura 15.12 A.** A placa com a resina preparada é posicionada na boca e a mandíbula é fechada em relação cêntrica no *stop* anterior. **B.** Uma vez que os dentes inferiores marquem a resina que está polimerizando, a placa é removida e deixada para polimerizar fora da boca. Todos os dentes inferiores ficaram moldados na resina acrílica.

> **NOTA**
> A placa deve ser removida bem antes de a resina produzir calor e deve alcançar a polimerização final fora da boca. Colocar a resina acrílica em polimerização em um copo de água morna pode reduzir a quantidade de bolhas que se desenvolve em uma placa.

Ajuste dos contatos em relação cêntrica. A superfície oclusal da placa é ajustada com mais facilidade marcando-se com um lápis, primeiramente, a área mais profunda de cada cúspide vestibular inferior e a borda incisal (Figura 15.13). Isso representa os contatos finais em relação cêntrica que estarão presentes quando a placa for finalizada. A resina acrílica ao redor das marcas de lápis é removida para que a superfície oclusal relativamente plana permita liberdade durante os movimentos excêntricos. As únicas áreas preservadas devem ser aquelas anteriores e vestibulares a cada canino inferior. Essas áreas criarão os contatos desejados durante o movimento mandibular.

Se houver um grande excesso de resina, este é removido mais rapidamente com uma ponta de borracha dura em um torno ou peça de baixa rotação (Figura 15.14). A resina acrílica é desgastada até as marcas de lápis em todas as áreas, exceto na região anterior e vestibular dos caninos. Uma fresa grande para resina acrílica montada em motor de baixa rotação é útil no refinamento e alisamento da placa após o uso do torno. Quando a placa estiver adequadamente lisa, ela é colocada novamente na boca e os contatos em RC são marcados com carbono vermelho quando o paciente fecha a boca. Todos os contatos, tanto anteriores quanto posteriores, devem ser cuidadosamente refinados para que ocorram em superfícies planas com força oclusal igual. Em muitos casos, uma contração normal da resina irá distorcer a superfície oclusal, de modo que as pontas de cúspides não conseguem atingir a profundidade de impressão e resultam em marcas circulares em torno do ponto a lápis. Quando isso ocorre, a resina ao redor de cada marca deve ser reduzida, permitindo que as cúspides toquem completamente na fossa. O paciente deve ser capaz de fechar a boca e sentir que todos os dentes tocam a placa de maneira igual e simultânea nas superfícies planas (Figura 15.15).

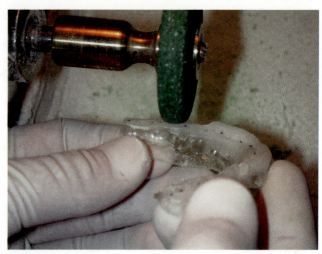

• **Figura 15.14** O excesso de resina acrílica ao redor dos contatos cêntricos é removido com um disco de borracha rígido montado em um torno. Todas as áreas, exceto a vestibular dos caninos, são aplainadas até as marcas de contato a lápis. Essa área permitirá a confecção das guias de desoclusão excêntricas.

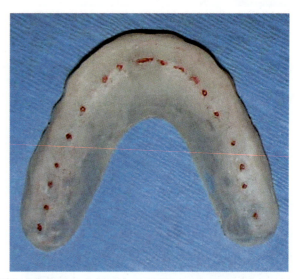

• **Figura 15.15** Vista oclusal de uma placa oclusal estabilizadora bem ajustada quando o paciente fecha a boca na posição musculoesqueleticamente estável (relação cêntrica). Observe que todos os contatos em relação cêntrica são iguais e em superfícies planas.

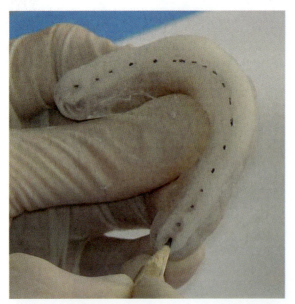

• **Figura 15.13** Após a polimerização da resina, as endentações de cada cúspide vestibular e borda incisal inferior são marcadas com um lápis. Elas representam os contatos finais em relação cêntrica que estarão presentes na placa finalizada.

Ajuste da guia de desoclusão excêntrica. Uma vez atingidos os contatos desejados em RC, a guia de desoclusão anterior é refinada. As proeminências acrílicas vestibulares dos caninos inferiores são alisadas. Elas devem exibir uma angulação de aproximadamente 30 a 45 graus em relação ao plano oclusal e permitir que os caninos inferiores deslizem de maneira suave e contínua durante as excursões protrusivas e laterotrusivas (Figura 15.16).

É importante mencionar que os caninos inferiores devem ser capazes de se mover livre e suavemente sobre a superfície oclusal da placa. Se a angulação das proeminências estiver excessiva, os caninos irão restringir o movimento mandibular, o que pode agravar um distúrbio muscular existente. Pode-se evitar confusão com a utilização de um carbono de cor diferente para registrar os contatos excêntricos. A placa é retornada à boca do paciente. Com carbono azul, o paciente fecha a boca em RC e move a mandíbula em excursões laterotrusiva esquerda, laterotrusiva direita e protrusiva. O carbono azul é removido e substituído pelo vermelho. Novamente,

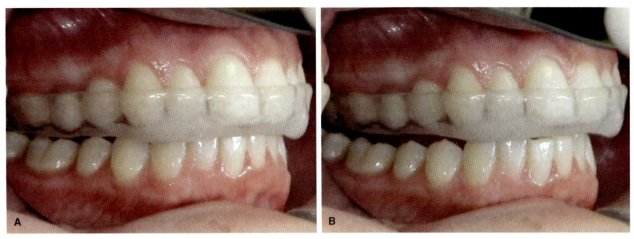

• **Figura 15.16 A.** Proeminência de resina na região vestibular do canino (vista lateral). **B.** Durante um movimento laterotrusivo, o canino inferior desoclui os dentes posteriores (guia canina).

a mandíbula é fechada em RC e os contatos são marcados. A placa é então removida e examinada. As linhas azuis na região anterior demonstram os contatos laterotrusivos e protrusivos dos caninos inferiores, que devem ser suaves e contínuos. Se um canino seguir um trajeto irregular ou ficar preso em algum movimento, o trajeto precisa ser ajustado (Figura 15.17).

A guia canina deve fornecer uma desoclusão lisa e suave dos dentes posteriores. Qualquer contato marcado em azul na superfície posterior da placa terá sido feito por interferências posteriores excêntricas e deve ser eliminado, deixando somente as marcas vermelhas da RC. Os contatos excêntricos dos incisivos centrais e laterais inferiores também devem ser excluídos, de modo que as marcas predominantes sejam aquelas dos caninos inferiores (Figura 15.18).

Durante um movimento protrusivo, o objetivo é a guia pelos caninos inferiores, e não pelos incisivos centrais e laterais. Os incisivos inferiores podem ser utilizados para auxiliar nos movimentos protrusivos; quando isso ocorre, porém, deve-se ter cuidado para não aplicar toda a força da protrusão em um único incisivo. Quando os incisivos inferiores são usados como guia durante a protrusão, todas as excursões laterotrusivas devem ser examinadas porque elas serão os indicadores da probabilidade de traumatismo a um incisivo em um movimento em particular. Esses ajustes podem levar tempo. Frequentemente, uma solução mais simples (e igualmente aceitável) é a colocação da guia somente nos caninos inferiores, permitindo, desse modo, a rápida eliminação de qualquer contato excêntrico dos incisivos inferiores. Após tais ajustes, a placa é recolocada na boca do paciente para se repetirem as marcações. Os ajustes devem continuar até que os contatos posteriores ocorram somente em superfícies planas na RC.

Quando a placa oclusal estabilizadora estiver ajustada em posição reclinada, o paciente é levantado para uma posição vertical ou com a cabeça levemente anteriorizada (Figura 15.19) e instruído a bater levemente os dentes posteriores. Se os contatos anteriores estiverem mais fortes que os posteriores, a mandíbula assumiu uma posição ligeiramente anterior durante essa alteração postural (ver Capítulo 5) e os contatos anteriores precisam ser reduzidos até que estejam mais leves que os posteriores. Assim que o paciente puder fechar a boca levemente e sentir predominantemente os contatos posteriores, o ajuste está completo.

Uma vez que a placa oclusal estabilizadora tenha sido adequadamente ajustada, ela deve ser alisada e polida. Deve-se pedir ao paciente que verifique com a língua se há alguma área pontiaguda ou desconfortável. Em alguns casos, a resina acrílica que se estende sobre a superfície vestibular dos dentes superiores não será importante para a retenção e nem necessária para as guias de desoclusão. Ela pode ser removida dos dentes superiores anteriores para melhorar a estética da placa.

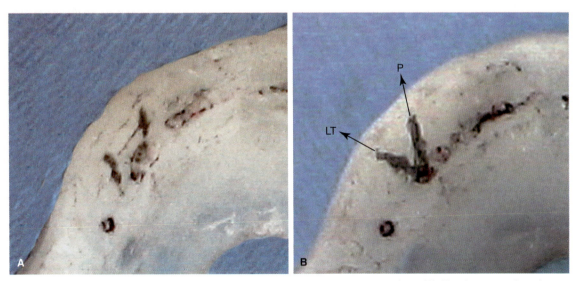

• **Figura 15.17** Os contatos das guias laterotrusiva (*LT*) e protrusiva (*P*) não estão uniformes e contínuos (**A**). Eles devem ser ajustados para produzir um trajeto uniforme e contínuo, como mostrado em **B**.

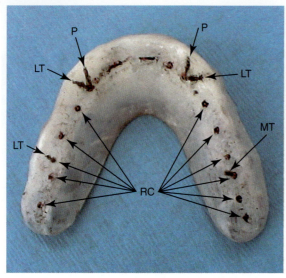

• **Figura 15.18** Placa com contatos cêntricos e excêntricos marcados. O canino inferior fornece guia laterotrusiva (*LT*) e protrusiva (*P*). A parte posterior da placa deve revelar somente contatos em relação cêntrica (*RC*). Essa placa, contudo, também revela contatos posteriores indesejáveis no lado de trabalho (*LT*) e mediotrusivos (*MT*). Estes devem ser eliminados.

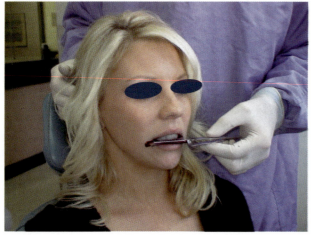

• **Figura 15.19** Com o paciente reclinado, a placa oclusal é ajustada. Depois o paciente é levantado para a posição vertical (posição alerta de alimentação) e a oclusão é avaliada novamente. Os dentes anteriores não devem apresentar contato mais forte que os posteriores. Se isso ocorrer, eles devem ser marcados com carbono e ajustados para que contatem mais levemente.

> **NOTA**
>
> O paciente pode facilmente protrair a mandíbula e contatar fortemente sobre a guia anterior. Instrução cuidadosa pode ser necessária para assegurar que o paciente não esteja protraindo a mandíbula quando lhe é pedido para ocluir na placa. Deve-se pedir especificamente ao paciente para fechar a boca e bater os *dentes posteriores*.

Critérios finais para a placa oclusal estabilizadora. Os oito critérios que devem ser alcançados antes que o paciente receba a placa oclusal estabilizadora são (Figura 15.20):

1. Ela deve estar perfeitamente encaixada nos dentes superiores, com total estabilidade e retenção quando contatada pelos dentes inferiores e quando checada por meio da palpação digital

2. Em RC, todas as cúspides vestibulares e bordas incisais inferiores devem fazer contato com superfícies planas e com força igual
3. Durante o movimento protrusivo, os caninos inferiores devem contatar a placa com força igual. Os incisivos inferiores também podem contatá-la, mas não com uma força maior que a dos caninos
4. Em qualquer movimento lateral, somente o canino inferior deve exibir contato laterotrusivo na placa
5. Os dentes posteriores inferiores devem contatar a placa de forma ligeiramente mais forte que a dos dentes anteriores durante o fechamento
6. Na posição "alerta de alimentação", os dentes posteriores devem contatar a placa de forma mais proeminente que a dos dentes anteriores
7. A superfície oclusal da placa deve ser o mais plana possível, sem marcas para as cúspides inferiores
8. A placa oclusal deve ser polida para não irritar os tecidos moles adjacentes

Instruções e ajustes. O paciente é instruído quanto à colocação e à remoção apropriada da placa.

Uma pressão digital é aplicada para alinhar e assentar a placa inicialmente. Quando estiver encaixada nos dentes, ela pode ser estabilizada por meio da força da mordida. A remoção é realizada mais facilmente segurando-a próximo à área do primeiro molar com as unhas dos dedos indicadores e puxando as extremidades distais para baixo.

O paciente é instruído a usar a placa de acordo com o distúrbio que estiver sendo tratado. Quando um paciente relata dor muscular ao acordar, suspeita-se de bruxismo e o uso noturno é essencial. Quando um paciente relata dor no fim da tarde, a atividade muscular diurna, associada com estresse emocional, ergonomia e fadiga, pode ser mais importante. Para esses pacientes, a placa pode não ser necessária durante o dia e as técnicas de autorregulação física discutidas no Capítulo 11 devem ser empregadas. Inicialmente, a placa pode ser útil durante o dia para lembrar os pacientes do que está ocorrendo com seus dentes (consciência cognitiva). À medida que o paciente domina essas técnicas, a placa não é mais necessária durante o dia. Quando o distúrbio é a retrodiscite, pode ser necessário o uso mais frequente da placa. Foi demonstrado que distúrbios dolorosos de origem muscular respondem melhor ao uso da placa em parte do dia (especialmente à noite), enquanto os distúrbios intracapsulares são mais adequadamente controlados com o uso contínuo.[37] Se o uso da placa causar aumento da dor, o paciente deve descontinuá-lo e relatar o problema imediatamente para avaliação e correção.

Inicialmente, um aumento na salivação pode ocorrer. Isso normalmente regride em algumas horas. A placa deve ser escovada imediatamente após ser retirada da boca (com água, dentifrício ou talvez bicarbonato de sódio) para evitar o acúmulo de placa bacteriana e cálculo e, ao mesmo tempo, evitar qualquer gosto residual. Uma ficha de instruções a respeito do cuidado com a placa oclusal deve ser fornecida ao paciente na saída deste da clínica. Um exemplo desse tipo de ficha é apresentado no Capítulo 16.

O paciente é orientado a retornar em 2 a 7 dias para avaliação. Nesse momento, os contatos oclusais na placa são reexaminados. Com o relaxamento dos músculos e a resolução dos sintomas, o côndilo pode assumir uma posição mais superoanterior. Essa alteração deve ser acompanhada por ajustes na placa para as condições oclusais ideais. O exame dos músculos e da ATM é repetido a cada consulta subsequente para que se determine se os sinais e sintomas foram eliminados.

Quando os sintomas são aliviados com a placa, é provável que o diagnóstico correto tenha sido feito e o tratamento esteja

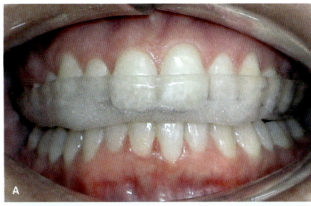
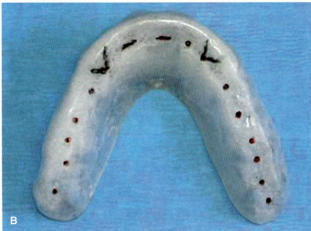

• **Figura 15.20** Contatos oclusais finais para uma placa oclusal estabilizadora. **A.** Vista anterior. **B.** Vista oclusal.

aparentemente tendo sucesso. Se os sintomas não tiverem alívio ou melhora, a placa deve ser reavaliada para se checar a adaptação e os contatos oclusais. Se esses fatores estiverem corretos e o paciente estiver usando a placa conforme as instruções, a etiologia do distúrbio provavelmente não foi afetada. Ou o diagnóstico inicial estava incorreto, ou o distúrbio muscular é secundário a outra condição. Conforme discutido anteriormente, o tratamento eficaz de um distúrbio muscular secundário somente pode ocorrer após a eliminação do distúrbio doloroso primário.

Em certas ocasiões, a confecção de uma placa oclusal estabilizadora inferior pode ser desejável. Evidências sugerem que placas superiores e inferiores reduzem os sintomas de maneira igual.[38] As principais vantagens das placas inferiores são que elas afetam menos a fala e a estética. Os requisitos oclusais da placa inferior são exatamente os mesmos da superior (Figura 15.21); contudo, como os incisivos superiores são angulados para vestibular, é impossível desenvolver um *stop* anterior na placa inferior que seja perpendicular ao longo eixo dos incisivos superiores. Portanto, os músculos não podem ser usados de maneira confiável para ajudar a localizar a posição musculoesqueleticamente estável dos côndilos. Ao confeccionar uma placa oclusal estabilizadora inferior, o profissional deve contar somente com a técnica de manipulação bilateral para localizar a posição articular estável.

Placa de posicionamento anterior

Descrição e objetivos do tratamento

A placa de posicionamento anterior é um dispositivo interoclusal que estimula a mandíbula a assumir uma posição mais anterior que a posição de máxima intercuspidação habitual. Ela pode ser útil para o tratamento de certos distúrbios de desarranjo do disco porque o posicionamento anterior do côndilo pode ajudar a fornecer melhor relação côndilo-disco, estabelecendo, assim, melhor condição para adaptação ou reparo tecidual (Figura 15.22). O objetivo do tratamento não é alterar permanentemente a posição mandibular, mas somente alterá-la temporariamente para melhorar a adaptação dos tecidos retrodiscais. Uma vez que a adaptação tecidual tenha ocorrido, a placa é eliminada, permitindo que o côndilo assuma sua posição musculoesqueleticamente estável e sua função de maneira indolor sobre os tecidos fibrosos adaptativos (ver Capítulo 13).

Indicações

A placa de posicionamento anterior é usada primariamente para tratar deslocamento do disco com redução e travamento aberto (Figura 15.23). Portanto, pacientes com ruídos articulares (p. ex., estalido único ou recíproco) e travamento aberto ou crônico da articulação também podem ser tratados com esta placa. Alguns distúrbios inflamatórios são controlados com essa placa, especialmente quando um posicionamento levemente anterior do côndilo é mais confortável para o paciente (p. ex., retrodiscite).

Técnica de confecção simplificada

Assim como a placa oclusal estabilizadora, a placa de posicionamento anterior é um dispositivo de resina acrílica que recobre todo o arco e pode ser usado em qualquer arcada. Contudo, a arcada superior é preferida porque a rampa-guia pode ser mais facilmente confeccionada para direcionar a mandíbula à posição anterior desejada. Com uma placa mandibular, a rampa-guia não atinge essa posição anterior tão facilmente e, assim, o posicionamento da mandíbula também não é bem controlado. Em outras palavras, o paciente pode acabar posicionando a mandíbula posteriormente com uma placa mandibular.

Confecção e adaptação da placa. Os passos iniciais na confecção de uma placa superior de posicionamento anterior são idênticos àqueles da confecção da placa oclusal estabilizadora (Figura 15.24). O *stop* anterior é construído e a placa é adaptada aos dentes superiores. Como a resina que se estende sobre as superfícies vestibulares dos dentes superiores não é necessária para a oclusão, pode ser removida para melhorar a estética. Isso pode ser importante se o paciente tiver que usar a placa durante o dia. O uso diurno é raro, como descrito no Capítulo 13, mas essa é uma opção estética.

Localização da posição anterior correta. A chave para o sucesso da confecção da placa de posicionamento anterior é encontrar a posição mais adequada para eliminar os sintomas do paciente. O *stop* anterior é usado para localizá-la. A superfície do *stop* é ajustada para que seja plana e perpendicular aos longos eixos dos incisivos inferiores. O *stop* não deve aumentar significativamente a dimensão vertical (a placa deve ser a mais fina possível). Assim como na placa oclusal estabilizadora, o paciente abre e fecha a boca repetidas vezes no *stop*. Quando os incisivos ocluem nessa posição, os dentes posteriores devem estar próximos, mas sem tocar a região posterior da placa. Se ocorrer contato, a região posterior da placa precisa ser afinada. Uma vez feito isso, o paciente fecha no *stop* novamente e avaliam-se os sintomas articulares. Se os sintomas de estalidos e dor tiverem sido eliminados somente com o aumento na dimensão vertical e melhor estabilidade mandibular for obtida por meio do *stop*, uma placa oclusal estabilizadora deve ser confeccionada conforme descrito anteriormente.

Se o estalido e a dor articular não tiverem sido eliminados, o paciente é instruído a protrair ligeiramente a mandíbula e abrir e fechar a boca nessa posição (Figura 15.25). Os sintomas da articulação são reavaliados e a posição anterior que elimina os

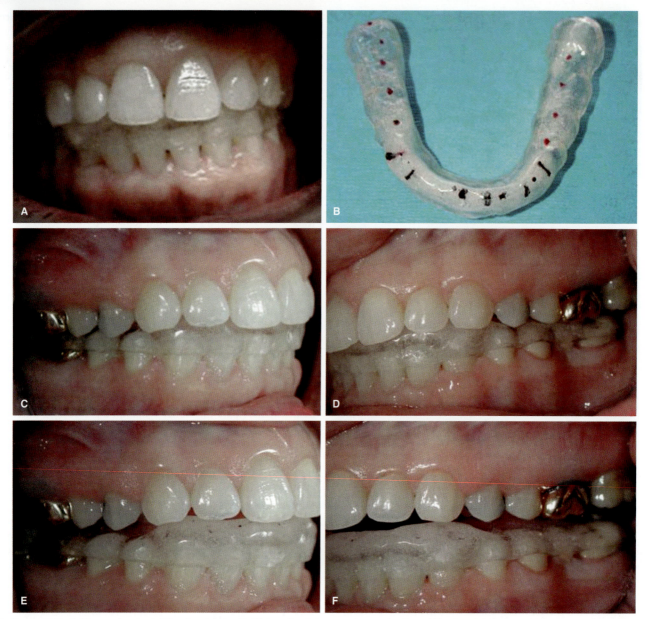

• **Figura 15.21 A.** Placa oclusal estabilizadora inferior. **B.** Vista oclusal de uma placa oclusal estabilizadora inferior com contatos e guia excêntrica marcados com carbono. Vistas direita (**C**) e esquerda (**D**) na posição musculoesqueleticamente estável. Vistas direita (**E**) e esquerda (**F**) durante os movimentos excêntricos da mandíbula. Observe a presença de guia canina.

estalidos é localizada e marcada com carbono vermelho quando o paciente toca no *stop*. A posição usada deve ser a distância anterior mais curta a partir da posição musculoesqueleticamente estável (RC) que elimine os sintomas. Quando ela estiver marcada, a placa é removida e faz-se uma canaleta com uma broca esférica pequena, de aproximadamente 1 mm de profundidade, na área marcada (Figura 15.26). Isso irá fornecer uma localização de contato positiva para o incisivo inferior. A placa então retorna à boca e o paciente localiza a canaleta e oclui nela. Uma vez encontrada a localização apropriada do incisivo, o paciente abre e fecha a boca, retornando a essa posição, enquanto se avaliam os sintomas articulares. Não deve haver ruídos articulares durante a abertura e o fechamento. A dor articular durante o apertamento também deve ser reduzida ou eliminada. A dor muscular originada do pterigóideo lateral superior, contudo, não será eliminada porque esse músculo encontra-se em atividade durante o apertamento. As técnicas de manipulação funcional podem ser úteis na diferenciação desse tipo de dor (ver Capítulo 9).

Se não forem observados sinais ou sintomas, essa posição é confirmada como a posição anterior correta para a placa. Se os sintomas articulares ainda estiverem presentes, a posição é insatisfatória e deve ser encontrada uma nova.

Deve-se observar que uma relação côndilo-disco mais favorável não é alcançada ao se aumentar a espessura da placa. É o posicionamento anterior do côndilo no disco que melhora a relação articular e elimina o estalido. Não há necessidade de tornar a placa mais espessa se ela estiver posicionada mais anteriormente.

Os objetivos do tratamento com a placa de posicionamento anterior são eliminar os ruídos e dores articulares. No entanto, embora a eliminação dos ruídos articulares possa auxiliar na determinação da posição mandibular correta, a ausência de ruídos não necessariamente indica que o côndilo está repousando na zona intermediária do disco. Tanto a artrografia[39] quanto a tomografia computadorizada (TC)[40] revelaram que, mesmo quando os ruídos articulares são eliminados pela placa de posicionamento anterior, alguns discos permanecem mal posicionados ou deslocados. Foi

CAPÍTULO 15   Terapia com Placa Oclusal   393

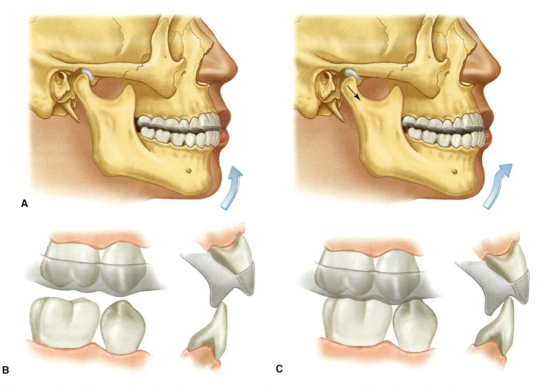

• **Figura 15.22** **A.** A placa de posicionamento anterior faz com que a mandíbula assuma uma posição mais anterior, criando temporariamente uma relação côndilo-disco mais favorável. **B.** Durante o fechamento normal, os dentes anteriores inferiores contatam a rampa que guia a mandíbula para anterior fornecida pela placa superior. **C.** À medida que a mandíbula oclui, a rampa provoca um desvio anterior para a posição desejada. Essa posição irá eliminar o distúrbio de desarranjo de disco. Na posição anterior desejada, todos os dentes contatam para manter a estabilidade da arcada.

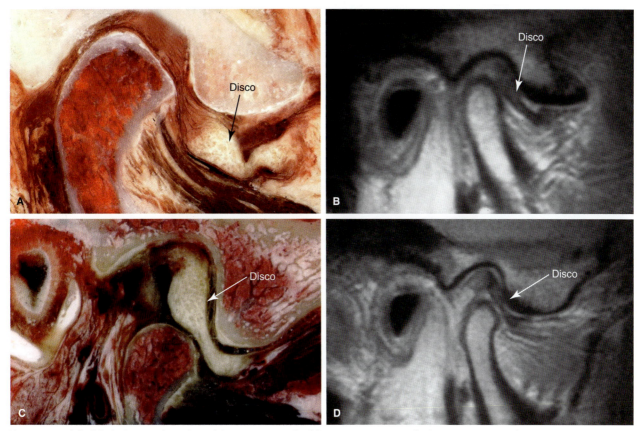

• **Figura 15.23** A finalidade de uma placa de posicionamento anterior é fazer com que a mandíbula assuma temporariamente uma posição anterior, na tentativa de melhorar a relação côndilo-disco. **A.** Este espécime revela um deslocamento do disco. **B.** A RM mostra o disco sendo deslocado anteriormente ao côndilo. **C.** Quando a mandíbula é trazida para a frente, o côndilo fica reposicionado sobre o disco. **D.** A RM mostra o disco em sua posição normal no côndilo. Essa é uma posição terapêutica temporária que irá encorajar a adaptação dos tecidos retrodiscais. (Cortesia de Dr. Per-Lennart Westesson, University of Rochester, Rochester, NY.)

sugerido que técnicas mais sofisticadas como a artroscopia[41] ou a ressonância magnética (RM)[42,43] fossem usadas para auxiliar na localização da posição mandibular ideal para a placa. Sem dúvida, seria útil, mas a maioria dos profissionais provavelmente achará tais técnicas impraticáveis ou muito caras. Dessa forma, é mais viável estabelecer essa posição, inicialmente, com a utilização dos ruídos articulares; mas, caso a placa não reduza os sintomas, então deve-se recorrer às técnicas mais sofisticadas.

Quando os sintomas articulares forem eliminados e confirmados pelo *stop* anterior, a placa é retirada da boca do paciente e adiciona-se resina acrílica autopolimerizável na superfície oclusal remanescente para que todos os contatos possam ser estabelecidos.

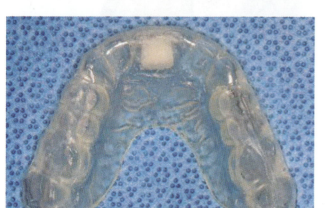

• **Figura 15.24** A fabricação de uma placa de posicionamento anterior começa com a mesma estrutura básica utilizada em uma placa oclusal estabilizadora. Note que um *stop* foi criado na região anterior.

> **NOTA**
>
> O profissional deve observar que o *stop* anterior não deve ser coberto pela resina.
> Um excesso de resina acrílica é colocado na região palatina anterior, que será localizada lingualmente aos dentes anteriores inferiores quando occluídos. A resina acrílica preparada é seca com uma seringa de ar e enxaguada em água morna, e a placa é então recolocada na boca. Solicita-se ao paciente que feche a boca lentamente até tocar a área da canaleta no *stop* anterior. O fechamento inicial pode ser auxiliado por meio da orientação do paciente sobre como chegar à posição correta. Como o paciente pode não ser capaz de fechar diretamente na canaleta, uma posição ligeiramente mais anterior é estimulada e, uma vez contatado o *stop*, o paciente pode lentamente trazer a mandíbula posteriormente até perceber a canaleta. Dessa maneira, a resina acrílica que comporá a rampa da guia anterior não será prejudicada. Quando o contato dos dentes anteriores na canaleta do *stop* anterior for percebido, a posição é verificada abrindo-se e fechando-se a boca algumas vezes. Quando a resina se torna firme e antes que o calor seja produzido, a placa é removida e a polimerização é completada fora da boca.

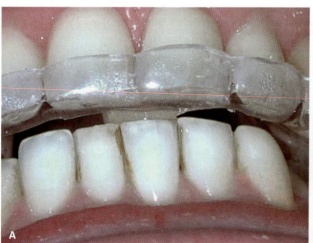
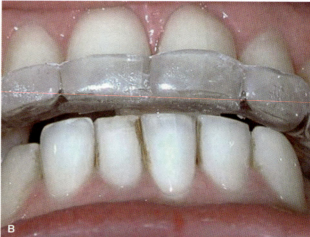
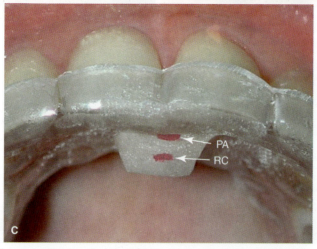

• **Figura 15.25** Localização da posição anterior (*PA*) desejável. **A.** Relação dos dentes anteriores com o *stop* anterior em relação cêntrica (*RC*). No entanto, essa posição não reduz a dor ou o estalido associado ao deslocamento do disco. **B.** O paciente protrai levemente até que ocorra um movimento de abertura e fechamento que elimine o distúrbio de desarranjo de disco. A área de contato no *stop* anterior é marcada com carbono nessa posição. **C.** A posição marcada como RC é a posição musculoesqueleticamente estável do côndilo (relação cêntrica) e a posição marcada como PA é a posição terapêutica anterior do côndilo que elimina o estalido da ATM.

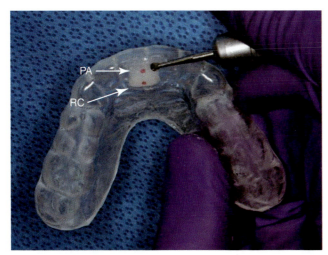

• **Figura 15.26** Observe as duas marcas de contato: o contato em relação cêntrica (*RC*) e a posição anterior desejada que elimina os sintomas de desarranjo de disco (*PA*). O contato no *stop* anterior que eliminou o estalido doloroso é rebaixado com uma broca esférica pequena. Isso irá auxiliar o paciente no retorno à posição mandibular desejada.

Ajuste da oclusão. Assim como a placa oclusal estabilizadora, a placa de posicionamento anterior requer contatos oclusais planos para todos os dentes em oclusão. A diferença com essa placa é a rampa da guia anterior, que requer que a mandíbula assuma uma posição mais anterior à posição de intercuspidação (PIC) (Figura 15.27).

A placa é avaliada e os excessos mais grosseiros são removidos com um disco de borracha rígido montado no torno. Uma broca de resina acrílica em baixa rotação é utilizada para alisar a resina acrílica. Contatos oclusais planos são estabelecidos para os dentes posteriores e a grande rampa lingual na região anterior é somente alisada. A placa é recolocada na boca e o paciente fecha na posição anterior. Após algumas batidas no carbono vermelho, a placa é removida e avaliada. Contatos fortes devem ser visíveis em todas as pontas de cúspides. Em muitos casos, a resina irá encolher um pouco, impedindo que as pontas de cúspides atinjam as profundidades das marcações, resultando em marcas circulares. Quando isso ocorre, a resina ao redor de cada marca deve ser reduzida, permitindo que as cúspides toquem completamente nas pontas de cúspide. Uma placa bem ajustada permite contatos regulares e simultâneos em todos os dentes na posição anterior estabelecida (Figura 15.28A). Se o paciente desejar retrair a mandíbula, a rampa da guia anterior proeminente vai contatar os incisivos inferiores e, durante o movimento de fechamento, retornar a mandíbula para a posição anterior desejada (Figura 15.28B a F). A rampa é confeccionada como uma superfície lisa deslizante para que não promova travamento ou impedimento do movimento dos dentes em qualquer posição.

Critérios finais para a placa de posicionamento anterior. Os cinco critérios seguintes devem ser alcançados pela placa de posicionamento anterior antes que ela seja entregue ao paciente:

1. Ela deve se encaixar precisamente nos dentes superiores, com total retenção e estabilidade, quando em contato com os dentes inferiores e quando checada por meio de palpação digital
2. Na posição anterior estabelecida, todos os dentes inferiores devem contatá-la com a mesma força, pontas de cúspide contra as superfícies planas
3. A posição anterior estabelecida pela placa deve eliminar os sintomas articulares durante abertura e fechamento da boca
4. No caso de um movimento de retrusão mandibular, a rampa-guia lingual deve ser tocada e, durante o fechamento, direcionar a mandíbula para a posição anterior terapêutica estabelecida
5. A placa deve ser polida e compatível com as estruturas de tecido mole adjacentes.

Instruções e ajustes. Assim como acontece com a placa oclusal estabilizadora, são dadas instruções em relação à colocação e à remoção da placa de posicionamento anterior, como também aconselhamentos para os cuidados apropriados. O paciente é orientado a usar a placa somente à noite. Durante o dia, a placa não deve ser usada, permitindo-se, assim, que a função normal do côndilo promova o desenvolvimento de tecido conjuntivo fibroso no tecido retrodiscal (Figura 15.29). O paciente deve receber instruções de autorregulação física para reduzir a carga nas estruturas articulares durante o dia. Se o paciente relatar dor durante o dia, a placa poderá ser usada por períodos diurnos curtos para reduzir a dor. Assim que a dor for resolvida, o uso da placa é limitado ao período noturno (ver Capítulos 13 e 16).

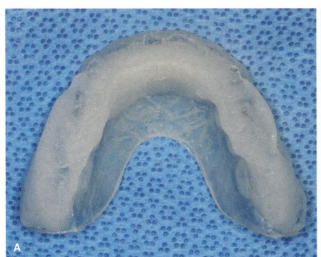
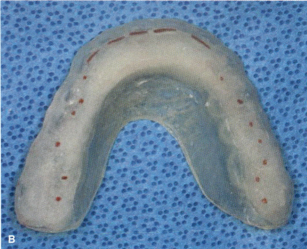

• **Figura 15.27** Adiciona-se resina acrílica autopolimerizável em todas as áreas de oclusão, exceto no *stop* anterior. Uma proeminência em resina é formada na região lingual para os futuros contatos dos dentes anteriores inferiores. Isso formará a rampa que guia a mandíbula para anterior. O paciente é instruído para morder um pouco à frente da canaleta e trazer levemente a mandíbula para trás, onde ela é sentida. **A.** Marcação dos dentes inferiores na posição terapêutica anterior. **B.** Ajuste final da placa, permitindo que todos os dentes entrem em contato uniformemente na posição terapêutica anterior.

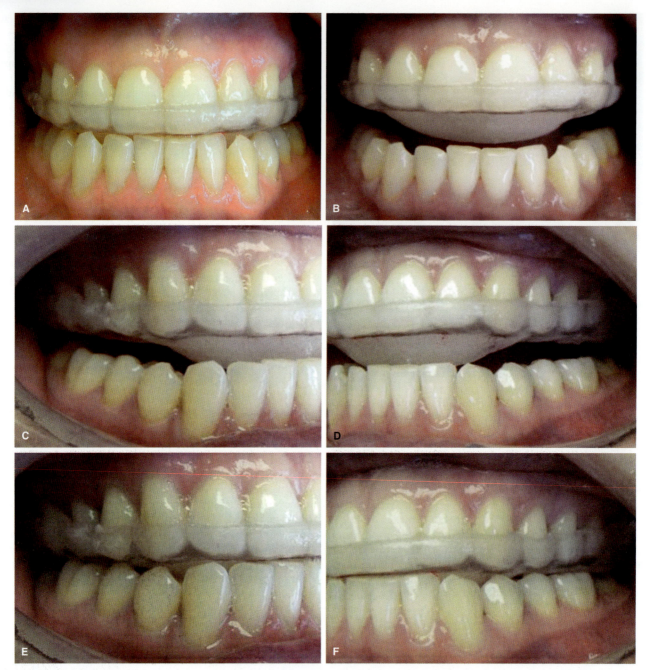

● **Figura 15.28** Aparência clínica da placa de posicionamento anterior. **A.** Vista anterior com a mandíbula em uma posição mais anterior, criando uma relação côndilo-disco mais favorável. **B.** Durante o fechamento normal, os dentes anteriores inferiores contatam a rampa da placa superior, que guia a mandíbula para anterior. **C** e **D.** À medida que a mandíbula oclui, a rampa provoca um desvio anterior para a posição desejada. **E** e **F.** Essa posição irá eliminar o distúrbio de desarranjo de disco.

Alguns profissionais preferem recomendar uma placa de posicionamento anterior inferior porque ela pode ser mais aceitável do ponto de vista funcional e estético. As preocupações funcionais e estéticas somente são importantes se a placa for utilizada durante o dia. Como já mencionado, isso raramente é necessário para a maioria dos pacientes com deslocamentos de disco dolorosos. Se uma placa inferior for utilizada, o paciente deve ser instruído a manter a posição anterior determinada por ela. A placa superior é melhor para uso noturno porque o paciente não consegue manter a posição anterior de forma consciente. É provável que, durante o sono, a mandíbula se retraia, e a placa superior (com a rampa retrusiva proeminente) irá restringir melhor esse movimento.

O período de tempo em que a placa será usada vai ser determinado pelo tipo, extensão e cronicidade do distúrbio. A saúde e a idade do paciente também são fatores considerados no tratamento (ver Capítulo 13).

Plano de mordida anterior

Descrição e objetivos do tratamento

O plano de mordida anterior é um aparelho rígido de resina acrílica usado sobre os dentes superiores, fornecendo contato somente com os dentes anteriores inferiores (Figura 15.30). Sua pretensão inicial é desocluir os dentes posteriores e, assim, eliminar a influência deles sobre a função do sistema mastigatório.

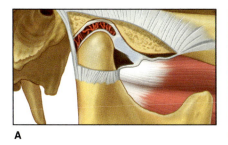 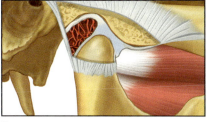 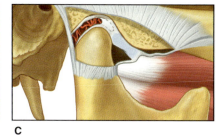

• **Figura 15.29 A.** Disco deslocado anteriormente com o côndilo articulando nos tecidos retrodiscais, produzindo dor. **B.** Uma placa de posicionamento anterior é colocada na boca para trazer o côndilo para a frente dos tecidos retrodiscais e do disco. Essa relação diminui a carga dos tecidos retrodiscais, o que reduz a dor. **C.** Uma vez adaptados os tecidos, a placa é removida, permitindo que o côndilo assuma a posição musculoesqueleticamente estável original. O côndilo agora trabalha sobre os tecidos fibróticos adaptados, resultando em uma articulação funcionalmente indolor. Mas, devido ao deslocamento do disco, o estalido ainda pode estar presente.

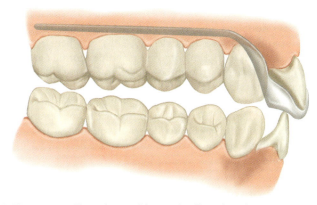

• **Figura 15.30** Plano de mordida anterior. Esta placa fornece contatos oclusais somente nos dentes anteriores.

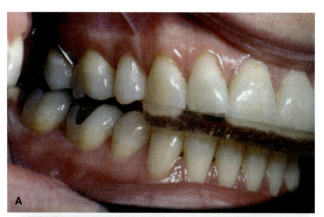
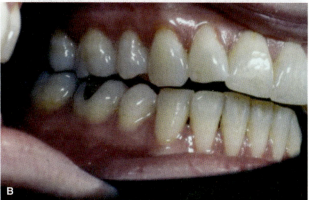

• **Figura 15.31 A.** Este paciente vem usando o plano de mordida anterior constantemente por cerca de 1 ano. Mesmo com a placa no lugar, o segundo molar inferior parece estar em oclusão. Enquanto a placa estava sendo usada, os molares antagônicos sofreram extrusão. **B.** Quando a placa foi removida e pediu-se ao paciente que ocluísse, somente o segundo molar extrudado contatava o molar superior. O uso dessa placa criou uma mordida aberta anterior.

Indicações

O plano de mordida anterior foi sugerido[44-47] para o tratamento de distúrbios musculares relacionados à instabilidade ortopédica ou a uma alteração aguda na condição oclusal. A atividade parafuncional também pode ser tratada com ele, porém por um curto período de tempo. Algumas complicações importantes podem surgir quando se usa um plano de mordida anterior ou qualquer aparelho que cubra somente parte de uma arcada. Os dentes posteriores fora de oclusão apresentam o potencial de extrusão. Se a placa for utilizada continuamente por várias semanas ou meses, há uma grande probabilidade de extrusão dos dentes inferiores posteriores. Quando isso ocorre e a placa é removida, os dentes anteriores não terão mais contato e o resultado será uma mordida aberta anterior (Figura 15.31).

A terapia com o plano de mordida anterior deve ser monitorada de perto e é recomendada por períodos curtos. O mesmo efeito de tratamento pode ser atingido com a placa oclusal estabilizadora e, portanto, esta é geralmente a melhor escolha. Quando se confecciona e se ajusta uma placa que recobre toda a arcada, a extrusão não ocorre, independentemente do tempo de uso da placa.

Recentemente, uma placa tem sido comercializada como um método novo e útil para o controle para cefaleia. Ela foi chamada pelo seu inventor[48] de *nociceptive trigeminal inhibition tension suppression system* (NTI-TSS ou NTI). O conceito não é novo, mas sim uma ideia ressuscitada da literatura sobre planos de mordidas anteriores. De fato, trata-se de um plano de mordida anterior que somente permite a oclusão dos incisivos centrais. O primeiro artigo indicava que o NTI era ligeiramente mais eficaz que a terapia com placa padrão para a redução de dores de cabeça.[49] Contudo, os autores desse estudo não compararam o NTI com uma placa oclusal estabilizadora que representasse o padrão-ouro da terapia com placa. Em vez disso, eles o compararam com uma moldeira de clareamento que nunca foi avaliada para cefaleia. A comparação de duas técnicas desconhecidas é uma falha fatal no delineamento de pesquisas e, portanto, seus resultados são inválidos. Em um ensaio paralelo randomizado duplo-cego mais bem delineado cientificamente,[50] o NTI não foi mais eficaz que uma placa oclusal estabilizadora para o tratamento de sintomas de DTM e cefaleia. Al Quran[51] também observou que o NTI não era mais eficaz que uma placa oclusal estabilizadora para as DTMs. Ainda em outro estudo controlado e randomizado bem planejado,[52] o NTI não foi tão eficaz quanto uma placa oclusal estabilizadora em quase todos os parâmetros medidos. De fato, um achado interessante e provavelmente importante foi que um entre 15 pacientes desenvolveu mordida aberta anterior com o NTI, enquanto nenhum paciente usando uma placa oclusal estabilizadora apresentou alterações oclusais. Isso sugere que o NTI apresenta maior risco de alterar permanentemente a oclusão que a placa oclusal estabilizadora (Figura 15.32).

Há pouca dúvida de que as placas oclusais possam reduzir algumas cefaleias em alguns indivíduos.[53-56] A International Headache Society (IHS) incluiu uma cefaleia atribuída à DTM na terceira edição de sua classificação de cefaleias (IHS 11.7).[57] Essa cefaleia está localizada nas áreas das têmporas e está diretamente associada a outros sintomas de DTMs e aumento da função maxilar. O que precisa de mais investigação é qual tipo de cefaleia responde a qual tipo de placa. Existe uma carência muito grande de dados relevantes neste momento. A placa ideal deveria apresentar uma eficácia máxima com efeitos colaterais mínimos e apresentar bom custo-benefício. A profissão é responsável para determinar cientificamente a eficácia e os fatores de risco antes de adotar um novo método de tratamento. A facilidade de fabricação deve ser considerada somente depois de se descobrir que eficácia e fatores de risco são iguais ou melhores que a terapia-padrão testada ao longo do tempo.

Plano de mordida posterior

Descrição e objetivos do tratamento

O plano de mordida posterior é geralmente confeccionado para os dentes inferiores e consiste em áreas de resina acrílica dura localizadas sobre os dentes posteriores e conectadas por uma barra lingual de metal fundido (Figura 15.33). Os objetivos do tratamento do plano de mordida posterior são promover grandes alterações na dimensão vertical e posicionamento mandibular.

Indicações

Os planos de mordida posteriores têm sido indicados em casos de perda grave da dimensão vertical ou quando há necessidade de grandes alterações no posicionamento anterior da mandíbula.[58] Alguns profissionais[59,60] sugeriram que esse aparelho fosse usado por atletas para melhorar seu desempenho atlético. No momento, contudo, evidências científicas não sustentam essa teoria.[61,62]

O uso desse aparelho pode ser útil em certos distúrbios de desarranjo de disco, embora ele não tenha sido bem estudado para essa condição. Assim como no plano de mordida anterior, a principal preocupação com esse aparelho é que ele oclui com somente parte da arcada dental e, dessa forma, permite a extrusão dos dentes que não estão em contato e/ou a intrusão dos dentes em oclusão (Figura 15.34). O uso constante e a longo prazo deve ser desestimulado. Na maioria dos casos, quando se tratam os distúrbios de desarranjo do disco, toda a arcada deve ser incluída, assim como nas placas de posicionamento anterior.

Placa pivotante

Descrição e objetivos do tratamento

A placa pivotante é um aparelho de resina acrílica rígido que cobre uma arcada e geralmente fornece um único contato posterior em cada quadrante (Figura 15.35). Esse contato é normalmente estabelecido o mais posteriormente possível. Quando se aplica força no sentido superior sob o mento, a tendência é ocluir os dentes anteriores e girar os côndilos para baixo ao redor do ponto de contato pivotante posterior.

Indicações

A placa pivotante foi originalmente desenvolvida com a ideia de que reduziria a pressão intra-articular, aliviando a carga sobre as superfícies articulares. Pensou-se que isso seria possível quando os dentes anteriores ocluíssem, criando um fulcro ao redor do segundo

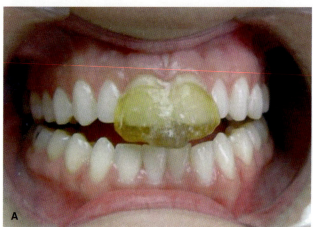

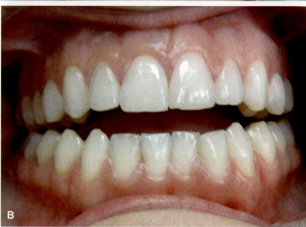

• **Figura 15.32 A.** Este paciente tem usado o plano de mordida anterior constantemente por quase 1 ano. **B.** Quando a placa foi removida, o paciente pôde ocluir somente os segundos molares. O deslocamento da mordida provavelmente não foi causado pela supererupção dos dentes, mas sim por um deslocamento na posição condilar. O uso dessa placa criou uma mordida aberta anterior.

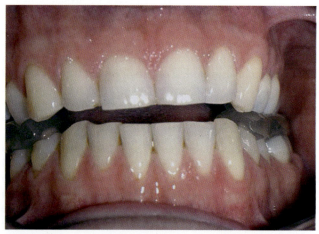

• **Figura 15.33** Plano de mordida posterior. Esta placa fornece contatos oclusais somente nos dentes posteriores. Há poucos dados para embasar o uso deste tipo de placa.

CAPÍTULO 15   Terapia com Placa Oclusal   399

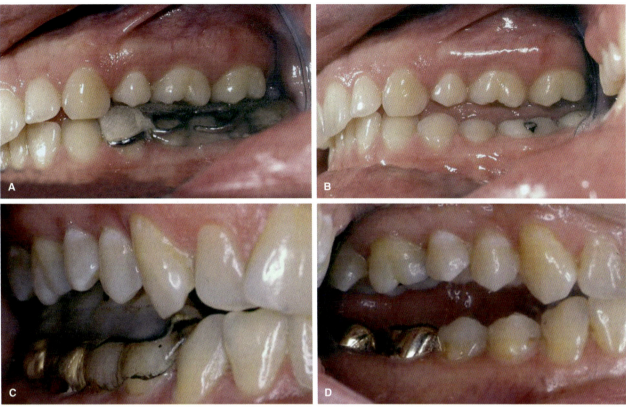

• **Figura 15.34** **A.** Este paciente estava usando placa de mordida posterior continuamente por mais de 2 anos. Com a placa em posição, todos os dentes anteriores faziam contato. **B.** Quando a placa era removida, podia-se facilmente ver que os dentes posteriores não se contatavam mais na posição de intercuspidação. Essa placa havia provocado a intrusão dos dentes posteriores ou permitido a extrusão dos dentes anteriores (ou ambos). **C.** Vista anterior de outro paciente que usou uma placa de mordida posterior durante vários anos. Os dentes anteriores estão em oclusão. **D.** Quando a placa é removida, uma mordida aberta posterior é observada. Essa alteração oclusal indesejável representa a principal desvantagem desse tipo de placa oclusal.

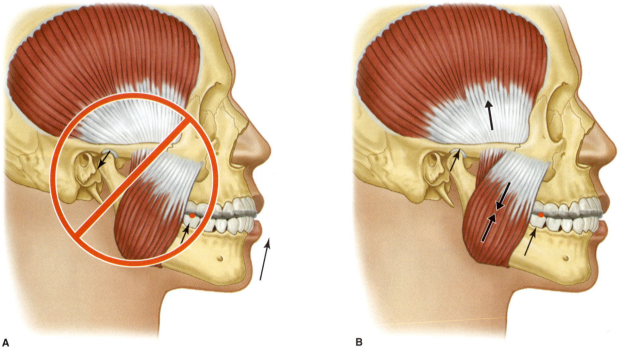

• **Figura 15.35** Placa pivotante posterior. Muitos profissionais acreditam que esta placa (**A**) cause separação condilar; contudo, isso não está bem documentado. Como o pivô é anterior à força dos músculos elevadores (masseter e temporal) (**B**), a articulação é assentada na posição musculoes-queleticamente estável enquanto é aplicada força no dente posterior que contata o pivô. Estudos sugerem que tal placa provoque uma sobrecarga nas articulações; ela não separa as articulações. A separação ocorre somente se for aplicada uma força extraoral para cima, na região do mento.

molar e provocando um giro do côndilo para baixo e para trás, distanciando-se da fossa. Contudo, tal efeito só pode ocorrer se as forças que fecham a mandíbula estiverem localizadas anteriormente ao ponto de contato pivotante. Infelizmente, as forças dos músculos elevadores estão localizadas principalmente posteriores ao ponto de contato, o que impede qualquer ação pivotante (Figura 15.36). Embora tenha sido originalmente sugerido[45] que essa terapia seria útil no tratamento de ruídos articulares, agora parece que a placa de posicionamento anterior é mais adequada para esse propósito por fornecer melhor controle das alterações de posicionamento. Talvez um efeito positivo que a placa pivotante possa oferecer a um paciente com deslocamento do disco é que o "pivô" não restringe a posição mandibular e, portanto, o paciente pode fechar e posicionar a mandíbula mais para baixo e para a frente para evitar o "pivô". Se isso ocorrer, o côndilo será posicionado fora dos tecidos retrodiscais, fornecendo um efeito terapêutico sobre o distúrbio.[63] Esse pensamento é uma grande especulação, e pesquisas científicas adicionais são necessárias para compreender melhor se essa placa apresenta alguma utilidade na odontologia.

A placa pivotante ainda tem sido indicada para o tratamento dos sintomas relacionados a osteoartrites das ATMs.[64] Sugeriu-se que ela seja inserida e se coloquem bandas elásticas, do queixo até a cabeça, para diminuir as forças sobre a articulação. Uma força extraoral manual aplicada no queixo também pode ser usada para diminuir a pressão intra-articular.

Estudos[36,65,66] demonstraram que, na verdade, uma placa pivotante sem força extraoral assenta os côndilos em uma posição anterossuperior na fossa. Dessa forma, não alivia a carga nas ATMs.[67] Em outro estudo, contudo, Mocayo[68] observou que, quando pacientes juntam seus lábios e mordem em uma placa pivotante bilateral, há média de 1,3 mm de rebaixamento condilar na fossa, conforme revelado pelas tomografias. Esses estudos contraditórios revelam a necessidade de mais investigação.

A única placa que pode separar rotineiramente um côndilo da fossa é a placa pivotante unilateral. Quando se coloca um pivô unilateral na região do segundo molar, o fechamento da mandíbula sobre esse ponto irá exercer carga na articulação contralateral e separar ligeiramente a articulação ipsilateral (i. e., aumentar o espaço discal).[36] A biomecânica dessa placa pode aparentemente indicá-la para o tratamento de um deslocamento do disco sem redução unilateral. No entanto, não há evidências científicas atuais sobre esse tratamento ser eficaz na redução do disco. Esse instrumento não deve ser usado por mais de 1 semana, já que é provável que a placa provoque a intrusão do segundo molar usado como pivô (Figura 15.37).

Placa macia ou resiliente

Descrição e objetivos do tratamento

A placa macia é um aparelho confeccionado com material resiliente, geralmente adaptado nos dentes superiores. O objetivo do tratamento é atingir contatos iguais e simultâneos com os dentes antagonistas. Em muitos casos, isso é difícil, já que a maioria dos materiais macios apresenta dificuldades de se ajustar precisamente.

Indicações

As placas macias têm sido indicadas para diversas situações. Infelizmente, existem poucas evidências que sustentem o uso de muitas delas. Certamente, a indicação mais comum e bem substanciada é como um aparelho protetor para pessoas com probabilidade de sofrerem traumatismos nas arcadas dentárias (Figura 15.38). Os aparelhos utilizados como protetores esportivos diminuem a probabilidade de danos às estruturas orais quando se sofre um traumatismo.[69-71]

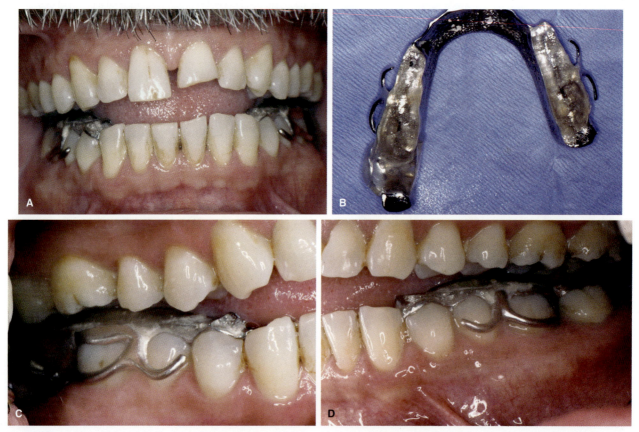

• **Figura 15.36 A.** Foto clínica de uma placa pivotante inferior. **B.** Vista oclusal. **C** e **D.** Os contatos oclusais estão somente nos primeiros molares superiores, bilateralmente. Os dados não apoiam que esta placa reduza a carga articular. Na verdade, os molares e as articulações provavelmente recebem mais carga. Há poucos dados para apoiar o uso deste tipo de placa.

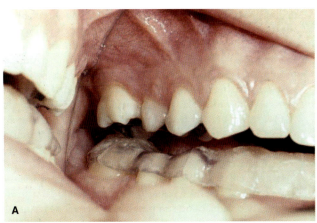
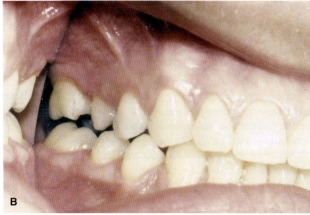

• **Figura 15.37 A.** Foto clínica de uma placa pivotante inferior. Evidências sugerem que um pivô unilateral pode diminuir a carga na articulação isolateral enquanto aumenta a carga na articulação contralateral. Essa placa foi usada continuamente por apenas 2 semanas em uma tentativa de tratar um distúrbio intracapsular. **B.** Quando a placa foi removida, observou-se a alteração na oclusão. O primeiro molar superior sofreu intrusão para fora do contato oclusal. Há poucos dados para apoiar o uso deste tipo de placa.

As placas macias também foram recomendadas para pacientes que exibem altos níveis de apertamento e bruxismo.[45,72] Parece razoável que elas auxiliem a dissipar algumas forças de cargas pesadas encontradas durante a atividade parafuncional. Não foi demonstrado que as placas macias diminuam a atividade de bruxismo. Na verdade, em um estudo, Okeson[20] demonstrou que a atividade eletromiográfica (EMG) noturna do masseter aumentou em 5 de 10 indivíduos com a placa macia. No mesmo estudo, 8 de 10 indivíduos apresentaram redução significativa da atividade EMG noturna com uma placa oclusal estabilizadora rígida (apenas um indivíduo mostrou redução da atividade com a placa macia). Outros estudos[73,74] que avaliaram a eficácia das placas rígida e macia sobre os sintomas mostraram que, embora as placas macias possam reduzir os sintomas, as placas rígidas parecem reduzi-los mais rapidamente e de maneira mais eficaz. As placas rígidas parecem reduzir a atividade EMG dos músculos masseter e temporal mais que as macias, enquanto promovem controle do apertamento dos dentes.[75] Em um estudo mais recente,[76] o uso a curto prazo de placas macias mostrou-se mais útil que a terapia paliativa ou nenhuma terapia na redução de sintomas de DTM. Contudo, outro estudo relata que essas placas macias não são melhores que dispositivos não oclusais no que se refere à redução dos sintomas de DTM.[77] Truelove et al.[78] demonstraram que as placas rígidas e macias parecem reduzir os sintomas de DTM.

Evidências científicas[16,17,19-21,35,79-81] sustentam o uso de placas rígidas para redução dos sintomas relacionados ao apertamento e bruxismo. As placas macias têm menos documentação na literatura científica, mas alguns estudos mais recentes sugerem que elas possam ser úteis em alguns pacientes para uso a curto prazo.[82,83]

As placas macias têm sido indicadas para pacientes que sofrem de sinusites recorrentes ou crônicas que resultam em dentes posteriores extremamente sensíveis.[84] Em alguns casos de sinusite maxilar, os dentes posteriores (com raízes que se estendem para a área sinusal) tornam-se extremamente sensíveis às forças oclusais. Uma placa macia pode ajudar a diminuir os sintomas enquanto o tratamento definitivo é direcionado à sinusite.

Considerações comuns no tratamento com placas

Conforme mencionado anteriormente, a abundância de evidência científica indica que a terapia com placa oclusal é um tratamento de sucesso na redução dos sintomas em 70 a 90% das DTMs. Entretanto, existe muita controvérsia sobre o mecanismo exato por meio do qual as placas oclusais reduzem os sintomas. Em estudos anteriores, muitos autores concluíram[7,16,17,19-21,79] que as placas oclusais diminuem a atividade muscular (particularmente a atividade parafuncional). Quando a atividade muscular é reduzida, a dor de origem muscular diminui. A atividade muscular reduzida também diminui as forças impostas às ATMs e a outras estruturas do sistema mastigatório. Quando essas estruturas são aliviadas, os sintomas associados desaparecem. Uma das controvérsias que persistem é sobre quais aspectos específicos de uma placa diminuem a atividade muscular. É lamentável que muitos clínicos que fabricam placas oclusais tendam a concluir que, assim que os sintomas regridem, seus diagnósticos predeterminados estavam corretos. Eles então imediatamente direcionam o tratamento permanente para os aspectos do sistema mastigatório que eles acreditam terem sido controlados pela placa. Em alguns casos, eles podem estar certos; contudo, em outros casos, esse tratamento pode estar completamente mal indicado.

Antes do início de qualquer terapia permanente, é preciso ter consciência de que pelo menos oito características gerais são comuns a todas as placas, o que pode explicar por que as placas oclusais reduzem os sintomas associados às DTMs. Cada uma dessas possibilidades deve ser considerada antes de se tentar qualquer terapia oclusal permanente. As oito considerações a serem feitas são:

1. *Alteração da condição oclusal.* Todas as placas oclusais alteram temporariamente a condição oclusal existente. Uma alteração,

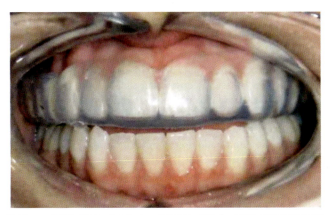

• **Figura 15.38** Placa macia ou resiliente. Ela é usada principalmente para proteção durante atividades esportivas.

especialmente em direção a uma condição mais estável e ideal, geralmente diminui a atividade muscular, o que pode resultar na redução dos sintomas. Esse conceito tem sido aceito durante anos e é frequentemente considerado por muitos como a única maneira por meio da qual as placas oclusais aliviam os sintomas de DTM. Essa abordagem reflete uma visão estreita e pode levar o profissional à realização de alterações oclusais permanentes desnecessárias. Antes de se iniciar qualquer alteração permanente, as próximas possibilidades precisam ser levadas em consideração

2. *Alteração da posição condilar*. A maioria das placas altera a posição condilar para uma posição musculoesqueleticamente mais estável ou para uma posição mais estruturalmente compatível e funcional. Esse efeito sobre a estabilidade articular pode ser responsável pela diminuição dos sintomas

3. *Aumento na dimensão vertical*. Todas as placas interoclusais aumentam temporariamente a dimensão vertical do paciente. Este efeito é universal, independentemente dos objetivos do tratamento. Também foi demonstrado que um aumento na dimensão vertical pode temporariamente diminuir a atividade muscular[85-87] e os sintomas.[88,89] Portanto, essa alteração pode ser responsável pela redução dos sintomas

4. *Consciência cognitiva*. Pacientes que usam placas oclusais tornam-se mais conscientes de seu comportamento funcional e parafuncional. A placa age como um lembrete constante para alterar as atividades que podem afetar o distúrbio. À medida que aumenta a consciência cognitiva, os fatores que contribuem para o distúrbio são reduzidos. O resultado é uma redução nos sintomas.[90-93] Isso é especificamente verdadeiro quando o paciente é apresentado à autorregulação física. Na verdade, um dos principais objetivos da autorregulação física é tornar os pacientes mais conscientes da posição de sua mandíbula, de modo que eles possam reduzir os contatos com os dentes e diminuir a atividade muscular (ver Capítulo 11). Talvez a redução dos sintomas de DTM possa ser atribuída à redução da função maxilar ativa do paciente

5. *Alteração no estímulo periférico do SNC*. Como discutido no Capítulo 7, o bruxismo relacionado ao sono parece ser originário do sistema nervoso central (SNC). Qualquer alteração no estímulo sensitivo periférico parece apresentar um efeito inibitório nessa atividade do SNC.[94] Quando se coloca uma placa oclusal entre os dentes, ela fornece uma alteração no estímulo sensitivo periférico, diminuindo o bruxismo induzido pelo SNC. A placa não cura o bruxismo, mas inibe sua tendência enquanto estiver sendo usada. Estudos[21,95-97] mostram que, mesmo após uso de uma placa a longo prazo, o bruxismo volta quando o paciente interrompe seu uso.

Além disso, quando um indivíduo utiliza uma placa todas as noites, ainda pode haver um retorno do bruxismo conforme o paciente se acomoda ao estímulo sensitivo alterado.[98] Na verdade, os pacientes com alívio positivo do sintoma no início do uso da placa podem ter o retorno dos sintomas com o uso contínuo. Nesses casos, o conceito de adaptação sensorial precisa ser considerado. Uma consideração razoável seria reduzir o tempo de uso da placa. Em um estudo interessante de Matsumoto et al.,[99] os pacientes que usavam sua placa em semanas alternadas tiveram uma redução da atividade muscular melhor que aqueles que usavam sua placa todas as noites. Esse conceito é bem diferente do que a profissão acreditava. Na verdade, quando se começou a tratar a DTM, fazíamos os nossos pacientes usarem suas placas 24 h por dia, principalmente porque acreditávamos que a oclusão era a razão mais comum para os sintomas dolorosos. Embora esta ainda seja uma possibilidade, provavelmente não é o motivo mais comum para a dor da DTM. O uso contínuo de uma placa para bruxismo certamente não é a melhor escolha e pode apenas afetar temporariamente os sintomas

6. *Recuperação musculoesquelética natural*. Conforme discutido no Capítulo 12, os músculos sobrecarregados podem desenvolver dor. Isso é especialmente verdadeiro quando a atividade é maior que a normal (dor muscular local de início tardio). Com o repouso, a progressão natural desta condição muscular dolorosa é em direção à recuperação. Se um paciente que tiver dor muscular local, secundária ao uso desacostumado, imediatamente entrar em contato com o consultório e uma placa for fabricada, é bem provável que os sintomas regridam. No entanto, ficaria difícil para o clínico saber se a redução da dor foi secundária ao efeito terapêutico da placa ou se a progressão natural da recuperação está associada ao repouso

7. *Efeito placebo*. Como em qualquer tratamento, um efeito placebo é possível.[100,101] Os dentistas normalmente não consideram os efeitos placebo como resultados influentes no tratamento porque eles raramente ocorrem com procedimentos odontológicos. Isso se deve ao fato de a maioria dos procedimentos odontológicos serem mecânicos. Por exemplo, um efeito placebo nunca fechará a margem de uma coroa. Entretanto, quando as terapias são centradas na redução da dor nas ATMs, os efeitos placebo são comuns. Estudos[102,103] sugerem que aproximadamente 40% dos pacientes que sofrem de certas DTMs respondem de maneira favorável a tal tratamento. Um efeito placebo positivo pode resultar da maneira competente e segura com a qual o profissional aborda o paciente e provê a terapia. A reputação do médico e a confiança no tratamento têm um grande impacto no sucesso. Essa relação profissional-paciente favorável, acompanhada por uma explicação do problema e da certeza de que a placa será eficaz, frequentemente leva a uma diminuição no estresse emocional do paciente, o que pode ser um importante fator responsável pelo efeito placebo. Talvez esses fatores expliquem a redução dos sintomas

8. *Regressão à média*. A regressão à média é um termo estatístico direcionado à flutuação comum dos sintomas associados a condições dolorosas crônicas.[104] Se os sintomas de um paciente com DTM forem acompanhados durante um tempo, será observado que a intensidade da dor frequentemente varia diariamente. Em alguns dias, haverá dor bastante acentuada, enquanto em outros a dor é mais tolerável. Se for solicitado ao paciente que classifique a intensidade da dor a cada dia em uma escala visual analógica, sendo 0 ausência de dor e 10 a pior dor possível, o paciente deve relatar média diária de 3. Isso representaria sua nota média da dor. Contudo, em alguns dias, a dor pode alcançar nota 7 ou 8, mas geralmente, com o passar do tempo, retorna ao seu nível médio de 3. Os pacientes procuram o consultório odontológico mais comumente quando a intensidade da dor é grande, porque esse é um fator que os motiva a buscar tratamento. Quando o profissional fornece a terapia (tal como uma placa oclusal) e os sintomas são reduzidos para o nível 3, deve-se questionar se a redução dos sintomas foi, de fato, devida ao efeito terapêutico do tratamento ou se os sintomas do paciente meramente regressaram à média. Esse fator pode ser confuso para o profissional e levar a um direcionamento errado do tratamento futuro. Estudos a curto prazo não controlados que relatam sucesso de várias terapias precisam ser questionados sobre seu efeito verdadeiro. A redução dos sintomas foi causada por um efeito terapêutico real da modalidade ou deveu-se à regressão à média? A importância de estudos cegos bem controlados torna-se óbvia quando se tenta responder a essa questão.[101]

Quando os sintomas de um paciente são reduzidos pela terapia com placa oclusal, cada um dos oito fatores anteriormente mencionados deve ser considerado responsável pelo sucesso. O tratamento permanente deve ser postergado até que exista evidência significativa que elimine outros fatores. Por exemplo, um paciente relata dor grave associada à sensibilidade dos músculos mastigatórios. O exame clínico revela uma perda óbvia da dimensão vertical. Confecciona-se uma placa para restabelecer aquela dimensão. Em 1 semana, o paciente relata que os sintomas regrediram. Inicialmente, pode parecer que o aumento da dimensão vertical foi o responsável pelo alívio dos sintomas, mas os outros sete fatores não podem ser descartados. Antes de uma alteração permanente na dimensão vertical, devem ser feitas tentativas de verificar o efeito das alterações de dimensão vertical ou de eliminar os outros fatores. A placa deve ser gradativamente afinada, enquanto se mantém o mesmo contato oclusal e posição condilar. A importância dessa diminuição da dimensão vertical é confirmada se houver retorno dos sintomas à medida que a placa é afinada. Da mesma forma, solicitar que o paciente continue usando a placa na dimensão vertical correta por 4 a 6 semanas vai frequentemente reduzir o efeito placebo, porque esse efeito é maior durante o contato inicial com o paciente. Se o paciente continuar confortável, a probabilidade de um efeito placebo é reduzida.

Após 4 a 6 semanas de terapia com placa sem retorno dos sintomas, o paciente deve ser orientado a remover a placa durante alguns dias. A recidiva dos sintomas pode confirmar o diagnóstico de dimensão vertical reduzida, mas não exclui os outros fatores, como a condição oclusal ou a posição condilar. Se os sintomas não retornarem, então outros fatores (p. ex., consciência cognitiva, efeito placebo, bruxismo associado a estresse emocional, recuperação natural e regressão à média) devem ser considerados. O estresse emocional é frequentemente cíclico e autolimitante, podendo contribuir para o agravamento da mialgia local.

É importante observar que uma mudança repentina na dimensão vertical parece ter um efeito positivo na redução de muitos sintomas de DTM (especialmente a mialgia). Esse efeito, contudo, pode ser somente temporário[89,105] e não indica que uma alteração permanente na dimensão vertical vai continuar a resolver os sintomas. Estudos[106] não sugerem que a dimensão vertical seja um fator principal que contribua para a DTM.[107] Portanto, deve-se ter o cuidado de estabelecer o fator etiológico correto antes de se realizar qualquer alteração na dimensão vertical.

Em resumo, embora as placas oclusais possam apresentar algum valor diagnóstico, as conclusões sobre a razão do seu sucesso não devem ser feitas apressadamente. Antes de se iniciar qualquer plano de tratamento permanente, deve existir ampla evidência de que ele trará benefícios ao paciente. Por exemplo: uma terapia oclusal extensa normalmente não é o tratamento apropriado para a atividade parafuncional associada a altos níveis de estresse emocional.

Referências bibliográficas

1. Wahlund K, List T, Larsson B: Treatment of temporomandibular disorders among adolescents: a comparison between occlusal appliance, relaxation training, and brief information, *Acta Odontol Scand* 61(4):203–211, 2003.
2. Ekberg E, Nilner M: Treatment outcome of appliance therapy in temporomandibular disorder patients with myofascial pain after 6 and 12 months, *Acta Odontol Scand* 62(6):343–349, 2004.
3. Kuttila M, Le Bell Y, Savolainen-Niemi E, et al.: Efficiency of occlusal appliance therapy in secondary otalgia and temporomandibular disorders, *Acta Odontol Scand* 60(4):248–254, 2002.
4. Ekberg E, Nilner M: A 6- and 12-month follow-up of appliance therapy in TMD patients: a follow-up of a controlled trial, *Int J Prosthodont* 15(6):564–570, 2002.
5. Wassell RW, Adams N, Kelly PJ: The treatment of temporomandibular disorders with stabilizing splints in general dental practice: one-year follow-up, *J Am Dent Assoc* 137(8):1089–1098, 2006.
6. Wahlund K, Nilsson IM, Larsson B: Treating temporomandibular disorders in adolescents: a randomized, controlled, sequential comparison of relaxation training and occlusal appliance therapy, *J Oral Facial Pain Headache* 29(1):41–50, 2015.
7. Clark GT: *Occlusal therapy: occlusal appliances, the president's conference on the examination, diagnosis and management of temporomandibular disorders*, Chicago, IL, 1983, American Dental Association, pp 137–146.
8. Alencar Jr F, Becker A: Evaluation of different occlusal splints and counselling in the management of myofascial pain dysfunction, *J Oral Rehabil* 36(2):79–85, 2009.
9. Al-Ani MZ, Davies SJ, Gray RJ, et al.: Stabilisation splint therapy for temporomandibular pain dysfunction syndrome, *Cochrane Database Syst Rev* 1:CD002778, 2004.
10. Forssell H, Kalso E, Koskela P, et al.: Occlusal treatments in temporomandibular disorders: a qualitative systematic review of randomized controlled trials, *Pain* 83(3):549–560, 1999.
11. Ekberg EC, Vallon D, Nilner M: Occlusal appliance therapy in patients with temporomandibular disorders. a double-blind controlled study in a short-term perspective, *Acta Odontol Scand* 56(2):122–128, 1998.
12. Kreiner M, Betancor E, Clark GT: Occlusal stabilization appliances. Evidence of their efficacy, *J Am Dent Assoc* 132(6):770–777, 2001.
13. Yatani H, Minakuchi H, Matsuka Y, Fujisawa T, Yamashita A: The long-term effect of occlusal therapy on self-administered treatment outcomes of TMD, *J Orofac Pain* 12(1):75–88, 1998.
14. Ekberg E, Vallon D, Nilner M: The efficacy of appliance therapy in patients with temporomandibular disorders of mainly myogenous origin. A randomized, controlled, short-term trial, *J Orofac Pain* 17(2):133–139, 2003.
15. Shi CS, Wang HY: Postural and maximum activity in elevators during mandible pre- and post-occlusal splint treatment of temporomandibular joint disturbance syndrome, *J Oral Rehabil* 16(2):155–161, 1989.
16. Solberg WK, Clark GT, Rugh JD: Nocturnal electromyographic evaluation of bruxism patients undergoing short term splint therapy, *J Oral Rehabil* 2(3):215–223, 1975.
17. Clark GT, Beemsterboer PL, Solberg WK, et al.: Nocturnal electromyographic evaluation of myofascial pain dysfunction in patients undergoing occlusal splint therapy, *J Am Dent Assoc* 99(4):607–611, 1979.
18. Clark GT, Rugh JD, Handelman SL: Nocturnal masseter muscle activity and urinary catecholamine levels in bruxers, *J Dent Res* 59(10):1571–1576, 1980.
19. Fuchs P: The muscular activity of the chewing apparatus during night sleep. An examination of healthy subjects and patients with functional disturbances, *J Oral Rehabil* 2(1):35–48, 1975.
20. Okeson JP: The effects of hard and soft occlusal splints on nocturnal bruxism, *J Am Dent Assoc* 114(6):788–791, 1987.
21. Sheikholeslam A, Holmgren K, Riise C: A clinical and electromyographic study of the long-term effects of an occlusal splint on the temporal and masseter muscles in patients with functional disorders and nocturnal bruxism, *J Oral Rehabil* 13(2):137–145, 1986.
22. Kurita H, Kurashina K, Kotani A: Clinical effect of full coverage occlusal splint therapy for specific temporomandibular disorder conditions and symptoms, *J Prosthet Dent* 78(5):506–510, 1997.
23. Dao TT, Lavigne GJ: Oral splints: the crutches for temporomandibular disorders and bruxism? *Crit Rev Oral Biol Med* 9(3):345–361, 1998.

24. Sjoholm T, Kauko T, Kemppainen P, et al.: Long-term use of occlusal appliance has impact on sleep structure, *J Oral Rehabil* 41(11):795–800, 2014.
25. dos Santos Jr JD, de Rijk WG: Vectorial analysis of the equilibrium of forces transmitted to TMJ and occlusal biteplane splints, *J Oral Rehabil* 22(4):301–310, 1995.
26. Askinas SW: Fabrication of an occlusal splint, *J Prosthet Dent* 28:549–551, 1972.
27. Bohannan H, Saxe SR: Periodontics in general practice. In Morris AL, Bohannan HM, editors: *The dental specialties in general practice*, Philadelphia, 1969, WB Saunders Co, pp 294–300.
28. Shulman J: Bite modification appliances—planes, plates and pivots, Va, *Dent J* 49(6):27–30, 1972.
29. Kornfeld M: *Mouth rehabilitation*, ed 2, St Louis, 1974, The CV Mosby Co.
30. Becker CM, Kaiser DA, Lemm RB: A simplified technique for fabrication of night guards, *J Prosthet Dent* 32(5):582–589, 1974.
31. Shore NA: A mandibular autorepositioning appliance, *J Am Dent Assoc* 75:908–911, 1967.
32. Grupe HE, Gromeh JJ: Bruxism splint, techniques using quick cure acrylic, *J Periodontol* 30:156–157, 1959.
33. Hunter J: Vacuum formed bite raising appliances for temporomandibular joint dysfunction, *Dent Tec* 27(6):39–40, 1974.
34. Okeson JP: A simplified technique for biteguard fabrication, *J Am Dent Assoc* 11–16, 1977.
35. Okeson JP: Biteguard therapy and fabrication. In Lundeen HC, Gibbs CH, editors: *Advances in occlusion*, Boston, 1982, John Wright PSG Inc, pp 220–226.
36. Tsukasa I, Gibbs C, Marguelles-Bonnet R, et al.: Loading on the temporomandibular joint with five occlusal conditions, *J Prosthet Dent* 56:478–484, 1986.
37. Wilkinson T, Hansson TL, McNeill C, Marcel T: A comparison of the success of 24-hour occlusal splint therapy versus nocturnal occlusal splint therapy in reducing craniomandibular disorders, *J Orofac Pain* 6:64, 1992.
38. Schumann S, Nohr A, Hagen B, et al.: Comparative efficacy of maxillary and mandibular splints for TMD, *J Dent Res* 70(special issue):441 (abstract #1405), 1991.
39. Roberts CA, Tallents RH, Katzberg RW, et al.: Clinical and arthrographic evaluation of temporomandibular joint sounds, *Oral Surg Oral Med Oral Pathol* 62(4):373–376, 1986.
40. Manco LG, Messing SG: Splint therapy evaluation with direct sagittal computed tomography, *Oral Surg Oral Med Oral Pathol* 61(1):5–11, 1986.
41. Manzione JV, Tallents R, Katzberg RW, et al.: Arthrographically guided splint therapy for recapturing the temporomandibular joint meniscus, *Oral Surg Oral Med Oral Pathol* 57(3):235–240, 1984.
42. Moritz M, Behr M, Held P, et al.: Comparative study of results of electronic axiography with results of magnetic resonance imaging including MRI-assisted splint therapy, *Acta Stomatol Belg* 92(1):35–38, 1995.
43. Cohen SG, MacAfee 2nd KA: The use of magnetic resonance imaging to determine splint position in the management of internal derangements of the temporomandibular joint, *Cranio* 12(3):167–171, 1994.
44. Ramfjord SP, Ash MM: *Occlusion*, ed 3, Philadelphia, 1983, Saunders Co.
45. Posselt U: *Physiology of occlusion and rehabilitation*, ed 2, Philadelphia, 1968, FA Davis Co.
46. Krogh-Poulsen WG, Olsson A: Management of the occlusion of the teeth. In Schwartz L, Chayes CM, editors: *Facial pain and mandibular dysfunction*, Philadelphia, 1969, WB Saunders Co, pp 236–280.
47. Bruno SA: Neuromuscular disturbances causing temporomandibular dysfunction and pain, *J Prosthet Dent* 26(4):387–395, 1971.
48. James Boyd D: *The NTI TSS appliance*, 2000. http://www.drjimboyd.com/.
49. Shankland 2nd WE: Migraine and tension-type headache reduction through pericranial muscular suppression: a preliminary report, *Cranio* 19(4):269–278, 2001.
50. Jokstad A, Mo A, Krogstad BS: Clinical comparison between two different splint designs for temporomandibular disorder therapy, *Acta Odontol Scand* 63(4):218–226, 2005.
51. Al Quran FA, Kamal MS: Anterior midline point stop device (AMPS) in the treatment of myogenous TMDs: comparison with the stabilization splint and control group, *Oral Surg Oral Med Oral Pathol Oral Radiol Endod* 101(6):741–747, 2006.
52. Magnusson T, Adiels AM, Nilsson HL, et al.: Treatment effect on signs and symptoms of temporomandibular disorders—comparison between stabilisation splint and a new type of splint (NTI). A pilot study, *Swed Dent J* 28(1):11–20, 2004.
53. Wright EF, Clark EG, Paunovich ED, et al.: Headache improvement through TMD stabilization appliance and self-management therapies, *Cranio* 24(2):104–111, 2006.
54. Bondemark L, Lindman R: Craniomandibular status and function in patients with habitual snoring and obstructive sleep apnoea after nocturnal treatment with a mandibular advancement splint: a 2-year follow-up, *Eur J Orthod* 22(1):53–60, 2000.
55. Ekberg E, Vallon D, Nilner M: Treatment outcome of headache after occlusal appliance therapy in a randomised controlled trial among patients with temporomandibular disorders of mainly arthrogenous origin, *Swed Dent J* 26(3):115–124, 2002.
56. Kemper Jr JT, Okeson JP: Craniomandibular disorders and headaches, *J Prosthet Dent* 49(5):702–705, 1983.
57. Headache Classification Committee of the International Headache Society (IHS): The international classification of headache disorders, 3rd edition (beta version), *Cephalalgia* 33(9):629–808, 2013.
58. Gelb H: *Clinical management of head, neck and TMJ pain and dysfunction*, Philadelphia, 1977, WB Saunders Co.
59. Bodenham RS: A biteguard for athletic training. a case report, *Br Dent J* 129:85–86, 1970.
60. Smith SD: Muscular strength correlated to jaw posture and the temporomandibular joint, *N State Dent. J* 44(7):278–285, 1978.
61. Schubert MM, Guttu RL, Hunter LH, et al.: Changes in shoulder and leg strength in athletes wearing mandibular orthopedic repositioning appliances, *J Am Dent Assoc* 108:334–337, 1984.
62. Yates JW, Koen TJ, Semenick DM, et al.: Effect of a mandibular orthopedic repositioning appliance on muscular strength, *J Am Dent Assoc* 108:331–333, 1984.
63. Yin X, Zhang D: [Clinical observation of TMJDS treated with pivot splint], *Chung Hua Kou Chiang Hsueh Tsa Chih* 31(6):357–359, 1996.
64. Watts DM: *Gnathosonic diagnosis and occlusal dynamics*, New York, 1981, Praeger Publishers.
65. Sato H, Ukon S, Ishikawa M, et al.: Tomographic evaluation of TMJ loading affected by occlusal pivots, *Int J Prosthodont* 13(5):399–404, 2000.
66. Christensen LV, Rassouli NM: Experimental occlusal interferences. Part V. Mandibular rotations versus hemimandibular translations, *J Oral Rehabil* 22(12):865–876, 1995.
67. Seedorf H, Scholz A, Kirsch I, et al.: Pivot appliances—is there a distractive effect on the temporomandibular joint? *J Oral Rehabil* 34(1):34–40, 2007.
68. Moncayo S: Biomechanics of pivoting appliances, *J Orofac Pain* 8(2):190–196, 1994.
69. Stenger JM, Lawson EA, Wright JM, Ricketts J: Mouthguards: protection against shock to head, neck and teeth, *J Am Dent Assoc* 69:273–281, 1964.
70. Seals Jr RR, Morrow RM, Kuebker WA, et al.: An evaluation of mouthguard programs in Texas high school football, *J Am Dent Assoc* 110(6):904–909, 1985.
71. Garon MW, Merkle A, Wright JT: Mouth protectors and oral trauma: a study of adolescent football players, *J Am Dent Assoc* 112(5):663–665, 1986.
72. Deleted in Review

73. Block SLAM, Laskin DM: The use of resilient latex rubber bite appliance in the treatment of MPD syndrome, *J Dent Res* 57(special issue):92 (abstract #71), 1978.
74. Nevarro E, Barghi N, Rey R: Clinical evaluation of maxillary hard and resilient occlusal splints, *J Dent Res* 57(special issue):313 (abstract #1264), 1985.
75. al-Quran FA, Lyons MF: The immediate effect of hard and soft splints on the EMG activity of the masseter and temporalis muscles, *J Oral Rehabil* 26(7):559–563, 1999.
76. Wright E, Anderson G, Schulte J: A randomized clinical trial of intraoral soft splints and palliative treatment for masticatory muscle pain, *J Orofac Pain* 9(2):192–199, 1995.
77. Nilsson H: Resilient appliance therapy of temporomandibular disorders. Subdiagnoses, sense of coherence and treatment outcome, *Swed Dent J Suppl* (206):9–88, 2010.
78. Truelove E, Huggins KH, Mancl L, et al.: The efficacy of traditional, low-cost and nonsplint therapies for temporomandibular disorder: a randomized controlled trial, *J Am Dent Assoc* 137(8):1099–1107, 2006.
79. Clark GT, Beemsterboer PL, Rugh JD: Nocturnal masseter muscle activity and the symptoms of masticatory dysfunction, *J Oral Rehabil* 8(3):279–286, 1981.
80. Carraro JJ, Caffesse RG: Effect of occlusal splints on TMJ symptomatology, *J Prosthet Dent* 40(5):563–566, 1978.
81. Franks AST: Conservative treatment of temporomandibular joint dysfunction: a comparative study, *Dent Prac Dent Rec* 15:205–210, 1965.
82. Pettengill CA, Growney Jr MR, Schoff R, et al.: A pilot study comparing the efficacy of hard and soft stabilizing appliances in treating patients with temporomandibular disorders, *J Prosthet Dent* 79(2):165–168, 1998.
83. Nilner M, Ekberg E, Doepel M, et al.: Short-term effectiveness of a prefabricated occlusal appliance in patients with myofascial pain, *J Orofac Pain* 22(3):209–218, 2008.
84. Dawson PE: *Evaluation, diagnosis and treatment of occlusal problems*, St Louis, 1974, The CV Mosby Co.
85. Graf H: Bruxism. *Dent Clin North Am* 13(3):659–665, 1969.
86. Christensen J: Effect of occlusion-raising procedures on the chewing system, *Dent Pract Dent Rec* 10:233–238, 1970.
87. Rugh JD, Drago CJ: Vertical dimension: a study of clinical rest position and jaw muscle activity, *J Prosthet Dent* 45:670–675, 1981.
88. Christensen LV, Mohamed SE, Harrison JD: Delayed onset of masseter muscle pain in experimental tooth clenching, *J Prosthet Dent* 48(5):579–584, 1982.
89. Manns A, Miralles R, Santander H, et al.: Influence of the vertical dimension in the treatment of myofascial pain-dysfunction syndrome, *J Prosthet Dent* 50(5):700–709, 1983.
90. Rugh JD, Robbins JW: Oral Habits Disorders. In Ingersoll B, editor: *Behavioral aspects in dentistry*, New York, 1982, Appleton-Century-Crofts, pp 179–202.
91. Rugh JD, Solberg WK: Psychological implications in temporomandibular pain and dysfunction, *Oral Sci Rev* 7(3):3–30, 1976.
92. Oakley ME, McCreary CP, Clark GT, et al.: A cognitive-behavioral approach to temporomandibular dysfunction treatment failures: a controlled comparison, *J Orofac Pain* 8(4):397–401, 1994.
93. Mishra KD, Gatchel RJ, Gardea MA: The relative efficacy of three cognitive-behavioral treatment approaches to temporomandibular disorders, *J Behav Med* 23(3):293–309, 2000.
94. Cassisi JE, McGlynn FD, Mahan PE: Occlusal splint effects on nocturnal bruxing: an emerging paradigm and some early results, *Cranio* 5(1):64–68, 1987.
95. Holmgren K, Sheikholeslam A, Riise C: Effect of a full-arch maxillary occlusal splint on parafunctional activity during sleep in patients with nocturnal bruxism and signs and symptoms of craniomandibular disorders, *J Prosthet Dent* 69(3):293–297, 1993.
96. Pierce CJ, Gale EN: A comparison of different treatments for nocturnal bruxism, *J Dent Res* 67(3):597–601, 1988.
97. Hiyama S, Ono T, Ishiwata Y, et al.: First night effect of an interocclusal appliance on nocturnal masticatory muscle activity, *J Oral Rehabil* 30(2):139–145, 2003.
98. Harada T, Ichiki R, Tsukiyama Y, et al.: The effect of oral splint devices on sleep bruxism: a 6-week observation with an ambulatory electromyographic recording device, *J Oral Rehabil* 33(7):482–488, 2006.
99. Matsumoto H, Tsukiyama Y, Kuwatsuru R, et al.: The effect of intermittent use of occlusal splint devices on sleep bruxism: a 4-week observation with a portable electromyographic recording device, *J Oral Rehabil* 42(4):251–258, 2015.
100. Stockstill JW: The placebo effect. The placebo effect in the management of chronic myofascial pain: a review, *J Am Coll Dent* 56(2):14–18, 1989.
101. Dao TT, Lavigne GJ, Charbonneau A, et al.: The efficacy of oral splints in the treatment of myofascial pain of the jaw muscles: a controlled clinical trial, *Pain* 56(1):85–94, 1994.
102. Greene CS, Laskin DM: Meprobamate therapy for the myofascial pain-dysfunction (MPD) syndrome: a double-blind evaluation, *J Am Dent Assoc* 82(3):587–590, 1971.
103. Greene CS, Laskin DM: Splint therapy for the myofascial pain–dysfunction (MPD) syndrome: a comparative study, *J Am Dent Assoc* 84(3):624–628, 1972.
104. Whitney CW, Von KM: Regression to the mean in treated versus untreated chronic pain, *Pain* 50(3):281–285, 1992.
105. Yaffe A, Tal M, Ehrlich J: Effect of occlusal bite-raising splint on electromyographic, motor unit histochemistry and myoneuronal dimension in rats, *J Oral Rehabil* 18:343–351, 1991.
106. Rivera-Morales WC, Mohl ND: Relationship of occlusal vertical dimension to the health of the masticatory system, *J Prosthet Dent* 65:547–553, 1991.
107. Moreno-Hay I, Okeson JP: Does altering the occlusal vertical dimension produce temporomandibular disorders? A literature review, *J Oral Rehabil* 42(11):875–882, 2015.

16
Sequência de Tratamento

A complexidade da DTM torna impossível a elaboração de um "livro de receitas", ainda que isso seja exatamente o que todo mundo gostaria. Eis uma tentativa.

JPO

Os cinco capítulos anteriores descreveram o tratamento específico para cada uma das principais disfunções temporomandibulares (DTMs). A sequência de tratamento também é uma parte importante na condução desses problemas. Conhecer o momento de instituir um tratamento específico na conduta geral de um distúrbio pode ser decisivo. Às vezes, o sucesso ou o fracasso de um tratamento pode ser determinado pela sequência na qual ele é conduzido. Em uma tentativa de melhorar os efeitos do tratamento e auxiliar na conduta dos pacientes, este capítulo descreve a sequência apropriada de tratamento das principais DTMs.

Cada sequência de tratamento é descrita como um algoritmo para ajudar o profissional a controlar o distúrbio. As opções de tratamento são descritas tanto para o sucesso quanto para o insucesso do tratamento anterior. Os tratamentos identificados são apenas relatados brevemente. O capítulo específico para cada distúrbio deve ser revisto para detalhes mais específicos sobre um determinado tratamento.

É importante ressaltar que o profissional deve compreender que esses diagramas são planejados para o controle geral de um distúrbio e, embora apropriados para a maioria dos pacientes, podem não ser adequados em todas as circunstâncias. Deve-se também ressaltar que se destinam a acomodar um único diagnóstico. Quando mais de um diagnóstico estiver presente, o profissional deve seguir mais de um diagrama sequencial. Isso pode se tornar bastante complicado e difícil. Portanto, uma boa regra a ser seguida, caso sejam estabelecidos dois diagnósticos e haja conflito no tratamento, é fazer o diagnóstico primário prevalecer sobre o secundário.

Por exemplo, um achado comum é um distúrbio dos músculos mastigatórios e um distúrbio de desarranjo de disco ocorrendo concomitantemente. Como descrito no Capítulo 11, esses distúrbios frequentemente surgem ao mesmo tempo, uma vez que um pode levar ao outro. Quando tal fato acontece, é útil determinar o distúrbio primário, de forma que seu tratamento eficaz também possa eliminar o distúrbio secundário. Às vezes, esta é uma tarefa difícil. Bons histórico e exame clínico, portanto, são essenciais. Em muitos pacientes, o distúrbio primário costuma ser aquele que se relaciona mais intimamente com a queixa principal, o que nem sempre é uma suposição precisa. Todavia, quando o diagnóstico primário é difícil de ser determinado, este é um bom ponto de partida.

Quando uma pessoa apresenta um distúrbio de desarranjo de disco e um distúrbio dos músculos mastigatórios concomitantemente e não se pode estabelecer o diagnóstico primário, é geralmente aconselhável tratar o distúrbio muscular como diagnóstico primário. Isso é razoável, já que a dor muscular é mais comum que a dor intracapsular e sua administração é mais conservadora. Sendo assim, o tratamento é inicialmente direcionado aos sintomas musculares. Se os sintomas não diminuírem em um período razoável, a terapia é voltada, então, para o distúrbio de desarranjo de disco.

Outra regra geral no tratamento de pacientes é que a utilização de modalidades reversíveis e não invasivas de tratamento deveriam inicialmente ser usadas para controlar o distúrbio. Os resultados desse procedimento podem ser úteis na determinação da necessidade, se houver, de um tratamento mais agressivo ou irreversível. Tal regra geral é sempre aplicada ao tratamento das DTMs; dessa maneira, evita-se o tratamento irreversível desnecessário.

Ocasionalmente, o tratamento pode fracassar na eliminação dos sintomas. Quando isso acontece, o paciente deve ser reexaminado para confirmar o diagnóstico. Continuar a oferecer a mesma terapia só vai levar à cronicidade do problema, tornando-o mais difícil de tratar. Nunca se deve pensar que não se pode errar o diagnóstico de um paciente. De fato, como mencionado anteriormente, o diagnóstico incorreto é o motivo mais comum para falha do tratamento. Em face desta, deve-se sempre reavaliar os sinais e sintomas do paciente, considerando a presença de outros diagnósticos.

Podem surgir algumas situações nas quais o diagnóstico é preciso, mas o tratamento não pode alterar os fatores etiológicos. Um exemplo típico é o deslocamento anterior do disco permanente. Um aparelho oclusal e terapia de suporte podem falhar na redução dos sintomas. Quando uma dor grave persiste, um procedimento cirúrgico pode ser a única alternativa. A decisão de submeter o paciente à correção cirúrgica de um distúrbio intracapsular deve ser tomada pelo próprio paciente, e não pelo profissional. Entretanto, o paciente deve estar bem informado para que possa tomar a decisão mais apropriada. O paciente deve decidir se vai submeter-se à cirurgia com base em duas considerações: primeiro, ele deve entender as implicações do sucesso *versus* insucesso, das vantagens *versus* desvantagens, além dos riscos e resultados esperados do ato cirúrgico; segundo, o nível de dor causado pela condição. Uma vez que a dor é uma experiência muito individual, somente o paciente pode saber qual o grau de sofrimento envolvido. Quando o sofrimento é ocasional e leve, um procedimento cirúrgico pode não ser indicado. Contudo, quando ele já altera a qualidade de vida, a cirurgia torna-se uma consideração viável. Seja como for, o paciente é o único que deve decidir se vale a pena se submeter a um procedimento cirúrgico.

O paciente também deve perceber a natureza benigna da dor musculoesquelética. Esse tipo de dor não encurtará a vida dos indivíduos ou agravará rotineiramente ao longo do tempo. Ela não é um câncer, que avança regularmente em estágios agressivos. Por outro lado, a dor musculoesquelética pode destruir a qualidade de vida, e o paciente é a melhor pessoa para determinar como a dor está afetando sua vida.

Há 11 fluxogramas neste capítulo projetados para ajudar o profissional a selecionar e definir uma sequência de tratamento adequada: quatro para distúrbios musculares da mastigação, quatro para distúrbios de desarranjo de disco e três para doenças inflamatórias. Uma vez estabelecido o diagnóstico correto, esses

fluxogramas podem ser usados. A lista de diagnósticos com os gráficos apropriados é a seguinte:
- Distúrbios da musculatura mastigatória
  - Cocontração protetora (Figura 16.1)
- Mialgia local (Figura 16.1)
- Dor miofascial (Figura 16.2)
- Miospasmos (Figura 16.3)
- Mialgia crônica centralmente mediada (Figura 16.4)

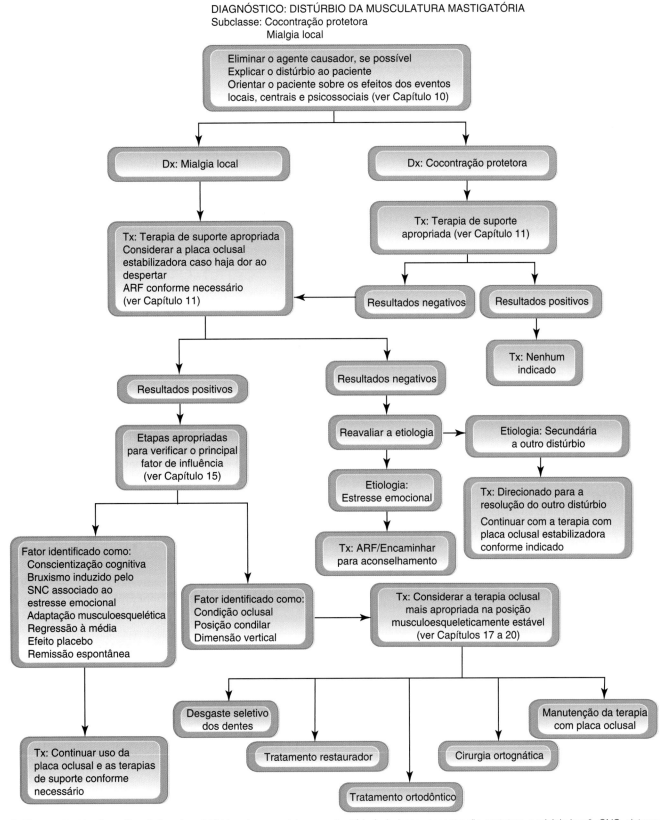

• **Figura 16.1** Algoritmo diagnóstico dos distúrbios da musculatura mastigatória (subclasse: cocontração protetora e mialgia local). *SNC*, sistema nervoso central; *Dx*, diagnóstico; *ARF*, autorregulação física; *Tx*, tratamento.

- Distúrbios da articulação temporomandibular
  - Desarranjo do complexo côndilo-disco
  - Deslocamento do disco e deslocamento do disco com travamento aberto (Figura 16.5)
  - Deslocamento do disco sem redução (Figura 16.6)
  - Incompatibilidade estrutural
  - Desvio na forma (Figura 16.7)
  - Adesões (Figura 16.7)
  - Subluxação (Figura 16.8)
  - Luxação (Figura 16.8)
- Distúrbios inflamatórios da articulação temporomandibular
  - Capsulite e sinovite (Figura 16.9)
  - Retrodiscite (Figura 16.9)
  - Artrites
  - Osteoartrite (Figura 16.10)
  - Artrite infecciosa (Figura 16.11).

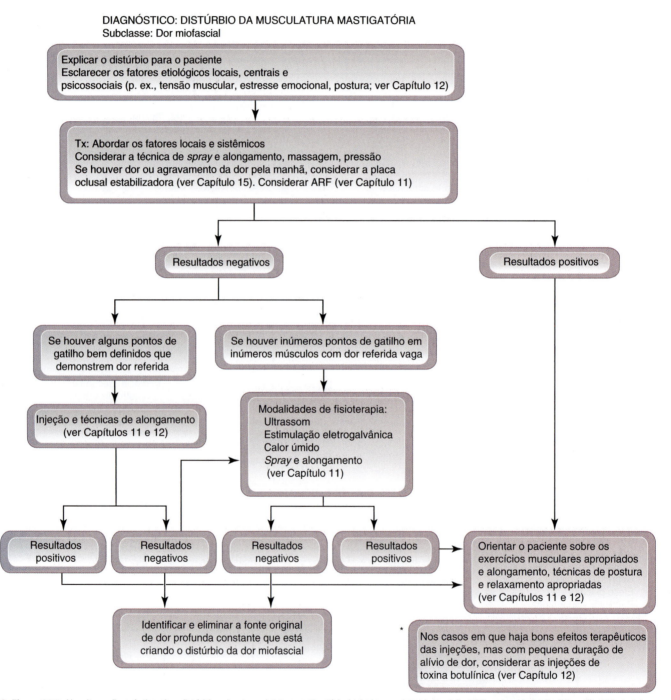

- **Figura 16.2** Algoritmo diagnóstico dos distúrbios da musculatura mastigatória (subclasse: dor miofascial). *ARF*, autorregulação física; *Tx*, tratamento.

CAPÍTULO 16 Sequência de Tratamento 409

DIAGNÓSTICO: DISTÚRBIO DA MUSCULATURA MASTIGATÓRIA
Subclasse: Miospasmo

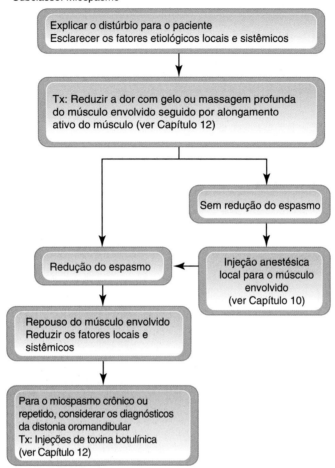

• **Figura 16.3** Algoritmo diagnóstico dos distúrbios da musculatura mastigatória (subclasse: miospasmo). *Tx*, tratamento.

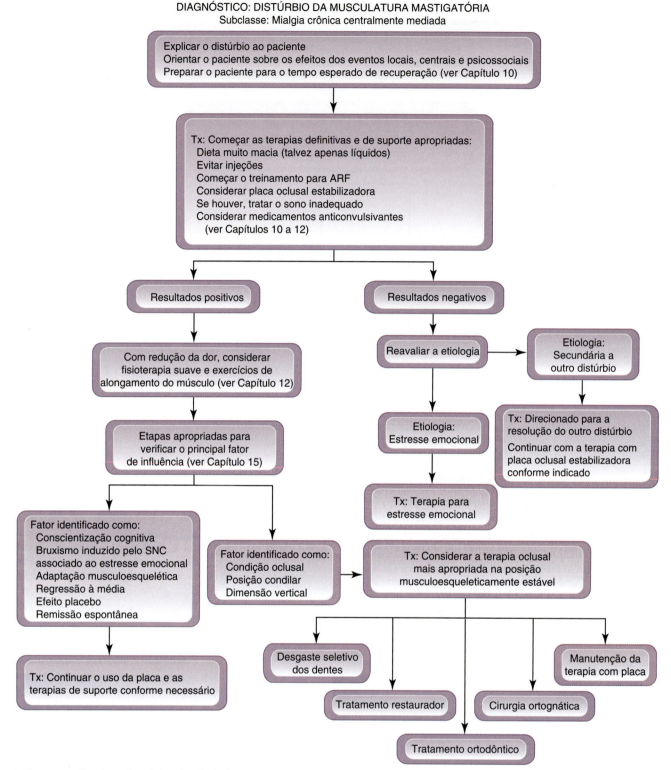

• **Figura 16.4** Algoritmo diagnóstico dos distúrbios da musculatura mastigatória (subclasse: mialgia crônica centralmente mediada). *SNC*, sistema nervoso central; *ARF*, autorregulação física; *Tx*, tratamento.

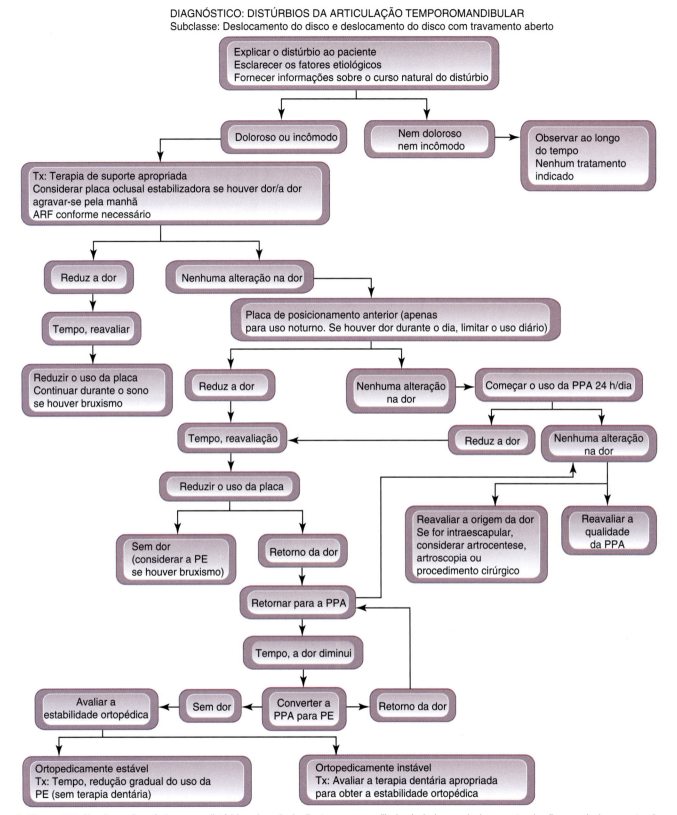

• **Figura 16.5** Algoritmo diagnóstico para distúrbios da articulação temporomandibular (subclasse: deslocamento do disco e deslocamento do disco com travamento aberto). *PPA*, placa de posicionamento anterior; *PE*, placa estabilizadora; *Tx*, tratamento.

412 PARTE 3 Tratamento dos Distúrbios Funcionais do Sistema Mastigatório

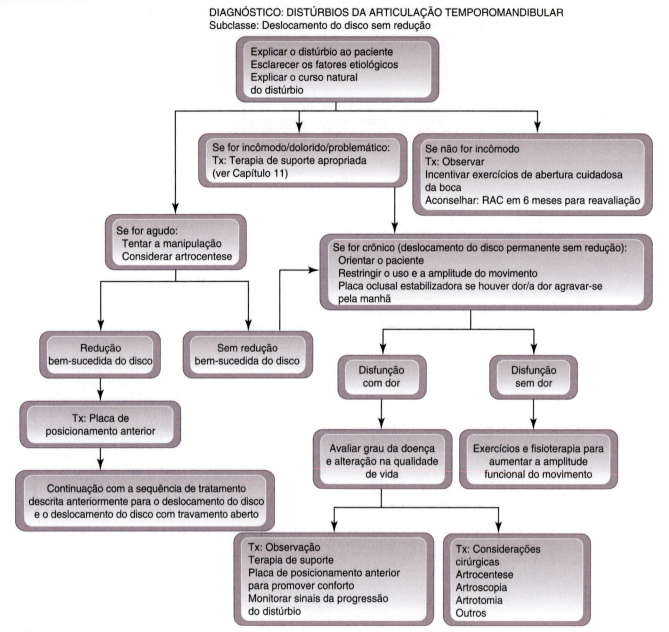

• **Figura 16.6** Algoritmo diagnóstico de distúrbios da articulação temporomandibular (subclasse: deslocamento do disco sem redução). *Tx*, tratamento; *RAC*, retorno à clínica.

CAPÍTULO 16 Sequência de Tratamento

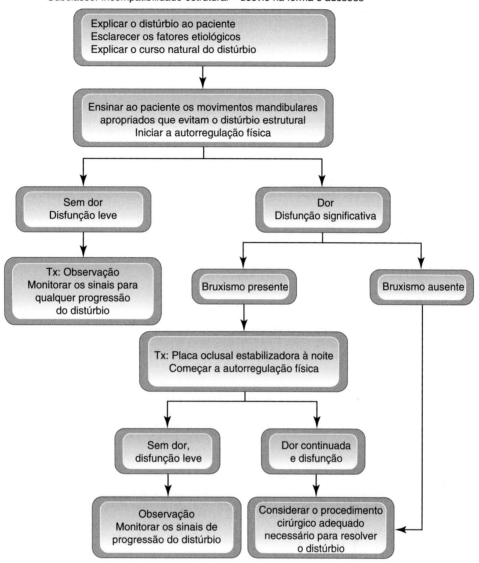

• **Figura 16.7** Algoritmo diagnóstico para distúrbios da articulação temporomandibular (subclasse: incompatibilidade estrutural – desvio na forma e adesões). *Tx*, tratamento.

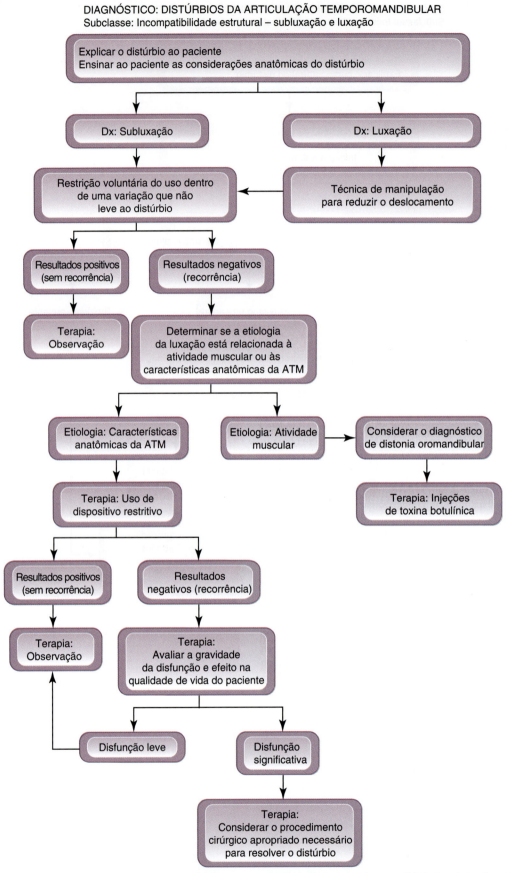

• **Figura 16.8** Algoritmo diagnóstico para distúrbios da articulação temporomandibular (subclasse: incompatibilidade estrutural – subluxação e luxação). *ATM*, articulação temporomandibular; *Dx*: diagnóstico.

CAPÍTULO 16 Sequência de Tratamento 415

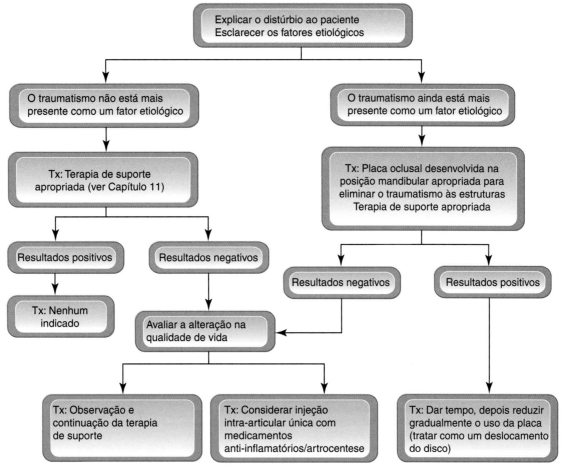

• **Figura 16.9** Algoritmo diagnóstico para distúrbios da articulação temporomandibular (*ATM*) (subclasse: inflamatória – capsulite, retrodiscite e traumatismo agudo à ATM). *Tx*, tratamento.

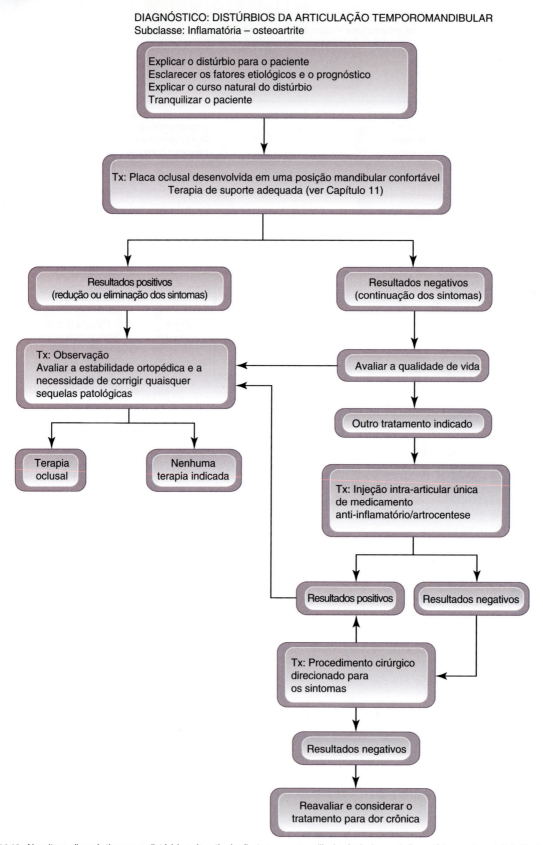

• **Figura 16.10** Algoritmo diagnóstico para distúrbios da articulação temporomandibular (subclasse: inflamatória – osteoartrite). *Tx*, tratamento.

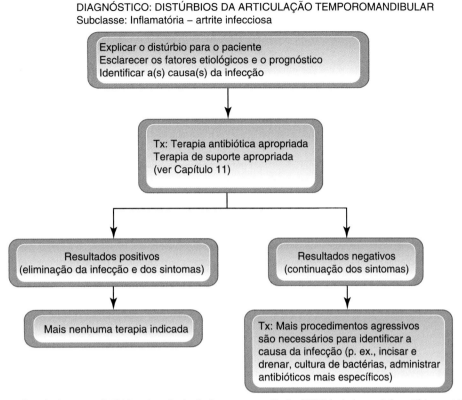

• **Figura 16.11** Algoritmo diagnóstico para distúrbios da articulação temporomandibular (ATM) (subclasse: inflamatória – artrite infecciosa). *Tx*, tratamento.

Na sequência dos diagramas, existem oito fichas de informação que podem ser usadas para educar os pacientes na área de autoajuda. O profissional deve reservar um tempo para informar cada paciente sobre o diagnóstico e plano de tratamento; no entanto, muitas vezes, os pacientes perdem ou esquecem informações importantes que poderiam apoiar a sua recuperação. Estas fichas de informação podem ser fornecidas aos pacientes para levarem para casa quando saírem da clínica, reforçando, assim, muitos aspectos da sua condição. Essa informação permitirá que os pacientes colaborem com seu próprio tratamento e recuperação.

Essas oito fichas de informação podem ser copiadas e fornecidas ao paciente para levar para casa. São elas:
- Função sem dor (Figura 16.12)
- Técnicas de reversão de hábito (Figura 16.13)
- Higiene de cabeça, pescoço e ombro (Figura 16.14)
- Dieta pastosa (Figura 16.15)
- Autorregulação física (Figura 16.16)
- Cuidados com o aparelho (placa) oclusal (Figura 16.17)
- Higiene do sono (Figura 16.18)
- Exercícios de abertura de boca (Figura 16.19).

FUNÇÃO MANDIBULAR SEM DOR

NOME DO PACIENTE _____ DATA DE NASCIMENTO _____

Utilize apenas sua mandíbula na amplitude livre de dor. Se sua mandíbula dói quando você a usa, seus músculos podem apertar e causar mais dor. Assim como correr com um tornozelo torcido, o uso excessivo dos músculos e articulações da mandíbula atrasa a cura e pode causar uma nova lesão. Aqui estão algumas sugestões para promover a sua recuperação.

1. Limite a abertura da sua boca para uma amplitude livre de dor.
2. Limite a abertura da boca associada ao bocejo segurando o queixo com a mão.
3. Consuma uma dieta de textura macia (evite alimentos firmes, consistentes. Não morda maçãs ou cenouras etc.).
4. Use movimentos mastigatórios mais lentos e dê pequenas mordidas.
5. Evite hábitos parafuncionais, como mascar chiclete, roer unhas, apertar os lábios, ranger ou apertar os dentes durante o dia, fumar, morder canetas/lápis, empurrar a mandíbula para a frente e empurrar a língua contra os dentes/céu da boca.
6. Limite o uso de instrumentos musicais e o ato de cantar para períodos sem dor.
7. Sempre que possível, evite estalar a articulação da mandíbula, sobretudo se sentir dor.

• **Figura 16.12** Sugestão de formulário de educação do paciente com instruções sobre função mandibular livre de dor.

REVERSÃO DE HÁBITOS/RELAXAMENTO MUSCULAR

NOME DO PACIENTE _____ DATA DE NASCIMENTO _____

I. Introdução
   A. <u>Justificativa para reversão de hábito:</u> A dor dos músculos e articulações temporomandibulares (TM) é, por vezes, um produto de sobrecarga e/ou traumatismo na mandíbula. Não podemos repousar completamente esses músculos e articulações porque os usamos para a mastigação, fala e deglutição. No entanto, podemos limitar o uso adicional por meio da redução de hábitos parafuncionais.
   B. <u>Hábitos orais parafuncionais</u> são o uso inconsciente habitual dos músculos da mandíbula além das funções normais, como mastigação, deglutição e fala.
   C. <u>Exemplos de hábitos parafuncionais:</u> Mascar chiclete, roer unhas, apertar os lábios, ranger ou apertar os dentes durante o dia, fumar, morder canetas/lápis, empurrar a mandíbula para a frente e empurrar a língua contra os dentes/céu da boca.
   D. <u>Objetivo:</u> Como a maioria de nós é relativamente inconsciente de nossas atividades parafuncionais, o objetivo é ensinar o inconsciente a não executar os hábitos parafuncionais.
   E. Pratique a posição relaxada da boca
      1. Posicione os dentes ligeiramente afastados com os lábios relaxados (normalmente abertos), e a língua deve descansar tranquilamente (não empurrando os dentes ou o céu da boca). Pode ser útil soprar um pouco de ar entre os lábios, que vai colocar a mandíbula nessa posição relaxada.
      2. Pratique colocando a boca nessa posição relaxada com frequência para que ela comece a parecer normal (pratique pelo menos de 1 min, 6 vezes/dia).

II. Técnicas de reversão de hábitos
   A. Método de Pistas Visuais
      1. Escolha 3 a 4 objetos (pistas visuais) em um ambiente em que você for passar algum tempo (incluindo seu carro) (p. ex., na cozinha, o puxador da porta da geladeira, a torneira; na sala, o abajur, o controle remoto).
      2. Faça uma nota mental dos objetos ou coloque uma etiqueta brilhante sobre eles.
      3. Toda vez que você vir uma pista visual, pergunte a si mesmo: "O que a minha boca está fazendo?" Se ela estiver fazendo outra coisa além de repousar naquela posição relaxada, ela está fazendo coisa demais.
      4. Interrompa o hábito oral indesejado. Assuma a posição relaxada da boca por alguns segundos e diga mentalmente para si mesmo: "Não ____" (seja lá o que você estava fazendo).
      5. Em seguida, retome as suas atividades normais até ver outra pista visual e fazer a pergunta novamente.
      6. Continue esse processo diligentemente todos os dias durante 1 mês e você pode quebrar seus hábitos parafuncionais orais.
   B. Método do Intervalo de Tempo
      (Requer um cronômetro que marque entre 15 min e 2 h)
      1. Pela manhã, ajuste o alarme para 15 min.
      2. Quando o alarme tocar, pergunte a si mesmo: "O que a minha mandíbula está fazendo?" Se ela estiver fazendo outra coisa além de repousar naquela posição relaxada, ela está envolvida em parafunção e está fazendo coisa demais.
      3. Interrompa a parafunção, assuma a posição relaxada da boca por alguns segundos e diga mentalmente para si mesmo: "Não ____" (seja lá o que você estava fazendo).
      4. Em seguida, retome as suas atividades normais e ajuste o alarme por mais 15 min.
      5. Quando o alarme tocar novamente, verifique se há parafunção. Se houver, repita os passos 3 e 4.
      6. Se o alarme tocar e você estiver na posição relaxada da boca, parabenize-se e dobre o intervalo de tempo do alarme para 30 min.
      7. Quando o alarme tocar novamente, verifique se há parafunção. Se houver, repita os passos 3 e 4, e ajuste o intervalo do alarme para 30 min novamente.
      8. *Quando o alarme tocar e você estiver na posição relaxada da boca, parabenize-se e dobre o intervalo de tempo do alarme para 1 h.*
      9. Mantenha intervalo de 1 h enquanto você estiver na posição relaxada da boca quando o alarme tocar e, em seguida, dobre o alarme para 2 h.
      10. Continue redefinindo o alarme para 2 h pelo restante do dia, verificando a parafunção usando a posição relaxada da boca conforme necessário.
      11. Na manhã seguinte, comece de novo no intervalo de 15 min, duplicando o intervalo de até 2 h se a boca não estiver envolvida em parafunção (i. e., na posição relaxada).
      12. Continue esse processo diligentemente todos os dias durante 1 mês e você pode quebrar seus hábitos parafuncionais orais.

• **Figura 16.13** Sugestão de formulário de educação do paciente com instruções sobre a reversão de hábitos e relaxamento muscular.

HIGIENE DE CABEÇA, PESCOÇO E OMBRO

NOME DO PACIENTE_____DATA DE NASCIMENTO_____

Uma mecânica ruim da cabeça e do pescoço pode causar fadiga muscular levando a dor, dores de cabeça e dores mandibulares. Além disso, os músculos da cabeça e pescoço são uma fonte comum de tensão quando há estresse emocional. Aqui estão algumas sugestões simples que podem ser muito benéficas para minimizar essas condições.

1. Estabeleça uma boa postura da cabeça, pescoço, ombro e braço.
    a. Mantenha sua cabeça centrada sobre seus ombros, da frente para trás e de um lado para outro.
    b. Mantenha os ombros para baixo. Mantenha os cotovelos dispostos confortavelmente na lateral do corpo. Não os eleve em apoios de braços.
2. Não leia em uma posição reclinada. Tente posicionar o material de leitura ao nível dos olhos. Apoie seu livro e/ou coloque-o sobre um travesseiro em seu colo para levantá-lo. Certifique-se de descansar os braços sobre um apoio enquanto segura um livro.
3. Para o trabalho de escritório, ajuste a altura da cadeira de modo que seus braços fiquem apoiados no nível do cotovelo e não apoiados muito alto. Os pés devem estar apoiados contra o chão. Use uma almofada para apoiar a parte inferior das costas.
4. Ajuste sua área de trabalho para que haja uma quantidade mínima de torção necessária para realizar tarefas que exijam mais que 1 a 2 min.
5. Se você for obrigado a ficar no telefone por longos períodos de tempo, use um *headset*. Evite apoiar o telefone entre o ombro e o pescoço.
6. Se você for obrigado a usar o computador por longos períodos de tempo, considere o seguinte:
    a. Posicione a tela do computador em um nível confortável para que uma postura normal e incansável da cabeça possa ser mantida. Se você usar óculos, certifique-se de que eles estejam corretos para a distância entre a tela. Lentes bifocais podem ser um dilema, causando movimentos adicionais da cabeça/pescoço.
    b. Posicione o teclado do computador ao nível do colo para que seus braços fiquem dispostos confortavelmente na lateral do corpo. Considere o uso de um suporte de pulso para digitação.
    c. Considere o uso de um *mouse pad* com um apoio de pulso.
    d. Flexione e estenda as mãos frequentemente para alongar os músculos do braço.
7. Faça pausas frequentes quando estiver envolvido em qualquer atividade que exija uma posição fixa (1 a 2 min a cada 20 a 30 min). Levante-se e caminhe ao redor. Reposicione a cabeça em uma posição natural, relaxando os músculos do pescoço e dos ombros. Isto irá ajudar a restaurar um bom fluxo sanguíneo.
8. Mantenha o condicionamento aeróbico. Pratique alguma atividade que mantenha a sua frequência cardíaca em 60 a 80% de sua frequência cardíaca de trabalho máxima por 20 min, 3 a 4 vezes/semana. (A frequência cardíaca de trabalho máxima é de 220 batimentos menos sua idade.) Verifique com seu médico antes de iniciar qualquer novo programa de exercícios.

• **Figura 16.14** Sugestão de formulário de educação do paciente com instruções sobre a higiene de cabeça, pescoço e ombro.

DIETA ALIMENTAR PASTOSA PARA PACIENTES COM DISTÚRBIOS DA ARTICULAÇÃO TEMPOROMANDIBULAR

NOME DO PACIENTE_____DATA DE NASCIMENTO_____

SUGESTÕES DE CAFÉ DA MANHÃ

Bebidas lácteas prontas	Frutas (maduras, macias, amassadas ou cozidas)
Cereal pastoso (mingau de aveia, creme de trigo)	Compota de maçã
Ovos (preparados de qualquer forma)	Queijo *cottage*

SUGESTÕES DE ALMOÇO E JANTAR

Salada de atum, ovo, caranguejo ou presunto	Molho de carne moída com feijão bem cozido
Salada de frango/peru (textura fina)	Recheio
Queijo *cottage*, iogurte	Massa
Legumes macios	Lasanha
Purê de batata	Tofu
Pão macio sem casca	Frango/peru cortado em pequenos pedaços
Carne moída com molho, queijo etc.	Arroz ou feijão
Sopa de qualquer tipo	Macarrão com queijo
Peixe cortado em pequenos pedaços	Comida chinesa

SUGESTÕES DE SOBREMESA

Sorvete	Pudim
Gelatina	Papinha de bebê
Qualquer coisa batida	*Smoothies*, *milkshakes*

ALIMENTOS A SEREM EVITADOS

Chiclete	Crostas de pizza e cascas de pães
Cenouras (todos os legumes crocantes)	*Bagels*
Balas de goma e outros doces consistentes	Frutas duras (maçãs inteiras, peras)
Bife	Costelinhas (outras carnes consistentes)
Cubos de gelo	*Croutons* (pão torrado crocante em saladas)
Biscoitos crocantes	Uvas-passas e outras frutas secas
Nozes, amendoins, milho tostado, cereais	Pipoca, batatas fritas e crocantes

• **Figura 16.15** Sugestão de formulário de educação do paciente com instruções sobre a dieta pastosa.

AUTORREGULAÇÃO FÍSICA

NOME DO PACIENTE _____ DATA DE NASCIMENTO _____

Cortesia
Dr. Peter M. Bertrand, DDS, MS
e
Dr. Charles R Carlson, PhD.

I. TREINAMENTO PROPRIOCEPTIVO

*Pratique o **Treinamento Proprioceptivo** em sequência de 2 a 3 min 6 vezes/dia.*

1. **SENTE-SE EM UMA POSIÇÃO RELAXADA, POSTURALMENTE NEUTRA**
   a. Sente-se ereto com os joelhos afastados e os músculos do abdome relaxados.
   b. Os braços devem descansar sobre as coxas com as mãos abertas e os dedos ligeiramente dobrados.
   c. A cabeça fica reta, mas não deve ficar tensionada pelos músculos do pescoço.
   d. O pescoço e os ombros ficam relaxados e alinhados.

   Observação: Posições posturalmente neutras também podem ser praticadas em pé, semirreclinadas e reclinadas.

2. **VERIFIQUE O CONTATO DENTÁRIO NÃO FUNCIONAL, APERTAMENTO E RANGER DE DENTES**
   a. Pratique o relaxamento dos lábios e o relaxamento da língua afastando ligeiramente os dentes de 30 segundos a 1 minuto.
      • Algumas pessoas podem achar útil dizer a letra "n" e observar a posição relaxada.
   b. Não pressione a língua entre os dentes ou o céu da boca. Isso pode provocar fadiga.
   c. O contato dentário funcional é menor que 10 min/dia se você comer durante 1 h/dia.

   Observação: Os dentes só devem se tocar durante a mastigação e deglutição, ou quando você escorrega, cai ou está prestes a ser atingido.

3. **MOVIMENTO SUTIL DA CABEÇA: EVITE INCLINAR**
   a. Feche os olhos. Se sentir desconforto e ficar com tontura, deixe os olhos abertos.
   b. Ao praticar o relaxamento dos lábios e o relaxamento da língua afastando ligeiramente os dentes, expire enquanto dobra a cabeça lentamente para a frente. *Evite qualquer movimento que provoque desconforto, sensação de aperto ou dor.*
   c. Pause com a cabeça confortavelmente para a frente durante cerca de 3 s.
   d. Inspire com o diafragma expandindo lentamente seu abdome relaxado à medida que você lentamente traz a sua cabeça em posição vertical para a posição neutra.
   e. Pause 1 segundo antes de expirar e dobrar a cabeça para a frente novamente.
   f. Execute os passos *a* a *e* 6 vezes/min.

   Observação: Se coordenar o movimento da cabeça com a respiração for muito difícil, então apenas se concentre em movimentos sutis e simétricos da cabeça. O movimento simétrico sutil ajuda o fluxo sanguíneo.

4. **POSTURA CORRETA DA PARTE SUPERIOR DA COLUNA: OMBROS RETIFICADOS**
   a. Enquanto está em uma posição posturalmente neutra com os lábios relaxados, a língua relaxada e os dentes ligeiramente afastados.
      • Levante as mãos para cima como se estivesse regendo um coral, ou, se isso for desconfortável,
      • Levante os braços ligeiramente da posição de repouso com as mãos abertas e os dedos ligeiramente dobrados.
   b. Mova os braços e os ombros para trás e para a frente, sem causar desconforto.
   c. Repita o movimento dos braços lentamente (apenas a cada 5 s). Faça 6 movimentos, 6 vezes/dia.

   Observação: Praticar as posições posturalmente neutras e os movimentos sutis dos braços irá ajudá-lo a relaxar as áreas dolorosas e a reconhecer hábitos posturais inadequados, como inclinação da cabeça, cruzamento dos braços e posicionamento inadequado dos ombros.

II. FAÇA PAUSAS BREVES DE RELAXAMENTO

1. Deixe os pés, pernas, mãos, braços, ombros, cabeça, pálpebras, lábios, dentes e língua repousarem em posições relaxadas.
2. Comece com 5 min de cada vez e aumente gradualmente o tempo de relaxamento em 1 min a cada sessão até 20 a 25 min.
3. Faça pelo menos dois intervalos de relaxamento por dia durante seu treinamento inicial.

III. COMECE A DORMIR EM UMA POSIÇÃO RELAXADA: CONTROLE A ATIVIDADE NOTURNA
1. Deite-se de costas, pratique a respiração lenta mantendo os lábios relaxados e dentes ligeiramente afastados.
2. Então, diga em voz alta seis ou sete vezes, "lábios relaxados, língua relaxada, sono relaxado", enquanto imagina-se dormindo em uma posição relaxada.
3. Comece a dormir de costas. Não se preocupe se você se mover.

IV. RESPIRAÇÃO DIAFRAGMÁTICA: O CONTROLE É VITAL PARA A SAÚDE
1. Enquanto estiver em uma posição posturalmente relaxada e neutra, respire lenta e regularmente com o diafragma.
2. Quando você inspira, o diafragma levanta suavemente o estômago e infla os pulmões ao máximo.
3. Quando você expira dióxido de carbono, o estômago desce à medida que o diafragma relaxa.
4. Antes de inalar novamente, pause confortavelmente por 3 a 4 s.
    - A pausa não é para prender a respiração. A pausa é um momento para ficar quieto e relaxar.
5. Se em algum momento você começar a sentir tonturas ou vertigens, você está trocando muito ar. Retorne para o seu padrão de respiração normal ou, melhor, espere mais tempo entre as respirações e não respire muito profundamente.

Observação: A respiração diafragmática lenta deve ser muito relaxante, mas pode levar algum tempo para reaprendê-la.

Dicas de ARF
A **ARF** funciona melhor quando você bebe muitos líquidos sem cafeína, ingere os alimentos certos e se exercita sem dor regularmente. Pratique. FAMILIARIZE-SE COM A RESPIRAÇÃO DIAFRAGMÁTICA.

LEMBRE-SE: SEJA PACIENTE
A ARF LEVA UM TEMPO PARA REVERTER HÁBITOS NÃO SAUDÁVEIS E FATIGANTES
NÃO PRATIQUE NENHUMA ATIVIDADE QUE AUMENTE A DOR

Fisiologia da ARF

O objetivo da ARF é produzir mudanças fisiológicas que reduzam dor, fadiga e uso indevido.

Posições posturalmente neutras são aquelas em que os músculos estão mais relaxados e o corpo pode distribuir oxigênio, glicose e calor com a menor resistência. O movimento simétrico, realizado sem qualquer desconforto, melhora o fluxo sanguíneo para os músculos doloridos e aumenta a difusão do fluido sinovial nas articulações. O treinamento proprioceptivo e seus movimentos sutis também ajudam os pacientes a reconhecer e interceptar hábitos parafuncionais (inadequados) da mandíbula, pescoço e ombros que sobrecarregam e cansam os músculos.

O diafragma é um dos músculos mais resistentes à fadiga e eficientes do corpo. A respiração diafragmática reduz a liberação de hormônios do estresse, promove o relaxamento muscular, estimula o sono e aumenta a distribuição do oxigênio e glicose em todo o corpo. O fornecimento ideal de oxigênio e glicose depende da respiração diafragmática eficaz.

Os pacientes com dor muitas vezes se esquecem de praticar a respiração diafragmática. Em vez disso, eles tendem a respirar mais rapidamente, usando principalmente os músculos do pescoço e do tórax. Sob essas condições, os pacientes expiram dióxido de carbono muito rapidamente e alcançam um déficit de dióxido de carbono (hipocapnia). A hipocapnia deve ser evitada, uma vez que aumenta os níveis de hormônios do estresse, diminui a disponibilidade de oxigênio para os tecidos, aperta músculos e, em casos extremos, altera a bioquímica do sangue. A menos que você esteja realizando um exercício extenuante, respire usando o diafragma.

- **Figura 16.16** Sugestão de formulário de educação do paciente com instruções sobre autorregulação física (*ARF*).

INSTRUÇÕES E CUIDADOS COM O APARELHO (PLACA) OCLUSAL

NOME DO PACIENTE _____ DATA DE NASCIMENTO _____

1. Use a placa durante a noite, enquanto dorme. Durante o dia, use as técnicas de autorregulação física para evitar qualquer contato desnecessário dos dentes (apertamento). O uso diurno só é necessário para o alívio da dor aguda ou se tiver sido instruído.
2. Não coma com a placa em sua boca.
3. Quando não estiver usando o aparelho, mantenha-o no recipiente fornecido. Crianças pequenas e animais têm a tendência de usá-los como brinquedos.
4. Antes de armazenar o aparelho no seu recipiente, escove-o com pasta de dentes para remover qualquer formação de placa dental. A placa dental irá se acumular no aparelho da mesma forma que em seus dentes.
5. Você não precisa manter o aparelho úmido quando ele não estiver sendo usado. Guarde o aparelho seco em seu recipiente.
6. Toda vez que você retornar à clínica, leve o seu aparelho com você para que ele possa ser verificado para o ajuste.

COISAS QUE VOCÊ IRÁ NOTAR ENQUANTO USA SUA PLACA OCLUSAL:
1. Você pode notar mais saliva na boca. Isso vai diminuir em 3 a 5 dias, à medida que você se acostumar com o aparelho.
2. Seus dentes podem ficar doloridos nas primeiras noites de uso do aparelho. Isso irá se resolver em poucos dias.
3. Se você precisa usar o aparelho durante o dia, sua fala pode ficar um pouco arrastada. Isso também irá diminuir em poucos dias.

ENTRE EM CONTATO COM NOSSA CLÍNICA CASO UM DOS SEGUINTES OCORRA:
1. Se você sentir que houve uma mudança em sua mordida que dura mais de uma hora após a remoção do aparelho.
2. Se você desenvolver quaisquer pontos doloridos em sua boca que não se resolverem em 2 a 3 dias.
3. Se a placa está muito apertada ou muito frouxa.

Entre em contato conosco em (número de telefone) se tiver alguma dúvida.

• **Figura 16.17** Sugestão de formulário para educação do paciente com instruções sobre a manutenção da placa oclusal.

HIGIENE DO SONO

NOME DO PACIENTE _____ DATA DE NASCIMENTO _____

Dicas para uma boa noite de sono:
- *Seja consistente*: Tente dormir e acordar no mesmo horário todos os dias.
- *Resolva dilemas*: Antes de se deitar, faça uma lista de coisas para fazer ou uma lista de preocupações para poder limpar sua mente. Evite situações ou conversas estressantes perto da hora de dormir.
- *O sono é uma atividade noturna*: Evite dormir durante o dia e ficar acordado até tarde da noite. Se o seu horário de sono já está invertido, trabalhe com o seu médico sobre um plano para fazer seu sono voltar ao normal.
- *Deixe sua cama como um lugar para dormir*: Crie o hábito de assistir televisão, comer, ler ou mandar mensagens de texto em outro cômodo, em uma mesa ou em um sofá. Ensine o seu corpo a associar ir para a cama com cair no sono.
- *Fique confortável*: Deixe sua área de sono confortável escolhendo travesseiros e roupa de cama que façam você se sentir bem.
- *Crie uma rotina calmante na hora de dormir*: Envolva-se em uma leitura tranquila ou tome um banho quente. Tente praticar alguns exercícios de relaxamento.
- *Arrume-se para a noite*: Comece a se preparar para dormir pelo menos 1 h antes acalmando seu ambiente e aquietando sua mente. Uma vez na cama, troque o canal da sua mente para pensamentos de atividades prazerosas ou alguma outra imagem visual tranquila (p. ex., praia, floresta).
- *Evite estimulantes que possam mantê-lo acordado*: Uma xícara de chocolate quente ou de café, alguns cigarros ou uma sobremesa podem parecer bons à noite, mas também podem dificultar o adormecer. Jantares tardios ou refeições picantes podem perturbar o seu estômago e manter você acordado.

Coisas para não fazer quando você estiver tendo problemas para dormir:
- *Cafeína*: Não beba café, chá ou refrigerantes à noite. A cafeína pode mantê-lo acordado.
- *Álcool*: Não ingira bebidas alcoólicas perto da hora de dormir.
- *TV e livros*: Se você for assistir à TV ou ler um livro, escolha algo que não seja provável de mantê-lo acordado. Evite histórias ou programas com pessoas discutindo, suspense, violência ou drama da vida real.
- *Internet*: Evite sair da cama para navegar na Internet. Em vez de ficar com sono, você provavelmente irá estimular o seu cérebro, o que irá mantê-lo acordado.
- *Tarefas*: Não saia da cama para arrumar ou limpar a casa. Embora as tarefas inacabadas possam estar em sua mente, o processo de fazer trabalho físico no meio da noite pode tensionar os músculos em vez de relaxá-los; além disso, essa atividade irá excitar seu cérebro, não o acalmar.
- *Exercícios*: Não é uma boa ideia sair da cama para se exercitar mesmo se você sabe que isso irá cansá-lo. A atividade física pode agir como um estimulante para o corpo e a mente. O exercício é bom para o sono, mas ele precisa ser realizado mais cedo, não imediatamente antes da hora de dormir.
- *Ficar na cama*: Não fique na cama se você não consegue dormir. Em vez disso, levante e faça algo relaxante até que você fique sonolento.

- **Figura 16.18** Sugestão de formulário de educação do paciente com instruções sobre higiene do sono. (Adaptada de Ramirez Basco, 2005.)[1]

EXERCÍCIOS DE ABERTURA DA BOCA

NOME DO PACIENTE _____ DATA DE NASCIMENTO _____

Justificativa: Às vezes, a boca não irá abrir totalmente, mas a restrição não está diretamente relacionada à dor. Quando ela estiver presente, exercícios de abertura de boca sutis e livres de dor podem ser úteis na promoção do relaxamento muscular mandibular e da restauração da abertura normal da boca.

Técnica: Alongue passivamente sua boca para a posição indolor máxima colocando os dedos contra os dentes inferiores e abrindo suavemente a boca. Você também pode usar uma "ação de tesoura", colocando o polegar contra os dentes superiores e um dedo contra os dentes inferiores para abrir a boca. Você deve manter a abertura máxima por 15 s. **Observação: Se isso produzir dor, você está aplicando muita força. Produzir dor provavelmente irá iniciar uma resposta muscular, o que não só causará mais dor, mas também restringirá sua abertura ainda mais.**

Quando a dor estiver presente, o resfriamento do músculo pode auxiliar. Isso pode ser realizado quer com uma bolsa de gelo ou um *spray* anestésico. O resfriamento do músculo geralmente permite maior alongamento sem dor.

1. Coloque uma bolsa de gelo (ou um saco de ervilhas congeladas) contra os músculos doloridos entre 1 e 2 min. Pode haver alguma sensação inicial de desconforto, mas, em seguida, o tecido vai começar a ficar dormente. Não deixe a bolsa de gelo por mais de 5 min. Enquanto a dor é reduzida, realize os exercícios de alongamento descritos acima.
2. Se houver um *spray* anestésico disponível, você pode pulverizá-lo nos músculos dolorosos por 3 a 5 s. Certifique-se de proteger os olhos, ouvidos e boca do *spray*. Depois de ter concluído o *spray*, realize os exercícios de alongamento descritos acima.
3. Depois de ter concluído o alongamento, aqueça os músculos da mandíbula colocando as palmas das mãos (ou uma bolsa térmica ou uma toalha úmida quente) sobre as áreas que foram refrigeradas por 15 s.
4. Repita este procedimento mais duas vezes.
5. Faça essas repetições de 2 a 3 vezes/dia.

Lembre-se! Este deve ser um alongamento livre de dor.

• **Figura 16.19** Sugestão de formulário de educação do paciente com instruções sobre exercícios de abertura de boca.

Referência bibliográfica

1. Ramirez Basco M. The bipolar workbook: tools for controlling your mood swings. New York: Guilford Press; 2005.

PARTE 4

Terapia Oclusal

A alteração permanente da condição oclusal é indicada por dois motivos. O primeiro e mais comum é melhorar a relação funcional entre os dentes superiores e inferiores. Incluída nessa consideração está a estética. A maioria dos procedimentos odontológicos, de uma maneira ou de outra, é direcionada para esse objetivo, que pode ser alcançado por procedimentos protéticos que substituam superfícies funcionais dos dentes. Também pode ser atingido pelo movimento ortodôntico ou cirúrgico dos dentes para uma melhor relação oclusal funcional e/ou estética. Esses procedimentos não têm relação com as disfunções temporomandibulares (DTMs).

O segundo motivo para alteração permanente da condição oclusal é o de tratamento para eliminar a DTM. Nesse caso, o paciente pode não apresentar qualquer dente ausente ou danificado, mas as alterações são indicadas por causa da instabilidade ortopédica. A terapia oclusal permanente é indicada apenas quando existir evidência significativa para apoiar a suspeita de que a condição oclusal é um fator etiológico relacionado aos sintomas de DTM. Não se deve alterar rotineiramente a oclusão sem tal evidência.

Isso não quer dizer que a oclusão não seja importante. De fato, é o fundamento básico da odontologia. Os conceitos oclusais devem ser seguidos sempre que procedimentos odontológicos forem realizados.

A Parte 4 deste livro consiste em quatro capítulos que discutem várias considerações sobre a terapia oclusal permanente. As indicações e a necessidade da terapia oclusal devem ser precisamente estabelecidas antes do início do tratamento.

17
Considerações Gerais sobre a Terapia Oclusal

Se for verificado que a oclusão contribui significativamente para a DTM, a odontologia é a única profissão da área da saúde que pode proporcionar um efeito duradouro. Se a oclusão não estiver relacionada com a DTM, esta não deverá ser alterada, a não ser por razões estéticas ou restauradoras.

JPO

A terapia oclusal é qualquer tratamento que altere a condição oclusal do paciente. Ela pode ser usada para melhorar a função do sistema mastigatório por meio da influência dos padrões dos contatos oclusais e alterando a posição funcional da mandíbula. Existem dois tipos: a reversível e a irreversível.

A terapia oclusal *reversível* altera temporariamente a condição oclusal e/ou a posição articular, mas, quando retirada, o paciente retorna à condição preexistente. Um exemplo pode ser uma placa oclusal (Figura 17.1). Quando a placa é usada, ela gera uma alteração favorável nos contatos oclusais e na posição articular. Se removida, porém, a condição oclusal original do paciente retorna.

A terapia oclusal *irreversível* altera permanentemente a condição oclusal; assim, a condição original não pode ser recuperada. Um exemplo seria o desgaste seletivo dos dentes, no qual as superfícies oclusais são remodeladas com o objetivo de melhorar a condição oclusal e a estabilidade ortopédica. Uma vez que esse procedimento envolve a remoção de esmalte, ele se torna irreversível e, portanto, permanente. Outras formas de terapias oclusais irreversíveis são os procedimentos com próteses fixas e a terapia ortodôntica (Figura 17.2).

Nos capítulos anteriores, as terapias oclusais reversíveis (placas oclusais) foram discutidas como tratamento para muitas DTMs. Nos capítulos seguintes, a ênfase da terapia oclusal estará nos tipos irreversíveis. Uma vez que a terapia oclusal irreversível é permanente, ela deve ser realizada apenas quando determinado que será benéfica ao paciente. Existem duas indicações gerais que sugerem a necessidade de terapia oclusal irreversível: (1) tratamento das DTMs e (2) tratamento em conjunto com outras medidas necessárias que irão alterar significativamente a condição oclusal existente.

Tratamento das disfunções temporomandibulares

A terapia oclusal irreversível é indicada quando houver evidência suficiente de que o fator etiológico primário da DTM é a condição oclusal predominante e/ou instabilidade ortopédica. Em outras palavras, a melhora permanente da condição oclusal provavelmente eliminará a distúrbio funcional do sistema mastigatório.

Em determinada época, acreditava-se que a maioria das DTMs era causada por maloclusão. Com essa crença, mudanças oclusais permanentes tornaram-se parte rotineira do tratamento da DTM. Agora que há mais informações com base em evidências, foi possível uma melhor compreensão da complexidade das DTMs. Assim, reconheceu-se que a condição oclusal é apenas um dos cinco principais fatores etiológicos que podem levar à DTM (ver Capítulo 7). Dessa forma, a terapia oclusal permanente é indicada somente quando há considerável evidência para apoiar a conclusão de que a condição oclusal é um fator etiológico. Não se deve alterar rotineiramente a oclusão sem tal evidência. Além disso, é preciso lembrar-se de que existem duas maneiras de acordo com as quais a condição oclusal pode se tornar um fator etiológico na DTM: uma alteração aguda na condição oclusal (estímulo sensorial alterado) e por meio de instabilidade ortopédica (associada à carga; ver Capítulo 7). É também importante para o clínico reconhecer que o tratamento oclusal dessas duas condições é bem diferente.

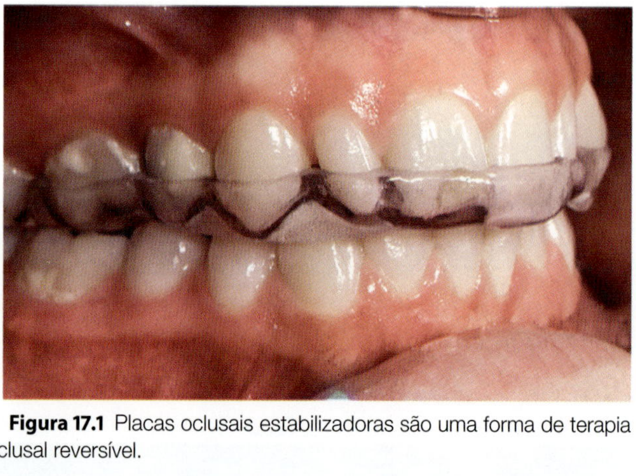

• **Figura 17.1** Placas oclusais estabilizadoras são uma forma de terapia oclusal reversível.

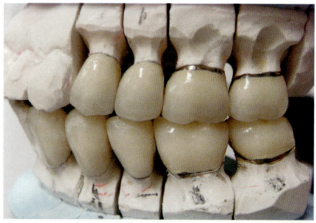

• **Figura 17.2** Um procedimento reabilitador extenso é uma forma de terapia oclusal irreversível.

A evidência suficiente para mudar a oclusão do paciente é comumente derivada de terapia bem-sucedida com placas oclusais. Entretanto, o simples fato de que o dispositivo alivia os sintomas não é, por si só, evidência suficiente para iniciar a terapia oclusal irreversível. Conforme discutido no Capítulo 15, a placa oclusal pode afetar os sintomas de diferentes maneiras. Deve ser feito um esforço para determinar que característica da placa é responsável pela eliminação dos sintomas. Quando os múltiplos efeitos da terapia com placa oclusal são negligenciados, um procedimento irreversível como o desgaste seletivo é passível de falhar na eliminação dos sintomas da DTM. Uma vez que a terapia oclusal irreversível é permanente, sempre se deve ter cuidado para confirmar a necessidade desses procedimentos antes que sejam instituídos.

Tratamento em conjunto com outras terapias odontológicas

A terapia oclusal irreversível é frequentemente indicada na ausência de qualquer distúrbio funcional do sistema mastigatório. Quando um paciente tem a dentição seriamente comprometida por dentes fraturados, cariados ou ausentes, existe a necessidade de restaurar a função mastigatória. Restaurar a dentição com procedimentos cirúrgicos ou com próteses fixas e/ou removíveis é uma forma de terapia oclusal irreversível. Mesmo na ausência de qualquer DTM evidente, a condição oclusal deve ser cuidadosamente restaurada para uma condição que irá promover e manter a saúde (Figura 17.3).

Há pouca dúvida de que oferecer terapia oclusal para pacientes com dentições debilitadas seja um importante serviço oferecido pelos dentistas. Esse tipo de terapia, entretanto, pode levar a algumas questões muito interessantes e importantes que dizem respeito ao tratamento. Imagine uma mulher de 24 anos que vai ao consultório para uma consulta de rotina. Ela não apresenta sinais de distúrbios funcionais do sistema mastigatório. Contudo, o exame clínico revela que ela tem uma maloclusão significativa. A questão agora colocada diz respeito à prevenção. A terapia oclusal deveria ser executada para melhorar a condição oclusal da paciente na tentativa de prevenir uma DTM futura? Muitos dentistas iriam sugerir exatamente isso. Até agora, porém, não existe evidência de que esta paciente irá, a qualquer momento no futuro, ter problemas se for deixada sem tratamento. Ela está funcionando dentro da sua adaptabilidade fisiológica, mesmo que a maloclusão pareça ser significativa. Pode-se pensar que, a qualquer instante futuramente, talvez seu nível de tolerância fisiológica seja excedido por outros fatores etiológicos, tais como traumatismo, aumento de estresse emocional ou estímulo de dor profunda. No entanto, não temos qualquer evidência, em qualquer paciente, de que isso irá acontecer (e, se ocorrer, o tratamento será provavelmente bem diferente da terapia oclusal). Mais recentemente, alguns estudos significativos foram publicados esclarecendo fatores que podem influenciar o início e a progressão da DTM.[1-5]

A maloclusão dentária do paciente não pode constituir um fator de risco significativo para a DTM. A maloclusão deve ser avaliada pela sua relação com as posições articulares. Se a posição de intercuspidação estiver em harmonia com a posição musculoesqueleticamente estável dos côndilos (ver Capítulo 5), ela não representa um fator de risco significativo para a DTM (trata-se de maloclusão estável). Esse conceito foi apresentado no Capítulo 7 e deverá ser considerado sempre que o clínico estiver desenvolvendo um plano de tratamento para a DTM.

Com os dados disponíveis nesse momento, é impossível predizer se um paciente irá desenvolver uma DTM. Portanto, a justificativa da terapia preventiva é difícil, especialmente quando o tratamento apropriado for caro e demorado. Se, no entanto, tratamentos extensos forem indicados por outros motivos (p. ex., estética, cáries, dentes ausentes), a terapia oclusal deverá ser realizada em conjunto com o tratamento, de forma que, quando finalizada, terá sido estabelecida uma condição oclusal e ortopédica ideal.

Objetivos da terapia oclusal

A necessidade de proporcionar terapia oclusal permanente para uma DTM deverá ser determinada, primeiramente, por meio de teste com uma placa oclusal estabilizadora. Se a placa oclusal não alterar significativamente os sintomas, a terapia oclusal permanente não deverá ser considerada. Quando a terapia com a placa oclusal reduz ou elimina os sintomas de DTM, muitos clínicos querem mudar para uma terapia oclusal permanente. Isso pode ser um grande erro. Deve-se lembrar sempre que as placas oclusais podem alterar o sintoma de DTM do paciente de várias maneiras diferentes (ver Capítulo 15). Uma vez que os sintomas tenham sido resolvidos, o clínico deverá determinar por que o paciente respondeu favoravelmente. Como mencionado anteriormente, existem oito diferentes fatores que podem ser responsáveis pelo êxito e muitos não têm qualquer relação com a oclusão. O clínico é obrigado a demonstrar o motivo para a redução dos sintomas antes de passar para alterações oclusais permanentes (ver Capítulo 15). Nada é mais desencorajador para o paciente e o dentista que finalizar um tratamento dentário elaborado e caro só para ver os sintomas retornarem.

Nos casos em que a condição oclusal tiver sido determinada como um fator significativo na DTM, são indicadas alterações oclusais permanentes. Tal como acontece com a placa oclusal estabilizadora, as metas de tratamento para essas alterações deverão

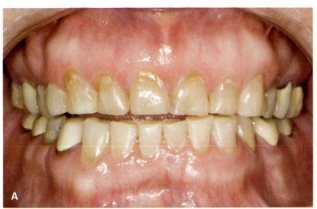
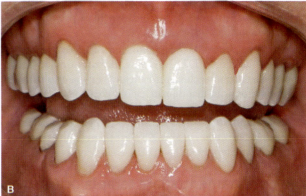

• **Figura 17.3 A.** Paciente com desgaste dental significativo e problemas oclusais. **B.** Restaurações cerâmicas finais, permanentemente cimentadas na boca do paciente. (Cortesia de Dr. Wes Coffman, Lexington, KY.)

estar relacionadas com a obtenção de estabilidade ortopédica nas estruturas da mastigação. Os objetivos do tratamento são, portanto, os mesmos para as terapias reversível e irreversível (estabilidade ortopédica).

Quando uma placa de posicionamento anterior tiver eliminado os sintomas, não significa, de imediato, que a terapia oclusal permanente deva ser finalizada na posição terapêutica mais anterior. Como afirmado no Capítulo 13, o objetivo principal do dispositivo de posicionamento anterior é promover a adaptação dos tecidos retrodiscais. Uma vez que tal adaptação tenha ocorrido, o côndilo deve retornar à posição musculoesqueleticamente estável. Portanto, depois de uma terapia de posicionamento anterior e de uma terapia com placa oclusal estabilizadora, o côndilo deve estar na posição musculoesqueleticamente estável. Os objetivos da terapia oclusal permanente são garantir uma estabilidade ortopédica nessa posição.

Objetivos do tratamento para a posição musculoesqueleticamente estável

Pacientes que sofrem de distúrbio dos músculos mastigatórios são geralmente tratados com uma placa oclusal estabilizadora, que fornece condições oclusais ideais quando os côndilos estão na sua posição mais musculoesqueleticamente estável (ver Capítulo 5). Pacientes com distúrbio inflamatório, assim como aqueles com uma dentição seriamente debilitada, também são melhor tratados usando-se esse critério. Em todas essas situações, os objetivos do tratamento para a terapia oclusal são permitir que os côndilos assumam sua posição musculoesqueleticamente estável (relação cêntrica), ao mesmo tempo que os dentes estão na sua posição de máxima intercuspidação (estabilidade ortopédica). Mais especificamente, os objetivos de tratamento são os seguintes:

1. Os côndilos estão em repouso na sua posição mais superoanterior contra as vertentes posteriores das eminências articulares
2. Os discos articulares estão interpostos apropriadamente entre os côndilos e a fossa. Nestes casos, quando um distúrbio de desarranjo do disco tiver sido tratado, o côndilo poderá, então, articular sobre o tecido fibroso adaptativo com o disco ainda deslocado (ou mesmo mal posicionado). Embora essa condição possa não ser ideal, ela é adaptativa e deverá ser considerada funcional na ausência de dor
3. Quando a mandíbula é fechada na posição musculoesqueleticamente estável, os dentes posteriores entram, simultaneamente, em contato e de maneira uniforme. Todos os contatos ocorrem entre as pontas de cúspides cêntricas e as superfícies planas, direcionando as forças oclusais através do longo eixo dos dentes
4. Quando a mandíbula se move excentricamente, os dentes anteriores se contatam e desocluem os dentes posteriores
5. Na posição com a cabeça ereta (posição alerta de alimentação), os contatos dos dentes posteriores são mais proeminentes que os contatos dos dentes anteriores.

Como esses objetivos de tratamento são mais efetivos no alívio dos sintomas de muitas DTMs, eles se tornam os objetivos de tratamento para a terapia oclusal permanente. Tais objetivos também oferecem uma posição mandibular estável e reproduzível, o que é absolutamente necessário para restaurar a dentição. Conforme sugerido no Capítulo 5, parece que, quando o paciente é tratado para essa posição articular e essas condições oclusais, o mais provável é que a saúde irá prevalecer.

Plano de tratamento para terapia oclusal

Quando tiver sido determinado que a terapia oclusal irá beneficiar o paciente, o método apropriado de tratamento deverá ser identificado. Geralmente, a melhor escolha é realizar o menor número de alterações dentárias necessárias para o cumprimento dos objetivos de tratamento. Frequentemente, apenas pequenas mudanças são necessárias com o intuito de alterar uma oclusão existente para outra mais favorável.

Quando apenas pequenas alterações são necessárias, as superfícies oclusais dos dentes podem, em geral, ser meramente remodeladas para alcançar um padrão de contato oclusal desejado. Esse tipo de tratamento é chamado de *desgaste seletivo* ou *ajuste oclusal* (também equilíbrio oclusal; Figura 17.4). Envolve a remoção de estrutura dentária e é, consequentemente, limitado à espessura do esmalte. Se o esmalte for completamente removido, a dentina ficará exposta, criando um problema de sensibilidade e, possivelmente, cáries dentárias.

À medida que a relação dos dentes entre as arcadas se torna mais distante da ideal, alterações mais extensas das condições oclusais existentes são necessárias para alcançar os objetivos de tratamento. Se o procedimento de desgaste seletivo não puder ser realizado com sucesso dentro do limite do esmalte, restaurações nos dentes podem ser indicadas. Coroas e próteses fixas são usadas para alterar uma condição oclusal a fim de ajustar os objetivos de tratamento desejados (Figura 17.5).

Quando a relação entre as arcadas se torna ainda pior, coroas e procedimentos de prótese fixa isolados podem não ser capazes

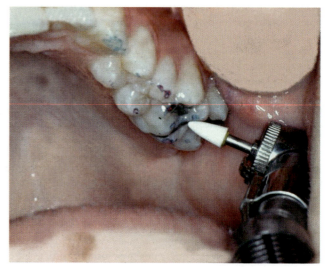

• **Figura 17.4** O desgaste seletivo é uma forma de terapia oclusal irreversível, pela qual os dentes são cuidadosamente remodelados para alcançar os objetivos de tratamento.

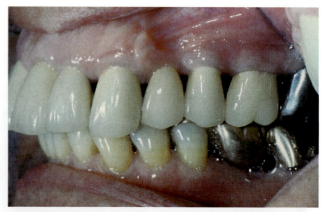

• **Figura 17.5** Procedimentos protéticos fixos são uma forma de terapia oclusal irreversível, que pode ser indicada quando o desgaste seletivo não for capaz de alcançar os objetivos de tratamento oclusal.

de alcançar os objetivos de tratamento. Coroas posteriores devem ser fabricadas de maneira que as forças oclusais sejam direcionadas através do eixo longo das raízes. Entretanto, quando o desalinhamento entre as arcadas fica muito grande, isso pode ser difícil de acontecer. Portanto, procedimentos ortodônticos são algumas vezes necessários para alcançar os objetivos do tratamento. Os procedimentos ortodônticos são usados para alinhar os dentes nas arcadas, buscando relações oclusais mais favoráveis (Figura 17.6). Em certos casos, o desalinhamento dentário entre as arcadas é causado pelo mau alinhamento das arcadas entre si. Quando essa condição estiver presente, um procedimento cirúrgico para corrigir o mau alinhamento esquelético (Figura 17.7), em conjunto com a ortodontia, é provavelmente o melhor método para que os objetivos do tratamento sejam alcançados (cirurgia ortognática).

A terapia oclusal apropriada é, portanto, frequentemente determinada pelo grau da maloclusão. As opções de tratamento variam do desgaste seletivo a coroas, próteses fixas, próteses removíveis, ortodontia e até mesmo correção cirúrgica. A associação de tratamentos para conseguir os objetivos é geralmente apropriada. Por exemplo, depois que a terapia ortodôntica tiver sido finalizada, um procedimento de desgaste seletivo poderá ser útil para refinar os padrões exatos de contato entre os dentes. Todas essas opções enfatizam a necessidade de se desenvolver um plano de tratamento preciso. Existem duas condições gerais: (1) o tratamento mais simples que alcança os objetivos é geralmente o melhor; e (2) o tratamento nunca deve começar até que o clínico visualize o resultado final.

Na maioria dos casos de rotina, o resultado pode ser facilmente observado e, assim, a evolução pode ser feita para o alcance da meta. Entretanto, quando tratamentos mais complexos forem planejados, algumas vezes é difícil visualizar exatamente como cada passo ou fase irá contribuir para os resultados. Nesses casos complexos, portanto, é recomendável procurar as informações necessárias para antecipar, com precisão, os resultados finais do tratamento, antes de realmente iniciá-lo. Isso é alcançado pela montagem precisa dos modelos diagnósticos em articulador, simulando o tratamento indicado. Por exemplo, um procedimento de desgaste seletivo realizado nos

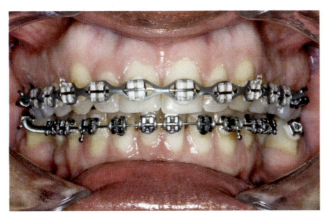

• **Figura 17.6** O tratamento ortodôntico é uma forma de terapia oclusal irreversível, que pode ser indicada quando o desalinhamento das arcadas dentais for tão grande que próteses fixas não possam alcançar os objetivos do tratamento.

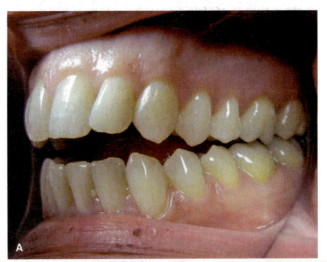

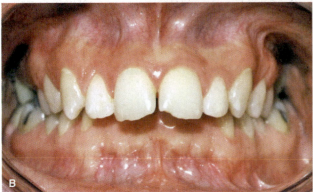

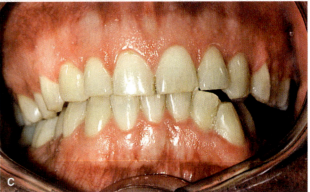

• **Figura 17.7** Maloclusões graves em três pacientes. **A.** Mordida aberta anterior grave. **B.** Mordida profunda significativa. **C.** Discrepância significativa da largura da arcada. O principal fator que gera esses problemas é a relação esquelética entre a maxila e a mandíbula. Apenas o tratamento dentário não será suficiente para corrigir a situação. Um procedimento cirúrgico em conjunto com o tratamento dentário adequado (p. ex., ortodontia, próteses fixas) deverá ser considerado.

modelos diagnósticos pode ajudar a determinar a dificuldade que será encontrada quando este procedimento for realizado na boca. Ele também pode revelar a quantidade necessária de estrutura dentária que terá que ser removida (Figura 17.8). Isto ajudará a predizer não apenas o sucesso do procedimento, mas também a necessidade de qualquer procedimento restaurador após o desgaste seletivo. O paciente deve, portanto, ser informado com antecedência sobre o número de coroas (se houver) necessárias após o desgaste seletivo.

Quando os dentes faltantes tiverem que ser substituídos por próteses fixas, as condições oclusais futuras esperadas poderão ser visualizadas por meio de enceramento diagnóstico nos modelos de estudo montados em articulador (Figura 17.9). O mesmo pode ser feito quando a estética estiver para ser alterada (Figura 17.10). Esse estágio de enceramento ajuda a determinar a quantidade de preparo e ainda permite que o paciente visualize a estética esperada. Procedimentos ortodônticos também podem ser executados nos modelos, seccionando-se os dentes e movendo-os para a posição desejada (Figura 17.11). Quando os modelos diagnósticos são utilizados dessa forma, os resultados aguardados são facilmente visualizados, assim como quaisquer problemas para alcançar esses resultados são precocemente identificados. Um tratamento oclusal nunca deve ser iniciado sem a visualização do resultado, bem como de cada passo que tornará isso possível.

Regra dos terços

Selecionar o tratamento oclusal apropriado é uma tarefa importante e, algumas vezes, difícil. Na maioria dos casos, a escolha deve ser feita entre desgastes, coroas, próteses fixas e ortodontia. Geralmente, o fator crítico que determina o tipo de tratamento é a discrepância vestibulolingual das arcadas entre os dentes posteriores superiores e inferiores. A extensão dessa discrepância estabelece qual tratamento será apropriado.

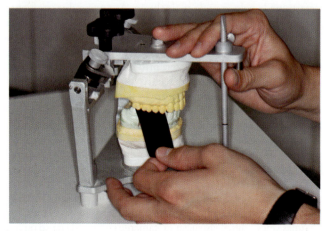

• **Figura 17.8** Antes de realizar um desgaste seletivo no paciente, o procedimento deverá, primeiro, ser concluído em modelos diagnósticos montados com precisão no articulador. Essa informação ajudará o clínico a determinar o quão extenso o desgaste seletivo deve ser para cumprir a tarefa. Se uma estrutura dentária considerável tiver de ser removida, o paciente deverá ser informado quanto à necessidade de procedimentos adicionais de restauração.

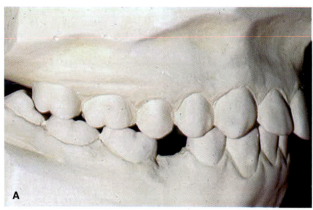
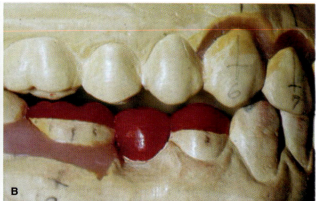

• **Figura 17.9** Enceramento diagnóstico é utilizado para prever a forma e o desenho da prótese fixa. **A.** Pré-tratamento. Perda dentária e mesialização do molar inferior. **B.** Resultado esperado de uma prótese parcial fixa, em conjunto com a verticalização do molar e extração do terceiro molar.

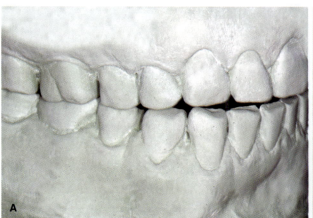
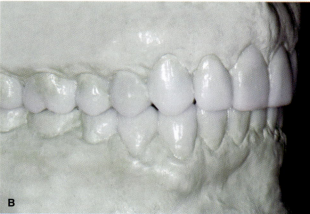

• **Figura 17.10** Enceramento diagnóstico estético. **A.** Este paciente tem desgaste dental significativo e oclusão ruim. **B.** Enceramento diagnóstico demonstrando a estética esperada e os resultados funcionais. (Cortesia de Dr. Wes Coffman, Lexington, KY.)

CAPÍTULO 17 Considerações Gerais sobre a Terapia Oclusal

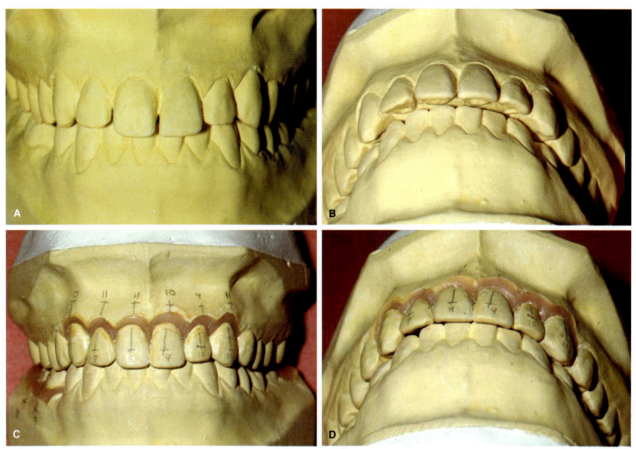

● **Figura 17.11** Configuração para prever o sucesso de procedimentos ortodônticos. **A** e **B**. Pré-tratamento. Há um espaçamento interdentário generalizado (**A**) e ausência de guia anterior (**B**). **C** e **D**. Resultados esperados da terapia ortodôntica. Os dentes foram seccionados a partir dos modelos e encerados nas posições finais ortodônticas. O espaçamento interdentário foi resolvido e a guia anterior, aperfeiçoada.

Essa relação é examinada quando, primeiramente, os côndilos são colocados na posição musculoesqueleticamente estável (relação cêntrica) com uma técnica de manipulação bilateral. Nessa posição, a mandíbula é fechada gentilmente em um movimento de dobradiça até que os primeiros dentes se toquem levemente. Nesse ponto, as relações vestibulolinguais dos dentes superiores e inferiores são examinadas. Se as cúspides cêntricas estiverem localizadas perto da fossa central oposta, apenas pequenas alterações na condição oclusal serão necessárias para alcançar os objetivos de tratamento. Quanto maior a distância das cúspides cêntricas para a fossa oposta, mais extenso será o tratamento necessário para alcançar os objetivos.

A regra dos terços[6-8] foi desenvolvida para ajudar a determinar o tratamento apropriado. Cada vertente interna das cúspides cêntricas posteriores é dividida em três partes iguais. Se, quando os côndilos mandibulares estiverem nas suas posições desejadas, a ponta da cúspide cêntrica de uma arcada entrar em contato com a vertente interna da cúspide cêntrica oposta, no terço mais próximo à fossa central, o desgaste seletivo poderá geralmente ser feito sem dano ao dente (Figura 17.12A).

Se a ponta da cúspide cêntrica oposta fizer contato com o terço médio da vertente interna (Figura 17.12B), procedimentos como próteses fixas e coroas serão geralmente os meios mais apropriados para se alcançarem os objetivos de tratamento. Nestes casos, o desgaste seletivo provavelmente irá perfurar o esmalte, criando a necessidade de um procedimento restaurador.

Se a ponta da cúspide entrar em contato com a vertente interna oposta, no terço próximo à ponta da cúspide ou mesmo na ponta da cúspide (Figura 17.12C), o tratamento apropriado é um procedimento ortodôntico. Nestas situações, coroas e próteses fixas irão geralmente criar restaurações que não poderão direcionar adequadamente as forças oclusais através do longo eixo das raízes, produzindo, assim, uma relação oclusal potencialmente instável.

A regra dos terços é aplicada clinicamente secando-se os dentes, direcionando-se os côndilos para a posição desejada e fazendo-se com que o paciente oclua ligeiramente em um papel-carbono oclusal. Em seguida, a área de contato é visualizada e sua posição na vertente é determinada. É igualmente importante visualizar a relação vestibulolingual de toda a arcada na determinação do tratamento apropriado (Figura 17.13). Em certas ocasiões, o contato não será característico em toda a arcada e, portanto, não será o melhor determinante do tratamento.

Em muitos casos, a seleção do tratamento é óbvia e pode ser feita com confiança pela mera visualização dos dentes clinicamente. Já em outros, no entanto, o julgamento é mais difícil – por exemplo, quando a mandíbula não é facilmente guiada para o fechamento cêntrico ou quando os dentes não são facilmente visualizados. Quando for difícil determinar o tratamento apropriado, modelos diagnósticos montados de forma precisa em articulador são úteis. Na ausência de tecidos moles, músculos e saliva, um diagnóstico mais preciso pode ser feito. Os modelos também são úteis (como mencionado anteriormente) para simular o tratamento a fim de determinar o seu grau e a dificuldade de êxito.

Fatores que influenciam o plano de tratamento

Depois de analisar cuidadosamente a condição oclusal, o tratamento mais apropriado é determinado. Se tiver sido decidido que o desgaste seletivo pode alcançar com sucesso os objetivos de

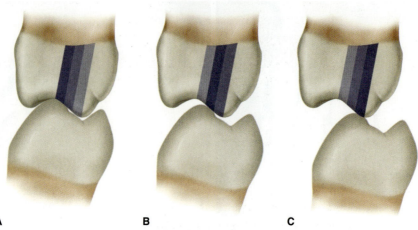

• **Figura 17.12** Regra dos terços. As vertentes internas das cúspides cêntricas são divididas em terços. Quando os côndilos estão na posição desejada de tratamento (relação cêntrica) e a ponta da cúspide cêntrica oposta entra em contato com o terço mais próximo à fossa central (**A**), o desgaste seletivo é o tratamento oclusal mais apropriado. Quando a ponta da cúspide cêntrica oposta entra em contato com o terço médio (**B**), coroas ou outros procedimentos protéticos fixos são geralmente indicados. Quando a ponta da cúspide cêntrica oposta entra em contato com o terço próximo à ponta da cúspide cêntrica oposta (**C**), a ortodontia é o tratamento oclusal mais adequado.

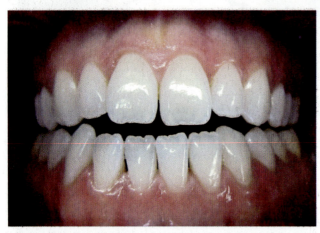

• **Figura 17.13** Com os côndilos na posição de relação cêntrica, a relação vestibulolingual de ambas as arcadas pode ser visualizada. Neste paciente, as cúspides vestibulares inferiores quase entram em contato com as cúspides vestibulares superiores. Utilizando-se a regra dos terços, a correção dessa condição será melhor concluída com terapia ortodôntica (e não desgaste seletivo).

tratamento sem danificar os dentes, este procedimento é realizado. Se, entretanto, for decidido que procedimentos menos conservadores estão indicados (p. ex., coroas ou tratamento ortodôntico), é possível que outros fatores tenham que ser considerados. Uma vez que esses procedimentos envolvem tempo e custo consideráveis, o tratamento sugerido deve ser pesado contra os potenciais benefícios. Existem cinco fatores que podem influenciar a escolha do tratamento: (1) sintomas, (2) condição da dentição, (3) saúde sistêmica, (4) estética e (5) custo.

Sintomas

Os sintomas associados à DTM variam muito de paciente para paciente. Alguns pacientes experimentam episódios de curta duração de desconforto leve, recorrentes apenas ocasionalmente. Quando restaurações extensas ou tratamento ortodôntico forem considerados, isto é geralmente muito invasivo para os sintomas presentes. Entretanto, quando os sintomas forem graves e tiver sido determinado que a terapia oclusal pode ser benéfica (p. ex., tratamento com placas oclusais), esses tipos mais extensos de terapias tornam-se indicados. Portanto, a gravidade dos sintomas pode ajudar a determinar a necessidade de terapia oclusal permanente.

Condição da dentição

A saúde da dentição também influencia a seleção do tratamento. Quando um paciente tem muitos dentes ausentes ou comprometidos, procedimentos restauradores, implantes dentários e procedimentos protéticos fixos geralmente são indicados – não apenas para a DTM, mas também para a melhora geral da saúde e função do sistema mastigatório. Por outro lado, pacientes com arcadas praticamente saudáveis e não restauradas, meramente mal alinhadas, são mais prováveis de serem mais bem tratados ortodonticamente que de modo restaurador. Nesse sentido, a condição da dentição influencia a terapia oclusal mais apropriada para o paciente.

Saúde sistêmica

Embora a maioria dos pacientes odontológicos seja saudável e tolere bem os procedimentos odontológicos, alguns não são. No desenvolvimento do plano de tratamento oclusal, a saúde sistêmica do paciente sempre precisa ser considerada. O prognóstico de alguns tratamentos pode ser fortemente influenciado pela saúde geral do paciente. Por exemplo, a solução de um problema periodontal pode ser fortemente influenciada por um distúrbio sistêmico como diabetes ou leucemia. Mesmo uma consulta odontológica demorada pode ter efeitos deletérios em pacientes com doenças crônicas. Essas considerações podem ter grande influência na seleção da terapia oclusal apropriada.

Estética

Quase todos os centros odontológicos buscam estabelecer e manter a função e a estética do sistema mastigatório. No tratamento da DTM, a consideração funcional é de longe a mais importante. Entretanto, considerações estéticas ainda são, provavelmente, a preocupação principal. Quando um plano de tratamento oclusal está sendo desenvolvido, considerações estéticas não devem ser negligenciadas ou pouco enfatizadas. O paciente deve ser questionado a respeito de suas preocupações estéticas. Algumas vezes, os tratamentos são inaceitáveis por causa dessas preocupações. Por exemplo, um paciente pode não usar uma placa oclusal por ela ser esteticamente desagradável. Em outros casos, a estética pode encorajar certos tratamentos. Um paciente com sintomas de DTM leves ou moderados pode ser um excelente candidato para procedimentos ortodônticos quando se percebe que esta pessoa está insatisfeita com sua aparência atual e deseja que melhorias sejam feitas. A ortodontia pode, então, oferecer melhora da função e estética simultaneamente, tratando mais completamente as necessidades do paciente.

Custo

Assim como em qualquer procedimento, a capacidade que o paciente tem de custear o tratamento pode influenciar significativamente o planejamento. Mesmo que o custo não deva influenciar a seleção do tratamento, de fato ele sempre o faz. Existem pacientes que poderiam se beneficiar com uma completa restauração da dentição, talvez incluindo implantes dentários, mas que não podem pagar pelo tratamento. Portanto, alternativas devem ser apresentadas. Em alguns casos, próteses parciais removíveis, *overdentures* ou mesmo próteses totais podem fornecer as condições oclusais desejadas a uma fração do custo de uma reabilitação com próteses fixas de toda a boca. Tais considerações financeiras podem ser avaliadas pelo paciente apenas à luz dos valores depositados na aparência, na saúde e no conforto, o que não pode ser colocado em nenhuma fórmula.

Priorização dos fatores

Cada um dos cinco fatores mencionados deve ser considerado antes de se desenvolver um plano de tratamento oclusal apropriado. É importante perceber que a prioridade dos fatores pode ser diferente para o paciente e para o profissional. Quando os sintomas não forem graves, a questão financeira e a estética serão sempre as preocupações mais importantes do paciente. Ao mesmo tempo, entretanto, o dentista pode acreditar que a condição da dentição é mais importante. Em todo caso, as preocupações do paciente devem sempre ser a prioridade no desenvolvimento de um plano de tratamento bem-sucedido.

Em alguns casos, o tratamento apropriado será óbvio e a terapia poderá começar. Em outros, entretanto, poderá ser necessário estudar qual o melhor tratamento para o paciente. Quando isso ocorre, a manutenção das placas oclusais pode ser apropriada.

A maioria dos pacientes considerados para terapia oclusal irreversível já usou uma placa oclusal que provou ser bem-sucedida no alívio dos sintomas de DTM. Na manutenção da placa oclusal, o paciente é encorajado a continuar com a placa o quanto necessário para aliviar ou eliminar os sintomas. A manutenção da placa oclusal é especialmente apropriada quando os sintomas são episódicos ou relacionados a níveis aumentados de estresse emocional. Muitos pacientes são capazes de se sentir confortáveis usando as placas oclusais durante períodos específicos, como quando estão dormindo.

Outros pacientes aprenderam que períodos de grande estresse emocional produzem sintomas e, assim, a placa oclusal é usada somente durante estes períodos. Pacientes que não podem pagar por tratamentos extensos ou nos quais as condições de saúde sistêmica impeçam o tratamento são geralmente bons candidatos para a manutenção da placa oclusal. Quando isso for sugerido, é importante que o paciente entenda o uso, o cuidado e a manutenção da placa. Também é extremamente importante que a placa forneça contatos oclusais para todos os dentes, de modo que o uso prolongado não permita a erupção de qualquer dente.

Referências bibliográficas

1. Slade GD, Ohrbach R, Greenspan JD, et al.: Painful temporomandibular disorder: decade of discovery from OPPERA studies, *J Dent Res* 95(10):1084–1092, 2016.
2. Bair E, Gaynor S, Slade GD, et al.: Identification of clusters of individuals relevant to temporomandibular disorders and other chronic pain conditions: the OPPERA study, *Pain* 157(6):1266–1278, 2016.
3. Smith SB, Mir E, Bair E, et al.: Genetic variants associated with development of TMD and its intermediate phenotypes: the genetic architecture of TMD in the OPPERA prospective cohort study, *J Pain* 14(Suppl 12):T91–101.e1–e3, 2013.
4. Slade GD, Fillingim RB, Sanders AE, et al.: Summary of findings from the OPPERA prospective cohort study of incidence of first-onset temporomandibular disorder: implications and future directions, *J Pain* 14(Suppl 12):T116–T124, 2013.
5. Ohrbach R, Bair E, Fillingim RB, et al.: Clinical orofacial characteristics associated with risk of first-onset TMD: the OPPERA prospective cohort study, *J Pain* 14(Suppl 12):T33–50, 2013.
6. Burch JG: The selection of occlusal patterns in periodontal therapy, *Dent Clin North Am* 24:343–356, 1980.
7. Burch JG: Orthodontic and restorative considerations. In Clark J, editor: *Clinical dentistry; prevention, orthodontics, and occlusion*, New York, NY, 1976, Harper & Row Publishers (chapter 42).
8. Fox CW, Neff P: The rule of thirds. In Fox CW, Neff P, editors: *Principles of occlusion*, Anaheim, CA, 1982, Society for Occlusal Studies, p 31.

18
Uso de Articuladores na Terapia Oclusal

O articulador: uma ferramenta, não a resposta.

JPO

O articulador odontológico é um instrumento que reproduz certos movimentos importantes de diagnóstico e bordejantes da mandíbula. Existem vários tipos diferentes de articuladores e cada um é projetado para satisfazer às necessidades que o inventor acreditava serem as mais relevantes para um uso particular. Com uma grande variedade de opiniões e usos, dezenas de articuladores foram desenvolvidos ao longo dos anos. O instrumento é, com certeza, uma ajuda valiosa na terapia oclusal; entretanto, deve ser considerado meramente um auxiliar e não, de maneira alguma, uma forma de tratamento. Pode ajudar a acumular informações e, quando utilizado adequadamente, auxiliará em alguns métodos de tratamento. Não pode, contudo, fornecer a informação adequada sem ser corretamente manipulado pelo operador. Em outras palavras, apenas quando o operador tiver um completo entendimento das capacidades, vantagens, desvantagens e usos do articulador é que o instrumento pode se tornar extremamente útil na terapia oclusal.

Usos do articulador

O articulador odontológico pode ser útil na odontologia em muitos aspectos. Em conjunto com modelos de diagnóstico precisos que tenham sido montados adequadamente, ele pode ser usado no diagnóstico, planejamento e tratamento.

No diagnóstico

A terapia oclusal envolve duas fases importantes: diagnóstico e tratamento. Como precede e dita o plano de tratamento, o diagnóstico deve ser tão completo quanto preciso. Construir um plano de tratamento sobre um diagnóstico impreciso irá, certamente, levar à falha no tratamento.

O estabelecimento de um diagnóstico preciso pode ser difícil por causa das complexas inter-relações entre as várias estruturas do sistema mastigatório. Para se chegar ao diagnóstico preciso, é essencial que toda informação necessária seja coletada e analisada (ver Capítulo 9). Há momentos, durante um exame oclusal, em que pode ser necessário avaliar a condição oclusal de forma mais criteriosa. Isto é especialmente apropriado quando existe uma forte suspeita de que a oclusão possa estar contribuindo significativamente para o distúrbio ou quando a condição da dentição sugerir fortemente a necessidade de terapia oclusal. Quando essas condições estiverem presentes, modelos diagnósticos ou de estudo devem ser cuidadosamente montados em articulador para auxiliar na avaliação da condição oclusal. Os modelos são montados na posição musculoesqueleticamente estável (relação cêntrica [RC]), de modo que toda a amplitude de movimentos bordejantes possa ser avaliada. Se eles forem montados na posição de máxima intercuspidação e o paciente tiver um deslize de RC à posição de intercuspidação (PIC), a posição mais superoposterior dos côndilos não poderá ser localizada no articulador e as condições oclusais nessa posição não poderão ser apropriadamente avaliadas.

Modelos montados em articulador oferecem duas vantagens principais para o diagnóstico. Primeiramente, eles melhoram a visualização das inter-relações estáticas e funcionais dos dentes. Isso é especialmente útil na região dos segundos molares, em que os tecidos moles da bochecha e da língua geralmente impedem uma boa visibilidade. Eles também permitem o exame lingual da oclusão do paciente, o que não pode ser visto clinicamente (Figura 18.1). Geralmente, isto é essencial para o exame das relações dentárias funcionais dinâmicas e estáticas. A segunda vantagem dos modelos diagnósticos montados em articulador envolve a fácil movimentação mandibular. No articulador, os movimentos mandibulares do paciente e os contatos oclusais resultantes podem ser observados sem influência do sistema neuromuscular. Em geral, quando um paciente é examinado clinicamente, os reflexos protetores do sistema neuromuscular evitam contatos deletérios. Como resultado, as interferências podem permanecer despercebidas e, consequentemente, não diagnosticadas. Quando os modelos diagnósticos montados em articulador são ocluídos, esses contatos se tornam evidentes (Figura 18.2). Assim, os modelos podem auxiliar em um exame oclusal mais preciso.

Como tem sido enfatizado neste livro, entretanto, o exame oclusal sozinho não serve como diagnóstico de um distúrbio. A importância dos achados oclusais deve ser averiguada. Por outro lado, a informação recebida de modelos diagnósticos adequadamente montados em articulador pode servir como mais uma fonte de informações úteis para o estabelecimento de um diagnóstico preciso.

No planejamento do tratamento

O melhor método de se executar o tratamento é desenvolvendo um planejamento que não apenas elimine os fatores etiológicos identificados, mas o faça de maneira lógica e ordenada. Algumas

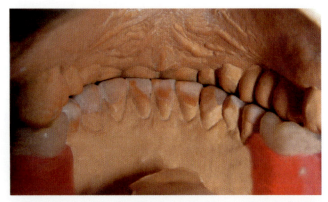

• **Figura 18.1** Modelos diagnósticos montados em articulador fornecem visualização lingual da condição oclusal. Isso não pode ser visualizado clinicamente. (Cortesia de Rodrigo Fuentealba, University of Kentucky, KY.)

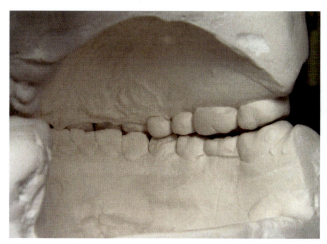

• **Figura 18.2** Quando modelos montados com precisão no articulador são avaliados, uma intercuspidação inadequada é notada nas coroas posteriores no lado direito do paciente. Ela não foi bem visualizada na boca porque o sistema neuromuscular evitava essa posição.

vezes, é difícil examinar clinicamente um paciente e determinar o resultado de um tratamento específico. Todavia, é essencial que os resultados finais do tratamento, assim como cada passo necessário para alcançar os seus objetivos, sejam visualizados antes que ele comece. Quando isso não for possível, modelos de diagnóstico apropriadamente montados em articulador podem se tornar uma parte importante do plano de tratamento. Modelos diagnósticos são usados para assegurar que um tratamento bem-sucedido seja alcançado e podem ser empregados de diversas maneiras, dependendo do tratamento em questão.

Desgaste seletivo

Frequentemente, é difícil examinar um paciente clinicamente e determinar se um procedimento de desgaste seletivo pode ser realizado sem danificar os dentes. Se um julgamento apressado for incorreto, o dentista pode desgastar além do esmalte e sujeitar o paciente a um procedimento restaurador não planejado. Em pacientes nos quais o sucesso do desgaste seletivo é difícil de prever, o procedimento é executado em modelos montados adequadamente em articulador e o resultado é visualizado. Quando tiver de se remover muita estrutura dentária para alcançar os objetivos de tratamento, o paciente pode ser informado com antecedência de que um tratamento adicional (p. ex., coroas, ortodontia) será necessário e o gasto será maior. Esse tipo de planejamento estabelece a confiança do paciente, em vez da dúvida e do desapontamento.

Enceramento funcional (diagnóstico)

Geralmente, dentes comprometidos ou ausentes requerem coroas ou procedimentos protéticos fixos para restaurar a função normal e a estabilidade oclusal. Em alguns casos, é difícil visualizar exatamente como as restaurações devem ser planejadas para cumprir os objetivos do tratamento. Modelos diagnósticos montados em articulador são úteis para determinar a viabilidade de alteração das relações funcionais dos dentes, assim como melhorar a seleção do método usado para alcançar os objetivos de tratamento. Da mesma forma que o desgaste seletivo, o tratamento sugerido é executado nos modelos. Um enceramento diagnóstico funcional que cumpra os objetivos do tratamento é realizado (Figura 18.3). Enquanto o enceramento está sendo executado, é desenvolvido um padrão apropriado que será o mais adequado para as situações específicas encontradas. O enceramento diagnóstico não apenas permitirá a visualização do tratamento final esperado, mas também a reflexão sobre quaisquer problemas que possam ser encontrados enquanto o objetivo estiver sendo buscado. Depois que o enceramento for concluído, o tratamento poderá começar com grandes chances de sucesso.

Enceramento estético (diagnóstico)

É bastante desencorajador quando tempo e dinheiro são investidos na confecção de coroas ou próteses fixas anteriores e o paciente não fica satisfeito com os resultados estéticos. As condições preexistentes devem ser examinadas cuidadosamente para que os efeitos na estética final da restauração possam ser determinados. Diastemas, morfologia do tecido e oclusão irão sempre alterar a aparência final de uma coroa ou prótese fixa. Se a estética final não puder ser visualizada por causa das condições preexistentes incomuns, um enceramento diagnóstico estético completo é indicado. Isso possibilita a visualização de resultados viáveis mais agradáveis esteticamente e fornece ao dentista e ao paciente uma ideia do que pode ser esperado quando o tratamento for concluído (Figura 18.4).

Se, durante o enceramento, tornar-se aparente que os resultados estéticos são indesejáveis, outros tipos de tratamento em conjunto

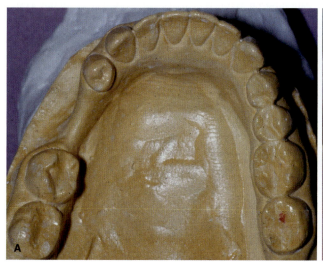 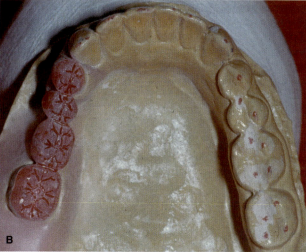

• **Figura 18.3 A.** Este paciente tem vários dentes faltantes e inclinados, tornando difícil a previsibilidade do resultado de uma prótese parcial fixa. **B.** A posição molar foi ortodonticamente corrigida e um enceramento diagnóstico foi feito para ajudar o clínico e o paciente a melhor avaliarem os resultados prováveis da restauração final.

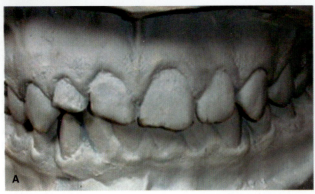 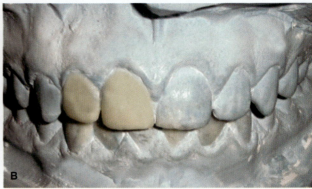

• **Figura 18.4** Enceramento estético (diagnóstico). **A.** Condição oclusal pré-tratamento. Os dentes anteriores estão desgastados e fraturados. **B.** O enceramento diagnóstico realizado ajuda a visualizar os resultados estéticos esperados das restaurações anteriores. (Cortesia de Rodrigo Fuentealba, Concepción, Chile.)

com as próteses fixas poderão ser necessários. Isso pode incluir implantes dentários, ortodontia, periodontia, endodontia ou prótese parcial removível. Após a obtenção de um resultado estético, tanto o dentista como o paciente podem visualizar a aparência esperada da nova restauração. As expectativas do paciente agora se tornam realistas, o que minimizará qualquer desapontamento. O tratamento pode começar com grande segurança em relação ao sucesso.

Planejamento ortodôntico

O desalinhamento das arcadas dentais é mais apropriadamente tratado com ortodontia. Nos casos rotineiros mais simples, os resultados ortodônticos podem ser facilmente previsíveis. Entretanto, em algumas ocasiões, um problema particular de alinhamento ou apinhamento dos dentes pode apresentar uma dificuldade para visualização dos resultados. Quando existe essa condição, os modelos diagnósticos montados em articulador são muito úteis. Os dentes podem ser cortados a partir dos modelos e reposicionados em cera para que o profissional e o paciente possam visualizar o resultado esperado (Figura 18.5). Isso também fornece ao profissional uma compreensão a respeito de quaisquer problemas inesperados que possam surgir durante a terapia ortodôntica.

Quando extrações são consideradas, os dentes a serem removidos são deixados fora do planejamento. Os resultados ortodônticos a serem alcançados pela extração podem então ser comparados aos resultados sem extração. O tratamento mais apropriado é selecionado visualizando-se os resultados dos diferentes tratamentos disponíveis. Consequentemente, um planejamento ortodôntico fornece informação valiosa para o planejamento do tratamento. Ele é especialmente útil no desenvolvimento de um plano de tratamento para movimentos individuais de dentes (Figura 18.6). Quando um tratamento ortodôntico complexo estiver indicado, o planejamento ortodôntico é útil, mas não pode ser o único determinante do tratamento. Um bom conhecimento do crescimento e desenvolvimento, assim como da biomecânica do movimento dentário, é necessário para um plano de tratamento bem-sucedido.

Planejamento de próteses fixas

O desenho específico de uma prótese fixa ou removível é, em geral, dependente de considerações funcionais e estéticas da boca. Modelos diagnósticos montados em articulador são úteis para planejar restaurações mais capazes de satisfazer a essas considerações. As necessidades oclusais de uma simples coroa até uma prótese parcial removível podem ser visualizadas e antecipadas em modelos diagnósticos montados em articulador.

Quando um dente estiver enfraquecido por cáries ou restaurações preexistentes, um tratamento deve ser selecionado para fortalecer e preservar a coroa clínica. Se uma prótese unitária for o tratamento de escolha, modelos diagnósticos adequadamente montados em articulador são úteis no planejamento do tipo de restauração que poderá garantir forma e função ideais. A análise oclusal funcional dos modelos pode revelar áreas que necessitem de reforço adicional para suportar as forças oclusais, assim como áreas em que a estética

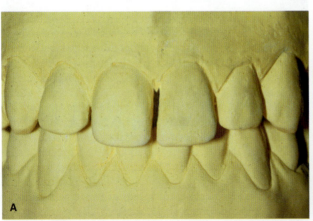 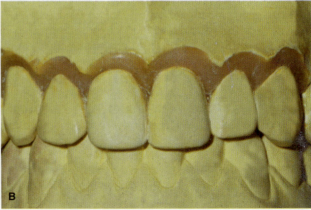

• **Figura 18.5** Planejamento ortodôntico estético (diagnóstico). **A.** Pré-tratamento. Os dentes anteriores possuem espaçamentos interdentários indesejáveis. O paciente estava interessado em melhorar a estética desta condição. **B.** Com o planejamento ortodôntico diagnóstico dos dentes anteriores, é possível mostrar ao paciente uma meta de tratamento razoável da terapia ortodôntica. Ao permitir que o paciente visualize esses resultados, ajuda-se a criar expectativas mais realistas a respeito do tratamento.

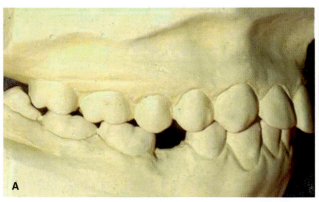
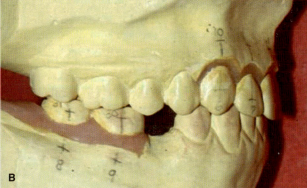

• **Figura 18.6** Planejamento ortodôntico. **A.** Pré-tratamento (vista lateral). **B.** Com a extração do terceiro molar, o primeiro e o segundo molares podem ser facilmente verticalizados em uma relação oclusal favorável. Uma prótese parcial fixa ou implante dentário podem ser encerados no local para que paciente e clínico prevejam melhor a restauração final.

pode ser a consideração principal. Dessa forma, uma restauração é planejada para preencher os requisitos funcionais e estéticos.

A mesma análise oclusal dos modelos diagnósticos é usada para se planejar uma prótese parcial removível objetivando uma condição oclusal ideal. Modelos diagnósticos montados em articulador fornecem informação a respeito do espaço disponível entre as arcadas para a base de prótese parcial removível e sobre os dentes melhor posicionados para os apoios oclusais e incisais. Mesmo o prognóstico de próteses totais tipo *overdentures* pode ser melhorado quando modelos montados em articulador são utilizados para ajudar a selecionar os dentes mais apropriados para serem mantidos sob a base da prótese ou para a substituição de implantes dentários quando indicado.

Usos adicionais do articulador e dos modelos diagnósticos montados em articulador

Modelos diagnósticos montados em articulador são sempre úteis para auxiliar nas explicações ao paciente. Normalmente, os pacientes entendem mais facilmente os problemas que existem em sua boca se estes forem identificados em modelos de diagnóstico. Eles também podem compreender melhor um plano de tratamento quando este é demonstrado nos seus próprios modelos de diagnóstico. Esse tipo de explicação melhora o estabelecimento de um bom relacionamento com o paciente. O fundamento para um tratamento bem-sucedido começa com a compreensão pelo paciente a respeito dos seus problemas e do tratamento adequado.

No tratamento

Provavelmente, o uso mais comum de um articulador é no tratamento. O articulador não trata um paciente, mas pode ser uma ajuda indispensável no desenvolvimento de dispositivos odontológicos que irão auxiliar no tratamento do paciente. Ele pode fornecer as informações apropriadas a respeito dos movimentos mandibulares necessários para desenvolver uma placa oclusal ou uma restauração para harmonia oclusal. Embora tais informações possam, teoricamente, ser adquiridas trabalhando-se diretamente na boca do paciente, o articulador elimina muitos fatores que contribuem para erros, como língua, bochechas, saliva e sistema de controle neuromuscular. Em algumas situações, é necessário utilizar materiais não apropriados para a cavidade bucal. Então, o articulador torna-se um método confiável para desenvolver uma condição oclusal apropriada no dispositivo odontológico. Fundamental nos procedimentos de coroas e próteses fixas, é, também, uma parte necessária da confecção de próteses totais e parciais removíveis. Muitos aparelhos ortodônticos também necessitam do uso de um articulador.

Tipos de articuladores

Os articuladores odontológicos apresentam diferentes tamanhos e formas. O desenho é tão individualizado quanto o propósito de seu uso. Para entender e discutir os articuladores, torna-se útil separá-los em três categorias gerais – não ajustáveis, semiajustáveis e totalmente ajustáveis – de acordo com sua capacidade de se ajustar e reproduzir movimentos condilares específicos do paciente. Geralmente, quanto mais ajustável um articulador, mais preciso ele é na reprodução dos movimentos condilares.

Na seção seguinte, cada um dos tipos de articuladores é descrito com os procedimentos gerais necessários para seu uso. As vantagens e desvantagens de cada um também são discutidas.

Articuladores não ajustáveis

Descrição

O articulador não ajustável (Figura 18.7) é o tipo mais simples disponível. Não é possível qualquer ajuste para adaptá-lo mais próximo dos movimentos condilares específicos do paciente. Muitos desses articuladores permitem movimentos excêntricos, mas apenas dentro dos valores médios. A reprodução precisa de um movimento excêntrico de um paciente específico é impossível.

A única posição precisa e reproduzível que pode ser alcançada em um articulador não ajustável é uma posição específica de contato oclusal (p. ex., PIC). Quando os modelos são montados nessa posição no articulador não ajustável, eles podem ser separados

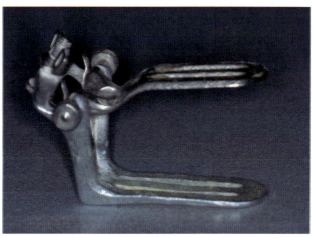

• **Figura 18.7** Articulador não ajustável.

e fechados repetidamente apenas nessa posição, que se torna a única posição precisa e reproduzível que pode ser utilizada. Mesmo a trajetória de abertura e fechamento dos dentes não reproduz com precisão as trajetórias dos dentes dos pacientes porque as distâncias dos côndilos para as cúspides específicas não são transferidas para o articulador de forma precisa. A PIC é reproduzida apenas quando os modelos são montados no articulador nessa posição. Todas as outras posições ou movimentos (p. ex., abertura, protrusão, lateralidade) não reproduzem com precisão as condições encontradas no paciente.

Procedimentos necessários para o uso do articulador não ajustável

Como apenas a posição oclusal na qual os dentes são montados é reproduzida com precisão, procedimentos arbitrários de montagem são utilizados para posicionar e fixar os modelos. Geralmente, os modelos são fixados com os dentes em máxima intercuspidação e posicionados equidistantes entre os componentes maxilares e mandibulares do articulador. O gesso de montagem é, então, colocado entre o modelo inferior e o componente mandibular do articulador, unindo-os firmemente. O modelo superior é preso da mesma maneira ao componente maxilar do articulador. Quando o gesso toma presa, os modelos podem ser separados e o simples movimento de dobradiça do articulador irá retorná-los, de forma precisa, à posição mantida durante a montagem.

> **NOTA**
> Os modelos devem ser montados com os dentes contatando na posição oclusal desejada. Se for utilizado um registro de cera que separe os dentes, uma posição de intercuspidação inadequada será estabelecida. Isso ocorre porque o eixo real da mandíbula não é precisamente reproduzido no articulador não ajustável (para uma explicação completa, consultar a seção "Tomada de registro interoclusal em uma dimensão vertical aumentada" mais adiante neste capítulo).

Vantagens e desvantagens do articulador não ajustável

Usar um articulador não ajustável tem duas vantagens. A primeira é o custo. O articulador é relativamente barato e o dentista pode arcar com a compra de tantos quantos forem necessários. A segunda vantagem é a pequena quantidade de tempo investido na montagem dos modelos no articulador. Como a montagem é arbitrária, não são necessários procedimentos de obtenção de informações do paciente que auxiliem na montagem dos modelos. Consequentemente, os modelos são montados em um tempo mínimo.

Embora essas vantagens possam ser úteis, as desvantagens do articulador não ajustável geralmente se sobrepõem às vantagens. Como ele reproduz com precisão apenas a posição de contato, uma restauração não pode ser preparada adequadamente para preencher os requisitos dos movimentos excêntricos do paciente. Com uma quantidade tão pequena de controle da condição oclusal no articulador, o dentista deve estar preparado para gastar o tempo que for preciso ajustando as restaurações na boca nos movimentos excêntricos apropriados. Isso pode trazer prejuízos. E, caso um desgaste considerável seja necessário, o resultado poderá ser relações anatômicas e oclusais deficientes.

Articulador semiajustável

Descrição

O articulador semiajustável (Figura 18.8) permite maior variabilidade na reprodução dos movimentos condilares que o articulador não ajustável. Geralmente, esse tipo de articulador possui três tipos de ajustes que permitem a reprodução dos movimentos condilares

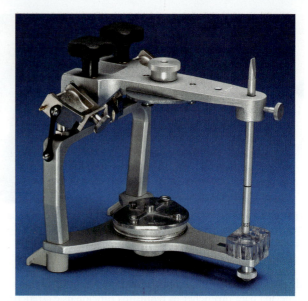

• **Figura 18.8** Articulador semiajustável (série Whip-Mix 2000 Model 2240, Whip-Mix Inc., Louisville, KY.)

de qualquer paciente. Portanto, não apenas uma posição de contato oclusal pode ser reproduzida com precisão, mas, quando os dentes são movimentados excentricamente a partir desta posição, o padrão de contato resultante irá quase reproduzir o padrão de contato encontrado na boca do paciente. Como resultado, mais informação a respeito dos movimentos específicos do paciente pode ser armazenada no articulador, quando restaurações subsequentes estiverem sendo confeccionadas. Os ajustes mais comuns encontrados nos articuladores semiajustáveis são: (1) inclinação da guia condilar, (2) movimento de translação lateral (ou ângulo de Bennett) e (3) distância intercondilar.

Inclinação da guia condilar. O ângulo no qual os côndilos descem ao longo da eminência articular no plano sagital tem grande efeito na profundidade da fossa e altura das cúspides dos dentes posteriores (ver Capítulo 6). Com um articulador semiajustável, esta angulação é alterada para reproduzir o ângulo presente em um paciente específico. Consequentemente, uma restauração pode ser fabricada com a profundidade de fossa adequada e a altura de cúspide que irá se harmonizar com a condição oclusal do paciente.

Ângulo de Bennett. Em um movimento de lateralidade, o ângulo no qual o côndilo de balanceio se move para dentro (observado no plano horizontal) pode ter um efeito significativo na largura da fossa central dos dentes posteriores (ver Capítulo 6). O ângulo descrito pelo movimento do côndilo para dentro é conhecido como *ângulo de Bennett*. Seus ajustes apropriados podem ajudar a confeccionar restaurações mais adequadas à condição oclusal do paciente.

A maioria dos articuladores semiajustáveis permite um movimento do ângulo de Bennett do côndilo de balanceio – que é apenas uma linha reta a partir da posição cêntrica, na qual os modelos são montados – a uma posição de lateralidade máxima. Alguns poucos fornecem ajustes para movimentos imediatos e progressivos do ângulo de Bennett. Quando um movimento imediato de translação lateral estiver presente, estes articuladores fornecem uma reprodução mais precisa do movimento condilar.

Distância intercondilar. A distância entre os centros de rotação dos côndilos pode ter efeito nas trajetórias laterotrusivas e mediotrusivas das cúspides cêntricas posteriores sobre suas superfícies oclusais opostas (no plano horizontal; ver Capítulo 6). O articulador semiajustável possibilita ajustes que permitem a reprodução da distância intercondilar muito próxima àquela do paciente. O ajuste apropriado irá ajudar na confecção de restaurações com anatomia oclusal que estejam em estreita harmonia com as trajetórias excêntricas das cúspides cêntricas na boca do paciente.

Procedimentos necessários para o uso do articulador semiajustável

Como este articulador pode ser ajustado, informação necessária deve ser obtida do paciente para que os ajustes apropriados possam ser feitos. Três procedimentos são necessários para ajustar precisamente o articulador semiajustável: (1) transferência com arco facial, (2) registro interoclusal da RC e (3) registros interoclusais excêntricos.

Transferência com arco facial. A principal função da transferência com arco facial é permitir a montagem precisa dos modelos superiores no articulador. Ele utiliza três pontos de referência distintos (dois posteriores e um anterior) para posicionar o modelo no articulador. As referências posteriores são sobre o eixo de rotação de cada côndilo e a anterior é um ponto arbitrário.

A maioria dos articuladores semiajustáveis não tenta localizar o centro de rotação exato do paciente; em vez disso, eles baseiam-se em um ponto predeterminado que mostrou ser bastante próximo ao centro de rotação na maior parte dos pacientes. A utilização desse eixo de rotação arbitrário como referência posterior permite que o modelo superior seja montado no articulador a uma distância dos côndilos bastante similar à que é encontrada no paciente. O ponto anterior de referência é arbitrário e geralmente estabelecido pelo fabricante, de maneira que o modelo superior possa ser posicionado apropriadamente entre os componentes maxilares e mandibulares do articulador. Em alguns articuladores, a referência anterior é o násio; em outros, é localizada a uma distância específica, superior aos bordos incisais dos dentes anteriores superiores.

A distância intercondilar é medida quando os determinantes posteriores são localizados. Isso é feito medindo-se a largura da cabeça do paciente entre os determinantes posteriores e subtraindo-se uma quantidade padrão que compensa a distância lateral para cada centro de rotação dos côndilos. A medida é então transferida pelo arco facial para o articulador, o que permite que a distância intercondilar apropriada seja ajustada no articulador. Quando a distância intercondilar tiver sido ajustada, o arco facial é apropriadamente fixado ao articulador e o modelo superior pode ser montado no componente maxilar do articulador (Figura 18.9).

Registro interoclusal da relação cêntrica. Para montar o modelo inferior no articulador, esse deve ser orientado apropriadamente a partir do modelo superior. Isto é conseguido encontrando-se a posição mandibular desejada e mantendo-se essa relação enquanto o modelo inferior é fixado ao articulador com gesso. A posição de intercuspidação é geralmente fácil de localizar porque os dentes normalmente se encaixam rapidamente na relação de máxima intercuspidação. Quando a articulação dos modelos na posição de intercuspidação é difícil ou instável, o paciente é instruído a fechar completamente os dentes em uma lâmina de cera morna. A lâmina é então colocada entre os modelos. Esse tipo de registro interoclusal auxilia na montagem dos modelos na posição de intercuspidação.

Entretanto, quando os modelos são montados na posição de intercuspidação, a maioria dos articuladores não permite qualquer movimento adicional dos côndilos para posterior. Para pacientes com deslize de RC para PIC, a montagem dos modelos em máxima intercuspidação impede qualquer possibilidade de localizar a posição de RC no articulador. Em outras palavras, se os modelos forem montados em PIC, qualquer intervalo de movimento posterior à PIC não poderá ser observado no articulador. Como esse movimento pode desempenhar um papel na terapia oclusal, a montagem dos modelos na posição de RC é geralmente necessária. Nessa posição condilar, frequentemente observa-se uma relação oclusal instável; consequentemente, um registro oclusal deve ser obtido para estabilizar a relação entre as arcadas.

Existem muitas maneiras de registrar a relação apropriada entre os modelos superior e inferior. O registro deve ser obtido na posição de RC (a posição musculoesqueleticamente estável) de modo que todos os movimentos no articulador reproduzam os movimentos do paciente. Um método de registrar esta posição é utilizando-se um *stop* nos dentes anteriores (Figura 18.10). Esta técnica permite que o paciente ajude na localização da posição da articulação estável. O *stop* anterior é colocado e uma técnica de manipulação bilateral (ver Capítulo 9) é usada para localizar a posição superoanterior dos côndilos. Quando o clínico sentir que a posição é reproduzível, ele pode pedir que o paciente oclua sobre os dentes posteriores. Se o *stop* anterior tiver sido fabricado apropriadamente, os dentes anteriores devem contatar uma superfície plana, perpendicular ao eixo longo dos dentes inferiores, não permitindo que os dentes posteriores entrem em contato. Solicita-se, então, que o paciente oclua sem contato posterior, os músculos elevadores levarão os côndilos para a posição musculoesqueleticamente estável. Após este procedimento ser repetido várias vezes, a posição é localizada novamente e o material de moldagem pode ser injetado entre os dentes posteriores, registrando esta relação. Assim que o material

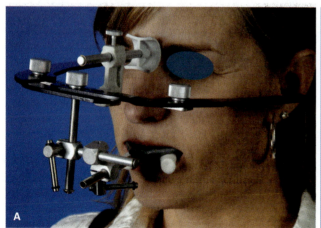 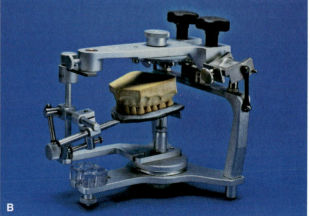

• **Figura 18.9** O arco facial é usado para montar o modelo superior no componente maxilar do articulador a uma distância dos centros de rotação dos côndilos idêntica à distância do paciente. **A.** Arco facial apropriadamente posicionado. **B.** Os dados do arco facial são, então, transferidos para o articulador para montagem do modelo superior. (Whip-Mix Inc., Louisville, KY.)

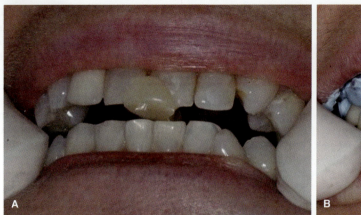
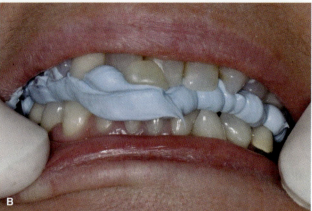
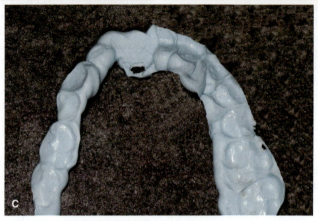

• **Figura 18.10** Registro interoclusal para montar o modelo inferior no componente mandibular do articulador. **A.** O *stop* (*jig*) anterior é colocado e uma técnica de manipulação bilateral é usada para localizar a posição superoanterior dos côndilos. **B.** Após a posição ser localizada, o material da moldagem pode ser injetado entre os dentes posteriores, registrando esta relação. **C.** O registro interoclusal é removido e utilizado para montar o modelo mandibular no articulador.

de moldagem tomar presa, ele poderá ser usado para montar o modelo mandibular.

Uma vez que um registro oclusal estável tiver sido obtido com os côndilos em RC, ele pode ser transferido para o articulador e o modelo inferior pode ser montado no componente mandibular do articulador. Tão logo esse modelo for montado, o registro interoclusal é removido, permitindo aos dentes ocluir nos contatos iniciais de RC. O modelo inferior é então observado enquanto desliza para a posição de intercuspidação mais estável, revelando o deslocamento de RC para PIC. Quando os modelos são montados dessa forma, a amplitude de movimento de RC para PIC pode ser acompanhada e utilizada para a confecção das restaurações subsequentes.

> **NOTA**
> O registro interoclusal em RC é tomado em uma dimensão vertical ligeiramente maior que o contato inicial dos dentes em RC. Se a dimensão vertical usada for menor, o registro será perfurado pelos dentes em oclusão e o resultado será contatos oclusais que poderão desviar a posição mandibular. Por outro lado, se o registro interoclusal for tomado em uma dimensão vertical aumentada, imprecisões poderão aparecer quando o registro for removido e os dentes entrarem em contato. Essas imprecisões ocorrem quando a localização do eixo de rotação não tiver sido reproduzida (consultar a seção "Tomada de registro interoclusal em uma dimensão vertical aumentada", posteriormente neste capítulo).

Registros interoclusais excêntricos. Os registros interoclusais excêntricos são usados para ajustar o articulador de tal maneira que ele irá seguir o movimento condilar apropriado do paciente. A cera é comumente usada para estes registros, mas existem muitos outros produtos apropriados.

Quando a cera é usada, uma quantidade apropriada é levemente aquecida e colocada sobre os dentes posteriores. O paciente separa os dentes levemente e faz um movimento bordejante de lateralidade. Com a mandíbula em posição laterotrusiva, os dentes se fecham, mas não perfuram a cera amolecida (Figura 18.11). A cera é, então, resfriada com ar e removida. Este registro captura a posição exata dos dentes durante um movimento bordejante específico. Também captura a posição precisa dos côndilos durante o movimento laterotrusivo. Quando se retorna para os modelos montados em articulador e os dentes são ajustados no registro, o movimento condilar do paciente é visualizado por meio do mesmo movimento no articulador. Os ajustes da inclinação condilar e do ângulo de Bennett são então apropriadamente alterados para reproduzir essa posição condilar específica. Por meio de registros interoclusais nos movimentos bordejantes de lateralidade direita e esquerda, assim como nos movimentos protrusivos, o articulador é ajustado para reproduzir os movimentos excêntricos do paciente.

Vantagens e desvantagens do articulador semiajustável

A adaptabilidade do articulador semiajustável aos movimentos condilares específicos do paciente fornece uma vantagem significativa sobre um articulador não ajustável. Restaurações que melhor se ajustam às necessidades oclusais do paciente podem ser fabricadas, minimizando, assim, a necessidade de ajustes intraorais. Geralmente, o articulador semiajustável é um excelente instrumento para o tratamento odontológico de rotina.

CAPÍTULO 18 Uso de Articuladores na Terapia Oclusal

> **NOTA**
>
> A guia condilar é o ajuste no articulador que regula o ângulo no qual o côndilo desce a partir da posição de RC durante um movimento protrusivo ou laterotrusivo. A forma normal do crânio é tal que esta trajetória é geralmente curva (Figura 18.12). A maioria dos articuladores semiajustáveis, entretanto, limita-se a fornecer uma trajetória reta. Quando um paciente tem um deslize lateral imediato ou progressivo, a trajetória quase nunca é uma linha reta. Se for tomado um registro interoclusal em que os caninos do lado de trabalho estejam além da relação de topo, o côndilo de balanceio irá se mover para baixo e para a frente para a posição C (Figura 18.12). Isso resulta em um ângulo de Bennett relativamente pequeno (c). Entretanto, se um registro interoclusal for feito a apenas 3 a 5 mm da posição de RC, o registro irá expressar mais precisamente o desvio imediato e progressivo do paciente (posição B). Isso resultará em um ângulo de Bennett maior (b). Como o clínico está preocupado com qualquer movimento que vá resultar em contato dentário, é lógico que os primeiros 3 a 5 mm de movimento são mais críticos. Se um ângulo menor for usado para fabricação das coroas posteriores, será confeccionada uma fossa relativamente estreita. Quando essas coroas são colocadas na boca e maior deslocamento lateral se apresenta, as coroas irão contatar durante o movimento mediotrusivo e o resultado será uma interferência oclusal indesejável. Para evitar tal erro, o registro interoclusal lateral deve ser feito com não mais que 5 mm de movimento excêntrico.

Uma desvantagem do articulador semiajustável em comparação ao tipo não ajustável é o maior tempo necessário inicialmente para se transferir a informação do paciente ao articulador. Entretanto, esse tempo é mínimo e geralmente vale a pena porque pode economizar muito tempo na fase de ajuste intraoral do procedimento. Outra desvantagem do articulador semiajustável é que ele é mais caro que o não ajustável; no entanto, mais uma vez, os benefícios geralmente se sobrepõem ao custo mais elevado.

Articulador totalmente ajustável

Descrição

O articulador totalmente ajustável (Figura 18.13) é o instrumento mais sofisticado na odontologia para reprodução do movimento mandibular. Pelo número de ajustes que podem ser feitos, este articulador é capaz de reproduzir a maioria dos movimentos condilares obtidos em qualquer paciente individualmente. Existem quatro ajustes comumente usados: (1) inclinação da guia condilar, (2) ângulo de Bennett ou desvio lateral imediato, (3) movimento de rotação condilar (côndilo de trabalho) e (4) distância intercondilar.

Inclinação da guia condilar. No articulador totalmente ajustável, assim como no semiajustável, o ângulo no qual o côndilo desce durante os movimentos protrusivos e laterotrusivos pode ser alterado. Enquanto o articulador semiajustável só pode geralmente fornecer um movimento condilar apenas em uma trajetória reta, o articulador totalmente ajustável é capaz de ajustar a trajetória condilar para reproduzir o ângulo e a curvatura específica do movimento condilar do paciente.

Ângulo de Bennett (movimento de translação lateral). O articulador totalmente ajustável tem ajustes que permitem a reprodução tanto do ângulo de Bennett do paciente quanto do movimento de translação lateral imediato do côndilo de balanceio. Como já discutido, muitos articuladores semiajustáveis não podem duplicar

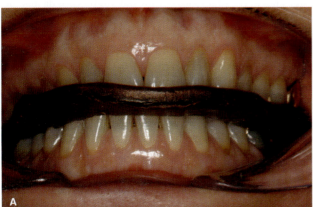
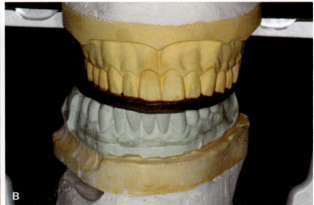
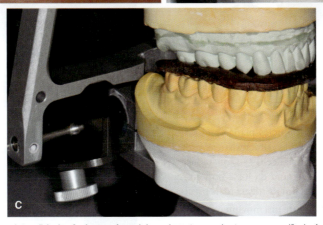

• **Figura 18.11** Registro interoclusal em lateralidade. **A.** A cera é posicionada entre os dentes e a mandíbula é deslocada em um movimento de lateralidade direita. Nessa posição, os dentes inferiores se fecham no registro de cera. **B.** O registro de cera é esfriado e colocado no modelo superior. O modelo inferior é movimentado para encaixar no registro. **C.** Quando o registro de cera está em posição, o côndilo esquerdo pode ser visto iniciando a sua trajetória orbitante (de balanceio) para a frente, para baixo e para dentro, em volta do côndilo direito que rotaciona. Isso é registrado apropriadamente e são feitos os devidos ajustes no articulador.

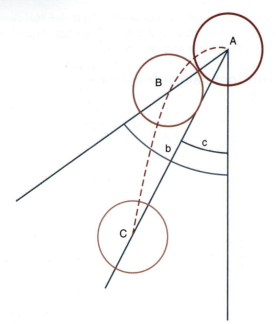

• **Figura 18.12** O círculo A representa o côndilo na posição de relação cêntrica RC (vista horizontal). A linha tracejada é a trajetória do côndilo de balanceio, que exibe um movimento de translação lateral progressivo significativo. Se um registro interoclusal de lateralidade for feito de 3 a 5 mm da posição de RC (como visto na posição B), o ângulo de Bennett resultante será o ângulo b. Se um segundo registro interoclusal for feito de 7 a 10 mm da posição de RC (como visto na posição C, que é além da relação de topo dos caninos), o ângulo de Bennett (c) será tomado. Como o potencial para contatos dentários é maior quando próximo à posição de RC, o registro interoclusal deve ser feito na posição B.

assim como a direção das cristas e dos sulcos reproduzidos nos dentes posteriores. O movimento condilar de rotação afeta tanto o lado de trabalho quanto o de balanceio, mas tem seus maiores efeitos no lado de trabalho. Articuladores semiajustáveis não têm a capacidade de compensação para esse movimento. Os articuladores totalmente ajustáveis podem ser configurados de tal forma que a trajetória do côndilo de rotação no articulador reproduza a do paciente.

Distância intercondilar. Assim como no articulador semiajustável, a distância entre os centros de rotação dos côndilos no articulador totalmente ajustável pode ser modificada para coincidir com a do paciente. Geralmente, três ajustes estão presentes no articulador semiajustável: pequeno, médio e grande. O ajuste que mais se aproxima ao do paciente é usado. Com o articulador totalmente ajustável, um intervalo grande de distâncias intercondilares pode ser selecionado. Consequentemente, o ajuste intercondilar é feito dentro da distância em milímetros determinada com base no paciente. Isso, então, permite uma reprodução mais precisa dessa distância e minimiza erros nas trajetórias excêntricas das cúspides cêntricas.

Procedimentos necessários para o uso do articulador totalmente ajustável

Três procedimentos são necessários para a utilização do articulador totalmente ajustável de forma efetiva: (1) localização do eixo real de rotação, (2) registro pantográfico e (3) registro interoclusal em RC. Antigamente, os dois primeiros procedimentos eram realizados inscrevendo-se mecanicamente o movimento exato dos caminhos percorridos pelos côndilos em uma mesa de registro. Atualmente, as mesas mecânicas foram substituídas por dispositivos eletrônicos que podem registrar todos os movimentos precisos da mandíbula nas três dimensões e armazenar essas informações de modo a auxiliar o clínico a ajustar o articulador para se mover precisamente da mesma forma que o paciente o faz (Figura 18.14).

Localização do eixo real de rotação. Com o articulador semiajustável, é utilizado um eixo de rotação médio ou arbitrário para a transferência com o arco facial. Transferir informação do paciente para o articulador totalmente ajustável, no entanto, começa com a localização do eixo real de rotação terminal dos côndilos. Este procedimento é conseguido pelo uso de um dispositivo conhecido como localizador do eixo de rotação, fixado aos dentes superiores

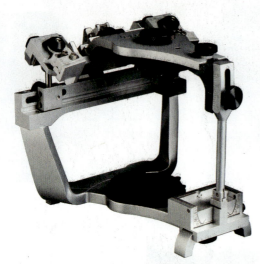

• **Figura 18.13** Articulador totalmente ajustável. (Denar D5A, Whip-Mix Inc, Louisville, KY.)

essa trajetória exata porque apenas superfícies planas estão disponíveis para guiar o côndilo. Quando as características exatas do movimento condilar no lado de balanceio são ajustadas, o posicionamento correto do sulco e a largura da fossa podem ser reproduzidos em uma restauração posterior de forma mais precisa.

Movimento de rotação condilar. Durante um movimento laterotrusivo, o côndilo que rotaciona (de trabalho) não gira puramente ao redor de um ponto fixo (ver Capítulo 6), mas pode se mover levemente para lateral. Esse deslocamento lateral também pode ter um componente superior, inferior, para a frente ou para trás, que pode influenciar a profundidade da fossa e altura das cúspides,

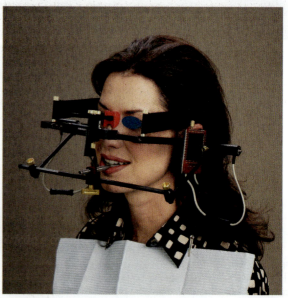

• **Figura 18.14** Dispositivo eletrônico de rastreamento da mandíbula. (CADIAX-2, Whip-Mix Inc, Louisville, KY.)

e inferiores e que se estende extraoralmente posteriormente para a região dos côndilos (Figura 18.15). À medida que a mandíbula é retraída e articulada em um movimento de abertura e oclusão, o dispositivo pode registrar a localização precisa do eixo de rotação. Este é o ponto de referência no qual todos os movimentos mandibulares começarão.

Registro pantográfico. O articulador totalmente ajustável tem a capacidade de reproduzir de forma precisa o movimento mandibular. Para que isto seja alcançado, a informação a respeito dos movimentos específicos do paciente deverá ser obtida.

Os registros interoclusais excêntricos utilizados para o articulador semiajustável não são adequados para tal propósito. Com o articulador totalmente ajustável, o dispositivo eletrônico de rastreamento da mandíbula é usado para registrar todos os movimentos mandibulares. Portanto, o paciente deve ser guiado em cada movimento separadamente. Um pantógrafo é usado para identificar os movimentos condilares precisos do paciente.

O paciente é colocado na posição terminal de rotação e solicitado a protrair a mandíbula para a frente o máximo que conseguir. O dispositivo eletrônico de rastreamento da mandíbula registra este movimento precisamente (Figura 18.16). Pede-se então ao paciente que retorne à posição terminal de rotação e, em seguida, este é instruído a mover a mandíbula imediatamente para a direita e o movimento excêntrico lateral direito é registrado (Figura 18.17). Uma vez que esse movimento tenha sido registrado, o paciente é novamente solicitado a retornar à posição terminal de rotação. Dessa posição, solicita-se que o paciente mova a mandíbula diretamente para a esquerda e o movimento excêntrico lateral esquerdo é registrado (Figura 18.18). Após o registro, o paciente retorna de novo à posição terminal de rotação. Nessa posição, solicita-se que o paciente abra e feche a boca e este movimento é registrado (Figura 18.19).

Depois da realização dos quatro movimentos, o dispositivo eletrônico de rastreamento da mandíbula conseguiu registrar e armazenar dados para referência. Eles podem, então, ser usados para ajustar o articulador totalmente ajustável.

Após os traçados terem sido finalizados, o pantógrafo é removido do paciente. Com a maior parte dos dispositivos de rastreamento da mandíbula, a porção maxilar do dispositivo é usada para transferir o modelo superior para o articulador em uma relação exata com os côndilos. Uma vez que isto é feito, o articulador é cuidadosamente ajustado para reproduzir os dados registrados pelo dispositivo de registro eletrônico. Quando esta ação se desenvolve apropriadamente, o articulador reproduzirá os movimentos condilares precisos do paciente nos três planos.

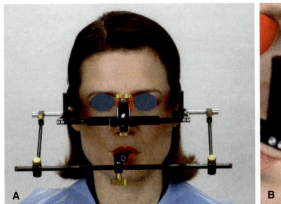
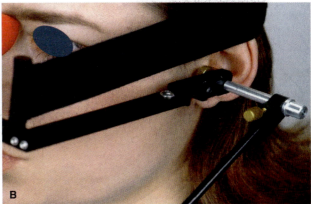

• **Figura 18.15 A.** O dispositivo eletrônico de rastreamento da mandíbula é colocado no paciente. **B.** Pantógrafo. Esta foto retrata o localizador do eixo de rotação terminal.

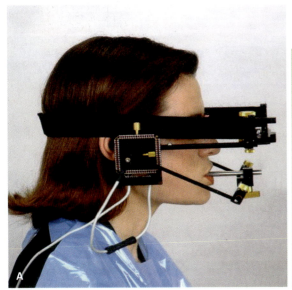
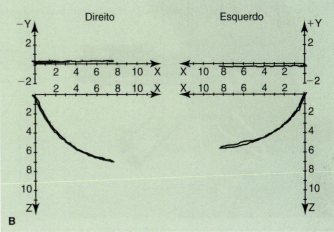

• **Figura 18.16 A.** O paciente faz um movimento protrusivo enquanto o dispositivo de rastreamento da mandíbula o registra. **B.** Impressão gráfica do movimento protrusivo dos côndilos direito e esquerdo.

446 PARTE 4 Terapia Oclusal

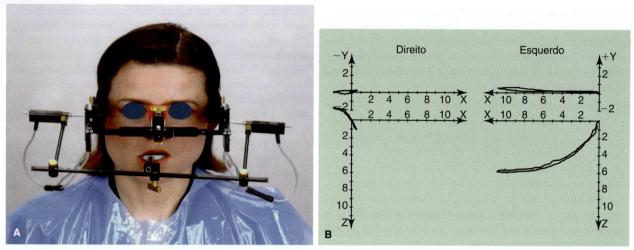

• **Figura 18.17 A.** O paciente faz um movimento lateral direito enquanto o dispositivo de rastreamento da mandíbula o registra. **B.** A impressão gráfica deste movimento mostra o côndilo esquerdo movendo-se para baixo e para dentro através do movimento de balanceio, enquanto o côndilo direito move-se ligeiramente durante o movimento rotacional (via de trabalho).

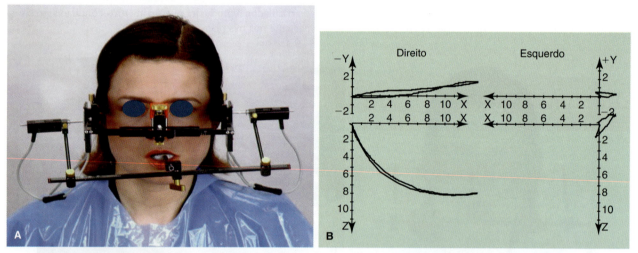

• **Figura 18.18 A.** O paciente faz um movimento lateral esquerdo enquanto o dispositivo de rastreamento da mandíbula o registra. **B.** A impressão gráfica desse movimento mostra o côndilo direito movendo-se para baixo e para dentro através do movimento de balanceio, enquanto o côndilo esquerdo move-se ligeiramente durante o movimento rotacional (via de trabalho).

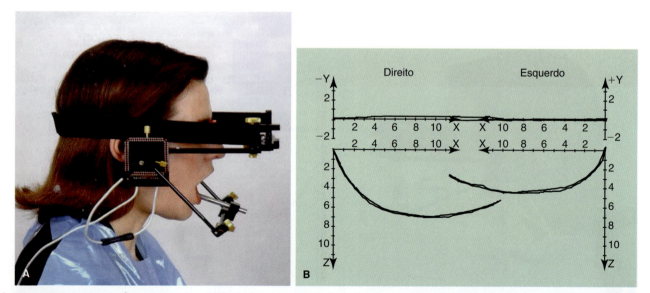

• **Figura 18.19 A.** O paciente faz um movimento de abertura enquanto o dispositivo de rastreamento da mandíbula o registra. **B.** A impressão gráfica desse movimento mostra o côndilo direito e esquerdo movendo-se para baixo e para fora de suas fossas, revelando a via precisa tomada por ambos os côndilos.

Registro interoclusal da relação cêntrica. A localização do eixo de rotação e os registros pantográficos fornecem informação necessária para montar os modelos superiores e ajustar o articulador aos movimentos condilares específicos do paciente. Assim como no articulador semiajustável, é necessário um registro interoclusal para montar o modelo inferior no articulador totalmente ajustável em uma relação apropriada com os dentes superiores. Para que toda a extensão dos movimentos mandibulares possa ser observada, o registro interoclusal é obtido na posição de RC.

A técnica utilizada pelo clínico para registrar a relação do arco na posição RC pode variar de acordo com sua preferência. A mesma técnica descrita anteriormente neste capítulo é um método simples e confiável.

Tomada de registro interoclusal em uma dimensão vertical aumentada. Quando o eixo de rotação exato for localizado e transferido para o articulador, as trajetórias de abertura e fechamento dos dentes no movimento terminal de rotação são iguais no paciente e no articulador. Isto é verdade porque as distâncias dos centros de rotação dos côndilos para qualquer cúspide são exatamente as mesmas na boca do paciente e no articulador. Quando essa condição existir, a espessura do registro interoclusal não tem efeito na precisão da montagem.

Entretanto, quando se usa um eixo de rotação arbitrário para montar o modelo superior (como nos articuladores não ajustáveis e semiajustáveis), é muito provável que as distâncias entre os centros de rotação dos côndilos e quaisquer cúspides não sejam as mesmas na boca e no articulador. Consequentemente, o eixo de rotação das trajetórias de abertura e fechamento das cúspides não será exatamente o mesmo. Se o modelo inferior for montado em PIC, essa discrepância não tem significado clínico, porque a única diferença estaria na trajetória de abertura (que não tem implicações para o contato oclusal). Todavia, pode existir uma discrepância significativa se um eixo de rotação arbitrário for usado para montar o modelo superior e um registro interoclusal em uma dimensão vertical aumentada for usado para montar o modelo inferior. Como os arcos de fechamento do paciente e do articulador não são idênticos, quando o registro interoclusal for removido, o modelo irá descrever uma trajetória diferente no arco de fechamento, resultando em uma posição de contato oclusal diferente daquela que é vista na boca do paciente (Figura 18.20).

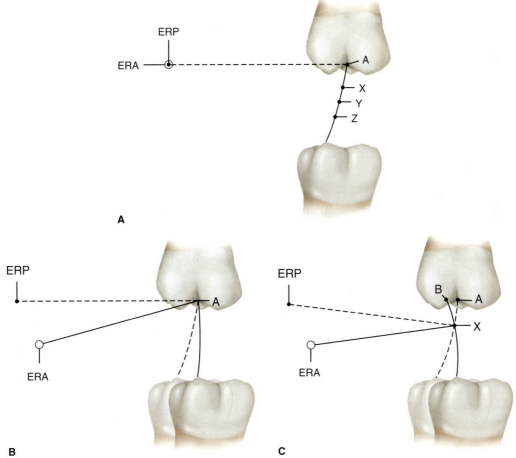

• **Figura 18.20** **A.** Quando o eixo de rotação do paciente (*ERP*) é transferido para coincidir com o eixo de rotação do articulador (*ERA*), os arcos de fechamento do paciente e do articulador são idênticos. Consequentemente, um registro oclusal em qualquer grau de abertura (*X*, *Y* e *Z*) fornecerá um arco de fechamento para a posição oclusal desejada (*A*). **B.** Quando o eixo real de rotação não é localizado, é mais provável que irá existir uma diferença entre *ERP* e *ERA*. Observa-se que o *ERA* é inferior e anterior ao *ERP*. Quando isso acontece, as trajetórias (arcos) de abertura e fechamento são diferentes. Se um registro interoclusal for feito com os dentes na posição oclusal desejada (*A*), a diferença entre essas duas trajetórias não tem significância clínica porque não há contatos oclusais durante os movimentos de abertura e fechamento. O aspecto importante é que ambas as trajetórias devolvem a mandíbula à posição de oclusão desejada. **C.** Como em *B*, o *ERP* e o *ERA* não são os mesmos. Entretanto, quando nas montagens dos modelos é usado um registro interoclusal feito em uma posição de dimensão vertical aumentada (*X*), os dentes inferiores estão a uma distância apropriada do *ERP*, mas não do *ERA*. Quando o registro é removido, o paciente fecha em uma trajetória de arco em torno do *ERA* e não do *ERP*. Como essa trajetória é diferente daquela do paciente, a posição de contato resultante será diferente (não *A*, mas *B*). Consequentemente, quando o *ERP* não é transferido ao articulador, o registro interoclusal deve ser feito na posição oclusal desejada, na qual as restaurações serão realizadas. Fazer um registro oclusal em uma dimensão vertical aumentada irá introduzir um erro na posição de contato oclusal.

Geralmente, quanto mais espesso for o registro interoclusal, maiores serão as chances de introduzir imperfeições na montagem.

Como regra geral, os registros interoclusais são mais precisos quando obtidos em uma dimensão vertical de oclusão, em que as restaurações serão feitas (com os dentes em contato). Os registros feitos assim são precisos quando tanto o eixo de rotação real como o arbitrário são usados. Entretanto, se for necessário fazer o registro em uma dimensão vertical aumentada (com os dentes afastados), o eixo de rotação real deve ser localizado e transferido para o articulador. Quando um articulador semiajustável estiver sendo utilizado, é quase impossível transferir a localização exata do eixo de rotação para o articulador. Então, o erro na montagem é inevitável. Nesses casos, é importante minimizar a espessura do registro, o que irá, por sua vez, minimizar o erro. Tais erros deverão ser compensados quando a restauração for levada à boca.

Em alguns casos, o plano de tratamento é realizado visando ao aumento da dimensão vertical de oclusão do paciente no articulador para possibilitar a confecção de restaurações adequadas. Então, está indicada a localização do eixo real de rotação. As restaurações confeccionadas em uma dimensão vertical aumentada nos modelos não irão ocluir adequadamente, a menos que as trajetórias de abertura e fechamento sejam as mesmas no paciente e no articulador. A localização do eixo real de rotação é necessária para que isso seja obtido.

Vantagens e desvantagens do articulador totalmente ajustável

A principal vantagem deste articulador é a capacidade de reproduzir o movimento mandibular. Quando utilizado de forma apropriada, restaurações que atendem precisamente aos requisitos oclusais do paciente podem ser realizadas. Consequentemente, uma quantidade mínima de ajuste intraoral é necessária, resultando em uma relação interoclusal estável e anatômica.

As principais desvantagens do articulador totalmente ajustável são o alto custo e o tempo considerável que deve ser investido inicialmente para transferir a informação do paciente para o articulador de forma apropriada. Tempo e dinheiro devem ser pesados contra seus benefícios. Procedimentos restauradores simples não justificam o uso de um articulador totalmente ajustável. É, em geral, mais fácil usar um instrumento semiajustável e compensar suas limitações com o ajuste das restaurações na boca. Entretanto, quando um tratamento restaurador extenso estiver sendo planejado, o gasto inicial e o investimento de tempo são geralmente recompensados pelo desenvolvimento de restaurações precisas.

Seleção de um articulador

A seleção de um articulador deve ser baseada em quatro fatores: (1) reconhecimento de certas características da oclusão do paciente, (2) extensão dos procedimentos restauradores planejados, (3) entendimento das limitações do tipo de articulador e (4) habilidades do clínico.

Características da oclusão do paciente

Conforme descrito no Capítulo 6, dois fatores determinam o movimento mandibular: a guia dentária anterior e a guia condilar posterior. Quando um paciente tem uma guia anterior imediata e adequada, os contatos dentários geralmente dominam o controle dos movimentos mandibulares. A guia condilar posterior geralmente tem pouco efeito nos contatos dentários excêntricos posteriores. Como uma das funções mais importantes do articulador é fornecer a influência dos determinantes posteriores, um sistema de articulador menos sofisticado poderá ser usado nesse paciente. Contudo, quando um paciente apresenta uma guia anterior deficiente resultante de dentes anteriores desalinhados ou ausentes, os fatores que predominam no movimento mandibular são os determinantes posteriores. Nesses casos, um tipo de articulador mais sofisticado é normalmente indicado.

Extensão dos procedimentos restauradores

Um dos principais motivos de se utilizar um articulador é minimizar a necessidade de ajustes intraorais nas restaurações que estão sendo planejadas. Consequentemente, quanto mais sofisticado for o instrumento, maior a probabilidade de que as restaurações possam ser fabricadas com ajustes mínimos. Entretanto, o tempo clínico necessário para se usar um articulador totalmente ajustável sofisticado geralmente torna seu uso impraticável na confecção de uma coroa unitária. Geralmente, um plano de tratamento mais extenso requer um articulador mais sofisticado. Quando procedimentos menores são indicados, é mais fácil compensar as limitações de instrumentos mais simples por meio de ajustes intraorais.

Limitações dos tipos de articuladores

As vantagens e desvantagens de cada tipo de articuladores devem ser entendidas quando o instrumento apropriado for selecionado. O dentista deve estar ciente de que uma restauração preencha todos os critérios para uma oclusão funcional ideal antes de ser permanentemente cimentada na boca de um paciente. Alguns articuladores mais simples fornecem apenas uma pequena parte da informação necessária para alcançarmos este objetivo. Consequentemente, depois que essa restauração tiver sido confeccionada, o dentista deve estar preparado para fazer os ajustes necessários que irão permitir o preenchimento dos requisitos de uma oclusão funcional ideal (ver Capítulo 5) antes que ela seja cimentada permanentemente na boca do paciente. Os articuladores mais simples possuem limitações que exigem mais ajustes na boca que os articuladores mais sofisticados. O articulador totalmente ajustável pode reproduzir o movimento da mandíbula mais precisamente; portanto, as coroas necessitarão de menos ajuste intraoralmente. No entanto, esses instrumentos levam mais tempo para serem montados. Como mencionado anteriormente, estes fatores devem ser considerados junto com a complexidade do plano de tratamento.

Na verdade, cada tipo de articulador tem suas indicações próprias. Eis algumas considerações:

1. Como o articulador *não ajustável* é o mais simples, o dentista pode ser impulsionado em sua direção. Para pacientes com guia anterior imediata e adequada, este tipo pode ser usado com sucesso para a confecção de coroas unitárias. Entretanto, é preciso tempo clínico adicional para os ajustes intraorais necessários que irão compensar as limitações do instrumento
2. Uma seleção mais prática para uma coroa unitária é o articulador *semiajustável*. Este instrumento é capaz de reproduzir melhor os movimentos mandibulares, diminuindo, consequentemente, o tempo de ajuste intraoral se comparado ao articulador não ajustável. O articulador semiajustável é especialmente útil na confecção de uma coroa para o paciente com guia anterior mínima. Embora mais tempo seja necessário inicialmente para transferir a informação do paciente para o articulador, isso normalmente é compensado pela redução de tempo no ajuste intraoral
3. Ainda que o articulador semiajustável seja usado para procedimentos de prótese fixa de rotina, o aumento de complexidade do plano de tratamento frequentemente reivindica que o articulador

totalmente ajustável seja considerado. Ele é certamente indicado para reconstruções complexas de toda boca e quando estão sendo consideradas alterações na dimensão vertical de oclusão.

Habilidades do clínico

Vale ressaltar que o articulador é tão preciso quanto o clínico que o utiliza. Quando não se toma o devido cuidado na aquisição de informações do paciente para ajuste do articulador ou quando modelos são montados inadequadamente, a utilidade de qualquer articulador se torna menor. Cada articulador pode ser adequado para o operador, desde que ele tenha dominado as habilidades para usá-lo na sua capacidade máxima. No entanto, as habilidades e a compreensão do clínico são considerações importantes. Em outras palavras, um articulador semiajustável nas mãos de um clínico conhecedor pode ser mais útil no tratamento que um articulador totalmente ajustável nas mãos de um operador inexperiente.

19
Desgaste Seletivo

Desgaste seletivo: um dos procedimentos mais difíceis e trabalhosos da odontologia.

JPO

O desgaste seletivo é o procedimento pelo qual as superfícies dos dentes são alteradas de maneira precisa, para melhorar o padrão geral de contato oclusal. A estrutura dentária é seletivamente removida, até que os dentes remodelados fiquem em contato, de modo a cumprir os objetivos do tratamento. Uma vez que esse procedimento é irreversível e envolve a remoção de estrutura dentária, ele é de utilidade limitada. Consequentemente, devem existir indicações bem adequadas antes que ele seja considerado.

Indicações

Um procedimento de desgaste seletivo pode ser usado para: (1) auxiliar no tratamento de certas disfunções temporomandibulares (DTMs) e (2) complementar um tratamento associado a mudanças oclusais mais significativas.

Assistência no tratamento de disfunções temporomandibulares

O desgaste seletivo é indicado quando existe evidência suficiente de que a alteração permanente de uma condição oclusal irá reduzir ou eliminar os sintomas associados a uma DTM específica. Essa evidência não pode ser determinada pela gravidade da maloclusão. Como discutido no Capítulo 7, o grau de gravidade da maloclusão não está bem correlacionado com os sintomas, o que se deve, em parte, à grande variação na tolerância fisiológica dos pacientes e também porque a maloclusão não pode se refletir em uma instabilidade ortopédica (maloclusão estável). A evidência para alterar permanentemente a condição oclusal é obtida pela terapia oclusal reversível (p. ex., terapia com placas oclusais). O desgaste seletivo é indicado quando (1) a placa oclusal tiver eliminado os sintomas da DTM e (2) as tentativas de identificar a característica da placa que afeta os sintomas tiverem revelado que é o contato oclusal ou a posição da mandíbula. Quando essas condições existirem, é provável que, se a condição oclusal fornecida pela placa for permanentemente introduzida na dentição, o transtorno irá se resolver. Então – e só então –, será significativamente confiável que o desgaste seletivo seja indicado, podendo proporcionar um grau de sucesso.

Complementação do tratamento associado a alterações oclusais mais significativas

A razão mais comum ao se propor o desgaste seletivo para um paciente é considerá-lo parte de um plano de tratamento que resultará em uma mudança mais significativa na condição oclusal existente. Essa razão para o tratamento não está associada à DTM, mas envolve uma restauração ou reorganização da condição oclusal significativa. Quando mudanças oclusais significativas forem planejadas, devem ser estabelecidas metas de tratamento que irão fornecer condições oclusais ideais assim que o tratamento estiver concluído. Se forem necessários procedimentos protéticos fixos extensos ou coroas, o desgaste seletivo pode ser indicado antes que o tratamento comece. Dessa maneira, será estabelecida uma posição funcional mandibular estável na qual as restaurações possam ser fabricadas.

Em resumo, o desgaste seletivo é indicado para melhorar uma condição oclusal apenas quando houver evidência suficiente de que esta alteração auxiliará no tratamento de uma DTM ou em conjunto com uma necessidade já estabelecida de tratamento oclusal mais extenso. Não existe evidência, no momento, de que o desgaste seletivo profilático seja benéfico para o paciente.

Antecipação do resultado do desgaste seletivo

Mesmo quando a alteração da condição oclusal é indicada, o procedimento de desgaste seletivo pode não ser o tratamento de escolha. O desgaste seletivo é apropriado somente quando as alterações das superfícies dentárias são mínimas, de tal forma que todas as correções possam ser feitas dentro dos limites do esmalte. Quando o desalinhamento dos dentes é tão grande que, para alcançar os objetivos do tratamento, é necessário perfurar o esmalte, o desgaste seletivo deve ser acompanhado de procedimentos restauradores apropriados. A exposição de dentina apresenta problemas (sensibilidade aumentada, suscetibilidade à cárie e abrasão) e, consequentemente, não deve ser deixada sem tratamento. É extremamente importante que os resultados do tratamento do desgaste seletivo sejam verificados de maneira precisa antes que o tratamento se inicie. Tanto o operador quanto o paciente devem saber e estar preparados com antecedência para os resultados do procedimento de desgaste seletivo. A aceitação e a confiança do paciente não são reforçadas quando, depois de concluído o procedimento, coroas adicionais necessárias à restauração da dentição são acrescentadas ao plano de tratamento.

O sucesso em alcançar os objetivos do tratamento utilizando-se apenas um procedimento de desgaste seletivo é determinado pelo grau de desalinhamento dos dentes. Uma vez que é necessário trabalhar dentro dos limites do esmalte, poderão ser feitas somente pequenas correções. A "regra dos terços" (ver Capítulo 17) é útil em prever o êxito do procedimento de desgaste seletivo. Trata da discrepância vestibulolingual das arcadas quando os côndilos estão na posição musculoesqueleticamente estável (Figura 19.1).

A discrepância anteroposterior também deve ser considerada. Esta é mais bem examinada pela visualização do deslize da

CAPÍTULO 19 Desgaste Seletivo

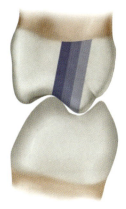

• **Figura 19.1** Regra dos terços no desgaste seletivo. Ao usar a regra dos terços, a vertente interna das cúspides cêntricas é dividida em terços. Com os côndilos na posição desejada de tratamento (relação cêntrica), a mandíbula é fechada e os dentes são contatados. Se o contato inicial da cúspide cêntrica inferior ocorrer no terço mais próximo à fossa central do dente oposto (como mostrado aqui), o desgaste seletivo poderá ser realizado com sucesso. Quanto mais próximo esse contato estiver do terço médio, mais provavelmente o desgaste seletivo levará à exposição de dentina e à necessidade de procedimentos restauradores.

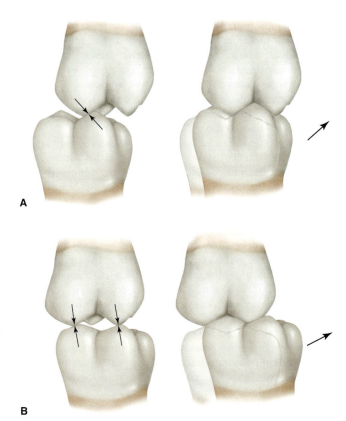

• **Figura 19.2** Direção anteroposterior do deslize. **A.** Quando as cúspides estiverem relativamente altas (pontiagudas), a direção do deslize da RC para a PIC será predominantemente vertical. **B.** Quando as cúspides estiverem relativamente planas, o deslize da RC para a PIC terá um componente horizontal maior. Quanto mais horizontal o componente, maior a dificuldade em realizar o desgaste seletivo dentro dos limites do esmalte.

relação cêntrica para a posição de intercuspidação (de RC para PIC), observado ao se localizar a mandíbula na posição musculoesqueleticamente estável (RC) e, com um movimento de rotação, trazendo-se os dentes para um contato leve. Uma vez que a discrepância vestibulolingual tenha sido examinada (regra dos terços), o paciente aplica força aos dentes. Será observado um deslize anterossuperior da mandíbula de RC para PIC. Quanto menor o deslize, maior a probabilidade de o desgaste seletivo ficar dentro dos limites do esmalte. Geralmente, um deslize anterior de menos de 2 mm pode ser eliminado com sucesso por um procedimento de desgaste seletivo.

A direção do deslize no plano sagital também pode influenciar o sucesso ou a falha do desgaste seletivo. Ambos os componentes, vertical e horizontal, do deslize devem ser examinados. Em geral, quando o deslize tem um componente horizontal maior, é mais difícil eliminá-lo dentro dos limites do esmalte (Figura 19.2). Se ele for quase paralelo ao arco de fechamento (grande componente vertical), eliminá-lo costuma ser mais fácil. Por esse motivo, tanto a distância quanto a direção do deslize são úteis em se preverem os resultados do desgaste seletivo.

Depois que o deslize de RC tiver sido examinado, a posição dos dentes anteriores é avaliada. Esses dentes são importantes, uma vez que serão utilizados para desocluir os dentes posteriores durante os movimentos excêntricos. Com os côndilos na sua posição de tratamento (RC), a mandíbula é mais uma vez fechada até que o primeiro dente contate levemente. É feita uma tentativa de visualizar as relações entre os dentes anteriores superiores e os inferiores, enquanto o arco de fechamento continua até que a dimensão vertical de oclusão do paciente seja alcançada. Isso representa a posição dos dentes anteriores depois que os contatos prematuros em RC tiverem sido eliminados. Tenta-se prever o tipo e a adequação da guia anterior.

É relativamente fácil prever os resultados do tratamento em um paciente com dentes bem alinhados e deslize de RC muito pequeno. É igualmente fácil determinar que um paciente com um deslize horizontal de 6 mm e dentes mal alinhados não é um bom candidato para esse procedimento isoladamente. O problema em verificar os resultados do desgaste seletivo surge quando o paciente está entre esses dois extremos. Por essa razão, quando é difícil determinar os resultados do desgaste seletivo, modelos de estudo precisos são cuidadosamente montados em um articulador de maneira que análises adicionais possam ser feitas. O alinhamento dentário e o deslize de RC são mais facilmente avaliados nos modelos diagnósticos montados em articulador. Quando ainda restar dúvida, o desgaste seletivo é cuidadosamente realizado nos modelos de estudo e, assim, os resultados podem ser visualizados. Dentes que sofreram alterações graves devem ser planejados para coroas. Uma vez que os resultados do desgaste seletivo sejam visualizados, os potenciais benefícios do procedimento poderão ser comparados a qualquer tratamento adicional necessário para restaurar a dentição. Essas considerações devem ser avaliadas antes que um procedimento de desgaste seletivo seja sugerido ao paciente.

Considerações importantes no desgaste seletivo

Após ter sido determinado que existem indicações apropriadas para o desgaste seletivo e os resultados do tratamento terem sido adequadamente antecipados, o procedimento pode começar. É aconselhável, entretanto, não iniciar o tratamento sem uma explicação cuidadosa do procedimento ao paciente. Em alguns casos, o sucesso ou o fracasso do tratamento irá depender da aceitação e da colaboração do paciente. A ele deve ser explicado que há áreas muito pequenas dos dentes que interferem no funcionamento da mandíbula e que o objetivo é eliminá-las para que a função normal seja restaurada. O paciente deve estar ciente de que, embora um procedimento como esse possa levar muito tempo, as mudanças poderão ser muito pequenas e quase sempre difíceis de serem visualizadas no espelho. Quaisquer questões a respeito do procedimento deverão ser discutidas e explicadas antes que o procedimento tenha início. O resultado do tratamento deve ser explicado detalhadamente, em especial se qualquer procedimento restaurador for necessário.

Do ponto de vista técnico, o desgaste seletivo pode ser um procedimento difícil e tedioso. Não pode ser iniciado desorganizadamente ou sem um completo entendimento dos objetivos de tratamento. Um procedimento de desgaste seletivo bem feito irá melhorar a função do sistema mastigatório. Por outro lado, se malfeito, isso poderá realmente criar problemas na função mastigatória e até mesmo acentuar interferências oclusais que tenham sido previamente negligenciadas pelo sistema neuromuscular (gerando a chamada *consciência oclusal positiva*). Ele pode, portanto, iniciar problemas funcionais. Um procedimento de desgaste seletivo, quando bem executado, não leva à consciência oclusal positiva. Ao contrário; a condição geralmente ocorre em pacientes com níveis elevados de estresse emocional ou outros problemas emocionais, tais como transtornos relacionados ao comportamento obsessivo-compulsivo. Tais problemas são mais bem evitados, em primeiro lugar, tendo-se a certeza de que existam indicações adequadas para o desgaste seletivo (estresse emocional não é o fator principal) e, em segundo lugar, realizando-se o procedimento com cuidado e precisão.

A eficácia do desgaste seletivo pode ser fortemente influenciada pela capacidade do operador em lidar com o paciente. Uma vez que o procedimento exige precisão, é essencial o controle rigoroso da posição mandibular e dos contatos dentários. A atividade muscular do paciente deve ser apropriadamente restringida durante o procedimento para que os objetivos do tratamento sejam alcançados. Consequentemente, as condições existentes durante o procedimento devem promover o relaxamento do paciente. O desgaste seletivo é feito em um ambiente quieto e tranquilo. O paciente é reclinado na cadeira odontológica e abordado de maneira calma, gentil e compreensiva. O paciente deve ser parabenizado quando o seu relaxamento e colaboração com o operador forem alcançados. Quando for vantajoso para o operador guiar a mandíbula para uma posição desejada, o movimento deve ser feito devagar e de forma deliberada, de modo a não iniciar atividade muscular protetora. O sucesso de um procedimento de desgaste seletivo depende de todas essas considerações.

Objetivos do tratamento de desgaste seletivo

Embora o desgaste seletivo envolva o remodelamento dos dentes, a posição mandibular para a qual os dentes são alterados também é crítica. O desgaste seletivo deve começar com a localização da posição musculoesqueleticamente estável (RC) dos côndilos. Isso é feito utilizando-se a técnica da manipulação bimanual descrita no Capítulo 9. Em um paciente com DTM, pode ser usada uma placa oclusal para ajudar a determinar a posição articular estável. Se, por alguma razão, houver dúvida quanto à posição condilar, o desgaste seletivo não deverá ser iniciado até que seja alcançada uma posição estável e reproduzível.

Os objetivos do tratamento oclusal com o desgaste seletivo são os seguintes:

1. Com os côndilos na posição musculoesqueleticamente estável (RC) e os discos articulares apropriadamente interpostos, todos os dentes posteriores possíveis fazem contato igual e simultaneamente entre as pontas das cúspides cêntricas e as superfícies planas opostas
2. Quando a mandíbula se movimenta lateralmente, os contatos laterotrusivos dos dentes anteriores desocluem os dentes posteriores
3. Quando a mandíbula é protraída, os contatos dos dentes anteriores desocluem os posteriores
4. Na posição com a cabeça ereta (posição alerta de alimentação), os dentes posteriores contatam-se mais fortemente que os dentes anteriores.

Vários métodos podem ser usados para se alcançar esses objetivos. O descrito aqui consiste em desenvolver, primeiro, uma posição de contato aceitável na relação cêntrica e, segundo, uma guia protrusiva e laterotrusiva aceitável.

Desenvolvimento de uma posição de contato aceitável na relação cêntrica

O objetivo deste passo é criar contatos dentários desejáveis quando os côndilos estiverem em suas posições musculoesqueleticamente estáveis (RC). Em muitos pacientes, existe uma relação instável em RC que leva a um desvio para uma posição mais estável em PIC. O principal objetivo do desgaste seletivo é desenvolver uma posição de intercuspidação estável quando os côndilos estão na posição de RC.

Outra maneira de descrever esse objetivo é se referindo a ele como eliminação dos desvios na relação cêntrica. O deslize da mandíbula é gerado pela instabilidade entre as vertentes dos dentes antagonistas. Quando uma ponta de cúspide entra em contato com uma superfície plana em relação cêntrica e uma força é aplicada pelos músculos elevadores, não ocorre qualquer desvio. Dessa forma, o objetivo para alcançar contatos aceitáveis em PIC é remodelar ou transformar todas as vertentes em pontas de cúspides ou superfícies planas. Contatos da ponta de cúspide para a superfície plana também são desejáveis, desde que eles direcionem, de forma efetiva, as forças de oclusão no eixo longo dos dentes (ver Capítulo 5).

O deslize da RC pode ser classificado como anterossuperior, anterossuperior e para a direita e anterossuperior e para a esquerda. Cada um é gerado por vertentes opostas específicas. Um entendimento básico desses conceitos torna muito mais simples o estabelecimento de uma posição aceitável em RC.

Deslize anterossuperior. O deslize de RC para máxima intercuspidação pode seguir uma trajetória direta para a frente e para cima no plano sagital. Ele se deve ao contato entre as vertentes mesiais das cúspides superiores e as vertentes distais das cúspides inferiores (Figura 19.3).

Deslize anterossuperior e para a direita. O desvio de RC pode ser anterossuperior com um componente de desvio lateral direito (i. e., movimentando para direita). Quando houver um componente lateral, este se deve às vertentes internas e externas dos dentes posteriores.

Quando um deslize lateral direito é gerado pelos contatos dentários opostos no lado direito da arcada, é atribuído às vertentes internas das cúspides linguais superiores contra as vertentes internas das cúspides vestibulares inferiores. Uma vez que essas também são as localizações dos contatos mediotrusivos, elas são chamadas, algumas vezes, de *interferências mediotrusivas em RC* (Figura 19.4A).

Quando um deslize lateral direito for gerado pelos contatos dentários opostos no lado esquerdo da arcada, duas superfícies de contato poderão ser responsáveis: as vertentes internas das cúspides vestibulares superiores contra as vertentes externas das

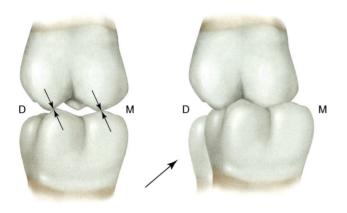

• **Figura 19.3** Deslize anterossuperior. As vertentes que causam este tipo de deslize mandibular da RC para a PIC são as vertentes mesiais dos dentes superiores em oposição às vertentes distais dos dentes inferiores.

cúspides vestibulares inferiores ou a parte externa das cúspides linguais superiores contra a parte interna das cúspides linguais inferiores. Dado que tais vertentes também são as áreas de contato laterotrusivo, elas são chamadas, algumas vezes, de interferências laterotrusivas em RC (Figura 19.4B).

Deslize anterossuperior e para a esquerda. O desvio de RC pode ser anterossuperior com um componente lateral esquerdo. Quando um deslocamento lateral estiver presente, as vertentes opostas que o geram serão as mesmas que criam o deslocamento lateral direito, mas estão nos dentes opostos (Figura 19.5).

Uma compreensão da exata localização das vertentes em contato pode ajudar muito no procedimento de desgaste seletivo. Naturalmente, esses tipos de localização da vertente são precisos somente se houver um alinhamento vestibulolingual normal. Quando os dentes posteriores estão em mordida cruzada, a localização das vertentes em contato muda.

Uma vez compreendidos esses princípios, o procedimento de desgaste seletivo pode começar.

Alcance da posição de contato cêntrico

O paciente é reclinado na cadeira odontológica. A posição musculoesquelética estável (RC) é localizada bimanualmente. Os dentes são levemente aproximados e o paciente identifica aquele que faz o primeiro contato. A boca é então aberta e os dentes são cuidadosamente secos com seringa de ar ou rolo de algodão. Um papel-carbono fino, preso por uma pinça, é colocado no lado onde foi identificado o primeiro contato. A mandíbula é novamente guiada para RC e os dentes se contatam, pressionando levemente o papel. As áreas de contato são localizadas nos dentes superiores e inferiores. Um ou ambos os contatos ocorrerão ou nas vertentes mesial e distal (Figura 19.6) ou nas vertentes vestibular e lingual (Figura 19.7). Para eliminar o deslize de RC, essas vertentes devem ser transformadas em pontas de cúspides ou superfícies planas.

Uma pedra verde de polimento pequena em alta rotação é um método aceitável para remodelar a superfície dentária. É aconselhável, entretanto, que estudantes iniciantes usem uma pedra de polimento em baixa rotação para evitar a remoção de muita estrutura dentária rapidamente. Quando forem adquiridas confiança e destreza, a alta rotação poderá ser usada. Com esta, bons resultados são conseguidos em um tempo razoável com menos vibração e, consequentemente, mais conforto para o paciente.

Quando for encontrado em uma vertente próxima a uma ponta de cúspide cêntrica, o contato é eliminado. Com essa área eliminada, é muito provável que, na próxima vez que os dentes posteriores se aproximarem, a área de contato seja deslocada para mais perto da ponta de cúspide (Figuras 19.6B, 19.7B e 19.8). Quando uma área de contato for localizada em uma vertente próxima à área da fossa central, a vertente é remodelada em uma superfície plana. Isso é geralmente chamado de *desgaste em cavidade*, uma vez que a área da fossa é ligeiramente alargada (Figuras 19.6D, 19.7D e 19.9). A relação vestibulolingual dos dentes superiores e inferiores não pode

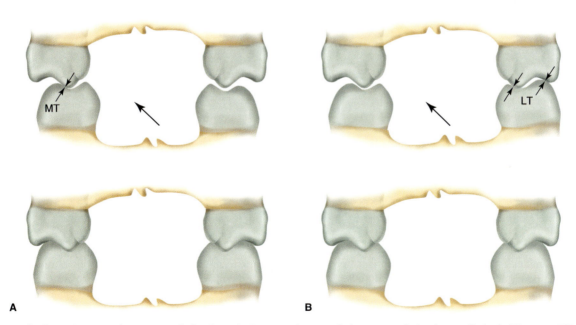

• **Figura 19.4** Deslize anterossuperior e para a direita. As vertentes que criam um deslocamento direito da mandíbula da RC para a PIC podem ser localizadas em ambos os lados das arcadas. **A.** As vertentes à direita, que causam um desvio para o lado direito da mandíbula, são as vertentes internas das cúspides linguais superiores contra as vertentes internas das cúspides vestibulares inferiores (interferências mediotrusivas na RC). **B.** As vertentes localizadas à esquerda, que causam um desvio para o lado direito da mandíbula, são as vertentes internas das cúspides vestibulares superiores contra as vertentes externas das cúspides vestibulares inferiores ou as vertentes externas das cúspides linguais superiores contra as vertentes internas das cúspides linguais inferiores (interferências laterotrusivas na RC). *MT*, contatos mediotrusivos; *LT*, contatos laterotrusivos.

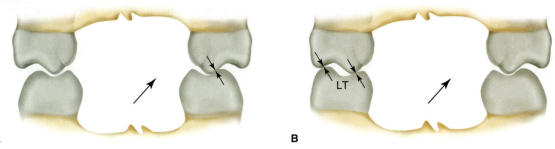

• **Figura 19.5** Deslize anterossuperior e para a esquerda. Similarmente ao deslize direito, as vertentes que criam um deslize esquerdo da mandíbula da RC para a PIC podem ser localizadas em ambos os lados da arcada dental. Essas áreas são similares às que causam desvio direito, porém do lado oposto das arcadas dentais. **A.** Interferências mediotrusivas na relação cêntrica no lado esquerdo desviam a mandíbula para a esquerda. **B.** Interferências laterotrusivas na relação cêntrica no lado direito desviam a mandíbula para a esquerda. *LT*, contato laterotrusivo.

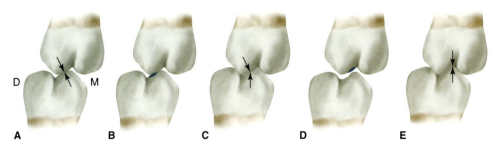

• **Figura 19.6** Sequência de desgaste seletivo na relação cêntrica (RC). **A.** Observe que na RC uma vertente mesial do dente superior entra em contato com uma vertente distal do dente inferior. **B.** O contato mais próximo com a ponta de cúspide está localizado no dente inferior. Esta vertente é eliminada, permitindo que apenas a ponta de cúspide fique em contato. **C.** Durante o próximo fechamento, essa ponta de cúspide inferior entra em contato com a vertente mesial da cúspide superior. **D.** Essa vertente é remodelada em uma superfície plana (desgaste em cavidade). **E.** No próximo fechamento, a ponta de cúspide inferior pode ser vista em contato com a superfície plana superior e, assim, as metas de tratamento para esse par de contatos são alcançadas. *D*, distal; *M*, mesial.

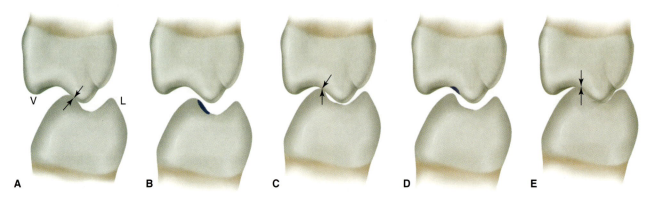

• **Figura 19.7** Sequência de desgaste seletivo na RC (vista mesial). **A.** Observe que na RC uma vertente interna do dente superior fica em contato com uma vertente interna do dente inferior. **B.** A área de contato mais próxima da ponta da cúspide é localizada na cúspide cêntrica inferior. Essa vertente é eliminada, o que permite que apenas a ponta de cúspide fique em contato. **C.** Durante o próximo fechamento, a ponta da cúspide entra em contato com a vertente interna da cúspide cêntrica superior. **D.** Tal vertente é remodelada em uma superfície plana (desgaste em cavidade). **E.** No próximo fechamento, a ponta de cúspide inferior pode ser vista em contato com a superfície plana superior e, assim, as metas de tratamento para esse par de contatos são alcançadas. *V*, vestibular; *L*, lingual.

ser alterada, posto que é determinada pelas larguras entre as arcadas quando os côndilos estão em RC. Consequentemente, o único meio de uma ponta de cúspide contatar uma superfície plana é pelo alargamento da área da fossa, criando-se uma nova área plana.

Uma vez que essas vertentes tenham sido ajustadas, os dentes são novamente secos, remarcados e reavaliados. Se as vertentes ainda estiverem presentes, elas são reajustadas de maneira similar, até que apenas as pontas de cúspide contatem as superfícies planas. Uma vez que isso tenha sido conseguido, as relações de contato entre as duas áreas serão estáveis. Entretanto, esses dois contatos não são os únicos necessários para se atingir uma posição de RC estável. Enquanto os ajustes são feitos, outros dentes também irão entrar em contato e deverão ser ajustados na mesma sequência e com a mesma técnica.

Os contatos das vertentes antagonistas estão em uma dimensão vertical de oclusão aumentada. Enquanto as vertentes são eliminadas, as posições de contato começam a se aproximar da dimensão vertical de oclusão original do paciente, mantida pela PIC. Quando ocorre o fechamento, mais dentes entram em contato. Cada par de contatos é avaliado e ajustado para ponta de cúspide ou superfície plana. Todas as áreas de contato em vertentes devem ser eliminadas.

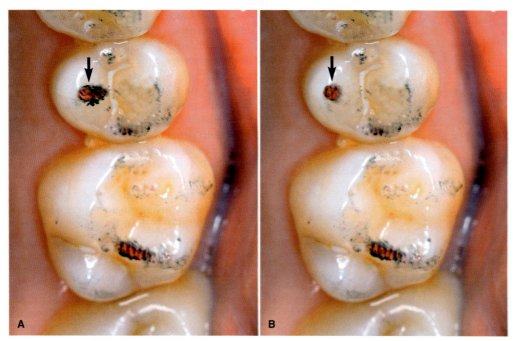

• **Figura 19.8 A.** Na RC, ocorre um contato na vertente interna e na ponta de cúspide do segundo pré-molar superior (*seta*). **B.** A área de contato é alterada de maneira que apenas a ponta de cúspide fique em contato no próximo fechamento.

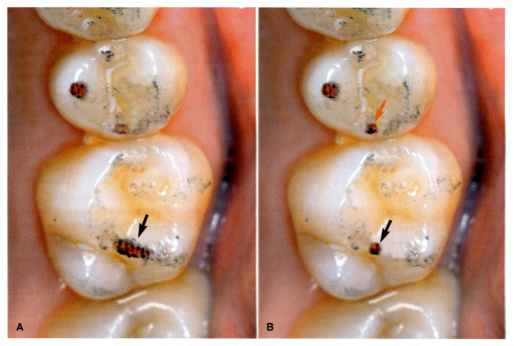

• **Figura 19.9 A.** Na RC, ocorre um contato na vertente interna próximo à fossa central desse primeiro molar superior (*seta preta*). **B.** A área de contato é remodelada em uma superfície plana ao se eliminar a vertente, deixando apenas uma superfície plana (denominada desgaste em cavidade). Quando esse contato é alterado, o ajuste permite que a cúspide do molar inferior inicie o contato na crista marginal do segundo pré-molar (*seta vermelha*).

À medida que os contatos em RC são desenvolvidos, contatos saudáveis de superfícies de pontas de cúspide para superfícies planas são estabelecidos, mas geralmente em uma dimensão vertical maior que a da PIC. Portanto, é provável que esses novos contatos não permitam que os outros dentes posteriores fiquem em contato (Figura 19.10). Quando isso acontece, tais contatos são reduzidos levemente para que os outros dentes possam ocluir.

Mesmo que os contatos de pontas de cúspides com superfícies planas sejam desejáveis, essas áreas devem ser desgastadas para permitir contato total entre os dentes remanescentes. É geralmente importante para função e estabilidade que se mantenham pontas de cúspides proeminentes. Assim, a área de contato mais apropriada para desgaste é a superfície plana. Existe, no entanto, outra consideração a ser feita. Como a área da fossa é reduzida, a cúspide cêntrica se situará mais profundamente na fossa. Quanto mais profundamente a ponta de cúspide se localizar na fossa, mais provável será o contato com uma vertente antagonista durante os movimentos excêntricos. Uma vez que eliminar os contatos dentários posteriores é um dos

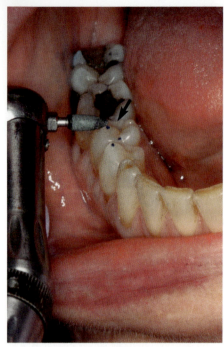

• **Figura 19.10** Contatos desejáveis da ponta de cúspide na superfície plana nos pré-molares inferiores. Entretanto, uma cúspide lingual inferior não entra em contato com a crista marginal distal do segundo pré-molar inferior (*seta*). Os contatos existentes devem ser ajustados para permitir que as cúspides linguais superiores na arcada oposta entrem em contato com essa crista marginal.

objetivos do desgaste seletivo, é mais eficaz lidar com essa condição nesse momento. A decisão de reduzir as pontas de cúspides ou as superfícies planas é, portanto, feita pela visualização das pontas de cúspides enquanto elas executam vários movimentos excêntricos.

Quando a ponta da cúspide não entra em contato com uma superfície dentária antagonista durante os movimentos excêntricos, a superfície plana antagonista é desgastada (Figura 19.11). Quando a ponta de cúspide entra em contato com uma superfície dentária antagonista, a ponta de cúspide é desgastada (Figura 19.12). Esses desgastes não apenas ajudam no estabelecimento de contatos em RC em outros dentes posteriores, como também reduzem a probabilidade de contatos dentários excêntricos posteriores indesejáveis quando a guia anterior é estabelecida. Ao se alterar tanto a ponta de cúspide quanto a superfície plana, o mesmo formato deve ser mantido; assim, o contato desejado será restabelecido enquanto a dimensão vertical se aproximar dos valores originais do paciente.

Os contatos em RC são marcados e ajustados até que todas as cúspides cêntricas posteriores disponíveis estejam contatando de forma equilibrada e simultânea em superfícies planas. Idealmente, deveria haver quatro contatos em RC para cada molar e dois para cada pré-molar. Uma vez que o desgaste seletivo envolve apenas a remoção de estrutura dentária e não pode controlar todas as superfícies ou posições dentárias, algumas vezes resulta em circunstâncias não ideais. Um objetivo mínimo a ser alcançado é que cada dente oposto tenha pelo menos um contato em RC. Se isso não for conseguido, pode ocorrer erupção sem oposição e o resultado pode ser o restabelecimento de um contato dentário indesejável.

Dentes anteriores que apresentem contatos mais intensos durante o desenvolvimento dos contatos posteriores em RC devem ser desgastados. É geralmente aceitável a redução desses contatos igualmente nos dentes anteriores superiores e inferiores, até que os dentes posteriores estejam estabelecidos como os contatos mais proeminentes. Quando os dentes anteriores estiverem sendo ajustados, é de vital importância visualizar os futuros contatos da guia que em breve irão estabelecer-se. Se for determinado que a guia pode ser melhorada com desgaste adicional tanto nos dentes superiores quanto nos inferiores, isso deve ser feito.

Uma posição aceitável de RC terá sido estabelecida quando contatos iguais e simultâneos ocorrerem entre pontas de cúspides e superfícies planas em todos os dentes posteriores. Quando a mandíbula for orientada para RC e uma força for aplicada, não ocorre deslocamento ou deslize (não há vertentes para gerar um deslize). Quando o paciente fecha e oclui em relação cêntrica, todos os dentes posteriores são sentidos de maneira uniforme. Se o contato de algum dente for mais forte, este é cuidadosamente desgastado até que contate de maneira igual à dos demais dentes posteriores. Quando isso for obtido, a estabilidade ortopédica terá sido alcançada.

Desenvolvimento de uma guia lateral e protrusiva aceitável

O objetivo desta etapa no desgaste seletivo é estabelecer um complemento funcional e estável nos contatos dentários, que servirá para guiar a mandíbula através dos vários movimentos excêntricos.

Como discutido no Capítulo 5, os dentes posteriores geralmente não são bons candidatos para receber as forças dos movimentos mandibulares excêntricos. Os dentes anteriores e, especialmente, os caninos são muito melhores para esse fim. Portanto, sob condições ideais, os caninos devem ficar em contato durante os movimentos laterotrusivos e descluir todos os dentes posteriores (bilateralmente).

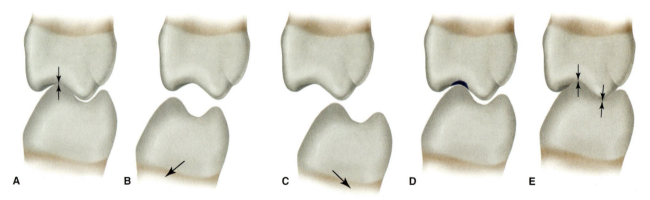

• **Figura 19.11 A.** A cúspide vestibular inferior entra em contato prematuramente, impedindo o contato da cúspide lingual superior. **B.** Não existe contato durante o movimento laterotrusivo (*seta*). **C.** Não existe contato durante o movimento mediotrusivo. **D.** A área da fossa oposta à cúspide vestibular inferior é desgastada. **E.** Isso permite o contato da ponta da cúspide lingual superior.

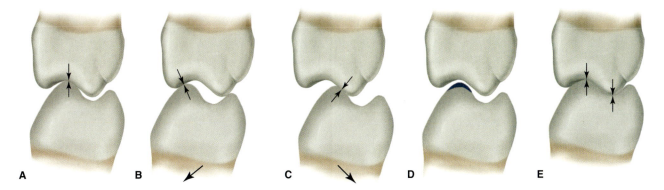

• **Figura 19.12 A.** A cúspide vestibular inferior entra em contato prematuramente, impedindo o contato da cúspide lingual superior. Os contatos também ocorrem (**B**) durante um movimento laterotrusivo (*seta*) e (**C**) um movimento mediotrusivo (*seta*). **D.** A cúspide vestibular inferior é rebaixada. **E.** Isso permite o contato da ponta da cúspide lingual superior.

Quando os caninos estiverem com o alinhamento adequado, este objetivo terá sido alcançado. Entretanto, muitas vezes eles não estão posicionados apropriadamente para entrar em contato imediatamente durante um movimento laterotrusivo. Uma vez que o desgaste seletivo lida apenas com a remoção da estrutura dentária, essa falta de contato não poderá ser corrigida. Quando isso acontece, os dentes mais aptos a aceitar forças laterais devem estabelecer contato e guiar a mandíbula até que os caninos possam também contatar e auxiliar no movimento.

Os contatos laterotrusivos são mais bem aceitos por vários dentes posteriores mais próximos à porção anterior da boca (pré-molares). Em outras palavras, quando os caninos não estão bem posicionados para fornecer uma guia laterotrusiva imediata, uma guia de função em grupo é estabelecida. Nesse caso, a mandíbula é guiada lateralmente pelos pré-molares e até pelas cúspides mesiovestibulares dos primeiros molares. Tão logo haja movimento adequado para trazer os caninos em contato, eles são incorporados para auxiliar no movimento.

É importante lembrar que esse movimento laterotrusivo não é estático, mas dinâmico. Os contatos dentários devem ser controlados de maneira adequada durante todo o movimento até que os caninos passem uns pelos outros, permitindo que os incisivos anteriores entrem em contato (o que é denominado *posição de cruzamento*) (Figura 19.13). Durante esse movimento dinâmico, todos os dentes que fornecem guia na função em grupo devem se contatar suavemente ao mesmo tempo. Caso se perceba que o primeiro pré-molar é responsável por toda a orientação durante parte do movimento, esse dente pode estar sofrendo forças traumáticas, geralmente resultando em mobilidade (Figura 19.14). O desgaste seletivo ajusta esse dente até que ele entre em contato, uniformemente, com os demais dentes durante o movimento laterotrusivo. Algumas considerações são importantes:

1. Contatos laterotrusivos aceitáveis ocorrem entre as cúspides vestibulares, e não entre as cúspides linguais. Os contatos linguais laterotrusivos, assim como os contatos mediotrusivos, são sempre eliminados, uma vez que produzem instabilidade oclusal excêntrica
2. Assim como os movimentos de lateralidade, os movimentos protrusivos são guiados de forma mais apropriada pelos dentes anteriores, e não pelos dentes posteriores. Durante um movimento de protrusão reto, os incisivos inferiores passam abaixo das superfícies linguais dos incisivos superiores, descluindo os dentes posteriores. Durante qualquer movimento lateroprotrusivo, os incisivos laterais também podem ser envolvidos na guia. No momento em que o movimento se torna mais lateral, os caninos começam a contribuir para a guia.

Técnica. Depois que os contatos em RC são estabelecidos, eles nunca devem ser alterados. Todos os ajustes dos contatos excêntricos ocorrem em torno dos contatos em RC, sem alterá-los.

O paciente oclui em RC e a relação dos dentes anteriores é visualizada. Determina-se, então, se a guia canina imediata é possível ou se a guia de função em grupo é necessária (Figura 19.15).

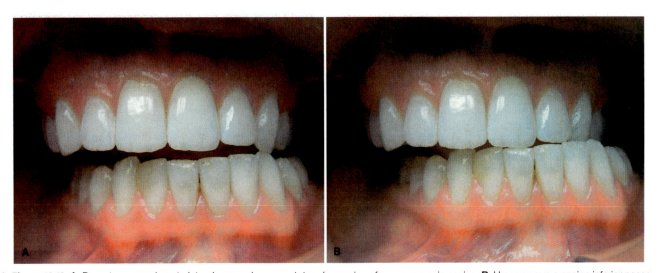

• **Figura 19.13 A.** Durante um movimento lateral esquerdo, os contatos dos caninos fornecem a guia canina. **B.** Uma vez que o canino inferior passa além do canino superior, os dentes anteriores devem entrar em contato. Isso é denominado *posição de cruzamento*.

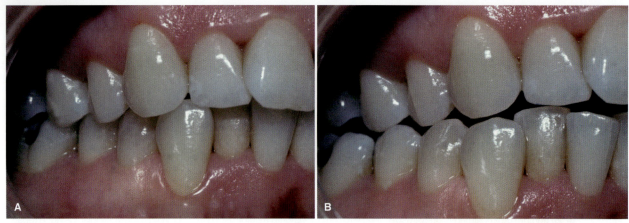

• **Figura 19.14 A.** Na PIC, o canino parece ocupar uma posição favorável para fornecer uma guia anterior. **B.** Durante o movimento de trabalho, fica evidente que os primeiros pré-molares estão realmente fornecendo a guia. Essa guia de trabalho não é bem tolerada pelos pré-molares e pode produzir mobilidade traumática. Durante o desgaste seletivo, esses contatos devem ser reduzidos para permitir que o canino forneça a orientação.

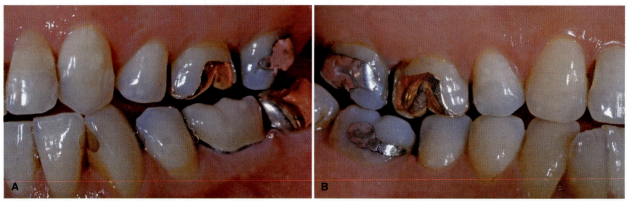

• **Figura 19.15 A.** Guia canina. Os caninos ficam em contato, desocluindo, assim, os dentes posteriores durante um movimento laterotrusivo. **B.** Guia de função em grupo. Muitos dentes posteriores participam guiando a mandíbula durante um movimento laterotrusivo.

Quando a função em grupo estiver indicada, os dentes que podem auxiliar na guia devem ser selecionados. O paciente move a mandíbula em várias excursões laterais e protrusivas para revelar os contatos mais desejáveis. Em alguns casos, contatos mediotrusivos grosseiros irão desocluir os dentes anteriores e dificultar a visualização da melhor guia (Figura 19.16). Quando isso ocorre, é recomendável eliminar os contatos mediotrusivos antes de se determinar a melhor relação de guia.

Uma vez determinados os contatos de guia desejáveis, eles serão refinados e os contatos excêntricos remanescentes, eliminados. Para se garantir que os contatos em RC já estabelecidos não sejam alterados, são usados dois carbonos com cores diferentes. Os dentes são secos e o papel-carbono azul é colocado entre eles. O paciente oclui e marca os dentes posteriores. Em seguida, a partir da posição de RC, é realizada uma excursão à direita com retorno à relação cêntrica, seguida de uma excursão à esquerda com retorno para a RC. Finalmente, é realizado um movimento de protrusão reto com retorno à RC. A boca é então aberta, o carbono azul é removido e substituído por um carbono vermelho e o paciente oclui e marca os contatos em RC. Em seguida, o papel-carbono vermelho é removido e os contatos são inspecionados. Todos os contatos excêntricos agora estão marcados em azul e todos os contatos em RC, em vermelho. Os contatos azuis são ajustados para preencher as condições determinadas de guia, sem alterar os contatos vermelhos de RC. Geralmente, é visto um ponto vermelho, com estrias azuis estendendo-se a partir dele (Figura 19.17). Esse tipo de marcação revela que a ponta da cúspide cêntrica entra em contato com uma vertente do dente antagonista durante determinado movimento excêntrico.

Isso é extremamente útil quando um procedimento de desgaste seletivo estiver sendo realizado, para se ter um entendimento cuidadoso das várias localizações dos contatos excêntricos. Tal fato permitirá a identificação imediata dos contatos desejáveis e dos que devem ser eliminados.

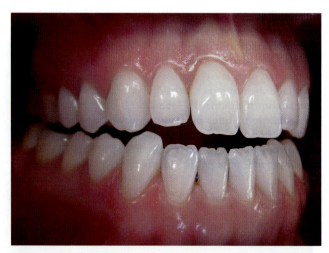

• **Figura 19.16** Durante um movimento laterotrusivo direito, existem contatos mediotrusivos significativos nos terceiros molares esquerdos, o que desoclui o lado direito. Essa é uma oclusão ortopedicamente instável; se carregada, pode ser um fator de risco associado a determinadas DTMs.

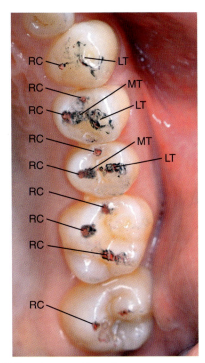

- **Figura 19.17** O carbono azul é usado para marcar os contatos excêntricos e o carbono vermelho, para marcar os contatos em RC. Neste caso, os contatos laterotrusivos (*LT*) e mediotrusivos (*MT*) estão presentes em torno dos contatos em relação cêntrica (*RC*).

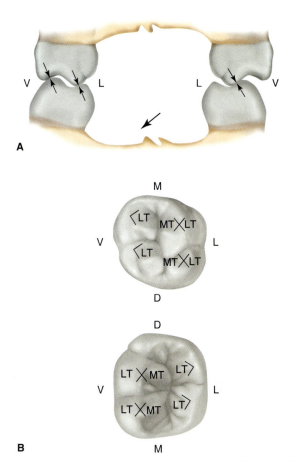

- **Figura 19.18** Quando os dentes ocluem em uma relação vestibulolingual normal, os contatos excêntricos ocorrem em áreas muito previsíveis dos dentes. **A.** Movimento lateral direito. **B.** Áreas potenciais de contato dos primeiros molares superiores e inferiores. *M*, mesial; *D*, distal; *V*, vestibular; *L*, lingual; *MT*, mediotrusivo; *LT*, laterotrusivo.

Durante um movimento de lateralidade, os contatos laterotrusivos podem ocorrer entre as vertentes internas das cúspides vestibulares superiores e as vertentes externas das cúspides vestibulares inferiores. Eles também podem ocorrer entre as vertentes externas das cúspides linguais superiores e as vertentes internas das cúspides linguais inferiores. Os contatos mediotrusivos podem se dar entre as vertentes internas das cúspides linguais superiores e as vertentes internas das cúspides vestibulares inferiores. Quando as superfícies oclusais dos dentes posteriores forem visualizadas, existem certas áreas dos dentes nas quais cada uma das áreas de contato pode ser visualizada (Figura 19.18). Um entendimento completo dessas áreas pode simplificar o procedimento de desgaste seletivo.

Durante um movimento protrusivo, os contatos protrusivos posteriores podem ocorrer entre as vertentes distais das cúspides linguais superiores e as vertentes mesiais das cúspides vestibulares inferiores. Quando esses locais de contato em potencial são adicionados à superfície oclusal dos dentes posteriores, é possível visualizar todas as potenciais áreas de contatos excêntricos nos dentes posteriores (Figura 19.19).

Procedimento para guia de caninos. Quando a relação dos dentes anteriores fornece guia de caninos, todas as marcações em azul em dentes posteriores são removidas sem alterar os contatos estabelecidos em RC (em vermelho). Uma vez que isso é alcançado, os dentes são secos novamente e o procedimento de marcação dos contatos excêntricos em azul e dos contatos cêntricos em vermelho é repetido. Frequentemente, são necessários vários ajustes para se alcançar os resultados desejados. Quando esse procedimento tiver sido finalizado, os dentes posteriores apresentarão apenas contatos em RC nas pontas de cúspides e superfícies planas em vermelho. Os caninos apresentarão os contatos laterotrusivos em azul e os incisivos (possivelmente também os caninos) revelarão os contatos protrusivos em azul (Figura 19.20).

Procedimento para guia de função em grupo. Quando a relação dos dentes anteriores for tal que uma função em grupo seja necessária para a guia, todos os contatos em azul nos dentes posteriores não serão eliminados. Uma vez que os dentes posteriores selecionados são necessários para ajudar na guia, deve-se tomar cuidado para que esses contatos não sejam eliminados. Os contatos desejados são os laterotrusivos nas cúspides vestibulares dos pré-molares e nas cúspides mesiovestibulares do primeiro molar. Quando o procedimento de desgaste seletivo tiver sido finalizado, a condição oclusal revelará apenas os contatos em vermelho em RC nos dentes posteriores (exceto pelos contatos laterotrusivos em azul nas cúspides vestibulares, necessários para auxiliar na guia). Os caninos revelarão os contatos laterotrusivos em azul, à medida que o movimento se tornar grande o suficiente para desocluir esses dentes. Os incisivos revelarão contatos protrusivos em azul (Figura 19.21).

Como visto na Figura 19.22, uma força é aplicada na borda inferior e no ângulo da mandíbula em uma direção superomedial, à medida que o paciente se movimenta em uma direção mediotrusiva. Isso ajudará o côndilo a realizar um movimento bordejante que não ocorre durante a função normal, mas pode ocorrer durante a atividade parafuncional. Quaisquer contatos dentários que ocorram durante esse movimento assistido são identificados e eliminados durante o procedimento de desgaste seletivo.

Avaliação com a cabeça na posição ereta (posição alerta de alimentação). O procedimento de desgaste seletivo não está completo até que a posição de cabeça ereta seja avaliada. Uma vez que a maioria de tais procedimentos é realizada na posição reclinada, não foram feitas considerações sobre mudanças posturais da posição mandibular na discussão anterior. Avaliações das mudanças posturais da mandíbula devem ser feitas antes de o paciente ser dispensado.

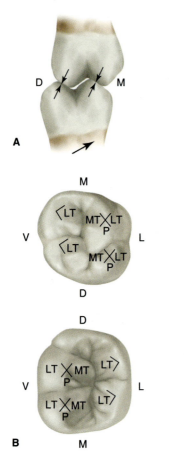

● **Figura 19.19 A.** Áreas potenciais de contato dentário posterior durante um movimento de protrusão (*P*) (*seta inferior*). **B.** Todas as áreas potenciais de contato excêntrico nos primeiros molares superiores e inferiores. *D*, distal; *M*, mesial; *V*, vestibular; *L*, lingual; *MT*, mediotrusivo; *LT*, laterotrusivo.

> **NOTA**
> Conforme discutido em capítulo anterior, o sistema neuromuscular que controla os movimentos mandibulares é muito protetor. Os contatos dentários que geram interferências na função normal são evitados pelos mecanismos reflexos protetores. Essa proteção existe durante a função normal, mas não geralmente durante a atividade parafuncional subconsciente. Em outras palavras, os contatos com probabilidade de estarem presentes durante a atividade parafuncional são evitados durante o exame dos dentes. Devem ser identificados e eliminados durante o procedimento de desgaste seletivo, de maneira que não estejam presentes durante a atividade parafuncional. São mais facilmente identificados quando se auxilia o paciente nos movimentos laterotrusivos.[1]

Na posição ereta com a cabeça inclinada aproximadamente em 30° (deslocando-se o plano de Frankfort a 30° do plano horizontal), o paciente oclui nos dentes posteriores. É importante determinar se ocorre mudança postural na posição mandibular que cause um contato dos dentes anteriores mais forte que dos dentes posteriores. Se isso acontecer, os contatos dos dentes anteriores são levemente reduzidos até que os dentes posteriores contatem de modo mais forte. Deve-se tomar cuidado ao se questionar o paciente para que a informação recebida seja válida. Quando é apenas perguntado se os dentes anteriores ocluem mais forte, o paciente pode simplesmente protrair levemente na guia e checar o contato; nessa posição, os contatos dos dentes anteriores serão sentidos de maneira mais forte e o paciente, consequentemente,

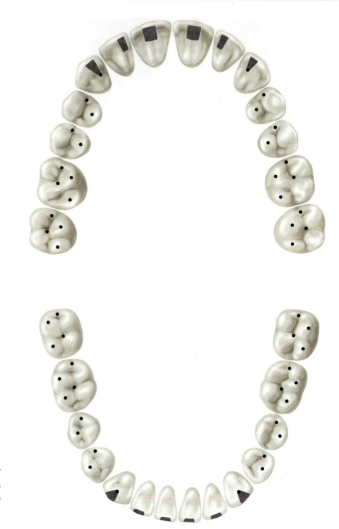

● **Figura 19.20** Resultados desejados de um procedimento de desgaste seletivo. Neste caso, foi conseguida uma guia canina.

irá responder afirmativamente, tendo como resultado a remoção desnecessária de uma porção da guia anterior.

A melhor maneira de se questionar um paciente na posição alerta de alimentação é pedir que feche a boca e que bata levemente os dentes posteriores seguidamente. Enquanto isso, pergunta-se a ele se os dentes posteriores se contatam predominantemente, se os dentes anteriores se contatam predominantemente ou se ambos os dentes, posteriores e anteriores, contatam-se igualmente. Se os dentes posteriores se contatam predominantemente, ocorrerão mudanças posturais mínimas e o procedimento de desgaste seletivo está finalizado. Se, entretanto, os dentes anteriores estão contatando-se fortemente ou os dentes posteriores e anteriores contatam-se por igual, um ajuste final na posição alerta de alimentação é necessário. Nessa posição ereta, os dentes anteriores são secos e um carbono vermelho é colocado entre eles. O paciente novamente bate levemente os dentes posteriores. Quaisquer contatos em RC nos dentes anteriores são levemente reduzidos até que o paciente relate que os dentes posteriores contatam predominantemente. Normalmente, um ou dois ajustes irão acomodar essa mudança postural da mandíbula. Tão logo os dentes posteriores sejam predominantemente sentidos, o procedimento de desgaste seletivo estará finalizado.

Instruções para o paciente. Após o procedimento de desgaste seletivo, os músculos do paciente podem ficar cansados. Isso é

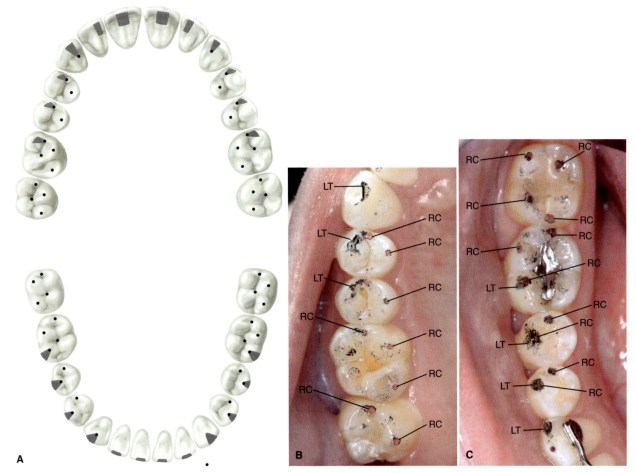

- **Figura 19.21 A.** Resultados desejados de um procedimento de desgaste seletivo. Neste caso, obteve-se uma guia de função em grupo. **B** e **C.** Dentes superiores e inferiores, depois de finalizado o procedimento de desgaste seletivo. Note que foi estabelecida uma guia de função em grupo. Os contatos em relação cêntrica (*RC*) foram desenvolvidos nas pontas de cúspides e superfícies planas. Nos caninos e pré-molares, são observados contatos laterotrusivos (*LT*). Não há contatos mediotrusivos.

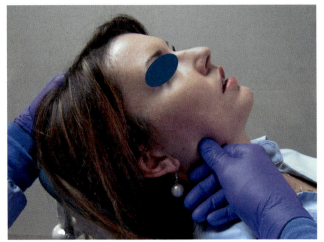

- **Figura 19.22** Movimento mandibular assistido. É aplicada força ao ângulo da mandíbula em direção mediossuperior para ajudar a identificar os contatos mediotrusivos.

normal, especialmente quando o procedimento tiver sido realizado durante uma longa consulta. O paciente deve ser informado de que alguns dentes estarão ásperos quando tocados com a língua, mas que ficarão lisos e polidos em alguns dias.

Não é necessário que os pacientes se concentrem em alguma posição mandibular ou contato dentário para auxiliar na eficácia do procedimento. Aqueles que fizerem um esforço consciente para explorar a condição oclusal, provavelmente encontrarão contatos não identificados durante o procedimento, podendo ficar preocupados. O efeito geral de tal atividade é geralmente hiperatividade muscular. Pedir ao paciente que relaxe e evite o contato dos dentes é geralmente o melhor conselho.

Desgaste seletivo parcial

Em alguns casos, os pacientes podem necessitar apenas de um desgaste seletivo parcial. Por exemplo: um contato mediotrusivo muito proeminente restringe o movimento mandibular durante a função. A reação inicial poderia ser eliminá-lo, sem alterar qualquer outro aspecto da oclusão. Embora isto possa fornecer mais liberdade de movimento mandibular, algumas precauções devem ser tomadas antes que tal desgaste seletivo parcial seja feito.

Se um contato mediotrusivo for eliminado sem preocupação com a estabilidade dos dentes em PIC, o dente pode ser tirado de oclusão e então erupcionar de tal maneira que o contato seja restabelecido ou talvez uma nova relação de intercuspidação seja introduzida, impossibilitando qualquer benefício permanente do desgaste, mesmo que esmalte suficiente tenha sido removido (Figura 19.23). Em alguns casos, os dentes que tiverem sido retirados de oclusão não voltarão a erupcionar e isso introduz o problema da perda da PIC. À medida que os contatos oclusais são perdidos, a percepção precisa da posição mandibular pelo

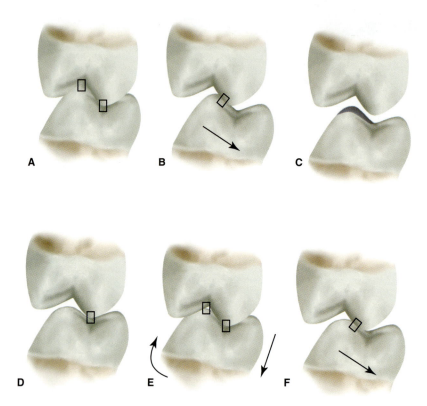

• **Figura 19.23** O desgaste seletivo parcial pode criar relações dentárias indesejadas. **A.** Relação estável de intercuspidação. **B.** Um contato mediotrusivo está presente. **C.** O contato mediotrusivo é removido, sem preocupação com a PIC ou a cúspide vestibular inferior. **D.** O contato cêntrico na cúspide vestibular inferior agora foi perdido na PIC. **E.** Pode ocorrer erupção do dente, sendo restabelecido o contato da cúspide (*setas*). **F.** O restabelecimento do contato mediotrusivo indesejável ocorre concomitantemente a esse reposicionamento.

ligamento periodontal também é perdida. Isso leva o paciente a buscar constantemente uma posição oclusal estável, resultando em hiperatividade muscular (cocontração protetora). A condição é tratada de forma mais efetiva mediante retorno dos dentes para o contato oclusal por meio de procedimentos restauradores. O desenvolvimento de uma PIC muito precisa e estável é essencial para esse paciente.

O desgaste seletivo parcial não é indicado quando a instabilidade ortopédica tiver sido identificada como o principal fator etiológico da DTM. Nesse caso, o desgaste seletivo parcial se baseia apenas na adivinhação do operador para determinar quais interferências precisam ser eliminadas. O desgaste seletivo completo é o único método para melhorar a estabilidade ortopédica.

Entretanto, em alguns casos, o desgaste seletivo parcial pode ser útil. Quando um paciente se queixa de sintomas associados a uma nova restauração (mudanças agudas na condição oclusal), a restauração deve ser cuidadosamente examinada. Se contatos indesejáveis estiverem presentes, eles serão eliminados para se adequarem à condição oclusal existente. Quando um único dente apresentar mobilidade ou pulpite, algumas vezes sua oclusão deverá ser ajustada para diminuir a intensidade das forças aplicadas. Deve ser entendido que a remoção completa do contato oclusal do dente é apenas um tratamento temporário. Conforme o dente reerupciona em oclusão, contatos excêntricos podem restabelecer a condição preexistente. Geralmente, é melhor aliviar o dente na PIC enquanto os contatos excêntricos são eliminados. Isso irá manter o dente em uma relação funcional estável, ao mesmo tempo que diminui a probabilidade de sintomas recorrentes.

Quando mobilidade e pulpite estiverem presentes, o desgaste seletivo parcial será considerado apenas terapia de suporte. Ele raramente afeta os fatores etiológicos responsáveis pelos problemas. Quando um dente apresentar hipersensibilidade ou mobilidade, sem qualquer evidência de doença periodontal, deve-se suspeitar de atividade parafuncional. O desgaste seletivo parcial pode ajudar na diminuição dos sintomas relacionados a este dente, mas raramente terá algum efeito sobre a atividade parafuncional. Nesses casos, o tratamento adequado para diminuição da atividade parafuncional deve ser considerado.

Referência bibliográfica

1. Okeson JP, Dickson JL, Kemper JT: The influence of assisted mandibular movement on the incidence of nonworking tooth contact, *J Prosthet Dent* 48(2):174–177, 1982.

20
Considerações Restauradoras na Terapia Oclusal

Restaurar os dentes é fundamental para a prática da odontologia.
JPO

Na prática da odontologia, a maioria dos procedimentos é, de alguma forma, restauradora. O motivo para proporcionar este tratamento é a substituição ou reconstrução da estrutura dentária ausente. Infelizmente, a influência desses procedimentos na condição oclusal dos dentes costuma ser pouco enfatizada. A maior parte dos procedimentos restauradores não pode ser realizada sem influenciar, em algum grau, a condição oclusal existente. O efeito potencial dos procedimentos restauradores na oclusão é óbvio quando está sendo considerada uma reconstrução completa da dentição. Entretanto, deve-se atentar que mesmo uma restauração oclusal de amálgama pode ter efeito significativo na oclusão se apresentar excesso ou falta de material.

Nesse caso, uma série de mudanças pequenas e aparentemente insignificantes ocorrerá lentamente durante um longo período, resultando em perda gradual da estabilidade oclusal. Isso geralmente passa despercebido pelo paciente até que resulte em interferências oclusais significativas. Em contrapartida, mudanças abruptas na oclusão costumam ser percebidas rapidamente pelo paciente e, por isso, são frequentemente resolvidas antes que surjam consequências difíceis.

É importante considerar que todos os procedimentos restauradores são, de alguma forma, um tipo de terapia oclusal. Essa afirmação nem sempre é verdadeira, pois algumas restaurações não são confeccionadas em superfícies oclusais (p. ex., restauração vestibular pontual em um primeiro molar inferior ou uma coroa anterior em um paciente com mordida aberta anterior). De qualquer maneira, a maioria das restaurações envolve superfícies oclusais. Como os procedimentos restauradores podem afetar a oclusão, quando é determinado que a terapia oclusal está indicada para resolver uma disfunção temporomandibular (DTM), procedimentos restauradores podem geralmente realizar as mudanças oclusais necessárias para que se alcancem os objetivos de tratamento. Uma vez que os procedimentos restauradores fazem uso tanto da adição quanto da subtração de superfícies dentárias, pode ser mais bem conseguido um maior grau de mudança oclusal com eles do que com o desgaste seletivo.

Os procedimentos restauradores e a terapia oclusal devem geralmente ser considerados inseparáveis. Quando os procedimentos restauradores estão indicados primariamente para eliminar lesões de cárie e reconstruir dentes, deve-se tomar cuidado para se restabelecer uma oclusão funcional estável. Já se indicados primariamente como terapia oclusal, deve-se ter o mesmo cuidado para reconstruir o dente com princípios estéticos sólidos e forma compatível com os tecidos adjacentes.

Neste capítulo, os procedimentos restauradores são divididos em dois tipos: operatórios e protéticos fixos. Os procedimentos operatórios são aqueles nos quais as restaurações finais são fabricadas intraoralmente (p. ex., restauração de amálgama, resina composta). Os procedimentos protéticos fixos são os que envolvem a fabricação extraoral, com ajustes finais e cimentação na boca (p. ex., *inlays*, *onlays*, coroas totais, próteses parciais fixas). Embora neste capítulo seja dada pouca ênfase à prótese parcial removível, as mesmas considerações oclusais também lhe são apropriadas.

Considerações operatórias na terapia oclusal

Infelizmente, quando as técnicas operatórias são discutidas na literatura, dá-se pouca ênfase às considerações oclusais. O sucesso ou a falha do procedimento, entretanto, baseia-se não apenas nas margens e contornos da restauração, mas igualmente na relação oclusal.

Objetivos do tratamento

Para estabilizar o dente e fornecer condições funcionais ideais, certos objetivos devem ser alcançados. Eles podem ser divididos em: (1) contatos dentários e (2) posição mandibular.

Objetivos do tratamento para contatos dentários

Contatos posteriores. Depois de um procedimento operatório, a nova restauração deve fornecer estabilidade tanto para os dentes antagonistas quanto para os dentes adjacentes; assim, não ocorrerá migração ou erupção. Quando a mandíbula se fecha, a nova restauração deve fornecer oclusão simultânea e harmoniosa com os contatos dentários posteriores existentes. Deve dirigir as forças ao eixo longo dos dentes. Em muitos casos, antes da restauração, essa estabilidade e a carga axial eram fornecidas pelas vertentes recíprocas, como uma cúspide em uma fossa oposta. Esculpir uma restauração de amálgama de volta para uma relação de contato entre vertentes recíprocas é geralmente uma tarefa difícil. Se for tentada e a reciprocidade não for conseguida (na falta de uma vertente), pode ocorrer instabilidade. Consequentemente, é melhor desenvolver a estabilidade e a carga axial necessária esculpindo a restauração para uma relação de contato na qual uma ponta de cúspide opõe-se a uma superfície plana. Isso satisfaz os objetivos do tratamento.

Contatos anteriores. A maioria dos procedimentos operatórios realizados nos dentes anteriores consiste em restaurações em resina composta e deve restaurar os dentes na sua forma e função normais. Um requisito oclusal dos dentes anteriores (ver Capítulo 5) é fornecer guia para a mandíbula durante os movimentos excêntricos.

Consequentemente, na posição de fechamento, os dentes anteriores devem contatar com menos força que os dentes posteriores. Durante um movimento excêntrico, os dentes anteriores disponíveis devem guiar a mandíbula e desocluir os dentes posteriores. Na posição de cabeça ereta (posição alerta de alimentação), os dentes anteriores não devem contatar tão forte quanto os posteriores.

Objetivos do tratamento para a posição mandibular

Quando os procedimentos operatórios são realizados, a posição mandibular na qual as restaurações são feitas depende muito da presença de qualquer distúrbio funcional do sistema mastigatório. Quando procedimentos operatórios são realizados em um paciente sem distúrbios funcionais, as restaurações geralmente são feitas na posição de máxima intercuspidação (PIC). Se o paciente apresentar um distúrbio funcional do sistema mastigatório, normalmente é melhor resolvê-lo antes que o procedimento operatório comece. Se na resolução do distúrbio for determinado que a condição oclusal é o principal fator etiológico, então um procedimento de desgaste seletivo (quando viável) deve ser finalizado antes de qualquer procedimento operatório. Assim, as restaurações podem ser confeccionadas dentro de uma relação oclusal sólida, conseguida por meio do procedimento de desgaste seletivo.

Alcance dos objetivos de tratamento

A probabilidade de obtenção dos objetivos de tratamento, tanto para os dentes anteriores quanto para os dentes posteriores, é muito facilitada pelo exame detalhado das condições oclusais antes do procedimento operatório. Isso é feito visualizando os modelos de estudo ou pedindo ao paciente para morder o papel-carbono, marcando os contatos oclusais. Saber a localização exata dos contatos existentes pode ajudar muito no restabelecimento desses contatos na restauração.

Contatos posteriores

O restabelecimento de contatos posteriores estáveis em uma nova restauração de amálgama pode ser uma tarefa de tentativas e erros. Percebe-se, rapidamente, que deixar uma nova restauração de amálgama muito alta geralmente resulta em fratura da restauração e na necessidade de sua substituição. Consequentemente, existe uma grande tendência de se remover um pouco mais de amálgama durante a escultura para proteger a restauração de uma fratura. Embora os resultados imediatos possam ser satisfatórios, pelo fato de o paciente não conseguir detectar qualquer alteração na oclusão, a condição que se desenvolve é geralmente instável, permitindo a migração ou a erupção do dente até que novos contatos oclusais possam ser estabelecidos. Essa migração pode resultar em relações dentárias indesejáveis e/ou contatos excêntricos (Figura 20.1).

As restaurações em amálgama devem, portanto, ser esculpidas *em oclusão*, e não *fora* dela. Inicialmente, pede-se ao paciente para morder suavemente em um papel-carbono e, assim, o excesso de amálgama é removido. Observando-se o contato oclusal antes do procedimento operatório, pode-se oferecer informação valiosa a respeito da localização e extensão da escultura a ser realizada. A área de amálgama que se opõe a uma ponta de cúspide cêntrica é esculpida em uma superfície plana. Dependendo da sua localização, a área plana poderá ser tanto uma crista marginal quanto uma fossa central. É útil examinar à procura de contatos na estrutura natural do dente. Quando isso ocorre, a escultura da restauração está quase completa. Depois de determinado que a restauração está contatando suave e simultaneamente (em pontas de cúspide e superfícies planas) os dentes opostos, os contatos excêntricos serão avaliados. Um papel-carbono de cor diferente é útil para identificar os contatos excêntricos e os contatos de fechamento (como no procedimento de desgaste seletivo, discutido no Capítulo 19). Na maioria dos casos, as restaurações em amálgama não servem como guia para os movimentos mandibulares e, por essa razão,

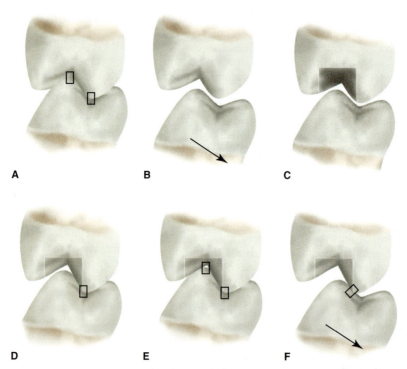

• **Figura 20.1 A.** Na PIC, existe uma relação oclusal estável. **B.** Não há contato durante o movimento mediotrusivo (*seta*). **C.** Um preparo para restauração em amálgama foi finalizado no molar superior. **D.** A nova restauração posterior foi esculpida demais, resultando em falta de contato com a cúspide vestibular inferior. **E.** Depois de certo tempo, o dente inferior migra para uma posição oclusal mais estável, restabelecendo o contato entre a cúspide vestibular inferior e a restauração. **F.** Embora a máxima intercuspidação agora esteja estável, surgiu um contato mediotrusivo (*seta*).

o contato excêntrico é completamente eliminado. Os mesmos princípios são observados na colocação de restaurações posteriores em resina composta.

Contatos anteriores

> **NOTA**
>
> Se a posição de fechamento mandibular desejada for a de intercuspidação (PIC), um movimento posterior a essa posição geralmente é possível. Este movimento deve ser avaliado para que a nova restauração não contribua com interferência oclusal no limite posterior ou retraído do movimento. Se o contato inicial, quando a mandíbula se fecha em relação cêntrica (RC), estiver na nova restauração, essa superfície deverá ser desgastada para que o padrão de contato original em RC não seja alterado. Na ausência de quaisquer problemas funcionais, esse padrão de contato é considerado fisiologicamente aceitável; consequentemente, nenhum procedimento deve ser realizado para alterá-lo.

A guia inicial para confecção de restaurações anteriores em resina composta é a morfologia dentária. Quando a resina é esculpida e polida no contorno original do dente, a condição oclusal é avaliada. Contatos pesados na posição de fechamento mandibular são desgastados. Frequentemente, estes podem ser detectados colocando-se os dedos nas superfícies vestibulares enquanto o paciente fecha e contata os dentes posteriores (Figura 20.2). Contatos pesados tendem a deslocar os dentes para vestibular ou causar vibrações (conhecidas como *frêmito*). Esses contatos são marcados e ajustados até que os dedos não detectem qualquer deslocamento incomum dos dentes restaurados.

Quando os contatos no fechamento mandibular tiverem sido ajustados, os movimentos mandibulares excêntricos são avaliados. Se uma restauração estiver envolvida em uma trajetória excêntrica, ela deve fornecer um movimento suave e sem restrição. Qualquer irregularidade na sua superfície deve ser suavizada para permitir esse movimento. Uma restauração esculpida ou polida em excesso, deixando fragmento ou falha na sua margem, é substituída. Ela é avaliada não apenas no movimento de protrusão e laterotrusão, mas também por meio de várias excursões lateroprotrusivas.

Quando a restauração estiver adequadamente ajustada aos movimentos excêntricos, o paciente é levado à posição ereta na cadeira e a posição alerta de alimentação é avaliada. Os contatos pesados nos dentes anteriores são desgastados até que os contatos nos dentes posteriores se tornem mais proeminentes.

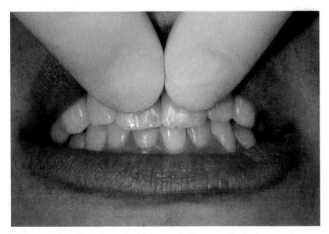

• **Figura 20.2** Contatos dentários anteriores mais fortes podem ser detectados colocando-se o dedo na superfície vestibular dos dentes anteriores enquanto o paciente bate os dentes repetidamente.

Considerações sobre prótese fixa na terapia oclusal

A prótese fixa oferece algumas vantagens sobre os procedimentos operatórios na terapia oclusal. Embora os procedimentos operatórios envolvam a reposição de superfícies dentárias, a condição oclusal geralmente é desenvolvida pela remoção cuidadosa de material restaurador. Nesse sentido, são sujeitos às mesmas limitações que os procedimentos de desgaste seletivo. As próteses fixas, entretanto, utilizam o benefício de adicionar e subtrair superfícies dentárias até que a restauração desejada seja conseguida. Como isso é geralmente realizado extraoralmente, erros derivados da precariedade inerente às condições de trabalho intraoral (visibilidade, acesso, saliva) são evitados. Com o uso apropriado dos articuladores (ver Capítulo 18), as restaurações podem ser fabricadas de forma precisa para alcançar os objetivos de tratamento. Uma vez que essas etapas tenham sido confeccionadas, os ajustes finais são realizados na boca.

Objetivos do tratamento

Assim como para os procedimentos operatórios, os objetivos do tratamento para as próteses fixas podem ser divididos em contatos dentários e posição mandibular.

Objetivos do tratamento para contatos dentários

Contatos posteriores. Os dentes posteriores devem contatar de maneira a fornecer estabilidade enquanto as forças são direcionadas ao eixo longo dos dentes. Como a forma do dente pode ser estabelecida com precisão, essa carga axial pode ser conseguida por meio de contatos recíprocos nas vertentes em volta das cúspides cêntricas (conhecidos como *tripoidismo*) ou por intermédio do estabelecimento de um contato do tipo ponta de cúspide em superfície plana (Figura 20.3). Ambos os métodos alcançarão os objetivos do tratamento.

Contatos anteriores. Os dentes anteriores devem contatar suavemente durante o fechamento enquanto fornecem contatos proeminentes durante os movimentos excêntricos. Como os procedimentos protéticos fixos permitem maior controle de toda a forma dentária, o padrão preciso de guia pode ser controlado de maneira mais cuidadosa. Da mesma forma que com outros procedimentos, na posição alerta de alimentação não devem ser estabelecidos contatos anteriores proeminentes.

Objetivos do tratamento para a posição mandibular

A posição mandibular na qual restaurações protéticas fixas são confeccionadas é determinada por dois fatores: (1) a presença de qualquer distúrbio funcional no sistema mastigatório e (2) a extensão dos procedimentos indicados.

Distúrbios funcionais. Deve ser feito um exame detalhado do paciente antes de qualquer procedimento com prótese fixa. Se algum distúrbio funcional for notado, ele deve ser resolvido antes de o tratamento começar. Se for determinado pela terapia oclusal reversível e por outras considerações discutidas no Capítulo 15 que a condição oclusal existente é um fator etiológico contribuinte, um procedimento de desgaste seletivo é realizado para que uma condição oclusal estável seja estabelecida na posição mandibular desejada (RC). Uma vez que a relação oclusal esteja estabelecida, as próteses fixas são confeccionadas para estabilizar a condição oclusal e a posição mandibular.

Extensão do tratamento. Em pacientes sem sinais de distúrbios funcionais do sistema mastigatório, a extensão das próteses fixas indicadas determina a posição mandibular a ser usada na

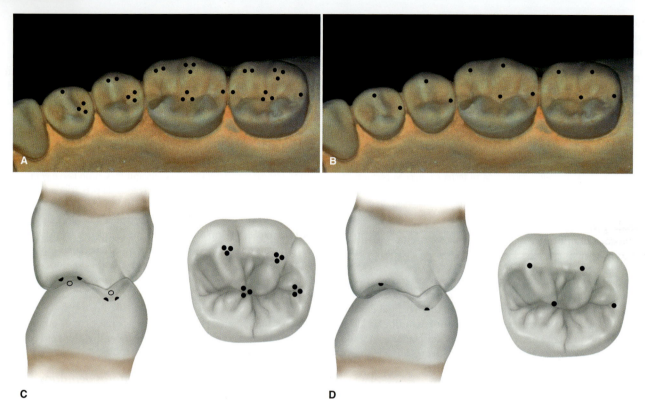

• **Figura 20.3 A.** Padrão típico de contatos oclusais quando o tripoidismo é usado. **B.** Cada cúspide cêntrica que contata uma fossa oposta tem três áreas de contato recíprocas. **C.** Padrão de contatos oclusais típicos quando se utiliza um contato de ponta de cúspide em superfície plana. **D.** Cada ponta de cúspide cêntrica tem um contato que se opõe a uma superfície plana.

restauração da oclusão. Pacientes sem distúrbio funcional basicamente demonstram que sua condição oclusal está dentro de sua tolerância fisiológica.

Quando procedimentos restauradores fixos menores são indicados (p. ex., uma coroa unitária), é apropriado que a restauração seja confeccionada em harmonia com a condição oclusal existente (Figura 20.4). Consequentemente, a coroa é fabricada em PIC e colocada em harmonia com as guias de desoclusão existentes. É difícil justificar a alteração completa de uma oclusão para outra considerada mais favorável quando o sistema mastigatório do paciente está funcionando sem apresentar dificuldades.

Entretanto, quando um paciente precisa de próteses fixas extensas, a posição mandibular ideal (RC) deve ser usada, independentemente da aparente tolerância do paciente à PIC (Figura 20.5). Duas considerações tornam isso apropriado: primeiro, a PIC é completamente determinada pelos contatos dentários. Durante a fase de preparos, esses contatos são eliminados, causando a perda da PIC original. Uma nova PIC pode ser estabelecida; entretanto, não há evidência de que essa nova posição será igualmente tolerada pelo paciente. Quando a PIC é perdida, o tratamento mais aceitável é fazer uso da posição musculoesqueleticamente estável do côndilo como referência para se chegar a uma condição oclusal estável. Em segundo

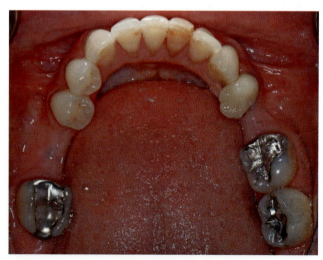

• **Figura 20.4** O exame revela poucas necessidades restauradoras para este paciente, que tem agendamento para a instalação de um implante para substituir o pôntico colado temporariamente no lugar do incisivo lateral superior direito. O implante e a coroa serão construídos na PIC.

• **Figura 20.5** O exame revela a necessidade de tratamento restaurador significativo. Os procedimentos restauradores devem ser desenvolvidos em uma posição ideal da articulação (RC).

lugar, esta posição também tem a vantagem da reprodutibilidade, o que pode ajudar no desenvolvimento de uma condição oclusal muito precisa.

A prevenção da DTM não foi documentada até a realização deste trabalho (ver Capítulo 17). Como muitos fatores podem contribuir para os distúrbios funcionais do sistema mastigatório, é extremamente difícil, senão impossível, antecipar o desenvolvimento futuro de uma DTM. Ainda, quando está planejada uma quantidade excessiva de alteração oclusal e a posição de contato oclusal original será perdida, parece lógico que a posição mandibular mais estável deva ser usada na reconstrução da condição oclusal. Se a prevenção for possível, essa posição deveria ser a mais vantajosa.

Mesmo quando somente uma única restauração esteja indicada, a saúde geral da boca deve ser considerada na determinação da posição mandibular na qual a coroa será feita. Quando for previsível que, ao longo do tempo, o paciente necessitará de procedimentos restauradores fixos mais extensos, é aconselhável começar a primeira restauração na posição de RC. Isso irá fornecer uma posição articular estável e reprodutibilidade, o que permite que cada restauração consecutiva seja fabricada na mesma posição mandibular. Quando a RC não é usada como referência, é difícil coordenar os objetivos do tratamento para cada procedimento no decorrer de vários anos. Os resultados geralmente refletem uma boca extensamente restaurada, com condições oclusais sem controle.

Esta seção pode ser resumida pela classificação de todos os pacientes com necessidades protéticas fixas em quatro grupos (Tabela 20.1). O plano de tratamento geral e a sequência para cada um são apresentados. Como uma simples ilustração não pode classificar precisamente todos os pacientes, apenas os exemplos extremos são apresentados. Profunda análise e raciocínio devem ser aplicados ao planejamento dos pacientes que não possuam tais necessidades tão evidentes (p. ex., o paciente que requer uma prótese parcial fixa de três elementos e tem um histórico de 6 anos de estalido assintomático na ATM).

Alcance dos objetivos do tratamento

No planejamento e sequenciamento do tratamento com procedimentos de prótese fixa, geralmente é apropriado desenvolver primeiro os contatos anteriores. Quando os dentes anteriores tiverem sido confeccionados para fornecer guia aceitável aos movimentos mandibulares excêntricos, os dentes posteriores podem ser confeccionados em harmonia com essa guia.

Contatos anteriores

O exame cuidadoso das relações funcionais dos dentes anteriores deve ser realizado antes que se iniciem quaisquer procedimentos protéticos. A adequação da guia anterior durante os movimentos mandibulares excêntricos deve ser determinada (i. e., a capacidade dos dentes anteriores de desocluir os dentes posteriores). A sequência na qual os dentes anteriores são restaurados depende se a guia anterior existente é adequada ou inadequada.

Guia adequada. Em muitos casos, a morfologia e a função dos dentes anteriores proporcionam uma guia anterior adequada, ainda que haja indicações para restaurar esses dentes. Durante a fase de preparo, os dentes são desgastados e as características da guia existente são desfeitas. Uma vez que estas características tiverem sido perdidas, as novas restaurações podem ser confeccionadas apenas de forma arbitrária. No entanto, o desenvolvimento arbitrário da guia muitas vezes produz condições menos toleradas pelo paciente: se o ângulo restaurado da guia anterior for menos inclinado, os dentes posteriores podem não desocluir durante todo o movimento excêntrico. Já se o ângulo restaurado for muito inclinado, um padrão mandibular restrito que comprometa a função muscular pode se desenvolver. Para evitar essas complicações, as características exatas da guia anterior devem ser preservadas e as novas restaurações, feitas de acordo com essa guia. As características da guia anterior podem ser registradas e preservadas em um articulador com uma mesa incisal personalizada.

Mesa incisal com guia anterior personalizada. A mesa incisal com guia anterior personalizada é facilmente confeccionada na maioria dos articuladores semiajustáveis. As características da guia anterior do paciente previamente restaurada são transferidas para essa mesa e mantidas enquanto os dentes são preparados. Quando as novas restaurações tiverem sido confeccionadas, as características da guia original poderão ser reproduzidas nas novas restaurações. Assim, são desenvolvidas restaurações anteriores que fornecem guia idêntica à original nos dentes anteriores.

A fabricação de uma mesa incisal com guia anterior personalizada começa com modelos de estudo montados de forma precisa em um articulador semiajustável. O pino incisal é levantado aproximadamente a 1 mm da mesa e uma pequena porção de resina acrílica autopolimerizável é colocada na mesa incisal. O modelo inferior é ocluído com o modelo superior, o que faz com que o pino incisal penetre na resina acrílica (Figura 20.6). A partir dessa posição ocluída, o modelo inferior é lentamente movido ao longo de vários movimentos excêntricos. O pino incisal também é movido ao longo desses movimentos e a resina se molda de

Tabela 20.1 Resumo geral do planejamento e da sequência do tratamento.

Condição do sistema mastigatório	Condição da dentição	
	Necessidade de alterações oclusais pequenas (p. ex., uma coroa)	Necessidade de alterações oclusais grandes (p. ex., reabilitação de toda a boca)
Distúrbios funcionais	**Paciente tipo A** Resolução do distúrbio Estabilização da condição oclusal com desgaste seletivo (quando possível) Confecção da coroa para estabilizar a condição oclusal Confecção da coroa para a condição oclusal existente (cautela para não se introduzirem quaisquer contatos prematuros cêntricos ou excêntricos)	**Paciente tipo B** Resolução do distúrbio Estabilização da condição oclusal com desgaste seletivo (quando possível) Confecção das coroas para estabilizar a condição oclusal
Sem distúrbios funcionais	**Paciente tipo C** Confecção da coroa para a condição oclusal existente (cautela para não se introduzirem quaisquer contatos prematuros cêntricos ou excêntricos)	**Paciente tipo D** Estabilização da condição oclusal com desgaste seletivo Confecção das coroas para estabilizar a condição oclusal

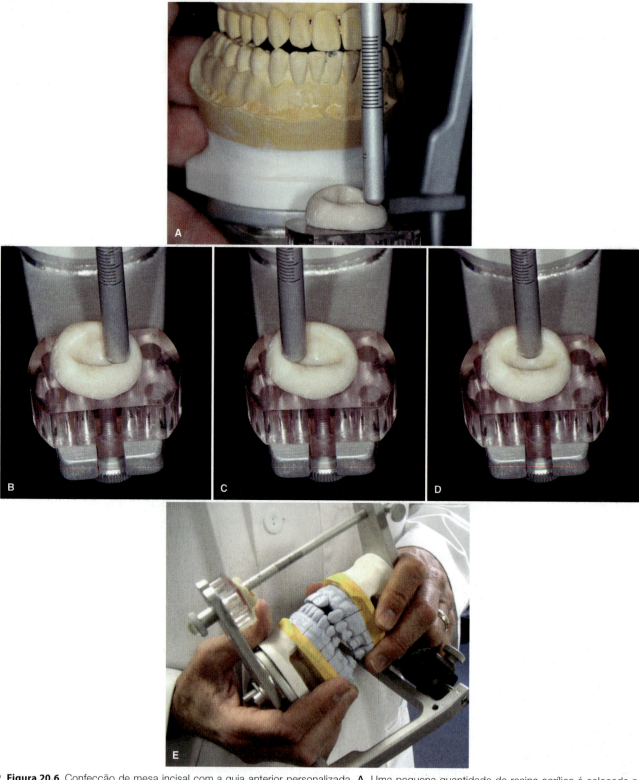

• **Figura 20.6** Confecção de mesa incisal com a guia anterior personalizada. **A.** Uma pequena quantidade de resina acrílica é colocada na mesa incisal de um articulador semiajustável. Quando os modelos são fechados, o pino incisal penetra na resina acrílica. O modelo inferior é movido por meio do movimento de trabalho direito. **B.** Uma vista mais aproximada do pino incisal movendo-se através da resina acrílica em um movimento de trabalho direito. **C.** O modelo inferior é então movido em um movimento de trabalho esquerdo e, finalmente, por meio do movimento protrusivo. **D.** Esses movimentos são feitos enquanto a resina está polimerizando. **E.** Após o ajuste da resina, o clínico poderá mover o modelo inferior em qualquer direção e o pino incisal irá contatar a mesa incisal com a guia anterior personalizada e reproduzirá a guia anterior original do paciente.

acordo com as características específicas das excursões enquanto o pino viaja ao longo da trajetória ditada pelo padrão de contato dos dentes anteriores.

Uma vez que todos os movimentos tenham sido realizados, deixa-se a resina polimerizar. Se a polimerização for precisa, o pino incisal terá contato com a resina em todos os movimentos no momento que os dentes anteriores superiores e inferiores estiverem em contato. Se o pino ou os dentes não estabelecerem contato em todas as excursões, é provável que a resina tenha se distorcido levemente. Quando isto ocorre, correções devem ser feitas. Se a imprecisão for devida à falta de contato dos dentes, a resina pode geralmente ser ajustada para permitir o movimento adequado. Se a imprecisão for resultado da falta de contato do pino com a resina, um reembasamento da mesa incisal com nova resina pode ser necessário.

Depois de checada a precisão da mesa incisal com guia anterior personalizada com os modelos de estudo, os dentes anteriores são preparados para receber as restaurações. Os modelos de trabalho com os troquéis dos dentes preparados são cuidadosamente montados no articulador. Enquanto o componente mandibular é movido ao longo de várias excursões excêntricas, o pino incisal contata a resina personalizada e a guia original torna-se evidente. As novas restaurações são feitas para contatar os dentes antagonistas durante os movimentos excêntricos guiados pelo pino incisal. A guia anterior original foi, então, duplicada.

Guia anterior inadequada. Algumas vezes, devido a dentes anteriores ausentes, desalinhados ou destruídos, a guia anterior existente é inadequada. Para esses pacientes, os dentes anteriores devem ser alterados para fornecer guias mais aceitáveis. A fabricação de uma mesa incisal com guia anterior personalizada, com base nos modelos originais, não é útil, porque isso apenas duplica a guia anterior inadequada. Os dentes anteriores devem ser preparados para as novas restaurações e restaurações provisórias devem ser fabricadas.

As restaurações provisórias são fabricadas para fornecer estética e guia anterior adequada. Em alguns casos, também pode ser desejável reposicionar os dentes ortodonticamente. Como essas restaurações provisórias alteram a guia anterior, os pacientes devem ser observados por algumas semanas (ou mesmo meses) para se determinar sua aceitação a essa mudança. Este período de teste irá determinar não apenas a aceitação da nova guia, mas também da nova estética. Se as mudanças se mostrarem insatisfatórias, as restaurações provisórias são alteradas até que a guia anterior e estética aceitáveis sejam conseguidas. Quando a guia estiver adequada, um modelo de estudo dos dentes é feito. Ele é montado com precisão no articulador e a mesa incisal com guia anterior personalizada é fabricada com os contornos da restauração provisória. Uma vez avaliada a precisão da mesa, o modelo de trabalho com os troquéis seccionados é montado e a forma apropriada do dente é estabelecida nas restaurações finais, duplicando a informação armazenada na mesa incisal com a guia anterior personalizada.

Outro método pelo qual a guia anterior adequada pode ser estabelecida é pelo enceramento diagnóstico. Com este método, os modelos de estudo são montados no articulador e os dentes anteriores são encerados para proporcionar guia anterior e estética desejáveis. Um modelo de estudo do enceramento é então utilizado para fabricar restaurações anteriores provisórias. Caso se mostre adequada ao paciente, a mesa incisal com a guia anterior personalizada é fabricada com base no modelo de estudo modificado. Se inadequada, ela é alterada intraoralmente até se tornar adequada. Uma vez determinado que as restaurações estejam adequadas, um modelo de estudo dos provisórios é montado no articulador e a mesa incisal personalizada é fabricada com base nesse modelo.

> **NOTA**
> Nem toda guia inadequada pode ser corrigida por procedimentos de prótese fixa. À medida que o desalinhamento dentário e a discrepância entre as arcadas se tornam maiores, outros métodos, como a ortodontia e a cirurgia ortognática, podem ser considerados. Isso é especialmente verdadeiro quando não há outras indicações para se restaurarem os dentes (Figura 20.7). A análise completa dos modelos antes do tratamento é útil na determinação de um plano de tratamento adequado.

Contatos posteriores

Quando a guia anterior adequada tiver sido alcançada, os dentes posteriores poderão ser restaurados para fornecer contatos oclusais estáveis na posição de RC. Quando a guia anterior adequada estiver presente, os dentes posteriores devem ter contato apenas na posição de fechamento, e não durante os movimentos excêntricos. Os contatos posteriores devem fornecer estabilidade enquanto direcionam as forças oclusais ao eixo longo dos dentes.

Como mencionado, isso pode ser conseguido estabelecendo-se um padrão de contato de tripoidismo para as cúspides cêntricas ou por um contato de superfície do tipo ponta de cúspide em uma superfície plana. Cada técnica tem as seguintes vantagens e desvantagens:

1. Tripoidismo. O tripoidismo usa as vertentes dos dentes antagonistas para estabelecer uma relação intercuspídea estável. Cada cúspide cêntrica é desenvolvida para ter três contatos igualmente distribuídos em torno da sua ponta. Estes dividem igualmente a força da oclusão, criando uma posição estável para a cúspide.

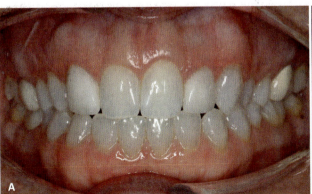
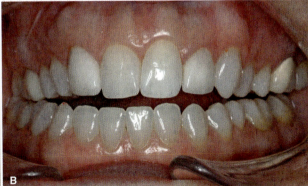

• **Figura 20.7 A.** Na PIC, este paciente parece ter uma oclusão relativamente normal. **B.** No entanto, quando a mandíbula é movida para a direita, torna-se aparente que os dentes anteriores não estão em uma posição adequada para fornecer uma guia apropriada. O melhoramento da guia seria mais bem realizado por meio de tratamento ortodôntico.

Com algumas técnicas, uma cúspide contata uma ameia entre duas cristas marginais opostas, resultando em dois contatos recíprocos (bipoidismo). O resultado geralmente é o estabelecimento de 10 a 12 contatos por restauração de molar (ver Figura 20.3A). Academicamente, a técnica é válida. Entretanto, na prática, apresenta muitas desvantagens. Geralmente, é difícil desenvolver e manter todos os contatos recíprocos durante a fase de confecção e cimentação. Se faltar um ou dois contatos na coroa final durante a confecção, a reciprocidade será perdida e a estabilidade do dente pode ficar ameaçada. O tripoidismo também é difícil de ser obtido quando uma restauração está sendo confeccionada para ocluir com uma restauração em amálgama relativamente plana. Em outras palavras, essa técnica é mais bem executada quando existe a oportunidade de realizar as restaurações opostas. Também é difícil quando a guia não é iniciada imediatamente durante os movimentos excêntricos ou quando há um movimento de translação lateral imediato presente. Em ambos os casos, os dentes posteriores irão se mover lateralmente antes de serem desocluídos pelos dentes anteriores. É muito difícil eliminar os contatos posteriores no movimento laterotrusivo quando as cúspides já estão contatando as vertentes adjacentes em PIC.

2. Contato de ponta de cúspide em superfície plana. Um segundo método aceitável de estabelecer contatos dentários posteriores é utilizar pontas de cúspide em superfícies planas (ver Figura 20.3B). Ao se alcançar isso, as forças poderão ser direcionadas no eixo longo dos dentes. Mesmo se um contato for perdido durante a confecção de uma restauração, os contatos remanescentes irão fornecer a estabilidade necessária enquanto direcionam forças através do eixo longo dos dentes. Os contatos de ponta de cúspide em superfícies planas podem ser obtidos satisfatoriamente contra restaurações de amálgama e, quando um movimento de translação lateral imediata estiver presente, a fossa pode ser facilmente alargada para eliminar quaisquer contatos excêntricos potenciais.

Em resumo, ambas as técnicas produzem uma relação de contato oclusal estável. O tripoidismo é mais indicado quando a guia é imediata e as superfícies opostas podem ser controladas. Em outras palavras, é mais indicado na reconstrução total das arcadas dentais. Entretanto, pode ser um procedimento difícil. O sucesso é mais facilmente alcançado com a técnica de ponta de cúspide em superfície plana, que pode ser aplicada a despeito da extensão das restaurações necessárias. Consequentemente, é um procedimento mais prático e amplamente aplicável.

Em alguns casos, uma relação cúspide-fossa servirá para uma ou outra das técnicas apresentadas. É possível usar ambas na mesma restauração quando existirem as condições apropriadas. A seção seguinte descreve em detalhes a técnica para estabelecer contatos de ponta de cúspide em superfície plana, enquanto proporciona boa forma dentária.

Técnica de enceramento. Na técnica de enceramento progressivo,[1] um padrão é criado pelo desenvolvimento e pela mistura de componentes dentários específicos. Pode ser usada para restaurações unitárias, bem como para reconstruções posteriores completas.

Para simplificar a discussão, o desenvolvimento de um padrão de enceramento de um molar inferior direito é demonstrado a seguir:

1. O procedimento começa com modelos de estudo adequados montados em RC em um articulador semiajustável. Um troquel removível é desenvolvido para o preparo do primeiro molar inferior direito e recortado apropriadamente (Figura 20.8)
2. Um isolante é aplicado ao troquel para que o padrão de cera possa ser facilmente removido. Usando-se instrumentos de enceramento, uma fonte de calor e cera, é confeccionado um *coping* de cera que irá cobrir todo o preparo (Figura 20.9)

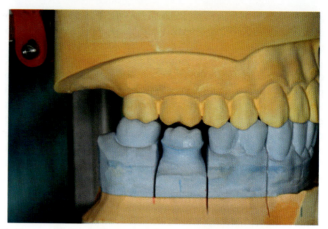

• **Figura 20.8** Um troquel removível é preparado para a fabricação de uma coroa fundida em ouro. (Cortesia de Stephen Selwitz, DMD, University of Kentucky, Lexington, KY.)

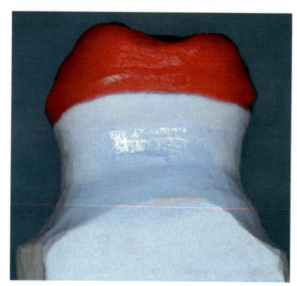

• **Figura 20.9** *Coping* encerado sobre todo o preparo.

3. A superfície oclusal do primeiro molar direito superior é examinada. Ela ocluirá com o dente a ser encerado. As relações de ponta de cúspide e fossa devem ser visualizadas. A Figura 20.10 mostra a cúspide mesiovestibular do dente a ser encerado; ela contatará a crista marginal mesial do primeiro molar superior (em vermelho). A cúspide distovestibular do molar inferior contatará a fossa central do molar superior. Dependendo do formato dessa fossa, um contato em superfície plana ou contatos de tripoidismo podem ser desenvolvidos. Ambos forneceriam uma carga apropriada ao dente. Nesta ilustração, um tripoidismo (em vermelho) foi desenvolvido para demonstrar como os contatos de tripoidismo e contatos de ponta de cúspide em superfície plana podem ser usados no mesmo dente. A cúspide mesiolingual do molar superior irá contatar a fossa central do molar inferior (em azul) enquanto a cúspide distolingual contatará a crista marginal distal do molar inferior (em azul). Saber a localização dessas cúspides e superfícies oclusais é essencial ao desenvolver essa coroa
4. A crista marginal distal é encerada. A altura é determinada pela altura da crista marginal adjacente (Figura 20.11). Quando os modelos são ocluídos delicadamente, ocorre uma endentação na crista marginal criada pela cúspide distolingual (Figura 20.12) do primeiro molar superior. O formato da crista marginal deve

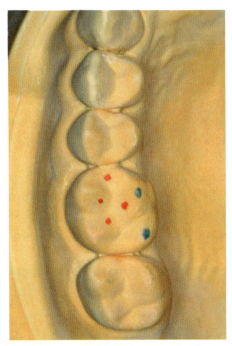

• **Figura 20.10** Cada contato futuro deve ser identificado antes de o procedimento de enceramento ser iniciado.

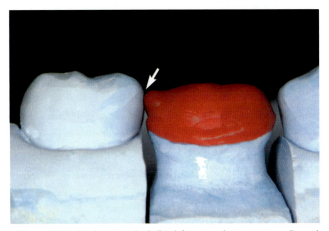

• **Figura 20.11** A crista marginal distal é encerada na mesma altura da crista marginal mesial do segundo molar (*seta*).

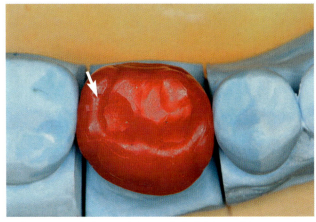

• **Figura 20.12** Após a crista marginal distal ter sido encerada, os modelos são delicadamente ocluídos. A *seta* revela a indentação feita pela cúspide distolingual do primeiro molar superior.

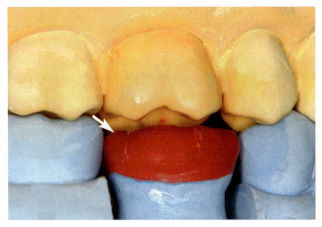

• **Figura 20.13** A cúspide distolingual do primeiro molar superior pode ser vista contatando a crista marginal distal do padrão de cera (*seta*).

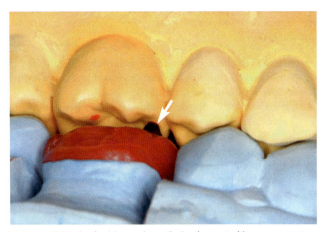

• **Figura 20.14** A cúspide mesiovestibular é construída para contatar a crista marginal mesial do primeiro molar superior (*seta*).

ser desenvolvido para permitir esse contato de ponta de cúspide em superfície plana (Figura 20.13)

5. A próxima etapa é estabelecer o contato da cúspide mesiovestibular do molar inferior. Ocluindo-se os modelos, é possível visualizar a localização da crista marginal mesial do molar superior. Um cone de cera deve ser feito para contatar esta área. Para fins de demonstração, a cúspide é encerada com cera azul (Figuras 20.14 e 20.15)

6. Após a cúspide mesiovestibular ter sido confeccionada, o mesmo procedimento pode ser feito para a cúspide distovestibular. A cúspide distovestibular, no entanto, será desenvolvida na fossa com uma configuração de tripoidismo. A altura da cúspide é trazida até a profundidade da fossa (Figura 20.16) e, então, examinada por meio da vista vestibular (Figura 20.17)

7. Uma vez determinadas as alturas das cúspides, suas arestas podem ser desenvolvidas para a forma ideal (Figura 20.18). O controle da altura e a morfologia vestibular devem duplicar os dentes adjacentes na arcada (Figura 20.19)

8. O próximo passo é encerar as cúspides linguais. Como se trata de cúspides de balanceio (não funcionais), elas são colocadas de acordo com a forma da arcada. A linha línguo-oclusal (ver Capítulo 3) pode ser traçada com um lápis vermelho ao longo das cúspides linguais adjacentes (Figura 20.20). Ela oferece uma orientação para a colocação da cúspide. Uma vez que as cúspides tiverem sido feitas em cera azul, elas devem ser examinadas a

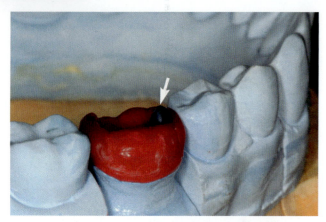

• **Figura 20.15** Vista vestibular da cúspide mesiovestibular (*seta*).

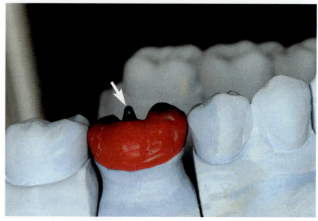

• **Figura 20.17** Vista vestibular da cúspide distovestibular (*seta*).

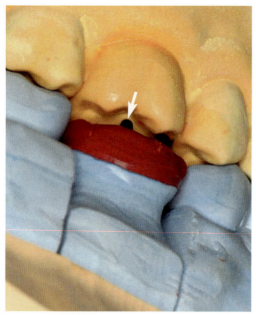

• **Figura 20.16** A seguir, a cúspide distovestibular é encerada para contatar a fossa central do primeiro molar superior (*seta*). Este contato será estabilizado pelo tripoidismo.

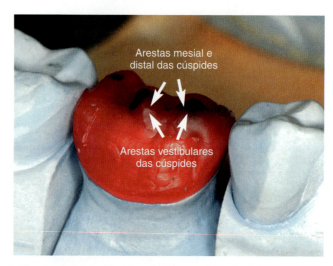

• **Figura 20.18** As cristas das cúspides mesial e distal são adicionadas, bem como as cristas vestibulares.

partir da vista lingual ocluindo-se os modelos (Figura 20.21). A altura da cúspide lingual deve acompanhar a curva natural de Spee e Wilson (ver Capítulo 3)

9. Uma vista vestibular de cúspides linguais bem colocadas (Figura 20.22). Em seguida, as arestas mesial, distal e lingual das cúspides são confeccionadas, finalizando, assim, o dente (Figura 20.23)
10. O estágio final do enceramento é definir os sulcos oclusais e reconfirmar todos os contatos oclusais. A Figura 20.24 demonstra a anatomia básica sem os sulcos oclusais. Embora os contatos oclusais tenham sido estabelecidos durante o desenvolvimento do padrão de cera, eles devem ser verificados novamente para a certificação de sua existência. Um método simples de determinar a presença do contato do dente é usando talco fino. Após o talco ter sido colocado sobre o dente, o modelo antagonista é delicadamente ocluído. Os contatos serão revelados como áreas nas quais o pó foi removido (Figura 20.25). Uma vez que os contatos oclusais tiverem sido avaliados, os modelos são movidos para os movimentos excêntricos de trabalho e balanceio para garantir que não ocorram contatos excêntricos no padrão de cera. Se ocorrerem, eles devem ser eliminados. A Figura 20.26 retrata o padrão de cera final.

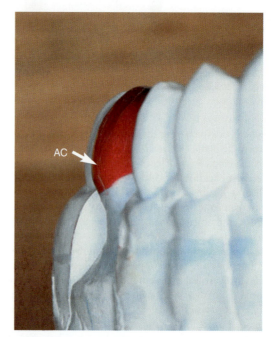

• **Figura 20.19** A forma vestibular da coroa é finalizada pelo acompanhamento da altura do contorno (*AC*) no terço inferior do dente (*seta*). O contorno deve ser semelhante ao contorno vestibular dos outros dentes posteriores.

CAPÍTULO 20   Considerações Restauradoras na Terapia Oclusal   473

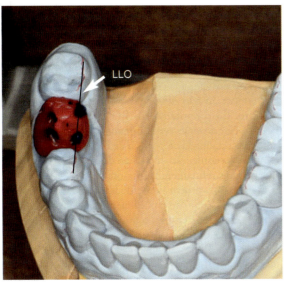

• **Figura 20.20** As cúspides linguais são construídas alinhadas à linha línguo-oclusal (*LLO*) (ver Capítulo 3). Ela está marcada em vermelho nos dentes adjacentes.

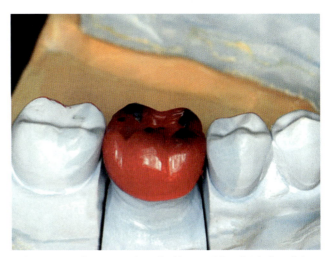

• **Figura 20.23** As arestas das cúspides mesial e distal são adicionadas, bem como as arestas linguais.

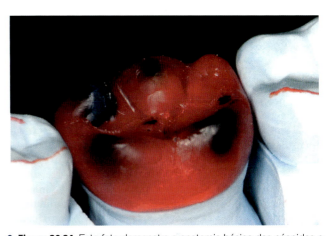

• **Figura 20.24** Esta foto demonstra a anatomia básica das cúspides e da crista marginal sem os sulcos oclusais.

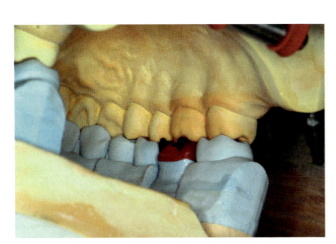

• **Figura 20.21** Vista lingual das cúspides linguais.

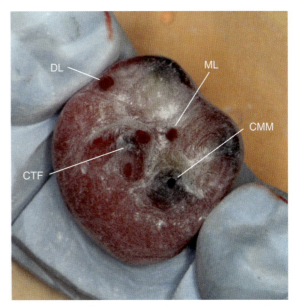

• **Figura 20.25** Um método simples de determinar a presença do contato do dente é usando talco fino. Após o talco ser colocado sobre o dente, o modelo antagonista é delicadamente ocluído. Os contatos serão revelados como áreas nas quais o pó foi removido. *DL*, contato da cúspide distolingual; *ML*, contato da cúspide mesiolingual; *CMM*, contato com a crista marginal mesial; *CTF*, contatos de tripoidismo na fossa central.

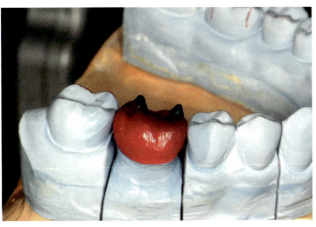

• **Figura 20.22** Vista vestibular das cúspides linguais.

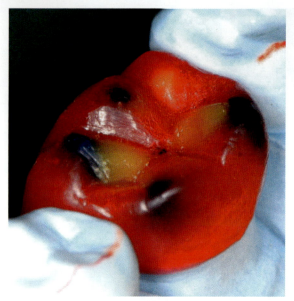

• **Figura 20.26** Padrão de cera final quando utilizada cera colorida. Cera cor de marfim foi usada para desenvolver as arestas internas das cúspides.

Uma vez que a parte oclusal do padrão de cera tenha sido corretamente construída, a forma anatômica de todo o padrão é avaliada. Quando os contornos do dente tiverem sido refinados e as margens aperfeiçoadas, o padrão é removido, incluído, fundido e preparado para ir à boca do paciente. O propósito da restauração não é se ajustar ao articulador, mas à boca do paciente. O dentista, por essa razão, deve estar preparado para realizar quaisquer ajustes necessários na boca do paciente, compensando não só as limitações do articulador, como outros erros que possam ter sido introduzidos.

Quando a peça é colocada na boca, os contatos proximais e as margens são avaliados primeiro. Uma vez que esses requisitos tenham sido atendidos, o aspecto oclusal da restauração é avaliado. O paciente fecha na posição de contato desejada e os dentes adjacentes são observados com relação aos contatos oclusais. Isso ajuda a identificar o grau de ajuste necessário para colocar a nova restauração em harmonia com os outros dentes. Se um espaço muito grande for observado entre os dentes adjacentes em oclusão, provavelmente um desgaste extenso estará indicado. É colocado papel-carbono vermelho entre os dentes secos e quaisquer áreas de contato mais fortes em vermelho são identificadas e desgastadas. Deve-se tomar o cuidado de manter a forma desejada do contato (tanto na superfície plana quanto na ponta de cúspide) durante o ajuste. O ajuste da restauração em máxima intercuspidação estará completo se um carbono (de 0,0127 mm de espessura) ficar preso entre os dentes adjacentes quando o paciente fecha. O paciente pode dar informações valiosas sobre o contato da restauração, especialmente quando não é necessária anestesia na fase de ajuste. Uma vez que a restauração esteja adequadamente ajustada na posição de fechamento desejada, os movimentos excêntricos são avaliados.

Se a restauração foi confeccionada em máxima intercuspidação, a mandíbula é posicionada em RC e o deslize RC-PIC é avaliado. A nova restauração não deve alterar de forma alguma o deslize preexistente. Caso contatos em RC tenham sido criados na restauração, eles deverão ser eliminados. Quando a restauração tiver sido confeccionada na posição de RC, esses ajustes já estarão incorporados na confecção do padrão de cera e deverão necessitar de apenas alguns refinamentos intraorais.

Os movimentos protrusivos e de lateralidade excêntricos são avaliados a seguir. Como no procedimento de desgaste seletivo, dois carbonos de cores diferentes são úteis no ajuste dos movimentos excêntricos. Papel-carbono azul é colocado entre os dentes secos. O paciente fecha em PIC e movimenta a mandíbula em lateralidade direita e esquerda, bem como em excursões protrusivas puras (é útil auxiliar a mandíbula com força extraoral no lado mediotrusivo para que o sistema de reflexo protetor não impeça os contatos mediotrusivos). Papel-carbono vermelho é então colocado e o paciente fecha novamente em PIC. Quando a guia anterior estiver presente, todas as marcações em azul serão eliminadas. Se necessário estabelecer guia de lateralidade em certos dentes posteriores, os contatos de guia desejados são identificados e as marcações remanescentes em azul são eliminadas.

Uma observação final: é válido enfatizar que nem todas as DTMs podem ser resolvidas por meio de procedimentos restauradores. Primeiro, a condição oclusal deve ser determinada como um fator contribuinte ou deve-se estabelecer que alterações oclusais são necessárias para restaurar a função. Uma vez que a necessidade de tratamento tenha sido estabelecida, deve ser decidido, por meio de um plano de tratamento adequado, se os procedimentos restauradores podem alcançar com sucesso os objetivos de tratamento. Se existir dúvida sobre a viabilidade dos procedimentos restauradores, a análise dos modelos de estudo e os procedimentos de encerramento diagnóstico são indicados para fornecer subsídios em relação ao sucesso do tratamento. Quando for finalmente determinado que o alinhamento dos dentes irá impedir o sucesso dos procedimentos restauradores, deve-se considerar a ortodontia ou a cirurgia ortognática como alternativas de tratamento. Da mesma forma, à medida que o número de dentes ausentes aumenta, próteses removíveis, parciais ou totais, ou então implantes dentários podem ser considerados como uma opção para se alcançarem os objetivos de tratamento.

Referência bibliográfica

1. Kemper JT, Okeson JP: *Development of occlusal anatomy*, Lexington, KY, 1982, University of Kentucky Press.

Índice Alfabético

A
Abfrações, 196
Ação reflexa, 28
Acupuntura, 280
Adaptabilidade do paciente, 114, 115
Adaptação da placa nos dentes superiores, 385
Aderência(s), 151, 245, 334
Adesão, 151, 245, 334
Afunilamento do osso, 192
Agentes ansiolíticos, 272
Aguda, dor, 175
Ajuste
– da guia de desoclusão excêntrica, 388
– da oclusão, 386, 395
– dos contatos em relação cêntrica, 388
– oclusal, 430
Alcance
– da posição de contato cêntrico, 453
– dos objetivos de tratamento, 464
Alinhamento
– da dentição, 47
– dental
– – entre as arcadas (interarcadas), 51
– – intra-arcada, 49
Alodinia, 43
Alongamento, 186
– assistido, 279
– injeção e, 302
– muscular passivo
– passivo, 278, 279, 371
– *spray* e, 302
Alteração(ões)
– da condição oclusal, 401
– da posição condilar, 402
– na forma, 151
– no estímulo periférico do SNC, 402
Analgésicos, 270
Análise
– racional, 40
– vibratória, 216
Anamnese para disfunção temporomandibular, 173
Anatomia
– do sistema neuromuscular, 21
– funcional, 2
Anestésicos locais, 273, 274
Ângulo de Bennett, 440, 443
Anquilose, 213, 251, 369

Antecipação do resultado do desgaste seletivo, 450
Anticonvulsivantes, 273
Antidepressivos, 272
Aparelho ortopédico, 382
Apertamento diurno dos dentes, 309
Articulação(ões)
– artrodial, 5
– do som, 37
– ginglimoartrodial, 5
– ginglimoidal, 5
– temporomandibular, 5
– – biomecânica da, 15
– – inervação da, 9
– – vascularização da, 9
Articulador(es), 439
– limitações dos tipos de, 448
– na terapia oclusal, 436
– não ajustável, 439, 448
– – procedimentos necessários para o uso do, 440
– – vantagens e desvantagens do, 440
– semiajustável, 440, 448
– – procedimentos necessários para o uso do, 441
– – vantagens e desvantagens do, 442
– totalmente ajustável, 443, 449
– – procedimentos necessários para o uso do, 444
– – vantagens e desvantagens do, 448
Artralgia, 139
Artrite(s), 157, 343
– infecciosa, 251, 353
– psoriática, 250, 354
– reumatoide, 250, 353
– traumática, 251, 353
Artrotomia, 332
Aspecto
– externo do dente, 50
– funcional externo, 52
– interno do dente, 50
Assistência no tratamento de disfunções temporomandibulares, 450
Atividade(s)
– diurna, 109
– do sistema mastigatório, 119
– musculares e sintomas mastigatórios, 111
– noturna, 109
– parafuncional, 109, 261

Aumento
– da dor durante a função, 235, 236, 239
– do estresse emocional, 235, 236, 238
– na dimensão vertical, 402
Ausência
– de dor em repouso, 235
– de superfícies articulares, 209
Autorregulação física, 281
Avaliação
– com a cabeça na posição ereta, 459
– psicológica, 177

B
Biofeedback, 266, 267
Biomecânica
– da articulação temporomandibular, 15
– do sistema mastigatório, 2
Bloqueio(s)
– analgésico
– – diagnóstico, 224
– – indicações para, 224
– anestésico, 222
– – diagnóstico, 232
– coronoide, 373
– dentários, 225
– do nervo auriculotemporal, 228
– do nervo infraorbitário, 228
Bruxismo, 109
– eventos de, 110
– – duração dos, 110
– – e sintomas mastigatórios, 111
– – etiologia dos, 112
– – intensidade dos, 110
– – posição de dormir e, 111
– do sono, 308
– em crianças, 114

C
Caninos, 3
Capsulite, 157, 248, 340
Carregamento da articulação, 232
Cartilagem articular, 9
Causa
– prolongada, 138
– recorrente, 138
Cefaleia, 161
– associada à DTM, 161
– do tipo tensional, 162
– em salvas, 137

– neurovascular, 162
– por contração muscular, 161
– por tensão muscular, 161
Ciclo
– do sono, 110
– mastigatório, 31
Cintigrafia óssea, 207
Classe
– I, 54
– II, 54
– III, 56
Coativação, 294
Cocontração
– prolongada, 235
– protetora, 43, 108, 132, 133, 234, 294
Colapso da mordida posterior, 203
Combinação de analgésicos, 270
Complementação do tratamento associado a alterações oclusais mais significativas, 450
Componentes esqueléticos, 3
Comportamento
– aprendido, 138
– de dor, 39, 176
– temporal, 176
Compreensão dos fatores de controle, 87
Comprimento da arcada, 51
Conceito gnatológico, 74
Condição(ões)
– da dentição, 434
– limitantes, 209
– musculares locais, 237
– oclusal, 107
– sistêmicas, 237
Condicionamento muscular, 278
Côndilo, 4, 155
– de balanceio, 69
– de rotação, 69, 70
– de trabalho, 69
– direito, 69
– orbitante, 69, 70
Condrócitos, 9
Condromalacia, 149
Confecção
– da placa, 384
– e adaptação da placa, 391
– e ajuste da placa, 382
Consciência
– cognitiva, 402
– oclusal
– – excessiva, 263
– – positiva, 452
Consultas anteriores, 177
Contato(s)
– anteriores, 463, 465, 467
– de balanceio, 60
– de equilíbrio ou balanceamento, 60
– de ponta de cúspide em superfície plana, 470
– de trabalho, 60
– dentários
– – contatos posteriores, 463, 465
– – durante a mastigação, 32
– – funcionais, 84

– deslizante, 34
– do lado de trabalho, 60
– em relação cêntrica, 198
– funcionais ideais dos dentes, 78
– inicial em relação cêntrica, 201
– laterotrusivo(s), 59, 83, 204
– – lingual para lingual, 59
– mediotrusivos, 60, 83, 204, 205
– – assistidos, 204
– – não assistidos, 204
– oclusais, 61, 119
– – durante o movimento mandibular, 58
– – excêntricos, 203
– posteriores, 464, 469
– protrusivos, 203
Contração, 186
– excêntrica, 25
– isométrica, 25
– isotônica, 25
– muscular, tipo de, 112
Contratura
– miofibrótica, 252, 372
– miostática, 252, 371
– muscular, 240, 252, 371
– – protetora, 43
Controle
– das distonias oromandibulares, 310
– do apertamento diurno dos dentes, 309
Cooperação do paciente, 383
Corpúsculos
– de Krause, 21
– de Meissner, 21
– de Pacini, 21, 27
– de Ruffini, 21
Córtex cerebral, 24
Corticosteroides, 271
Crioterapia, 275
Curva
– de Spee, 49, 91
– de Wilson, 50
Cúspides
– de balanceio, 52
– de cisalhamento, 52
– de suporte ou funcionais, 52
Cúspides-guia, 52
Custo, 435

D
Deflexão, 188
Deglutição, 35
– frequência da, 36
– primeiro estágio da, 35
– segundo estágio da, 35
– somática, 35
– terceiro estágio da, 35
– visceral, 6, 35
Dentição e estruturas de suporte, 2
Depressão, 138, 264
Desarranjo(s)
– do complexo côndilo-disco, 139, 140, 242, 321
– interno, 142
Descanso

– físico, 110
– psíquico, 110
Desenvolvimento de uma guia lateral e protrusiva aceitável, 456
Desgaste
– dentário, 160, 194
– em cavidade, 453
– seletivo, 430, 437, 450, 451
– – parcial, 461
Deslize
– anterossuperior, 452
– – e para a direita, 452
– – e para a esquerda, 453
– cêntrico, 201
Deslocamento de disco, 142
– com redução, 146, 242, 321, 328
– com travamento aberto, 242, 321
– sem redução, 146, 242, 329
– total, 146
Desregulação do sistema inibidor descendente, 138
Desvio, 188
– na forma, 244, 334
Determinantes
– da morfologia oclusal, 87
– horizontais da morfologia oclusal, 95
– verticais da morfologia oclusal, 89
Diagnóstico
– das disfunções temporomandibulares, 221
– de distúrbios dolorosos, 221
– diferencial, 228
Dimensão vertical de oclusão, 52, 202
Direção
– das forças aplicadas aos dentes, 79, 112
– do movimento de translação lateral na altura da cúspide, 95
Discectomia, 332
Disco
– articular, 5, 6, 16
– fixo, 335
Disestesia oclusal, 263
Disfunção(ões), 132, 139
– da articulação temporomandibular, 190, 241
– estrutural, 235-237, 239, 240
– temporomandibular(es), 102
– – classificação das, 233
– – considerações etiológicas das, 104
– – diagnóstico das, 221
– – efeitos de mudanças agudas na condição oclusal e, 119
– – estudos epidemiológicos das, 103
– – fatores
– – – etiológicos da, 107
– – – oclusais e, 116
– – história das, 102
– – inter-relações das diversas, 258
– – oclusão e, 117, 121
– – sinais e sintomas das, 131
– – tratamento da, 258, 259
Dispositivos
– de rastreamento mandibular, 215
– interoclusal, 382

Distância
– do côndilo de trabalho na direção de cristas e sulcos, 96
– do plano sagital mediano na direção de cristas e sulcos, 96
– intercondilar, 440, 444
– – na direção de cristas e sulcos, 97
– interincisal máxima, 187
Distensão da coluna cervical, 278
Distonia oromandibular, 310
– de abertura de boca, 247
Distúrbio(s)
– articulares inflamatórios, 155, 248
– da articulação temporomandibular, 102, 140, 321
– de crescimento, 374
– de desarranjo
– – do côndilo-disco, 332
– – do disco, 150, 154
– de interferência discal, 139
– do crescimento, 253
– dos músculos mastigatórios, 233, 294
– funcionais, 465
– – da articulação temporomandibular, 102, 139
– – da dentição, 158
– – musculares, 131
– – no sistema mastigatório, 101, 102
– inflamatórios
– – da articulação temporomandibular, 340
– – das estruturas associadas, 251, 355
– intracapsulares, 187
– miálgicos
– – agudos, 134
– – crônicos, 134
– – regionais, 134, 135, 234, 237
– – sistêmicos, 134, 241
– – – crônicos, 139
– motores centralmente gerados, 308
– musculares
– – agudos *versus* crônicos, 237
– – sistêmicos congênitos e de desenvolvimento, 375
– ósseos congênitos e de desenvolvimento, 374
Divisão
– 1, 57
– 2, 57
Doença articular degenerativa, 157
Dor(es), 39, 131, 174
– ampliada, 176
– ardente, 176
– características da, 175
– central, 40
– contínua, 176
– de cabeça, 161
– de dente, 160
– – não odontogênica, 193
– – referida, 194
– difusa, 176
– durante o repouso, 237, 239-241
– em qualquer estrutura articular, 139
– heterotópica, 40, 41

– intermitente, 176
– irradiada, 176
– lancinante, 176
– latejantes, 176
– localizada, 176
– migratória, 176
– mínima em repouso, 236
– miofascial, 133-135, 238, 300
– miogênica, 131
– momentânea, 176
– muscular
– – cíclica, 43, 131
– – crônica, 137
– – mastigatória, 135
– – orofacial persistente, 138, 240
– – sistema nervoso central e, 236
– na articulação temporomandibular, 189
– orofacial, 37
– – crônica, 38
– – primária, 40
– – profunda, 41
– – – constante, 238
– – projetada, 40
– – prolongada, 176
– – propagada, 176
– – pulsantes, 176
– – qualidade da, 175
– – recorrente, 176
– – referida, 40
– – tipos de, 40
Duração
– da dor, 176
– dos eventos de bruxismo, 110

E
Educação e treinamento para sensibilização cognitiva, 264
Efeito(s)
– da curva de Spee na altura da cúspide, 91
– da guia
– – anterior na altura da cúspide, 89
– – condilar na altura da cúspide, 89
– da postura no movimento funcional, 67
– das atividades funcionais, 176
– das modalidades físicas, 177
– do plano oclusal na altura da cúspide, 91
– excitatório central, 41, 137
– – manifestações clínicas do, 41
– placebo, 402
Eixo
– de rotação, 63
– frontal de rotação, 64
– horizontal de rotação, 63
– sagital de rotação, 64
– terminal de rotação ou de bisagra, 63
Eletromiografia, 215
Eminência articular, 5
Encéfalo, 22
Enceramento
– estético, 437
– funcional, 437
Endorfinas, 40
Engrama muscular, 30

Enrijecimento muscular, 237
Envelope de movimentos, 72
Enxaqueca, 162
Escaneamento ósseo, 207
Espaço articular radiográfico, 209
Espessamento do espaço periodontal, 192
Espondilite anquilosante, 355
Estabilidade
– da posição de máxima intercuspidação, 202
– mandibular, 77
– ortopédica, 117
Estados emocionais, 263
Estágios do sono, 110
Estalido
– de abertura, 144
– recíproco, 143
Estalo, 190
Estética, 434
Estimulação
– eletrogalvânica, 302
– nervosa elétrica transcutânea, 40, 277
Estímulo(s)
– constantes de dor profunda, 234
– de dor profunda, 108, 235, 237
– sensoriais, 234
Estresse emocional, 108, 177, 261, 264, 265
– contínuo, 138
Estruturas
– límbicas, 24
– neurológicas, neurônio, 21
Estudos epidemiológicos das disfunções temporomandibulares, 103
Eventos, 133
– de bruxismo, 110
– – duração dos, 110
– – e sintomas mastigatórios, 111
– – etiologia dos, 112
– – intensidade dos, 110
– – posição de dormir e, 111
Exame(s)
– cervical, 180
– clínico, 178
– da articulação temporomandibular, 189
– – de imagem, 205, 213
– das orelhas, 180
– dentário, 191
– dos nervos cranianos, 178
– dos olhos, 180
– muscular, 181
– oclusal, 197
– para disfunção temporomandibular, 173
Excêntrico, 58
Exercícios
– de abertura contra resistência, 372
– de resistência, 279
Extensão
– da lesão, 328
– do tratamento, 465
Exteroceptores, 21

F
Faceta de desgaste, 160
Fala, 36

Fármacos anti-inflamatórios, 271
Fase
– de esmagamento, 31
– de trituração, 31
Fatores
– agravantes e atenuantes, 176
– de controle
– – anterior, 87, 99
– – posterior, 87, 99
– desencadeantes, 106
– e forças que determinam a posição do dente, 47
– etiológicos, 107
– hormonais, 155
– oclusais
– – e disfunções temporomandibulares, 116
– – na estabilidade ortopédica, 117
– perpetuantes, 106, 138
– – locais, 138
– – sistêmicos, 138
– predisponentes, 106
– que influenciam o plano de tratamento, 433
– que predispõem a distúrbios de desarranjo de disco, 154
Feedback neurológico, 372
Fibras
– intrafusais, 27
– musculares, 12
– – extrafusais, 27
Fibromialgia, 133, 139, 241, 307
– secundária, 241
Fibrose capsular, 213, 371
Fibrosite, 241, 307
Fisiologia do sistema mastigatório, 21
Fisioterapia, 274
Fluxo da dor, 176
Fonoforese, 276
Força(s)
– da mastigação, 34
– de contato dentais, 111
– de resistência, 14
Formação reticular, 23
Fossa, 155
Fraqueza muscular real, 236
Frêmito, 192, 465
Frequência da deglutição, 36
Frouxidão articular, 155
Função(ões)
– do sistema neuromuscular, 21
– dos receptores sensoriais, 27
– em grupo, 81
– muscular, 25
– neuromuscular, 27
– normal, 107
– principais do sistema mastigatório, 31
Fusos musculares, 26

G
Gânglios, 21
Ganho secundário, 138
Genoma humano e dor, 115
Gerador de padrão central, 30
Gnatologia, 74

Gota, 355
Grau de agudez da lesão, 327
Guia
– anterior, 87
– – inadequada, 469
– canina, 81
– condilar, 87
– de desoclusão
– – anterior, 57
– – nos caninos, 81

H
Habilidades do clínico, 449
Hábitos orais, 265
Hiperalgesia secundária, 42, 43
Hiperatividade muscular, 109, 119
Hipercementose, 193
Hipermobilidade, 153, 245, 336
Hiperuricemia, 251, 355
Hipomobilidade mandibular crônica, 251, 369
– e distúrbios do crescimento, 369
Hipotálamo, 23
Histologia das superfícies articulares, 7
História
– das disfunções temporomandibulares, 102
– do estudo da oclusão, 74
Histórico
– completo de dor orofacial, 175
– médico, 177
– para disfunção temporomandibular, 173

I
Idade e saúde do paciente, 328
Imobilização muscular, 133, 234, 294
– protetora, 133, 294
Impulsos nervosos, 21
Incisivos, 3
Inclinação
– da eminência articular, 155
– da guia condilar, 440, 443
Incômoda, dor, 175
Incompatibilidade(s) estrutural(is) das superfícies articulares, 151, 244, 333
– e distúrbios articulares inflamatórios, 139
Inervação
– da articulação temporomandibular, 9
– recíproca, 30
Inflamação
– do ligamento estilomandibular, 355
– neurogênica, 138
Influência
– dos centros superiores, 30
– – na função muscular, 30
– dos reflexos de proteção, 112
Inibição
– antagonista, 30
– recíproca, 279
Inibidor de COX-2, 271
Início da dor, 175
Injeção(ões)
– de bloqueio de nervo, 225
– de toxina onabotulínica A, 311

– e alongamento, 302
– intracapsulares, 228
– intramusculares, 224
– tipos de, 224
Inserção do músculo pterigóideo lateral superior, 155
Instabilidade ortopédica, 119, 261
Instrumentais, 224
Integridade da arcada, 202
Intensidade
– da dor, 176
– dos eventos de bruxismo, 110
Inter-relações das diversas disfunções temporomandibulares, 258
Interferência(s)
– do processo coronoide, 252
– mandibular, 230
– mediotrusivas, 452
– oclusal, 121
Intermitência da dor, 176
Interneurônios, 21, 22
– aferentes, 41
Interoceptores, 21
Interpretação
– da função articular, 213
– da posição condilar, 210
– das estruturas ósseas, 209
– radiográfica, 207, 209
Invalidez, 177
Iontoforese, 276

L
Largura da arcada, 51
Laser frio, 277
Lateralidade, 59
Lesão tecidual local, 236
Ligamento(s), 9
– capsular, 10
– colaterais, 9, 10
– discais, 10
– esfenomandibular, 11
– estilomandibular, 11
– periodontal, 2
– temporomandibular, 10
Limite
– anterior do movimento bordejante de abertura, 65
– posterior do movimento bordejante de abertura, 65
– superior do movimento bordejante
– – de contato, 66
– – de lateralidade
– – – direita, 71
– – – esquerda, 71
Líquido sinovial, 6
Litígio, 177
Localização
– da dor, 174, 176
– da posição de relação cêntrica, 198
– do eixo real de rotação, 444
Lubrificação
– divisória, 6

– exsudativa, 7
Luxação, 247, 337
– espontânea, 154

M

Macrotraumatismo, 107, 147, 148
Maloclusão
– aguda, 132, 201, 231
– dentária, 117
– estável, 119
Mandíbula, 3, 74
Manipulação funcional, 182, 184, 185, 232
– do músculo pterigóideo
– – lateral
– – – inferior, 186
– – – superior, 186
– – medial, 186
– por atividade, 187
– por músculo, 186
Massagem, 302
Mastigação, 31
– tecidos moles na, 35
Maxila, 3
Maxilar, 81
Mecânica do movimento mandibular, 63
Mecanismo
– de liberação do estresse interno, 108
– de ponto de gatilho idiopático, 238
Medicamentos, 177
– anticonvulsivantes, 273
– injetáveis, 273
– tópicos, 274
Mefenesina, 271
Meniscectomia, 332
Mesa
– incisal com guia anterior personalizada, 467
– oclusal, 50
Mialgia, 131
– centralmente mediada, 133, 138, 240, 303
– com ponto de gatilho, 238
– crônica centralmente mediada, 134
– de contração tônica, 134, 236, 299
– de pontos de gatilho, 135, 300
– local, 133, 134, 235, 295
– – prolongada, 238
– não inflamatória, 134, 235, 295
Microtraumatismo, 107, 147, 149, 150
Miosite crônica, 303
Miospasmo, 133, 134, 236, 299
Mobilidade, 159, 192
Mobilização
– da articulação, 278
– dos tecidos moles, 277
Modalidades de fisioterapia, 275
Modelo(s)
– clínico de dor nos músculos mastigatórios, 132
– diagnósticos montados em articulador, 439
– montados, 214
Modulação da dor, 38
Molares, 3

Momento do movimento de translação lateral na altura da cúspide, 95
Mordida
– aberta anterior, 58
– cruzada, 52
– extremamente profunda, 57
– profunda, 57
Morfologia(s)
– do côndilo e da fossa, 155
– oclusal(is), determinantes da, 87
– – horizontais da, 95
– – verticais da, 89
Movimento(s)
– bordejantes, 64
– – de lateralidade direita, 69, 71
– – – com abertura, 71
– – – com protrusão, 70
– – – de lateralidade esquerda, 68, 71
– – – com abertura, 71
– – – com protrusão, 69
– – e funcionais no plano
– – – frontal (vertical), 71
– – – horizontal, 68
– – – sagital, 64
– – em um único plano, 64
– de rotação, 63
– – condilar, 444
– de translação, 64
– – lateral, 443
– – – mandibular, 93
– – – – na altura da cúspide, 93
– – – – na direção de cristas e sulcos, 96
– funcionais, 66, 70, 72
– limítrofes, 64
– mandibular, 88
– – laterotrusivo, 59
– – protrusivo, 58
– – retrusivo, 60
– tipos de, 63
– tridimensional, 72
– vertical do côndilo de trabalho, 95
Músculo(s), 24
– cervicais posteriores, 183
– da mastigação, 11, 12
– – características anatômicas dos, 16
– – modelo clínico de dor nos, 132
– digástrico, 14
– – anterior, 16
– – posterior, 16
– esplênio da cabeça, 183
– esternocleidomastóideo, 183
– infra-hioides, 15
– masseter, 12, 16, 182
– pterigóideo
– – lateral, 13
– – – inferior, 13, 16, 186
– – – superior, 13, 16, 186
– – medial, 12, 16
– – – contração, 186
– supra-hioides, 15
– temporal, 12, 16, 182
– trapézio, 184

N

Necrose avascular, 353
Nervo(s)
– abducente, 178
– acessório, 180
– acústico, 179
– facial, 179
– glossofaríngeo, 180
– hipoglosso, 180
– oculomotor, 178
– olfatório, 178
– óptico, 178
– trigêmeo, 179
– troclear, 178
– vago, 180
– vestibulococlear, 179
Neuroanatomia funcional do sistema mastigatório, 21
Neurônio(s)
– aferente, 21
– de primeira ordem, 21
– internunciais, 21
– primário, 21
– sensoriais de segunda e terceira ordens, 21
Neuroplasticidade, 24
Nocicepção, 39
Nociceptive trigeminal inhibition tension suppression system, 397
Nociceptores, 21
Núcleo(s), 23
– do trato espinal, 22

O

Obtenção de histórico dos distúrbios temporomandibulares, 174
Oclusão
– balanceada, 74
– da dentição, 47
– do paciente, 448
– e disfunção temporomandibular, 117, 121
– funcional ideal, 74, 84
– mutuamente protegida, 84
Odontalgia, 160
Órgãos tendinosos de Golgi, 27
Órtese, 382
Ortodontia, 150
Osso
– esclerótico, 347
– temporal, 4
Osteoartrite, 157, 249, 343
– primária, 343
– secundária, 343
Osteoartrose, 157, 249, 347
Osteosclerose, 192
Overbite, 57
Overjet, 57

P

Palpação muscular, 182
Perda da posição de intercuspidação, 263
Placa(s)
– de posicionamento anterior, 391, 395
– de reposicionamento ortopédico, 383

Índice Alfabético

– macia, 400
– miorrelaxante, 383
– oclusal, 383
– – estabilizadora, 383, 390
– pivotante, 398
– resiliente, 400
Planejamento
– de próteses fixas, 438
– ortodôntico, 438
Plano
– de mordida
– – anterior, 396
– – posterior, 398
– de tratamento para terapia oclusal, 430
– oclusal, 49
Plicação, 332
Poliartrites, 250
Polissonografia, 109
Ponto(s)
– de gatilho, 135, 184
– – satélites, 238
Posição
– alerta de alimentação, 68, 459
– da articulação, 202
– de contato aceitável na relação cêntrica, 452
– de cruzamento, 457
– de dormir e eventos de bruxismo, 111
– de intercuspidação, 52, 201, 202
– de máxima intercuspidação, 52
– de translação anterior máxima, 329
– estável em termos musculoesqueléticos, 75
– ideal ortopedicamente estável da articulação, 75
– mandibular, 112, 465
– MEE, 76
– musculoesqueleticamente estável, 385
– – da mandíbula, 76
– postural, 67
Pré-molares, 3
Presença de pontos de gatilho, 239
Pressão, 302
– interarticular, 17
Primeiro estágio da deglutição, 35
Priorização dos fatores, 435
Procedimento para guia
– de caninos, 459
– de função em grupo, 459
Progressão dos distúrbios da articulação temporomandibular, 140
Proprioceptivos alterados, estímulos, 234
Proprioceptores, 21
Proteção voluntária, 265
Prótese fixa na terapia oclusal, 465
Protetor noturno, 382
Prurido, 175
Psoríase, 250
Pulpite, 159, 193

Q
Qualidade
– da dor, 175
– do sono, 177
Quantidade
– de força aplicada aos dentes, 81
– de movimento de translação lateral na altura da cúspide, 94
Queixa principal, 173, 174

R
Radiografia panorâmica, 205
Reabsorção condilar idiopática, 347
Receptores sensoriais, 21
– musculares, 25
Recuperação musculoesquelética natural, 402
Reeducação proprioceptiva, 282
Reflexo(s)
– de estiramento, 28
– – neurológico, 372
– flexor, 29
– miotático, 28, 29
– nociceptivo, 29
Registro(s)
– interoclusal(is)
– – da relação cêntrica, 441, 447
– – excêntricos, 442
– pantográfico, 445
Regra dos terços, 432
Regressão à média, 402
Regulação da atividade muscular, 30
Relação(ões)
– cêntrica, 75
– com outras queixas de dor, 177
– de contato oclusal
– – mesiodistal, 53
– – vestibulolingual, 53
– oclusais comuns dos dentes
– – anteriores, 56
– – posteriores, 54
– – topo a topo, 57
Relaxamento
– controlado, 25
– reflexo, 279, 372
Relaxantes musculares, 271
Remodelação, 209
– óssea, 347
– progressiva, 209
– regressiva, 209
Reparo discal, 332
Repouso clínico, 66
Ressonância magnética, 206
Restrição(ões)
– articulares, 191
– extracapsulares, 188
– intracapsulares, 189, 213
– mandibular, 228
Retrodiscite, 157, 249, 342
– por traumatismo extrínseco
– – terapia de suporte para a, 343
– – tratamento definitivo para a, 343
– por traumatismo intrínseco
– – terapia de suporte para a, 343
– – tratamento definitivo para a, 343
Revisão dos sistemas, 177
Ruídos articulares, 190

S
Saúde
– geral do paciente, 328
– sistêmica, 434
Segundo estágio da deglutição, 35
Seleção
– apropriada da placa, 382
– de um articulador, 448
– de um fisioterapeuta para seu paciente, 280
Sensação
– de fraqueza muscular, 235
– de pontadas, 175
– final
– – macia, 188
– – rígida, 188
Sensibilidade muscular local, 236, 237
Sensibilização cognitiva, 264
Sequência de tratamento, 406
Significado clínico dos pontos de gatilho, 184
Sinal(is), 131
– e sintomas das disfunções temporomandibulares, 131, 161
– subclínicos, 103
Sinapse, 21
Síndrome
– da disfunção da ATM, 102
– da dor e disfunção miofascial, 238
– de Costen, 102
Sinovite, 155, 248, 340
Sintomas, 131, 434
– concomitantes, 176
– mastigatórios
– – atividades musculares e, 111
– – eventos de bruxismo e, 111
– musculares, 121
– otológicos, 162
Sistema(s)
– de classificação para o diagnóstico de disfunções temporomandibulares, 233
– de estimulação
– – cutânea não dolorosa, 39
– – dolorosa intermitente, 40
– de modulação psicológica, 40
– inibitório, 39
– – descendente, 39
– mastigatório, 1
– – anatomia funcional e biomecânica do, 2
– – funções principais do, 31
– – neuroanatomia funcional e fisiologia do, 21
– nervoso central na dor muscular, 134, 236
– neuromuscular, anatomia e função do, 21
Sobremordida, 57
Sobreposição das superfícies subarticulares, 209
Sobressaliência, 57
Sofrimento, 39
Sono, 109
Spray e alongamento, 302
Subluxação, 153, 245, 336

T
Tálamo, 23
Tecido(s)
– moles na mastigação, 35
– retrodiscal, 5

Técnica(s)
– de confecção simplificada, 383, 391
– de enceramento, 470
– de relaxamento progressivo, 266
– radiográficas, 205
Tendinite temporal, 251, 355
Teoria do portão para o controle da dor, 39
Terapia
– com placa oclusal, 382
– com ultrassom, 276
– de estimulação eletrogalvânica, 276
– de relaxamento, 265
– – ativo, 265
– – substitutiva, 265
– de suporte, 260, 269
– definitiva para
– – a atividade parafuncional, 269
– – o estímulo de dor profunda, 268
– – o estresse emocional, 262
– – os fatores oclusais, 262
– – traumatismos, 268
– do estresse emocional, 267
– farmacológica, 269
– oclusal, 428, 429
– – considerações operatórias na, 463
– – irreversível, 262, 428
– – reversível, 262, 428
– para o estresse emocional, 264
Terceiro estágio da deglutição, 35
Terminações de Merkel, 21
Terminologia, 102
Termografia, 216
Termoterapia, 275

Testes diagnósticos adicionais, 205
Tiras de calibração, 199
Tomada de registro interoclusal em uma dimensão vertical aumentada, 447
Tomografia computadorizada de feixe cônico, 206
Tônus, 16
– muscular, 29
Torcicolo, 137
Toro mandibular, 159
Tração cervical, 278
Traços de personalidade
– comuns, 262
– e estados emocionais, 264
Transferência com arco facial, 441
Translação, 16, 18
Transtornos do sono, 138
Tratamento(s)
– anteriores, 177
– com placas, 401
– da disfunção temporomandibular, 258, 259, 428
– de desgaste seletivo, 452
– definitivo, 260
– em conjunto com outras terapias odontológicas, 429
– para a posição mandibular, 464
– para a posição musculoesqueleticamente estável, 430
– terapêutico impróprio, 138
Traumatismo, 107, 236
– agudo na articulação temporomandibular, 355

– de boca fechada, 148
– direto, 147, 148
– indireto, 149
Travamento
– aberto, 154, 247, 337
– fechado, 146, 242
Treinamento postural, 279
Tripoidismo, 80, 465, 469
Tripoidização, 80
Trometamol cetorolaco, 271
Tronco encefálico, 22

U
Ultrassom, 302
Ultrassonografia, 215
Unidade motora, 24
Uso(s)
– do articulador, 436
– restritivo, 265

V
Variabilidade da dor, 176
Variações da normalidade, 209
Vascularização da articulação temporomandibular, 9
Vertentes internas e externas, 50
Vista panorâmica, 205

Z
Zona
– articular, 7
– de cartilagem calcificada, 9
– fibrocartilaginosa, 9
– proliferativa, 7